（第二版）

社会流行病学导论

SOCIAL
EPIDEMIOLOGY

SECOND EDITION

Edited by
LISA F. BERKMAN
ICHIRO KAWACHI
M. MARIA GLYMOUR

〔美〕丽莎·伯克曼
〔美〕河内一郎
〔美〕玛丽亚·格莱穆尔　编著

王培刚　等　译

社会科学文献出版社
SOCIAL SCIENCES ACADEMIC PRESS (CHINA)

序　言

　　2000 年 *Social Epidemiology*（《社会流行病学导论》）第一版出版时，我感到非常高兴。这是首本广泛探讨社会因素与健康关系的书，同时意味着流行病学的一个新的分支学科已建立。我发现一个特别有趣的现象：在 1958 年我刚开始研究社会因素时，当时鲜有人研究这个话题，人们对此几乎一无所知。萨克森·格雷厄姆（Saxon Graham）、约翰·卡塞尔（John Cassel）、索尔·莱文（Sol Levine）、利奥·雷德尔（Leo Reeder）和我都难以想象一本关于社会因素的书会出版。

　　14 年后，第二版的 *Social Epidemiology* 出版了。这 14 年里，有学者陆续出版了几本关于社会流行病学的重要图书，并且全世界几乎所有的公共卫生学院都开设了这方面的课程。其实，很好理解这一爆炸式增长的原因。首先，我们逐渐认识到个体危险因素（如高胆固醇、高血压、吸烟、肥胖、缺乏运动、不良饮食）只解释了疾病发生的部分原因。其次，降低个体风险只能取得有限的成效。最后，也是最重要的一点，即使降低了所有人的个体风险，也会有人不断地成为高危人群，这是因为我们忽略了导致健康问题的社会因素。

　　社会流行病学为流行病学研究提供了几个关键视角，其中两个视角具有重要意义。第一个视角是群体，即需要重点关注家庭、邻里、社区和社会群体；第二个视角是更适当地研究危险因素和疾病的方法，这可以从根本上改变我们对病因学和干预概念的认识。

　　让我们先考虑第一个视角：关注群体。流行病学的主要目的是提供疾病预防和健康促进的信息。为实现这一目标，流行病学家调查了疾病在人群中的分布，并试图找出这种分布的原因。正如本书所述，社会流行病学的独特视角不仅给流行病学领域带来了一组值得研究的因素，也强调了健康和疾病同时受到个体、群体或社区层面因素的影响。这与仅关注个体和个体危险因素的流行病学研究形成了鲜明对比。流行病学中所谓的"社区"研究详细描述了个体行为和特征（个体行为和特征与疾病的发生有关），这些研究是针对大样本人群的临床研究。

埃米尔·涂尔干（Émile Durkheim）关于自杀的研究证明了社会流行病学研究方法的重要性。涂尔干通过研究自杀阐述了社会环境的重要性。他指出尽管自杀群体中的个体并不相同，但一个国家和群体的自杀率随着时间的推移呈现一定规律。自杀是个体极度痛苦和深层次的私密心理问题的产物，虽然群体中的个体会变化，但这些群体的自杀率仍然保持在稳定的水平。涂尔干认为可以从群体所处的社会环境中寻找原因。虽然研究社会环境因素不能识别哪些个体会自杀，但有助于解释群体自杀率随时间推移而发生的变化。

涂尔干认为居住社区的社会环境可以影响健康和幸福。当学者研究影响个体健康水平的危险因素时，干预只关注个体行为。这种干预存在不足，即使个体干预是完全成功的，也不可以防止其他人成为高危人群，因为我们没有采取任何措施来改善导致问题发生的社会因素。在本书中，我们创造性地思考了社会环境对健康和疾病的影响，也促使我们以全新的和更有意义的方式来探讨病因和干预措施。

社会流行病学的第二个关键视角是对疾病进行分类。流行病学未能解决其本应解决的主要问题。流行病学的一个主要任务是识别导致疾病的危险因素。在许多慢性病上，该领域未能成功实现这一目标，这一点可以通过对冠心病——世界上工业化国家头号死因的研究来说明。自20世纪50年代初以来，流行病学家就一直在投入大量的精力和金钱研究冠心病。在这些年的大规模全球努力中，已经识别出许多重要的危险因素。大家公认的因素有三个：吸烟、高血压和高血清胆固醇。有些学者还提出了许多其他危险因素，但并非所有人都同意：肥胖、体力活动不足、糖尿病、血脂和凝血因子、压力以及各种激素因素。然而，即使将所有这些危险因素综合考虑，它们也只能解释约40%的冠心病的发生。

　　经过 50 年的努力，已知的所有危险因素怎么可能只解释约 40% 的确诊疾病呢？我们是否遗漏了一两个关键因素？这些遗漏的因素的相对危险性很大，可以解释另外 60% 冠心病的发生。但我们几乎不可能错过有如此影响力和重要性的危险因素。同样的问题仅存在于心脏病研究领域吗？事实证明，这个问题同样存在于其他疾病。因此我们需要重新思考疾病病因学的研究方法。

　　约翰·卡塞尔（John Cassel）是早期社会流行病学领域的先驱，他在 1976 年写的一篇经典论文中曾探讨了这个问题。卡塞尔指出，许多疾病与相似的环境有关。例如，他列举了一系列非常相似的危险因素，这些因素同时存在于结核病患者、精神分裂症患者、酗酒者、多次事故受害者或自杀者中。卡塞尔还指出，学者通常未充分研究这种现象，因为研究者通常"只关注各个患者，往往忽略多种疾病的共同特征"。

　　流行病学使用临床上的疾病分类方法，在这种分类方法中我们关注的是个体而非群体。毫无疑问，这种方法对病人的疾病诊断和治疗有价值，如果目的是预防疾病，那么这种分类方法就不那么实用。早期的传染病流行病学家通过对疾病进行更加合理的分类就已解决了这个问题。他们研究了水传播疾病、空气传播疾病、食源性疾病和媒介传播疾病。这种分类方法关注了那些导致疾病的环境因素，有助于我们探究更有效的干预措施。我们还没有为非传染性疾病，如心脏病、癌症、损伤和自杀等开发出一套类似的分类方法。

　　我们的困难还在于，研究经费主要来源于美国国立卫生研究院（NIH），该机构基于疾病的临床分类而设立。如果你向 NIH 提交一份与贫困相关的研究方案，他们无法判断应由哪一个部门审查。与吸烟、营养不良、应激相关的研究方案也会存在同样的问题。我们只能从特定疾病的角度来思考问题，这就弱化了我们探究导致特定器官损伤的社会因素。

　　本书为解决这个问题提供了一种新的方法。书中没有一章研究特定的临床疾病。相反，本书重点关注了那些导致疾病发生的主要社会因素，使我们可以更有创造性地思考疾病分类和干预的新方法。

　　本书还有一个特点。第一版涵盖了不平等、邻里、社区、工作和家庭方面的最新研究，第二版还讨论了另一组新话题。本书回顾了各种公共政策对健康的影响，包括劳动、教育、家庭和其他领域的政策。我们逐渐认识到这些议题对国民健康有着深远影响。此外，第二版从生命历程视角对研究内容进行了探讨。事实证明，几乎所有危险因素的影响贯穿人的一生。本书还探究了危险因素如何影响健康。我们不仅探究了社会因素与健康之间的关系，还剖析了这些社会因素如何影响生理活动、如何嵌入生物功能，这为研究和干预开拓了新的途径。

当我思考怎么撰写序言的时候，我浏览了利奥·雷德尔和我在 1967 年编写的《社会因素和心血管疾病》。这本书的作者是该领域最杰出的一些学者，我们邀请他们参加会议并对新领域展开讨论，整个小组只有 28 人。当我比较了 47 年前的研究和本书所涉及的内容时，我心生敬畏。与我们现有的知识相比，虽然 1967 年书中的材料更加原始，但显而易见，我们早年所做的工作正朝着正确方向前进。从现在起的 47 年后，也就是到 2061 年，我希望学者在撰写社会流行病学新书时，可以在创造性、方法论和复杂性方面有一个类似的飞跃。同时我也希望，这本书能为今后健康促进和疾病预防方面的研究奠定坚实的基础。

伦纳德·塞姆（S. Leonard Syme）博士

加利福尼亚大学伯克利分校公共卫生学院

流行病学与社区健康名誉退休教授

致　谢

新版《社会流行病学导论》向在过去十年①中使这一领域蓬勃发展的人们致以谢意。首先，我和河内一郎（Ichiro Kawachi）特别感谢玛丽亚·格莱穆尔对此书的巨大贡献。我们邀请她作为合著者，虽然这并不能充分地展现过去十年来她对这个领域的影响。我们站在了前辈们的肩膀上，但下一代学者创造了一个充满活力的领域。在本书中，我们首先要感谢那些改变了社会流行病学领域的学者。这一代学者包括玛丽亚·格莱穆尔、毛利西奥·阿文达诺（Mauricio Avendano）、萨勃拉曼尼亚（S. V. Subramanian）、卡珊德拉·奥克楚库（Cassandra Okechukwu）和柯尔斯顿·戴维森（Kirsten Davison）。我们也看到了如新星般冉冉升起的新一代年轻学者，包括阿迪蒂·克里希纳（Aditi Krishna）、艾米·恩特霍尔特（Amy Ehntholt）、艾希莉·温宁（Ashley Winning）、阿米尼·克雷斯（Amii Kress）和杰西卡·艾伦（Jessica Allen），他们对本书做出了杰出贡献。我们相信未来十年他们将成为社会流行病学家。当然，如果没有我们的前辈南希·克里格（Nancy Krieger）、劳拉·库班斯基（Laura Kubzansky）、特里萨·塞曼（Teresa E. Seeman）、托马斯·格拉斯（Thomas A. Glass）、托雷斯·特奥雷尔（Töres Theorell）和迈克尔·马尔莫（Michael Marmot）的贡献，这个领域就不会是如今的样子。他们为这个新兴领域做了很多工作，同时训练、培养和鼓舞了一批又一批的学者。伦纳德·塞姆（S. Leonard Syme）是本书的网络中心，或可谓这本书起点的关键人物，他培养了伯克曼、马尔莫、

---

① 新版原著出版于 2014 年，此处所指过去十年是以 2014 年为时间节点倒推，之后出现此类表述同此情况。——译者注

1

克里格和塞曼，并且与特奥雷尔及河内一郎合作密切。随着关系网络的扩展，哈佛的伯克曼、河内一郎和克里格培养了许多后继者，社会流行病学在美国、英国等国家的大学蓬勃发展。这是社会流行病学的"以自我为中心"的网络观。

现在，让我们从社会中心的视角来看待社会流行病学。社会中心视角下的社会流行病学揭示了遍布美国乃至世界各地的众多网络中心。如果没有罗伯特·伍德·约翰逊基金会（Robert Wood Johnson Foundation）及其发起的健康社会学者奖学金（Scholars in Health Society Fellowship），这个领域将不会是现在的样子。我们要感谢史蒂夫·施罗德（Steve Schroeder）和丽萨·拉维佐-穆雷（Risa Lavizzo-Mourey）的远见卓识，他们倡导并促成了一个真正跨学科的科学家团队，从社会学和心理学到流行病学、历史学和生物科学，共同构建社会与健康领域的愿景。

在密歇根大学（Kaplan, Diez Roux, House, Morenoff）[1]、哥伦比亚大学（Link, Bearman）、加州大学伯克利分校/加州大学旧金山分校（Adler, Catalano, Syme）、威斯康星大学（Kindig, Robert, Mullahy）、宾夕法尼亚大学（Aronowitz, Asch）和哈佛大学，基金会十多年来一直支持学者们在社会决定因素对人群健康影响方面的创新思考。

在哈佛大学，由于艾伦·布兰特（Allan Brandt）、查尔斯·罗森伯格（Charles Rosenberg）、桑迪·詹克斯（Sandy Jencks）以及所有社会流行病学同事的跨学科探索，我们的社群得以蓬勃发展。这些资深领导者和新一代学者的网络将继续在未来几十年内为这个领域开创新的方法。我们要感谢克里斯·巴克拉克（Chris Bachrach）和乔·艾维·布福德（Jo Ivey Boufford）对项目的领导，以及无论是作为公共卫生学院的院长还是教务长的哈维·芬伯格（Harvey Fineberg）多年来的远见卓识和指导。他们为群体健康和社会流行病学领域的发展做出了杰出贡献。

在国际上，荷兰伊拉斯谟大学（Mackenbach）[2]，瑞典卡罗林斯卡医学

---

① 本段内学术机构或国家名后的括号内是原著中列出的研究网络中参与者的名字，以英文原名呈现，以便读者检索。——译者注
② 同上。

院（Theorell，Orth-Gomer）、斯德哥尔摩健康公平研究中心 CHESS（Olle Lundberg，Johan Fritzell，Mikael Rostila，Monica Aberg Yngwe）、隆德大学（Juan Merlo，Jan and Kristina Sundquist，Martin Lindstrom），芬兰（Pekka Puska，Pekka Martinkainen，Jussi Vahtera，Mika Kivimaki，Tuula Oksanen，Marianna Virtanen，Jaana Halonen，Jan Saarela，Ari Haukkala），法国（Goldberg，Basile Chaix），英国（Marmot，Steptoe，Brunner，Wilkinson，Pickett，Gindo Tampubolon），德国（Siegrist），日本（Katsunori Kondo，Soshi Takao，Takeo Fujiwara，Naoki Kondo，Jun Aida，Ai Ikeda，Cocoro Shirai），韩国（Juhwan Oh，Myounghee Kim，Soongnang Jang），新西兰和澳大利亚（Tony Blakely，Philippa Howden-Chapman，Anne Kavanagh，Billie Giles-Corti，Lisa Wood），巴西（Alex Chiavegatto Filho，Naomar Almeida Filho）和加拿大（Arjumand Siddiqi，Spencer Moore，Roman Pabayo，已故的 Clyde Hertzman）形成了社会流行病学家关系网络，不仅发展了社会流行病学，还极大地影响了我们对组织层面职业流行病学的认识。麦克阿瑟基金会网络再次发展了这个领域，老龄化社会及社会经济地位网络分别由杰克·罗（Jack Rowe）和南希·阿德勒（Nancy Adler）领导。美国国家老龄化研究所的行为与社会研究部一贯致力于在全球范围内促进社会流行病学的发展，理查德·苏兹曼（Richard Suzman）以其创造性的力量，为推动最优秀的社会科学发展做出了巨大贡献，我们对此表示深深的感谢。另外，我们得到了哈佛大学公共卫生学院（在过去十年里，其名字已经更改了不下三次，反映了该领域的发展变化）和哈佛大学人口与发展研究中心强有力的支持，这使社会流行病学和健康的社会决定因素研究得到蓬勃发展。我们感谢所有同行，特别是詹森·贝克菲尔德（Jason Beckfield）、阿米特巴·钱德勒（Amitabh Chandra）、罗西尼·潘德（Rohini Pande）、玛丽·沃特斯（Mary Waters）和戴维·坎宁（David Canning），他们向我们这些社会流行病学家提出挑战，要求我们严谨地定义自己的想法和方法。

　　玛丽亚·格莱穆尔特别感谢阿米特巴·钱德勒对流行病学相关政策提出的深刻见解和批评性评论。她感激桑迪·詹克斯（Sandy Jencks）的善意，这种善意往往以一种使人卸下防备的方式表达，即通过引人入胜的辩论，让我们意识到学识浅薄，以及我们如何可以学得更多。特丽萨·奥斯普克（Theresa Osypuk）、戴维·李克普夫（David Rehkopf）、史蒂芬·吉尔曼（Stephen Gilman）、柯尔斯顿·巴顿（Kristen Patton）和毛里西奥·阿文达诺是非常出色的同事。毛里西奥在本书中合著了几章，但这远不能反映他的全部智力贡献。玛丽亚由衷感谢丽莎·伯克曼、河内一郎和劳拉·库班斯基（Laura Kubzansky），他们是优秀的导师、同事和朋友。

如果没有基金会的慷慨支持，特别是罗伯特·伍德·约翰逊基金会和麦克阿瑟基金会以及美国国家卫生研究院（NIH）的资助，我们不可能完成这本书。美国国家老龄化研究所（NIA）和国家儿童健康与发展研究所（NICHD）重点关注影响整个生命周期的重要社会和经济环境，而非特定疾病。这些机构为社会流行病学领域发展提供了长期的支持。感谢吉姆·史密斯（Jim Smith）在我于兰德休假期间撰写这本书时所提供的支持。如果没有那个特别的时期，我不可能写出这本书。还要感谢牛津大学出版社优秀编辑查德·齐默曼（Chad Zimmerman）的大力支持。

当然，如果没有我们最亲爱的家人和朋友，我们不可能完成这本书。我的孩子虽然现在从事与我截然不同的工作，但他们能理解我们在社会流行病学所做的工作，对此我深感惊讶。我感谢安德烈（Andrei）和亚历克斯·波加尼（Alex Pogany）多年来给予的爱和鼓励。凯瑟琳（Catherine）是一郎的英雄。玛丽亚感谢斯蒂芬·布伦南（Stephen Brennan）的耐心和幽默，以及她了不起的家人的爱和理解。

丽莎·伯克曼

执笔

编写贡献者

杰西卡·艾伦（Jessica Allen）   英国伦敦大学

毛里西奥·阿文达诺（Mauricio Avendano）   伦敦政治经济学院

丽莎·伯克曼（Lisa F. Berkman）   哈佛大学人口与发展研究
                                                      中心和公共卫生学院

柯尔斯顿·戴维森（Kirsten Davison）   哈佛大学公共卫生学院

凯伦·埃蒙斯（Karen Emmons）   凯撒基金会研究所

托马斯·格拉斯（Thomas A. Glass）   约翰霍普金斯大学彭博公共
                                                      卫生学院

玛丽亚·格莱穆尔（M. Maria Glymour）   加州大学旧金山分校医学院

河内一郎（Ichiro Kawachi）   哈佛大学公共卫生学院

阿米尼·克雷斯（Amii M. Kress）   约翰霍普金斯大学彭博公共
                                                      卫生学院

南希·克里格（Nancy Krieger）   哈佛大学公共卫生学院

阿迪蒂·克里希纳（Aditi Krishna）   哈佛大学公共卫生学院

劳拉·库班斯基（Laura D. Kubzansky）   哈佛大学公共卫生学院

迈克尔·马尔莫（Michael Marmot）   英国伦敦大学

卡珊德拉·奥克楚库（Cassandra Okechukwu）   哈佛大学公共卫生学院

特里萨·塞曼（Teresa E. Seeman）   加州大学洛杉矶分校医学与
                                                      公共卫生学院

萨勃拉曼尼亚（S. V. Subramanian）   哈佛大学公共卫生学院

托雷斯·特奥雷尔（Töres Theorell）   卡罗琳斯卡医学院

艾希莉·温宁（Ashley Winning）   哈佛大学公共卫生学院

翻译贡献者

领衔译者

王培刚

统筹译者

杨银梅　郑州大学公共卫生学院

梁　静　湖北省社会科学院

杨一凡　武汉大学公共卫生学院

时　通　武汉大学公共卫生学院

章节译者

白建军	武汉大学公共卫生学院	尚　越	江汉大学商学院
陈美君	武汉大学公共卫生学院	王　岑	武汉大学附属同仁医院
邓雨芝	武汉大学公共卫生学院	王裕新	武汉大学公共卫生学院
范穗琼	武汉大学公共卫生学院	魏宏成	武汉大学公共卫生学院
何甜田	武汉大学公共卫生学院	徐　鹏	中南财经政法大学哲学院
贺安琦	武汉大学公共卫生学院	宸运杰	武汉大学公共卫生学院
姜俊丰	华中师范大学社会学院	尤婧怡	武汉大学公共卫生学院
焦安琪	武汉大学公共卫生学院	虞俊枫	武汉大学公共卫生学院
李　莹	武汉大学公共卫生学院	喻　妍	武汉大学公共卫生学院
李雁冰	武汉大学公共卫生学院	张　玲	武汉大学公共卫生学院
李卓琛	武汉大学公共卫生学院	张刚鸣	东南大学政策研究室
乔冠伦	湖南大学公共管理学院	郑　思	南昌大学第一附属医院

CONTENTS

目 录

第九章

情绪与健康 / 351

第十章

社会环境下健康行为的改变 / 404

第十一章

实验性社会心理干预 / 438

第十二章
政策是社会流行病学的研究工具 / 496

第十三章
健康促进在行为经济学中的应用 / 526

前　言

　　开始我们主要关注研究现状，但并不是说我们不想改善它，如果研究只是为了利益，它们将毫无价值。如果我们把理论问题与实际问题分开，这不是对后者的忽视，反而能更好地解决实际问题。

　　　　　　　　　——埃米尔·涂尔干（Emile Durkheim），《社会分工论》

　　这是一本富有创新精神的著作。与第一版相比，虽然书名未变，但书中几乎所有素材都是更新过的。本书第一版问世时（2000 年），仅有零散的论文证实社会因素在健康和疾病中发挥作用，而现在取得了很多新成果，每章都可以独立成书。曾经关于某个主题只有 6 个或 8 个研究，现在已经有来自世界各地数百篇论文的元分析（Meta-analysis）。

　　过去 40 年来，人们对社会和社会组织如何影响群体健康与幸福产生了极大的兴趣，并认识到它们可以作为强有力的干预措施，以减少不平等和改善人群健康。社会流行病学在这一时期出现，借鉴和吸收了许多研究者的经验，如弗罗斯特（Frost）、戈德伯格（Goldberger）和赛登斯特里克（Sydenstricker）在 21 世纪初期完成的公共卫生研究，坎农（Cannon）和席尔（Selye）关于应激的研究，医学社会学和健康心理学领域的研究。过去流行病学仅评估自然环境对健康结局的影响，而现在我们有了评估社会环境影响的工具。本书描述了从 2000 年到 2014 年的 15 年中发展起来的新方法和新理论，并回顾了社会领域的大量实证研究。我们旨在为读者（从研究生到研究者）研究重要的社会环境提供指南，为公共政策制定，流行病学，人口学、经济学等社会科学研究提供新方法。著者概述了各领域的理论和方法，以帮助研究者根据最新信息开展自己的研究。

第二版对公共政策、自然实验和随机实验的介绍极具新意。本书有几个全新的章节，内容包括劳动政策和经济环境、用政策领域和卫生经济学的自然实验来评估宏观政策对健康的影响及将社会流行病学应用于政策制定。实际上所有章节都是政策评估，这些政策缓解了歧视，改善了教育和工作环境。这是一个属于流行病学的新世界，科学家不仅使用经典方法观察世界，还设计和评估了提升健康水平的措施。

全书共有十五章。第一章主要回顾了社会流行病学的历史，介绍了该领域的首要问题；第二章至第十五章可以分为五个部分。

第一部分涉及与健康相关的社会经济地位、歧视和收入不平等。由格莱穆尔（M. Maria Glymour）、阿文达诺（Mauricio Avendano）和河内（Ichiro Kawachi）撰写的第二章，主要探讨了个体社会经济地位与健康之间的关系，涵盖了评估教育对长期健康结局作用的自然实验。随后，克里格（Nancy Krieger）在第三章中探讨了歧视与种族、族裔、性别、性取向和年龄的关系。第四章中，河内和萨勃拉曼尼亚（S. V. Subramanian）对健康领域日渐增多的社会经济不平等研究文献进行综述。这三章为论证社会经济地位和歧视如何影响健康结局提供了最新理论和证据。通过分析这些社会环境，我们能够理解美国在健康方面普遍存在的种族和族裔不平等。

第二部分主要研究工作环境、劳动力市场与健康的关系。第五章中伯克曼、河内和特奥雷尔（Töres Theorell）回顾了与工作相关的主要概念，包括工作压力、付出/回报不平衡、工作-家庭冲突、轮班工作和进度控制。阿文达诺和伯克曼在第六章讨论了宏观经济状况对职业不稳定、失业和经济萧条的影响，以及影响健康的劳动政策，包括退休、产假和失业方面的政策。这两章对工作环境和健康研究中最新的理论、措施和方法论展开了广泛的探讨。

第三部分的主题是社区和社会关系对健康的作用。在第七章中，伯克曼和克里希纳（Aditi Krishna）探讨了社会凝聚力、社会网络和社会支持影响健康的理论、方法和证据。这一部分整合了社会网络分析的主要成果，以及它们是如何被纳入社会流行病学的。随后河内和伯克曼用第八章回顾了社会资本与健康的相关研究。与第一部分一样，这一部分基于地区和个体层面进行评估。

　　第四部分回顾了情绪与健康结局，尤其是心血管疾病的相关研究。库班斯基（Laura D. Kubzansky）、温宁（Ashley Winning）和河内在第九章中回顾了健康与心理状态的相关研究，包括心理状态的积极和消极维度。这些心理状态对个体具有重要意义，也是调节社会环境对健康影响的重要途径。该部分包含了与心理健康发展有关的生命周期的议题。

　　最后一部分涵盖了社会流行病学的诸多核心问题，这些问题需要多学科视角。第十章中，奥克楚库（Cassandra Okechukwu）、戴维森（Kirsten Davison）和埃蒙斯（Karen Emmons）讨论了促进和妨碍健康行为的社会背景，以及如何从行为干预中受益。格拉斯（Thomas A. Glass）、克雷斯（Amii M. Kress）和伯克曼在第十一章中提出了新的心理干预模式，目的是改善社会环境以及个体和群体的心理状况。这一部分详细讨论了旨在改善健康行为及改变工作场所的干预措施。我们增加了两个新的章节——由格莱穆尔撰写的第十二章"政策是社会流行病学的研究工具"，以及由河内撰写的第十三章"健康促进在行为经济学中的应用"。这两章研究了在经济学和公共政策领域，如何评估政策对健康的影响，以及我们如何改变行为以改善健康状况。这些领域的研究对社会流行病学的发展至关重要，若我们不能影响公共和私营部门的政策和行为决策，我们几乎无法改善健康。接着我们详细回顾了连接社会环境与健康的生物学途径。由库班斯基、塞曼（Teresa E. Seeman）和格莱穆尔撰写的第十四章创新性地思考了社会经历与生物学嵌入之间的关系，回顾了病理生理机制，并概述了这一领域内人们所知甚少的路径。最后，马尔莫（Michael Marmot）和艾伦（Jessica Allen）在本书的第十五章中从全球政策的角度探讨了健康的社会决定因素。本书旨在改善健康，我们必须超越传统的医疗和卫生保健政策，了解社会组织、社会结构以及政策对公众健康的影响。

丽莎·伯克曼、河内一郎、玛丽亚·格莱穆尔

于马萨诸塞州剑桥

2014 年 3 月

第一章

社会流行病学的历史框架：群体健康的
社会决定因素

丽莎·伯克曼（Lisa F. Berkman）

河内一郎（Ichiro Kawachi）

流行病学是一门研究人群健康分布及其决定因素的学科[1]。自 17 世纪约翰·格兰特（John Graunt）[2]统计了英国各郡教区死亡人数后，人们开始关注社会因素对发病率和死亡率的影响。早期的研究通常重点关注贫困、不良的居住环境和工作环境对人们健康的不利影响。19 世纪，内科医生维尔梅尔（Villermé）[3]和菲尔绍（Virchow）[4]认为社会地位和工作环境是健康和疾病的重要决定因素[5,6]。作为 19 世纪中期英国公共卫生界的领袖人物，查德威克（Chadwick）描述了穷人所处的危险的物理环境[7]。涂尔干富有表现力地描写了一种具有深远意义的社会经历，即社会整合及它与死亡模式的相关性，尤其是它与自杀的关系[8]。从很多方面来看，社会因素影响人群健康并不是新兴观点。尽管如此，社会流行病学仍是流行病学领域中较新的领域。近几十年，社会流行病学正在蓬勃发展。自本书第一版问世以来，社会流行病学领域呈指数式发展[9,10]。

在 19 世纪和 20 世纪初期，公共卫生运动在美国和大不列颠如火如荼地进行，人们开始注意到穷人患病风险增加[11,12]。为应对这一现象，当时公共卫生领域的专家把大部分精力投入改善穷人的物理环境（例如住房、工作环境和水供给）、卫生状况、营养状况以及免疫接种的可及性中。随着美国、大不列颠和大部分北欧国家的物理环境的大幅改善，国民期望寿命也有所提高。基于这一观察结果，许多科学家预测健康方面的社会不平等现象将大幅减少[13]。然而，许多国家在健康方面的社会不平等现象持续存在并在近期有所加剧。在人类与疾病的抗争史中，有些传染性疾病已经被根除，有些仍在不断发生，大量的慢性非传染性疾病已经成为导致人类伤残或死亡的首要因素。人们在健康方面的社会不平等现象仍然存在，提示人们需要利用流行病学的方法来理解疾病的病因学[14]。与传统观点不同，这种病因学理论认为社会经历是疾病和伤残更直接和更根本的原因。社会流行病学是流行病学的一个分支，它关注社会结构、社会制度和社会关系对健康的影响。社会流行病学家关注社会如何促进或阻碍健康。正如其他人指出[15]，尽管我们沿用了其他学科的许多研究方法，尤其是社会行为学科（社会学、经济学和心理学）。但与这些学科不同的是，社会流行病学关注人群整体健康水平和人群间的健康分布，旨在研究健康并最终改善人群健康。

幸运的是，诸多力量汇集起来使这一领域得到了发展，包括：①了解社会经历是如何影响生理应激反应[16]；②通过罗斯范式更详细地了解人群健康分布；③评估社会和经济政策对人群健康的影响。当这三种方法与准确识别病因的生命周期议题和多水平分析方法充分结合时，有助于阐明社会是如何强有力地影响人群的健康模式和健康分布的。

社会经历的直接生理影响：生物嵌入

应激和应激的生理反应是社会流行病学的重要发现之一。基于坎农（Cannon）[17]、席尔（Selye）和沃尔夫（Wolff）[18]的基础性研究，健康心理学家、神经内分泌学家和生理学家发现应激可能对机体造成直接的损害，这为我们提供了一种强有力的生物学模型，即外部的应激源与疾病发生和预后的生理反应相关。生理心理学、心理神经免疫学以及最近关于应激稳态负荷方面的研究帮助人们探索了与社会环境相关的生物通路、特定行为和有害暴露，这些对健康结局至关重要[19,20,21,22]。在 20 世纪 90 年代末，麦克阿瑟基金会网络（MacArthur Foundation Network）关于社会经济与健康的研究突出了生物学研究的优势。其重要成就之一便是他们提出生物应激与社会环境和经济条件密切相关[16]。布鲁斯·麦克尤恩（Bruce McEwen）在动物模型中，以及麦克尤恩和塞曼（Seeman）在流行病学研究中完善了与应激稳态负荷和下丘脑-垂体-肾上腺轴相关的概念，这些研究均来源于网络研究。端粒研究是网络研究的标志，这方面研究最初由伊丽莎白·布莱克本（Elizabeth Blackburn）开展，之后埃佩尔（Epel）进一步在社会心理学和社会流行病学领域中开展了相关研究。这些研究都基于一个观点：生命早期的健康危险因素会产生级联效应，这一效应所带来的影响将在人的整个生命历程中不断积累，从而导致一系列的生理系统紊乱和调节异常，最终造成了许多疾病的发生和恶化[16]。

罗斯范式和人群健康分布

人群危险因素分布理论的发展进一步提高了我们对社会因素和健康的调查研究能力。1992 年，著名流行病学家杰弗里·罗斯（Geoffrey Rose）[6]写了一本关于预防医学策略的书。在这本里程碑式的著作中，罗斯指出，几乎没有任何危险因素或疾病是二元的。危险因素通常呈连续分布，即使人群分布的一个微小变化也可能会导致该人群健康状况的重大改变。此外，我们应该弄清楚特定分布人群的病因学问题，而不是探寻为什么一些个体位于人群分布的尾端。采取这种基于人群的策略而非高风险人群策略，会导致完全不同的问题，预防方法也截然不同。人群策略对于社会流行病学至关重要，它历来是公共卫生学的支柱。

公共政策的健康效应评估

过去的十年，经济学家开始评估政策对人群健康结局的影响。他们常在美国各州或在经济合作与发展组织（OECD）的成员国之间开展关于健康结局的跨国比较研究。经济学家广泛使用许多工具（工具变量、双重差分模型）来评估政策效果，并将健康结局整合到他们的研究中。社会流行病学家最近成功地将经济学的一些研究方法融入他们的工作中，以此来探究某一特定政策对人群健康的影响。本书将社会和经济政策的方法和实质性评估融入社会流行病学领域，读者可以在本书的政策相关章节阅读到这方面内容（详见第六章和第十二章）。除此之外，我们还增加了一些新的章节，分别是由河内一郎撰写的第十三章健康促进在行为经济学中的应用，以及由马尔莫等人撰写的第十五章有关落实健康的社会决定因素的内容。

背　景

　　生理学、心理学、社会学、预防医学、社会医学和健康心理学等领域都为社会流行病学的发展作出了巨大贡献。正是以流行病学为基础，社会流行病学才能得以诞生和发展。1950 年，阿尔弗雷德·扬考尔氏（Alfred Yankauer）在《美国社会学评论》（*American Sociological Review*）杂志上发表了一篇副标题为"一个社会流行病学调查"的关于婴儿死亡率的文章[23]。南希·克里格（Nancy Krieger）指出这是"社会流行病学"术语的首次出现[24]。随后，加特利·雅各布（E. Gartley Jaco）在 1958 年和 1960 年出版的两本著作中再次提到了"社会流行病学"一词[25, 26]。社会流行病学就此诞生。到了 20 世纪六七十年代，一些流行病学家如利奥·雷德尔（Leo Reeder）、约翰·卡塞尔（John Cassel）、默文·萨瑟（Mervyn Susser）、伦纳德·赛姆（S. Leonard Syme）、萨克森·格雷厄姆（Saxon Graham）、劳伦斯·辛克尔（Lawrence Hinkle）、阿尔·蒂罗尔（Al Tyroler）和谢尔曼·詹姆斯（Sherman James）在流行病学领域中开辟出一个新的研究领域，主要关注社会因素对健康的影响，尤其是文化变迁、社会地位不平等和生活转变。他们的工作很大程度上依赖于在 20 世纪初的流行病学家的研究，例如研究糙皮病病因的戈德伯格（Goldberger）和赛登斯特里克（Sydenstricker）[27]，以及在结核病领域具有重要影响力的韦德·汉普顿·弗罗斯特（Wade Hampton Frost）[28]。此外，还得益于医学社会学[29]和精神病流行病学专家的研究[30,31,32,33]。赛姆[34]认为"疾病的社会学病因研究试图系统地解释不同社会结构下人群特定疾病发病率，并试图探索社会结构中的社会地位如何影响人们患某种特定疾病的概率"。

萨克森·格雷厄姆[35]在他的一篇开创性文章中讨论了慢性疾病的社会流行病学。尽管他没有明确定义社会流行病学，但他认为将社会学与医学相结合将产生一种更新的且更有意义的流行病学。格雷厄姆还认为，若要建立某种疾病完整的病因论，就需要获取与该疾病相关的社会学和生物学数据[35]。因此，他认为人们必须了解社会群体中个体的行为模式、病因暴露与组织变化和疾病发生之间的关联性。格雷厄姆旨在识别某类特定的社会环境，在该环境中特定行为与特定疾病相关。一个经典案例是他关于扫烟囱工人阴囊癌病因的研究。与阴囊癌的研究相似，他早期的研究大多数是关于不同社会群体的吸烟、饮食、性行为，这些行为更容易与某种特定疾病相关。格雷厄姆对流行病学的巨大贡献，在于他试图从个体行为方面来理解疾病的社会模式，并将多层次思想融入了这一领域。

大约十年后，到了 20 世纪 70 年代中期，约翰·卡塞尔和默文·萨瑟两位流行病学家引入流行病学的思想来理解社会因素如何影响疾病，成功地解决了方法学上的争议，并完成了研究范式的转变。约翰·卡塞尔[36]借助过去十年的研究成果和相关证据，在第四届韦德·汉普顿·弗罗斯特讲座上（Wade Hampton Frost Lecture）向美国公共卫生协会提出"是否存在某一类或某一种环境因素，它能够在某些方面改变人群抵抗力，并使人群中的部分人免受环境中普遍存在的病原体影响，是流行病学调查目前面临的问题"。在他的经典论文《社会环境对宿主抵抗力的作用》（The Contribution of the Social Environment to Host Resistance）中，他提出能够"对宿主易感性产生深远影响"的社会环境包含同一物种其他个体，或者更广泛的社会环境的某些方面[36]。

基于辛克尔[37]的研究以及坎农[17]、杜博斯（Dubos）[38]、席尔、沃尔夫[18]在应激方面的研究，卡塞尔指出至少存在一种压力环境，即使没有足够的影响，个体仍会发生预期的行为。今天，我们仍能感受到由社会失序、移民、歧视、贫困和工作支持不足所带来的无力感，是反映上述理论的最好例子。卡塞尔还概述了一系列保护性因素，指出这些因素可能会缓解压力的不利影响。这些过程的共同特征是"对个体最重要的群体提供了社会支持"[36]。因此，卡塞尔巩固了流行病学家对社会地位和社会地位不平等[34,37]、快速的社会变迁和社会解体[39,40]、文化交流和人口流动[41]、社会支持和家庭关系[42,43]的实证性研究，为社会流行病学未来几十年的发展奠定基础。

默文·萨瑟在其许多文章中均提到，流行病学必须拓宽其学科基础，从关注群体内个体水平的健康危险因素和"黑箱流行病学"（black box epidemiology），发展为多水平的生态流行病学[44,45,46,47,48]。这一框架的基础最早出现在他1973年出版的著作《健康科学中的因果思维：流行病学的概念及策略》（*Causal Thinking in the Health Sciences：Concepts and Strategies in Epidemiology*）中。在这本书的前言部分萨瑟写道：流行病学与其他以群体为研究对象的学科（如社会学、人体生物学、人口遗传学）共享研究群体。基于流行病学与其他社会学研究有共同的方法论和概念，萨瑟认为"研究健康状况的学科不能脱离人群。人组成社会，因此任何研究人的学科某种意义上也是研究社会因素的组成、结构和发展"[1]。在本书的其他章节中，萨瑟讨论了病因、宿主和环境模型，这些流行病学研究中最基本的要素，能够组成一个具有不同层次的生态系统。

萨瑟再次强调，流行病学本质上是一种生态学，因为多水平的、相互作用的环境决定生物体的生物学。仅在个体水平上识别健康的危险因素，即便是多重危险因素，也不能充分解释危险因素之间的交互作用及路径，亦不能纳入影响个体风险的社会因素。

最近，南希·克里格提出了几种不同的理论和框架，明确地阐述了社会经验如何以及为什么会成为生物学的内在因素，其中就包括一个基于生态社会学理论的概念模型。生态社会学理论的核心问题是："谁和什么对健康、疾病和福祉的人口模式负责，这体现在现在、过去和健康方面不断变化的社会不平等"[24]。这一理论的核心理念包括具象化，即我们将从出生到死亡的、我们所居住的物质和社会世界的生物学融合的方法；实现路径；暴露、易感性和抗性之间的累积相互作用；以及问责制和代理权。

社会流行病学中的一些重要概念

　　社会流行病学是流行病学的一个分支，旨在研究健康的社会分布和社会决定因素，表明社会流行病的目标是识别与身心健康相关的大量社会环境暴露。社会流行病学的研究方向与流行病学的其他分支学科（如环境流行病学、营养流行病学）一样，都关注暴露而不是研究某一具体疾病（如心脑血管疾病、癌症或是心理疾病）。我们关注特定的社会现象，如社会经济分层、社会网络、歧视、工作场所组织和公共政策，而不是具体的疾病结局。未来的研究可能发现一些疾病比其他疾病更容易受到社会经历的影响，我们猜想绝大多数的疾病和健康结局，如功能状态、残疾和幸福，都受到周围社会环境的影响。

　　与环境流行病学、营养流行病学相似，社会流行病学必须整合其领域边缘的现象。例如，心理状态、行为和自然环境或者建筑环境的方方面面都会受到社会环境的影响，反之亦然。任何学科的领域边界一定是模糊的，社会流行病学也不例外。我们不必给出社会流行病学领域的明确界限。恰恰相反，对于社会流行病学而言，考虑相关学科也是极其重要的。在本书中，我们在某些章节中重点讨论了与社会经历密切相关的心理状态和行为。如果我们在模糊的边界上犯错，那么我们就必须通过在工作中定义明确的可检验的假设来进行平衡。如果没有可以明确支持或反对的假设，没有清晰地理解时间序列或生物可信度，没有明确的理论和具体的概念来指导实证调查，那么我们的研究将毫无进展。

　　接下来本章概述了几个在社会流行病学领域十分重要的概念。这些概念并非要提供给人们盲目接受的普遍规律，而是有用且有时具有挑战性的指南，甚至超越对任何单一暴露研究的范畴。

群体视角

　　个体嵌套于社会和群体。罗斯的人群观点[6]提供了一个重要启示：个体的患病风险不能孤立于其所属人群的疾病风险。因此，与生活在日本的人相比，居住在芬兰的人更容易因患心脏病而早逝，这不仅仅是因为任何一个生活在芬兰的人其胆固醇水平高，而是因为在芬兰整体人群的胆固醇分布水平就比日本要高。在芬兰，被认为是"正常"的胆固醇水平在日本可能是非常不正常且引起警惕的。此外，我们从有关移民的翔实研究中得知，人群差异并非源于遗传[41]。例如，移民到美国的日本人患冠状动脉疾病的风险就符合美国人群分布特点。

尽管罗斯最初的案例中仅包含心脏病危险因素的调查，但我们发现其可以广泛适用于一系列公共卫生问题，从攻击性和暴力到心理健康，再到贫穷和物质匮乏对健康的影响。罗斯这种观点可以追溯到涂尔干关于自杀的研究，社会的自杀率与集体社会力量有关。个人自杀的原因纷繁复杂，尽管不断有个体出生和死亡，一个社会的自杀率仍然是可以被预测的。

罗斯的社会流行病学理论给我们的启示是，当我们在解释为什么有些人能保持健康而有些人会生病的时候，必须考虑其社会背景。将群体的观点应用于流行病学调查意味着除了要探究"为什么这个人生病了"，还要探究"为什么这个特定群体有着这样特殊的危险因素分布"。此外，罗斯认为人群健康的最大改善，很有可能来自对第二个问题的回答，因为大多数疾病发生于高危人群之外的人群。这一个领域的早期研究结果表明，人群中大部分危险因素呈连续的正态分布。罗斯说道，"与健康相关的特征分布呈现整体上升或下降的趋势，只有在群体特征中进行测量才能更好地理解发生率"[6]。例如，近十年来美国的肥胖率上升很快，一项详细的调查可以支持罗斯的观点，即危险因素的分布在这一时期发生了变化。事实上，均值驱动了尾部。

随着检验这些假设的证据不断累积，这些模式之间的差异也逐渐增大。如果越来越多的人处于分布的尾部，或者其分布本身不是正态分布，那么这一点尤为重要。在这些情况下，进一步评估罗斯的策略非常关键，高危人群策略会变得更加有效。同样，如果相关的危险因素呈非线性增长，或者呈现明显的阈值效应（threshold effect），那我们就应当采取不同的对策。根据危险因素的分布和危险因素对疾病的影响模式，降低人群危险因素的策略不一定产生相同的结果。罗斯认为，在一些特定的条件下，针对高危人群的干预策略可能比全人群策略更有效。当然，单纯从理论假设来说，如果危险因素呈偏态分布，那么罗斯范式将存在问题。目前问题在于，这些因素究竟确实是危险因素，还只是一个假设。

另一个问题也跟曲线的形状相关。例如，考虑到经济不平等和健康的问题，人们可以想象出两条曲线，两条曲线都是正态分布，但是有着非常不同的标准差。如果"不平等"本身是有害的，不只是贫困的绝对发生率，还包括相对发生率，那么假设我们给每个人相同数量的钱，或者每个人减少相同数量的钱，不会对人群的健康产生多大的影响。而降低标准差或者减少处于尾部的人群百分比，会显著改善人群健康。在这种情况下，人群的财富均值并未发生变化，但是曲线的尾部更加陡峭。我们可以想出一些人群策略来促使危险因素的分布在均值附近更加紧凑，也可以使用一些针对高危人群的策略，使尾部的值更趋向于均值，尤其当尾部人群的风险是最高的时候。无论是哪一种情况，我们都应该批判性地审视罗斯范式，并将这些理论进行实证检验，从而制定出改善人群健康的最佳战略。

最近的研究表明在健康转变中，分布本身不会发生整体的移动，而是使两个尾部分布之间的差异增大[49]。罗斯假定，对于大部分的危险因素，当人群的平均水平发生改变时，"平均水平周围的离散程度会保持相对恒定"[6]。然而，最近在一些国家的调查显示，并不是所有危险因素的分布都遵循这一模式，并且更多的人聚集在危险因素分布的尾端，从而造成更多的不平等以及风险的非正态分布。中低收入国家 BMI 的分布恰好遵循这种模式。在一些针对儿童和成年人的全国性调查中，BMI 分布呈现了这种模式[49]。

罗斯强调应关注人群中的危险因素分布，为社会流行病学的发展作出重大贡献。现在我们的任务是根据世界各地不断增多的实证数据，逐步完善各项理论。进一步说，克里格认为我们应当对如何界定人群以及人群中应纳入哪些个体进行深思[50]。

行为的社会和经济学背景：危险因素的危险因素

在过去的几十年中，研究人员们已经进行了大量的临床试验来改变个体的行为危险因素，例如饮酒、吸烟、饮食和体力活动。其中最成功的一类研究是将社会组织变革的要素纳入干预研究。我们现在已经意识到，人群中的行为不是随机分布的。相反，行为具有社会性和经济性，并且呈现聚集性。因此，许多人既饮酒又吸烟，而那些遵循健康饮食习惯的人同时也注重运动。贫困的人、受教育水平低的人以及处于社会边缘人更有可能采取一系列与危险因素相关的行为，并且不太可能参加健康促进活动[51,52]。林克（Link）和费伦（Phelan）[14]对这种行为学进行了研究，并把这种情况称为"让人更有可能接触危险因素的危险因素"。

要理解为什么"穷人表现得更差"[53]需要转变思维——曾经被认为是完全属于个人选择范围的特定行为发生在社会环境中。社会环境对行为的影响包括以下几点：①社会规范的形成；②社会控制机制的强化（社会控制可能是有益的也可能是有害的）；③是否提供参与某些行为的环境机会；④至少在短期内，减少或产生某种行为可能是应对压力的一种有效策略。环境通过社会、心理、经济和物质奖励对个体的行为选择进行限制或激励。将社会背景纳入行为干预产生了一系列新的临床试验，这些试验通过社区、学校和工作单位来实现人群的行为改变（详见本章后注 54 以及第十章关于健康行为的内容）。

烟草使用的案例

在过去的十年中，美国的烟草消费量显著减少，减少烟草消费的群体其健康状况显著改善，而烟草消费增多的人群其健康状况逐渐恶化。美国烟草消费的减少可以归结于多个原因，而非任何单一的干预措施所造成的。以个人为导向的戒烟活动对此影响甚微。相反，环境和政策的改变，例如烟草税、公共场所禁烟和在未成年人中限制烟草销售和广告等发挥了作用。公共卫生和健康政策对烟草消费的打击力度进一步强调了从社会和经济水平进行干预的重要性，而非改变个体行为。同时，目前烟草使用模式显示，弱势群体的贫困和劣势仍然促进着烟草消费，我们应继续减少社会弱势群体的危险因素。更重要的是，社会流行病学要求我们更深入地理解社会和经济对健康的动态影响。

情境多水平分析

行为受社会环境影响，理解这一点之后就会更加理解情境分析（contextual analysis）对流行病学的必要性。正如萨瑟[46]所言："对于单纯的危险因素，流行病学既不探讨微观水平的深度和准确性，也不探讨宏观水平的宽度和范围。"如果我们只分析个体水平危险因素的独立作用，那么诸如文化、政策和环境因素如何影响健康就会变得模糊。作为21世纪早期流行病学和社会学的核心部分，生态学分析为研究环境提供了一种方法，但是由于生态学谬误（ecological fallacy）的存在，此方法可信度较低（例如从群体数据推断个体）。在很多研究中要排除反向因果关系变得非常困难（例如疾病影响居民搬迁）。事实上，正是后面这一个问题严重阻碍了很多有关精神障碍和社区解体的早期研究。

然而，在过去的几年中，人们清楚地意识到，正如环境和传染病流行病学中存在生态水平的暴露一样，也存在与社会环境相关的生态水平的暴露，而个体水平的调查未能充分捕捉到这些暴露[55,56,57,58]。例如，杂货店或公园的数量，住房数量和投票的参与情况很有可能是行为、卫生保健可及性和疾病的重要决定因素。研究生态水平的暴露需要创新的方法[59,60,61]。环境与社区水平的暴露评估很有可能让人们意识到社会决定因素对健康的影响大于个体水平测量值的总和。当然，生态学方法现在还存在很多问题，例如应该在哪一水平进行环境评估（例如社区、城市、州、国家的水平）、组成效应和情境效应的区分问题，以及环境暴露影响个体的健康结局的路径等问题。尽管存在这些问题，生态学分析还是给流行病学家提供了一个有价值的研究工具。当结合个体水平的数据时，生态学分析就能显示出多水平分析的优势。

生命历程视角

将生命历程流行病学调查整合到几乎所有的流行病学，极大地改进了流行病学研究领域的水平，使社会流行病学研究更加明确。识别病因（包括引起疾病和改变的暴露）对改善人群健康至关重要。三个主要的生命轨迹已经被很好地定义了。首先，对早期发展和儿童期感兴趣的科学家几十年来一直关注着早期生活暴露对认知和塑造大脑功能的重要性[62]。在过去的20年中，流行病学家开始逐渐了解疾病的早期起源，通常侧重于胎儿阶段，有证据表明这一阶段对于塑造人体代谢功能模式很重要，而这些模式与糖尿病和其他健康结局息息相关[62]。例如帕沃（Power）和赫茨曼（Hertzman）提出[63]，儿童早期的暴露可能会影响其发育过程——尤其是影响大脑在可塑性最强时的发育。通过塑造这些"关键期"反应模式，早期的生活经历决定了个体在成年期对各种疾病的易感性和抵抗力[64]。其次，很多流行病学家认为绝大部分的成年期疾病不太可能受童年和胎儿期的暴露影响，而是该个体终身积累的各种暴露的结果[62]。这个理论同时包含早期的暴露和成年期的暴露，因为年老时的健康状况是整个生命历程中积累的暴露所导致的结果。早期经历对结局可能产生一定的独立影响，但是这并不是这种模式中最重要的部分。在这个模型中，病因周期很长，从儿童早期或成年期开始，涵盖了个体生命的几十年。最后，在健康和疾病的社会轨迹模型中，早期的生活暴露会影响成年的生活暴露，这相应地又会直接影响疾病风险。这种社会学轨迹模型的因果路径显示，早期的生活暴露并不直接影响成年期的健康状况。它们影响的是人们成年期的社会状况，进而影响成人健康。在这种情况下，对成年期的干预可以完全抵消掉童年期遭受的不良暴露。

风险轨迹的生命历程模型在理论上非常完善，但是却难以进行实证检验。然而，有证据表明这种分析角度可以产生有价值的观点。事实上，20世纪60年代和70年代的社会流行病学家在检验"地位不平等理论"的时候，就用到了生命历程的观点，他们调查了个体在成长过程中所遭受的应激和社会地位的改变[详见33]。

这三个模型向我们展示了一个框架，来帮助我们研究在整个生命历程中社会和经济状况对健康的影响。我们的目的并不是要根据强有力的证据来支持其中的某一种理论，也不是要倡导一种疾病因果关系的发展模型，而是为了说明这种理论观点为研究社会因素如何影响成人健康提供一个视角。

对疾病的抵抗力和易感性：加速老龄化

韦德·汉普顿·弗罗斯特[65]指出，在 20 世纪初，贫困和恶劣的生活条件能够影响人们对疾病的非特异性抵抗力。对于这种可改变的抵抗力，弗罗斯特认为穷人肺结核患病率高的原因，不仅是因为穷人暴露的风险增加，还有一个很重要的原因，疾病易感性的增加使他们无法战胜疾病：一旦暴露，贫困人口的发病率上升。

当卡塞尔、赛姆和伯克曼[36,66,67]观察到很多社会因素与一系列的疾病和伤残有关时，他们也提出了这种想法。他们推测社会因素影响疾病进程的方式，并不单单是促进某一种特定的疾病，而是造成人们对疾病的脆弱性或普遍易感性。基于这种普遍易感性假说，人们是否患上某一种疾病，取决于他们的行为或者环境暴露，以及他们的生物学或基因组成。但是他们是否会生病或早死，或者某一个社会群体的人是否会有更高的发病率，取决于他们所处的社会环境。

在早期研究中，"普遍易感性"或者社会心理学的"宿主抵抗性"并没有可靠的生物学依据。直到社会流行病学调查与神经科学和神经免疫学调查更加紧密地结合起来之后，才发现了应激经历导致不良健康状况的潜在路径。神经内分泌学家已经发现了经典的应激介质，例如下丘脑-垂体-肾上腺轴的异常、炎症标志物、端粒以及其他知之较少的介质［例如脱氢表雄酮（DHEA）、催乳素和生长素］，这些可以影响多种生理系统。将这两个领域的各项证据联系起来，研究人员发现，一些应激经历会促进多种激素的分泌，引发炎症，因此可能不只是影响多种系统，也有可能对多个终末器官造成损伤。此外，针对神经内分泌反应随年龄变化的最新研究表明，应激的累积效应，甚至是发育过程中的应激经历，都有可能改变神经内分泌介导的生物通路，并导致一系列的疾病，包括心血管疾病、癌症及传染性疾病[22,68,69]。

这些针对老龄化的调查研究为应激经历提供了一些新的思路，应激经历可能加速我们的衰老，或者改变衰老过程本身[70]。最近对端粒、应激反应、应激稳态负荷和炎症过程的研究一致表明，来自社会环境的应激以及与之相关的行为方式在机体衰老过程中起异常调节作用。例如，年龄与端粒的长度有关，而端粒与死亡率和发病率有关[71,72,73,74,75]。尽管我们对端粒长度的社会学和经济学决定因素尚不完全清楚，但已有越来越多的证据表明，端粒缩短与慢性应激[76]、较低的社会经济地位、低文化程度及失业有关[77,78,79,80,81]。探究社会环境与衰老之间的联系有着重要意义，因为这将给社会环境与疾病和伤残之间的联系提供依据。如果这些条件依赖于生理学系统的异常调节和老龄化进程，那么加速老龄化也许是认识健康的社会决定因素的关键。

结　论

在最近的几十年中，流行病学见证了很多二级学科的诞生，例如环境流行病学、营养流行病学、临床流行病学、生殖流行病学和最近的遗传流行病学[82]。社会流行病学的核心问题——社会环境是以何种方式影响个体和群体的健康和疾病状况——从公共卫生诞生以来就一直困扰着人们。但相对而言，最近才开始从流行病学的角度来重新审视这个问题。正如本书所述，社会流行病学家正在使用源自社会学、心理学、政治学、经济学、人口学和生物学的各种概念与方法。社会流行病学复杂的多学科性质让这些研究新颖又合乎时宜。虽然在较短的时间内社会流行病学已经产出了很多重要的发现，但仍有许多重要的发现等待着进一步探索。我们必须通过改进工具重点研究个体和群体所经历的重要的社会因素，此外，通过改善调查方法，我们可以期待在今后的几十年进一步洞悉社会如何影响人类健康。通过对社会情境、生物学机制、危险因素的时间和累积效应，以及最佳干预时机等相关问题的密切关注，我们希望能够识别社会结构如何影响公众健康。

参考文献

［1］ Susser M. Causal thinking in the health sciences：concepts and strategies of epidemiology. New York：Oxford University Press；1973.

［2］ Graunt J. Natural and political observations mentioned in a following index and made upon the bills of mortality. London（1939）：Reprinted Johns Hopkins University Press，Baltimore；1662.

［3］ Villermé LR. De la mortalité dans divers quartiers de la ville de Paris. Annales d'hygiene publique. 1830；3：294-341.

［4］ Virchow R. Report on the typhus epidemic in Upper Silesia. In：Rather JJ, editor. Rudolph Virchow：collected essays on public health and epidemiology. Canton，MA：Science History；1848. pp. 205-20.

［5］ Rosen G. The evolution of social medicine. In：Freeman HE，Levine S，Reeder LG，editors. Handbook of medical sociology. Englewood Cliffs，NJ：Prentice Hall；1963. p. 61.

［6］ Rose GA. The strategy of preventive medicine. New York：Oxford University Press；1992.

［7］ Chadwick E. Report on the sanitary condition of the labouring population of Great Britain. London：Poor Law Commission；1842.

［8］ Durkheim E. Suicide：a study in sociology. Glencoe，IL：Free Press；1897.

［9］ Galobardes B，Lynch JW，Smith GD. Is the association between childhood socioeconomiccircumstances and causespecific mortality established? Update of a systematic review. J Epidemiol Community Health. 2008；62（5）：387-90.

［10］ Holt-Lunstad J，Smith TB，Layton JB. Social relationships and mortality risk：a meta-analytic review. PLoS Med. 2010；7（7）：e1000316.

［11］ Rosen G. Preventive medicine in the United States 1900-1975：trends and interpretation. New York：Science History；1975.

［12］ Duffy J. The sanitarians：a history of American public health. Chicago：University of Illinois Press；1990.

［13］ Kadushin C. Social class and the experience of ill health. Sociol Inq. 1964；35：67-80.

［14］ Link BG，Phelan J. Social conditions as fundamental causes of disease. J Health Soc Behav. 1995；Spec No：80-94.

［15］ Brandt AM，Gardner M. Antagonism and accommodation：interpreting the relationship between public health and medicine in the United States during the 20th century. Am J Public Health. 2000；90（5）：707-15.

［16］ Adler NE，Stewart J. Health disparities across the lifespan：meaning，methods，and mechanisms. Ann N Y Acad Sci. 2010；1186（1）：5-23.

［17］ Cannon WB. Stresses and strains of homeostasis. Am J Med Sci. 1935；189：1-14.

［18］ Selye H，Wolff HG. The concept of "stress" in the biological and social sciences. Sci Med Man. 1973；1：31-48.

［19］ Cohen S. Psychosocial models of the role of social support in the etiology of physical disease. Health Psychol. 1988；7（3）：269-97.

［20］ Kiecolt-Glaser JK，Glaser R，Cacioppo JT，MacCallum RC，Snydersmith M，Kim C，et al. Marital conflict in older adults：endocrinological and immunological correlates. Psychosom Med. 1997；59（4）：339-49.

［21］ Kiecolt-Glaser JK，Glaser R，Gravenstein S，Malarkey WB，Sheridan J. Chronic stress alters the immune response to influenza virus vaccine in older adults. PNAS. 1996; 93 (7): 3043-7.

[22] McEwen BS. Protective and damaging effects of stress mediators. N Engl J Med. 1998; 338 (3): 171-9.

[23] Yankauer A. The relationship of fetal and infant mortality to residential segregation: an inquiry into social epidemiology. Am Sociol Rev. 1950; 15 (5): 644-8.

[24] Krieger N. Theories for social epidemiology in the 21st century: an ecosocial perspective. Int J Epidemiol. 2001; 30 (4): 668-77.

[25] Jaco EG. Introduction: medicine and behavioral science. In: Physicians and illness: sourcebook in behavioral science and medicine. Glencoe, IL: The Free Press; 1958. pp. 3-8.

[26] Jaco EG. The social epidemiology of mental disorders: a psychiatric survey of Texas. New York: Russell Sage Foundation; 1960.

[27] Goldberger J, Wheeler E, Sydenstricker E, King WI. A study of endemic pellagra in some cotton-mill villages of South Carolina. Hygienic Laboratory Bulletin. 1929; 153: 1-66.

[28] Maxcy KF, editor. Papers of Wade Hampton Frost. New York: Commonwealth Fund; 1941.

[29] Freeman HE, Levine S, Reeder LG. Handbook of medical sociology. Englewood Cliffs, NJ: Prentice-Hall; 1963.

[30] Faris R, Dunham HW. Mental disorders in urban areas. University of Chicago Press; 1939.

[31] Hollingshead AB, Redlich FC. Social class and mental illness. New York: John Wiley; 1958.

[32] Leighton AH. My name is legion. New York: Basic Books; 1959.

[33] Srole L. Mental health in the metropolis. New York: McGraw-Hill; 1962.

[34] Syme SL, Hyman MD, Enterline P. Cultural mobility and the occurrence of coronary heart disease. J Health Human Behav. 1965; 6: 178-89.

[35] Graham S. Social factors in relation to chronic illness. In: Freeman H, Levine S, Reeder LG, editors. Handbook of medical sociology. New Jersey: Prentice-Hall; 1963.

[36] Cassel J. The contribution of the social environment to host resistance. Am J Epidemiol. 1976; 104 (2): 107-23.

[37] Hinkle LE. The concept of "stress" in the biological and social sciences. Sci Med Man. 1973; 1: 31-48.

[38] Dubos R. Man adapting. New Haven: Yale University Press; 1965.

[39] Cassel J, Tyroler H. Epidemiological studies of culture change: I. Health status and recency of industrialization. Arch Environ Health. 1961; 3: 25-33.

[40] James SA, Kleinbaum DG. Socio-ecologic stress and hypertension related mortality rates in North Carolina. Am J Public Health. 1976; 66: 354-8.

[41] Marmot M, Syme SL. Acculturation and coronary heart disease in Japanese-Americans. Am J Epidemiol. 1976; 104: 224-47.

[42] Nuckolls K, Cassel J, Kaplan B. Psychosocial assets, life crisis and the prognosis of pregnancy. Am J Epidemiol. 1972; 95: 431-41.

[43] Pless IB, Saterwaite B. Chronic illness in childhood: selection, activities and evaluation of non-professional family counselors. Clin Pediatr. 1972; 11: 403-10.

[44] Susser M, Susser E. Choosing a future for epidemiology: I. Eras and paradigms. Am J Public Health. 1996; 86 (5): 668-73.

[45] Susser M, Susser E. Choosing a future for epidemiology: II. From black box to Chinese boxes and eco-epidemiology. Am J Public Health. 1996; 86 (5): 674-7.

[46] Susser M. Does risk factor epidemiology put epidemiology at risk? Peering into the future. J Epidemiol

Community Health. 1998；52（10）：608-11.

[47] Susser M. The logic in ecological：I. The logic of analysis. Am J Public Health. 1994；84（5）：825-9.

[48] Susser M. The logic in ecological：II. The logic of design. Am J Public Health. 1994；84（5）：830-5.

[49] Razak F，Corsi DJ，Subramanian SV. Change in the body mass index distribution for women：analysis of surveys from 37 low-and middle-income countries. PLoS Med. 2013；10（1）：e1001367.

[50] Krieger N. Who and what is a "population？" Historical debates，current controversies，and implications for understanding "population health" and rectifying health inequities. Milbank Q. 2012；90（4）：634-81.

[51] Matthews K，Kelsey S，Meilahn E. Educational attainment and behavioral and biologic risk factors for coronary heart disease in middle-aged women. Am J Epidemiol. 1989；129：1132-44.

[52] Adler NE，Boyce T，Chesney MA，Cohen S，Folkman S，Kahn RL，et al. Socioeconomic status and health：the challenge of the gradient. Am Psychol. 1994；49（1）：15-24.

[53] Lynch JW，Kaplan GA，Salonen JT. Why do poor people behave poorly？Variation in adult health behaviours and psychosocial characteristics by stages of the socioeconomic lifecourse. Soc Sci Med. 1997；44（6）：809-19.

[54] Sorensen G，Emmons K，Hunt MK，Johnston D. Implications of the results of communityintervention trials. Annu Rev Public Health. 1998；19：379-416.

[55] Macintyre S，Maciver S，Sooman A. Area，class and health：should we be focusing on places or people？J Soc Pol. 2009；22（2）：213.

[56] Kawachi I，Kennedy BP. Health and social cohesion：why care about income inequality？BMJ. 1997；314（7086）：1037-40.

[57] Kawachi I，Kennedy BP，Lochner K，Prothrow-Stith D. Social capital，income inequality，and mortality. Am J Public Health. 1997；87（9）：1491-8.

[58] Kaplan GA. People and places：contrasting perspectives on the association between social class and health. Int J Health Services. 1996；26（3）：507-19.

[59] Jones K，Moon G. Medical geography：taking space seriously. Prog Hum Geog. 1993；17（4）：515-24.

[60] Diez Roux AV，Nieto FJ，Muntaner C，Tyroler HA，Comstock GW，Shahar E，et al. Neighborhood environments and coronary heart disease：a multilevel analysis. Am J Epidemiol. 1997；146（1）：48-63.

[61] Subramanian SV，Jones K，Kaddour A，Krieger N. Revisiting Robinson：The perils of individualistic and ecologic fallacy. Int J Epidemiol. 2009；38（2）：342-60.

[62] Berkman LF. Social epidemiology：Social determinants of health in the United States：are we losing ground？Annu Rev Public Health. 2009；30（1）：27-41.

[63] Power C，Hertzman C. Social and biological pathways linking early life and adult disease. British Medical Bulletin. 1997；53（1）：210-21.

[64] Barker D. Fetal and infant origins of adult disease. BMJ. 1990；301（6761）：1111.

[65] Frost WH. How much control of tuberculosis？Am J Public Health. 1937；27：759-66.

[66] Berkman LF，Syme SL. Social networks，host resistance，and mortality：a nine-year follow-up study of Alameda County residents. Am J Epidemiol. 1979；109（2）：186-204.

[67] Syme SL，Berkman LF. Social class，susceptibility and sickness. Am J Epidemiol. 1976；104（1）：1-8.

[68] Meaney MJ, Mitchell JB, Aitken DH, Bhatnagar S, Bodnoff SR, Iny LJ, et al. The effects of neo-natal handling on the development of the adrenocortical response to stress: implications for neuropathology and cognitive deficits in later life. Psychoneuroendocrinology. 1991; 16 (1-3): 85-103.

[69] Sapolsky RM. Why stress is bad for your brain. Science. 1996; 273 (5276): 749-50.

[70] Berkman LF. The changing and heterogeneous nature of aging and longevity: A social and biomedical perspective. Annu Rev Gerontol Geriatr. 1988; 8: 37-68.

[71] Lee W-W, Nam K-H, Terao K, Yoshikawa Y. Age-related telomere length dynamics in peripheral blood mononuclear cells of healthy cynomolgus monkeys measured by Flow FISH. Immunology. 2002; 105 (4): 458-65.

[72] Brouilette SW, Moore JS, McMahon AD, Thompson JR, Ford I, Shepherd J, et al. Telomere length, risk of coronary heart disease, and statin treatment in the West of Scotland Primary Prevention Study: a nested case-control study. Lancet. 2007; 369 (9556): 107-14.

[73] Bakaysa SL, Mucci LA, Slagboom PE, Boomsma DI, McClearn GE, Johansson B, et al. Telomere length predicts survival in dependent of genetic influences. Aging Cell. 2007; 6 (6): 769-74.

[74] Cawthon RM, Smith KR, O'Brien E, Sivatchenko A, Kerber RA. Association between telomere length in blood and mortality in people aged 60 years or older. Lancet. 2003; 361 (9355): 393-5.

[75] Honig LS, Schupf N, Lee JH, Tang MX, Mayeux R. Shorter telomeres are associated with mortality in those with APOE epsilon4 and dementia. Ann Neurol. 2006; 60 (2): 181-7.

[76] Epel ES, Merkin SS, Cawthon R, Blackburn EH, Adler NE, Pletcher MJ, et al. The rate of leukocyte telomere shortening predicts mortality from cardiovascular disease in elderly men. Aging. 2009; 1 (1): 81-8.

[77] Batty GD, Wang Y, Brouilette SW, Shiels P, Packard C, Moore J, et al. Socioeconomic status and telomere length: the West of Scotland Coronary Prevention Study. J Epidemiol Community Health. 2009; 63 (10): 839-41.

[78] Cherkas LF, Aviv A, Valdes AM, Hunkin JL, Gardner JP, Surdulescu GL, et al. The effects of social status on biological aging as measured by white-blood-cell telomere length. Aging Cell. 2006; 5 (5): 361-5.

[79] Steptoe A, Hamer M, Butcher L, Lin J, Brydon L, Kivimäki M, et al. Educational attainment but not measures of current socioeconomic circumstances are associated with leukocyte telomere length in healthy older men and women. Brain Behav Immun. 2011; 25 (7): 1292-8.

[80] Needham BL, Adler N, Gregorich S, Rehkopf D, Lin J, Blackburn EH, et al. Socioeconomic status, health behavior, and leukocyte telomere length in the National Health and Nutrition Examination Survey, 1999-2002. Soc Sci Med. 2013; 85: 1-8.

[81] Surtees PG, Wainwright NWJ, Pooley KA, Luben RN, Khaw KT, Easton DF, et al. Educational attainment and mean leukocyte telomere length in women in the European Prospective Investigation into Cancer (EPIC)-Norfolk population study. Brain Behav Immun. 2012; 26 (3): 414-8.

[82] Rothman KJ, Greenland S, Lash TL. Modern epidemiology. 3rd ed. Philadelphia, PA: Lippincott Williams & Wilkins; 2008.

第二章

社会经济地位与健康

玛丽亚·格莱穆尔（M. Maria Glymour）

毛里西奥·阿文达诺（Mauricio Avendano）

河内一郎（Ichiro Kawachi）

引　言

　　人们在几个世纪以前已经逐渐认识到社会经济状况对健康的重要性[1,2,3]。在维多利亚时期的英国工厂[4]、镀金时期纽约的"血汗工厂"[5]或者当代印度的贫民窟[6]，穷人的健康状况往往比富人糟糕，寿命也更短。尽管在不同的社会和时代中，导致死亡的首要因素并不相同，但是短寿的社会经济模式似乎都是相同的，即穷人先死。从人们出生（新生儿结局、婴儿死亡率）到工作年龄（例如心血管疾病、意外事故），乃至进入老年阶段（功能障碍），在整个生命周期中，健康方面的社会经济不平等现象①都一直存在。较低的社会经济地位与日益增加的导致人们早死的主要因素密切相关[7]。此外，健康方面的社会经济不平等不仅仅是贫穷所导致的，健康水平在不同社会经济地位阶层中存在一种"梯度"——个人的家庭收入水平越高，财富拥有量越多，受教育水平越高，职业地位越高，其发病率

---

① 在本章中，我们主要使用"不平等"（inequalities）一词，尽管在美国，群体之间的健康差别通常被描述为"差异"（disparities）。

和死亡率就越低。在几乎所有的社会经济地位阶层中都可以观测到这种健康梯度,中产阶级比穷人更健康,而富人的健康状况又比中产阶级好[2]。

社会经济地位通常包含三个方面:教育、职业和收入。主要的健康状况不平等现象由这三个方面的因素造成。个人的职业阶层等级越低,他们的健康状况就越糟糕;个人的受教育程度越低,那么他们的健康水平也越差。据此,林克(Link)和费伦(Phelan)提出,社会经济地位是人们健康状况的"根本性"社会决定因素。也就是说,在任何特定的时间内,无论威胁人群健康状况的危险因素是什么,社会经济地位较高的人或群体更有可能拥有并使用更多的资源(如知识、财富、威望、权力)来保障他们的健康[8]。

在本章中,我们将从社会经济地位的两个方面(教育、收入)来总结其作为潜在健康决定因素的相关理论和证据。从公共卫生的角度来看,社会经济地位与健康之间关联性的重要性可能体现在两个方面。首先,社会经济地位作为一种指标可以用来衡量个体对其他服务的需求水平,例如改变自己的医疗服务获取方式。其次,我们可以通过干预社会经济地位的某些方面来改善人群健康。只有在社会经济地位影响健康的前提下,针对社会经济地位的干预才有效。

虽然教育和收入是健康的重要决定因素,但这两个因素与健康的相关关系并不总是因果关系。健康与社会经济地位之间可能存在反向因果关系,会被第三个变量混淆。此外,正是因为社会经济地位可以通过多种途径影响健康,因此不同干预方法会产生不同的健康结局,甚至可能出现一些不利的结局。社会流行病学的任务就是区分良莠。在过去十年,评估因果关系的新方法得到了蓬勃发展,因而健康的社会决定因素研究取得了较为显著的进步。为了提高人们的健康水平,学者们致力于研究如何区分因果关系与非因果关系的同时,还要重视从学术研究到改善健康干预措施的转变。

本章的第一版给出了大量的证据,证明了健康的社会不平等现象[9]。这与观察性流行病学研究针对所有的危险因素得出的证据一样有力,在不同的环境背景和人群中能够发现同样的关联性,这种关联性通常呈现一种剂量–反应关系，在整个社会经济地位等级中，社会经济地位越高的人，其健康状况往往更好。刚接触这门学科的学者在面对大量的社会经济地位与健康的研究证据时可能会不知所措。这些文献似乎在历史、生命周期的各个阶段、社会背景，以及发病率和死亡率的测量中都具有稳健性和一致性。然而这种高度一致性可能会误导我们，因为我们可能会发现住院的人比不住院的人拥有更高的死亡风险，据此得出错误的结论：医院会"杀死"人。同样，在很多国家或不同时期内，社会经济地位与健康均存在相关性，但这一事实很少或根本没有告诉我们这种联系的因果性质。解释普遍现象的理论往往会引起人们的质疑，也提示我们可能忽略了某些重要的细节。例如，收入水平较高的人在开车时系安全带的可能性更大，睡眠时间可能更规律[10]。然而这些活动或者行为并不需要消耗金钱，这表明金钱本身并不会促使健康行为习惯的养成。吸烟行为与受教育程度密切相关。当我们抽取受教育程度不同的成年人，回顾当他们还在学校时同等年纪（17 岁）、同等教育水平的吸烟行为，我们会发现吸烟行为中的"教育梯度"早在那时就已经形成[11,12]。这表明强迫人们留在学校接受学习和完成大学学业并不能阻止他们吸烟。也许这之间存在反向的因果关系，也就是说吸烟可能会增加被学校开除的概率，最终导致辍学；或者说吸烟和受教育程度低有共同的原因，例如，父母之间的冲突可能与吸烟行为或在校的不良表现有关。

社会不平等理论之争

长期以来，研究者一直争论社会环境中哪些不良方面与健康最为相关，以及社会不平等现象存在的根本原因。为了促进公共健康，我们不必在马克思和韦伯之间作出选择，只需要识别哪些暴露因素的改变可以改善人群健康。然而，社会不平等理论很重要，因为它们解释了为什么某些干预策略可能或不太可能对特定人群产生实质性的健康效应。即便是在某一群体中被证明有效的干预措施，如果在新的社区中使用，或者是进行了一些细微的调整之后，也可能变得没有效果。社会理论中提出不利于健康的关键因素，以及将这些社会不平等与健康相联系的机制，能够帮助我们向新人群推广健康干预措施，也能够帮助在现有干预数据范围之外进行预测。目前，布鲁斯·林克（Bruce Link）和乔·费伦（Jo Phelan）的"根本原因理论"是理解健康领域社会经济不平等现象应用最为广泛的理论框架之一。

社会经济地位是健康不平等的根本原因

按照林克和费伦的理论[8]，社会经济地位较高的个体拥有各种资源，例如财富、知识、威望、权力和有益的社会关系，不管在什么时候，无论社会因素通过何种机制影响健康，这些资源都能够帮助他们保障健康。这一理论对于理解健康不平等现象持续存在非常有用。尽管发病率和死亡率的主要原因在 20 世纪发生了变化，但是社会不平等现象依然存在。随着新型疾病的出现，新的不平等现象应运而生。随着新的预防措施和治疗手段的发展，获取和使用这些创新医疗服务的不平等现象逐渐出现[13,14,15,16]。林克和费伦指出，其原因在于较低的社会经济地位让人们处于风险之中。无论在任何特定的时间或地点，不论最突出的疾病危险因素是什么，社会经济地位较低的人更有可能被暴露在风险之中，因为社会经济地位较高的人们可以利用他们的财富、知识、威望、权力和社会网络来避免这种暴露。林克和费伦强烈主张，不仅要评估个体水平的疾病危险因素，还要研究为什么有些群体比其他群体更容易暴露于某些危险因素之下。此外，他们认为只关注可能将社会经济地位与健康联系起来的机制，而不关注社会经济地位本身，会产生一些不良后果。首先，忽视社会环境对危险因素分布的影响可能会导致无效的干预措施，因为他们尝试改变的行为在很大程度上是由干预范围以外的因素作用的结果。换句话说，个人所处的社会环境可能会迫使他们采取一些不健康的行为，使得人们在采取其他行为时会变得更加困难，并且缺乏健康信息。另外，林克和费伦认为，关注个体水平的疾病危险因素可能导致人们将超出控制范围所发生的现象归咎于个体。例如，他们指出："烟草所带来的发病率和死亡率归咎于个体的不良习惯，而不是大肆宣传的、政府补贴的、高利润的'杀人于无形'行业[8:p.90]。"

　　根本原因理论的局限之一就在于它并没有揭示不同的资源（如知识、财富、威望、有益的社会关系）与特定的健康结局之间的具体联系。换言之，这个理论并不能帮助我们预测社会经济地位中某一因素（例如收入）的改变对健康结局所造成的边际效应。该理论告诉我们，无论在什么情况下，高社会经济地位群体都会做得更好。在一个理想的社会中，我们应该提高低社会经济地位群体的教育水平和收入，增加更安全的工作等资源的可及性，但是这并不能够帮助决策者确定优先顺序，也不能帮助他们预测某一特定政策是否会导致意想不到的结果。例如：①收入与吸烟之间存在反向关系，即一个人的收入越高，他吸烟的可能性就越小；②但短期的收入增长（例如彩票中奖）往往会引发更多的香烟消费行为。那么我们如何调和这些看似矛盾的发现呢？烟草需求与收入弹性的经济学理论与后者得出的结论一致，即在其他条件相同的情况下，收入越高，烟草消费越多。

　　在根本原因理论中，为了解释这个悖论，有人提出即使某人的收入在短期内增加，但是由于他们缺乏高社会经济地位群体所具有的知识和其他资源（例如能够阻止不良行为发生的社会关系），他们可能不会使用这些钱来改善他们的健康状况。社会经济不平等现象常常被比作一条流动的河流，即使你能够用堤坝拦住一两个分支，河水也能绕过它顺流而下。作为解释社会经济不平等现象持续存在的理论，根本原因理论时刻提醒人们注意社会政策改变不平等现象的局限性。换句话说，即使增加一些人的收入，低社会经济地位群体仍然缺乏其他的资源，例如知识、声望、权力、有益的社会关系等，这些是将增加的收入转变为更好的健康状况所必需的。相反地，由于高社会经济地位群体能够灵活地使用他们的社会资源，他们能够有效地避免自己健康受到威胁。例如，当他们的工资增加时，他们不太可能会用这笔意外之财来购买香烟（因为他们知道吸烟有害健康），更可能将这笔钱作为退休储蓄金。

　　尽管根本原因理论具有很强大的力量，但它仍然无法解释一些现象，并且无法在持续的社会不平等背景下有效地指导干预措施。如果对于大多数人来说，追求健康的最佳状态并不是他们投入所有资源所追求的首要目标，那么根本原因理论就会存在局限性。其他的追求，例如心理健康、社会凝聚力、身体上的愉快和舒适、亲人的健康等，可能会超越个人的健康目标[14]。因此，社会经济资源通常会被用于实现其他的目标，甚至不惜以牺牲健康为代价。更为重要的是，当某种健康结局在晚年才发生，但相关的健康风险在早年就出现。对于教育为什么会影响许多健康结局，一个假设就是教育增加了个人的"时间范围"，认为长期健康目标比短期目标实现更为重要（参见第十三章对行为经济学的进一步讨论）。但健康并不是单一的结构，无法通过一组单一的、特定的行为方式就改善健康。虽然很多危险因素（例如吸烟）可以影响健康结局，但在不同情况下，一些健康行为也可能对人体健康有害（例如摄取高热量的食物）。最后，人们对于如何预防和治疗多种疾病知之甚少。在这种情况下，社会资源可能为高社会经济地位者带来有限的利益[16]。

研究健康中社会经济地位不平等的动态方法

根本原因理论和目前最经典的社会流行病学模型认为，社会经济地位几乎在我们出生时就已确定并且贯穿于整个生命周期。相反，最近的生命周期模型认为社会经济地位是动态的[17,18]，它可以在个体生命周期的各个阶段发生变化。例如，一个人可能会遭遇"收入冲击"，它可能会暂时地或者永久地改变一个人的消费习惯。同样，政府可以增加整个人群的受教育机会，这个做法可能将群体的受教育程度提高到空前的水平；或者影响养老计划的立法可能会增加或减少老年人的收入，导致老年群体的消费发生变化。即使我们身上存在着某种静态的、一成不变的、在我们出生之时就存在的不可磨灭的社会经济地位烙印，但我们难以相信收入和教育的冲击对我们的商品消费和行为选择没有任何影响，其中许多还可能与健康有关。在这个动态模型中，个人可以利用他们的社会经济资源来改善健康，这一点与根本原因理论相一致，但是他们也可以将资源用于其他目的，其中一些可能会对个体健康有害。类似地，人们也会利用自己的健康状况来改善他们的社会资源，例如接受某种危险但又高薪的工作。

这种动态的方法对我们定义健康中社会经济地位不平等现象的因果关系有着重要作用，因为它意味着健康与社会经济地位之间存在着相互的、动态的效应[17,18]。生命早期的严重的不良"健康冲击",例如慢性疾病的确诊及重大伤害等,可能导致孩子无法达到其应有的受教育水平。同样,慢性疾病的确诊也可能妨碍中年人继续积累财富,并且可能因供给支出和医疗保健消费而导致其经济资产的消耗乃至枯竭。配偶的死亡可能会导致自身健康状况下降和收入降低,使社会经济地位与健康状况之间产生关联性。为了厘清健康中社会经济地位不平等现象的多重因果和非因果机制,我们需要使用一种限制较少的动态模型,并且包含了健康和社会经济地位在整个生命周期中的相互影响。这个动态模型定义了健康的社会经济地位不平等现象,与我们公共卫生工作者的核心目标一致,即改变社会经济地位的干预措施能否对人群健康产生潜在的影响。

社会阶层、社会地位还是社会经济地位?

传统的社会分层理论试图解释社会阶层出现并且持续存在的原因。例如,马克思主义理论认为资本主义产生了两种阶级(资产阶级和无产阶级),划分的标准是人与生产资料的关系。另外,根据韦伯的理论,除了人与生产资料之间的关系以外,也可以从多个角度界定社会阶层,例如收入、地位(荣誉、声望)和权力。① 与这些通过分类方法定义社会阶层不同,社会流行病学及其他相关领域,如心理学、经济学,倾向于采用更为灵活的"分级"方法来理解社会不平等现象[19]。这种方法不再将焦点放在寻找社会阶层之间的明确界线上,而是通过连续的指标,例如收入、财富、人力资本(教育)、地位、声望等,寻找最相关的健康决定因素,使用这一系列指标来评估健康不平等现象。

社会流行病学研究主要探究在社会经济地位与卫生领域,我们可以做些什么。健康的社会不平等现象与种族不平等现象相似,随着时间、地点的不同而存在差异[20,21,22,23,24,25]。这为证明健康中的不平等现象是可避免的提供了强有力的证据。一系列的社会政策可能会被用来改善这种不平等

---

① 关于当代社会阶级论争的详尽调查,见 David Grusky, *Socidl Stratification in Sociologicod Perspective.* Boulder, Co:Westview Press, 1994。

现象，并且改善社会最弱势群体的健康状况。因此，如果社会经济地位在某些方面确实与健康存在因果关系，我们应该建议决策者采取什么措施来解决健康不平等问题？为了确定解决健康不平等问题最有效的策略，我们有必要对社会经济地位的各个组成部分与健康结局之间的关系进行深入研究。也就是说，社会流行病学旨在为政策变动提供可操作性的信息。[1] 例如，如果我们认为教育与健康之间存在某种因果关系，那么我们就需要明确社会应该在哪些方面进行投资（例如，资助学前教育项目、鼓励青少年完成高中教育或增加高中生进入社区大学的机会）。如果我们认为收入与健康之间存在某种因果关系，那么我们就需要了解不同类型的收入转移如何对健康产生影响。例如，现金转移计划通常会以某些行为作为支付条件，比如送孩子上学或者参加疫苗接种计划。没有附加条件的现金转移方案，或者要求父母从事工作的现金转移计划，往往会导致父母对儿童的投入减少，相比之下，它们对儿童健康状况的影响可能与那些有附加条件的现金转移方案截然不同。社会政策的一个关键问题是如何尽量减少向穷人提供现金转移的意外后果，让他们尽量把钱花在个人福利最大化上（例如用食品券为他们的孩子购买有营养的食物、把钱花在具有长期健康或社会效益的行为上）。

　　SES（Socioeconomic Status）与 SEP（Socioeconomic Position）两个概念经常在流行病学文献中交替使用，许多使用"SEP"的作者很少阐明他们的理论方向。严格地说，这两个词并不应该交替使用。SEP 是一个相对的概念，它表明了人们之间的相互关系，例如，在一个工作环境当中，有人

---

[1]　社会流行病学对社会经济地位的研究并不像马克思主义的宏大理论那样，试图对资本主义社会的"历史运动规律"做出任何预测。社会经济地位是社会流行病学家的主要兴趣，因为在获取其构成资源（收入、财富、人力资本、社会地位、职业声望和权威）方面的差异也会产生健康分层。因此，社会流行病学方法抛弃了关于阶级生产和再生产、阶级意识或阶级斗争和行动的问题；流行病学家通常满足于将这些问题留给社会学家。上述原因之下，社会流行病学家的工作有时会被抨击为粗鲁的经验主义和"非理论的"。我们的章节可能会因为过于狭隘地关注收入、教育和健康之间的因果关系而受到批评。在这样做的过程中，我们放弃了关于社会阶层与健康之间的关系更广泛（和更深入）的问题，以及政治经济学、福利制度、民主等。

拥有对下级的监督权，也有人听命于上级。① 与这一理论方向相比，SES 是体现个体和群体之间资源占有差异性的术语，如描述教育、收入、职业声望之间的差异，个体之间的地位并没有明确的因果关系，再如假设我们观察到一家纺织厂的老板赚的钱比他的工人多很多倍。站在马克思主义的观点上，这种不平等现象的产生是阶级关系存在的后果，即老板富有是因为他的阶级地位能够使他只需要提供很少的资源就能够征用工人们的劳动力。本章并没有采取阶级分析的框架，因此我们均使用了"SES"术语。正如之前所解释的那样，选择该词的原因在于另一种阶级框架并不能够帮助我们了解如何能够通过干预社会经济地位的具体组成成分来改善健康。本章的剩余部分重点讨论了社会经济地位的两个方面，即教育和收入。本书第五章详细讨论了职业，考察了与职业相关的因素如何影响健康，例如职业的灵活性以及工作控制权。如果需要获得有关职业地位评估的详细指南，读者们可以阅读由约翰·林奇（John Lynch）和乔治·卡普兰（George Kaplan）撰写的第一版《社会流行病学》[28]的第二章内容。②

关于如何衡量社会经济地位对具体健康结局的影响，一直存在着诸多争议，例如，教育、收入和职业。这一方法存在两个基本问题。首先，在确定社会经济地位的"最佳"单一指标时，我们需要找出这三种测量方式中哪个最能够反映未观测到的、潜在的社会经济地位维度。正如我们所见，尽管社会经济地位的不同领域相互关联（教育影响收入，收入影响财富），但它们各自构成了一组与健康相关的不同资源，并且它们对健康的

---

① 阶层职位的概念与齐美尔所说的"空白"（德语为 leere raum，空房间）相一致，也就是说，他们造成的不平等独立于最终填补职位的个人的特征。由此可见，只有改变阶层结构，才能改变不平等的结构[26,27]。

② 在北美，与基于收入和教育差异的研究相比，基于职业分类的健康社会分层研究较少。这与英国形成了鲜明对比，在英国，从 1911 年到 2001 年，人口普查中总登记官的职业分类（"社会阶层"）一直是政府监测健康不平等的基础，并由一项新措施——基于就业关系和职业条件的国家统计和社会经济分类（NS-SEC）所替代[29]。英国也是白厅公务员研究的所在地，这些研究在"发现"健康的社会经济梯度方面具有开创性。由于英国公务员中的每个人都被分配到一个职业分类（例如，管理人员、专业人员、文员、看门人、茶水女工等），这项研究将重点放在职业等级作为社会经济地位的主要衡量标准似乎很自然。

影响也可能是截然不同的。其次，我们有必要明确具体的社会经济地位测量，这有助于我们确定干预措施，也能帮助我们理解社会经济地位对健康产生影响的相关机制。例如，对于认知，我们可以预测教育是一个比财富更为突出的社会经济地位衡量指标。另外，直接衡量财政资源可能更适合，因为健康状况与医疗保健的可及性密切相关，例如对慢性疾病的管理。我们把重点放在教育和收入上，因为两者都易于进行干预，并且目前对这两者已经展开了广泛的研究。

整个生命周期中的社会经济地位与健康

探索解决健康中社会不平等现象的有效方法，关键是要考虑时间维度，特别是生命周期各个阶段的不同影响。这需要关注暴露是何时导致疾病，当暴露形成"生理嵌入"时，即使消除暴露也不能够消除其已经造成的危害。生命周期的某些生长发育阶段可能会对外界环境更加敏感，所以这段时间内的暴露比在这之前或者之后暴露所造成的健康影响更大。我们可以通过生理（细胞快速生长）、心理（关注同伴行为）、社会事件（进入劳动力市场）三个方面来定义这种敏感阶段。这种具有特殊意义的时间段有助于我们确定改变暴露最合适的时期。例如，尽管吸烟对健康的不利影响会随着时间不断积累，但是吸烟行为启动通常发生在青春期的某个较窄的年龄段。① 尽管在整个生命周期中改变吸烟行为都是有利于健康的，但预防吸烟的干预措施在青春期可能最为有效。

传统的生命周期研究一般用三种模型来解释社会暴露（例如，低社会经济地位）时间对健康的效应（见图 2.1）[31]。关键期模型（也可称敏感期模型）表明某个特定的发育阶段的暴露可能会在数年之后产生后续影响，并且永远无法完全改善。累积风险模型（accumulation of risk models）表明社会经济地位越低，健康风险越高。风险链模型假定低社会经济地位是影响健康的主要原因，因为目前的低社会经济地位会导致未来的社会经济地位低下，而低社会经济地位只有在晚年才会成为身体不健康的生物根

---

① 超过 90% 的终身吸烟者表示他们在 18 岁之前开始吸烟[30]。

源。除了这三个经典模型之外，一些风险的暴露遵循"即时风险"模型，即社会暴露与不良健康结局之间的联系是立竿见影的。此外，有一些证据表明，社会经济地位的不稳定性对健康非常重要，超过了某一时刻不利的社会经济地位所造成的影响。

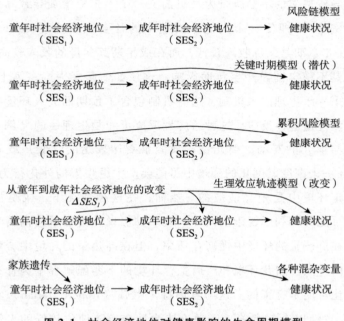

图 2.1　社会经济地位对健康影响的生命周期模型

　　这些模型可以指导我们的干预措施，因此区分这些模型是有价值的。一方面，如果关键期处于生命阶段的早期，那么针对成年人的干预措施就是浪费时间和精力；另一方面，累积风险模型表明早期干预可能是最好的选择，但后期干预也可能是有价值的。这些模型理论上是可区分的[32]，然而模型的测试受到了测量误差和时变混杂因素的阻碍[33,34,35]。需要注意的是，一种模型并不适用于所有社会经济地位对健康结局的影响。在第十四章，我们发现社会逆境与健康之间的生理路径可能遵循敏感期模型或者累积风险模型。

　　社会经济地位不稳定模型可以解决社会经济地位和健康相关文献中的一些难题。例如，几乎所有的研究都认为社会收入的向下流动预示着健康状况不佳，其中一些原因是"反向因果关系"（reverse causation）或向下漂移，我们将在后面进一步讨论。令人惊讶的是，一些研究还表明向上的社会流动可能对健康有害。为什么会这样呢？这个问题的答案可能取决于向上流动的时间框架的定义和测量。在短时间内（例如几个月），收入增加可能会导致更多的不健康行为（见前文一个人工资增加导致其香烟消费量增加的例子）。即使一个人生命周期中的社会流动性（social mobility）（例如，在儿童期其父母收入较低，而在成年期其父母的收入较高），也可能会因为其不稳定性而产生负面影响。这该如何解释呢？在第十四章中，我们描述了一组生理嵌入机制，这些机制包含了预期的成人环境中对发育早期的预测性适应性反应。这种适应性反应可能是生理性的（例如，通过母亲早期与婴儿的互动，婴儿糖皮质激素受体表达的改变）或者行为的（例如，在一个高度制度化的环境中可能会产生更频繁的外化行为），但是它们在特定环境中是相互适应的。然而，在这种情况下，或是从长远来看，它们可能都不利于健康。例如，有一种假说认为在子宫内营养不足的个体可以在低热量的环境中提高存活率，但在高热量的环境中会增加其患心脏疾病的风险。胎儿环境和产后生存环境的不匹配解释了为什么社会经济地位变化可能是有害的。这与罗伯特·默顿（Robert Merton）心理学的"地位不一致性理论"有关，该理论认为社会经济地位较低的人们并不适应高社会经济地位的人们的社会生活，即"伊丽莎·杜利特尔效应"（Eliza Doolittle effect），并且这可能导致人们产生压力和造成不良健康结局。在最近的一些文献中，例如在一项针对 102 名青少年的纵向研究中，马林等人发现，从低社会经济地位（SES）开始，并在儿童时期逐渐上升的社会经济轨迹与最高的青少年时期血压水平相关。[36]。一项对 489 名居住在南部农村的非裔美国青年的代表性抽样的调查显示，那些在 11 岁至 13 岁能力较强的青少年（根据老师对他们的勤奋、耐心和社交技能等级的评估）更有可能在 19 岁进入大学。但向上流动的儿童也可能表现出更高水平的"应激稳态负荷"指标（见第十四章），可以通过对更高的 BMI 指数、更高的血压水平和应激激素水平（皮质醇和儿茶酚胺）等进行评估[37]。作者通过他们的研究成果来佐证谢尔曼·詹姆斯（Sherman James）的约翰亨利假说[38]，也就是说，在这种情况下，原本处于弱势地位的群体（如农村地区的非裔美国人），努力实现向上的社会流动可能会对其自身健康带来有害的结局。当然，也有大量证据表明，向上的社会流动总体上有益于健康；尽管如此，有关整个生命周期中社会经济地位与健康的一系列理论可以解释不一致的研究结果。

社会流行病学中的反事实框架

正如我们已经阐述的那样，为了指导健康干预和政策转化，社会流行病学家将重点放在因果推断上[39]。因果关系的反事实定义：一次治疗或暴露与另一个作为对照的治疗、暴露之间的因果关系，即将某个个体实际经历干预后产生的结果，与这个个体在另一种干预（实际上并没有使用这种干预）下预期得到的结果进行比较。例如，2006 年，拥有高中文凭或者完成了普通教育发展（GED）的 25 岁男子的期望寿命比未完成高中学业的男子多 4.3 年；对于女性来说，这个差距是 5.3 年[40]。将这种关系描述为因果关系，也就是说如果我们能以某种方式回到过去，引导以前的辍学男子完成高中学业，那么这些人平均会多活 4.3 年。因果关系的定义强调了与社会流行病学非常相关的四个观点。

1. 暴露与健康结局之间的许多统计学关联可能不是暴露对结局的因果关系，而是反向因果关系或混杂。

2. 社会暴露的测量可能与各种实际经历相一致，每种经历都有不同的健康结局。从圣·格罗泰塞克斯（Saint Grottlesex）预科学校毕业，和从一个资金不足、实行种族隔离的公立学校毕业，两者对健康的影响可能不同。

3. 实现相同暴露的不同方法对健康有着不同的影响。利用财政补贴和适当的社会支持促使高中生出勤与由教导主任来强制命令学生出勤可能产生不同的后果。

4. 相同的方法导致相同的暴露对于不同的人来说也会产生不同的影响。有些人并未在圣格罗泰塞克斯预科学校受益良多，有的人只是从公立学校毕业却大有作为。

并非所有社会经济地位与健康结局之间的关系都是因果关系[41]。关于社会流行病学反事实框架，其中令人担忧的一点在于决定健康结局的因果机制非常复杂，包括反馈回路、非线性和交互作用，不可能仅考虑因果关系而忽视其他关系。① 在这种情况下，我们不能说完成高中教育对期望寿命有特别的影响。虽然有说法认为"这是一个非常复杂的系统，各个简单的因果问题之间没有关联性"。如果我们的目标是建议个人、临床医生或者决策者采取相关行动来改善健康，那么我们必须探究具体干预措施的因果关系。

集束干预措施通常是有用的，只要这些措施在实行时对健康有促进效应，即使我们不知道这些干预措施中的哪一个特定部分是有益的。例如下文所描述的有条件现金转移方案就为我们提供了一系列的方法。尽管我们不确定该措施中最有效的方面是额外的金钱投入，还是获得额外的金钱投入所需要的条件，或在这个过程中的其他方面，用于改善健康状况的一系列集束措施确实是有效的。分离集束方案中最有效的成分并不是指导政策制定的必要条件，而通常简单地识别集束的效果是非常有帮助的。然而，找出最有效的部分也是有用的，因为这样能够为决策者提供更好的工具来制定新的政策，并且预测这些研究发现是否具有普遍性[42]。

为解决健康不平等的问题，我们应该了解在哪个方面干预社会经济地位（以及在生命周期的哪个阶段进行干预），也有助于我们预测何时（或者是对于哪些人群）这些干预措施可能无效甚至有害。随机对照试验

---

① 一个尽管有点病态的著名谜题描述了一个男人和两个同伴在沙漠中迷路了。两个同伴都决定谋杀这个人。其中一名同伴将氰化物混入该男子的水壶里，男子喝水会中毒身亡。另一个同伴不知道水有毒，在水壶上打了一个洞，让水在夜间漏出。两个同伴偷偷溜走，离开了这个人，不久之后，这个人在沙漠中因口渴而死。谜题是：如果有的话，是哪个同伴谋杀了这个人？该男子从未喝过有毒的水，因此很难说是下毒者杀死了他。水壶漏出来的水是有毒的，如果他喝了也会死的，所以在水壶上打洞的同伴也可以辩护无罪——如果有什么不同的话，他通过阻止男人喝有氰化物的水来延长他的生命。这与关于隔离疾病的社会原因所面临挑战的辩论有关，因为某些群体可能处于不利地位，以至于减少一种逆境不足以使他们获得良好的健康。不良的健康结局是多种充分的致病原因"过度决定的"。在反事实分析中，仅删除一个充分原因将表明它根本不是"原因"，因为疾病结果没有改变。从如何干预改善健康的角度来看，正确的答案是：改变这一因素不足以改善健康。

（RCT）是确定因果关系的金标准，因为它可以排除反向因果关系或混杂。随机对照试验中隐含着一个明确的标准，即哪些人能够参与试验，试验中的暴露是什么，暴露和治疗是如何实施的。然而，毫无疑问随机对照试验存在一些局限性。随机对照试验中得出来的结果可能无法推广到那些没有参与试验的人群。此外，由于平衡效应或溢出效应，扩大试验规模后的随机对照试验可能得出不同的结果。这与公共卫生问题非常相关，因为其中的结果取决于集体行动，并且存在复杂的多重交互作用，这些都导致试验不具有可重复性。在随机对照试验中诱导出的反应性行为可能与现实生活中人们对新政策出台后所做出的非随机反应并不相同[43]。尽管存在这些局限性，随机化仍然是实用社会流行病学提供证据的有力工具。当无法进行试验时，或者是我们不得不考虑一般平衡效应时，自然实验为我们提供了一种替代方法，用观察数据来确定因果关系。当我们采用明确的反事实框架时，我们的研究更有可能为实用社会流行病学提供有用的见解。

因果推断的威胁：反向因果关系

研究人员早就认识到反向因果关系对观察性研究中社会经济地位和健康因果推断造成威胁。对健康不平等现象的研究报告[44]第一次系统地尝试了解健康不平等现象的原因，报告中承认社会经济地位与健康之间至少有一部分联系可能反映了"向下的社会流动"。例如，社会经济地位与心理健康之间较强的相关性并不能完全用社会经济劣势和社会逆境所导致的焦虑、抑郁和心理痛苦来解释。相反，心理疾病是失业和收入损失以及自费医疗费用支出的重要诱因。在这种情况下，忽略反向因果关系可能会导致研究人员过高地估计社会经济地位与心理健康之间的关联性。

在传统的关于社会经济地位与健康的观点中，人们通常认为与收入和职业等指标相比，教育（作为反映社会经济地位的一个指标）不容易受到反向因果关系的影响[41]，原因是大多数人在他们患慢性疾病之前就完成了学业。一旦患病，你可能失去你的工作和收入，但是你不会失去你曾经接受过的教育，也就是说，医生并不能在你被诊断出疾病之后没收你的毕业证书。① 但是真的是这样吗？事实上，当对这个问题进行细致研究时，我们发现即使是在教育和健康方面，这种反向因果关系也是存在的。因此，安妮·凯斯（Anne Case）和她的同事[45]在1958年的英国出生队列（国家儿童发展研究）中寻找证据，发现儿童时期的慢性健康状况对儿童的教育有着不利的影响。即使在控制了家庭和父母因素之后，队列中每增加一个7岁时患慢性疾病的儿童，在16岁时获得普通教育证书的人就会少0.3个。简单地说，儿童期的慢性疾病，例如青少年糖尿病、严重哮喘、多动症和心理健康问题等，会导致儿童失学。美国类似的证据也表明，肥胖会影响儿童学业完成率[46]。

也有证据表明收入与健康结局存在反向因果关系。例如，人们反复观察到收入与超重或者肥胖之间存在着梯度关系。经常被忽视的一点是家庭收入与超重或肥胖之间的反向因果关系局限于女性（在美国研究数据中）。在男性中，收入与超重没有关系，甚至有相反的趋势。例如，全国健康和营养调查（NHANES）表明在2005～2008年[47]，家庭收入在贫困线350%及以上的男性肥胖发生率为33%；而家庭收入低于贫困线130%的男性肥胖发生率为29%。关于收入过低会导致女性超重，而男性更瘦令人质疑。如果收入过低会导致不良的饮食习惯，那么为什么收入与肥胖之间的关联性只体现在女性身上？

一个可能的解释是，收入与超重或肥胖之间存在反向因果关系，即并不是收入减少导致人们体重增加，而是人们的超重或肥胖导致了收入的损失。实验和观察证据表明，对女性在体重方面的歧视比对男性更为严重[48,49]。如果反向因果关系是导致低收入与超重相关的关键点，那么它只体现在女性身上也就不足为奇了。基于对收入的纵向分析，康利（Conley）和格劳伯（Glauber）[48]在25岁及以上的成年人中检验了这种反向因果关系。分析结果显示，在1986年，女性基线BMI每增加1%，15年后随访时其家庭收入减少了0.6%，其配偶的收入减少了1.1%，其在婚率降低了

---

① 正如菲利普·拉金的诗《日子》中所写："日子是为了什么？……啊，解决那个问题/带来神父和医生/穿着他们的长外套/跑过田野。"

0.3 个百分点。换句话说，超重或肥胖的妇女在劳动力市场和婚姻市场的竞争中面临更多的困境。此外，这种现象因性别和种族而异，因为在同一研究中并没有在男性和黑人女性中发现基线 BMI 与随后经济、婚姻结局之间的关联性。也就是说，收入与超重或肥胖之间的关联至少在一定程度上可以解释为对白人女性（而不是白人男性）的社会"肥胖偏见"。这一研究结果提示我们提高贫困妇女的收入对帮助她们减肥并没有什么效果。事实上，收入所得税减免（EITC）对收入转移的分析研究表明增加女性收入会导致其体重增加[50]。这说明了采用反事实分析框架可以指导我们制定政策；也就是说，低收入与超重或肥胖之间存在关联性，但并不意味着增加穷人的收入有助于他们减轻体重。

因果推断的威胁：混杂因素

因果推断的另一个主要威胁是混杂因素，也就是说，收入或受教育程度与健康之间的关联性可能受某种被忽略的（未观测到的）第三个变量的影响。对数据的再一次细致研究表明并非所有的社会经济地位与健康之间的关联性都是正向因果关系。例如，受教育程度与吸烟之间有着密切的联系，然而早在 1982 年，法雷尔（Farrell）和富克斯（Fuchs）[11]就注意到吸烟的"教育梯度"在个体完成学业之前就已经形成了。换句话说，他们在 24 岁的样本中发现了吸烟的教育不平等现象，然后证明了这些差异在个体 17 岁时（当时每个人的受教育年限都相同）就已经存在了。读者们可能会反对这个观点，认为在 17 岁之前的受教育质量可能存在差异。但这似乎是一个不太可能的解释，因为 17 岁以后的教育并没有改变这种梯度差异。换言之，人们可能会说只有 12 年级之前的教育质量对吸烟状况有影响。一个更简洁的解释是，上学与开始吸烟没有因果关系;① 相反，这种关联性可能是由于某个未被观测到的第三个变量，而这些变量既是教育成就的基础，也是吸烟开始的基础。第三个变量的一个例子是个体之间的延

---

① 当然，这项研究的结果并没有否定受教育年限对以后生活中的戒烟率产生影响的可能性。这只是强调了一点，即社会流行病学家需要对健康结局非常具体，也就是说，开始吸烟的预测因素可能与戒烟的预测因素不同。

迟贴现存在差异。正如我们将要在行为经济学这一章中所解释的那样，不同个体在延迟满足和投资未来的能力具有差异性。更多的"耐心"和自律很可能使青年人在学校待更长时间，同时也对他们是否屈服于吸烟等具有诱惑性的习惯有一定影响。① 藤原（Fujiwara）和河内一郎利用固定效应分析对双生子进行的研究进一步证明了受教育程度与吸烟之间缺乏因果联系[51]。当研究人员把不随时间改变的混杂因素考虑在内时，他们发现在单卵双胞胎中（二者具有相同的遗传背景并且早期成长环境相同），受教育程度和吸烟率之间无关。在控制了不可测量的家庭吸烟易感性之后，研究人员利用固定效应模型在同胞兄妹中仅观察到了受教育程度与吸烟之间较弱的关联性[12]。

社会流行病学中因果效应的识别方法

流行病学、经济学、社会学和心理学对健康的社会决定因素都进行了相关研究。借鉴其他学科的研究模式有助于我们评估因果问题。在第十四章的表 14.1 总结了在我们这个领域常用的研究设计方法及各自的优缺点。当研究社会经济地位对健康的影响时，一些真正的随机化试验能给我们提供参考。在某些情况下，随机整群设计同样是严谨的。当试验中的处理因素会使一个家庭脱离贫困时，平衡问题就变得不可能了，因此某些重要的随机试验会遵循交错或者候补名单设计：试验中每个人都会接受相应的治疗，但是由于资源的限制，有些人会较早得到治疗，而有些人只能较晚获得。这种设计是严格的，但是它只能识别治疗所带来的短期影响，而不能识别长期暴露所导致的累积效应。

然而，随机试验很难进行，所以相当罕见。因此，研究人员们将重心放在了准实验和自然实验所得出的结果上，即所谓的"伪随机化"试验。这几种研究设计之间存在着密切的联系，"工具变量"（Ⅳ）、双重差分法及断点回归设计用于探究暴露对结果的影响。这些方法在流行病学中较少

---

① 我们赶紧补充说，教育可以加强自我调节，降低人们的贴现率，同时，也可能有一个继承的组件来延迟贴现。

使用，但是它们常被用于经济学研究领域[52]。所有的这些Ⅳ、双重差分法及断点回归设计，都依赖于一个假设，即暴露存在差异并且会随着与结果无关的某个因素而改变。因此我们需要对这个假设持怀疑态度来评价这些方法。

Ⅳ模型已经被广泛地应用于有关社会经济地位的研究，我们在这里简要地描述一下该模型。例如，一些研究影响了我们对教育作用的认识，这些研究利用州或国家对义务教育法的调整（例如规定最低辍学年龄）作为自然实验来研究额外的受教育年数对成年人健康的影响。大多数孩子在合法情况下不会辍学，有些孩子不顾法律规定提前辍学，还有些在过了法律强制读书时期后选择继续上学。这意味着法律对于所有儿童的平均影响非常小。据安格里斯特（Angrist）估计，在美国 1944 年的出生队列中，在儿童 17 岁或 18 岁之前实行义务教育的州中，16 岁儿童的辍学率要比那些允许儿童在 16 岁辍学的州低 4 个百分点[53]。

我们使用因果关系的有向非循环图（DAG）来讨论Ⅳ分析方法[54]（见图 2.2）。假设我们现在希望评估某种暴露或者某种治疗方案（X）对某个特定健康结局（Y）的影响，但是存在一个或多个不可测量的因素能够同时影响 X 和 Y（我们在 DAG 中用 U 来表示）。因为这些变量并没有被测量，所以在回归模型中我们将忽略它们，这就会造成经济学家所认为的"遗漏变量"偏倚或是流行病学家所认为的"混杂"偏倚。幸运的是，我们发现了一种可以影响暴露而不会直接影响健康结局的变量"Z"。Z 被认为是用来解释 X 对 Y 的影响的"工具变量"[55]。三个关键假设如图 2.2 所示：①Z 可以影响 X；②Z 对 Y 无影响；③没有因素同时影响 Z 和 Y。

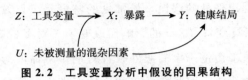

图 2.2　工具变量分析中假设的因果结构

流行病学家认为此图可能完全吻合随机对照试验的结构，Z 表示随机分配，X 表示接受的处理，Y 表示感兴趣的结局。所有的随机对照试验都用"意向性治疗"来评估：用随机分配"Z"与健康结局之间的关联性来

检验 X 对 Y 无影响的零假设。我们没有使用接受的治疗方案 "X" 与健康结局之间的关联性来评估零假设的原因是：能够影响随机分配治疗依从性和健康结局的 U 因素可能会使 X 与 Y 之间存在相关性，即使 X 对 Y 并没有因果关系。

意向性治疗估计检验了 X 对 Y 无影响的零假设，但是如果我们拒绝了零假设，并且得出结论：治疗方案会影响健康结局，我们仍然缺乏对治疗效果的评估。事实上，许多被随机分配到治疗组的人并没有完全依从他们的分配。在准实验的情况下，"伪随机化"治疗和实际治疗之间的关联性往往很小。在 Z 不能很好地代表 X 时，用 Z 和 Y 之间的关联性来估计 X 对 Y 的影响并不准确。为了估计 X 对 Y 的影响，Ⅳ分析利用 Z 对 X 较弱的作用。当 Z、X 和 Y 都是二分类的情况，最简单的Ⅳ估计值等于 Z 和 Y 之间的相关性（意向治疗效果估计）除以 Z 和 X 之间的相关性（参与者对随机分配的依从性）。因为 Z 是随机的，所以这个比率的分子和分母都不存在估计偏倚。它类似于对随机对照试验分析中不依从性的校正。

在大多数对准实验数据进行的Ⅳ分析中，有一些注意事项。通常来说工具变量对暴露的影响非常小，估计结果通常不准确——Ⅳ效应的精确度随着工具变量与暴露之间关联性的降低而急剧下降。此外，轻微违反假设，例如工具变量对于健康结局存在非常小的直接影响，可能会导致Ⅳ效应的估计出现严重的偏倚。最后，如果暴露没有对试验总体中的每个人产生相同的效果——例如一年的教育对一些人有巨大的好处，但对其他人来说毫无意义。如果想将Ⅳ估计解释为 X 对每个特定亚组中个体的 Y 的因果效应，我们需要提出额外的假设。最常见的解释是，Ⅳ效应估计指的是在暴露（X）受到工具变量（Z）的影响而改变了 X 对 Y 的影响[56,57]。因此，如果用义务教育法来衡量一年的额外教育对期望寿命的影响，我们将着重描述对那些由于法律要求而留在学校的个体所产生的影响。这通常被认为是Ⅳ估计的局限性，因为我们无法识别这些人，但实际上，决策者恰恰对这些受政策变化影响最大的人群感兴趣。

教育与健康

自从北川（Kitigawa）和豪泽（Hauzer）在有关教育与健康之间的关联性研究中取得里程碑式的成就后[58]，已经有无数的研究指出了教育和健康结局之间的关系。例如，全国纵向死亡率研究（NLMS）针对1979～1985年的随访表明35～54岁的人受教育时长每增加1年，其死亡率就下降7%～8%[59]。虽然相对效应估计在老年人中较小，但老年人的死亡率较高，因此绝对效应通常更大[60]。此外，尽管在一些欧洲国家中，受教育程度和死亡率之间的关联性较小，特别是在心脏病死亡率方面，但是全世界死亡率中的教育梯度是非常明显的[24]。在2000年的美国，受教育程度与白人和黑人的心脏病、癌症、慢性阻塞性肺疾病、脑卒中和意外伤害死亡率密切相关[61]。然而，不同的死因对于不同受教育水平人群的死亡率差异的贡献在不同国家有很大差异[21,62]。

虽然教育和健康之间联系紧密，但这并不表明改善教育就能够改善人群的健康和生存状况。为了解决这个问题，我们探究了教育变化如何影响健康和死亡率的实验研究、准实验研究和观察性研究。在讨论这些问题之前，我们先从一个简单的问题开始，即定义暴露。

什么是教育？

几乎所有有关教育与健康的研究都把教育定义为接受教育的时间或者是取得的学位证书的等级。这种定义的不足之处日渐明显。首先，这忽视了个人受教育质量存在的巨大差异。曼利（Manly）认为读写能力比受教育年限能更好地衡量受教育经历，特别是比较那些存在系统差异的学校中接受教育的个体，例如美国黑人和白人。他发现老年人在认知上的种族差异虽然不能用受教育年限来解释，但能通过读写能力来解释[63]。鉴于老年人的认知功能评估与读写能力测量之间存在密切联系，我们应当谨慎地解释这个研究结果。从历史上看，不同种族的教育在数量和质量上都存在巨大差异（直到1954年，美国大部分地区的学校都实行法律上的种族隔离，而事实上种族隔离至今仍然存在），在不同的社区和地区，以及在父母社会经济地位不同的人群中也存在巨大的差异。我们很难综合地量化受教育质量，因此我们也很难全面地衡量这些差异。例如，学校质量不仅会受到教育支出和教师培训等资源的影响，也会受到同伴群体差异的影响。然而，即使采用学生平均一个学期上学的天数也可以发现教育质量之间存在差异。由于学期长度的不同（在为黑人儿童和白人儿童提供教育的学校中，儿童平均上课天数存在较大差异），即使是受教育年限相同的儿童，其实际接受教育的天数也存在明显的差异。在当代的美国学校中，一个典型学年大概是 180 天，所以我们认为 180 天的课堂时间相当于一个学年。在 20 世纪初，种族和州"学年等价时间"的差异有多大呢？1925 年出生的白人儿童，他们在南卡罗来纳州上学 10 年时间，他们的学年等价时间比同州、同年出生的黑人儿童多出 2.6 年，但比同年在纽约出生的儿童少 1 年[64]。

少数研究探讨了在废除种族歧视的学校就读对健康的长期影响，结果显示黑人女孩在青春期的生育率降低[65]，而在废除种族隔离的社区上学的黑人成年后自评健康状况也有所改善[66]。采用固定效应模型，约翰逊（Johnson）对同胞兄弟姐妹进行了分析，结果发现学龄前儿童出勤率和地区每个儿童的平均教育支出对自我报告的健康状况有很大好处[66]。弗里斯沃德（Frisvold）和哥尔斯坦（Golberstein）发现种族隔离学校在教育质量上的差异可以在一定程度上解释残疾方面的种族差异，而不能解释 BMI、吸烟和自评健康[67]。例如，童年期的早期教育质量对儿童成年后的收入有着持久的影响。田纳西 STAR（学生教师成就比）实验将研究重点放在提升儿童的教育质量而不是增加早期教育。在 STAR 实验中，孩子们被随机分为三组：13~17 名学生的班级、22~25 名学生的普通班级、22~25 名学生配备了助教的普通班级。干预措施（将在下文详细叙述）从幼儿园开始直到三年级。因为无论班级的大小，孩子们是被随机分配到各个班级的，因此一些孩子可能会遇到优秀的教师和学习成绩优良的同学，而有的孩子则会遇到不那么优秀的教师和同学。在没有测量其他因素的情况下，研究人员根据每个学生的期末测试成绩来评估"课堂质量"。被随机分配到一个高教育质量的班级中的儿童有着更高的大学入学率和更高的收入；"课堂质量"每提升一个标准差，这些孩子在 27 岁的收入就会增加 1520 美元[68]。课堂质量对儿童的影响只能用很少的可测量指标来解释，例如教师的经验。

传统的教育水平衡量方法的另一缺点是它没有包含非传统的教育经历，例如普通教育发展（GED）证书、与工作直接相关的教育经历，或者是许多成年人在完成正规学校教育之后出于个人兴趣所接受的教育经历。一些研究表明拥有普通教育发展证书的个体其健康程度劣于高中毕业生，但目前还不清楚他们的健康状况是否优于高中辍学者[69,70,71,72,73]。与生命周期理论一致，在更年轻的时候就完成 GED 可能会更有益，但目前还不能确定。2004 年，约 44% 的美国成人并不是全日制学生，但是他们仍然参加了一些教育活动，主要是与工作相关的活动或者是自己感兴趣的课程[74]。虽然这些活动很普遍，但成人教育投入的平均时间通常只占正规教育时间的一部分，因此对健康的影响可能不大。大量文献表明，与认知和社会参与相关的休闲活动可延迟痴呆症发作，但由于精神状态对行为活动有着强大影响，我们很难在这一领域进行因果推断[75]。

最后，教育的典型测量方法很少关注接受教育的时期以及学前的活动。由于认知功能的快速发展，儿童早期是一个敏感时期，在这期间所接受的教育可能比后来接受的教育对个体的影响更大[76]。因此，研究儿童早期教育对健康的长期影响是迄今为止社会流行病学研究中很少探索的一个关键领域。

教育与健康的关联机制

评估教育与健康的关联性研究，有助于了解教育影响健康的机制。首先，教育可以提供更多的职业选择（例如更安全的工作）和更高的收入。教育差异对健康的影响有时是不可信的，因为实际上是收入影响了健康。这也反映了我们对因果关系的一种误解。强有力的证据表明，总的来说获得更多的教育会增加收入[77]。因此，如果教育不影响健康，收入才影响健康，就像是说疫苗并不能预防疾病，而是由疫苗引起的免疫反应在保护我们。这意味着增加公民受教育程度的政策可能会影响健康，即使这种效果是通过增加居民收入体现出来（总的来说，这不太可能是教育与健康相联系的唯一机制）的。

除了收入以外，教育还可以通过一些其他机制来影响健康。教育可以传达一些与疾病预防和防止发病后残疾或死亡有关的具体的、事实性的信息。然而，从学校教育中直接获取知识似乎不可能是教育对健康有益的主要机制。大多数学校在健康教育课程中只投入了有限时间。大部分吸烟的人在他们完成学业之前就已经养成了吸烟的习惯，并且这种健康的教育差异在 7 年级时就已经形成了[11]。人们通常在某种重大疾病发生的前几十年就已经完成了自己的学业。我们在某些出生队列观察到了疾病的健康不平等现象，这些出生队列中的个体在上学时几乎无法获得有用的健康信息。

学校教育不仅可以提供知识，还能够帮助我们形成一整套持久的认知和情感技能，这种技能帮助我们在整个生命周期中做出有利于健康的决策，如读写能力和计算能力可以帮助个体做出健康决策。某些更抽象的技能，例如抽象思维、自我调节、延迟满足和遵守组织规则，可能也是非常重要的。大量文献表明，认知参与，例如参加需要智力的休闲活动可以防止痴呆，并促进神经损伤后的认知可塑性[78]。教育可以促进个体终身参与具有挑战性的认知活动，这反过来也可以改善个体的健康状况，增加生存机会。

在学校的时间也就无法浪费在一些可能对健康有害的其他活动上。许多在学校时间之外做的事可能是不利于健康的，例如吸毒、酗酒、犯罪行为、性活动或在有害身体的环境下工作。青少年上学与工作是竞争关系，而青少年工作往往不利于健康。研究发现[79]，对于出生较晚的队列来说，在放学后几个小时内其危险行为和犯罪行为激增，这表明"仓储"效应可能很重要。①

最后，教育可以增加个体遇到受过良好教育的配偶、朋友和熟人的机

---

① 当然，如果仓储是教育对健康的保护作用的主要解释，那比建造学校和投资教师培训更便宜的促进健康的方法将有很多。如，父母可以通过将孩子锁在地下室来达到同样的效果。

会，进而改善其长期的健康状况。正如第七章所述，这种社交网络可以提供许多健康优势。事实上，进入常春藤联盟学校所带来的收益主要来自学校为学生提供的强大的社会关系（或是"社会资本"）。① 与一位王储或一位未来的互联网巨头成为室友有着显而易见的优势，即使他们的大部分时间都花费在聚会和酗酒上。

1. 早期教育的随机试验

对小学教育（在大多数国家中被认为是义务教育）进行随机试验在伦理上是不可行的，也就是说，不能通过掷硬币迫使一组孩子留在学校，而另一组孩子则不允许上学。我们所得到的证据是有关早期教育的随机试验，这种教育针对年龄低于一般入学年龄的儿童。②

我们采用随机对照设计评估了几项干预措施，以改善早期教育（例如4岁）的入学率或提高早期教育质量。尽管研究的样本量较小并且健康结局较少，但这些研究还是极具影响力。迄今为止的评估研究强调了有关认知、教育和劳动力市场的结果，而没有强调健康本身。由于研究参与者相对年轻，无法评价许多长期健康效应，我们对这些干预措施的健康结局的探究还处于起步阶段。然而，这些研究提供的有关儿童早期教育经验对健康的因果影响的证据非常令人鼓舞。

佩里学前教育项目将来自伊普西兰蒂、密歇根的处于弱势的非洲裔美国儿童分配到实验组（$n=58$），该组儿童接受中心式的学前教育、家访和家长会议，其余儿童分配到对照组（$n=65$）。尽管样本量相对较小，但严格的设计为我们提供了强有力的证据，佩里幼儿园也受到了大量的关注。在40岁的跟踪调查中，成本效益分析表明，1美元的项目投入会带来12.90美元的回报，尽管项目的建立成本很高，例如支付每年工作30周、每天工作2.5小时的至少拥有硕士学位的幼儿教师的薪水。不同的是，佩

① 这与课堂教学质量相反。例如，常春藤联盟的二年级学生有时会感到沮丧，因为他们的课程似乎是由助教而不是教授讲授的（详见 https://www.harvardmagazine.com/1995/07/life-without-mr-chips）。
② 这些试验在1960年代和1970年代在伦理上被允许的原因是它们超出了普遍的护理标准，也就是说，分配到对照组的儿童没有错过"常规护理"。

里学前教育项目就像一个神奇的存钱罐，每投入 1 美元就赚得了 13 美元的"利润"。佩里学前教育项目的财政回报主要在于接受学前教育的儿童犯罪参与率减少，但这些分析不包括受益者改善健康后所造成的任何经济后果[80]。总的来说，尽管这些差异没有统计学意义，但是被随机分配到学前班的儿童在 37 年后，即他们 40 岁时，健康状况更好并且累积死亡率更低（为 3.4%，总体为 7.7%）。结合多个指标，穆尼格（Muennig）认为，被随机分配到学前班的儿童整体健康状态（死亡率、自我报告健康导致失业、自我报告的健康）比对照组更好，但实验组在关节疼痛方面比对照组更糟糕。此外，他还发现了实验组对三级保健服务和药物使用更少[81]。

在 20 世纪 70 年代于北卡罗来纳州进行的初学者计划（The Abecedarian Study）中，孩子们出生时被随机分到一个全年运行的托儿机构，并提供强化教育项目直到 5 岁。孩子们满 5 岁后，在他们进入幼儿园之前，初学者计划中的实验组和对照组的孩子被打乱重新随机分配到实验组和对照组，实验组的孩子将在幼儿园中接受额外的服务直到 2 年级。因此，初学者计划遵循析因设计。在 21 岁时，接受早期教育服务的儿童有较低的青少年怀孕率，抑郁症状更少，且吸食大麻的可能性较小[82,83]。在 30 岁时，曾接受学前儿童教育服务的儿童平均受教育年限较高（13.46 vs. 12.31），首次生育年龄较大（21.78 vs. 19.95，$P = 0.03$），但在刑事犯罪率、内化或外化行为、自评健康、酗酒、吸烟或吸食大麻等方面没有统计学意义。然而，抑郁症状测量结果显示，接受学前教育的儿童拥有更好的健康状态，诸如，自我报告"15 岁之后没有健康问题"、过去一年内没有接受过住院治疗。同样，虽然被随机分配到接受学前教育服务的儿童的任何个体健康行为没有明显更好，但 11 种行为（包括安全驾驶、药物、烟草、酒精和初级卫生保健使用等）的综合测量结果明显好于未接受学前教育服务的儿童[84]。

如上文所述，田纳西 STAR 项目的重点不是早期教育而是提高教育的质量，实验中将幼儿园至三年级的孩子随机分为三组：小班、普通班、有助教的普通班。这项研究最初纳入了 79 所学校、328 个班级的 6325 名儿童，并进行了随机分配。在接下来的 4 年中，学校新增了 5456 名儿童，他们也同样被随机分配到三组中。虽然孩子最初被随机分到三组中，但普通班与有助教的普通班表现相似，所以分析通常把小班与普通班进行对比，而不考虑是否有助教。穆尼格等人发现，小班儿童 29 岁时的死亡率出乎意料得高[85]。令人困惑的是，较低的死亡率只出现在随机分组的几年后，即 10 岁之前，并持续到随访的第一个 12 年（到 17 岁），在此之后不同组别之间的生存差距开始缩小。危险因素的变化表明，随着年龄的增长，与成年时出现的慢性疾病相比，不同的教育质量可能是影响早期死亡的主要原因。年轻的样本中死亡人数较少（N = 146），因此效果估计非常不准确，这也就使得随访变得至关重要。残疾状况是用来评估 STAR 项目的唯一健康结局，将社会保障记录与参与者所领取的社会保障残疾津贴匹配后发现，该项健康结局没有统计学差异[86]。

综上所述，随机试验表明早期教育和教育质量的提高可以改善教育结果，也会在一定程度上优化劳动力市场结果，如就业和收入等。目前很少研究关注健康方面的非认知益处，但对我们也有一定的启发。令人信服的结果有待更大规模的研究、更长时间的随访和更全面的健康评估。

2. 启智计划研究

启智计划是美国联邦政府的一个项目，旨在提高贫困儿童的学习技能、社会技能和改善健康状况，使他们能够在与比他们拥有更多社会经济优势的同龄人在相等的条件下开始学业。该计划为 3～5 岁的贫困儿童及其家庭提供学前教育服务、健康服务和其他服务。这项计划作为"贫困之战"计划中的一部分，于 1964 年成立，并得到了公众的大力支持。在 2012 年度财政报告中，在联邦预算约为 80 亿美元的情况下，启智计划为近一百万名儿童提供服务。与佩里学前项目和初学者计划一样，启智计划认为，在生命早期的资本投资可能对其认知和非认知技能的发展至关重要，而且可能比后来的干预措施更为重要。

与佩里学前项目和初学者计划不同的是，启智计划不遵循随机设计。最近对启智计划的随机评估结果显示，该计划实施不久后，其对儿童认知测验的成绩产生了显著的影响，但这种影响在该项目完成后似乎很快就消失了[87,88]。然而，在解释这些评估结果时我们必须十分谨慎，因为它们并没有告诉我们启智计划的长期影响；评判者必须等上几年或几十年才能评估这项计划对健康的长期影响[89]。目前启智计划对健康存在长期影响的证据主要来源于对准实验的非随机评估。启智计划是早期随机评估的重要补充，因为它向我们阐释了现实世界中实施学前教育项目如何影响健康结局。

启智计划中最重要的证据来自家庭内部兄弟姐妹的比较，将同一个家庭中参与该项目的孩子与没有参与该项目的孩子进行比较。同胞设计控制了可能会影响参与可能性的家庭特性。相反，他们依赖这样一种假设，即在家庭内部，父母不会根据孩子的特点分配不同的孩子去接受学前教育或留在家中或接受其他日托服务。基于这种设计，加尔斯（Garces）和他的同事们[90]使用收入动态面板研究数据评估启智计划的长期影响，他们主要研究了在20世纪70年代参加这个项目的孩子。他们发现参加启智计划的非裔美国儿童表现出了明显的教育优势，并且犯罪率较低。根据类似的方法，戴明（Deming）评估了在1984年至1990年参加启智计划，对儿童的长期影响。他的分析基于全国青少年纵向调查中母亲的孩子们，与参与其他计划的兄弟姐妹们进行比较，并控制大量的混杂因素[91]。他发现，当孩子们成长到19岁之后，参加"启智计划"的孩子表现出更好的受教育结果和自我报告的健康状况，但在犯罪参与及青少年生育率方面没有显著差异。采用类似的方法，其他研究发现早期参与启智计划的孩子在青年期吸烟的可能性更低[92]。

启智计划把教育服务与健康筛查、免疫接种、营养补给和其他服务结合起来。启智计划所提供的大多数证据都集中在认知结果上，但最近的研究已经开始评估其对健康的影响。路德维格（Ludwig）和他的同事们[93]发现了各郡项目资金的不连续性。在时任约翰逊总统向贫困宣战的演讲中（特别是在1965年的春天），经济机会办公室（OEO）对300个贫困郡提供技术援助以开展启智计划。他们主观上判断一些郡是否具有加入该计划的资格，将这些郡划分为"贫穷"或"非贫穷"以获得更高的参与率，并且与"非贫困"郡（"控制"组）相比，给予标准线之下的"贫困"郡（"干预"组）更多的资金。标准线在计划实施的前几年就已经制定了。结果显示，刚好在标准线以下的郡与刚好在标准线以上的郡具有可比性。这一研究发现，5 岁到 9 岁儿童死亡率明显下降，其原因似乎与启智计划有关，这个影响足以使这些"干预"郡的儿童死亡率降至最弱势儿童群体的全国平均水平，但对与该计划中的暴露无关的死亡没有影响。

虽然启智计划对部分结果的因果影响仍然存在争议[94]，但是很多人都认同当这个计划被充分启动时，该计划具有显著的认知收益和社会效益。从长远来看，这些变化很可能会改善人们的健康状况，尽管目前对成人健康（部分原因是启智计划最早的受益者现在才刚刚步入中年）的研究较少。这是一个非常有研究前景的领域，今后的研究不仅要阐明启智计划对健康的长期效应，还要更好地了解这种效应的中介因素，探究对不同儿童影响程度的异质性及环境是如何改变这种效应的。佩里学前项目的成本效益分析显示，犯罪率是非常重要的指标，它与那些在美国犯罪浪潮高峰期到达青春期的儿童队列更为相关，但与在犯罪率较低的地区或时间段成长的儿童的相关性较弱。

3. 义务教育的工具变量分析

在 20 世纪，许多西方国家关于未成年人必须受教育年限的法案都发生了巨大改变。例如，美国许多州的强制性入学年龄从 20 世纪初的 7 岁或 8 岁下降到第二次世界大战时的 6 岁。此外，在大多数州，允许从学校退学或获得工作许可的最早年龄都被提高了，通常从 12 岁或 14 岁上调至 16 岁或 18 岁。正如上面所讨论的，强制性的学校教育适度地提高了平均受教育年限。这种影响在美国通常很小，因为法律并没有得到持续执行。而且，在新法律出台的时候，大多数学生受教育年限已经超过了法律的最低要求。勒拉斯-穆尼（Lleras-Muney）指出，可能是由于缺乏执行力度，法律对非裔美国儿童的影响很小[95]。在美国以外的国家，强制性学校教育往往会产生更大的影响。在美国和许多欧洲国家，这些法律的变化被当作"自然实验"来评估受教育程度的提高对健康的影响。这些自然实验之所以引人注目，是因为个人的偏好、天赋和健康状况，在教育对健康影响的研究中这些变量被认为是潜在的重要混杂因素，对义务教育法（CSL）几乎没有影响。如果义务教育法的改变能够预测人群健康差异，那么教育的增加确实会改善人们的健康状况。

实际上，义务教育法的自然实验结果可能不一致。有证据表明，即使到了老年，义务教育法对于认知功能也有重要益处[96,97,98]，但对其他健康领域的结果却是与此相矛盾的[99,100,101]。CSL研究最常见的局限性是效果评估的不精确。即使是在那些法律变化影响了大部分儿童的国家中（通常是在欧洲），这种变化通常也只会导致一年的额外教育，我们预计这种变化只会产生很小的影响。例如，西列斯（Silles）使用了英国和爱尔兰的CSL变化来评估教育对孩子健康的影响[102]。这个分析纳入了100928个样本，普通最小二乘法（OLS）的分析表明，教育对下一代健康水平产生有益影响，事实上这是一个十分具有研究意义的方向。考虑到父母教育的快速增长，如果这种影响是因果关系，那么它能够很好地预示未来几代人的健康。工具变量（Ⅳ）的效应估计中存在一个与教育有害影响有关的点估计，但是标准误太大，以至于置信区间包含了一个看似合理的比OLS估计值大5倍的（有益的）效应值。总之，Ⅳ评估与教育的巨大益处和害处是一致的。最精确的估计来自大型的监测数据，因此我们重点分析像死亡率这样的结局。来自多个国家的研究结果表明，额外一年的强制性学校教育对死亡率造成了非常小的或几乎为零的影响[100,101,103]。但一项在12个国家[104]进行的研究及在丹麦[105]进行的翔实研究表明，教育改革的力度（如1年或2年以上的额外教育）、决策的执行程度、个体的特性差异（例如性别、父母社会经济地位、认知功能）导致这些评估结果存在很大的差异。

目前从义务教育法改革中得出的研究结论是不一致的，但从长远来看，这一系列的研究可能会非常有意义。然而，重要的是我们要认识到基于CSLs的自然实验能够或者不能告诉我们什么。例如，先前的研究不能告诉我们完成大学学业可能产生的影响，因为研究中所包括的任何一个国家完成大学学业都不是强制性的。该研究也没有涉及小学入学所产生的结果，到目前为止，几乎所有的研究都集中在7岁到12岁的孩子受教育水平的提高上。这些研究不能告诉我们对于那些没有法律强制要求仍然会继续求学的孩子们，也就是那些学习成绩优良的学生，或者是在受教育方面存在获取障碍而不是兴趣障碍的学生，学校教育所产生的影响。① 最后，因为 CSLs 影响着队列中的每个人，他们无法通过相对地位或身份评估教育对个体所产生的影响。义务教育法可能不会改变人们在社会中的相对地位，甚至可能会由于学位证书变得越来越普遍而降低了学位的相对价值。

尽管存在这些局限性，有关 CSLs 对健康产生的影响的不一致的证据也是令人烦恼的。在同一总体中，CSLs 会对某些人产生有益的影响，但对其他人有害吗？回顾田纳西州 STAR 课堂质量分析的结果[68]。对于那些无论法律如何改变均会完成规定的最低限度教育的孩子们来说，CSLs 的增加可能意味着他们将加入规模更大的班级，遇到经验较少的教师及更多有着弱势贫困背景的同学。所有的这些变化都会损害那些没有法律强制要求也会上学的孩子。这意味着，我们在回归模型中需要衡量教育（学习年数）与儿童实际经历的教育之间的差距（在一个有或没有适当资源的教室里，有一个好老师或一个坏老师，有强的同学或弱的同学）。义务教育年限的增加可能不会对儿童的健康有好处，除非在政策实施过程中能够保证所有儿童的教育质量。

与 CSLs 分析相关的未来计划将会利用其他实验性或准实验教育项目。过去的十年里，美国的教育结构发生了巨大的变化，包括特许学校运动（通常利用彩票来实现），增加了儿童的早期教育并且大规模扩张了高等教育的规模。在美国，女性、黑人和西班牙裔人群中大学入学率增加尤为明显[106]，所以对社会不平等的影响可能很大。对这些举措实施所产生的健康效果进行严格的评估将有助于政府优先制定有效的教育政策，并帮助我们了解社会经济地位对健康的影响。

教育不平等趋势的解读

最近的证据表明美国的教育不平等现象在死亡率方面日益加剧[107,108]。然而，随着时间的推移，健康方面社会不平等的趋势并不一定意味着弱势

---

① 换句话说，Ⅳ分析只能告诉我们暴露在仪器摆动范围内的影响，即所谓的局部平均治疗效果。

群体的健康状况会恶化（或改善）。矛盾的是，如果一些人脱离了最弱势的社会群体，例如，人群平均受教育程度增加，那么健康方面的社会不平等现象可能会随着时间的推移而增加。《英国黑人报告》表明，向上的社会流动将会留下社会上最弱势的群体（正在逐渐减少），从而导致健康不平等现象明显增加[44]。

为了解可改变的社会特征方面（如教育方面）的健康不平等趋势，评估社会中受教育低的群体与受教育高的群体比例改变所带来的影响尤为重要。许多因素都可能影响个体的受教育情况，包括父母的受教育水平、认知功能和健康状况。低学历个体和高学历个体的平均背景特征可能会随着时间而改变。因此，蒙特兹（Montez）和扎卡乔娃（Zajacova）发现，从1986年到2006年，45～84岁的美国白人女性中受过0～11年教育的年龄标准化死亡率增长了21%（从0.0235到0.0284），而接受过大学教育的女性的死亡率则下降了11%（从0.0066到0.0059）[108]，这导致二者比率在这20年从3.55增加到4.82。

两种原因用来解释健康方面的教育不平等趋势。一是受教育程度低的女性的期望寿命下降揭示了一个现代问题，在过去的20年中，受教育程度低的女性的环境已经恶化，从而导致了死亡率上升。这意味着如果一个45岁的女性受教育程度较低，那么在2006年，她的死亡风险就会比在1986年45岁的同样教育程度的女性高。这个惊人的结果表明，最低教育阶层的女性并没有从过去20年来医疗和社会进步中受益。

对健康领域教育不平等的长期趋势的另一种解读（在某种程度上）更为温和。在2006年，高中学历以下的女性的比例比1986年少很多。然而在2006年，高中学历以下的女性在其他方面可能比在1986年拥有同等教育水平的女性更处于劣势，例如家庭和社会方面。举个例子，在1940年的出生队列中，一个中等收入家庭的妇女在完成高中学业之前就离开学校是很平常的事。这些妇女会用各种各样的优势来抵消学历水平低的劣势，而在高中辍学也并不被认为是认知或社会困难的标志。然而，在1960年的出生队列中，一个中等收入家庭的女性在高中辍学相当罕见。一般来说，1960年出生的没有完成高中学业的女性，她们通常生活在非常不利的环境中或者面临其他重大的教育挑战。对于白人妇女来说，进入低教育群体的出生队列差异尤为明显。因此，美国受教育程度低的女性，其期望寿命可能随着时间的推移而变化，受教育程度较低的女性群体中包含了越来越多的处于弱势地位的女性，而并不能表明位于弱势地位的女性所处的环境正变得越来越不利。区分这两种不同解释的实证性证据建立在比较 1986 年和 2006 年受教育程度最低和最高的女性特征的基础上，但只能比较那些不会受教育影响的特征。

收入与健康

现在我们来谈谈收入与健康之间的关系。来自不同环境和人群的研究证据表明，更多的收入和财富与更好的健康状况有关[109,110,111,112,113]。尽管导致偏倚的具体机制可能是不同的，教育和健康之间因果推论的挑战也是一个关注点。社会流行病学家经常将这种关联性解释为收入与健康之间的因果关系，更高的收入可使人们拥有更好的获得健康的途径，包括更好地获得卫生保健服务及其他形式的"健康消费"，例如更好的住房、交通工具和服装。另外，这种关联性可能源于健康状况不佳时对工作能力的影响，从而导致了收入和财富积累的减少[114]。正如前面所讨论的，收入与健康之间的关系也可能是未观察到的或无法测量的特征所引起的，这些特征与收入和健康相关，如早期投资、父母的社会经济地位和个人偏好。

尽管有大量证据表明收入与健康有关，但很少研究探讨收入与健康之间是否存在因果关系。例如，最近一项关于收入对儿童结局（包括健康结局）的因果关系的系统综述检索出 4.6 万篇符合检索标准的文章，但只有 34 项研究被认为符合纳入标准，其中包括实验设计和准实验设计。在这一节中，我们回顾了一系列的实验或准实验设计研究来评估收入是否对健康有因果影响。从方法论的角度来讲，解决这个问题的研究可分为两大类。第一类包括随机实验，在一组随机分配的个体中，将随机分配到收入转移组（干预组）的个体与随机分配到没有收入转移组（对照组）的个体的健康状况进行比较。第二大类也是最常见的研究证据，来自自然实验，这种方法是基于收入有时会在自然因素或者其他因素的影响下被外源因素干预或者随机地分配给个人或群体，例如福利津贴法律的改变、彩票、意外股市收益等。

基于工作福利项目收入的实验研究

收入对健康影响的实验证据来自对低收入家庭的收入支持以及其他福利项目的评估。这些研究的优势在于收入的暴露基于随机分配。此外，这些研究直接评估了政策引起的收入变化是否改善了健康状况，使我们能够通过促进收入转移的公共政策来预测健康状况的变化。重要的是，政策带来的收入变化与中彩票等临时收入冲击所带来的收入变化可能有本质上的不同。另外，这些研究的一个不足之处在于政府的收入变化很少是孤立存在的。这些收入变化通常伴随着获取工作、接受教育或培训，以及儿童照护的福利。因此，评估收入变化对健康的影响，不应单纯评估额外收入，它可能包括"一揽子政策"的影响，而收入变化只是政策效果的一个组成部分。尽管如此，一些有创造性的准实验研究尝试将收入效应与非收入效应分开。

关于福利政策对收入的影响的文献绝大多数关注儿童。在最近公共政策的讨论中，对生命早期阶段的重视反映了越来越多的人认为人力资本在生命早期就已经开始形成了[115,116,117,118,119]。在"家庭生产"模式中，孩子成长的结果被认为是父母及其他看护者照护的时间投入和照护质量，以及儿童消费品的产物[120,121,122]。收入之所以重要是因为它能够让父母有能力去购买对儿童结局产生积极影响的重要物品。在儿童发展的关键时期，收入冲击可能会对其健康产生短期或长期的影响。

关于早期收入影响的实验证据主要来自20世纪90年代进行的工作福利实验。这些项目将低收入和享受福利的单亲父母随机分配到各种福利和就业政策中作为干预组，或者是像往常一样继续领取福利，作为对照组。在最近的一项研究中，邓肯（Duncan）和莫里斯（Morris）[120]使用了16个项目的数据来评估被随机分配到干预组的家庭收入变化是否对儿童的发展结局产生了影响。所有这些项目都是为了提高低收入父母的自给自足能力。然而，一些项目只关注增加就业和减少福利，而其他项目则是通过收入补贴父母的收入。

邓肯和莫里斯利用处理分配作为工具变量，评估这些项目所引起的收入变化对儿童结局的影响。为了将收入补充效应与儿童照护和教育补贴的效应分开，他们只选择了一些专门提供收入补充的项目。为了将收入的效应与增加就业的效应分开，他们将后者作为一个控制变量，从而估计就业效应中收入的效应。这项研究的结果表明，收入对孩子的认知结果和学业成就有积极的效应。具体来说，他们通过综合测量儿童的认知分数和父母的报告得出，1000 美元的收入增长可以使儿童成绩增加 0.06 到 0.60 个标准差。在福利项目的评估中也报告了收入对儿童发展结果的类似效应[123,124,125]。有趣的是，这些效应似乎仅限于儿童发育的早期阶段，即从 0 岁到 5 岁，对 5 岁以上儿童的影响一致性较差或没有影响[125]。这些证据表明在儿童早期发育的关键时期，收入可能会带来潜在的好处，家庭环境可能比学校或托儿环境更为重要。

基于工作福利项目收入的自然实验研究

除了实验研究的证据，最近一系列关于政策导致收入变化的文献重点关注了劳动所得税收抵免（EITC）对健康的效应，这是美国国会在 1975 年为非老年人建立的最大的联邦扶贫项目，并在 20 世纪 90 年代进行了扩大。EITC 是一种可偿还的贷款，最初的目的是通过抵消联邦税收对低收入家庭的效应来鼓励人们参加工作。这个项目被证明可以提高就业，特别在单亲母亲中。一些研究表明，在 1984 年至 1996 年，大约三分之二的单身母亲劳动参与率上升归因于 EITC[126]。在 EITC 项目中，低收入家庭的收入增加相当可观，平均来说，EITC 使有两个孩子并拿着最低工资的工人的年收入增长了 40%。

从评估 EITC 项目对健康效应的研究中得出结论，它们改善了幼儿和一些成年人的健康状况。然而，一些研究报道其对一些群体的健康造成了伤害，这使得人们质疑工作福利项目提供的收入普遍有益于健康的观点。

一个潜在的局限性在于研究经常将现金转移和工作激励的效果结合起来，这使得人们很难分清收入本身是否对健康有影响。由于 EITC 项目的参与者不是随机分配的，对 EITC 项目的评估使用了准实验设计，研究了与家庭特性不相关的项目实施方面。在最近的一项研究中，达尔（Dahl）和洛克纳（Lochner）[127]利用了 20 世纪 80 年代末至 90 年代 EITC 项目所产生的巨大的非线性变化，将其作为一种外在的变异来源，从而研究家庭收入对儿童成就的影响。他们的设计利用了这样一个事实，即随着时间的推移，最高的收益金额会大幅提升，而家庭收入符合 ETIC 项目条件的纳入范围也会扩大，使项目惠及中低收入家庭。根据全国青年纵向研究（NLSY）的儿童面板数据，他们将这些变化作为工具变量来探究家庭收入对儿童的影响。他们的研究结果表明，EITC 显著改善了儿童的认知能力。工具变量评估表明，家庭收入每增加 1000 美元，数学和阅读考试成绩会提高约 6 个标准差，对来自贫困家庭的孩子、更年幼的孩子和男孩这些变量的影响更大。

在另一项研究中，斯特鲁利（Strully）等人[50]利用 EITC 项目在各州之间的差异，调查收入和就业机会的增加是否改善了孕妇状况和分娩结局。他们采用了双重差分方法，比较了实施 EITC 的州在实施之前和实施之后儿童和孕妇结果的变化与未实施 EITC 计划的州的儿童和孕妇的结果变化。研究结果表明，EITC 可以增加出生体重并且减少孕妇怀孕期间的吸烟率。这种有益的效果仅限于 19 岁至 34 岁的母亲，对更加年轻的母亲似乎没有影响，甚至导致 35 岁及以上孕妇的吸烟率增加。然而，最近的研究使用了不同的研究策略表明，与那些没有从这种收入扩增中获益的母亲相比，EITC 降低了那些从收入扩增中受益的母亲的吸烟率[128,129]。

我们需要谨慎评估 EITC 对成人的效应。最近的一项研究[130]使用一个家庭可以从 EITC 中获取的最高收益作为工具变量来评估家庭收入对处于工作年龄的成年人的健康效应。这项研究的结果表明，家庭收入对未来一年的自评健康状况或大多数功能障碍的患病率没有一致的效应。采用类似的研究策略，另一项研究[131]发现来自 EITC 的收入显著提高了女性的 BMI 和肥胖率。这种效应并非无价值的。模拟结果显示，从 1990 年到 2002 年，EITC 项目带来的实际家庭收入的增加可能可以解释 10%～21%的女性 BMI

增长和 23%～29% 的女性肥胖率增长。

综上所述，EITC 和类似的工作税收减免可以改善儿童的出生结局和发育状况。然而，与最近的一项系统综述的结果[132]一致，EITC 对肥胖和成人健康结局影响的研究结果相互矛盾，有关成人的研究证据是不一致的，不能得出确切的结论。

有条件现金转移

有条件现金转移（CCTs）是向贫困家庭转移现金的项目，条件是其必须遵守一套预先规定的行为要求，将现金转移投资于子女的人力资本[133]。在健康和营养方面，该方案通常要求儿童定期参加体检；对 5 岁以下的儿童进行生长监测和疫苗接种；对孕产妇进行围产期保健；参加定期举办的健康信息会议。在教育方面，CCT 项目要求孩子上学并参加 80%～85% 的学校课程；在某些情况下，该项目也要求儿童在学校有相应的表现。大多数 CCT 项目将资金支付给家庭中的母亲，前提是母亲更有可能将资源投入子女的人力资本中。

对现金转移方案的附加条件有两种理论观点[133]。第一种观点是父母对孩子的人力资本投入不足。家长们可能会对孩子们的投资过程和投资回报抱有错误的观念，因此他们可能会"低估"送孩子上学或定期体检的潜在益处。第二种观点是考虑到利用公共资金实施这些计划所必需的政治经济条件。通过现金转移对穷人进行再分配可能无法得到社会支持，除非是以"良好行为"为条件。现金转移的附加条件将重点放在投资儿童的人力资本上，这样可能会增加 CCT 项目的政治可接受性，否则就会被视为是家长式作风，并且可能无法得到中产阶级的支持，因为他们并没有从中直接受益。

在过去的 15 年里，CCT 项目越来越受欢迎。它最初是通过"机会项目"在墨西哥发展起来的，到今天几乎每个拉丁美洲国家都有一个 CCT 项目。在印度、孟加拉国、印度尼西亚、柬埔寨、马拉维、摩洛哥、巴基斯坦、南非和土耳其等国家也实施了大规模的 CCT 项目。多年来，这些项目的规模也逐渐扩大，为发展中国家的数百万家庭提供服务。现在墨西哥的

"机会项目"为超过 500 万家庭提供了服务，而在巴西，家庭补助金为 1100 万家庭（4600 万人口）提供服务。因此，有条件现金转移方案是许多拉丁美洲国家最大的社会事业。它们成为减少贫困和增加人力资本的一种方式，帮助家庭打破贫困世代交替的循环[133]。高收入国家也开展了 CCT 项目——最近，纽约和华盛顿特区也通过实施 CCT 项目来提高低收入家庭儿童的入学率。

关于收入对健康的因果效应，CCTs 告诉我们什么呢？许多 CCT 项目的独特之处在于它们利用随机设计评估。当随机化没有按照最初的计划进行时，研究还会使用可替代的准实验方法，如断点回归设计。收入如何影响健康，CCT 项目的一个缺点是现金转移以行为要求为附加条件。因此，CCT 项目中收入对健康的效应与单纯的收入冲击对健康的影响并没有直接的对应关系。尽管如此，它们提供了一个强有力的证据，通过有条件的转移来改变收入进而影响健康。

CCT 项目评估在某种程度上与 EITC 和其他工作税收抵免的评估类似。从本质上说，有证据表明，有条件的现金转移方案对儿童健康有很大的益处，在某些情况下，它们也可能改善母亲的健康。然而，CCT 项目有时也会导致不良健康结局。大多数研究表明，CCT 项目增加了预防保健服务的使用。受 CCT 项目影响最大的人通常是那些在没有项目支持下不会使用卫生服务的人，因此 CCT 项目有助于大幅减少教育和健康方面的不平等现象。有条件的现金转移方案似乎增加了一些人群中儿童的身高，但并不是所有的研究都发现了这些效应。也有证据表明 CCT 项目降低了发病率，包括全身性疾病、腹泻和呼吸道感染，但一些评估结果并没有发现这些效应。CCT 项目增加了食品支出占总支出的份额，在某些情况下，它们还可能改善成人和儿童的饮食质量。

最近一项评估 CCT 项目对婴儿死亡率影响的研究，也许是证明 CCT 项目对健康有益的最有说服力的非实验证据。拉塞拉（Rasella）和其同事[134]在 2004~2009 年利用不同城市的数据评估了巴西 CCT 项目对婴儿死亡率的影响。他们利用城市固定效应模型探究了在整个研究期间该项目城市覆盖率的差异。研究结果表明，中度和高度覆盖率显著降低了死亡率，特别是营养不良和腹泻等与贫困相关的死亡。另一项研究也发现了相似的结果，并指出大部分益处来自新生儿死亡率的降低[135]。

尽管绝大多数研究表明现金转移对健康有益，但需要注意的是 CCT 项目对一些行为结果存在潜在短期效应。基于哥伦比亚的 CCT 项目的数据，最近的一项研究[136]显示，CCTs 与贫困妇女的身体质量指数（BMI）的增加和肥胖率升高有关。另一项研究[137]评估了墨西哥的 CCT 项目，即"机会项目"对超重和肥胖的因果效应。按照贫困得分分配到干预组，研究人员使用断点回归设计，该设计充分利用了资格中断引起的项目参与的不连续性。这种设计的假设是刚好在资格线上下的个体具有可比性。研究结果表明 CCT 项目导致青少年女性的肥胖率下降。但它也可导致青少年女性吸烟率增高。另一个在墨西哥农村进行的研究评估了 CCT 项目对饮食的影响，研究结果发现收入转移增加了家庭水果、蔬菜和微量营养素的消费，但也导致摄入过多的能量[138]。总的来说，这些结果表明，来源于 CCT 计划的收入可能对健康大有裨益，但在某些情况下，它们也可能导致不健康产品的消费增加。

值得注意的是，目前研究只能评估现金转移对健康的短期效应，因此它们可能低估了 CCT 项目在早期人力资本投入的潜在长期效应。几乎所有的项目评估都发现 CCT 项目能够增加入学率，特别是那些在刚加入项目时入学率低的地方。这种效应可能非常显著，例如，尼加拉瓜的 CCT 计划使学校入学率从基线的 72% 提高了 12.8 个百分点；智利的 CCT 计划使学校入学率从基线的 60.7% 提高了 7.5 个百分点[133]。如果入学率的提高带来了更高的教育成就，那么在生命早期的关键时期进行有条件的现金转移可能会在今后的职业和收入方面产生回报，最终促使个体在今后的生活中有更好的健康结局。

彩票、遗产、股票市场与当地的经济冲击

从公共卫生角度来看，政策所引起的收入变化也许是有用的，但自然实验也会发现与政策无关的其他财富或收入冲击带来了意料之外的变化。一些研究利用彩票、遗产、股票、房价波动及当地经济的重大变化来评估收入对健康的效应。模拟随机试验，我们假设这些来源的收入冲击是随机

分配的。一般来说，许多探讨收入或者财富对健康影响的研究证据相对薄弱。在一篇开创性的论文中，史密斯（Smith）[17]使用了收入动态的前瞻性研究（PSID）数据来评估从 20 世纪 80 年代末到 90 年代美国股市繁荣所带来的意外财富收益是否导致了中短期的健康改善。该研究假设股市繁荣浪潮导致的外源性的财富收入与个人健康无关。他的研究结果表明，无论是以 5 年、10 年或者是更长的时间作为观察期，股票带来的财富变化不会影响未来的健康状况及自我报告的健康指标。

林达尔（Lindahl）[139]在瑞典研究了彩票产生的收入冲击对健康和死亡率的正向效应。因为彩票随机从参与者中抽取中奖者，彩票导致外源性的收入变化。研究结果表明，高收入与更好的健康状态存在因果联系，收入增加 10% 会使自评健康提高 4 至 5 个百分点的标准差，并且使未来 5~10 年内的死亡率降低 2 至 3 个百分点。另一项研究[140]采用了类似的方法，利用英国的面板数据研究发现，彩票中奖所导致的外源性收入冲击与更多的吸烟行为和社交性饮酒行为有关，但对身心健康没有影响。

许多研究使用遗产来评估外源性财富冲击对健康的效应。尽管遗产并不是随机分布的，但是接受遗产的时间与一个人的健康可能无关，因为这常常是意料之外的财富冲击。研究遗产的效应往往需要引入个体固定效应来评估由遗产导致的个体财富变化是否与个体水平的健康变化有关。固定效应控制了个体所有的时间不变因素，例如种族、性别、生命早期父母的投入、父母的社会经济地位和受教育程度，尽管它们没有控制可能与收入和健康有关的时变混杂因素。遗产继承的时间在很大程度上是不可预料的，那么时变混杂因素并不是关注的重点；另外，如果遗产继承伴随着父母或配偶的死亡，那么效应估计将综合考虑遗产继承或丧失亲人所带来的效应。

梅尔（Meer）等[141]使用收入动态面板研究数据（PSID）发现遗产继承所导致的财富变化对自评健康并无影响。米肖（Michaud）和范·索斯特（Van Soest）[142]对美国健康与退休调查（HRS）中 51~61 岁参与者的数据进行研究，表明由遗产导致的财富变化对一系列健康结局不存在影响，包括医疗条件、身体功能和抑郁评分。部分研究表明健康状况不佳对劳动力供给和财富积累能力的消极效应是健康与财富[142]或者收入[17]之间联系的重要因素。最近，金（Kim）和鲁姆（Ruhm）[143]利用 HRS 数据研究了遗产是否会影响死亡率、健康状况和老年健康行为。他们的研究结果表明，遗产继承增加了医疗花费和医疗服务使用，并且减少了饮酒行为和肥胖率，但遗产对死亡率并没有实质性的影响。

有关遗产和彩票的研究结果表明，收入冲击对健康的效应并不一致。另外，这些研究侧重于短暂的收入冲击，无法为长期收入对健康的长期效应提供见解。短暂收入冲击与长期收入的消费方式不同。例如，最近的一项研究[144]发现彩票中奖所得的收入对大部分家庭支出并没有影响，包括家庭食物、交通和每月总开支。相反，中奖者的消费主要是汽车和其他耐用消费品。因此，相对于其他收入冲击，例如 CCT 项目影响每月消费并可能增加人力资本投资，暂时性收入冲击所带来的收入通常用于对健康影响很小或者没有影响的商品。

一项自然实验对北卡罗来纳的部落政府开赌场的影响进行了评估，提供了一个不同的结果。这个部落政府每年给每个成年部落成员发大约 6000 美元。这些收入冲击是一种定期支付，因此比彩票和遗产更具有政策性收入转移的性质。这项研究对美洲与非美洲原住民儿童在赌场开设前后进行了比较，研究结果发现赌场的开设提升了贫穷的美洲原住民儿童在年轻时的受教育程度，减少了犯罪行为和吸毒行为。科斯特洛（Costello）和他的同事[145, 146]发现在北卡罗来纳附近的一个部落赌场开业后，北卡罗来纳美洲原住民儿童的心理健康有所改善，这种积极效应一直持续到了成人期。有趣的是，额外收入对儿童 BMI 的影响因家庭初始 SES 而不同。收入增加会导致最初较为贫穷家庭的孩子的 BMI 增加，而来自较富裕家庭的儿童BMI 则会下降[147]。沃尔夫（Wolfe）和他的同事[148]用不同的方法发现了19 世纪 80 年代末美国本土赌场赌博合法化后的收入对美洲原住民健康、健康相关行为和获得医疗保健等产生了积极的效应。相反，另一项研究[149]评估了切罗基印第安人在 1990 年至 2006 年超过 204 个月内的意外死亡率，发现在有较多赌场收入的几个月，意外死亡人数超过了预期水平，反映了短期收入冲击的不良效应。

收入对健康的因果效应的总结

上述研究反映了由于反向因果关系和收入与健康共同决定因素的存在，我们很难分离出收入对健康的因果效应。最近的研究利用意料之外的收入冲击例如遗产、股票所引起的外源性的收入变化，以及由政策诱导产生的工作信贷和有条件的现金转移等所引起收入变化来探讨这些问题。这些研究假设收入变化是随机分配的，因此有助于我们评估收入对健康的因果效应。

总的来说，许多研究表明收入与健康之间的关联性并不总是因果关系，而社会流行病学家往往低估了反向因果。然而，在许多情况下，收入确实对健康有益，但这种效应取决于研究的人群，以及收入冲击是暂时性的还是永久性的。虽然研究结果有时相互矛盾，但研究表明对人力资本进行投资的有条件的现金转移方案而导致的收入变化，对儿童和母亲健康有重大的积极影响。生命早期（0~5岁）所遭受的收入冲击对健康的影响更大。另外，暂时性的收入冲击，例如中彩票、继承遗产等，并不会持续地改善健康，并且可能在某些情况下导致健康有害行为。同样，有条件的现金转移和工作信贷在短期内会增加个体的 BMI 和香烟消费。然而，从长远来看，这些和其他永久性的收入变化一样，例如部落政府引进赌场所带来的收入变化，都有利于贫困家庭的健康。

收入转移方案实施时间较短，所以没有足够的证据说明政策引起的收入变化对健康存在长期效应。然而，现有证据表明有条件的现金转移和工作信贷可能对儿童的发育和入学有着重要影响，预示着这可能对受益者的健康发展产生长期影响。未来研究的主要挑战在于预测这些项目能否通过减少贫困，或是改善贫困家庭儿童的教育、劳动力市场、社会轨迹等可持续改善健康。

例外：什么时候高社会经济地位并不是有益的？

收入可以促进健康消费，但如上文所述，彩票和 CCT 项目导致的收入增加也可能促进一些不利于健康的消费，如香烟、酒精和不健康的食物。

经济理论有助于我们理解为什么在短时期内更高的工资收入会导致"机会成本"的增加从而使得个人的健康投入减少，即在个体能够选择多种替代品的情况下，机会成本就是个体没有选择其他替代品所造成的损失。个体需要权衡花费更多时间工作还是投资自身健康。假设你的工资是每小时10美元，你决定多花一个小时用于"休闲"（例如，去健身房，或者是在家做饭而不是去快餐店），这额外一个小时的休闲会花费你多少钱呢？你将花费10美元。现在假设你的老板打算将你的工资提高到每小时13美元，那么上述一小时的休闲就会花费你13美元。根据微观经济学理论，这意味着短期内更高的工资与更大的机会成本有关，这将减少我们完成促进健康的休闲活动的时间[114]。然而，从长远来看结果又是相反的，富有的人通常比贫穷的人运动更多。

经济周期如何影响个人健康行为的证据不一致。例如，长期失业与更高的吸烟率有关[150,151,152]。然而，也有证据表明年轻人的个人收入减少与吸烟率降低有关，这一发现与需求收入弹性相一致（个人的收入越少，消费也越少）[153]。徐（Xw）利用当地经济活动的改变导致的个体工资和工作时间的变化评估了收入和工作时间对受教育水平低的个体的健康效应[154]。利用双样本工具变量方法，将行为危险因素监测系统（BRESS）和国民健康访问调查（NHIS）中的个体健康行为数据和当前人口调查（CPS）中的个体就业数据相结合，研究人员发现与经济扩张有关的收入增加与烟草消费增加、体育活动减少和就诊次数减少有关。有趣的是，有证据表明工作时间对健康行为的效应主要源于就业的广延边际变化（例如职业地位的改变），而不是因为集约边际变化（例如工作时间的变化）[154]。这些研究结果表明收入的改变，以及伴随而来的时间机会成本的改变，可能对时间密集型的活动（例如锻炼）和时间密集度较小的活动（例如吸烟）产生不同的效应[154]。总之，未来的社会流行病学研究需要对健康有更加细致入微的认识，要认识到收入对特定健康行为和健康结局的异质性效应，并且区分长期效应和短期效应。

同样值得注意的是，受教育程度低的个体的健康结局与那些受过良好教育的个体相同甚至更好[155]。在某种程度上，更高的收入会引发不健康行为，高等教育也可能通过影响收入进而产生类似的后果。和收入一样，教育也可能让我们接触到不利于健康的资源从而危害健康。例如，在许多情况下，在撒哈拉沙漠以南的非洲地区，受教育程度越高的人其艾滋病毒感染率越高；虽然教育与更多的安全套使用行为有关，但是也和婚外性行为有关[156]。随着艾滋病流行阶段的变化，教育和艾滋病之间的关系可能会发生改变。

当对某一特定的健康状况或健康知识普及不正确时（例如，认为盘尾丝虫病是由巫术所引起的，或者服用复合维生素药片可以延长生命），教育可能会产生不利的影响。当教育与正确的病因学知识结合在一起时，教育是有利的。例如，普雷斯顿（Preston）和海恩斯（Haines）[157]描述了19世纪末纽约医生的子女死亡率低于一般人群中的儿童。在细菌理论被接受之后，医生最先受益于细菌理论的应用（包括洗手和其他卫生习惯），这也使他们孩子的死亡率急剧下降。正如安格斯·迪顿（Angus Deaton）所说，教育是摆脱疾病和早死威胁，实现"大逃亡"的最可靠途径之一[158]。

未来的方向

在本章中，我们突出显示了将学校教育和收入与健康联系起来的实证性证据。SES和健康研究中的四个重要的未来方向：建立因果关系；改善研究中的社会经济地位测量，如何通过实际干预和政策影响社会经济地位；更好地将研究结果与社会经济地位如何影响健康的一般理论结合起来；结合财政和人群健康收益，对干预措施进行成本效益权衡分析。

在教育和收入方面进行实验极具挑战性，需要关注道德伦理、成本，以及暴露和健康结局改变可能存在的时间滞后问题。尽管如此，我们也需要通过更多的准实验来完善因果关系的研究证据，以及开展更多的实验研究，如特许学校运动。由于样本量小或是政策变化的影响相对较小，实验和准实验研究常常统计效能较低。统计效能低下往往导致研究无统计学意义，并导致研究结果被错误地理解为"无效应"。如果在考虑干预的情况下，即使大样本的研究也可能不足以评估干预的效应，例如义务教育法的改变只引起了社会环境的微小改变或是只与少部分人群相关。将大型监测数据集与实验或准实验的暴露联系起来可能有助于我们应对这一挑战。例如，将多个研究结果与多个健康指标结合在一起，有助于我们评估早期教育干预的效应，尽管并不是所有的健康结局都会朝同一个方向发展。元分析的结果可能会更有价值，但是迄今为止，相同暴露的研究数量不足，无法研究合并效应。

利用实验和准实验进行研究可以改善社会经济地位与实际干预措施之间的对应关系，然而这种对应关系也应当在观察性研究中进行。观察性队列研究是流行病学的基本内容，它们的花费相对较低并且更加灵活，因此它们仍然是今后研究证据的重要来源。然而，随着观察性研究的开展，我们需要不断地评估实验证据，以了解研究偏倚的来源。例如，对特许学校的评估可以将基于彩票的研究结果与利用匹配和回归方法调整的效应评估结果进行比较[159]。将 RCT 的研究结果与观察性研究的结果进行比较是流行病学研究中的一个传统做法[160,161]，这种方法应当成为社会流行病学中优先的做法。而最重要的是，实验研究结果表明观察性研究对社会经济地位的测量存在不足。教育并不能简化为"完成的学业年限"。目前评估中最重要的干预措施是教育，几乎所有教育与健康的流行病学研究中所使用的教育测量都没有纳入学龄前儿童入学率。一些学者抱怨对因果证据的探究使得该领域的研究陷入了技术上的困境（花哨的计量经济学方法），这些实验研究几乎没有对社会经济地位影响健康的机制进行深入了解（例如，安格斯·迪顿对工具变量评估和现场实验进行严厉批评）[162]。然而实验研究也可以为政策转变提供一些见解。理解社会环境与健康结局之间的关联性机制的理论，使我们能够将应用于某种特定环境的干预措施推广到新的人群中，并在实验处理方面做出新的改变。理论思考应当用于实验设计和解释，实验结果需要反馈给研究人员，从而完善对社会经济地位影响健康的理论认识。归根结底，即使我们对因果关系普遍持有强烈的先验观念，现在也有强有力的研究证据表明，社会经济地位改善所产生的结果取决于获取新资源的方式（例如工资增加和彩票中奖）、获取新资源的个体及干预发生的社会背景。目前还有许多问题有待进一步研究。社会流行病

学的最终目标为对政策转变提供可操作的信息。例如，如果我们认同教育
与健康之间至少存在部分因果联系，那么社会需要对什么进行投资呢？是
资助学前教育项目，还是鼓励高中毕业，抑或增加大学入学机会呢？对穷
人来说，最佳的收入转移策略是什么？能够使短期意外后果最小化、鼓励
父母对孩子的未来进行投资、打破贫穷世代相传？随着个人年龄的增长，
教育干预的效应是如何变化的？所有人都从中获取了同等的好处吗？哪部
分教育是最为重要的？是知识还是灵活的认知技能？还是说通过教育获取
的社会网络最为重要？

　　除了要更好地理解因果机制外，更全面地分析人群健康影响因素和社
会经济地位改变对健康所带来的后果有助于制定政策。在第十二章中，我
们讨论了一个循证公共卫生模型，其最终目标是评估干预措施所产生的效
果。好的项目面临的一个重大挑战在于如何将其规模化，并且我们要了解
当同时考虑对人群健康的影响和总成本时，这些项目是否可行。无论成本
多少，人们的健康都很重要。因此，评估健康促进干预措施的成本似乎显
得并不恰当，甚至有点不道德。然而，如果我们认为额外的金钱投入会改
善人们的健康，我们就必须考虑健康干预措施的成本，而不是简单地发钱
给受益人。成本-收益研究有助于推动改善人群健康的干预措施，并且在
这些干预措施与其他可行的社会投资之间进行取舍。

结　论

　　不同研究设计的证据一致表明，社会经济状况是重要的健康决定因
素。然而，最近的调查结果表明，一些看似有用的干预措施最终只产生了
微小的作用，甚至导致了有害的结果。为了将大量社会经济地位与健康之
间关联性的研究结果转化为有效的干预策略，从而消除健康中的社会不平
等现象，我们所掌握的证据依然不足。未来，研究人员有望通过进一步评
估政策和干预措施的影响来获得更多的证据，从而了解谁是受益者，哪些
资源最有益，以及何时、如何向人们提供这些资源。

参考文献

［1］ Adler NE, Rehkopf DH. US disparities in health：descriptions, causes, and mechanisms. Annu Rev Public Health. 2008；29：235-52.

［2］ Adler NE, Stewart J. Health disparities across the lifespan：meaning, methods, and mechanisms. Ann N Y Acad Sci. 2010；1186（1）：5-23.

［3］ Krieger N. Epidemiology and the people's health：theory and context. Oxford：Oxford University Press；2011.

［4］ Dickens C. Hard times. New York：T. L. McElrath & Co.；1854.

［5］ Wharton E. The house of mirth. London, U. K.：The Macmillan Company；1905.

［6］ Boo K. Behind the beautiful forevers. 1st ed. New York：Random House；2012.

［7］ Davey Smith G, Neaton JD, Wentworth D, Stamler R, Stamler J. Socioeconomic differentials in mortality risk among men screened for the Multiple Risk Factor Intervention Trial：I. White men. Am J Public Health. 1996；86（4）：486-96.

［8］ Link BG, Phelan J. Social conditions as fundamental causes of disease. J Health Soc Behav. 1995；Spec：80-94.

［9］ Berkman LF, Kawachi I, editors. Social Epidemiology. 1st ed. New York：Oxford University Press, Inc.；2000.

［10］ Case A, Paxson C. Parental behavior and child health. Health Aff（Millwood）. 2002；21（2）：164-78.

［11］ Farrell P, Fuchs VR. Schooling and health：the cigarette connection. J Health Econ. 1982；1（3）：217-30.

［12］ Gilman SE, Martin LT, Abrams DB, Kawachi I, Kubzansky L, Loucks EB, et al. Educational attainment and cigarette smoking：a causal association? Int J Epidemiol. 2008；37（3）：615-24.

［13］ Chang VW, Lauderdale DS. Fundamental cause theory, technological innovation, and health disparities：the case of cholesterol in the era of statins. J Health Soc Behav. 2009；50（3）：245-60.

［14］ Phelan JC, Link BG, Tehranifar P. Social conditions as fundamental causes of health inequalities：theory, evidence, and policy implications. J Health Soc Behav. 2010；51（1 Suppl）：S28-S40.

［15］ Fortson JG. The gradient in sub-Saharan Africa：socioeconomic status and HIV/AIDS. Demography. 2008；45（2）：303-22.

［16］ Phelan JC, Link BG, Diez-Roux A, Kawachi I, Levin B. "Fundamental causes" of social inequalities in mortality：a test of the theory. J Health Soc Behav. 2004；45（3）：265-85.

［17］ Smith JP. The impact of socioeconomic status on health over the life-course. J Hum Resour. 2007；42（4）：739-64.

［18］ Galama T, van Kippersluis H. A Theory of Socioeconomic Disparities in Health Over the Life Cycle. RAND Corporation Publications Department, Working Papers：773, 2010.

［19］ Grusky DB. The contours of social stratification. In：Grusky DB, editor. Social stratification in sociological perspective. Boulder, CO：Westview Press；1994. p. 3-35. 20. Krieger N, Rehkopf DH, Chen JT, Waterman PD, Marcelli E, Kennedy M. The fall and rise of US inequities in premature mortality：1960-2002. PLoS Med. 2008；5（2）：e46.

［21］ Mackenbach JP, Stirbu I, Roskam AJ, Schaap MM, Menvielle G, Leinsalu M, et al. Socioeconomic inequalities in health in 22 European countries. N Engl J Med. 2008；358（23）：2468-81.

［22］ Lopez-Arana S, Burdorf A, Avendano M. Trends in overweight by educational level in 33 low-and middle-income countries: the role of parity, age at first birth and breastfeeding. Obes Rev. 2013; 14 (10): 806-17.

［23］ Avendano M, Kunst AE, van Lenthe F, Bos V, Costa G, Valkonen T, et al. Trends in socioeconomic disparities in stroke mortality in six European countries between 1981-1985 and 1991-1995. Am J Epidemiol. 2005; 161 (1): 52-61.

［24］ Avendano M, Kunst AE, Huisman M, Lenthe FV, Bopp M, Regidor E, et al. Socioeconomic status and ischaemic heart disease mortality in 10 western European populations during the 1990s. Heart. 2006; 92 (4): 461-7.

［25］ Meara ER, Richards S, Cutler DM. The gap gets bigger: changes in mortality and life expectancy, by education, 1981-2000. Health Aff (Millwood). 2008; 27 (2): 350-60.

［26］ Simmel G. Soziologie: Untersuchungen über die formen der vergesellschaftung. Leipzig: Verlag von Duncker & Humblot; 1908.

［27］ Sørensen AB. The basic concepts of stratification research: class, status, and power. In: Grusky DB, editor. Social stratification in sociological perspective. Boulder, CO: Westview Press; 1994. p. 229-41.

［28］ Lynch J, Kaplan G. Socioeconomic Position. In: Berkman LF, Kawachi I, editors. Social epidemiology. 1st ed. New York: Oxford University Press, Inc.; 2000. p. 13-35.

［29］ Goldthorpe JH, Jackson M. Intergenerational class mobility in contemporary Britain: political concerns and empirical findings. Br J Sociol. 2007; 58 (4): 525-46.

［30］ US Department of Health and Human Services. Preventing Tobacco Use Among Youth and Young Adults: A Report of the Surgeon General Atlanta: US Department of Health and Human Services, Centers for Disease Control and Prevention, National Center for Chronic Disease Prevention and Health Promotion, Office on Smoking and Health, 2012.

［31］ Kuh D, Ben-Shlomo Y, editors. A lifecourse approach to chronic disease epidemiology: tracing the origins of ill-health from early to adult life. Oxford: Oxford University Press; 1997.

［32］ Mishra G, Nitsch D, Black S, De Stavola B, Kuh D, Hardy R. A structured approach to modelling the effects of binary exposure variables over the life course. Int J Epidemiol. 2009; 38 (2): 528-37.

［33］ Nandi A, Glymour M, VanderWeele T. Using marginal structural models to estimate the direct effect of adverse childhood social conditions on onset of heart disease, diabetes, and stroke. Epidemiology. 2012; 23 (2): 223-32.

［34］ Galobardes B, Smith GD, Lynch JW. Systematic review of the influence of childhood socioeconomic circumstances on risk for cardiovascular disease in adulthood. Ann Epidemiol. 2006; 16 (2): 91-104.

［35］ Pollitt RA, Rose KM, Kaufman JS. Evaluating the evidence for models of life course socioeconomic factors and cardiovascular outcomes: a systematic review. BMC Public Health. 2005; 5: 7.

［36］ Marin TJ, Chen E, Miller GE. What do trajectories of childhood socioeconomic status tell us about markers of cardiovascular health in adolescence? Psychosom Med. 2008; 70 (2): 152-9.

［37］ Brody GH, Yu T, Chen E, Miller GE, Kogan SM, Beach SR. Is resilience only skin deep? Rural African Americans' socioeconomic status-related risk and competence in preadolescence and psychological adjustment and allostatic load at age 19. Psychol Sci. 2013; 24 (7): 1285-93.

［38］ James SA. John Henryism and the health of African-Americans. Cult Med Psychiatry. 1994; 18 (2): 163-82.

［39］ Pearl J. Causality. Cambridge, UK: Cambridge University Press; 2000.

［40］ National Center for Health Statistics. Health, United States, 2011: With special feature on socioeco-
nomic status and health. Hyattsville, MD: 2012.

［41］ Kawachi I, Adler NE, Dow WH. Money, schooling, and health: mechanisms and causal evidence.
Ann N Y Acad Sci. 2010; 1186 (1): 56-68.

［42］ Ozer EJ, Fernald LC, Weber A, Flynn EP, VanderWeele TJ. Does alleviating poverty affect mothers'
depressive symptoms? A quasi-experimental investigation of Mexico's Oportunidades programme. Int J
Epidemiol. 2011; 40 (6): 1565-76.

［43］ Barrett CB, Carter MR. The power and pitfalls of experiments in development economics: some non-
random reflections. Applied Economic Perspectives and Policy. 2010; 32 (4): 515-48.

［44］ Black D, Working Group on Inequalities in Health. Inequalities in health: The Black report. Depart-
ment of Health and Social Security; 1980.

［45］ Case A, Fertig A, Paxson C. The lasting impact of childhood health and circumstance. J Health Econ.
2005; 24 (2): 365-89.

［46］ Glass CM, Haas SA, Reither EN. The skinny on success: body mass, gender and occupational stand-
ing across the life course. Soc Forces. 2010; 88 (4): 1777-806.

［47］ Ogden C, Lamb M, Caroll M, Flegal K. Obesity and socioeconomic status in adults: United States,
2005-2008. Hyattsville, MD: National Center for Health Statistics, 2010.

［48］ Conley D, Glauber R. Gender, body mass, and socioeconomic status: new evidence from the PSID.
Adv Health Econ Health Serv Res. 2007; 17: 253-75.

［49］ Roehling MV. Weight-based discrimination in employment: psychological and legal aspects. Pers Psy-
chol. 1999; 52 (4): 969-1016.

［50］ Strully KW, Rehkopf DH, Xuan Z. Effects of prenatal poverty on infant health: state earned income
tax credits and birth weight. Am Sociol Rev. 2010; 75 (4): 534-62.

［51］ Fujiwara T, Kawachi I. Is education causally related to better health? A twin fixed-effect study in the
USA. Int J Epidemiol. 2009; 38 (5): 1310-22.

［52］ Angrist J, Pischke J. Mostly harmless econometrics: an empiricist's companion. Princeton, NJ: Prin-
ceton University Press; 2009.

［53］ Angrist JD, Krueger AB. Does compulsory school attendance affect schooling and earnings? Quarterly
Journal of Economics. 1991; 106 (4): 979-1014.

［54］ Greenland S, Pearl J, Robins JM. Causal diagrams for epidemiologic research. Epidemiology. 1999;
10 (1): 37-48.

［55］ Glymour MM. Natural experiments and instrumental variables analyses in social epidemiology. In:
Oakes JM, Kaufman JS, editors. Methods in social epidemiology. San Francisco: Jossey-Bass; 2006.

［56］ Angrist JD, Imbens GW. 2-stage least-squares estimation of average causal effects in models with var-
iable treatment in tensity. J Am Stat Assoc. 1995; 90 (430): 431-42.

［57］ Angrist JD, Imbens GW, Rubin DB. Identification of causal effects using instrumental variables. J Am
Stat Assoc. 1996; 91 (434): 444-55.

［58］ Kitigawa EM, Hauser PM. Differential mortality in the United States: a study in socioeconomic epide-
miology. Cambridge, MA: Harvard University Press; 1973.

［59］ Elo IT, Preston SH. Educational differentials in mortality: United States, 1979-1985. Soc Sci Med.
1996; 42 (1): 47-57.

［60］ Huisman M, Kunst AE, Andersen O, Bopp M, Borgan JK, Borrell C, et al. Socioeconomic inequali-
ties in mortality among elderly people in 11 European populations. J Epidemiol Community Health.

2004; 58 (6): 468-75.

[61] Meara ER, Richards S, Cutler DM. The gap gets bigger: changes in mortality and life expectancy, by education, 1981-2000. Health Aff (Millwood). 2008; 27 (2): 350-60.

[62] Huisman M, Kunst AE, Bopp M, Borgan JK, Borrell C, Costa G, et al. Educational inequalities in cause-specific mortality in middle-aged and older men and women in eight western European populations. Lancet. 2005; 365 (9458): 493-500.

[63] Manly JJ, Touradji P, Tang MX, Stern Y. Literacy and memory decline among ethnically diverse elders. J Clin Exp Neuropsychol. 2003; 25 (5): 680-90.

[64] Glymour MM, Manly JJ. Lifecourse social conditions and racial and ethnic patterns of cognitive aging. Neuropsychol Rev. 2008; 18 (3): 223-54.

[65] Liu SY, Linkletter CD, Loucks EB, Glymour MM, Buka SL. Decreased births among black female adolescents following school desegregation. Soc Sci Med. 2012; 74 (7): 982-8.

[66] Johnson RC. Long-run impacts of school desegregation and school quality on adult attainments. National Bureau of Economic Research, 2011.

[67] Frisvold D, Golberstein E. The effect of school quality on black-white health differences: evidence from segregated southern schools. Demography. 2013; 50 (6): 1989-2012.

[68] Chetty R, Friedman JN, Hilger N, Saez E, Schanzenbach DW, Yagan D. How does your kindergarten classroom affect your earnings? Evidence from Project Star. The Quarterly Journal of Economics. 2011; 126 (4): 1593-660.

[69] Liu SY, Chavan NR, Glymour MM. Type of high-school credentials and older age ADL and IADL limitations: is the GED credential equivalent to a diploma? Gerontologist. 2013; 53 (2): 326-33.

[70] Caputo RK. The GED as a predictor of mid-life health and economic well-being. Journal of Poverty. 2005; 9 (4): 73-97.

[71] Caputo RK. The GED as a signifier of later life health and economic well-being. Race, Gender and Class. 2005; 12 (2): 81-103.

[72] Zajacova A. Health in working-aged Americans: Adults with high school equivalency diploma are similar to dropouts, not high school graduates. Am J Public Health. 2012; 102 (S2): 284-90.

[73] Zajacova A, Everett BG. The nonequivalent health of high school equivalents. Social Science Quarterly. 2013; 95: 221-238.

[74] O'Donnell K. Adult education participation in 2004-05 (NCES 2006-077). Washington, DC: US Department of Education, National Center for Education Statistics, 2006.

[75] Stern C, Munn Z. Cognitive leisure activities and their role in preventing dementia: a systematic review. Int J Evid Based Healthc. 2010; 8 (1): 2-17.

[76] Knudsen EI, Heckman JJ, Cameron JL, Shonkoff JP. Economic, neurobiological, and behavioral perspectives on building America's future workforce. Proc Natl Acad Sci U S A. 2006; 103 (27): 10155-62.

[77] Card D. Estimating the return to schooling: progress on some persistent econometric problems. Econometrica. 2001; 69 (5): 1127-60.

[78] Kramer AF, Bherer L, Colcombe SJ, Dong W, Greenough WT. Environmental influences on cognitive and brain plasticity during aging. J Gerontol A Biol Sci Med Sci. 2004; 59 (9): 940-57.

[79] Snyder HN, Sickmund M. Juvenile offenders and victims: 2006 national report. Office of Juvenile Justice and Delinquency Prevention, 2006.

[80] Belfield CR, Nores M, Barnett S, Schweinhart L. The High/Scope Perry Preschool Program cost-benefit analysis using data from the age-40 followup. J Hum Resour. 2006; 41 (1): 162-90.

［81］Muennig P, Schweinhart L, Montie J, Neidell M. Effects of a prekindergarten educational intervention on adult health: 37-year follow-up results of a randomized controlled trial. Am J Public Health. 2009; 99 (8): 1431-7.

［82］Campbell FA, Ramey CT, Pungello EP, Sparling JJ, Miller-Johnson S. Early Childhood Education: Young Adult Outcomes from the Abecedarian Project. Appl Dev Sci. 2002; 6: 42-57.

［83］McLaughlin AE, Campbell FA, Pungello EP, Skinner M. Depressive symptoms in young adults: the influences of the early home environment and early educational child care. Child Dev. 2007; 78 (3): 746-56.

［84］Muennig P, Robertson D, Johnson G, Campbell F, Pungello EP, Neidell M. The effect of an early education program on adult health: the Carolina Abecedarian Project randomized controlled trial. Am J Public Health. 2011; 101 (3): 512-6.

［85］Muennig P, Johnson G, Wilde ET. The effect of small class sizes on mortality through age 29 years: evidence from a multicenter randomized controlled trial. Am J Epidemiol. 2011; 173 (12): 1468-74.

［86］Wilde ET, Finn J, Johnson G, Muennig P. The effect of class size in grades K-3 on adult earnings, employment, and disability status: evidence from a multi-center randomized controlled trial. J Health Care Poor Underserved. 2011; 22 (4): 1424-35.

［87］Barnett WS. Effectiveness of early educational intervention. Science. 2011; 333 (6045): 975-8.

［88］Puma M, Bell S, Cook R, Heid C, Shapiro G, Broene P, et al. Head Start impact study: final report. Administration for Children and Families, 2010. http://eclkc. ohs. acf. hhs. gov/hslc/mr/factsheets/docs/hs-program-fact-sheet-2012. pdf.

［89］Gibbs C, Ludwig J, Miller DL. Does Head Start do any lasting good? NBER Working Paper 17452. 2011; NBER Working Paper Series.

［90］Garces E, Thomas D, Currie J. Longer-term effects of Head Start. Am Econ Rev. 2002; 92 (4): 999-1012.

［91］Deming D. Early childhood intervention and life-cycle skill development: evidence from Head Start. American Economic Journal: Applied Economics. 2009: 111-34.

［92］Anderson KH, Foster JE, Frisvold DE. Investing in health: the long-term impact of Head Start on smoking. Econ Inq. 2010; 48 (3): 587-602.

［93］Ludwig J, Miller DL. Does Head Start improve children's life chances? Evidence from a regression discontinuity design. Quarterly Journal of Economics. 2007; 122 (1): 159-208.

［94］Barnett WS. Surprising agreement on Head Start: compli/ementing Currie and Besharov. J Policy Anal Manage. 2007; 26 (3): 685-6.

［95］Lleras-Muney A. Were compulsory attendance and child labor laws effective? An analysis from 1915 to 1939. Journal of Law and Economics. 2002; 45 (2): 401-35.

［96］Glymour MM, Kawachi I, Jencks CS, Berkman LF. Does childhood schooling affect old age memory or mental status? Using state schooling laws as natural experiments. J Epidemiol Community Health. 2008; 62 (6): 532-7.

［97］Banks J, Mazzonna F. The effect of education on old age cognitive abilities: evidence from a regression discontinuity design. Economic Journal. 2012; 122: 418-48.

［98］Schneeweis N, Skirbekk V, Winter-Ebmer R. Does schooling improve cognitive functioning at older ages? Social Science Research Network, 2012.

［99］Lleras-Muney A. The relationship between education and adult mortality in the US. Review of Economic Studies. 2005; 72 (1): 189-221.

［100］Clark D, Royer H. The effect of education on adult mortality and health: evidence from Britain. Am

Econ Rev. 2013; 103 (6): 2087-120.

[101] Lager ACJ, Torssander J. Causal effect of education on mortality in a quasi-experiment on 1. 2 million Swedes. Proc Natl Acad Sci U S A. 2012; 109 (22): 8461-6.

[102] Silles MA. The intergenerational effect of parental education on child health: evidence from the UK. Education Economics. 2013 (ahead-of-print): 1-15.

[103] Albouy V, Lequien L. Does compulsory education lower mortality? J Health Econ. 2009; 28 (1): 155-68.

[104] Gathmann C, Jürges H, Reinhold S. Compulsory schooling reforms, education and mortality in twentieth century Europe. CESifo Working Paper Series No. 3755, 2012.

[105] Bingley P, Kristensen N. Historical schooling expansions as instruments 2013. Available from: http://www. nhh. no/Admin/Public/DWSDownload. aspx? File =% 2FFiles% 2FFiler% 2Finstitutter% 2Fsam%2FConferences% 2FNordic + Econometrics + 2013% 2FBingley - kristensen - 1937 - reform - 20130315. pdf.

[106] Snyder T, Dillow S. Digest of education statistics 2011 (NCES 2012-001). Washington, DC: US Department of Education, Institute of Education Sciences, National Center for Education Statistics, 2012.

[107] Olshansky SJ, Antonucci T, Berkman L, Binstock RH, Boersch-Supan A, Cacioppo JT, et al. Differences in life expectancy due to race and educational differences are widening, and many may not catch up. Health Aff (Millwood). 2012; 31 (8): 1803-13.

[108] Montez JK, Zajacova A. Trends in mortality risk by education level and cause of death among US white women from 1986 to 2006. Am J Public Health. 2013; 103 (3): 473-9.

[109] Backlund E, Sorlie PD, Johnson NJ. The shape of the relationship between income and mortality in the United States: evidence from the National Longitudinal Mortality Study. Ann Epidemiol. 1996; 6 (1): 12-20; discussion 1-2.

[110] Ecob R, Smith GD. Income and health: what is the nature of the relationship? Soc Sci Med. 1999; 48 (5): 693-705.

[111] Mackenbach JP, Martikainen P, Looman CW, Dalstra JA, Kunst AE, Lahelma E. The shape of the relationship between income and self-assessed health: an international study. Int J Epidemiol. 2005; 34 (2): 286-93.

[112] Martikainen P, Makela P, Koskinen S, Valkonen T. Income differences in mortality: a register-based follow-up study of three million men and women. Int J Epidemiol. 2001; 30 (6): 1397-405.

[113] Rahkonen O, Arber S, Lahelma E, Martikainen P, Silventoinen K. Understanding income inequalities in health among men and women in Britain and Finland. Int J Health Serv. 2000; 30 (1): 27-47.

[114] Galama T, van Kippersluis H. Health inequalities through the lens of health capital theory: issues, solutions, and future directions. Santa Monica, CA: RAND Corporation, 2013.

[115] Anderson LM, Shinn C, Fullilove MT, Scrimshaw SC, Fielding JE, Normand J, et al. The effectiveness of early childhood development programs: a systematic review. Am J Prev Med. 2003; 24 (3 Suppl): 32-46.

[116] Doyle O, Harmon CP, Heckman JJ, Tremblay RE. Investing in early human development: timing and economic efficiency. Econ Hum Biol. 2009; 7 (1): 1-6.

[117] Feinstein L. Inequality in the early cognitive development of British children in the 1970 cohort. Economica. 2003; 70 (277): 73-97.

[118] Halfon N, Hochstein M. Life course health development: an integrated framework for developing health, policy, and research. Milbank Q. 2002; 80 (3): 433-79, iii.

[119] Halfon N, Larson K, Lu M, Tullis E, Russ S. Lifecourse health development: past, present and future. Matern Child Health J. 2013.

[120] Duncan GJ, Morris PA, Rodrigues C. Does money really matter? Estimating impacts of family income on young children's achievement with data from random-assignment experiments. Dev Psychol. 2011; 47 (5): 1263-79.

[121] Desai S, Chase-Lansdale PL, Michael RT. Mother or market? Effects of maternal employment on the intellectual ability of 4-year-old children. Demography. 1989; 26 (4): 545-61.

[122] Becker G. A theory of the allocation of time. Economic Journal. 1906; 75 (299): 493-517.

[123] Gennetian LA, Miller C. Children and welfare reform: a view from an experimental welfare program in Minnesota. Child Dev. 2002; 73 (2): 601-20.

[124] Cooper K, Steward K. Does money affect children's outcomes? A systematic review. London: London School of Economics & Joseph Rowntree Foundation, 2013. http://www.jrf.org.uk/sites/files/jrf/money-children-outcomes-full.pdf.

[125] Clark-Kauffman E, Duncan GJ, Morris P. How welfare policies affect child and adolescent achievement. Am Econ Rev. 2003; 93 (2): 299-303.

[126] Meyer BD, Rosenbaum DT. Welfare, the earned income tax credit, and the labor supply of single mothers. Quarterly Journal of Economics. 2001; 116 (3): 1063-114.

[127] Dahl GB, Lochner L. The impact of family income on child achievement: evidence from the earned income tax credit. Am Econ Rev. 2012; 102 (5): 1927-56.

[128] Cowan B, Tefft N. Education, maternal smoking, and the earned income tax credit. BE Journal of Economic Analysis and Policy. 2012; 13 (1): 1.

[129] Averett S, Wang Y. The effects of earned income tax credit payment expansion on maternal smoking. Health Econ. 2013; 22 (11): 1344-59.

[130] Larrimore J. Does a higher income have positive health effects? Using the earned income tax credit to explore the incomehealth gradient. Milbank Q. 2011; 89 (4): 694-727.

[131] Schmeiser MD. Expanding wallets and waistlines: the impact of family income on the BMI of women and men eligible for the earned income tax credit. Health Econ. 2009; 18 (11): 1277-94.

[132] Pega F, Carter K, Kawachi I, Davis P, Gunasekara FI, Lundberg O, et al. The impact of in-work tax credit for families on self-rated health in adults: a cohort study of 6900 New Zealanders. J Epidemiol Community Health. 2013; 67 (8): 682-8.

[133] Fiszbein A, Schady N, Ferreira F, Grosh M, Keleher N, Olinto P, et al. Conditional cash transfers: reducing present and future poverty. Washington: The International Bank for Reconstruction and Development/The World Bank, 2009.

[134] Rasella D, Aquino R, Santos CA, Paes-Sousa R, Barreto ML. Effect of a conditional cash transfer programme on childhood mortality: a nationwide analysis of Brazilian municipalities. Lancet. 2013; 382 (9886): 57-64.

[135] Shei A. Brazil's conditional cash transfer program associated with declines in infant mortality rates. Health Aff (Millwood). 2013; 32 (7): 1274-81.

[136] Forde I, Chandola T, Garcia S, Marmot MG, Attanasio O. The impact of cash transfers to poor women in Colombia on BMI and obesity: prospective cohort study. Int J Obes (Lond). 2012; 36 (9): 1209-14.

[137] Andalon M. Oportunidades to reduce overweight and obesity in Mexico? Health Econ. 2011; 20 (1 Suppl): 1-18.

[138] Leroy JL, Gadsden P, Rodriguez-Ramirez S, de Cossio TG. Cash and in-kind transfers in poor ru-

ral communities in Mexico increase household fruit, vegetable, and micronutrient consumption but also lead to excess energy consumption. J Nutr. 2010; 140 (3): 612-7.

[139] Lindahl M. Estimating the effect of income on health using lottery prizes as exogenous sources of variation in income. J Hum Resour. 2005; 40 (1): 144-68.

[140] Apouey B, Clark A. Winning big but feeling no better? The effect of lottery prizes on physical and mental health. Working paper No. 2009-09, Paris School of Economics, 2009.

[141] Meer J, Miller DL, Rosen HS. Exploring the health-wealth nexus. J Health Econ. 2003; 22 (5): 713-30.

[142] Michaud PC, van Soest A. Health and wealth of elderly couples: causality tests using dynamic panel data models. J Health Econ. 2008; 27 (5): 1312-25.

[143] Kim B, Ruhm CJ. Inheritances, health and death. Health Econ. 2012; 21 (2): 127-44.

[144] Kuhn P, Kooreman P, Soetevent A, Kapteyn A. The effects of lottery prizes on winners and their neighbors: evidence from the Dutch postcode lottery. Am Econ Rev. 2011; 101 (5): 2226-47.

[145] Costello EJ, Compton SN, Keeler G, Angold A. Relationships between poverty and psychopathology: a natural experiment. JAMA. 2003; 290 (15): 2023-9.

[146] Costello EJ, Erkanli A, Copeland W, Angold A. Association of family income supplements in adolescence with development of psychiatric and substance use disorders in adulthood among an American Indian population. JAMA. 2010; 303 (19): 1954-60.

[147] Akee R, Simeonova E, Copeland W, Angold A, Costello JE. Young adult obesity and household income: effects of unconditional cash transfers. American Economic Journal: Applied Economics. 2013; 5 (2): 1-28.

[148] Wolfe B, Jakubowski J, Haveman R, Courey M. The income and health effects of tribal casino gaming on American Indians. Demography. 2012; 49 (2): 499-524.

[149] Bruckner TA, Brown RA, Margerison-Zilko C. Positive income shocks and accidental deaths among Cherokee Indians: a natural experiment. Int J Epidemiol. 2011; 40 (4): 1083-90.

[150] Kaleta D, Makowiec-Dabrowska T, Dziankowska-Zaborszczyk E, Fronczak A. Predictors of smoking initiation—Results from the Global Adult Tobacco Survey (GATS) in Poland 2009-2010. Ann Agric Environ Med. 2013; 20 (4): 756-66.

[151] Novo M, Hammarstrom A, Janlert U. Smoking habits—a question of trend or unemployment? A comparison of young men and women between boom and recession. Public Health. 2000; 114 (6): 460-3.

[152] Hammarstrom A, Janlert U. Unemployment—an important predictor for future smoking: a 14-year follow-up study of school leavers. Scand J Public Health. 2003; 31 (3): 229-32.

[153] Blakely T, van der Deen FS, Woodward A, Kawachi I, Carter K. Do changes in income, deprivation, labour force status and family status influence smoking behaviour over the short run? Panel study of 15 000 adults. Tob Control. 2013.

[154] Xu X. The business cycle and health behaviors. Soc Sci Med. 2012; 77: 126-36.

[155] Cutler DM, Lleras-Muney A. Education and health: insights from international comparisons. 2012.

[156] De Walque D. Does education affect HIV status? Evidence from five African countries. World Bank Economic Review. 2009; 23 (2): 209-33.

[157] Preston SH, Haines MR. Fatal years: child mortality in late nineteenth-century America. Princeton, NJ: Princeton University Press; 1991.

[158] Deaton A. The great escape: health, wealth, and the origins of inequality. Princeton, NJ: Princeton University Press; 2013.

［159］ Abdulkadiroǧlu A，Angrist JD，Dynarski SM，Kane TJ，Pathak PA. Accountability and flexibility in public schools：evidence from Boston's charters and pilots. Quarterly Journal of Economics. 2011；126（2）：699-748.

［160］ Pocock SJ, Elbourne DR. Randomized trials or observational tribulations？［comment］. N Engl J Med. 2000；342（25）：1907-9.

［161］ Ioannidis JP，Haidich AB，Lau J. Any casualties in the clash of randomised and observational evidence？ BMJ. 2001；322（7291）：879-80.

［162］ Deaton A. Instruments, randomization, and learning about development. J Econ Lit. 2010；48（2）：424-55.

第三章

歧视与健康不平等

南希·克里格（Nancy Krieger）

我们未来的生存取决于平等。

——安德勒·罗德（Andre Lorde），1980 年

"不平等带来伤害，歧视危害健康"，这些陈述看似非常直白甚至不言而喻，就像我们关于健康的其他命题一样，它们是流行病学家检验的命题。

我于 1999 年首次发表的关于歧视与健康的流行病学综述文章[1]中写下上述段落，当时将歧视作为人群健康决定因素的实证研究才刚刚起步。

那时我在公共卫生相关文献中仅能找到 20 项关于自我报告的歧视经历的研究。在这 20 项研究之中，有 15 项侧重于种族歧视（13 项关于非裔美国人，2 项关于西班牙裔及墨西哥裔美国人），其中 2 项研究还调查了性别歧视，另有 1 项研究只调查了性别歧视，有 3 项研究调查了性取向歧视，还有 1 项关注了针对残疾人群体的歧视。所有研究均在美国开展，没有一项研究探讨年龄歧视。

之后，此类研究开始兴起。通过直接测量歧视暴露程度来分析其与健康相关关系的实证研究数量远超 500 项，这些研究日益全球化，并且重点关注几种主要的歧视类型及其组合（见表 3.1），包括种族/族裔、移民身份、性别、性取向、残疾和年龄和社会阶层。然而，即使研究数量急剧增多，其研究范围依然狭窄。目前的重点关注人际歧视，即人与人之间，一方

表 3.1　美国常见的歧视：类型、主导和从属的社会群体、意识形态、物质和社会基础，以及其他可衡量的方面

歧视类型	社会群体构成		意识形态	物质和社会基础	可衡量的方面（适用于所有歧视类型）
	主导	从属			
种族/民族 a	白种人，欧裔美国人	黑人、美洲印第安人和阿拉斯加斯加原住民、亚洲人、夏威夷和其他太平洋岛民、西班牙裔/拉丁裔	种族主义	征服、奴隶制度、肤色、所有权	**歧视的表达** 方式：合法或不合法、制度性、结构性、人际交往性、直接或间接的、公开或隐蔽的 机构：由国家或非国家执行，公开执行行为，（组织机构或个人） 表达：从语言到肢体暴力行为，精神上、生理上或性的角度 领域：从信用卡中、寻找工作时、工作中、购买住房、办理信用卡或贷款、获得医疗援助、购买其他社会货物或服务、其他公共机构或社会服务、街道或公共场合、警方或司法机构、政权范围、地区经济 水平：个人的、群体的、邻里的、政权范围、地区经济 时期：孕期、婴儿期、幼儿期、青少年期、成年期 强度：频率（急性、慢性）、持续时长 **歧视反应**（保护性的和危害性的） 保护性：个人和团体的积极援助（例如包括组织、诉讼、社会关系网络、社会支持）和创建自我肯定的安全空间（例如社会的、文化的、性的） 危害性：内在的压迫和否认，使用合法或不合法的精神活性物质
反移民身份（见针对有色人种移民的种族主义）	本地土生土长的公民	外来移民者（包括合法途径移民和偷渡）	本土主义	劳动力市场、语言	
性别 b	男性	女性	性别歧视	财产权、性别角色、宗教信仰	
性取向	异性恋者	女同性恋、男同性恋、双性恋、酷儿、跨性别者、变性者	异性恋主义	性别角色、宗教信仰	
残疾	健全者	残疾人	体能歧视	可及性的花费	
年龄	非退休成年人	年轻人、老年人	年龄歧视	家庭角色、财产权	
社会阶层	业主、高管、专业人士	工人阶级、贫困人口	阶级歧视	财产、教育状况	

a. 每类种族/族裔群体都极其多元，列出的术语是美国自 1997 年以来，包括人口普查在内的主要分类（并不是全部）包括黑人：非裔美国人，加勒比非洲人和非洲裔黑人；西班牙裔/拉丁裔：墨西哥裔美国人、古巴人、中南美洲人、波多黎各人、萨尔瓦多人；亚洲人：华裔、日本人、韩裔宾人、菲律宾人、老挝人、孟加拉人、萨摩亚人；夏威夷原住民和其他太平洋岛民：夏威夷原住民、萨摩亚人、瓜拉尼人；美洲印第安人和阿拉斯加原住民：包括 565 个联邦政府认可的美国印第安和阿拉斯加原住民，以及另外获得联邦政府认可的部落，还有既不受联邦政府认可的部落，还有阿留申人和爱斯基摩人。
b. 也被称作"性歧视"。

75

对另一方采取的歧视行为，这种歧视主要被定义为一种社会心理压力，是暴露于有害应激状态下的生物学后果。相比之下，结构性歧视指的是条例中的歧视（例如，有意施加不利歧视的法律法规，如合法化的种族歧视，或实际实施的歧视，如纽约警察局带有种族主义歧视的"盘查"政策，在撰写这篇综述时其合法性尚处于争论之中[2]）。结构性歧视如何影响健康的实证研究仍然很少，这与政治制度和关于人群健康的流行病学研究较少相关[3,4]。

此外，虽然有研究从个体层面来分析歧视与健康，然而生物医学方向仍占主导地位，它虽然也侧重于个体水平，但它强调用个体遗传因素来解释群体患病率[4,5]，通常忽略了健康的社会决定因素[6]。美国卫生部在2008~2009两年一度给国会的732页的报告中[7]只有46页提及了"少数族裔健康与健康不平等"，而且这46页明确强调通过遗传学来解释健康状况的种族/族裔差异。因此，术语"染色体组"、"基因组"、"遗传"和"基因"出现87次，"健康的社会决定因素"和"歧视"各出现1次，"社会经济学"出现7次，"贫困"出现2次，"种族主义"则完全没有出现[7,8]。

当然，生物学机制对考察因果关系至关重要。然而，产生歧视的社会机制和各种途径及心理因素同样重要，其在个体的健康状况和人群健康不平等模式中也得到了体现和生物学表达[4,8]。简单地说，所有生物现象——包括健康和疾病——都包含了基因表达，但其突出问题是忽视了社会和生态环境因素。歧视问题不仅出现在日常的生活和工作环境中，更体现在行使公民、政治、经济、社会和文化等各方面权利，即人权上[9,10,11]。

目前的研究重点关注歧视如何影响个体和群体的经济后果，以及由于被视为二等公民所遭受的日常或偶尔的暴力和侮辱。只关注人们自我报告的经历，或者从实验研究中收集到的经验，而忽略了只能从群体水平上衡量的歧视暴露，将无法观察到歧视造成的损失全貌[8,12]。无论歧视主体是否有意识地施加歧视行为，研究从制度到个体施加的伤害的证据总和，对分析原因、指导、纠正和预防健康不平等行为至关重要。

因此，为了推动该领域的发展，本章首先简要回顾歧视的定义，解读其在美国的模式，有助于理解歧视如何产生健康不平等。然后，简要总结将歧视与健康联系起来的强有力的和尚不一致的现有证据,最后重点关注几个关键的方法论争议和挑战。虽然所讨论的例子大多利用美国的数据,但其他国家的研究人员也提出了与歧视有关的概念、方法和其他问题。

首先要说的是一个非常关键的注意事项。我们研究歧视影响健康结局的目的不是证明压迫损害健康,因此它是"坏的"。不公正地剥夺公民的平等待遇、废除人权、限制自由表达,使公民无法有尊严地生活,无疑是错误的,无论它们是否影响健康[9,10,13,14]。就像研究健康的其他社会决定因素一样,研究歧视和健康的基本原理,探究推动人类健康和健康不平等的模式发展的因素[15],有助于制定政策和采取行动来预防和纠正损害,以促进健康平等。

歧视:定义和模式

歧视的定义

根据《牛津英语词典》[16],"歧视"一词来源于拉丁语 discriminare,即"划分、分开、区分"。从这个角度来看,"歧视"只是意味着"区分"(思想上或行动上)。然而,当人类作为歧视的对象时,歧视就有了新的含义:"歧视"是"对……作出不利的区分,不利地区别于他人。"换句话说,当一个社会群体的人排斥和歧视群体以外的人时,就不仅仅是简单的区分了。这个群体的人通过判断和行动限制了他们所歧视的人的生活。

歧视的不平等含义在法律领域得到明显体现,在这个领域,人们创造和执行了既维护又挑战歧视的法律。在法律上,歧视有两种形式。一种是法律授权的歧视;另一种是事实上的歧视,没有法律依据,但受制于习俗或惯例。美国法律上的歧视包括已经被废除的《吉姆·克劳法》(Jim Crow Laws),它禁止非裔美国人使用白人使用的设施和服务[17,18,19]以及备受争议的禁止同性恋结婚的法律[20,21,22]。相比之下,按种族/族裔或性别对需要相同医疗护理的人进行差别对待构成了一种事实歧视[23,24]。

无论是在法律上还是事实上,歧视行为由各种各样的行为者施加,包括国家及机构（从法院到公立学校）、非国家实体（如私营部门雇主、私立学校、宗教组织）和个体。然而，从法律或人权的角度来看，国家对建立允许歧视和禁止歧视的行为环境具有关键作用，国家可以强制执行、允许和容忍歧视行为，也可以禁止歧视并设法纠正其影响（见表 3.2)[9,10,14]。对于后者而言，一个强有力的例子就是结束种族隔离的南非宪法[25]。这份文件使用比世界上任何国家宪法更具包容性的语言规定，"国家不得以任何理由直接或间接地歧视任何人，包括种族、性别、生育状况、婚姻状况、社会出身、肤色、性取向、年龄、残疾、宗教、犯罪经历、信仰、文化、语言和出生地"；同样禁止来自个体的歧视。然而，南非不断增长的经济不平等和持续的种族/族裔经济和健康不平等现象表明[26]，虽然废除了包含歧视意味的法律，但不足以消除过往歧视给几代人健康造成的终身影响和社会后果，在没有进一步改革的情况下，无法改变现有的权力积累和财富分配[8,19,27]。

表 3.2　禁止歧视的美国法律和国际人权文书

美国法律	国际人权文书
美国宪法	人权宣言（1948）
第 13 修正案（禁止奴隶制）（1865 年） 第 14 修正案（保证所有公民的正当权益，除了美国印第安人）（1866 年） 第 15 修正案（禁止基于"种族、肤色或先前的奴役身份"的投票歧视）（1870 年） 第 19 修正案（禁止"基于性别"投票歧视）（1920 年） 民权法案（1875 年）（美国最高法院于 1883 年宣布违宪） 民权法（1964 年） 表决权法（1965 年） 平等住房法（1968 年） 机会均等法（1975 年） 美国残疾人法案（1990 年） 遗传信息非歧视法案（2008 年） 莉莉·莱德贝特公平报酬法（2009 年） 马修·谢帕德与詹姆斯·伯德仇恨犯罪防治法（2009 年） 公正量刑法（2010 年）	歧视（就业和职业公约）（1958 年） 反歧视公约（教育方面）（1960 年） 消除一切形式种族歧视国际公约（1965 年） 公民权利和政治权利国际公约（1966 年） 经济、社会、文化权利国际公约（1966 年） 消除妇女歧视宣言（1967 年） 种族歧视宣言（1978 年） 消除一切形式的对妇女歧视公约（1979 年） 儿童权利公约（1989 年）

资料来源：杰恩斯（Jaynes）和威廉姆斯（Williams)[18:pp.224-38]；托马瑟夫斯基（Tomasevski)[14]；美国残疾人法案[176]；遗传信息非歧视法案[177]；美国政府[178]。

尽管歧视表现于法律层面，但其不仅仅是法律问题。占统治地位的群体通过压迫从属群体而产生特权，利用他们的意识形态（通常为先天优势或劣势、差异或偏差）。因此，《柯林斯社会学词典》将"歧视"定义为"被社会定义的群体成员，由于他/她/他们属于该群体而受到了区别对待（特别是不平等对待）"[28:p.169]。《简明牛津社会学词典》认为，歧视不仅包括"一个群体对另一个群体施加的社会信仰"，而且还包括"被视为权力和特权斗争表现的支配和压迫"[29:p.125-126]。换句话说，随机的不平等待遇不构成歧视。相反，歧视是一种社会制度和社会认可的现象，由意识形态证明其合理性，并通过个体和机构之间的相互作用表现出来，以剥夺他人权利为代价来维护主导群体的特权。

虽然上文提到了系统性不平等待遇的共同点，但歧视的形式和类型可能会有所不同，这取决于它的表现方式，由谁施加和对谁实施。正如表3.1中所展示的，社会学家识别了多种形式的歧视，包括合法的、非法的、公开的（或公然的）、隐蔽的（或潜藏的）、制度的（或组织的）、结构性的（或系统的），以及人际的（或个体间的）歧视[12,30,31]。这些术语各不相同，制度性歧视通常指国家或非国家机构实施的歧视性政策或做法；结构性歧视指社会通过歧视制度（例如住房、教育、就业、收入、福利、信贷、媒体、医疗保健、刑事司法等）促进各种形式的歧视，而这些制度反过来又强化歧视观念和资源分配[32]。人际的歧视指个体之间直接感知到的歧视——无论机构间（例如雇主/雇员）还是个体间（例如店主/购物者）。在这些情况下，歧视者不公平对待从属群体的成员，以加强支配和从属关系，从而强化作为主导群体成员给予他们的特权。

歧视模式：以美国为例

本章无法对美国歧视问题进行全面描述。为了使人们注意歧视的普遍性和背景以了解它对健康的危害，本章接下来简要回顾了歧视在人们生活的5种方式。

第一，目前许多群体在美国遭遇歧视，如表3.1所示。歧视类型主要基于种族/族裔、原住民身份、移民身份、性别、性取向、残疾、年龄划分，而并不是我们通常所认为的社会阶层[20,31,33,34,35,36]。虽然每种歧视都有自己的意识形态、物质基础和相关法律（见表 3.1），但都有共同特点，即主导群体不平等对待从属群体或个体。

第二，正如南非宪法所明确承认的，以及社会学和法律工作中提出"交叉性"问题[31,37,38]，个体可以经历多种形式的歧视。例如，白人女性可能会遭到性别歧视，而有色人种女性，无论是黑人、拉丁裔、亚裔或太平洋岛民、美洲印第安人，可能会同时遭受性别歧视和种族歧视。此外，多重受歧视经历不能简单地归结为各种类型的"总和"。在过去的 20 年中，出现了大量基于性别种族主义的理论，黑人的刻板印象为懒惰和愚蠢[30,31]，黑人女性的刻板印象为"妈妈、女性家长、福利接受者和辣妈"，而黑人男性的刻板印象为"罪犯和强奸犯"[31,39]，正如帕特丽夏·柯林斯（Patricia Collins）在 1990 年所观察到的那样[39:p97]。了解黑人妇女和黑人男子所经历的歧视，至少需要考虑二者的显著差异。对于任何社会群体的成员而言，歧视不仅与种族和性别有关，也与他们的社会经济地位、出生地、年龄密切相关。

第三，不同类型的歧视可能单独或同时发生在公共和私人生活的各个方面。歧视既包括 20 年前菲洛梅娜（Philomena）影响深远的"日常"歧视[30]，也包括不太常见但更为可怕的、可以改变人生的事件，例如成为仇恨犯罪的受害者[31,35]。

在日常生活中，歧视经历可以始于早晨在家里时，继续于学校或工作期间，发生在购物、在餐厅吃饭或参加公共活动的公共场合，并延续到晚上看新闻、娱乐活动，或与家庭成员相处的时候[30,31,33,35,36]，这取决于歧视类型。其他常见的歧视情景包括申请工作、寻找住房、申请抵押贷款、获得医疗保健，与警察、公共机构、法律制度进行互动时[12,31,33,34,35]。

第四，虽然发生在人际关系间的歧视是显而易见的，但歧视更有可能发生于制度层面并且是无形的。例如，你可能在薪资上受到歧视、被拒绝按揭购买公寓，或者正在找房子时被别人要求离开社区，要了解这些情况，你需要知道雇主、银行、房东或房地产中介对待其他人的态度[1,12]。通常，只有当人们在法庭上指控其受到歧视时，才能获得这些不平等的证据。其他线索可以通过经济不平等的社会模式来获得，因为无论是制度性还是人际关系，公开的或隐蔽的歧视行为，通常都会损害经济和社会福利[12,30,31,32,33,34,35,36,37,38,39]。表3.3描述了美国在财富、贫困、教育、失业、医疗保险、监禁和政治方面普遍存在的种族/族裔不平等。

第五，歧视源于仇恨，例如美国长期以来的种族态度[18,40]。尽管随着时间的推移，美国人的种族偏见下降，但即使考虑到以下情况，报告的歧视水平仍然很高：①人们低估了负面的社会态度；②占主导地位的群体通常否认歧视的存在[12,40,41,42]，特别是当歧视不再合法时[43,44,45]。事实上，正如杰克曼（Jackman）长期以来所主张的[46]，家长式主义与对从属群体的个别成员的友好感情，以及直接冲突和消极态度一样，拒绝对任何制度性歧视承担责任，这些都是歧视的标志。1990年综合社会调查的数据显示，75%的美国白人认为"黑人和西班牙裔比白人更倾向于依靠福利生活"，大多数人认为"黑人和西班牙裔更有可能比白人懒惰、有暴力倾向、智商不高、不够爱国"；2008年，这项调查的数据表明，大多数白人（略超过50%）仍然认为，美国黑人更懒，30%认为美国黑人不那么聪明[40]。此外，在2010年贝拉克·奥巴马（Barack Obama）当选美国总统之后进行的全国民意调查发现，表3.3中的数据显示有48%的美国白人认为，"今天对白人的歧视已经和对黑人和其他少数族裔的歧视一样严重"，并且56%的共和党和62%的茶党拥护者也赞同这一观点[47]，但70%的黑人受访者和68%的西班牙裔及68%的民主党不同意这一观点[47]。这些都是丑陋的社会事实，对国家、生活、爱、欢乐、痛苦和死亡都有深刻的影响。

表3.3　美国种族/族裔歧视和健康不平等现象：相关的社会经济、社会政治和具体事实

种族/族裔：不平等指标	美国总人口	非西班牙裔白人	亚裔	西班牙裔	非西班牙裔黑人	印第安人/阿拉斯加原住民
财富（2011年）：净值（$）	68825	110500	89399	7683	6314	……
贫困（2011年）：%，贫困线以下	15.0	9.8	12.3	25.3	27.6	27.03（2007~2011年）

种族/族裔：不平等指标	美国总人口	非西班牙裔白人	亚裔	西班牙裔	非西班牙裔黑人	印第安人/阿拉斯加原住民
全职工人平均每周收入（25 岁及其以上）（2011 年）：$	797	825	901	582	643	……
高中以下：$	451	458	448	419	416	
高中：$	638	663	564	568	538	
大学肄业：$	719	743	710	643	611	
大专：$	768	95	713	706	624	……
本科及以上：$	1150	1165	1124	1000	968	
失业率（2011 年）：%	8.9	7.2	7.0	11.5	15.9	14.6
每十万人男子监禁率（2008 年）：%	1403	727	…	1760	11137	
政党比例（2004 年），人群从政百分比：% 　国会 　州议会	…… ……	男 2.28 女 0.30 男 2.04 女 0.52	男 0.53 女 0.00 男 0.41 女 0.15	男 0.49 女 0.21 男 0.34 女 0.49	男 0.84 女 0.33 男 0.89 女 0.46	……
65 岁以下没有健康保险的比例（2011 年）：%	17.2	12.9	16.5	31.1	18.8	34.2
每千人婴儿死亡率（2008 年）：%	6.6	5.5	4.5	5.6	12.7	8.4
75 岁之前的每 10 万人损失年：年	6642.9	6545.3	3061.2	4795.1	9832.5	6771.3
自我报告健康状况不好（2011 年）：%	10.0	8.4	8.7	13.2	15.0	14.4
严重的心理困扰（2010～2011 年）：%	3.3	3.2	1.7	4.0	3.7	5.6

注：省略号表示无可报告数据，这些数据是反映社会背景的社会事实，被强加不可见。

a. 仅针对白人通过教育获得收入，其他数据针对非西班牙裔白人。

b. 关于自我报告的健康和心理困扰的数据以及经济数据仅针对亚洲人；亚洲人和太平洋岛民报告其他健康数据。

c. 只有黑人报告净资产、贫困和 75 岁之前的每 10 万人损失年，非西班牙裔黑人报告其他数据。

d. 根据凯斯勒量表（Kessler 6 scale）（极值＝0-24，严重心理困扰≥13）测量 18 岁以上成年人最近 30 天内是否出现严重的心理困扰。

资料来源：（a）财富：美国人口普查[179]；（b）贫困：美国人口普查[180]和马卡特尼（Macartney）等[181]；（c）就业：美国劳工统计局[182]；（d）监禁：国家卫生统计中心[183]；（e）政党比例：哈迪-芬达（Hardy-Fanta）等[184]；（f）健康和健康保险数据：国家卫生统计中心[108]。

歧视是健康不平等现象的决定因素

在回顾歧视是否损害健康的证据和方法之前，我们首先阐述了理论框架。疾病分布的社会生态理论重点关注哪些因素可以导致健康的社会不平等[4,6,48,49,50]。

使用社会生态理论指导歧视和健康不平等研究

社会和生态环境中的暴露如何从生物学上影响人群发生率和健康分布，这是社会生态理论的核心问题。社会暴露因素诱发的致病途径，通过生理、行为和基因表达发挥中介作用，进而影响我们身体的生物系统、器官和细胞的发育、生长、调节和死亡，最终导致疾病、残疾和死亡。与之形成对比的是长期以来备受争论的种族/族裔健康不平等，其将疾病病因、生物学特征和发病率的群体差异归因于先天因素[51,52,53]。

事实上，批判科学思想和实践历史，是社会生态理论的重要组成部分，在这段历史中，包括健康科学领域的知名科学家们一直在开发和使用科学框架为歧视和社会不平等辩护，而不是仅进行质疑[4]。歧视和健康的流行病学的大量研究案例，不仅包括科学的种族主义和优生学，还包括科学的性别歧视和异性恋主义[5,35,52,53,54,55]。

因此，社会生态理论需要考虑暴露类型和水平，时间、空间范围（即时空尺度）和历史背景，以及影响暴露的易感性和抵抗力，范围从微观（如肠道微生物在先天免疫中的作用）到宏观（如社会组织挑战健康不平等）。核心是责任（因果责任）和社会行动（行动力量和能力）问题，因为它们不仅涉及健康不平等程度，还包括如何监测、分析和解决健康不平等。因此，关键的历史知识至关重要，包括考察暴露史和结局，以及在所处的时代背景下探讨可能的因果关系[4]。与其他科学理论一样[56]，社会生态理论重点研究人群的健康、疾病、残疾和幸福感分布，并且与反身性科学一样，能够产生与改变当前研究现象（在此为健康不平等的存在）有关的知识[4]。

图 3.1 对种族主义和健康问题进行了社会生态学分析[4,8,57]。社会生态
理论假定不平等的种族关系是同时而不是顺序发生的[8,58]，如图 3.1 左侧
所示：①造福那些声称种族优越的群体，而牺牲那些他们认为的"劣等
人"；②生物的种族化用于划分种族/族裔群体的类别；③产生不平等的生
活和工作条件，是种族主义的生物学具体表达，即种族/族裔健康不平
等[8,51]。由此推论，歧视危害健康的途径可能有很多。

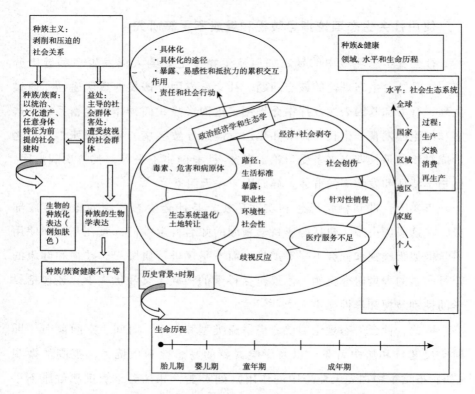

图 3.1 种族主义与健康的社会生态分析：核心概念和路径
资料来源：克里格[1,4,8,48,57,58]。

图 3.1 右侧显示了主要的理论路径。它们包括：①经济和社会剥夺；
②过量暴露于毒素、危害和病原体；③社会创伤；④歧视对健康的伤害；
⑤针对性地销售有害商品；⑥医疗服务不足；⑦特别是（但不仅仅是）原
住民的生态系统退化和土地转让[1,4,8]。

此外，社会生态理论同时关注暴露、易感性和抵抗力，探究心理韧性

如何抵消不平等对个体和群体健康的危害[1,8,48]。历史背景反过来决定了哪些路径在生命周期的哪个阶段和哪个点起作用。正如歧视的表达方式可以变化一样，歧视具体的表现形式也可以改变，包括健康结局类型和由此造成健康不平等程度。

每项研究的重点并非在所有相关的时空尺度上测量特定的路径。相反，理论框架的价值在于它可以帮助我们进行系统的思考，包括潜在的因果路径、使用的结构和实体、如何操作和测量、应该进行的统计分析、效度的潜在威胁，以及研究结果解释的复杂性[4,5,56]。

歧视与结构性机会

正如社会生态学理论所阐述的那样，要理解歧视对群体健康的影响，必须将歧视理解为一个动态的群体现象，它同时影响个体风险和群体患病率，从而导致健康不平等。潜在的社会关系产生并构成有联系的歧视群体[58]。没有"白人"就没有"黑人"，没有"殖民者"就没有"原住民"，没有"土生土长"就没有"移民"，没有"男性"就没有"女性"，没有"异性恋"就没有"同性恋"，没有"健全"就没有"残疾"，没有"年轻"就没有"年迈"。歧视的潜在因果假设是社会群体间不平等的社会关系决定了群体的不良暴露和健康状况分布。相比之下，自我辩解的歧视性意识形态认为对不同的群体区别对待是"自然的"，并归因于先天差异[4,5,55]。

歧视导致风险这一论点假设从两组人群中随机选取一组人，遭受不良暴露的群体发病率和死亡率比那些没有遭受暴露的人要高。这并不是说每个人都面临相同的高风险，既要考虑偶然性在疾病病因学中的作用[59]，也要考虑社会群体成员的构成和个体异质性[58]，并不是所有群体在发病率和死亡率的差异都是不平等的[60,61]。例如，只有有前列腺（男性）的人才可能患前列腺癌，正如只有有宫颈（女性）的人才可能患宫颈癌，与性别相关的癌症其发病率存在差异。但男女在发生率、生存和死亡等问题上存在着显著的社会经济和种族/族裔不平等现象[62]。因此，如果不考虑由不平等待遇的结构性差异而造成的不良暴露，歧视会导致社会各群体承担相似的平均人群风险。

我们将要提到第一个概率模型（见图 3.2）[58]。它的发明者是弗朗西斯·高尔顿（Francis Galton，1822~1911）爵士，一位很有影响力的英国科学家和优生学家，他创造了"优生学"这个术语，他认为遗传从根本上胜过了"环境"，因为遗传特性影响着人的成长能力，不管是生理上的，如健康状况，还是精神上的，如"智力"[54,63,64,65]。在 1889 年出版的《遗传的天才》中，高尔顿描述"一个可以很好地模仿偏差所依赖条件的装置"[63:p.63]，球从漏斗掉到一块木板上，木板上面布满钉子，下落的球会碰到钉子，球最终被收集在底部间隔均匀的箱子中。

高尔顿称他的装置为"五点形"[65]，因为钉子图案很像按照这个名字种的树，这在当时的英国贵族中非常流行[65]。尽管每个相似的球都有相同的起点，但它最终会落在哪个位置，这取决于它在下降的过程中以哪个角度击中钉子。球在每个箱子中的堆积反映了可能导致这个结果的路径。高尔顿据此得到一个正态分布。

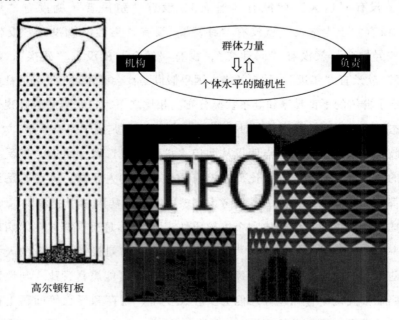

高尔顿钉板

阐明正态分布和对数正态分布起源的物理模型

图 3.2 人群分布：结构性机会

资料来源：克里格[58]、高尔顿[63]、林佩特（Limpert）等人[66]（经许可转载）。

高尔顿观察到的分布反映了每个"元素"的内在属性（在上文的例子中，即球）：这一推论假定钉子的排列是给定的，也巧妙地把这种装置设计成一个正态分布。

然而，一个多世纪之后，一些物理学家不仅建立了"高尔顿钉板"[65]，还建立了两个模型[66]：正态分布和对数正态分布（非正态分布，但该值的自然对数呈正态分布）（见图3.2）。正如他们的装置所展示的那样，构成这一分布的不是"元素"本身的性质，而是漏斗和钉子特征——它们的形状和位置。这些结构特征共同决定了哪些球可以穿过，决定了它们的可能路径。

这一例子显示改变结构可以改变结果概率，即使是相同的对象，也能产生不同的人群分布。对于人口学，这一发现可以解释为何群体内（个体风险）和人群分布（比率）之间存在模式差异[58,59]。这一现象否定了"结构性机会"仅仅以决定论或机会来解释人群差异，而应以人群研究为基础，包括那些由人介导的因果过程，如歧视。

歧视和健康不平等：研究现状和采用的方法

个体水平的间接和直接测量与直接的制度性测量：初始方法和将歧视和健康联系起来的证据（1980~2000年）

大约15年前，当第一次评估歧视和健康的证据时，我阐述了用来量化歧视对健康影响的三种主要方法（见图3.3）。从最常见的到最少见的分别是：①个体水平的间接影响；②个体水平的直接影响；③群体水平的制度性歧视。这三种方法都是有意义的、互补的和必要的。

简而言之，对于"间接"方法，调查人员比较了从属群体和主导群体的健康结局，尽管没有任何关于歧视暴露的直接数据，如果结局分布不同，那么研究人员判断观察到的差异是否可以用"已知的危险因素"来解释。研究人员需要从歧视如何影响相关危险因素的分布来解释他们的发现。如果在控制了这些危险因素之后，残差仍然存在，那么歧视的其他方

面可能解释残差（假设没有未测量的混杂因素，相关的"危险因素"测量
也没有偏差）。

---

a. 个体水平的间接影响："已知的危险因素"是否解释了主导群体和从属群体成员健康结局差
异；如果不是，推断歧视可能导致残差

| 来自医生的歧视
（未观察到的） | →治疗差异（可观察到的）
可能受这些影响：
—疾病的严重性
—并发症
—年龄
—保险状态
—经济资源
—家庭支持
— 病人"偏好"（通常是未观察到的） | →结局的差异（可观察到的） |

b. 个体水平的直接影响：在从属群体中，自我报告的歧视经历是否与特定的健康结局有关（也
可以使用内隐的暴露测量方法，或者在实验环境中控制暴露）

| 歧视
（自我报告的） | →威胁
愤怒
拒绝等 | →恐惧 | →生理反应
—心血管
—内分泌
—神经
— 免疫等 | → 健康结局（可观察到的） |

c. 群体水平的制度性歧视：在从属群体中，群体水平的歧视测量是否与人群健康结局发生率相
关（或者如果数据可用，可以用多水平模型来分析，估计群体暴露对个体风险的影响）

| 歧视
（未观察到的） | →居住隔离
（可观察到的） | →贫困率
不良的居住环境
人口密度增加
有害暴露
无法获取服务和商品
剥夺政治权利等 | →发病率和死亡率上升
（可观察到的） |

图 3.3　研究歧视影响健康的三种主要流行病学方法

资料来源：克里格[1]。

　　基于遗漏变量进行因果推断的局限性众所周知，但有两个因素推动了
"间接"方法的使用。首先人际关系或制度层面的歧视数据非常缺乏，大
多数人群数据主要来源于[12]人群健康，例如人口记录、癌症登记、全国调
查，大多数流行病学研究没有考虑歧视是否可能影响健康结局[1]。除了意
识形态上的反感之外[45]，遗漏的部分原因是无法获得关于歧视的有效数
据[1,12]。从"两害取其轻"的角度而言，当缺乏歧视数据时，间接方法可

以很好地判断已知危险因素（尤其是经济）是否影响观察到的社会健康不平等现象，而不是忽视这个问题和不分析不平等现象。

第二个原因是在分析歧视是否发生时，间接方法大有用处，因为它不仅需要一个人了解自己的经历也要知晓别人的经历[1,12]。一个例子是医务人员有偏见的医疗决定，在这种情况下，基于医疗记录的关于歧视的间接统计证据是唯一可行的选择，因为缺乏直接关注医务人员（而不是他们所治疗的人）的研究[1,12,23]。

在流行病学研究中，"间接"方法在很大程度上解释了从19世纪中叶到现在疾病发生、生存和死亡中的种族/族裔不平等现象[67,68,69,70,71,72,73,74]。历史学、社会学和经济学研究（包括观察性研究和实验性研究）也提供了强有力的证据，证明当前和过去的制度和人际歧视导致收入、财富、教育方面的种族/族裔不平等[12,18,31,75,76]。因此，用间接方法测量歧视对健康影响的研究，为证明歧视会影响健康和疾病的社会分布提供了基本的、有力的和重要的证据。然而，流行病学研究采用"间接"的方式仍然容易受到以下因素的影响：①测量误差（如社会经济地位和其他"危险因素"）；②对观察到的残差解释（如在种族/族裔健康不平等的情况下，残差是否源于先天的种族差异）[1,77]。

因此，为了测量人们的直接歧视经历，并将其与健康状况联系起来，从19世纪80年代开始，新一代的公共卫生研究人员开始设计新的方法和途径[1]。他们对无法测量歧视的观点持怀疑态度，发展有效而可靠的工具来衡量个体在整个生命历程中遭受歧视的风险是关键，无论是作为经历者还是旁观者，以及他们在行为上、心理上和生理上如何应对这种暴露。但社会学文献中尚缺乏良好的、"随时可用的"、经过验证的适用于大规模实证研究的工具。相反，大多数关于歧视的实证性社会学研究主要集中在歧视者的种族态度和歧视经历上[40,46,78]，心理学研究采用的深度访谈和其他的定性方法不易应用于流行病学研究[30,79,80,81]。其次，在这些学科中发展起来的方法无法测量与特定健康相关的暴露，即从接触暴露、致病过程到疾病发生，这些方法也不能评估生物学效果如何随着生命历程中的暴露时间不同而发生变化，例如从胎儿期开始接触暴露[1,8,82,83]。

针对自我报告的歧视的分析结果表明，迄今为止最常见的不良结局是心理健康，例如抑郁症、心理困扰；其次是高血压或血压和其他相关的结局，包括吸烟和卫生保健不足。总体而言，这些研究一致表明，自我报告的歧视经历越多，心理健康越差；其与身体健康的关系则更复杂和不一致。

此外，有学者将直接测量的想法扩展到实验设计，两项早期研究报告指出，非裔美国人的血压和心率在观看涉及种族主义的电影或想象涉及种族主义的场景时增加更快[84,85]。目前[12]，实验研究既有优点又有局限性。优点包括能够控制暴露，测试特定的生物途径，以及使用随机化来避免或最小化观察性研究中的潜在混杂。实验研究的局限性在于，他们仅可以操纵短期的社会心理暴露（因此不涉及歧视如何伤害健康的任何其他途径，例如慢性经济剥夺和社会排斥）；其次仅观察急性反应，其对于疾病发病机制的预测价值常存在争议；最后是普遍性，这取决于实验研究的参与者的选择偏倚类型[12]。

在20世纪90年代初期，研究者将重点转移到只能在群体层面测量的暴露，最常见的是与住宅隔离相关，也涉及群体层面的权利表达，例如在政府中的代表权。使用群体测量的早期研究证明非裔美国人的发病率和死亡率不仅与住宅隔离有关——基于杜波依斯（DuBois）[69]和扬考尔氏（Yankauer）[86]的研究，而且还与种族/族裔政治影响力和区域内对种族的态度有关[87,88,89,90,91]。

然而，我们意识到群体暴露测量影响对结果的解释[1]。最初的研究严重依赖于对暴露和结局的群体水平测量，因此存在聚集偏倚。现在普遍使用的多水平分析至少在方法学上解决了对效度的潜在威胁，但同时也对研究人员提出了新挑战，需要建立包含个体和情境水平的数据库[92,93]。正如社会学文献广泛讨论的[12]，暴露评估和病因及居所变动相关。考虑到大多数死因的潜伏期很长（比如心血管疾病、癌症等），因此，从时间的角度来看，更高程度的住宅隔离、消极的种族态度、同期婴儿死亡率、儿童发病率、儿童死亡率和他杀率比成人的全因死亡率更能说明隔离或种族态度对健康的影响。但是如果当前的种族隔离可以反映过去的情况并且居所变动几乎不会对结果造成偏差，这种聚集偏倚对因果推论的影响就会减小，不过不会消除[1]。

总之，歧视和健康的研究主要关注种族歧视，证明了存在多种致病途径。种族歧视通过限制获得教育、经济、职业、居住和政治资源从而使其无法在健康环境中生活和工作。种族歧视作为一种压力源，对心理健康和健康行为产生不利影响，增加身体和心理疾病的风险。尽管研究存在局限性，但其净效应支持歧视可能增加不良身心健康结局的风险。

研究现状：文献综述（截至 2013 年年中）

以当前综述文章中列举的数百项侧重于歧视和健康的实证调查为例（见表 3.4，引用和检索策略见表格脚注），我们发现歧视与健康的相关研究在 21 世纪早期显著增加——至少对某些类型的歧视来说是这样的。例如，到目前为止有 40 篇综述文章关注种族歧视，37 篇发表于 2000 年及之后，这些综述将 350 多个研究放在一起分析——虽然大多数研究在美国人中开展，尤其是非裔美国人，但越来越多的研究关注有色人种移民和原住民，并且这些研究来自拉丁美洲、欧洲不同的国家，也有研究来自加拿大、新西兰、澳大利亚和日本。关于女同性恋、男同性恋、双性恋和跨性别者（LGBT）歧视的研究也大幅增加，目前有 9 篇综述文章，全部发表于 2000 年及之后，纳入了 50 多个实证调查，这些研究主要来自美国，但是也有研究来自加拿大、澳大利亚和几个欧洲国家。

在性别歧视和健康方面，有 10 篇综述文章（9 篇发表于 2000 年及之后）分析了 250 多篇文章——主要来自美国，其中 80% 关注医疗中的性别偏见。值得注意的是，检索策略关注性别歧视、偏倚和偏见，但很少有综述文章探究自我报告的性别歧视与疾病病因或健康的关系，这个结果或许反映公共卫生和医药领域性别歧视的增长趋势，从而分析"性别角色""性别暴力"与妇女健康的社会不平等的关系[94,95,96,97]，也反映性别歧视术语使用的不充分或测量工具的缺乏。如果没有将与歧视有关的术语纳入检索策略，关注妇女暴力和性虐待（包括对儿童）的流行病学综述文章将会增加 60 多篇。

相比之下，关注残疾和年龄相关的歧视和健康的综述文章和实证研究仍然很少，综述只有 4 篇，实证研究只有 3 篇，说明了研究证据的不足（除了关于身体和性虐待的研究）。同性别歧视研究一样，这些研究主要强调卫生保健系统的歧视，尽管多数综述文章表明对残疾人和老人的雇佣歧视会影响与维持健康相关的经济资源。但没有综述只研究反移民歧视（反移民歧视在关于种族歧视的文章里被提到），也没有一篇综述直接关注宗教歧视。最终，有 5 篇综述包括了多种歧视，它们都基于种族和性别歧视，有 3 篇包括性取向歧视，还有 2 篇涉及残疾和年龄歧视。

表 3.4　按歧视类型划分的歧视与健康问题实证综述文章情况（1900. 1. 1～2013. 6. 1）

作者和年份	歧视与健康实证研究的特征		主要发现
（1）多种类型（n = 5）			
Krieger et al.[71]，1993	健康结局	P，M，HB，HC	pp. 101-102：社会阶层对黑人和白人疾病发生差异有深远意义，少数研究还开始探索其他形式的种族主义对美国黑人健康的不利影响，包括社会经济阶层的歧视。"pp. 104-105："多数关于女性健康的话题主要涉及医药和生物医学研究的性别歧视。然而，在医学干预之外，几乎没有流行病学研究直接探索非暴力形式的性别歧视（除了家庭暴力、强奸等）如何影响女性健康。p. 108：此外，关于"阶级的隐藏伤害"的研究表明，基于阶级的歧视、排斥和主从关系可能会导致与种族歧视和性别歧视一样的社会心理创伤
	文章数量	10 篇	
	年份	1984～1991	
	国家	美国	
	研究设计	O[9]，E[1]	
Krieger et al.[1]，1999/2000	健康结局	P，M，HB	p. 311：最常见的结局是心理疾病（10 项研究），例如抑郁、心理压力；其次是高血压或者血压（5 项研究）。总体来看，既往研究一致表明较高水平的自我报告歧视经历与较差的心理健康相关，而与身体健康的关系则更复杂
	文章数量	20 篇	
	年份	1984～1999	
	国家	美国	
	研究设计	O	
Pascoe and Richman[185]，2009	健康结局	P，M，HB，Stress Response	p. 531：根据样本大小为研究加权，134 项研究表明，感知歧视对身心健康均有不利影响。感知歧视和不健康的行为有关，也会增加应激反应
	文章数量	134 篇（元分析）	
	年份	1986～2007	
	国家	美国、新西兰	
	研究设计	O[119]，E[15]	

续表

作者和年份	歧视与健康实证研究的特征		主要发现
Santry and Wren[186], 2012	健康结局	HC	p.137: 健康结局中的种族、族裔和性别差异对美国的卫生保健系统来说是一个巨大的挑战。卫生保健服务提供者受多因素影响，无意识的偏见是健康差异的主要原因。无意识的偏见源于对典型个体的下意识歧视观念，进而导致无意识的反应和行为。这篇文章对无意识偏见和伴随的健康结局进行了综述
	文章数量	63篇	
	年份	1991~2011	
	国家	美国	
	研究设计	O[50]，E[13]	
Goto et al.[187], 2013	健康结局	M	p.445: 有研究发现歧视和不良心理健康之间是正相关并且具有统计学意义，尤其是物质滥用、抑郁和酒精相关疾病。只有三分之一的研究采用理论框架去解释这种关系
	文章数量	34篇	
	年份	2000~2010	
	国家	美国、墨西哥、荷兰	
	研究设计	O	

（2）种族歧视，包括原住民和有色人种的移民（n=40）

（A）成年有色人种（n=16）

——也可参阅"多种类型": Krieger et al.[71]，8项研究; Krieger[1]，15项研究; Pascoe and Richman[185]，125项研究; Santry and Wren[186]，53项研究; Goto et al.[187]，27项研究

Williams and Collins[72], 1995	健康结局	P，M，HB，HC	pp.366~367: 种族主义影响健康的方式至少有三种。首先，它会使社会经济地位指数在种族间有差别；其次，种族主义会限制健康相关服务的数量和质量，比如公共教育、卫生保健、住宅和娱乐设施；最后，经历种族歧视或者其他形式种族主义的人会产生心理焦虑，从而对身心健康产生不利影响，这些人参与暴力活动或者有成瘾行为的可能性更大
	文章数量	6篇	
	年份	1984~1993	
	国家	美国	
	研究设计	O	
Williams and Williams-Morris[188], 2000	健康结局	M	p.243: 现有的科学证据表明种族主义通过三种途径危害心理健康。第一，社会机构的种族主义会导致社会经济流动性减弱，资源获取途径不同及恶劣的生活条件都对心理健康造成不利影响；第二，歧视遭遇会导致生理和心理反应，从而导致心理健康发生不良变化；第三，在有种族意识的社会里，负面的刻板印象会导致消极的自我评价，对心理幸福感造成致命危害
	文章数量	15篇	
	年份	1987~2000	
	国家	美国、加拿大	
	研究设计	O（基于社区）	
Williams et al.[189], 2003	健康结局	P，M，HB	p.213: 作者回顾了基于人群的种族、族裔歧视和健康的现有实证证据。研究表明，歧视与较差的身体状况，尤其是心理健康状况的多种指标有关。应激研究为将来的歧视评估，以及检验歧视导致健康变化的潜在过程和机制指明了重要方向
	文章数量	53篇	
	年份	1988~2002	
	国家	美国、英国	
	研究设计	O（基于社区）	

作者和年份	歧视与健康实证研究的特征		主要发现
Schnittker and Mcleod[190], 2005	健康结局	P, M, HB	pp. 89~90：自我报告的歧视与身心健康有关，包括重度抑郁症、广泛焦虑症，以及自评健康、慢性疾病、残疾、血压水平和其他心血管疾病危险因素
	文章数量	17 篇	
	年份	1990~2003	
	国家	美国	
	研究设计	O	
Paradies[191], 2006	健康结局	P, M, HB	p. 888：这篇文章综合了 138 项关于种族主义和人群健康的定量研究。这些研究在调整了一系列混杂因素后发现在受压迫的种族中种族主义和不健康有关，最有力最一致的发现是种族主义与消极心理健康结局、健康相关行为之间的关系较强，而与积极心理健康结局、自评健康状况和身体健康的关系较弱
	文章数量	138 篇	
	年份	1980~2004	
	国家	主要是美国，也有加拿大、澳大利亚、新西兰、巴巴多斯、多米尼加	
	研究设计	O（基于人群）	
Williams and Mohammed[192], 2009	健康结局	P, M, HB, HC	p. 22：在歧视与健康的文献中心理健康研究仍占主导地位 p. 39：关于歧视与健康的研究仍在快速增多。虽然人们从多个角度研究歧视，但是歧视对多种健康结局有不利影响，在不同文化和不同国家背景人群中结论均一致，并且这种结论使得歧视被认为是一种重要的疾病危险因素
	文章数量	115 篇	
	年份	2005~2007	
	国家	美国、加拿大、英国、丹麦、瑞典、荷兰、澳大利亚、波斯尼亚、克罗地亚、南非、新西兰、澳大利亚、新西兰、巴巴多斯、多米尼加	
	研究设计	O[106], E[9]	
Brondolo et al.[193], 2009	健康结局	P, M	p. 74：种族认同对身心健康的影响是复杂的，并不是种族或族裔认同的每个方面都对心理健康有益 p. 76：总体来说，定量文献为以下假设提供了极少的支持，即社会支持……能够缓冲种族主义对心理健康或身体健康指标的影响 pp. 83~83：种族主义相关文献中最一致的发现是非裔美国人压抑、愤怒的生物学影响。这些数据表明在歧视面前压抑、愤怒会使血压升高，或血压反应增强
	文章数量	24 篇	
	年份	1989~2007	
	国家	美国	
	研究设计	O[20], E[4]	

续表

作者和年份	歧视与健康实证研究的特征		主要发现
Brondolo et al.[194], 2001	健康结局	P	p.518：个体或人际种族主义对高血压影响的直接证据力度很弱，但是对动态血压的影响一致，所有已发表的文献都表明人际种族主义对动态血压有正向作用。没有直接证据表明内化种族主义与血压有关联。人群研究提供了一些证据证明居住地种族隔离和监禁制度的种族主义会引起高血压。种族主义与应激暴露和反应性有关，也会影响公认的高血压相关危险因素，包括肥胖、体育活动过少和酒精滥用。这些影响随种族主义的程度而变化
	文章数量	24 篇	
	年份	1984～2010	
	国家	美国	
	研究设计	O	
Brondolo et al.[195], 2002	健康结局	P, M, HB	p.359：文献表明文化的、制度的、人际的和内化的种族主义会通过多种途径影响同伴关系。反过来，种族主义对同伴关系发展的影响也会造成经济收入和健康状况的差异
	文章数量	9 篇	
	年份	2002～2009	
	国家	美国	
	研究设计	O	
Shavers et al.[147], 2012	健康结局	HC	p.962：我们检索了种族/族裔歧视在医疗保健中的流行状况、趋势、机制和相关的制度政策及实施做法等数据。虽然很多研究从歧视行为、态度、偏见和偏好等可能导致歧视性医疗保健的角度来描述种族/族裔歧视，但是我们尚未发现有研究专门介绍其在美国的流行状况和趋势。除此以外，鲜少研究关注制度种族主义如何影响少数群体患者的医疗保健
	文章数量	58 篇	
	年份	2008～2011	
	国家	美国	
	研究设计	O, E	
Couto et al.[196], 2012	健康结局	P	p.956：本研究的目的是更新以往关于歧视和血压的文献综述。在 22 项研究中，歧视和血压/高血压之间的关系被评估了 50 次。20 个结果（40%）显示两者之间没有关联，只有 15 个结果（30%）显示总体正相关，其中 67%有统计学意义。8 个研究是负相关，表明更多的歧视暴露与较低的血压/高血压相关
	文章数量	22 篇	
	年份	2000～2010	
	国家	美国	
	研究设计	O	
（B）儿童肤色（n=2）			
Pachter and Coll[197], 2009	健康结局	P, M, HB	p.260：综述研究表明种族主义和不同的健康结局有关，并会危害心理和身体机能。除此以外，还有数据表明种族主义与导致健康不平等的消极的心理社会后果有关，歧视的暴露程度不同，群体间的健康结局也不一样。文献中歧视和不良出生结局的关系非常清楚
	文章数量	49 篇	
	年份	1994～2007	
	国家	美国	
	研究设计	O	

续表

作者和年份	歧视与健康实证研究的特征		主要发现
Sanders-Phillips et al. [198]，2009	健康结局	P，M，HB	p. 176：很多有色人种儿童的社会环境包括个体和家庭遭受的种族歧视，影响其对不平等和不公正的感知。反过来，这些感知又会影响儿童的健康结局和健康不平等，影响生理机能（心血管和免疫功能等）、亲子关系质量及与不健康行为相关的心理困扰（自我效能、抑郁症、愤怒等）
	文章数量	20 篇	
	年份	1997~2008	
	国家	美国	
	研究设计	O	
（C）非裔美国人（仅有）（n=7）			
Wyatt et al. [199]，2003	健康结局	心血管	p. 327：尽管有假说认为种族主义、歧视感知与心血管疾病之间存在联系，但很少有人群研究检验这些关系。尽管结果不一致，但这些发现表明这样的关系可能存在，尤其是高血压
	文章数量	19 篇	
	年份	1984~2003	
	国家	美国、英国、芬兰	
	研究设计	O	
Brondolo et al. [200]，2003	健康结局	心血管	p. 62：种族主义与血压水平或者高血压的关系不一致。这些开创性的研究提供了重要的观点和指导，但是方法学上的局限性限制了他们对研究发现的解释，同时也导致了不一致或相对较弱的结果。目前关于种族主义和血压状态的综合评估已经完成。心血管（心血管反应）研究明确地发现种族主义的急性暴露会增加心血管活性。除此以外，既往的种族主义遭遇会影响现在的种族相关心血管疾病和其他压力源
	文章数量	17 篇	
	年份	1972~2001	
	国家	美国	
	研究设计	O[6]，E[11]	
Glscombe and Lobel et al. [201]，2005	健康结局	不良出生结局	p. 662：从五个方面来解释不良出生结局差异：（a）在健康行为和社会经济地位方面的种族差异；（b）非裔美国妇女压力更大；（c）非裔美国人对压力的易感性更高；（d）种族主义行为不仅增加压力也会增加压力的影响；（e）压力相关的神经内分泌、心血管和免疫反应的种族差异。这篇综述指出没有哪一个方面可以充分解释不良出生结局的种族差异，但是它们都有一定优势。尚缺乏探索这些因素共同作用和交互作用的研究
	文章数量	6 篇	
	年份	1996~2005	
	国家	美国	
	研究设计	O	
Mays et al. [202]，2007	健康结局	P，M，HB	p. 201：在这篇文章里，大量研究关注种族相关的健康不平等外部效应，并分析了其对内在大脑功能和生理反应的影响。这些方法反映了种族领域的跨学科本质
	文章数量	27 篇	
	年份	1989~2006	
	国家	美国	
	研究设计	O，E	

续表

作者和年份	歧视与健康实证研究的特征		主要发现
Glurgescu et al.[203]，2011	健康结局	不良出生结局	p.362：种族歧视和早产、低出生体重、极低出生体重之间有一致的正向关联。没有发现种族歧视和胎龄有关
	文章数量	10 篇	
	年份	1996~2009	
	国家	美国	
	研究设计	O	
Pleterse et al.[204]，2012	健康结局	M	pp.5~6：在随机效应模型中，66 个关于感知种族主义和心理应激的研究结果合并之后得到 r=0.20，95% CI：0.17~0.22。漏斗图和统计数据表明不存在发表偏倚。缺乏对抽样类型、发表类型和种族主义量表的研究，对美国黑人来说，感知种族主义和心理健康之间的关系十分稳健
	文章数量	66 篇（元分析）	
	年份	1966~2011	
	国家	美国	
	研究设计	O，E	
Cuffee et al.[205]，2012	健康结局	心血管	p.422：这篇综述表明种族歧视会增加高血压风险，但结论并不一致。方法学的挑战如自报的歧视存在地板效应和天花板效应，以及样本量少都可能会阻碍研究人员发现它们之间的关联性
	文章数量	15 篇	
	年份	1990~2010	
	国家	美国	
	研究设计	O，E	
（D）原住民（n=2）			
Paradies et al.[166]，2007	健康结局	P，M，HB	同时关注原住民（文章 17 个）和非裔美国人（文章 48 个） p.295：对原住民和非裔美国人来说，一系列慢性疾病及有害的健康行为与社会心理压力有关，且社会心理压力与心理健康结局的关系比身体健康结局更强
	文章数量	65 篇	
	年份	1973~2004	
	国家	美国，澳大利亚，新西兰	
	研究设计	O[50]，干预[15]	
Walters et al.[124]，2011	健康结局	P，M，HB，+宗教的	关注印第安人和阿拉斯加原住民的创伤历史 p.185：很大一部分阿拉斯加原住民中有高水平的创伤历史，具体表现为每周都会伤感土地，有的时候每天如此。在控制当前创伤之后，我们发现土地事件对心理和生理有显著影响
	文章数量	3 篇	
	年份	1999~2011	
	国家	美国	
	研究设计	O	
（E）移民			
Gee et al.[166]，2007	健康结局	P，M，HB	关注亚裔移民 p.130：文章重点关注身体和行为问题而导致的心理健康问题。多数研究发现歧视与不良健康状态有关，而其中最一致的就是心理健康问题
	文章数量	62 篇	
	年份	1960~2009	

作者和年份	歧视与健康实证研究的特征		主要发现
Gee et al. [166], 2007	国家	美国、英国、加拿大、新西兰、澳大利亚、芬兰、日本	关注亚洲移民。p.130：大多数文章关注心理健康问题，其次是身体和行为问题。大多数研究发现歧视与较差的健康状况相关，尽管最一致的发现是关于心理健康问题的
	研究设计	O	
Nadimpalliand Hutchinson [207], 2012	健康结局	P，M	关注亚裔美国人。p.127：7项研究发现歧视与抑郁症有关。3项研究发现歧视和身体健康有关，包括心血管疾病、呼吸障碍、肥胖和糖尿病。虽然文献存在局限性，比如自我报告的数据、横断面设计和对歧视的定义和测量不一致等，但结果表明对于亚裔美国人来说，歧视是不良健康结局和健康不平等的重要影响因素
	文章数量	14篇	
	年份	2002~2011	
	国家	美国	
	研究设计	O	
Clough et al. [208], 2013	健康结局	HC	关注美国的亚裔移民。p.387：从亚裔移民的卫生保健可及性和护理质量相关的文献中提炼4个主要内容：健康服务的可及性、病人和医疗服务提供者之间的语言障碍和健康交流、病人的健康观念和医疗系统的文化不一致、在医疗保健环境中的感知歧视
	文章数量	7篇	
	年份	1980~2011	
	国家	美国	
	研究设计	O	
Viruell-Fuentes et al. [167], 2012	健康结局	P，M，HB	关注美国移民。pp.2100-2101：尽管有些结果不一致，但越来越多的证据表明，感知歧视与身体和心理健康水平较低、优质保健可及性差，以及某些有害的健康行为有关。移民歧视与健康之间的联系强度似乎与在美国时间和移民时的年龄有关。p.2102：对于美国出生的、居住在移民/族裔聚集区的种族群体，可能在社会、经济和居所变动方面受限。在某些情况下，传统城市移民区的移民/族裔聚集区可能为移民提供有利的环境。p.2013：虽然研究很少探讨移民政策对健康的影响，但有几项研究指出移民政策对健康的重要性
	文章数量	14篇	
	年份	2000~2011	
	国家	美国	
	研究设计	O	

（F）住宅隔离和环境种族歧视（n=7）

Acevedo-Garcia et al. [209], 2003	健康结局	P，HB，环境暴露	p.216：大多数研究调查了种族住宅隔离对非裔美国人健康的影响，大多数研究揭示了在黑人和白人死亡率方面存在差异，种族隔离政策对非裔美国人死亡率有负面影响
	文章数量	29篇	
	年份	1966~2002	
	国家	美国	
	研究设计	O	

续表

作者和年份	歧视与健康实证研究的特征		主要发现
Brulle and Pellow[210]，2006	健康结局	P，环境暴露	pp. 103-104：在许多社区，有色人种和穷人大多居住在危险设施附近，并且因毒物暴露而承担着更多的健康负担
	文章数量	13 篇（以人群为基础）	
	年份	1972~2005	
	国家	美国	
	研究设计	O	
Mohai et al.[211]，2009	健康结局	P，环境暴露	p. 406：如今，数以千计的研究得出这样的结论，通常少数族裔、原住民、有色人种和低收入群体面临着更高的环境暴露负担，诸如工业化、军事化和消费者所带来的空气、水和土壤污染。不同于环境种族主义，环境不平等或环境不公正引起了决策者的关注
	文章数量	40 篇（以人群为基础）	
	年份	1970~2007	
	国家	美国	
	研究设计	O	
Kramer and Hogue[212]，2009	健康结局	P	p. 178：39 项研究关注了隔离与健康结局之间的联系。隔离对健康的影响相对一致但较为复杂。隔离与黑人不良妊娠结局及死亡率上升有关，但一些研究指出生活在黑人聚集区的健康保护效应消除了社会和经济隔离。大多数回顾性研究是横断面的，并且使用的隔离测量方法较粗糙
	文章数量	39 篇	
	年份	1950~2008	
	国家	美国	
	研究设计	O	
Landrine and Corral[213]，2009	健康结局	P，HB，HC	p. 183：黑人和白人社区在某种程度上是分开的、不平等的，这就可以解释黑人和白人的健康不平等。因为在不考虑个体水平的社会经济地位时，大多数黑人居住在黑人区
	文章数量	31 篇	
	年份	2000~2008	
	国家	美国	
	研究设计	O	
White and Borrell[214]，2011	健康结局	P，M，HB	p. 441：迄今为止大部分研究结果表明居住在高度隔离区域与不良健康结局之间存在关联，较少研究发现了隔离的保护作用。调查成年慢性疾病和健康行为的研究相当有限
	文章数量	45 篇	
	年份	1950~2009	
	国家	美国	
	研究设计	O	
White et al.[215]，2012	健康结局	HC	p. 1278：越来越多的证据表明，种族/族裔住宅隔离是导致卫生保健不平等的关键因素
	文章数量	13 篇	
	年份	1996~2011	
	国家	美国	
	研究设计	O	

作者和年份	歧视与健康实证研究的特征		主要发现
（G）方法论（评估自我报告种族歧视经历的方法）（n＝2）			
Kressin et al.[216]，2008	健康结局	HC	p.697：我们识别了34项测量种族主义/歧视的研究，16项研究专门评估卫生保健中种族歧视的动态变化。少数测量有理论依据，多数研究只评估了种族歧视的一般维度，并重点关注非裔美国患者的经历。大约一半的量表进行了心理学测量
	文章数量	34篇	
	年份	1966~2007	
	国家	美国	
	研究设计	心理测量	
Bastos et al.[217]，2010	健康结局	全部	p.1091：尽管歧视是具有国际意义的话题，但23个（96%）量表在美国开发。大多数研究在最近12年发表（文章数占比67%，共16个），记录了量表的发展，但缺乏对量表的完善或跨文化适应的调查。研究表明量表是可接受的。16个量表的信度高于0.7，因子分析发现21个量表中的17个量表的结构效度较好
	文章数量	24篇（量表）	
	年份	1973~2008	
	国家	美国（除了澳大利亚）	
	研究设计	心理测量	
（3）性别（n＝10）			
请参阅"综合型"：Krieger et al.[71]，2项研究；Krieger[1]，3项研究；Pascoe and Richman[185]，13项研究；Santry and Wren[186]，11项研究；Coto等[187]，4项研究			
Swanson[218]，2000	健康结局	P，M，HB	p.77：性骚扰（强迫的，未经许可的言语上或身体行为上）可能成为身体、心理、行为和事业上的严重的职业性压力源。研究报告了一系列的心理症状如抑郁、焦虑、恐惧、内疚和耻辱，躯体症状如头痛、胃肠道疾病和睡眠障碍；与工作相关的结局，如辞职、消极的工作态度、被"炒鱿鱼"及职业中断。一些研究表明，性骚扰对妇女来说是特别有害的压力因素，它对心理困扰和缺勤造成重大影响，超过了正常工作压力的影响
	文章数量	7篇	
	年份	1986~1997	
	国家	美国	
	研究设计	O	
Reine[219]，2000	健康结局	HC	p.237：183项研究涵盖了五个主题：冠状动脉硬化、肾移植、人类免疫缺陷病毒（HIV）和获得性免疫缺陷综合征（AIDS）、心理疾病和其他（主要是侵袭性）。大多数研究冠状动脉疾病[94]。p.246：由于偏倚的存在，研究质量不高，限制了结论。针对冠状动脉性心脏病专科服务的广泛的研究，显示血管造影的治疗中确实存在性别差异。p.247：主题本身可能反映了研究中的性别问题。绝大多数研究考虑了性别问题
	文章数量	138篇	
	年份	1990~1999	
	国家	美国、英国、加拿大、以色列、芬兰、德国、西班牙	
	研究设计	O	

续表

作者和年份	歧视与健康实证研究的特征		主要发现
（G）方法论（评估自我报告种族歧视经历的方法）（n=2）			
Govender and Penn-Kekana[220]，2007	健康结局	HC	p.4：证据表明难以得出性别对医患交互作用的影响。除了一些记录男性和女性接受不同待遇的研究外，大多数研究是描述性或评估规模相对较小的干预措施。p.7：性健康和生殖保健服务尤其受到偏见和歧视的影响，需要特别关注如何在卫生系统内提供这些服务。p.35：大多数性别歧视几乎是在无意识的情况下发生的，这反映了卫生工作者和病人的社会规范
	文章数量	11篇	
	年份	1983~2005	
	国家	全球	
	研究设计	O	
LaResche[221]，2011	健康结局	HC	p.1871：妇女拥有较高强度的疼痛经历可部分解释疼痛在医疗保健上的性别差异。疼痛强度似乎也是影响治疗的主要因素，特别是治疗急性疼痛的药物。然而，临床医生的性别刻板观念影响着更多持续性疼痛问题的诊断和治疗决定
	文章数量	58篇	
	年份	1996~2010	
	国家	美国、加拿大、瑞典	
	研究设计	O[55]，E[3]	
McDonald[222]，2012	健康结局	P，M	p.4：研究一致表明，性骚扰受害者会经历一系列的重大消极心理、健康和与工作有关的结果。对心理和身体健康造成的后果包括刺激、焦虑、愤怒、无力、屈辱、抑郁和创伤后应激障碍
	文章数量	9篇	
	年份	1997~2009	
	国家	美国、加拿大	
	研究设计	O	
（4）性取向/性别认同［异性恋主义，女同性恋、男同性恋、双性恋、跨性别者（LGBT）］（n=9）			
请参阅"多种类型"：Krieger[1]，3项研究；Pascoe and Richman[185]，13项研究；Coto et al.[187]，6项研究			
Willianson[223]，2000	健康结局	M	只包括女同性恋和男同性恋者，p.103：关于HIV和AIDS的研究衡量了恐同症和疾病之间的关系。研究结果非常不一致
	文章数量	11篇	
	年份	1990~2009	
	国家	美国、澳大利亚	
	研究设计	O	
Dean et al.[224]，2000	健康结局	P，M，HB，HC	包括LGBT。p.103：恐同症和异性恋主义在女同性恋、男同性恋、双性恋健康问题的评估、治疗和预防方面发挥了作用；LGB个体在住房、就业和基本公民权利方面受到歧视。研究表明与LGB人群相比，对跨性别者的羞辱、暴力、社会态度/性别偏见会更少。但也有研究表明，上述问题对跨性别者来说可能更加严重
	文章数量	9篇	
	年份	1989~2005	
	国家	美国	
	研究设计	O	

作者和年份	歧视与健康实证研究的特征		主要发现
Meyer[225]，2003	健康结局	M，HB	只包括 LGB。p. 690：LGB 个体作为少数群体而遭受更多压力，而这种压力大多导致精神障碍
	文章数量	14 篇	
	年份	1994~2001	
	国家	美国	
	研究设计	O	
Szymanski et al.[226]，2008	健康结局	P，M，HB	只包括 LGB。p. 542：实证文献揭露了内化的恐同症与性别认同发展水平、向他人披露自己的性取向、出柜过程困难、自尊、抑郁、心理困扰、社会支持、心理社会困扰、身体健康、亲密关系和性关系质量、性别角色和女权主义态度、传统宗教信仰，以及女同性恋者感知职业障碍等方面之间的关系。关于 LGB 群体的药物滥用和男男性行为者危险性行为问题的结论不一致
	文章数量	42 篇	
	年份	1986~2006	
	国家	美国、加拿大、澳大利亚、英国、苏格兰、芬兰	
	研究设计	O	
DeSantis[227]，2009	健康结局	HIV/AIDS	只包括跨性别者。p. 366：许多男变女的变性者因既往遭受过卫生保健提供者的歧视或公然辱骂的经历，他们不寻求卫生保健。p. 368：约 40%男变女的变性者遭受严重的辱骂和歧视。这种歧视比男同性恋者、女同性恋者和双性恋者所遭受的消极影响更强烈，心理上的创伤更严重。除了遭受之前提到的卫生保健提供者的辱骂和歧视，跨性别者还经历了大量与就业有关的歧视
	文章数量	8 篇	
	年份	1998~2008	
	国家	美国	
	研究设计	O	
Newcomb and Mustanski[228]，2010	健康结局	M	仅包括女同性恋和男同性恋者。p. 1019：包含 31 项研究的关于内化的恐同症与心理健康（n=5831）的元分析显示，两个变量之间存在小到中等关系。与焦虑相比，内化的恐同症与抑郁的联系更强
	文章数量	31 篇（元分析）	
	年份	1987~2008	
	国家	美国、加拿大	
	研究设计	O	

（5）失能（身体上和/或精神上）（n=4）

请参阅"多种类型"：Krieger[1]，1 项研究

Burns[229]，2009	健康结局	M，HC	关注精神残疾者。p. 23-24：卫生部门中真实存在的和感知到的歧视是精神残疾者接受服务的有力障碍。相较于精神完好的人，精神残疾者在接受身体治疗时遭受更多的不平等待遇
	文章数量	6 篇	
	年份	2002~2008	
	国家	美国、南非、巴西、阿根廷、加拿大	
	研究设计	O	

续表

作者和年份	歧视与健康实证研究的特征		主要发现
Thornicroft et al. [230], 2007	健康结局	M，HC	关注精神病患者。p.113：本研究讨论了心理疾病患者寻求帮助率低下及更低水平的身体保健的相关因素
	文章数量	12篇	p.117：英国的一系列专题小组询问服务使用者的受辱经历，调查了哪些人应该接受针对性的教育，以减少歧视。约三分之二的服务使用者回答家庭医生应接受针对性教育，其次是学校的孩子、雇主和警察
	年份	1997~2005	
	国家	美国、英国	p.118：强有力的证据表明，诊断为心理疾病的人在糖尿病和心脏病发作时接受的护理较差
	研究设计	O	p.119：令人惊讶的是，关于为什么人们停止治疗，从服务使用者自己的角度来看，去倾听哪些因素影响他们对护理的满意程度，弄清楚侮辱和歧视在这些治疗决策中的影响
Emerson et al. [231], 2009	健康结局	P，M，HB，HC	包括身体和心理残疾。p.8-9：卫生保健系统运行过程中存在的系统性残疾歧视对健康有直接影响。其直接后果是阻碍残疾人获得适当的健康和社会关怀。歧视对健康的间接影响通过两个相互关联的途径产生。一是，歧视性制度和做法导致残疾人遭受社会排斥。因此残疾人比同龄人更容易暴露在与健康状况较差相关的生活条件（贫困、失业、社会逆境、低控制力、低地位、住房条件差）中。二是直接和间接的残疾歧视经历可能对身体和心理健康造成负面影响，尽管没有直接证据支持这种争论，但种族歧视经历被认为是导致健康中种族/族裔不平等的关键
	文章数量	5篇	
	年份	1999~2008	
	国家	英国、英国	
	研究设计	O	
（6）年龄　（n=3）			
Ory et al. [232]，2003	健康结局	P，M，HB，HC	p.164：年龄歧视的刻板印象普遍存在于美国社会，对老年人的心理健康、身体和认知功能及生存有害。p.166：医疗保健中的年龄歧视体现在医生根据年龄特征给予较少侵入性治疗，而不管老年人实际上应该进行怎样的护理和治疗。p.166：老年人的消极的刻板印象为记忆力、自我效能感、生活意愿下降且应激的心血管反应性增加
	文章数量	7篇	
	年份	1996~2003	
	国家	美国	
	研究设计	O，E	
Bugental and Hehman [233]，2007	健康结局	P，M，HB，HC	p.173：他人的偏见反应促进老年人与压力相关的情绪和激素反应，这可能有效地降低了其社会交往和认知能力。p.180：与那些退休之后又被重新雇用的人相比，不想退休的员工在刚退休的几年有更高的发病率和死亡率。p.193：在美国和英国老年人中最常见的虐待是忽视和经济剥削。情感虐待和身体虐待在两国的发生率较低，而性虐待最低
	文章数量	16篇	
	年份	1990~2007	
	国家	美国、英国	
	研究设计	O，E	

作者和年份	歧视与健康实证研究的特征		主要发现
Meisner[234]，2012	健康结局	HC	p.69：从这些发表的文章来看，医师对老龄化的态度是复杂的，取决于情境因素，内容可能是负面的。关于老龄化态度和老龄化知识的研究较少，因此产生了比答案更多的问题。p.70：这些主题大部分来自文献，但根植于与卫生保健系统相关的系统性问题。与年龄歧视态度相比，影响财政补贴的因素更能预测老年人护理态度
	文章数量	25 篇	
	年份	1971~2009	
	国家	美 国、加 拿大、新加坡	
	研究设计	O	

缩写：（a）健康结局：P 为身体健康，M 为心理健康，HB 为健康行为，HC 为卫生保健；（b）研究设计：O 为观察性研究，E 为实验性研究。

检索策略：

（1）数据库检索：Web of Science（2013）和 PubMed（2013）；检索范围为 1900 年 1 月 1 日至 2013 年 6 月 1 日发表的综述文章。

（2）文章类型为"综述"，且明确使用歧视测量（结构或个体水平）来分析健康结局的实证调查或其他在卫生研究中用于衡量歧视的评估工具；排除概念性综述，被纳入综述的研究仅包含歧视暴露与健康之间关联的实证研究（而不是背景文章，或是没有健康结局的歧视研究等）。排除只关注歧视的文章。

（3）初次搜索：2013 年 5 月 31 日进行，仅限于 2000 年 1 月 1 日至 2013 年 5 月 31 日发表的文章。主要检索词为"歧视或偏见"和"健康或疾病或发病率或死亡率"。

其他检索词：

（a）"种族主义或种族或族裔或原住民或本土"；

（b）"性别或性别歧视"；

（c）"反同性恋或恐同或同性恋或跨性别者或变性或男同性恋或女同性恋或双性恋"；

（d）"阶级或社会经济学的或贫穷"；

（e）"残疾或残疾人"；

（f）"移民或仇外心理或本土主义者"；

（g）"宗教或宗教的"；

（h）"年龄或年龄歧视"。

4）在初步检索结果的基础上，增加文献中引用的相关文章，并于 2013 年 6 月 5 日和 2013 年 6 月 6 日进行第二次检索，将文章的检索日期扩大到 1900 年 1 月 1 日至 2013 年 6 月 1 日。

其他检索词：

（a）"偏见或种族主义或性别歧视或恐同或异性恋主义或残疾歧视或年龄歧视"和"健康或疾病或死亡率或发病率"；

（b）"偏见或种族主义或性别歧视"和"拉丁裔或黑人或（非洲和美国人）或亚洲或太平洋或（美国和印度人）或（原住民和美国人）或原住民或少数族裔"和"健康或疾病或死亡率或发病率"；

（c）"偏见"和"性别或性或残疾的或受损的"和"健康或疾病或死亡率或发病率"；

（d）"住宅或职业的"和"隔离"或"结构性和暴力"和"健康或疾病或残疾或发病率或死亡率"；

（e）"环境或环境的"和"种族主义或正义或不公正"和"健康或疾病或残疾或发病率或死亡率"；

（f）"监禁或监狱或拘留所（刑事和司法）"和"种族主义或歧视"和"健康或疾病或残疾或发病率或死亡率"；

（g）"性别和平等"和"歧视或偏见或偏倚"和"健康或疾病或发病率或死亡率或残疾"。

歧视与健康实证研究的四个主要特征（见表3.4）。

（1）绝大多数综述文章和研究重点关注人际歧视，大部分研究关注种族/族裔歧视。

①在病因学方面，这些研究主要将歧视看作压力源（社会创伤类型），在观察性研究中直接使用自我报告工具进行测量。

②在医疗方面，主要使用间接方法，在考虑了可能影响治疗决定的主要已知因素（如年龄、症状类型、疾病阶段、合并症等）后，仍能观察到组间差异，则可以推断歧视的存在。

（2）与此同时，在病因学研究中实验方法的使用日益增长，重点关注由歧视性待遇引起的不良刺激的心理神经生理反应；以及在卫生保健研究中，主要关注与病例情景描述（vignettes）的使用以及无意识偏见相关的医疗决策。

（3）大多数综述文章中的观察性研究或实验性研究仅关注一种歧视类型，然而，越来越多的关于"不平等待遇"的自我报告数据，没有将其归因于任何特定类型的歧视。

（4）只有少数的综述文章侧重于制度性歧视或结构性歧视，且主要关注居住隔离和环境种族主义。

值得注意的是，目前的综述文章（见表3.4）的结论与第一篇综述一致[1]。具体来说：

（1）最有力的病因学发现是歧视和心理压力正相关。

（2）越来越多的证据表明歧视暴露会增加不良健康行为［如危险性行为、滥用精神活性物质（如烟草、酒精或其他药物）］的可能性。

（3）歧视与身体健康之间的关联证据较弱且不一致，无论是关注心血管结局的研究（心血管反应性的证据比高血压更有力），还是少数分析应激反应的免疫学和激素生物标志物的最新研究，或少数关注肥胖、其他非传染性和传染性疾病结局的研究。

（4）间接证据和越来越多的实验证据支持这种假说，即卫生保健提供者的决定可能会受到无意识偏见和有意识偏见的不利影响。

然而，上述解释是否反映歧视对健康和幸福感造成的损失全貌？从社会生态学分析得到的答案是否定的。下面我们将详细阐述原因。

推进对歧视和健康不平等的研究工作

分析健康研究和歧视方面的方法论挑战

表 3.4 发现将结构性歧视或制度性歧视作为健康不平等的决定因素的研究太少[3,8,82]。然而，如前文所述，歧视不是个体的问题，而是通过人与人之间的接触来表现。歧视本质是一种根深蒂固的社会现象，它以牺牲从属群体的利益为代价，为占主导地位的群体创造和保留特权。如果歧视没有任何作用，那么消除歧视应该很容易。

不论过去还是现在，国家批准的歧视尤其令人关注[8]。以美国的种族歧视为例。毫不奇怪，民权运动日益增多迫使美国联邦政府在 20 世纪 60 年代中期废除了合法的（法律上的）种族歧视[98,99]，美国当代大多数关于种族歧视与健康的研究（见表 3.4）主要侧重于事实上的歧视性政策和做法，主要包括：①居住、教育和（较小程度上的）职业隔离；②环境种族主义，由政治经济与贫困等更广泛的问题造成[100]。

1. 评估当前的法律歧视：终身后果

然而，由于社会生态理论强调责任和社会行动，目前研究存在一个重要研究空白，即合法种族歧视对健康的影响。最新的研究发现美国毒品战争导致或加剧健康方面的种族/族裔不平等[8,101,102,103,104,105,106]。正如亚历山大（Alexander）解释的那样[107]：

> 罗纳德·里根（Ronald Reagan）总统在 1982 年正式宣布了毒品战争，但是当时毒品犯罪在减少，而不是上升。一开始，这场战争与毒品犯罪几乎没有关系，而与种族政治有关。毒品战争是共和党一项非常成功的策略的一部分，目的是在犯罪和福利问题上利用种族歧视的政治诉求，来获得那些对种族隔离、公共汽车和平权行动心怀不满的穷人和工薪阶层的白人选民们的支持。正如霍尔德曼（H. R. Haldeman）——理

查德·尼克松（Richard Nixon）总统的白宫参谋长——所说："真正的问题在于黑人。"

因此，大量证据表明，尽管美国所有种族/族裔群体的非法药物使用率相似[101,108:表58]，但非裔美国人比白种人更容易因吸毒被捕、定罪和判刑[101,103,105,109]。例如，2013 年发表的一项全国性研究发现，尽管美国黑人和白人吸食大麻的比例相当，但美国黑人因持有大麻被捕的风险是白人的 3.7 倍，这一风险在一些州（如科罗拉多州、俄勒冈州）较低，为 2.5 倍，而在其他州（如伊利诺伊州、爱荷华州、哥伦比亚特区）则超过 5 倍[109]。因此，美国的监禁率中的种族不平等现象存在时期效应和队列效应，1945 年至 1949 年出生的 30~54 岁的美国男子遭受监禁的终生累积风险为白人男子是 1.4%，黑人男子是 10.6%，但在 1965~1969 年出生的人中，这些值分别为 2.9%和 20.5%，1999 年 30~34 岁的没有大学学位的黑人男子监禁风险为 30.2%（1979 年为 12%）[104]。正如最近一篇综述中所述，1999 年 "在高中辍学的黑人男性中，监禁的风险增加到 60%，这使黑人在监狱里走向中年"[104:p.164]。

种族歧视对健康的影响表现在毒品逮捕和其他逮捕上，并与制度歧视和结构性歧视有关。例如，警察有种族歧视的 "盘查"[2,32]，而且这不会因离开监狱中健康有害的环境暴露而结束[8,101,106,110]。刑满释放的罪犯在美国的许多州会受到法律歧视，他们不仅被剥夺了选举权和担任陪审团成员的权利，还要面对法律禁令，限制他们获得就业、住房、教育和公共福利等，这些都是公认的健康决定因素[101,103,105,110]。大多数健康研究没有纳入罪犯，这会导致选择偏倚，从而导致基于公民的研究（包括大多数全国性调查）低估种族歧视对种族/族裔健康不平等的影响[8,103]。许多国家的种族主义、监禁风险和健康不平等现象存在联系，这些问题并不是美国独有的，而是具有全球意义的[111]。

美国法律对性取向存在歧视。某些州在就业和住房方面仍然存在法律上的性取向歧视，其民权法没有明确地对性取向进行保护[34,35]。美国某些州的法律禁止同性婚姻（截至 2013 年 6 月，36 个州禁止同性婚姻，12 个区和哥伦比亚特区合法，2个州没有授权也没有禁止[22]），至2013年6月底[112]，长期以来联邦税收优惠仅限于异性恋已婚夫妇的政策被推翻[34]。一系列研究发现，在控制其他相关性变量的情况下，LGB人群的心理疾病发生率存在以下特点：①居住在有就业和性取向歧视的州的LGB人群，其心理疾病的发生率更高[113]；②在颁布同性恋婚姻禁令的州，LGB人群的心理疾病的发生率更高[114]。由此可见，不同州对同性恋权利的保护减少了健康不平等现象。许多国家对LGBT权利展开激烈争论[20,34,35]，包括同性婚姻的权利（截至2013年6月中旬，在14个国家合法）[21]，再次表明美国的这些研究结果可能与其他国家的情况相关。

2. 回顾以往的法律歧视：历史和代际传播

历史不会在我们心中消亡。正如社会生态理论所阐述的那样，仅测量当前暴露，可能会低估歧视对健康的影响[4,8,57]。年龄、时期和队列效应都很重要。一个典型的例子是美国20世纪60年代中期废除的《吉姆·克劳法》，该法律制定于19世纪末20世纪初，在选举、教育、就业、医疗、住房、法律体系，以及公共设施、空间、服务、公共交通运输等方面，维护了白人至上主义，并在法律层面上批准了种族歧视（主要是针对美国黑人，也影响着美国印第安人，拉丁裔、亚裔美国人）[17,19,98]。越来越多的证据表明，早期生活条件的重要性及累积劣势对成人健康和风险的跨代传播有影响[82,83,103,115]，一个合理的假设是：《吉姆·克劳法》的废除对健康产生了直接而持久的影响。

然而，迄今为止很少有研究调查《吉姆·克劳法》及其废除对当今种族/族裔健康差异的影响[8]。令人意外的是，关于这一话题的5项研究都提供了具有说服力的证据，证明废除《吉姆·克劳法》对黑人健康，特别是对婴儿死亡率存在有益影响。通过改善工作环境和生活条件，取消医院设施的种族隔离，可能减少黑人白人间的健康不平等现象[116,117,118,119,120]。与没有实施《吉姆·克劳法》的州相比，废除《吉姆·克劳法》的州黑人婴儿死亡率下降，但其废除不足以消除两倍超额风险，这种风险一直延续到今天[120]，如图3.4所示。关于原住民健康的文献中也出现了类似的论点，认为过去以及当前的不公正现象（包括土地征用）与健康相关，提示关注历史创伤造成的持续的身体和心理健康结局[121,122,123,124]，这一概念最初用于了解大屠杀幸存者儿童的健康结局[121,125]。

歧视和健康的研究必须调查社会行动对健康的影响，并最终消除歧视。正如第一篇综述中指出的那样[1]，歧视与健康的研究可能得益于快速发展的健康和人权领域的工作[9,10]。例如，表 3.2 所列的国际人权文书提供了重要的基准，用于评估执行和违反这些国际规定权利是如何影响人群健康，包括平均水平与健康不平等程度的关系。从政策的角度来看，这可能是特别有用的，因为民众和专业组织可以要求政府，有时甚至要求非国家行为者对这些人权文书的规定负责[9,10,14]。流行病学研究忽略政治决定因素对健康的影响，那么表 3.4 中 2000 年后的综述文章缺乏针对人权问题的讨论就不奇怪了[3]。只有少数的综述文章（主要是关于环境公平性和原住民健康的文章）提到社区组织和社会变革运动。研究存在很多不足，说明还有很多工作要做。

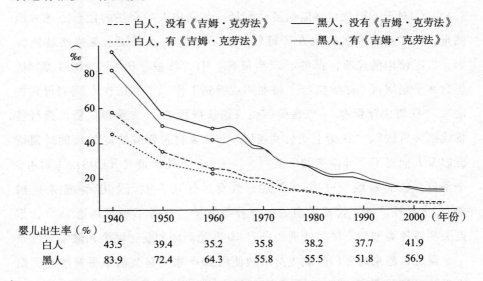

图 3.4　1940~1960 年美国黑人和白人婴儿在有《吉姆·克劳法》州和没有《吉姆·克劳法》州中的死亡率：每 1000 名婴儿的死亡率（3 年平均值）

注释：1960 年之前的折线表示十年死亡率数据，之后的曲线表示每年死亡率数据。

资料来源：克里格（Krieger）等[120]。

个体水平遭受的歧视的显性和隐性测量

尽管迫切需要对制度性歧视和健康进行研究，但要检验假定的生物途径的合理性，需要调查个体暴露[8]。因为没有人在某一天是"个体"，而在另外一天是"群体"中的一员，所以个体水平的数据不仅仅是简单的个体[58]。我们不仅要调查个体身体上和心理上的歧视经历，还要评估这些经历的参照，以及改变未来风险的行为。识别个体水平的歧视需要群体水平的知识，在评估其他人的经历之后[1,12]，才能理解什么构成尊严对待与尊严剥夺的群体规范[12,126]，还有在工资、职业危害和医疗转诊方面的歧视。正如综述文章所述，衡量个体层面的歧视仍然面临方法学上的挑战。

1. 个体自我报告的显性数据：领域和归因

（1）领域问题

有关歧视与健康的文献中出现了两种不同类型的测量工具（见表3.4）：①对于不同领域暴露的显性测量；②强调人际交往的社会心理方面测量，而对互动发生的地方了解较少或不了解[8]。例如，在种族歧视方面，广泛使用的经验证据的心理测量有：①"歧视经历"（EOD）测量，包含9个领域（"在学校"、"被雇用或得到工作"、"在工作中"、"得到住房"、"获得医疗保健"、"在商店或餐馆获得服务"、"获得信贷、银行贷款或抵押贷款"、"在街上或公共场所"和"来自警察或法院"）的歧视情况以及人们对不平等待遇的反应[127,128]；②日常歧视量表（EDS）主要由9个条目、6个领域（工作、警察、教育、住房、银行、接受服务）组成[129]。此外，日常歧视量表的一部分是衡量"日常不平等待遇"[129]，重点关注各种类型的不平等待遇，条目10涉及商店和餐馆两个领域。

最近，越来越多的研究人员单独使用EDS来测量当前不平等待遇，而不是与以领域为导向的EDS子量表结合[130,131,132,133,134]。然而，从数据质量、预防和政策角度来看，询问是否在多个领域发生歧视至关重要[8]。某些领域的问题和回答非常重要[12]，而且对这些内容进行批判性的探究可能发现潜在的新领域（例如网络空间中的种族歧视[82]）。然而，除了心理测量外，在不同领域发生的歧视，如在工作、住房、教育和卫生保健方面的歧视可以提出法律诉讼[1,12,135]。了解发生歧视的地方，是将其视为心理社会压力源，这对消除歧视有利[8]。

（2）归因问题

目前评估歧视暴露程度的工具因问题不同而有所差异，主要有两种方法：①明确地询问歧视（如"歧视经历测量"[127,128]）；②首先询问不平等待遇，如果有的话接着问一个归因问题，例如种族/族裔或其他（如"日常歧视量表"[129]）。过去十年的研究认为[1,136,137,138]，这些方法并不等价。

鉴于这两种方法的差异，在种族歧视的背景下，2007年加州健康访谈研究的最新实证数据表明，通过采用相同的措辞和样本分割，没有任何归因的自我报告的不平等待遇远远高于归因于种族/族裔差异的不平等待遇和直接询问的种族歧视，表明种族/族裔差异较小[137,138]。这表明无归因的不平等待遇对解释种族/族裔健康不平等的贡献较小，并低估种族歧视对健康的影响。杰克逊心脏研究（有5301名非裔美国人参与）最近发现，尽管高血压风险与更高的自我报告的终身的歧视水平（是否归因于种族/族裔）相关，它只与由种族/族裔歧视造成的歧视负担（指的是压力评估）有关，而与未归因的日常歧视无关[139]。然而令人担忧的是，实证研究和综述文章把这两种不同的方法得出的结论当作直接可比的，可见表3.4，另见刘易斯（Lewis）等[134]，阿尔伯特（Albert）等[140]，泰勒（Taylor）等[141]。这些调查结果存在一个问题，即自我报告数据是否可以衡量受歧视程度。

2. 个体隐性数据

内隐联想测验（Implicit Association Test，IAT）是歧视与健康文献中一种较新的方法，它试图将已知的影响自我报告数据的认知问题降至最低，这种方法最初用于衡量偏见[41,142,143,144]。在健康研究中，它最初被用于测量医疗服务提供者无意识的偏见及其对治疗决策的影响[145,146,147]，应用内隐联想测验来测量歧视暴露（见图3.5）[148,149]的问题在于，即使这种经历影响了他们的健康，受歧视影响最大的人也不会或不愿意说出来[1,8,127]。两条实证证据支持这一假设。

首先，心理学家称为"个体-群体歧视差异"的现象表明，一般来说，所在群体受到的歧视通常多于他们个人受到的歧视，尽管并非所有个体都经历了比群体更少的歧视[150,151]。其次，一些研究发现，在富裕人群中，歧视与健康之间存在线性关系，而在资源较少的群体中，没有经历歧视的受访者比有中度歧视经历的受访者健康风险高，健康风险最高的受访者报告高水平的歧视暴露（即 J 形曲线）[152,153,154]。综上所述，这些研究结果表明，暴露组可能低估了自我报告的歧视暴露，特别是那些资源最少的群体，即使这种暴露仍然会对他们的健康产生不利影响[1,8,57]。

歧视	目标概念分类		归因分类
反自我的 （IAT-p）	我 我的 我的物	他们 他们的 他们的物	施虐者 种族主义者 独断论者 攻击对象 受害者 被压迫者
	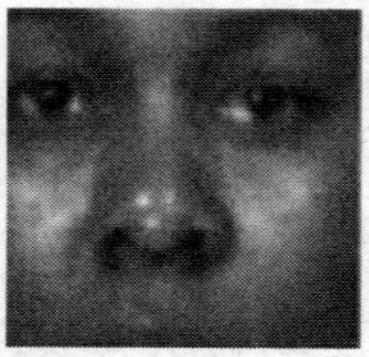	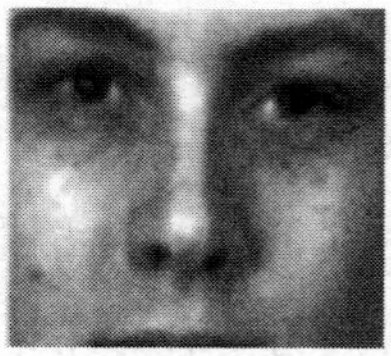	

内隐联想测验是一种使用计算机来测量反应时间的方法，旨在获取内隐态度。测试对比了两组对象建立联系所需的时间，例如"花"与"好"，"虫子"与"坏"，然后比较当参与者被要求将"花"与"坏"和"虫子"与"好"配对时会发生什么。相反配对的平均匹配速度差异决定了 IAT 分数。参与者通常知道他们正在建立这些联系，但由于测试的反应时间短，他们无法控制。500 多项研究已经采用了多种版本的 IAT，发现结果可靠。如上文所示，我们利用两组 IAT 来衡量种族歧视。第一，是个体歧视，我们称为"IAT-p"（针对个体），使用代词"我""我的""他们""他们的"。第二，是群体歧视，我们称为"IAT-g"（群体），我们使用黑人和白人的照片。对于这两种方法，归因分类都是：施虐者、种族主义者、独断论者、攻击对象、受害者和被压迫者。利用这些方法，我们可以识别犯罪者与歧视对象之间的强度差异。

图 3.5 用于测量种族歧视的暴露程度的内隐联想测验

资料来源：卡尼（Carney）等[148]，克里格[8]，克里格等[149]。

很明显，使用 IAT 测量歧视暴露的前两项研究都关注了种族歧视[148,149]，研究表明：①内隐测量并没有发现显性测量所观察到的个体-群体歧视差异，表明这种现象反映了自我表达偏倚；②内隐测量和显性测量之间的相关性很小，这意味着捕捉到了不同的现象，与其他社会心理学研究中所报告的低相关性相比，歧视的内隐测量和显性测量受自我报告偏倚的影响。

第二项研究也报告了两个与健康相关的发现[149]。其一，内隐联想测验和歧视经历与美国黑人的高血压风险独立相关。第二，在控制了年龄、性别、社会经济地位（受访者及其父母的受教育程度）、身体质量指数、社会期望和对不平等待遇的反应后，研究结果发现黑人患高血压的风险明显更高（OR＝1.4；95%CI：1.0~1.9）。然而，通过同时使用内隐联想测验和歧视经历来测量种族歧视暴露，黑人的超额风险在统计学上变得不显著（OR＝1.1；95%CI：0.7~1.7）。因此，这些结果初步表明，关于歧视的健康研究可以利用内隐联想测验数据补充自我报告数据[8]。

多种类型的歧视暴露

朱立安·哈特（Tudor Hart）提出了著名的逆向照顾法，强调需要采取更加综合的方法来调查歧视和健康问题[155]，并指出"健康危害的积累往往与受影响人群的能力和资源成反比"[156]。争论的焦点是多种类型的歧视、剥夺和其他有害暴露的累积[8]。

尽管在表3.4的综述文章中提出了多种类型的歧视，强调需要综合研究，但大多数实证调查仍继续关注于某一特定时间或某种类型的歧视。20世纪90年代中期进行的一项调查显示，非裔美国人中的女同性恋和男同性恋抑郁症发病率比预测的更高，这是基于他们的种族/族裔、性别和性取向来预测总体风险的[157]。与此密切相关的还有一项关于移民和歧视的研究，该研究发现美国有色人种移民报告他们经历种族歧视的可能性较小，尽管他们遭遇语言歧视的可能性更大[138,158,159,160,161,162,163,164]。这一发现并不令人惊讶，因为如果"种族"确实是一种社会结构，那么不在美国出生和长大的人必须了解美国的种族是如何产生的，以及美国的种族歧视是怎样的[158,159,160]。报告的差异和"健康移民"效应（至少对第一代来说）[165,166,167]指出在评估任何一种歧视对健康影响时，不应忽视出生地。由于世界上许多国家的反移民歧视日益增加，从种族和宗教的角度看，"健康移民"效应具有全球意义[167,168]。

联合健康研究是一项横断面调查，主要在 2003 年和 2004 年的波士顿地区的几个工作场所招募来自不同种族/族裔群体的低收入男女员工，有的在美国出生，有的在美国之外出生[169]。我们调查了：①社会经济剥夺；②职业性危害（例如化学物质、粉尘、烟雾和人体工效学压力）；③社会危害（比如种族歧视、工作场所虐待、工作中的性骚扰）；④危险关系（比如亲密伴侣暴力和不安全的性行为）[170,171,172,173]。尽管他们是工会成员，但三分之一的参与者收入低于最低生活保障金（在研究期间相当于 10.54 美元/小时），40% 的人处于美国贫困线以下，黑人和拉丁裔贫困可能性几乎是白人的两倍[170]。

在过去的一年里，85% 的研究人员报告至少经历了 1 次高暴露的职业危害；近一半（46%）报告了 3 次或更多的高暴露，17% 报告了 5 次或更多的高暴露。尽管种族/族裔和性别存在一定差异，但大多数工人都受到高暴露的影响[171,172]。同时，超过 85% 的参与者报告至少暴露于三种社会危害中的一种；黑人工人暴露于这三种危害的比例达 20%～30%，黑人工人是暴露程度最高的群体[170]。此外，一项亚组研究表明，黑人参与者报告的歧视低于美国同行，尽管这种差异随着移民者在美国的居住时间的增加而减少[164]。性骚扰与性取向相关。具体来说，女同性恋、男同性恋、双性恋和跨性别者报告的性骚扰是异性恋者的两倍[170]。此外，约有三分之一的男性报告曾经对亲密伴侣实施暴力，约三分之一的女性报告曾遭受亲密伴侣暴力[170]。

以严重的心理困扰为例，对风险进行准确的描述需要考虑所有的社会危害。研究结果显示，仅对一种危害类型的数据进行分析，得出的风险估计存在偏差，因为未考虑其他类型的危害。此外，不考虑其他因素，针对这三种危害的分析表明，种族歧视造成的损失特别高[173]。

对歧视和健康不平等现象进行严谨的研究

总之，正如本章所述，对歧视和健康不平等的严谨科学研究需要：①弄清不利歧视的剥削和压迫；②在历史背景中，关注领域、路径、水平和时空尺度；③结构水平的测量；④个体水平的测量，不完全依赖于自我报告数据或将歧视视为社会心理暴露；⑤一种具体的分析方法，可以探究歧视如何产生不利影响。

为了研究歧视如何危害健康，不仅要对歧视的可能生物学途径（从怀孕到死亡）进行细致入微的了解，而且还要利用历史、社会和政治敏感性，在时代大背景中进行研究。因此，在特定的国家背景下，评估不同类型的歧视行为是必要的，而研究不仅要加深对已有研究主题（例如种族歧视）对健康影响的了解，还需要加强对研究很少的歧视类型的认识（例如与性别、性行为、残疾、年龄、社会阶层、移民身份和宗教相关的歧视）。

正如本章综述所示，现有的研究保守地估计了歧视对健康的影响。部分原因是歧视作为人际社会心理的压力源，而保守性偏差主要依赖于自我报告的暴露数据，包括只从整体上测量"不平等待遇"的暴露，而没有具体说明歧视的类型或范围。与此同时，尚缺乏关于结构性歧视的影响以及为消除这种歧视所做的努力的研究。尽管数据本身无法纠正健康不平等现象，但缺乏数据表明歧视可以危害健康本身是有害的[1,4]——正如那句老生常谈的格言所说"没有数据，就没有问题"[174]。

本章致谢

本章借鉴了之前的三篇论文[1,8,58]，实证研究得到了美国国立卫生研究院（1 R01 AG027122-01；R03 CA137666-01A1；3R01AG027122-03S1；1R21HD060828-01A2；1 R21 CA168470-01；3R21HD060828-02S1）和罗伯特·伍德·约翰逊社会与健康种子基金（Robert Wood Johnson Society and Health Seed）的资助。

参考文献

[1] Krieger N. Embodying inequality: a review of concepts, measures, and methods for studying health consequences of discrimination. Int J Health Services. 1999; 29: 295-352. Republished and slightly updated as: Krieger, N. Discrimination and health. In: Berkman L, Kawachi I, eds. Social epidemiology. New York: Oxford University Press; 2000. 36-75.

[2] Weiser B, Goldstein J. New York City asks court to vacate rulings on stop-and-frisk tactic. New York Times. 2013 November 10.

[3] Beckfield J, Krieger N. Epi+demos+cracy: linking political systems and priorities to the magnitude of health inequities—evidence, gaps, and a research agenda. Epidemiol Rev. 2009; 31 (1): 152-77.

[4] Krieger N. Epidemiology and the people's health: theory and context. New York: Oxford University Press; 2011.

[5] Longino HE. Studying human behavior: how scientists investigate aggression and sexuality. Chicago: University of Chicago Press; 2013.

[6] Krieger N. Got theory? On the 21st c. CE rise of explicit use of epidemiologic theories of disease distribution: a review and ecosocial analysis. Curr Epidemiol Rep. 2013; 1 (1): 1-12.

[7] National Institutes of Health. Biennial Report of the Director, Fiscal Years 2008 & 2009. 2010 [June 16, 2013]. Available from: http://www. report. nih. gov/biennialreport0809/.

[8] Krieger N. Methods for the scientific study of discrimination and health: an ecosocial approach. Am J Public Health. 2012; 102 (5): 936-44.

[9] Gruskin S, Mills EJ, Tarantola D. History, principles, and practice of health and human rights. Lancet. 2007; 370 (9585): 449-55.

[10] Grodin M, Tarantola D, Annas G, Gruskin S, editors. Health and human rights in a changing world. New York: Routledge; 2013.

[11] World Health Organization Commission on the Social Determinants of Health (CSDH). Closing the gap in a generation: health equity through action on the social determinants of health. Final report of the Commission on Social Determinants of Health. Geneva: World Health Organization, 2008.

[12] National Research Council. Measuring racial discrimination. Blank RM, Babady R, Citro CF, editors. Washington, DC: National Academies Press; 2004.

[13] United Nations General Assembly. Universal declaration of human rights. Resolution 217A (III), Adopted and proclaimed December 10, 1948.

[14] Tomasevski K. Women and human rights. London, UK: Zed Books; 1993.

[15] Krieger N, Alegría M, Almeida-Filho N, Barbosa da Silva J, Barreto ML, Beckfield J, et al. Who, and what, causes health inequities? Reflections on emerging debates from an exploratory Latin American/North American workshop. J Epidemiol Community Health. 2010; 64 (9): 747-9.

[16] Oxford University Press. Oxford English Dictionary On-line. Available from: http://www. oed. com. ezpprod1. hul. harvard. edu/.

[17] Murray P. States' laws on race and color. Athens, GA: Women's Division of Christian Services; 1950.

[18] Jaynes GD, Williams Jr. RM, editors. A common destiny: blacks and American society. Washington, DC: National Academy Press; 1989.

[19] Anderson CE. Eyes off the prize: the United Nations and the African American struggle for human rights, 1944-1955. Cambridge, UK: Cambridge University Press; 2003.

［20］ Chauncey G. Why marriage? The history shaping today's debate over gay equality. New York: Basic Books; 2004.

［21］ Erlanger S. Hollande signs French gay marriage into law. New York Times. 2013 May 18.

［22］ Human Rights Campaign. Marriage Center ［June 17, 2013］. Available from: http://www.hrc.org/campaigns/marriagecenter.

［23］ Institute of Medicine. Unequal treatment: confronting racial and ethnic disparities in health care. Smedley BD, Stith AY, Nelson AR, editors. Washington, DC: National Academies Press; 2003.

［24］ Ruiz MT, Verbrugge LM. A two way view of gender bias in medicine. J Epidemiol Community Health. 1997; 51 (2): 106-9.

［25］ De Vos P. Appendix I: introduction to South Africa's 1996 Bill of Rights. Netherlands Quarterly of Human Rights. 1997; 15: 225-52.

［26］ Sanders D, Chopra M. Key challenges to achieving health for all in an inequitable society: the case of South Africa. Am J Public Health. 2006; 96 (1): 73-8.

［27］ Bond P. South African people power since the mid-1980s: two steps forward, one back. Third World Q. 2012; 33 (2): 243-64.

［28］ Jary D, Jary J, editors. Collins dictionary of sociology. Glasgow, UK: HarperCollins; 1995.

［29］ Marshall G, editor. The concise Oxford dictionary of sociology. Oxford, UK: Oxford University Press; 1994.

［30］ Essed P. Understanding everyday racism: an interdisciplinary theory. London, UK: Sage; 1992.

［31］ Rothenberg P, editor. Race, class, and gender in the United States: an integrated study. 7th ed. New York: St. Martin's Press; 2007.

［32］ Reskin B. The race discrimination system. Annu Rev Sociol. 2012; 38 (1): 17-35.

［33］ Sargent M. Age discrimination and diversity. Cambridge, UK: Cambridge University Press; 2011.

［34］ Badgett MVL, Frank J, editors. Sexual orientation discrimination: an international perspective. New York: Routledge; 2007.

［35］ Vaid U. Irresistible revolution: confronting race, class, and other assumptions of lesbian, gay, bisexual, and transgender politics. New York: Magnus; 2012.

［36］ Sennett R, Cobb J. The hidden injuries of class. New York: Knopf; 1972.

［37］ Crenshaw K. Mapping the margins: intersectionality, identity politics, and violence against women of color. Stanford Law Review. 1991; 43 (6): 1241-99.

［38］ Garry A. Intersectionality, metaphors, and the multiplicity of gender. Hypatia. 2011; 26 (4): 826-50.

［39］ Collins PH. Black feminist thought: knowledge, consciousness, and the politics of empowerment. London, UK: HarperCollins Academic Press; 1990.

［40］ Bobo L, Charles CZ, Krysan M, Simmons AD. The real records on racial attitudes. In: Marsden P, editor. Social trends in American life: findings from the General Social Survey since 1972. Princeton, NJ: Princeton University Press; 2012.

［41］ Banaji MR, Greenwald AG. Blind spot: hidden biases of good people. New York: Delacorte Press; 2013.

［42］ Pincus FL. Reversing discrimination: dismantling the myth. Boulder, CO: Lynne Rienner Publishers; 2003.

［43］ Herrnstein RJ, Murray C. The bell curve: intelligence and class structure in American life. New York: Free Press; 2010.

［44］ Thernstrom S, Thernstrom A. American in black and white: one nation, indivisible. New York: Simon & Schuster; 1997.

［45］ Satel SL. PC, MD: how political correctness is corrupting medicine. New York: Basic Books; 2000.

［46］ Jackman MR. The velvet glove: paternalism and conflict in gender, class, and race relations. Berkeley: University of California Press; 1994.

［47］ Jones RP, Cox D. Old alignment, emerging fault lines: religion in the 2010 election and beyond—findings from the 2010 post-election American Values Survey Washington, DC: Public Religion Institute; 2010 [June 17, 2013]. Available from: http://publicreligion. org/research/2010/11/old-alignments-emerging-fault-lines-religion-in-the-2010-election-and-beyond/.

［48］ Krieger N. Epidemiology and the web of causation: has anyone seen the spider? Soc Sci Med. 1994; 39（7）: 887-903.

［49］ Krieger N. Theories for social epidemiology in the 21st century: an ecosocial perspective. Int J Epidemiol. 2001; 30（4）: 668-77.

［50］ Krieger N. Embodiment: a conceptual glossary for epidemiology. J Epidemiol Community Health. 2005; 59（5）: 350-5. 51.

［51］ Krieger N. Shades of difference: theoretical underpinnings of the medical controversy on black/white differences in the United States, 1830-1870. Int J Health Services. 1987; 17（2）: 259-78.

［52］ Ernst W, Harris B, editors. Race, science and medicine, 1700 - 1960. London, UK: Routledge; 1999.

［53］ Haller JS. Outcasts from evolution: Scientific attitudes of racial inferiority, 1859-1900. Urbana: University of Illinois Press; 1971.

［54］ Kevles DJ. In the name of eugenics: genetics and the uses of human heredity. New York: Knopf; 1985.

［55］ Haraway DJ. Primate visions: Gender, race, and nature in the world of modern science. New York: Routledge; 1989.

［56］ Ziman J. Real science: what it is, and what it means. Cambridge, UK: Cambridge University Press; 2000.

［57］ Krieger N. The science and epidemiology of racism and health: racial/ethnic categories, biological expressions of racism, and the embodiment of inequality—an ecosocial perspective. In: Whitmarsh I, Jones DS, editors. What's the use of race? Genetics and difference in forensics, medicine, and scientific research. Cambridge, MA: MIT Press; 2010. p. 225-55.

［58］ Krieger N. Who and what is a "population"? Historical debates, current controversies, and implications for understanding "population health" and rectifying health inequities. Milbank Q. 2012; 90（4）: 634-81.

［59］ Smith GD. Epidemiology, epigenetics and the "Gloomy Prospect": embracing randomness in population health research and practice. Int J Epidemiol. 2011; 40（3）: 537-62.

［60］ Whitehead M. The concepts and principles of equity and health. Int J Health Services. 1992; 22（3）: 429-45.

［61］ Braveman P. Health disparities and health equity: concepts and measurement. Annu Rev Public Health. 2006; 27（1）: 167-94.

［62］ Krieger N. Defining and investigating social disparities in cancer: critical issues. Cancer Causes Control. 2005; 16（1）: 5-14.

［63］ Galton F. Natural inheritance. London, UK: Macmillan; 1889.

［64］ Galton F. Eugenics: its definition, scope, and aims. Am J Sociol. 1904; 10（1）: 1-25.

［65］ Stigler SM. Regression towards the mean, historically considered. Stat Methods Med Res. 1997; 6（2）: 103-14.

［66］ Limpert E, Stahel WA, Abbt M. Log-normal distributions across the sciences: keys and clues. Bioscience. 2001；51（5）：341-52.

［67］ Smith JM. On the fourteenth query of Thomas Jefferson's notes on Virginia. Anglo-African Magazine. 1859；1：225-38.

［68］ Reyburn R. Remarks concerning some of the diseases prevailing among the freed people in the District of Columbia（bureau refugees, freedmen, and abandoned lands）. Am J Med Sci. 1866；51（102）：364-9.

［69］ Dubois WEB. The health and physique of the Negro American. Atlanta, GA：Atlanta University Press；1906.

［70］ Tibbitts C. The socio-economic background of negro health status. J Negro Educ. 1937；6（3）：413-28.

［71］ Krieger N, Rowley D, Hermann AA, Avery B, Phillips MT. Racism, sexism, and social class：implications for studies of health, disease, and well-being. Am J Prev Med. 1993；9（Suppl 6）：82-122.

［72］ Williams DR, Collins C. US socioeconomic and racial differences in health：patterns and explanations. Annu Rev Sociol. 1995；21：349-86.

［73］ Williams DR, Mohammed SA, Leavell J, Collins C. Race, socioeconomic status, and health：Complexities, ongoing challenges, and research opportunities. Ann N Y Acad Sci. 2010；1186（1）：69-101.

［74］ Shavers VL, Shavers BS. Racism and health inequity among Americans. J Natl Med Assoc. 2006；98：386-96.

［75］ Fix M, Struyk R. Clear and convincing evidence：measurement of discrimination in America. Washington, DC：Urban Institute Press；1993.

［76］ Oliver ML, Shapiro TM. Black wealth/white wealth：10th anniversary edition. New York：Routledge；2006.

［77］ Gravlee CC. How race becomes biology：embodiment of social inequality. Am J Phys Anthropol. 2009；139（1）：47-57.

［78］ Schuman H, Steehm C, Bobo L. Racial attitudes in America：trends and interpretations. Cambridge, MA：Harvard University Press；1985.

［79］ Feagin JR, Sikes MP. Living with racism：the black middle class experience. Boston：Beacon Press；1994.

［80］ Mays VM. Black women, women, stress, and perceived discrimination：the focused support group model as an intervention for stress reduction. Cult Divers Ment Health. 1995；1：53-65.

［81］ Bobo L, Zubrinsky CL, Johnson Jr. JH, Oliver ML. Work orientation, job discrimination, and ethnicity：a focus group perspective. Res Soc Work. 1995；5：45-85.

［82］ Gee GC, Ford CL. Structural racism and health inequities：old issues, new directions. Du Bois Rev. 2011；8（01）：115-32.

［83］ Gee GC, Walsemann KM, Brondolo E. A life course perspective on how racism may be related to health inequities. Am J Public Health. 2012；102（5）：967-74.

［84］ Armstead CA, Lawler KA, Gorden G, Cross J, Gibbons J. Relationship of racial stressors to blood pressure responses and anger expression in black college students. Health Psychol. 1989；8（5）：541-56.

［85］ Jones DR, Harrell JP, Morris-Prather CE, Thomas J, Omowale N. Affective and physiological responses to racism：the roles of afrocentrism and mode of presentation. Ethn Dis. 1996；6：109-22.

［86］ Yankauer A, Jr. The relationship of fetal and infant mortality to residential segregation：an inquiry into social epidemiology. Am Sociol Rev. 1950；15（5）：644-8.

[87] LaVeist TA. The political empowerment and health status of African-Americans: mapping a new terri-
tory. Am J Sociol. 1992; 97 (4): 1080-95.

[88] LaVeist TA. Segregation, poverty, and empowerment: health consequences for African Americans.
Milbank Q. 1993; 71: 41-64.

[89] Wallace R, Wallace D. Socioeconomic determinants of health: community marginalisation and the dif-
fusion of disease and disorder in the United States. BMJ. 1997; 314 (7090): 1341.

[90] Polednak AP. Segregation, poverty, and mortality in urban African Americans. New York: Oxford U-
niversity Press; 1997.

[91] Kennedy B, Kawachi I, Lochner K, Jones C, Prothrow-Stith D. (Dis) respect and black mortali-
ty. Ethn Dis. 1997; 7 (3): 207.

[92] Raudenbush SW. Hierarchical linear models: applications and data analysis methods. Thousands
Oaks, CA: Sage Publications; 2002.

[93] Gelman A. Data analysis using regression and multilevel/hierarchical models. New York: Cambridge
University Press; 2007.

[94] Sen G, Östlin P, the Women, Gender and Equity Knowledge Network. Unequal, unfair, ineffective
and inefficient—gender inequity in health: why it exists and how we change it. Final report to the
WHO Commission on the Social Determinants of Health, September. 2007 [June 17, 2013]. Availa-
ble from: http://www. who. int/social_ determinants/publications/womenandgender/en/index. html.

[95] Connell R. Gender, health and theory: conceptualizing the issue, in local and world perspective. Soc
Sci Med. 2012; 74 (11): 1675-83.

[96] Springer KW, Stellman JM, Jordan-Young RM. Beyond a catalogue of differences: a theoretical frame
and good practice guidelines for researching sex/gender in human health. Soc Sci Med. 2012; 74
(11): 1817-24.

[97] Hawkes S, Buse K. Gender and global health: evidence, policy, and inconvenient truths. Lancet.
2013; 381 (9879): 1783-7.

[98] Fairclough A. Better day coming: blacks and equality, 1890-2000. New York: Viking; 2001.

[99] Chafe WH, Gavins R, Korstad R, editors. Remembering Jim Crow: African Americans tell about life
in the segregated South. New York: New Press; 2001.

[100] Morello-Frosch RA. Discrimination and the political economy of environmental inequality. Environ-
ment and Planning C: Government and Policy. 2002; 20 (4): 477-96.

[101] Alexander M. The new Jim Crow: mass incarceration in the age of colorblindness. New York: The
New Press; 2010.

[102] Moore LD, Elkavich A. Who's using and who's doing time: incarceration, the war on drugs, and
public health. Am J Public Health. 2008; 98 (9 Suppl): S176-S80.

[103] London AS, Myers NA. Race, incarceration, and health: a life-course approach. Res Aging. 2006;
28 (3): 409-22.

[104] Pettit B, Western B. Mass imprisonment and the life course: race and class inequality in U. S. Incar-
ceration. Am Sociol Rev. 2004; 69 (2): 151-69.

[105] Schnittker J, Massoglia M, Uggen C. Incarceration and the health of the African American communi-
ty. Du Bois Rev. 2011; 8 (01): 133-41.

[106] Dumont DM, Brockmann B, Dickman S, Alexander N, Rich JD. Public health and the epidemic of
incarceration. Annu Rev Public Health. 2012; 33: 325.

[107] Alexander M. The new Jim Crow: how the war on drugs gave birth to a permanent American under-
caste: Mother Jones; 2010 [June 17, 2013]. Available from: http://www. motherjones. com/poli-

tics/2010/03/new-jim-crow-war-on-drugs.

[108] National Center for Health Statistics. Health, United States, 2012: With special feature on emergency care. Hyattsville, MD: NCHS, 2013.

[109] American Civil Liberties Union. The war on marijuana in black and white: billions of dollars wasted on racially biased arrests New York: ACLU; 2013 [June 17, 2013]. Available from: https://www. aclu. org/files/assets/aclu-thewaronmarijuanarel2. pdf.

[110] Purtle J. Felon disenfranchisement in the United States: a health equity perspective. Am J Public Health. 2012; 103 (4): 632-7.

[111] Reynolds M. The war on drugs, prison building, and globalization: catalysts for the global incarceration of women. NWSA J. 2008; 20 (2): 72-95.

[112] Liptak A. Supreme Court bolsters gay marriage with two major rulings. New York Times. 2013 June 26.

[113] Hatzenbuehler ML, Keyes KM, Hasin DS. State-level policies and psychiatric morbidity in lesbian, gay, and bisexual populations. Am J Public Health. 2009; 99 (12): 2275-81.

[114] Hatzenbuehler ML, McLaughlin KA, Keyes KM, Hasin DS. The impact of institutional discrimination on psychiatric disorders in lesbian, gay, and bisexual populations: a prospective study. Am J Public Health. 2010; 100 (3): 452-9.

[115] Kuh D, Ben-Shlomo Y, editors. A life course approach to chronic disease epidemiology: tracing the origins of ill-health from early to adult life. 2nd ed. Oxford: Oxford University Press; 2004.

[116] Chay KY, Greenstone M. The convergence in black-white infant mortality rates during the 1960's. Am Econ Rev. 2000; 90 (2): 326-32.

[117] Almond D, Chay KY, Greenstone M. Civil rights, the war on poverty, and black-white convergence in infant mortality in the rural South and Mississippi. MIT Department of Economics: Working Paper No. 07-04; 2006 [June 17, 2013]. Available from: http://papers. ssrn. com/sol3/papers. cfm? abstract_ id=961021.

[118] Almond D, Chay KY. The long-run and intergenerational impact of poor infant health: evidence from cohorts born during the civil rights era. 2008 [June 17, 2013]. Available from: http://users. nber. org/~almond/chay_npc_paper. pdf.

[119] Kaplan G, Ranjit N, Burgard S. Lifting gates, lengthening lives: did civil rights policies improve the health of African-American women in the 1960s and 1970s? In: Schoeni RF, House JS, Kaplan G, Pollack H, editors. Making Americans healthier: social and economic policy as health policy. New York: Russell Sage Foundation; 2008. p. 145-70.

[120] Krieger N, Chen JT, Coull B, Waterman PD, Beckfield J. The unique impact of abolition of Jim Crow laws on reducing inequities in infant death rates and implications for choice of comparison groups in analyzing societal determinants of health. Am J Public Health. 2013; 103 (12): 2234-44.

[121] Brave Heart MY, DeBruyn LM. The American Indian holocaust: healing historical unresolved grief. Am Ind Alaska Native Mental Health Res. 1998; 2: 56-78.

[122] Whitbeck L, Adams G, Hoyt D, Chen X. Conceptualizing and measuring historical trauma among American Indian people. Am J Community Psychol. 2004; 33 (3-4): 119-30.

[123] Carson B, Dunbar T, Chenhall RD, Bailie R. Social determinants of Indigenous health. Crows Nest, NSW, Australia: Allen & Unwin; 2007.

[124] Walters KL, Mohammed SA, Evans-Campbell T, Beltrán RE, Chae DH, Duran B. Bodies don't just tell stories, they tell histories. Du Bois Rev. 2011; 8 (01): 179-89.

[125] Prince RM. Second generation effects of historical trauma. Psychoanal Rev. 1985; 72 (1): 9-29.

[126] Appiah KA. The honor code: how moral revolutions happen. New York: WW Norton & Company; 2010.

[127] Krieger N. Racial and gender discrimination: risk factors for high blood pressure? Soc Sci Med. 1990; 30 (12): 1273-81.

[117] Krieger N, Smith K, Naishadham D, Hartman C, Barbeau EM. Experiences of discrimination: validity and reliability of a self-report measure for population health research on racism and health. Soc Sci Med. 2005; 61 (7): 1576-96.

[129] Williams DR, Yan Yu, Jackson JS, Anderson NB. Racial differences in physical and mental health: socio-economic status, stress and discrimination. J Health Psychol. 1997; 2 (3): 335-51.

[130] Schulz AJ, Gravlee CC, Williams DR, Israel BA, Mentz G, Rowe Z. Discrimination, symptoms of depression, and selfrated health among African American women in Detroit: results from a longitudinal analysis. Am J Public Health. 2006; 96 (7): 1265-70.

[131] Lewis TT, Everson-Rose SA, Powell LH, Matthews KA, Brown C, Karavolos K, et al. Chronic exposure to everyday discrimination and coronary artery calcification in African-American women: the SWAN heart study. Psychosom Med. 2006; 68 (3): 362-8.

[132] Gee GC, Spencer MS, Chen J, Takeuchi D. A nationwide study of discrimination and chronic health conditions among Asian Americans. Am J Public Health. 2007; 97 (7): 1275-82.

[133] Pérez DJ, Fortuna L, Alegría M. Prevalence and correlates of everyday discrimination among U. S. Latinos. J Community Psychol. 2008; 36 (4): 421-33.

[134] Lewis TT, Aiello AE, Leurgans S, Kelly J, Barnes LL. Self-reported experiences of everyday discrimination are associated with elevated C-reactive protein levels in older African-American adults. Brain Behav Immun. 2010; 24 (3): 438-43.

[135] US Department of Justice. Civil Rights Division. 2013 [June 17, 2013]. Available from: http:// www. justice. gov/crt/.

[136] Brown TN. Measuring self-perceived racial and ethnic discrimination in social surveys. Sociol Spectr. 2001; 21 (3): 377-92.

[137] Shariff-Marco S, Gee GC, Breen N, Willis G, Reeve BB, Grant D, et al. A mixed-methods approach to developing a self-reported racial/ethnic discrimination measure for use in multiethnic health surveys. Ethn Dis. 2009; 19: 447-53.

[138] Shariff-Marco S, Breen N, Landrine H, Reeve BB, Krieger N, Gee GC, et al. Measuring everyday racial/ethnic discrimination in health surveys. Du Bois Rev. 2011; 8 (01): 159-77.

[139] Sims M, Diez-Roux AV, Dudley A, Gebreab S, Wyatt SB, Bruce MA, et al. Perceived discrimination and hypertension among African Americans in the Jackson Heart Study. Am J Public Health. 2012; 102 (S2): S258-S65.

[140] Albert MA, Cozier Y, Ridker PM, Palmer JR, Glynn RJ, Rose L, et al. Perceptions of race/ethnic discrimination in relation to mortality among black women: results from the Black Women's Health Study. Arch Intern Med. 2010; 170 (10): 896-904.

[141] Taylor TR, Williams CD, Makambi KH, Mouton C, Harrell JP, Cozier Y, et al. Racial discrimination and breast cancer incidence in US black women: The Black Women's Health Study. Am J Epidemiol. 2007; 166 (1): 46-54.

[142] Greenwald AG, Nosek BA, Banaji MR. Understanding and using the Implicit Association Test: I. An improved scoring algorithm. J Pers Soc Psychol. 2003; 85 (2): 197-216.

[143] Greenwald AG, Poehlman TA, Uhlmann E, Banaji MR. Understanding and using the Implicit Association Test: III. Metaanalysis of predictive validity. J Pers Soc Psychol. 2009; 97 (1): 17-41.

[144] Fazio RH, Olson MA. Implicit measures in social cognition research: their meaning and use. Annu Rev Psychol. 2003; 54 (1): 297-327.

[145] Green A, Carney D, Pallin D, Ngo L, Raymond K, Iezzoni L, et al. Implicit bias among physicians and its prediction of thrombolysis decisions for black and white patients. J Gen Intern Med. 2007; 22 (9): 1231-8.

[146] van Ryn M, Burgess DJ, Dovidio JF, Phelan SM, Saha S, Malat J, et al. The impact of racism on clinician cognition, behavior, and clinical decision making. Du Bois Rev. 2011; 8 (01): 199-218.

[147] Shavers VL, Fagan P, Jones D, Klein WMP, Boyington J, Moten C, et al. The state of research on racial/ethnic discrimination in the receipt of health care. Am J Public Health. 2012; 102 (5): 953-66.

[148] Carney DR, Banaji MR, Krieger N. Implicit measures reveal evidence of personal discrimination. Self Identity. 2010; 9 (2): 162-76.

[149] Krieger N, Carney D, Lancaster K, Waterman PD, Kosheleva A, Banaji M. Combining explicit and implicit measures of racial discrimination in health research. Am J Public Health. 2010; 100 (8): 1485-92.

[150] Crosby F. The denial of personal discrimination. Am Behav Sci. 1984; 27 (3): 371-86.

[151] Taylor DM, Wright SC, Moghaddam FM, Lalonde RN. The personal/group discrimination discrepancy: perceiving my group, but not myself, to be a target for discrimination. Pers Soc Psychol Bull. 1990; 16 (2): 254-62.

[152] Krieger N, Sidney S. Racial discrimination and blood pressure: the CARDIA study of young black and white adults. Am J Public Health. 1996; 86 (10): 1370-8.

[153] Huebner DM, Davis MC. Perceived antigay discrimination and physical health outcomes. Health Psychol. 2007; 26 (5): 627-34.

[154] Chae DH, Lincoln KD, Adler NE, Syme SL. Do experiences of racial discrimination predict cardiovascular disease among African American men? The moderating role of internalized negative racial group attitudes. Soc Sci Med. 2010; 71 (6): 1182-8.

[155] Tudor Hart J. The inverse care law. Lancet. 1971; 297 (7696): 405-12.

[156] Krieger N, Chen JT, Waterman PD, Hartman C, Stoddard AM, Quinn MM, et al. The inverse hazard law: blood pressure, sexual harassment, racial discrimination, workplace abuse and occupational exposures in US low-income black, white and Latino workers. Soc Sci Med. 2008; 67 (12): 1970-81.

[157] Cochran SD, Mays VM. Depressive distress among homosexually active African American men and women. Am J Psychiatry. 1994; 151 (4): 524-9.

[158] Waters MC. Black identities: West Indian immigrant dreams and American realities. Cambridge, MA: Harvard University Press; 2001.

[159] Hall SP, Carter RT. The relationship between racial identity, ethnic identity, and perceptions of racial discrimination in an Afro-Caribbean descent sample. J Black Psychol. 2006; 32 (2): 155-75.

[160] Deaux K, Bikmen N, Gilkes A, Ventuneac A, Joseph Y, Payne YA, et al. Becoming American: stereotype threat effects in Afro-Caribbean immigrant groups. Soc Psychol Q. 2007; 70: 384-404.

[161] Araújo BY, Borrell LN. Understanding the link between discrimination, mental health outcomes, and life chances among Latinos. Hisp J Behav Sci. 2006; 28 (2): 245-66.

[162] Viruell-Fuentes EA. Beyond acculturation: immigration, discrimination, and health research among Mexicans in the United States. Soc Sci Med. 2007; 65 (7): 1524-35.

［163］ Yoo HC, Gee GC, Takeuchi D. Discrimination and health among Asian American immigrants: disentangling racial from language discrimination. Soc Sci Med. 2009; 68 (4): 726-32.

［164］ Krieger N, Kosheleva A, Waterman PD, Chen JT, Koenen K. Racial discrimination, psychological distress, and self-rated health among US-born and foreign-born black Americans. Am J Public Health. 2011; 101 (9): 1704-13.

［165］ Jasso G, Massey DS, Rosenzweig MR, Smith JP. Immigrant health: selectivity and acculturation. In: Anderson NB, Bulatatoa RA, Cohen B, editors. Critical perspectives on racial and ethnic differences in later life. Washington, DC: National Research Council, National Academies Press; 2003. p. 227-66.

［166］ Gee GC, Ro A, Shariff-Marco S, Chae D. Racial discrimination and health among Asian Americans: Evidence, assessment, and directions for future research. Epidemiol Rev. 2009; 31 (1): 130-51.

［167］ Viruell-Fuentes EA, Miranda PY, Abdulrahim S. More than culture: Structural racism, intersectionality theory, and immigrant health. Soc Sci Med. 2012; 75 (12): 2099-106.

［168］ Karraker MW. Introduction: global migration in the twenty-first century. In: Karraker MW, editor. The other people: interdisciplinary perspectives on migration. New York: Palgrave Macmillan; 2013. p. 3-24.

［169］ Barbeau EM, Hartman C, Quinn MM, Stoddard AM, Krieger N. Methods for recruiting White, Black, and Hispanic working-class women and men to a study of physical and social hazards at work: the United for Health study. Int J Health Services. 2007; 37 (1): 127-44.

［170］ Krieger N, Waterman PD, Hartman C, Bates LM, Stoddard AM, Quinn MM, et al. Social hazards on the job: workplace abuse, sexual harassment, and racial discrimination—a study of Black, Latino, and White low-income women and men workers in the United States. Int J Health Services. 2006; 36 (1): 51-85.

［171］ Quinn MM, Sembajwe G, Stoddard AM, Kriebel D, Krieger N, Sorensen G, et al. Social disparities in the burden of occupational exposures: results of a cross-sectional study. Am J Ind Med. 2007; 50 (12): 861-75.

［172］ Sembajwe G, Quinn M, Kriebel D, Stoddard A, Krieger N, Barbeau E. The influence of sociodemographic characteristics on agreement between self-reports and expert exposure assessments. Am J Ind Med. 2010; 53 (10): 1019-31.

［173］ Krieger N, Kaddour A, Koenen K, Kosheleva A, Chen JT, Waterman PD, et al. Occupational, social, and relationship hazards and psychological distress among low-income workers: implications of the "inverse hazard law." J Epidemiol Community Health. 2011; 65 (3): 260-72.

［174］ Krieger N. Data, "race," and politics: a commentary on the epidemiological significance of California's Proposition 54. J Epidemiol Community Health. 2004; 58 (8): 632-3.

［175］ Office of Management and Budget. Revisions to the standards for the classification of federal data on race and ethnicity. Federal Registrar Notice. 30 October 1997 [June 17, 2013]. Available from: http://www.whitehouse.gov/omb/fedreg_1997standards/.

［176］ ADA. Americans with Disabilities Act. 1990 [June 17, 2013]. Available from: http://www.ada.gov/2010_regs.htm.

［177］ GINA. The Genetic Information Nondiscrimination Act of 2008. 2008 [June 17, 2013]. Available from: http://www.eeoc.gov/laws/statutes/gina.cfm.

［178］ US Government. Periodic Report of the United States of America to the United Nations Committee on the Elimination of Racial Discrimination concerning the International Convention on the Elimination of All Forms of Racial Discrimination. 2013 [June 27, 2013]. Available from: http://www.state.gov/documents/organization/210817.pdf.

[179] US Census. Detailed tables on wealth and ownership assets: 2011. 2013 [June 17, 2013]. Available from: http://www.census.gov/people/wealth/data/dtables.html

[180] US Census. People in poverty by selected characteristics: 2010 and 2011. 2013 [June 17, 2013]. Available from: http://www.census.gov/hhes/www/poverty/data/incpovhlth/2011/table3.pdf.

[181] Macartney S, Bishaw A, Fontenot K. Poverty rates for selected detail race and Hispanic groups by state and place: 2007-2011: American Community Survey Briefs, 2013. February. ACSBR/11-17: [Available from: http://www.census.gov/prod/2013pubs/acsbr11-17.pdf.

[182] US Bureau of Labor Statistics. Labor force characteristics by race and ethnicity, 2011. 2013 [June 17, 2013]. Available from: http://www.bls.gov/cps/cpsrace2011.pdf.

[183] National Center for Health Statistics. Health, United States, 2009: with special feature on medical technology. Hyattsville, MD: Centers for Disease Control and Prevention, 2010.

[184] Hardy-Fanta C, Lien P-t, Pinderhughes DM, Sierra CM. Gender, race, and descriptive representation in the United States: findings from the Gender and Multicultural Leadership Project. Journal of Women, Politics and Policy. 2006; 28 (3-4): 7-41.

[185] Pascoe EA, Richman LS. Perceived discrimination and health: A meta-analytic review. Psychol Bull. 2009; 135 (4): 531-54.

[186] Santry HP, Wren SM. The role of unconscious bias in surgical safety and outcomes. Surg Clin North Am. 2012; 92 (1): 137-51.

[187] Goto JB, Couto PFM, Bastos JL. Systematic review of epidemiological studies on interpersonal discrimination and mental health. Cadernos de Saúde Pública. 2013; 29 (3): 445-59.

[188] Williams DR, Williams-Morris R. Racism and mental health: the African American experience. Ethn Health. 2000; 5 (3-4): 243-68.

[189] Williams DR, Neighbors HW, Jackson JS. Racial/ethnic discrimination and health: findings from community studies. Am J Public Health. 2003; 93 (2): 200-8.

[190] Schnittker J, McLeod JD. The social psychology of health disparities. Annu Rev Sociol. 2005; 31: 75-103.

[191] Paradies Y. A systematic review of empirical research on self-reported racism and health. Int J Epidemiol. 2006; 35 (4): 888-901.

[192] Williams DR, Mohammed SA. Discrimination and racial disparities in health: evidence and needed research. J Behav Med. 2009; 32 (1): 20-47.

[193] Brondolo E, Brady ver Halen N, Pencille M, Beatty D, Contrada R. Coping with racism: a selective review of the literature and a theoretical and methodological critique. J Behav Med. 2009; 32 (1): 64-88.

[194] Brondolo E, Love EE, Pencille M, Schoenthaler A, Ogedegbe G. Racism and hypertension: a review of the empirical evidence and implications for clinical practice. Am J Hypertens. 2011; 24 (5): 518-29.

[195] Brondolo E, Libretti M, Rivera L, Walsemann KM. Racism and social capital: the implications for social and physical wellbeing. J Soc Issues. 2012; 68 (2): 358-84.

[196] Couto PF, Goto JB, Bastos JL. Pressão arterial e discriminação interpessoal: revisão sistemática de estudos epidemiológicos. Arquivos Brasileiros de Cardiologia. 2012; 99: 956-63.

[197] Pachter LM, Coll CG. Racism and child health: a review of the literature and future directions. J Dev Behav Pediatr. 2009; 30 (3): 255-63.

[198] Sanders-Phillips K, Settles-Reaves B, Walker D, Brownlow J. Social inequality and racial discrimination: risk factors for health disparities in children of color. Pediatrics. 2009; 124 (Suppl 3): S176-S86.

[199] Wyatt SB, Williams DR, Calvin R, Henderson FC, Walker ER, Winters K. Racism and cardiovascular disease in African Americans. Am J Med Sci. 2003; 325 (6): 315-31.

[200] Brondolo E, Rieppi R, Kelly K, Gerin W. Perceived racism and blood pressure: a review of the literature and conceptual and methodological critique. Ann Behav Med. 2003; 25 (1): 55-65.

[201] Giscombé CL, Lobel M. Explaining disproportionately high rates of adverse birth outcomes among African Americans: the impact of stress, racism, and related factors in pregnancy. Psychol Bull. 2005; 131: 662-83.

[202] Mays VM, Cochran SD, Barnes NW. Race, race-based discrimination, and health outcomes among African Americans. Annu Rev Psychol. 2007; 58 (1): 201-25.

[203] Giurgescu C, McFarlin BL, Lomax J, Craddock C, Albrecht A. Racial discrimination and the black-white gap in adverse birth outcomes: a review. J Midwifery Womens Health. 2011; 56 (4): 362-70.

[204] Pieterse AL, Todd NR, Neville HA, Carter RT. Perceived racism and mental health among black American adults: A metaanalytic review. J Couns Psychol. 2012; 59 (1): 1-9.

[205] Cuffee Y, Hargraves JL, Allison J. Exploring the association between reported discrimination and hypertension among African Americans: a systematic review. Ethn Dis. 2012; 22 (4): 422-31.

[206] Paradies Y. A review of psychosocial stress and chronic disease for 4th world indigenous peoples and African Americans. Ethn Dis. 2006; 16 (1): 295.

[207] Nadimpalli SB, Hutchinson MK. An integrative review of relationships between discrimination and Asian American health. J Nurs Scholarsh. 2012; 44 (2): 127-35.

[208] Clough J, Lee S, Chae DH. Barriers to health care among Asian immigrants in the United States: a traditional review. J Health Care Poor Underserved. 2013; 24 (1): 384-403.

[209] Acevedo-Garcia D, Lochner KA, Osypuk TL, Subramanian SV. Future directions in residential segregation and health research: a multilevel approach. Am J Public Health. 2003; 93 (2): 215-21.

[210] Brulle RJ, Pellow DN. Environmental justice: human health and environmental inequalities. Annu Rev Public Health. 2006; 27 (1): 103-24.

[211] Mohai P, Pellow D, Roberts JT. Environmental justice. Annu Rev Environ Resour. 2009; 34 (1): 405-30.

[212] Kramer MR, Hogue CR. Is segregation bad for your health? Epidemiol Rev. 2009; 31 (1): 178-94.

[213] Landrine H, Corral I. Separate and unequal: residential segregation and black health disparities. Ethn Dis. 2009; 19 (2): 179-84.

[214] White K, Borrell LN. Racial/ethnic residential segregation: framing the context of health risk and health disparities. Health and Place. 2011; 17 (2): 438-48.

[215] White K, Haas JS, Williams DR. Elucidating the role of place in health care disparities: the example of racial/ethnic residential segregation. Health Services Research. 2012; 47 (3: Part II): 1278-1299.

[216] Kressin NR, Raymond KL, Manze M. Perceptions of race/ethnicity-based discrimination: a review of measures and evaluation of their usefulness for the health care setting. J Health Care Poor Underserved. 2008; 19 (3): 697.

[217] Bastos JL, Celeste RK, Faerstein E, Barros AJD. Racial discrimination and health: A systematic review of scales with a focus on their psychometric properties. Soc Sci Med. 2010; 70 (7): 1091-9.

[218] Swanson NG. Working women and stress. J Am Med Womens Assoc. 2000; 55 (2): 76.

［219］ Raine R. Does gender bias exist in the use of specialist health care? J Health Serv Res Policy. 2000；
5（4）：237-49.

［220］ Govender V, Penn-Kekana L. Gender biases and discrimination：a review of health care interperson-
al interactions. Background paper prepared for the Women and Gender Equity Knowledge Network of
the WHO Commission on Social Determinants of Health. 2007［June 17, 2013］. Available from：ht-
tp：//www. who. int/social _ determinants/resources/gender _ biases _ and _ discrimination _ wgkn _
2007. pdf.

［221］ LeResche L. Defining gender disparities in pain management. Clin Orthop Relat Res. 2011；469
（7）：1871-7.

［222］ McDonald P. Workplace sexual harassment 30 years on：a review of the literature. Int J Manag Rev.
2012；14（1）：1-17.

［223］ Williamson IR. Internalized homophobia and health issues affecting lesbians and gay men. Health Ed-
ucation Research. 2000；15（1）：97-107.

［224］ Dean L, Meyer I, Robinson K, Sell R, Sember R, Silenzio VB, et al. Lesbian, gay, bisexual, and
transgender health：findings and concerns. J Gay Lesbian Med Assoc. 2000；4（3）：102-51.

［225］ Meyer IH. Prejudice, social stress, and mental health in lesbian, gay, and bisexual populations：
conceptual issues and research evidence. Psychol Bull. 2003；129（5）：674-97.

［226］ Szymanski DM, Kashubeck-West S, Meyer J. Internalized heterosexism：measurement, psychosocial
correlates, and research directions. Couns Psychol. 2008；36（4）：525-74.

［227］ De Santis JP. HIV infection risk factors among male-to-female transgender persons：a review of the
literature. J Assoc Nurses AIDS Care. 2009；20（5）：362-72.

［228］ Newcomb ME, Mustanski B. Internalized homophobia and internalizing mental health problems：a
meta-analytic review. Clin Psychol Rev. 2010；30（8）：1019-29.

［229］ Burns JK. Mental health and inequity：a human rights approach to inequality, discrimination, and
mental disability. Health Hum Rights. 2009；11（2）：19-31.

［230］ Thornicroft G, Rose D, Kassam A. Discrimination in health care against people with mental illness.
Int Rev Psychiatry. 2007；19（2）：113-22.

［231］ Emerson E, Madden R, Robertson J, Graham H, Hatton C, Llewellyn G. Intellectual and physical
disability, social mobility, social inclusion and health：background paper for the Marmot Review
Lancaster, U. K.：Center for Disability Research（CeDR）, 2009［June 17, 2013］. Available
from：http：//eprints. lancs. ac. uk/26403/1/Disability_Social_Mobility_Social_Inclusion. pdf.

［232］ Ory M, Kinney Hoffman M, Hawkins M, Sanner B, Mockenhaupt R. Challenging aging stereotypes：
strategies for creating a more active society. Am J Prev Med. 2003；25（3, Suppl 2）：164-71.

［233］ Bugental DB, Hehman JA. Ageism：a review of research and policy implications. Soc Issues Policy
Rev. 2007；1（1）：173-216.

［234］ Meisner BA. Physicians' attitudes toward aging, the aged, and the provision of geriatric care：a sys-
tematic narrative review. Crit Public Health. 2012；22（1）：61-72.

第四章

收入不平等

河内一郎 （Ichiro Kawachi）

萨勃拉曼尼亚 （S. V. Subramanian）

为什么关注收入不平等？

低收入不利于健康（见第二章）。穷人常常无法负担健康生活方式所产生的费用，例如保证孩子有充足的营养，支付在冬夏两季取暖制冷的费用。除了绝对意义上的剥夺，即无法满足人们对食物、住房和衣服的基本需求以外，贫穷也意味着缺乏完全融入社会的收入。例如，欲以公民的身份参与类似美国这样的富裕社会，必须获取更多的商品和服务，如通信手段（互联网）和交通工具（以抵达工作地点）。罗马斯多葛派哲学家塞涅卡（Seneca，公元前4年~公元65年）认为，富裕社会中的贫穷是最糟糕的。① 在本章我们将讨论收入不平等损害人群健康的相关证据，即收入的社会分配是否会比低收入更影响健康和幸福？

过去40年，包括美国在内的许多国家和地区收入不平等现象均有所增加，促使一些学者开始认识收入不平等对社会凝聚力的侵蚀作用［见斯蒂格利茨（Stiglitz）的例子[1]］。情况并非一直如此，例如从第二次世界大战结束到1973年的石油危机，美国五分之一的家庭收入以每年大约2.5%的速

---

① "他们会想出最严重的贫困，穷人的财富。"——摘自《致卢西利厄斯的道德信札》中的第74封信。

度平缓增长。收入分配在这几十年变化不大，有关这个话题的学术研究较少，不止一位经济学家将这种趋势比作"长草"（watching the grass grow）[2]。2013 年，伯克利大学的经济学家伊曼纽尔·赛斯（Emmanuel Saez）利用所得税记录发布了有关收入不平等的最新数据[3]。赛斯调查了美国最富有人群的收入，即收入占前 0.01% 的人，在 2002 年至 2012 年的 10 年间，收入增长了 76.2%（即跨过了经济大萧条），而排在后 90% 的人经通货膨胀调整后收入下降了 10.7%。现在美国的收入不平等程度已达到了自 1913 年政府首次征收所得税以来的最高水平。

收入不平等与人群健康相联系的三种解释

收入不平等威胁人群健康吗？在本章我们研究了收入不平等为什么及如何与人群健康联系起来的三种不同的解释。这三种解释不是互斥的，它们可能全部正确，也可能部分正确，或全部错误。我们总结了支持这些解释的理论和实证依据。

绝对收入效应

表 4.1[4,5] 显示了将收入不平等与人群健康联系起来的三种解释。我们将第一种解释称为绝对收入效应，曲线的形状取决于个体收入与健康状况之间关系。个体（或家庭）收入与健康之间关系曲线的形状是上凸的，即一阶导数为正（$d' > 0$），二阶导数为负（$d'' < 0$），如图 4.1 所示。简单地说，随着收入的增加，健康的边际效应会逐渐减少。曲线的形状揭示了一个强有力的，几乎被普遍观察到的收入/健康关系的特征，即相对于已经有足够收入以满足营养、住所和衣服等需求的家庭来说，在收入非常低的家庭中，每增加一美元收入能带来更大的效益。实际上，在 x 轴的某个点附近，曲线一定是完全平直的，其代表着理论上的最大寿命。因此，亿万富翁不能通过多赚取一美元来延长寿命。

表 4.1 将收入不平等与人群健康联系起来的三种解释

理论	公式	机制
绝对收入效应	hi=f（yi） f′> 0，f″< 0	收入和健康之间的上凸形曲线表明在其他条件不变的情况下，社会越不平等，平均健康状况越差
相对收入效应	hi=f（yi-yp）	收入不平等导致你和其他人的收入差距变大，这个差距的大小会导致压力和挫败感
收入不平等的情境效应	hi=f（yi, Gini）	当最富有的前1%与其他人差距较大时，会对其他99%的底层人群的生活质量造成"污染效应"（pollution effects）

资料来源：瓦格斯塔夫（Wagstaff）和范·杜斯拉（Van Doorslaer）[5]；萨勃拉曼尼亚和河内一郎[4]。

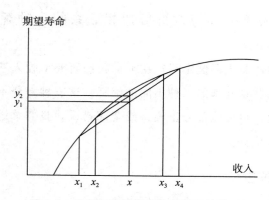

图 4.1 收入与期望寿命之间的理论关系
资料来源：罗杰斯（Rodgers）[6]。

罗杰斯[6]指出，收入与健康关系的上凸形曲线，表示收入分配对人群健康有着重要影响。我们用一个理想化的实验来说明这一点。有两个体 x_1 和 x_4，生活在一个荒芜的热带岛屿上（见图4.1）。假设人的收入与期望寿命相关（见第二章），这个岛屿上的人平均期望寿命为 y_1。现在，假设我们对富人（x_4）征税，并将税收转移给穷人（x_1），使得从 x_1 到 x_4 的收入差距缩小为 x_2 到 x_3。平均收入保持不变，也就实现了收入的转移。税后岛上估计的平均寿命上升到了 y_2。如果我们分析这种情况，可以发现在经济发展水平（人均国内生产总值）相当并且所有其他因素均相同的社会中，具有较小收入分配差距的社会将具有较高的平均期望寿命。这个机制的原理在于，收入转移给穷人导致的期望寿命增长大于削减富人收入导致的健康状况下降。

罗杰斯认为这是对健康问题慈善原则的重申。例如，由沃伦·巴菲特（Warren Buffett）和比尔·盖茨（Bill Gates）于2010年发起的捐赠誓言，鼓励全世界最富有的人向慈善事业捐赠财富。当亿万富豪向全世界的穷人捐赠数十亿美元时，他们的慷慨解囊不会对自己的期望寿命产生不利影响①。另外，全球三分之二的人仍然靠着每天低于2美元的收入度日，有时甚至几美元都可能意味着生与死，例如能否购买防虫蚊帐（平均花费3~5美元）。

有关收入不平等与健康的研究，将绝对收入效应和统计学谬误（statistical artefact）混为一谈[7]，认为收入分配和健康之间存在虚假关联，这与前面所述显然相矛盾。然而只要我们接受以下这几点，这个关系就没有任何不实之处。①收入和健康之间存在部分因果关系；②收入和健康之间的关系曲线是上凸的；③富人的收入必须转移给穷人。正如迪顿（Deaton）[8]指出的那样，使用"谬误"这个术语表明收入不平等与健康之间没有真正的联系，并且这种再分配政策不能改善平均人群健康状况。事实并非如此，如果增加收入能改善健康，并存在边际递减效应，从富到贫的再分配将会改善平均人群健康状况。

我们根据绝对收入与健康的曲线形状发现收入分配与人群健康相关，那么这个影响能有多大？布莱克利（Blakely）和威尔逊（Wilson）[9]试图在新西兰回答这个问题。研究人员将130万处在工龄期的新西兰人口普查数据与随访三年的死亡记录联系起来，以便评估各收入层次家庭的死亡风险（新西兰人口普查报告），然后模拟将一部分人群的收入转移到另一部分人群的后果。模拟结果显示，在控制包括年龄、婚姻状况、教育程度、车辆拥有情况、社区经济剥夺评分等因素的情况下，将人群收入向平均收入移动10%（相当于基尼系数降低10%，基尼系数计算见本章后附录），

---

① 事实上，一些证据表明，捐赠金钱来帮助他人可能会改善捐赠者的健康和幸福，因为这使他/她能够沐浴在做好事的光辉中[6a]。在这种情况下，慈善事业的健康后果将是正和（双赢），而不是零和。

人群的总死亡率约降低 4 个百分点。尽管总死亡率下降 4 个百分点对整个群体的影响是有限的，但在新西兰这种规模的国家，每年约减少 1100 人死亡，这几乎是每年车祸所致死亡人数的 3 倍（$N \approx 350$）。这些评估可能夸大降低收入不平等所带来的效应，因为他们假设降低死亡风险的全部收益都来自将收入分配从富裕人群转移到贫困人群。此外，这个评估未考虑收入转移时的潜在收入损失，即阿瑟·奥肯（Arthur Okun）著名的"漏桶"问题。① 然而，这个模拟提供了一个粗略的数字，指出社会的高度收入不平等而造成的潜在人群健康损失。

相对收入假设

第二个将收入分配与健康相关联的观点是相对收入假设。该理论认为随着收入不平等程度的加深，个体的收入与其他人的差距越来越大（见表 4.1 中的术语"yi-yp"）。相对收入效应区别于绝对收入效应。例如个体可能拥有（绝对意义上的）足够的收入以满足基本需求如食物和住房，但是无力购买社区中的其他人能够负担得起的资源和服务。

该理论认为社会比较产生了两种截然不同的心理效应：①地位竞争；②违反公平规范。其假设两种过程都是通过压力和挫败感来影响健康。托尔斯坦·凡勃伦（Thorstein Veblen）在《有闲阶级论》（*Theory of the Leisure Class*）中首次描述了地位竞争，认为这是一种炫耀性消费与炫耀性休闲[10]，即富人通过购买奢侈品和服务来展现自己的社会地位和权利。② 值得注意的是，地位竞争并不仅限于亿万富豪和他们购买的奢侈品，在中产阶级甚至穷人中也可以观察到。因此，哈佛大学的经济学家詹姆斯·杜森伯里（James Duesenberry）首次指出[11]，对其他人消费习惯的认识往往会

---

① 在实施收入转移时，"钱必须在漏桶中从富人转移到穷人。其中一些钱会在运输途中消失，因此穷人不会收到从富人那里拿走的所有钱"[9a:p.91]。

② 例如，布鲁斯·克内希特的著作《宏伟的野心：一艘非凡的游艇、建造它的人，以及买不起它的百万富翁》（2013 年），可以作为当代民族志的研究著作来欣赏，它研究了富人为了在豪华游艇的建造上胜过他人而进行的地位竞争的程度。一位船主在船上安装了一台造雪机，这促使另一位船主建造了一个音乐厅来容纳 50 名成员的管弦乐队；还有一个船主设置了 T 台，可以让超级名模飞来展示最新的时装；等等。

促使人们模仿这些做法，这就是所谓的示范效应 ［或称为"攀比效应"（keeping up with the Joneses effect）］。当经济能力有限的人们成为示范效应的牺牲品时，例如被具有说服力的广告所吸引，或者如约翰·肯尼斯·加尔布雷斯（John Kenneth Galbraith）[12]所说的"需求创造"，进而导致储蓄减少和债务。在下一节中，我们会回顾来自文化人类学的实证证据，探讨示范效应对穷人健康的影响。在这里我们还要指出，示范效应并不局限于奢侈品消费。许多奢侈品最终可能成为"必需品"。例如，对一个位于美国郊区的家庭来说，不能使用高速的网络或拥有一部手机可能不是绝对意义上的低收入，但他们通常被认为是相对剥夺的。

从前面的描述可以看出，相对收入与相对剥夺概念密切相关。朗塞曼（W. G. Runciman）认为："（ⅰ）当个体没有 X（这里指收入），（ⅱ）但他看见其他人有 X，（ⅲ）他想要 X，（ⅳ）他认为自己拥有 X 是可行的，那么我们大致可以认为这个个体的 X 是相对剥夺的。"[13]并不是每个人都会产生相对剥夺感的社会敏感。假设两个世界的购买力相等，需要从以下两种假想情景中做出选择。

A. 你生活在一个这样的世界里，你当前的收入是 5 万美元，而你所知道的其他所有人都赚了 2.5 万美元。

B. 你生活在一个这样的世界里，你当前的收入是 10 万美元，而你所知道的其他所有人都赚了 25 万美元。

受访者需要在这两个方案之间选择，调查发现大约一半的受访者选择选项 A。也就是说，只要他们领先于其他人，他们宁愿处于较低的绝对生活水平[14]。换句话说，大约一半的人对社会比较敏感，以至于他们为了较高的相对收入而选择较低的绝对收入。其余的一半人，包括最有经验的经济学家，选择了选项 B，可能是他们不关心社会比较和地位竞争。事实上，大多数经济学效用模型忽略了相对因素，也就是说它们认为效用仅取决于个体的绝对水平（如收入）而非相对水平。

这是否意味着另一半的人（选择方案 A 的人）是不理性的，或者是经济学家的行为不能充分代表人类动机？索尔尼科（Solnick）和海明威（Hemenway）[14]认为，关心社会比较和地位竞争可能是完全"理性的"。

如果你所在社区的其他人都能为他们的孩子购买智能手机，但是你买不起，这可能会影响你的孩子与他/她的朋友保持联系、获得家庭作业信息等。相对剥夺导致的真正后果可能远超内心的嫉妒与耻辱。

实证依据

在人群健康领域，出现了两种截然不同的方法来实证检验这些观点，一个来源于人类学领域，另一个则来源于经济学领域。在人类学领域，威廉·杜丝勒（William Dressler）[15]和伊丽莎白·斯威特（Elizabeth Sweet）[16,17]开创了两步法，包括：①文化共识，旨在建立当地的物质消费标准；②文化调和，衡量个体符合规范性消费标准的程度。其假设理想与现实之间的差距能够预测与压力相关的健康结局，如血压和抑郁症状。因此，人类学方法旨在确定物质消费领域的相对剥夺程度，而不是直接衡量相对收入。杜森伯里（Duesenberry）首次描述了消费与相对收入之间的关系[11]。他认为消费不仅取决于家庭的绝对收入水平，还取决于相对于他人的收入水平。具体来说，杜森伯里认为与高收入家庭联系会使家庭消费更多（即攀比效应）。随着收入不平等程度加大，人们的期望消费（即使在中低收入的人群中）也将以高收入人群制定的不断上升的标准为主。例如，随着时间的推移，美国的房屋变得越来越大，然而平均家庭规模却逐渐缩小，即"豪宅现象"（the McMansion Phenomenon）[18,19]。通过研究物质消费，人类学的关注点从"人们赚多少钱"转变为"人们如何利用钱来展现自己的社会地位"。

第一个阶段采用混合方法（包括对关键人物进行深入的民族志访谈和因子分析）建立"文化共识"，通过当地物质消费标准来定义"成功的生活"。例如，在巴西农村，一篮子物质商品可能包括电视机、空调、冰箱、摩托车等。在美国郊区，一篮子消费品有所不同，包括拥有特定牌子的智能手机和名牌服装等。在分析的第二阶段，研究人员建立了"文化调和"，即个体符合公认的"美好生活"标准的程度。换句话说，该方法的目标是量化个体在其社区情境下的相对剥夺程度。阿玛蒂亚·森（Amartya Sen）指出[20]，相比于美国郊区，孟加拉国乡村地区对一篮子商品的"不丢人"

的要求要低一些。

斯威特[16]对芝加哥的非裔美国青少年开展调查，发现文化调和与家庭社会经济地位（SES）在预测青少年的血压水平中存在交互作用。家庭社会经济地位高的青少年，越符合文化调和，血压则越低。相比之下，家庭社会经济地位较差的青少年则呈现相反的趋势，即他们越努力遵循着物质成功的文化规范，血压越高。结果表明，"攀比效应"对健康有害。对于有着较高家庭社会经济地位的人，拥有越多的炫耀性消费，他们感觉则越好。朗塞曼[13]称之为相对满足，这与相对剥夺相反。

与人类学家的做法相反，经济学家采用的方法是通过计算个体与参照组其他人的相对收入差异来体现相对剥夺[21]。消费无法体现收入不平等所产生的社会比较，而是通过具有相似背景特征（如教育程度或职业）的个体之间的收入差异来体现。换句话说，健康效应的隐含机制违背了公平规范，即同工同酬。

什洛莫·伊达沙基（Shlomo Yitzhaki）在 1979 年的一篇具有开创性意义的论文中首次提出了 Yitzhaki 指数[22]，是经济领域中衡量相对剥夺使用最广泛的指标。根据这种方法，任何给定个体（i）与收入 y_i 的相对剥夺可以表达为：

$$D(y_i) = \int_{y_i}^{y*} [1 - F(z)]\, dz$$

其中，$y*$ 是参照组中的最高收入，$F(z)$ 是累积分布函数，$1-F(z)$ 是收入高于 z 的相对频率[22]。例如，如果参照组由同一工作场所的其他同事组成，他/她的相对剥夺程度（RDi）则是他/她的收入与同一工作场所的所有超过他/她收入的人的差距之和，再除以工人总数。①

从这个公式可以看出，这种方法的主要挑战在于难以准确地界定个体的"参照组"。人们无法在生活中保持稳定或一致的参照组。例如，当苏布②早上离开他的房子时，他的参照组可能由其他正赶着上班的人组成

---

① 为了保持尺度不变性，必须除以 N，否则参照组越大，个体所经历的相对剥夺程度就越大。
② 此处为昵称，指本文作者之一— Subramanian。——译者注

（"为什么其他人都在驾驶豪华轿车，而我还在驾驶我的五菱宏光老爷车?"）。在工作中，他的参照组换成了他的同事（"为什么一郎①今年拿到了更多奖金?"）。回到家中，他的参照组可能会换成他最喜爱的纪实电视节目中描绘的生活方式。简而言之，我们不清楚人们是否有一个可用于社会比较的一致且固定的参照组。

然而，经济学家试图通过假设个体与具有相似特征的人进行比较来估计相对剥夺。艾博内（Eibner）和埃文斯（Evans）在这类开创性研究中[23]计算了122000多名参加全国健康访谈调查的在职男性的 Yitzhaki 指数。在这项研究中，被调查者国家、年龄、种族/族裔、受教育程度相同，研究人员使用 Yitzhaki 公式计算个体相对剥夺指数，每个人将自己的收入与其他人进行比较。也就是说，这种方法不会把一个高中肄业的人与经济学博士进行比较，不会把住在密西西比州的人与生活在曼哈顿的人进行比较，也不会把一名25岁的初级实习生与一家律师事务所的60岁的合伙人进行比较，诸如此类。艾博内和埃文斯随后建立了一个回归模型来估计5年死亡率，控制了绝对收入、一系列协变量（如年龄、种族、教育、婚姻状况）和州级固定效应。在多项敏感性分析中，作者发现了相对剥夺与死亡风险之间相对一致的证据。作者发现 Yitzhaki 指数（根据年龄和种族定义参照组）每增加1.0个标准差，死亡率风险上升57个百分点。艾博内等[24]利用其他数据，进一步发现相对剥夺和其他与压力相关的健康结局有关，包括吸烟、肥胖和精神卫生服务利用的风险上升。最近的研究在不同的国家中重现了这些发现，包括在美国[25]、瑞典[26]和日本[27]开展的其他研究［阿贾耶·彼沃约（Adjaye-Gbewonyo）和河内一郎对实证研究进行了总结][21]。

总而言之，越来越多的研究探讨了相对剥夺和基于相对收入的社会比较，这是将收入不平等与健康结局联系起来的潜在机制。然而，实证研究仍然存在两大难题，特别是基于 Yitzhaki 指数的方法，一是很难为个体建立一个有效的参照组（有人认为无法实现），二是绝对收入和相对收入的共线性。关于后者，个体的绝对收入水平与相对剥夺程度密切相关，即收入

---

① 此外为昵称，指本文作者之一河内一郎。——译者注

较少的个体会有更多的人超过他们，虽然相对收入和绝对收入之间并不是完全共线性，以至于在回归模型中只有一个是可识别的，但仍可能存在残余混杂。另外与朗塞曼[13]的相对剥夺的理论相反，基于 Yitzhaki 指数的实证研究迄今尚未证明，随着参照组逐渐变窄（即更多的特征被列为社会比较的基础），不良健康结局的风险不会变大。这令人费解，并与预期结论相反。

收入不平等的情境效应

将收入分布与人群健康相联系的第三个观点，也许是最有争议的观点，便是情境论（见表 4.1）。其假定绝对收入对健康的凹陷效应（concavity effect），收入不平等以某种方式对个体的健康产生"直接"影响。沃尔夫森（Wolfson）及其同事[28]为这一观点提供了证据，他们使用国家纵向死亡率调查数据估计了收入/死亡率关系曲线的凹陷程度。作者通过模拟，进一步显示美国国家层面上的收入不平等与死亡率存在生态学相关，无法单独用凹陷效应解释，也就是说，不平等对个体死亡率还存在其他直接影响。

情境论源于理查德·威尔金森（Richard Wilkinson）[29]的一篇开创性论文，他推测生活在不平等社会的人最终都要支付健康税。这种效应被比作瘴气或者空气污染，也就是说任何人（甚至包括生活富裕的人）都难以完全摆脱社会不平等的有害影响[30]。这种效应的可能机制是什么？

在《不平等的代价》中[1]，约瑟夫·斯蒂格利茨（Joseph Stiglitz）提出了一个有争议性的话题，1%的处于社会顶层的人如何通过寻租行为向社会其他人征税。当收入严重两极分化时，社会凝聚力就会受到侵蚀。首先，富人脱离社会，他们将自己的社区隔离（有的社区配备了 24 小时保安），把他们的孩子送到私立学校，在诊所接受保健服务，安排专人清理垃圾等，以此来"脱离"主流社会。结果是，富人越来越不愿意补贴他们不使用的公共服务（公共教育、公立医院、公共图书馆）。第二阶段时，富人开始抗议，要求减税。斯蒂格利茨认为[1]，当权力集中于一个群体时，他们通常会成功地为其争取有利于这个群体的政策，并以牺牲社会上其他人的利益为代价。实际上在经济合作与发展组织（OECD）中，顶层人士收入份额增幅最大的国家同时也是对顶层人士减税最多的国家[31]。该研究描述了过去 20 年美国在税收政策、监管政策和公共投资方面发生的变化。因此，收入不平等造成所有人生活质量下降，除了社会中最富有的人。这篇文章与有关相对剥夺的文章不同，因为根据相对收入假设，不关心社会比较的人不会受到收入不平等程度加剧所导致的不利影响。但根据情境论，即使是这些人也可能受到公共服务质量恶化的不利影响。正如迪顿所说："极端不平等造成的后果与嫉妒富人无关，而是担心富人迅速增加的收入会威胁其他人的幸福。"[31]

相对收入假设与情境论的另一个区别在于，前一种理论认为处于社会顶层的人可能在不平等社会中受益，也就是说，一个富裕的人可能因周围的人生活水平较低而感到满足（"小池塘中的大鱼"效应）①。有部分数据支持这个说法。例如，卡恩（Kahn）等[32]发现，处于收入分配底层三分之一的美国人，生活在一个更加不平等的地区会导致更差的健康结局。相比之下，对于处于收入分配顶层五分之一的人来说，这种趋势方向相反，也就是说，他们觉得生活在一个更不平等的地区比生活在一个更平等的地区更好。

相比之下，情境论认为，社会中几乎所有人，除了可能逃避到私人岛屿的收入前 1% 的人，最终都会因为生活在一个不平等的社会而付出代价。因此，将收入不平等与具体健康影响相联系的途径值得进一步探索。事实上，将宏观现象（如社会收入分配）转变为微观或个体水平的后果（在本例中是健康结局）是社会流行病学研究面临的挑战。尽管如此，更高程度的收入不平等会引起不同类型的"污染效应"。例如，威尔金森和皮克特（Pickett）[33]，以及河内一郎和肯尼迪（Kennedy）[19]认为，更不平等的社会导致更多的焦虑、羞耻、抑郁和其他消极情绪。这在像美国这样的社会中是如何产生的呢？

首先，许多美国人相信精英主义和社会流动性。19 世纪美国作家小霍

---

① 例如，退休移民似乎有增长的趋势，即来自富裕国家（如美国和日本）的人在退休后移居较贫穷国家，以便从更高的相对收入（以及更便宜的生活成本）中受益。

雷肖·阿尔杰（Horatio Alger Jr., 1832-1899）撰写的白手起家的励志故事，"小霍雷肖·阿尔杰童话"阐述了这种信仰在美国文化中的流行。跨国调查显示，美国人比其他国家的公民更有可能支持"人们通过自己的努力获得报酬"的言论，不同意"出身富贵的人赢在了起跑线"的说法[34]。然而，与根深蒂固的美国文化相反，与大多数发达国家相比，美国的社会流动性较低。例如，如果我们将父亲和儿子的收入之间的代际相关性作为一个社会流动性指标，与其他经济合作与发展组织国家相比，如挪威（0.17）、加拿大（0.19）、瑞典（0.27）、日本（0.34）和法国（0.41）[35]，美国（0.47）的代际相关性比其他国家更高，即社会流动性较小。收入不平等与社会流动性减弱存在很强的相关性。在更不平等的国家中父母与子女之间往往传递着更多的经济优势或劣势[35]。相关性可能是双向的，即更多的不平等阻碍了社会流动，阻滞的流动性又会导致不平等加剧。尽管如此，当我们把这两个现象即"小霍雷肖·阿尔杰童话"（"如果你们努力奋斗，你一定会取得成功"）和美国流动性阻滞的现实放在一起，将得出不断（尽可能多）奋斗又失败的人只能怪自己。根据罗伯特·默顿（Robert Merton）[36]社会紧张理论，文化上定义的目标（争取物质成功）与实现这些目标的实际机会（实际上有限制）之间的差异导致了一种异常状态、沮丧心理和适应不良的应对策略。例如，使用非法手段（犯罪）来实现目标或滥用药物以逃避自我责罚。

除了上述社会心理机制外，更不平等的社会也意味着更多地暴露于"贫困病态"，包括更高的犯罪率、暴力和传染病发病率。溢出效应的另一个类型是无保险者对社区的影响[37]。在美国高度不平等的社区，对贫困和无保险者进行治疗致使公共医疗服务面临巨大的压力。最终可能导致当地紧急服务的关闭或破产，以致社区内有保险的人也被拒之门外。即使紧急服务能够继续进行，有保险的人等待时间可能会更长，因为无保险病人占用了医疗资源（当地的紧急服务是无保险病人主要且唯一的护理来源）。

关于机制的争议部分主要集中在，收入不平等对健康的影响是否主要通过物质途径或社会心理途径进行调节[38]。从"唯物主义"的角度来看，有人认为就相对劣势和不平等的心理后果而言，对社会不平等现象的社会心理解释是有争议的，因为它忽略或淡化了不平等的结构性原因。这次争议没有太大的实际意义，因为很难凭经验从物质效应中分离社会心理效应。例如，唯物主义者认为汽车或房屋的所有权代表拥有了重要的物资。然而从社会心理的角度来看，这两件事情也提供了一种"本体性安全"的感觉[39]，也就是说，人们从所有权中获得了重要的心理上的收益，而到目前为止尚没有研究设计可以区分这些影响。我们不会认为这样做特别有趣，因为据我们所知坚持对收入不平等进行社会心理解释的人，绝不会提倡将百忧解投入供水系统，以使人们对不平等感到满意。即使社会心理过程可以解释不平等对健康的不利影响，解决机会和投资的结构性不平等也是/也将是应对这个问题的方法。

实证依据

为了检验情境论，研究人员比较了生活在不同收入的社区不同个体的健康结局。实际上，可通过多水平回归模型来实现：

$$y_{ij} = \beta_0 + \beta_1 x_{1ij} + \alpha_1 \bar{X}_{1j} + (u_{0j} + e_{ij})$$

其中，x_{1ij} 是居住在第 j 个社区的个体（i）的绝对收入水平，同时估计地区水平收入不平等程度（x_{1j}）每变化一个单位，健康结局（y）的边际变化。控制个体收入非常重要，因为它是一个潜在的混杂变量，即个体收入是引起地区水平收入不平等及相关健康结局的共同因素。

近年来，有关地区水平收入不平等与健康结局关联性的多水平研究与日俱增。我们参考了由孔多（Kondo）及其同事进行的元分析，他们总结了 2009 年之前发表的研究结果[27]。该项研究对所有相关数据库进行了系统检索，包括 PubMed、科学引文索引数据库和国家经济研究局数据库。纳入了 27 项多水平研究，其中 9 项为纵向研究，18 项为横向研究。关于收入不平等与健康的生态学研究还有很多，但该综述并未纳入这些研究。①随机效应元分析的一个重要结果，基尼系数每增加 0.05 单位，总死亡率增加

---

① 生态学研究的问题在于它们不能帮助我们在绝对收入假说和情境效应假说之间做出判断。因此，区域级基尼系数与健康之间的相关性可能是由这些过程中的一个或两个研究所造成的。

7.8 个百分点（95%CI：5.8%～9.8%）。许多国家的基尼系数在 0.05 单位内变化。其大致相当于美国 1990 年（为 0.428）到 2011 年（为 0.477）的基尼系数增长[40]。另外，7.8 个百分点的超额死亡风险有多大？一种观点认为，与低收入所致的超额死亡风险（可能在 200%以上）相比，7.8 个百分点的超额风险似乎是微不足道的，并且分散了人们对解决穷人需求这项更为紧迫的事件的注意力。该观点是对风险的误解。7.8 个百分点的超额风险是所有暴露于高度收入不平等的个体［例如，所有居住在高度不平等的州（如得克萨斯州、纽约州、路易斯安那州的居民）］与生活在收入更平等的州的居民（如威斯康星州、明尼苏达州和犹他州）的总死亡率平均水平的差值。相比之下，低收入人群有两倍超额风险死亡率仅适用于生活在联邦贫困线以下的 15%家庭。收入不平等研究与空气污染研究类似，有研究通过元分析发现空气污染物 PM2.5 每增加 $10\mu g/m^3$，全因死亡率增加 4 个百分点[41]，与收入不平等的"污染效应"所引起的超额死亡率风险估计大致相同。空气污染的类比尤为贴切，因为即使是很"小"的 4 个百分点的超额风险也足以促使美国环境保护局制定清洁空气标准。

美中不足：对情境论的批判

如前文所述，收入不平等的情境论仍然是将收入分配与人群健康联系起来的三个理论中最具争议的。我们依次讨论这些反对意见。

为什么期望寿命持续增加？

批评者指出，即使在收入不平等现象飙升的二三十年，大多数国家的期望寿命仍在持续增加。这似乎是一个"丑陋的事实"，可能是对该理论致命的打击。① 解释期望寿命的时间变化趋势至少面临两个挑战：①许多有助于改善健康的因素（如医疗技术进步），可以减轻或掩盖不平等程度加剧所带来的不利影响；②同一时期，不平等程度加剧与期望寿命改善之

---

① 托马斯·亨利·赫胥黎曾指出"科学的巨大悲剧——美丽的假设被丑陋的事实扼杀"。

间的负相关未考虑潜在的滞后效应。例如，在肺癌患病率上升的同一时期，美国女性吸烟率普遍下降；但没有人认为吸烟对女性的肺癌有保护作用[42]。同样，在肥胖率急剧上升的同一时期，女性的期望寿命延长，但很少有人否认肥胖是死亡率升高的危险因素（尽管有人可能会对超重人群的数据提出异议）。

我们无法从两条趋势线中分析出更多东西。我们需要一个将收入不平等变化与死亡率变化联系起来的时间序列分析。通过这样的分析，我们也不一定发现不平等程度加剧会导致期望寿命的减少，因为还有许多其他同期因素抵消了影响。反事实是根据长期趋势来预测寿命的年增长率是否放缓或低于预期。然而，收入不平等变化与健康状况变化之间滞后时间的不确定性导致时间序列分析受阻。有实证研究表明，收入不平等对健康影响的最强烈的"信号"出现在 10 年前[43]。利用 1986～2004 年美国国民健康访谈调查数据、1986～2006 年死亡率随访数据（$n = 701, 179$），郑辉（Hui Zheng）研究了国家水平收入不平等对个体死亡风险的滞后效应[44]。这些影响通过使用离散时间风险模型进行预测，同期和过去的收入不平等程度被视为随时间变化的个体特异性的协变量，然后追踪被调查者面临的一系列收入不平等，直到他/她去世或数据调查截止。分析结果表明，收入不平等对个体死亡风险没有即刻的不利影响，而是在 5 年后开始发挥影响，第 7 年时影响达到峰值，然后影响在第 12 年下降[44]。

健康结局重要吗？

时间滞后问题提出了不平等与健康结局之间的特殊性议题。收入不平等与一系列结局相关，包括健康行为（吸烟、肥胖、药物使用）、心理结局（抑郁、焦虑、自评健康）和特定原因死亡率（婴儿死亡率、心血管疾病、凶杀）[33]。研究人员通常关注发生的健康结局，而未阐明机制。明确其发病机制和病程，可以促进学科发展。例如，由于代际关系与生命周期早期对产妇健康的影响（其反过来又决定了妊娠结局、出生体重和婴儿健康），不平等与婴儿死亡率之间的滞后时间相当长，可能要几十年。相比之下，我们预测不平等与压力相关结局（如心理健康问题）之间的滞后时间可能相当短。因此，在对全国酒精及相关疾病的流行病学调查的纵向分析中，基线（2001～2002 年）国家水平收入不平等与 3 年后的平均抑郁风险增加相关（通过结构化诊断进行评估）[45]。

另一个需要进一步调查的问题是收入不平等是否对健康存在累积效应。例如，当研究人员研究贫困与健康之间关系时，他们发现了贫困时长（收入低于联邦贫困线的 200% 以下）与生理、认知和心理功能呈显著梯度相关[46]。在收入不平等方面，利用多水平回归的多群组模型可以有效解决"暴露"于不平等是否存在累积效应的问题。

最后，纵向数据中生物标志物广泛可用性，为更深层次研究不平等对健康产生不利影响的特定途径提供潜在的机会。然而，我们认为生物标志物的测量更有可能在实验中被证明有用，在这些实验中，收入分配可以在实验室环境进行。① 在该设计下，我们可以观察到不平等对应激生物标志物（如皮质醇分泌）的直接后果。但基于人群的观察性研究，通过分析生物标志物很难弄清其价值，因为生物标志物（如炎症标志物）受到吸烟等健康行为的影响。因此，如果收入不平等增加了挫败感和不良的应对行为（如吸烟增多），我们估计炎症标志物在暴露于不平等的人群中也会升高。在这种情况下，"主要对象"将是不平等与吸烟行为之间的关系，而不是不平等与生物标志物之间的相关性。换句话说，它可以证明不平等会产生更多有害的行为，而无法反映生物标志物的影响。吸烟有害健康已被广泛接受，而炎症标志物升高对健康的直接影响还存在着较多争议。

种族混杂

对情境论的另一批评指出，人群健康结局变化的真正罪魁祸首不是收入不平等，而是另一个与其相关的因素。来自美国的数据发现，收入不平等程度较高的州也往往具有更高的种族/族裔异质性（见图 4.2）。黑人与白人收入较低，所以一个州黑人比例越高，预期收入不平等越高。与美国

---

① 例如，参见本章后注 46a，研究者在实验室中通过向参与者提供不同的"出场费"（或酬金）来实验性地诱导不平等，并观察信任游戏中合作行为的影响。

白人相比，黑人的期望寿命也会较低（见第三章）。因此，黑人占比是探讨美国各州收入不平等与死亡率关系的混杂因素[47]。迪顿和卢波茨基[47]指出，在调整黑人占比后，生态数据分析发现，州级和区级死亡率与收入不平等不相关。黑人占比较高的地方死亡率较高，不仅因为黑人的死亡率高和收入低，还因为黑人占比高的地区白人死亡率也更高。

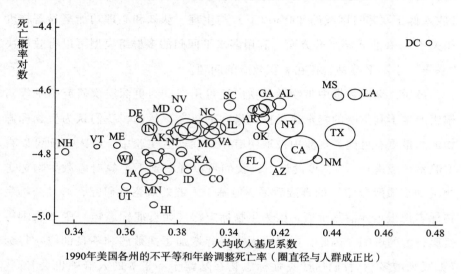

1990年美国各州的不平等和年龄调整死亡率（圈直径与人群成正比）

图 4.2　美国州水平的基尼系数和死亡率的相关性

来源：迪顿和卢波茨基[47]。

注：图中为美国州名缩写。——译者注

　　随后，迪顿（Deaton）和卢波茨基（Lubotsky）使用多水平数据进行分析，即在个体水平和州水平控制种族，将自评健康[48]和个体死亡率[49]作为结局。结果表明，种族构成不是州水平上的不平等与健康之间的混杂因素。萨勃拉曼尼亚和河内一郎[48]分析了 1995 年和 1997 年当前人口调查，纳入了美国 50 个州的 20121 个成年人。作者发现，在控制的个体因素如年龄、性别、种族、婚姻状况、教育程度、收入、健康保险和就业状况后，州水平收入不平等对自评健康有显著影响。基尼系数每增加 0.05，报告不良健康状况的风险增加 1.39 倍（95%CI：1.26～1.51）。此外，在控制黑人占比后，仍有统计学意义（OR = 1.30；95%CI：1.15～1.45）。在个体水平上，黑人的自评健康更差，但在州水平，自评健康状况与黑人占比没有显著的关系。换句话说，在美国黑人占比高的地区（例如东南部），白人健康状况低下不是因为他们生活在更多的黑人附近，而是因为这些地区收入不平等程度较高。

巴克伦（Backlund）及其同事[49]利用美国国家纵向死亡率研究（NLMS）模拟美国收入不平等与死亡率之间的关系。在多水平模型中，作者调整个体水平和州水平的黑人占比。分析发现，调整黑人占比后，1990年该州收入不平等与 25~64 岁男子的 22% 超额死亡率（95% CI：10%~37%）和 25~64 岁的女性 5% 超额死亡率（95% CI：−6%~18%）相关。有趣的是，在这一分析中，控制州水平收入不平等后，黑人占比与超额死亡率相关（男性和女性的死亡率分别是 14% 和 22%）。

固定效应和残余混杂

虽然种族构成无法解释美国收入不平等与健康之间的关系，但仍然存在其他州水平的混杂因素。应用计量经济学中的固定效应分析是一种处理无法观测的混杂因素的方法，能消除观察单位中不随时间变化的异质性。在孔多（Kondo）及其同事[27]的元分析中，应用固定效应的研究与没有使用固定效应的研究存在异质性。在使用固定效应方法的三项研究中，基尼系数每增加 0.05 个单位，合并的相对死亡风险为 1.016（95% CI：0.987~1.046），与整个研究的总体估计值（1.078）相比，其估计值衰减到接近零值。对该结果的一个解释是，不平等与健康之间没有因果关系，也就是说它反映了无法观测的混杂因素。

这个问题在文献中存在很大的争议。例如，梅勒（Mellor）和麦尤（Milyo）[50]、河内一郎和布莱克利[42]之间的争论，以及科莱克外斯特（Cleckwest）[51]、齐默曼（Zimmerman）[52]和格莱穆尔（Glymour）[53]的争论。问题的关键在于跨国[54]及国内[50,55]固定效应分析都依赖于检验收入不平等随着时间的变化对同期人群健康的影响（如一阶差分方法）。虽然采用这种方法的动机是无可挑剔的（即控制所有不随时间变化的未观测的变量），但固定效应方法有明显的局限性。第一，检验变化效应所涉及的时间无法反映滞后时间和诱导期（见前文关于滞后时间的讨论）。第二，这种方法忽略了中介变量（例如教育投资水平）的区域差异，它可能反映了前一个时期内基尼系数的因果效应。通过固定效应（区域哑变量），研究人员控制了任何可观测和不可观测的健康预测指标在不同地区的平均差异，如公共投资差异。然而，同样的"不随时间变化的"区域特征的变化也可能是在观察开始前的一段时间内由不同州之间收入不平等的差异所造成的。"用该方法来解决未观察到的异质性实在是小题大做，但确实是完全有效的"[51]。

固定效应系数包含了所有的组间"作用"，所以剩下的就是组内变化。很明显，如果随着时间推移暴露仅显示了有限的组内变异，我们不太可能观察到这种变化。事实上，在固定效应分析中，美国不同州之间收入不平等的变化比州内收入不平等的变化要大很多。

美国例外主义

我们纵观所有关于收入不平等的实证研究，最有力的证据似乎来自美国各州之间的差异[30]。这在一定程度上反映了美国获得更好数据的可行性。同时，我们需要再次研究 50 个州的自然实验[56]。其他国家的研究与美国的研究结果不一致。这是美国例外主义的另一个例子，即美国社会中根深蒂固的阶级不动性与"小霍雷肖·阿尔杰童话"的结合，形成了一种独特的具有危害的组合？

这个问题源于对收入不平等与健康状况的跨国比较。南希·罗斯（Nancy Ross）和她的同事[57]在加拿大和美国对比了收入不平等和健康之间的生态相关性，他们发现在加拿大 10 个省中，收入不平等和死亡率之间没有相关性（对比美国 50 个州的强相关性，如图 4.2 中所示）。然而，很明显加拿大最不平等的省仍然比美国最平等的州更平等。这表明收入不平等对健康的影响可能存在阈值效应。虽然不平等和死亡率的相关性在加拿大的 10 个省都显得较弱，但当我们忽略国界，将加拿大的数据与美国的数据合在一起，所有的数据点近似符合一条回归线。

不平等阈值效应在跨国比较英国和日本的收入不平等的研究中进一步得到了证实[58]。在英国的 30 个地区，中谷（Nakaya）和多林（Dorling）[58]发现了收入不平等①与工作年龄标准化死亡率（SMR）存在较强的关系。相比之下，在日本的 47 个县中，该关系较弱。从两国的数据来看，日本最不平等的地区也比英国最平等的地区更平等。对来自美国、英国、澳大利亚、加拿大和瑞典 5 个国家的数据进行分析[59]，探究经济不平等和死亡率的影响。在高度不平等的国家（美国和英国），不平等和死亡率之间存在强的生态学相关性，然而在 3 个更平等的国家——瑞典、日本和澳大利亚则没有发现这种相关性。

支持阈值假说的最后一项证据来自在不同时间点对同一国家或地区内的经济不平等与健康关系的重复测量。在日本[60]和中国一些地区[61]，不平等和健康之间的相关性随着收入不平等程度的加剧而出现。也就是说，某种程度上的不平等可能很少或没有对健康产生不良影响。事实上，收入分配水平过于平均，可能扼杀个体积极性，导致"暗地里"补偿泛滥，以及随之而来的是公平缺乏、犬儒主义和道德败坏。也就是说，收入不平等可能存在一个"最佳点"，过多或者过少都会对人群健康造成伤害。目前，关于基尼阈值的研究较少，尚无法得出结论。但是，在孔多等[27]的元分析中，与基尼系数小于 0.3 的国家相比（RR = 1.02；95%CI：0.97~1.07），在基尼系数大于等于 0.3 的国家中，收入不平等和死亡率之间存在强关联（RR = 1.09；95%CI：1.07~1.12）。

孔多等[27]的元分析是对美国例外主义的直接检验。在美国开展的 3 项多水平研究表明基尼系数每增加 0.05 个单位，死亡率的总相对风险增长 1.06（95%CI：1.01~1.11）。在 6 个美国之外国家开展的研究中，相对风险是 1.09（95%CI：1.06~1.12）。换句话说，只有美国人为高度不平等付出代价的观点没有得到全面的支持。事实上，研究人员对于那些与美国相比更为不平等的社会进行的研究也表明了收入不平等对健康有害，例如智利[63]和巴西[64]。

最后，所有关于收入不平等假说的检验都依赖于检验对不平等加剧的影响（数据在多个时间点上获得）。在过去 30 年日益全球化的过程中，世

---

① 收入不平等的一个总结性衡量标准是收入分配里后 10%与前 10%的收入份额的比率。

界上大多数国家不平等状况稳步加剧[65]。反事实趋势是观察一个国家的收入分配变得更加平等时会发生什么，但这难以进行检验。然而，实现这一目标的一种方法是，考察从一个较不平等的国家转移到较平等的国家的移民的健康状况。汉密尔顿（Hamiltn）和河内一郎[66]研究了美国移民的健康状况，利用了几个基尼系数比美国还要高的国家（例如拉丁美洲和撒哈拉以南非洲的部分地区）。将当时人口调查中的个体水平数据与原居住国家的收入不平等的数据进行匹配，作者发现在美国居住 6~20 年的移民中，与那些来自比美国收入更平等国家的移民相比，来自比美国收入更不平等国家的移民自我报告健康状况更好。

空间尺度的关联

到目前为止，我们还没有谈及收入不平等与人群健康结局的空间尺度问题。现有研究从多个水平对情境假设进行实证检验，包括国家、州、县和社区。从这些研究中可以得出一个普遍的观察结果，收入不平等与健康状况之间的跨国关系并不稳固，尤其是在工业化国家。尽管威尔金森[29]最初有关收入不平等与生活质量的生态学实证研究是在 9 个经济合作与发展组织国家中进行的，后续检验也采用了大样本的国家水平的抽样调查，最后也未能重现威尔金森的发现[67]，或者控制混杂因素后，相关性衰减变得无统计学意义[50,68]。基于这些互相矛盾的研究结果，迪顿[8]认为没有证据表明收入不平等与工业化国家期望寿命和全因成人死亡率的相关。① 然而，他接着补充道，无统计学意义可能是因数据不足，尤其是在跨国数据比较中。与测量问题相比，将收入分配与健康联系的理论变得微不足道[8]。卢森堡收入研究（例如贾奇等人[67]）是收入分配比较分析的"金标准"，因为不同国家的数据"既不完全可比，也不完全准确"[8]。简而言之，富裕国家的数据质量较好，而贫困和中等收入国家的数据质量较差，因此进行

---

① 迪顿[8:p.140]确实承认，收入不平等和婴儿死亡率之间的跨国关系——至少在贫穷国家是这样，可能在富裕国家也是这样——"在理论上是合理的，而且有现成的（公认不充分的）数据支持"。

收入不平等的跨国研究举步维艰。

由于跨国收入数据可比性较差，研究人员将注意力转向了情境假设的国内实证研究。这些实证产生了较一致的发现，特别是在美国各州[30]。例如，受当地的收入不平等程度的影响，美国联邦制度下政府施济的项目，如医疗补助、福利、食品券、失业救济等存在相当大的差异，每一个项目都可能导致人群健康结局的变化。当我们转向更小的范围如社区时，与社区之间的差异相比，社区内部的收入差异相对较小。这意味着一些处于非常劣势地位的社区会出现平等（因为每个个体都同样贫穷）且同时（由于贫穷）表现出健康水平低。

这一设想在圣保罗得到验证，圣保罗是巴西有名的种族隔离城市，该地区收入不平等与死亡率之间存在反向的生态相关性，即越不平等看起来越益于健康[69]。在圣保罗，与收入不平等程度低的区域（Gini < 0.25）相比，收入不平等程度高的城市（Gini ≥ 0.25）的总体死亡率略低。为了解释这个悖论，卡瓦盖特·斐后（Chiavegatto Filho）等[69]利用倾向值模型计算了在圣保罗每个社区受"影响"的概率——这里的收入不平等程度很高（Gini ≥ 0.25）。用 16 个协变量来计算每个社区的倾向值得分：贫民窟的存在、贫困率、平均收入、户主受教育程度、家庭人数、有自来水的住宅比例、有垃圾回收的住宅比例、没有厕所的家庭比例、户主在 21 岁以下的家庭比例、户主文盲率、8~12 岁儿童文盲率、每个学生（5~8 年级）的教师比例、艾滋病发病率、婴儿（小于 1 岁）比例、老人（大于 64 岁）比例及女性比例。一旦计算出每个社区的倾向值得分，将"暴露"（高不平等）社区与"未暴露"（低不平等）社区配对并比较它们之间的健康结局差异。基于倾向值得分，圣保罗的每一个高不平等的社区都与另一个社区相匹配[70]，未匹配的社区从本分析中剔除。

结果显示，在倾向值匹配之前，收入不平等较高的社区（Gini ≥ 0.25）与较低的社区（Gini < 0.25）相比，平均死亡率略低，绝对率差是每万人中少了 2.23 人死亡（95% CI：−23.92 ~ 19.46），这与收入不平等假说相反。但在倾向值匹配之后，不平等程度越高，死亡率越高（绝对率差：每万人中多了 41.58 人死亡；95% CI：8.85 ~ 73.3）[69]。然而，这些生态学数

据无法解释收入不平等与个体因素（如社会经济地位）之间是否有交互作用。换言之，生态学数据无法回答收入不平等对谁有害。

收入不平等对哪些人有害？

关于收入不平等的多水平研究，我们无法探究，与其他群体相比，任何特定群体（按性别、种族、社会经济地位分类）是否更易受到不平等的影响。国家纵向死亡率研究是迄今为止规模最大的研究之一，多水平研究表明，州水平不平等与高风险死亡率仅限于处在工作年龄的男性和女性（25～64 岁），与 65 岁以上的美国人的死亡率没有明显联系[49]。作者总结道[49:p.590]："这就解释了为什么收入不平等不是死亡率上升的主要因素，因为大多数死亡发生在 65 岁及以上。"① 然而，在孔多等人的元分析中[27]，与 60 岁及以上的人群相比（基尼系数每增加 0.05 个单位，死亡率 RR 为 1.09；95%CI：1.06～1.12），60 岁以下的人群系数估计值（基尼系数每增加 0.05 个单位，死亡率 RR 为 1.06，95%CI：1.01～1.10）并无统计学上的显著差异（$p = 0.26$）。在最近对居住在巴西圣保罗的老年居民（>60 岁）的多水平分析发现，在控制了年龄、性别、收入和教育等因素后（OR：1.19；95% CI：1.01～1.38），社区收入不平等（由基尼系数测量）与较低的自评健康状况有关[71]。基于结构方程模型的分析发现，收入不平等对老年人自评健康的不利影响是因社区暴力和缺乏体育活动造成。

与中产阶级和富人（他们可能更有效地使自己免受侵蚀性影响）相比，穷人因收入不平等产生的负面影响更大。萨勃拉曼尼亚和河内一郎[4]利用 1995 年和 1997 年的当前人口调查数据，以及从 1990 年、1980 年和 1970 年美国人口普查所得的各州收入不平等的数据（用基尼系数表示），系统地研究了美国各州收入不平等状况与个体的自评健康评价不佳和一系列的人口统计学及社会经济指标之间的交互作用。这一分析表明，在包含个体年龄、性别、种族、婚姻状况、教育、收入、健康保险覆盖范围和州

---

① 当然，年龄越小的死亡意味着更多的潜在寿命损失，因此它并不能消除与收入不平等有关的过早死亡的负担。

人均收入水平的模型中，州级收入不平等每变化 0.05 个单位，报告健康状况不佳的风险增加了 1.30 倍（95%CI：1.17～1.45）。除了少数例外情况，没有强有力的统计数据支持各州收入不平等对不同群体有不同影响。然而，与黑人和更不富裕的个体相比，白人和年收入超过 75000 美元的个体收入不平等和健康状况不佳之间的关系更强。

相对排名假说

在讨论收入不平等对健康的影响时偶尔会提到一个观点，个体的收入层次（或相对地位）是其健康状况的决定因素。在许多动物物种（包括非人类的灵长类动物）中，已经观察到统治阶层的等级制度。已有研究证明，个体的等级影响了其对食物和配偶的选择，以及他们的生理机能和寿命[72]。类似的，威尔金森[73]推测从属地位对生理的不利影响（占据一个较低的社会经济地位）在收入分配更加不公的社会中也许会更加突出。一些实验证据支持以下观点：与个体之间收入差异不同，从属地位可能导致严重的应激反应[74]。然而，在进行比较的时候，仍需谨慎处理。例如，有关非人类灵长类动物的文献中指出，在统治等级制度中，地位高还是地位低的动物承受的压力最大，取决于不同的物种或种群社会组织功能[72]。例如，在某些物种（如侏儒猫鼬）中，群体中占主导地位的动物承受着最大的生理压力，这可能是为了保持优势地位而需要不断战斗。然而在其他物种（如草原狒狒和恒河猴）中，主导地位主要是通过心理上的恐吓，而不是明显的身体攻击，受其影响最多的是从属地位的动物。

从属地位的不良生理影响能否在一定程度上解释收入不平等和健康之间的关系仍然是一个悬而未决的问题。这个命题很难进行实证检验，因为绝对收入和等级之间存在高共线性。从干预的角度来看，如果相对排名被证明对健康有益或有害，它暗示了社会政策在影响人群健康方面的作用有限。这是因为所得税政策可以改变人们的绝对收入和相对收入，但是通常会保持等级排名不变。

结　论

在本章中，我们回顾了联系收入不平等和人群健康的三大主要理论和证据。这三个理论不是相互排斥，它们可能都是正确的，也可能没有一个是正确的。一些学者并不认为收入不平等是亟待解决的问题，相反他们认为真正的问题是潜在的政治意识形态导致了富人和穷人之间的差距不断扩大[75]。根据这个观点，收入分配不均是阶级对立造成的一种副产物或一种附带现象，即社会中的富人和有权势的人损害弱者的利益。1978 年到 1980年兴起了新自由主义意识形态，其重点是经济自由化、私有化、解除管制、取消工会及缩减国家福利——似乎与全球收入不平等加剧密切相关[76]。与此同时，意识形态并不是凭空出现的。政治和经济哲学认为意识形态是统治精英试图证明现有社会秩序的一种尝试，也就是说，意识形态和收入不平等之间的关系很可能是双向的。随着收入不平等程度的扩大，权力集中在顶层 1% 的人，这加强了他们维护既得利益的能力[1]。日益增长的社会心理学证据表明，富人对穷人的苦难不那么敏感，即他们缺乏同情心[77]。当富人和穷人的收入两极分化到今天美国社会的极端程度时，它产生了一种"共情"的鸿沟，创造了一个"漠不关心"的社会。在这样的社会中，人们认为削减穷人的食品救济券与主张为富人减税不矛盾。极端的财富集中被一些人视作是对经济增长和民主的威胁[1]。收入不平等造成了社会代价的日益增加，我们主要考虑了对人群健康的影响。

附：基尼系数的计算

基尼系数是从洛伦兹曲线得出的关于收入分配的一个总结性指标，反映了从最贫穷人群到最富有人群（横轴）所获得的总收入的比例（纵轴）（见下图 4-附 1）。假设一个国家的每个家庭的收入完全相等，我们可以绘制出一条 45 度线，它代表着完全平等，即底层的 10% 的家庭收入占总收入的 10%，而处于社会底层那一半家庭的收入占总收入的一半，以此类推。实际上，收入分配曲线是弯曲的，所以底层 10% 的家庭收入只占总收入的 5%，而底层一半家庭的收入只有总收入的 30%左右，以此类推，所以洛伦兹曲线低于 45 度角的平等线（见下图）。最后，我们得到收入不平等的可视化图：代表完全平等的 45 度线与洛伦兹曲线之间的面积越大，收入不平等程度越大。

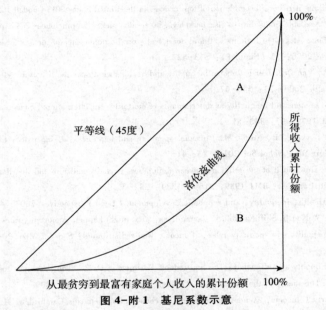

图 4-附 1 基尼系数示意

资料来源：维基百科（http://en.wikipedia.org/wiki/File: Economics_Gini_coefficient2. svg）。

基尼系数等于平等线和洛伦兹曲线之间的面积（在图中标记为 A）除以平等线以下的总面积（图中的 A 和 B），即 Gini＝A／（A＋B）。

从图中可以看出，基尼系数理论值从 0.0（完全平等）到 1.0（完全不平等）。在完全平等的条件下，洛伦兹曲线与平等线重合，A/（A + B）＝0.0。如果一个家庭赚取所有收入，其他所有人总收入为零，则 A／（A+B）＝1.0。

参考文献

[1] Stiglitz J. The price of inequality. New York：Norton；2012.

[2] Aaron HJ. Politics and the professors：the Great Society in perspective. Washington，DC：Brookings Institution Press；1978.

[3] Saez E. Striking it richer：the evolution of top incomes in the United States 2013 [updated 2012 preliminary estimates]. Available from：http://elsa.berkeley.edu/~saez/saez-UStopincomes-2012.pdf.

[4] Subramanian S，Kawachi I. Being well and doing well：on the importance of income for health. Int J Social Welfare. 2006；15（Suppl 1）：S13-S22.

[5] Wagstaff A，Van Doorslaer E. Income inequality and health：what does the literature tell us? Annu Rev Public Health. 2000；21：543-67.

[6] Rodgers G. Income and inequality as determinants of mortality：an international cross-section analysis. Popul Stud. 1979；33：343-51.

[6a] Dunn EW，Aknin LB，Norton MI. Prosocial spending and happiness：Using money to benefit others pays off. Curr Dir Psychol Sci. 2014；23：41-7.

[7] Gravelle H. How much of the relation between population mortality and unequal distribution of income is a statistical artefact? BMJ. 1989；316（7128）：382-5.

[8] Deaton A. Health，inequality，and economic development. J Econ Perspectives. 2003；41：113-58.

[9] Blakely T，Wilson N. Shifting dollars，saving lives：what might happen to mortality rates，and socio-economic inequalities in mortality rates，if income was redistributed? Soc Sci Med. 2006；62（8）：2024-34.

[9a] Okun A. Equality and efficiency：The big tradeoff. Washington D. C. ：The Brookings Institution；1975.

[10] Veblen T. The theory of the leisure class. London，England：Macmillan；1899.

[11] Duesenberry J. Income，saving and the theory of consumption behavior. Cambridge，MA：Harvard University Press；1949.

[12] Galbraith JK. The affluent society. Boston，MA：Houghton Mifflin；1958.

[13] Runciman W. Relative deprivation and social justice. London，England：Routledge & Kegan Paul；1966.

[14] Solnick S，Hemenway D. Is more always better? A survey on positional goods. J Econ Behav Organ. 1998；37（3）：373-83.

[15] Dressler W，Balieiro M，Ribeiro R，Dos Santos J. A prospective study of cultural consonance and depressive symptoms in urban Brazil. Soc Sci Med. 2007；65（10）：2058-69.

[16] Sweet E. "If your shoes are raggedy you get talked about"：symbolic and material dimensions of adolescent social status and health. Soc Sci Med. 2010；70（12）：2029-35.

[17] Sweet E. Symbolic capital，consumption，and health inequality. Am J Public Health. 2011；101（2）：260-4.

[18] Frank R. Luxury fever：why money fails to satisfy in an age of excess. New York：The Free Press；1999.

[19] Kawachi I，Kennedy B. The health of nations：why inequality is harmful to your health. New York：The New Press；2002.

[20] Sen A. Inequality re-examined. Cambridge，MA：Harvard University Press；1992.

[21] Adjaye-Gbewonyo K，Kawachi I. Use of the Yitzhaki Index as a test of relative deprivation for health

outcomes: a review of recent literature. Soc Sci Med. 2012; 75 (1): 129-37.

[22] Yitzhaki S. Relative deprivation and the Gini coefficient. Q J Econ. 1979; 93 (2): 321-4.

[23] Eibner C, Evans W. Relative deprivation, poor health habits, and mortality. J Human Resources. 2005; XL: 592-619.

[24] Eibner C, Sturn R, Gresenz C. Does relative deprivation predict the need for mental health services? J Ment Health Policy Econ. 2004; 7 (4): 167-75.

[25] Subramanyam M, Kawachi I, Berkman L, Subramanian S. Relative deprivation in income and self-rated health in the United States. Soc Sci Med. 2009; 69 (3): 327-34.

[26] Aberg Yngwe M, Kondo N, Hägg S, Kawachi I. Relative deprivation and mortality—a longitudinal study in a Swedish population of 4.6 millions, 1990-2006. BMC Public Health. 2012; 12: 664.

[27] Kondo N, Sembajwe G, Kawachi I, Van Dam R, Subramanian S, Yamagata Z. Income inequality, mortality and self-rated health: a meta-analysis of multilevel studies with 60 million subjects. BMJ. 2009; 339: b4471.

[28] Wolfson M, Kaplan G, Lynch J, Ross N, Backlund E. Relation between income inequality and mortality: empirical demonstration. BMJ. 1999; 319 (7215): 953-5.

[29] Wilkinson R. Income distribution and life expectancy. BMJ. 1992; 304: 165-68.

[30] Subramanian S, Kawachi I. Income inequality and health: what have we learned so far? Epidemiol Rev. 2004; 26: 78-91.

[31] Deaton A. The great escape: health, wealth, and the origins of inequality. Princeton, NJ: Princeton University Press; 2013.

[32] Kahn R, Wise P, Kennedy B, Kawachi I. State income inequality, household income, and maternal mental and physical health: cross-sectional national survey. BMJ. 2000 (321): 1311-5.

[33] Wilkinson R, Pickett K. The spirit level: why more equal societies almost always do better. London, England: Allen Lane; 2009.

[34] Haskins R, Isaacs J, Sawhill I. Getting ahead or losing ground: economic mobility in America. Washington, DC: The Brookings Institute Economic Mobility Project; 2008.

[35] Corak M. Income inequality, equality of opportunity, and intergenerational mobility. J Econ Perspectives. 2013; 27 (3): 79-102.

[36] Merton R. Social theory and social structure. New York: Free Press; 1957.

[37] Institute of Medicine. A shared destiny: the community effects of uninsurance. Washington, DC: National Academies Press; 2003.

[38] Lynch J, Smith G, Kaplan G, House J. Income inequality and mortality: importance to health of individual income, psychosocial environment, or material conditions. BMJ. 2000; 320 (7243): 1200-4.

[39] Hiscock R, Kearns A, MacIntyre S, Ellaway A. Ontological security and psycho-social benefits from the home: qualitative evidence on issues of tenure. Housing, Theory and Society. 2001; 18 (1-2): 50-66.

[40] DeNavas-Walt C, Proctor B, Smith J, Census Bureau. Income poverty, and health insurance coverage in the United States: 2012. Washington, DC: US Government Printing Office; 2013. p. 60-245.

[41] Pope 3rd C, Burnett R, Thun M, Calle E, Krewski D, Ito K, et al. Lung cancer, cardiopulmonary mortality, and long-term exposure to fine particulate air pollution. JAMA. 2002; 286 (9): 1132-41.

[42] Kawachi I, Blakely T. When economists and epidemiologists disagree. J Health Politics Policy Law. 2001; 26: 533-41.

[43] Blakely T, Kennedy B, Glass R, Kawachi I. What is the lag time between income inequality and

health status? J EpidemiolComm Health. 2000; 54 (4): 318-9.

[44] Zheng H. Do people die from income inequality of a decade ago? Soc Sci Med. 2012; 75 (1): 36-45.

[45] Pabayo R, Kawachi I, Gilman S. Income inequality among American states and the incidence of major depression. J Epidemiol Community Health. 2014; 68 (2): 110-5.

[46] Lynch J, Kaplan G, Shema S. Cumulative impact of sustained economic hardship on physical, cognitive, psychological, and social functioning. N Engl J Med. 1997; 337 (26): 1889-95.

[46a] Anderson LR, Mellor JM, Milyo J. Induced heterogeneity in trust experiments. Exp Econ. 2006; 9 (3): 223-35.

[47] Deaton A, Lubotsky D. Mortality, inequality and race in American cities and states. Soc Sci Med. 2003; 56 (6): 1139-53.

[48] Subramanian S, Kawachi I. The association between state income inequality and worse health is not confounded by race. Int J Epidemiol. 2003; 32 (6): 1022-8.

[49] Backlund E, Rowe G, Lynch J, Wolfson M, Kaplan G, Sorlie P. Income inequality and mortality: a multilevel prospective study of 521 248 individuals in 50 US states. Int J Epidemiol. 2007; 36 (3): 590-6.

[50] Mellor J, Milyo J. Reexamining the evidence of an ecological association between income inequality and health. J Health Polit Policy Law. 2001; 26 (3): 487-522.

[51] Clarkwest A. Neo-materialist theory and the temporal relationship between income inequality and longevity change. Soc Sci Med. 2008; 66 (9): 1871-81.

[52] Zimmerman F. A commentary on "Neo-materialist theory and the temporal relationship between income inequality and longevity change." Soc Sci Med. 2008; 66 (9): 1882-94.

[53] Glymour M. Sensitive periods and first difference models: integrating etiologic thinking into econometric techniques: a commentary on Clarkwest's "Neo-materialist theory and the temporal relationship between income inequality and longevity change." Soc Sci Med. 2008; 66 (9): 1895-902.

[54] Beckfield J. Does income inequality harm health? New cross-national evidence. J Health Soc Behav. 2004; 45 (3): 231-48.

[55] Kravdal O. Does income inequality really influence individual mortality? Results from a "fixed-effects analysis" where constant unobserved municipality characteristics are controlled. Demographic Research. 2008; 18: 205-32.

[56] Subramanian S, Blakely T, Kawachi I. Income inequality as a public health concern: where do we stand? Health Serv Res. 2003; 38 (1): 153-67.

[57] Ross N, Wolfson M, Dunn J, Berthelot J, Kaplan G, Lynch J. Relation between income inequality and mortality in Canada and in the United States: cross sectional assessment using census data and vital statistics. BMJ. 2000; 320 (7239): 898-902.

[58] Nakaya T, Dorling D. Geographical inequalities of mortality by income in two developed island countries: a cross-national comparison of Britain and Japan. Soc Sci Med. 2005; 60 (12): 2865-75.

[59] Ross N, Dorling D, Dunn J, Henriksson G, Glover J, Lynch J, et al. Metropolitan income inequality and working-age mortality: A cross-sectional analysis using comparable data from five countries. J Urban Health. 2005; 82 (1): 101-10.

[60] Oshio T, Kobayashi M. Income inequality, area-level poverty, perceived aversion to inequality, and self-rated health in Japan. Soc Sci Med. 2009; 69 (3): 317-26.

[61] Chiang T-L. Economic transition and changing relation between income inequality and mortality in Taiwan: regression analysis. BMJ. 1999; 319: 1162-5.

[62] Chen Z, Meltzer D. Beefing up with the Chans: evidence for the effects of relative income and income

inequality on health from the China Health and Nutrition Survey. Soc Sci Med. 2008; 66 (11): 2206-17.

[63] Subramanian S, Delgado I, Jadue L, Vega J, Kawachi I. Income inequality and health: multilevel analysis of Chilean communities. J Epidemiol Community Health. 2003; 57 (11): 844-8.

[64] Pabayo R, Chiavegatto Filho A, Lebrão M, Kawachi I. Income inequality and mortality: results from a longitudinal study of older residents of São Paulo, Brazil. Am J Public Health. 2013; 103 (9): e43-9.

[65] Kawachi I, Wamala S. Poverty and inequality in a globalizing world. In: Kawachi I, Wamala S, editors. Globalization and health. New York: Oxford University Press; 2007.

[66] Hamilton T, Kawachi I. Changes in income inequality and the health of immigrants. Soc Sci Med. 2013; 80: 57-66.

[67] Judge K, Mulligan J, Benzeval M. Income inequality and population health. Soc Sci Med. 1998; 46 (4-5): 567-79.

[68] Lynch J, Smith G, Hillemeier M, Shaw M, Raghunathan T, Kaplan G. Income inequality, the psychosocial environment, and health: comparisons of wealthy nations. Lancet. 2001; 358 (9277): 194-200.

[69] Chiavegatto Filho A, Kawachi I, Gotlieb S. Propensity score matching approach to test the association of income inequality and mortality in Sao Paulo, Brazil. J Epidemiol Community Health. 2012a; 66 (1): 14-7.

[70] Oakes JM, Johnson P. Propensity score matching for social epidemiology. In: Oakes JM, Kaufman J, editors. Methods in social epidemiology. San Francisco: Jossey-Bass; 2006.

[71] Chiavegatto Filho A, Lebrão M, Kawachi I. Income inequality and elderly self-rated health in São Paulo, Brazil. Ann Epidemiol. 2012b; 22 (12): 863-7.

[72] Sapolsky R. The influence of social hierarchy on primate health. Science. 2005; 308 (5722): 648-52.

[73] Wilkinson R. Unhealthy societies: the afflictions of inequality. London, England: Routledge; 1996.

[74] Mendelson T, Thurston R, Kubzansky L. Affective and cardiovascular effects of experimentally-induced social status. Health Psychol. 2008; 27 (4): 482-9.

[75] Coburn D. Income inequality, social cohesion and the health status of populations: the role of neo-liberalism. Soc Sci Med. 2000; 51 (1): 135-46.

[76] Harvey D. A brief history of neoliberalism. Oxford: Oxford University Press; 2005.

[77] Stellar J, Manzo V, Kraus M, Keltner D. Class and compassion: socioeconomic factors predict responses to suffering. Emotion. 2012; 12 (3): 449-59.

第五章

工作环境与健康

丽莎·伯克曼 （Lisa F. Berkman）

河内一郎 （Ichiro Kawachi）

托雷斯·特奥雷尔 （Töres Theorell）

引　言

　　我们生活在一个工作环境急剧变化的时代，这深深地影响了我们的健康和幸福感。尤其在经济全球化背景下，工作环境对健康和幸福感具有特殊意义。此外，人口结构和产业转型使劳动力发生巨大改变，这对我们识别影响健康的工作环境和劳动力特征提出了挑战。从人口学角度来看，老龄化导致年龄较大的工人增多、家庭构成日益多样化，以及大量女性加入带薪的劳动力市场，这些都影响着劳动力供给、工作机会和工作组织。伴随着文化期望、工作中性别歧视和体力要求的改变，男性和女性之间的劳动分工也发生了变化。在工业方面，劳动力的全球化、制造业的工作效率和工作本身的变动性都让我们重新思考工作组织如何影响工人的幸福感。

　　在本书中，我们用两章介绍了关于工作环境的内容。首先，本章介绍了发生在工作场所的组织条件、实践和政策。我们关注工作组织方式、工作场所灵活性、工作压力、付出与回报、工作-家庭冲突。我们研究工作机会、进度控制和主管支持如何影响工人健康，甚至间接影响其家庭成员的健康。在第六章我们从宏观层面讨论了劳动和劳动政策，具体包括工作保障、失业、退休、育儿假和一系列公共政策和经济状况等问题。这些劳动和劳动政策受到工作场所之外的因素的影响。

本章提出多种理论框架来解释工作环境与健康的关系。在过去的 10 年，许多理论框架已不断发展和完善，组织压力显然不是单维的而是跨越多个领域的。从广义上讲，工作场所对健康的影响体现在以下 3 个不同的层面（见表 5.1）：①工作任务／工作特征层面；②雇主／组织层面；③法律／政策层面。

表 5.1 工作场所对健康的影响

组织层次	干预的例子
工作任务／工作特征	工作再设计（减少工作压力）
雇主／组织	工作场所健康和安全项目 工作／生活平衡
法律／政策	限制工作时间，例如限制加班 人员配备要求 限制计件工资补偿

在这一章，我们重点关注前两个影响，特别是有关工作要求与控制，付出与回报的方面。我们将组织公平、工作和家庭环境之间的交互作用（例如工作／生活平衡）、不良的工作日程和轮班工作、灵活性和进度控制这些方面纳入新的理论框架之中。然而大多数研究侧重于工作环境产生的压力，需要强调的是在过去的几年里，一些科学家呼吁对工作积极性和工作强化方面开展研究，尤其是和社会参与[1,2,3,4]、角色强化、生产力提高和人生意义[5,6,7,8,9,10]有关的内容。当然，工作本身不仅提供了收入，也提供了人生意义，所以工作在整体上有益于幸福。

近 10 年的研究重点关注工作组织对健康影响的 6 个方面：①工作要求、控制与支持；②付出与回报不平衡；③组织公平；④非标准工作安排，包括轮班和不稳定的工作；⑤工作与家庭冲突、主管和工作场所的支持；⑥进度控制和灵活的工作安排。许多理论模型包括多种元素，例如进度控制是很多理论模型的一个组成部分。

尽管很多对工作场所压力的研究起源和发展于欧洲大陆和英国，但研究模型逐渐在经济发展、工作场所保护和促进政策有巨大差异的各大洲展开。本章我们尽可能地采取一种国际视野，首先讨论了理论模型和框架，然后关注了工作环境对健康影响的相关证据。我们总结了评估的测量和模式。与大多数章节相同，我们的目标并非囊括所有的方面。我们引用几个最新的元分析，重点关注最有力的发现或者在未来可以得到更充分应用的创新方法。这一领域的许多研究关注心血管疾病、因病缺勤或者与人体工程学压力有关的健康结局，但也有一些研究涉及其他健康结局。需要注意的是，工作场所暴露与身体损害和有人体工程学要求的工作存在联系。通常这些风险同时存在，尤其在低收入的工作中。调查人员很难分离工作对身体和社会伤害的独立影响。近期有几篇优秀的论文探究了这一主题[11]。最后，我们讨论了未来工作建议，并且提出最有可能改善工作环境的公共和私人政策，尤其关注中低收入工人、女性、老年工人，以及最不可能平衡工作和健康的群体。下一章将更详细地讨论此类政策的证据。

历史背景：工作压力与工作环境中身体危害的结合

工作场所的急剧变化导致人们关注工作环境的社会和组织方面。对许多（虽然不是全部）工人来说，体力劳动的要求正在减少，现代社会日益复杂的环境增加了与工作相关的劳动要求。19 世纪和 20 世纪初，公共卫生领域几乎所有的职业暴露都与物理或毒性暴露有关[12]。从 20 世纪中期开始，人们越来越清楚地认识到工作组织方式可能从根本上产生压力、价值、挑战或侮辱。例如，对瑞典工人的生活环境的随机抽样调查显示[13]，在过去的 20 年间，噪声和重型起重这样的物理工作环境变得越来越少见，集装箱化和其他与运输相关的机械流程也改变了高度工业化国家和发达国家中很多工作对于体力的要求。然而，其他研究的调查数据表明，对工作期望、多任务处理，以及与客户、病人甚至其他工人的交往等方面的工作要求有所增加。在一些国家，越来越多的工会和雇主意识到，有效的社会工作环境很大程度上取决于工作组织方式和员工之间的交流方式，并且工作组织的健康促进因素也可以提高生产力。近年来，职业医学领域也开始关注社会心理工作环境[14]。在过去的几十年里，女性加入了带薪劳动力市场，家庭通常由双职工组成，这使得在职父母的工作－家庭冲突不断增加[15,16]。在美国开展的调查显示，几乎一半的在职父母经历了工作－家庭冲突[17]。大型行业（如采煤业、林业和农业）的工人仍然面临有挑战性和危险的体力工作，与之相关的工作场所致死和致残的风险也更高。一些有关职业健康的文献涵盖了这些暴露[18,19]。我们的目的不是减少这些风险的影响，而是将社会环境纳入职业风险的范围中。

在 20 世纪 60 年代，随着职业流行病学的发展，工作的社会和心理经历也被纳入其中，一些研究调查了工作环境与心肌梗死风险之间的关系。许多横断面研究[20,21,22,23]指出，过度加班和心血管疾病风险之间可能存在关联。辛克尔（Hinkle）对贝尔电话公司"夜校"男生的研究是第一项前瞻性研究，证实了过度要求与心肌梗死风险之间的联系[24]。后来柯尼泽（Kornitzer）及其同事[25]对比利时两家银行职工的回顾性研究发现，民营银行的员工比国有银行员工有更高的心肌梗死发生率。这种差异无法用生物医学因素解释[26]。比利时银行研究最早指出特定工作环境、工作要求（民营银行更高）和心肌梗死风险之间可能存在关联。

在 20 世纪 60 年代，一项重要的前瞻性研究显示，与大公司的高级别员工相比，低级别员工心肌梗死发生率更高[27]。这一证据引发了人们的质疑，之前的研究认为社会心理压力主要针对那些身居高位、责任重大的员工，这为理解职业地位与工作压力之间的复杂关系奠定了基础。这项研究显示工作压力和由此产生的不良健康影响在低收入和低社会地位职业人群中更为常见。

工作环境与健康

在这一部分我们讨论将工作环境的 6 个方面与健康结局联系起来的理论框架。

要求－控制模型（demand–control model）

要求－控制模型是使用最广泛的工作压力模型之一，最初由罗伯特·

卡拉塞克 （Robert Karasek） 提出[28]。卡拉塞克模型认为，工作压力来自心理要求和决策幅度 （或工作控制、自主度） 的交互作用。心理要求和工作控制交互作用产生的 2×2 矩阵反过来产生 4 种不同类型的工作环境。

积极工作位于右上象限，特点是高心理要求和高水平的控制。这类职业包括医生、工程师和其他职业。其对角线是消极工作，特点是低要求和低控制。消极工作包括看门人和值班员。这些工作在心理上没有要求，也缺乏控制。例如，值班员轮班期间，通常不会有许多事发生，但看门人不能随便离开他的岗位，因此，这项工作十分单调。从长远来看，消极工作可能造成 "消极学习" 或者先前学习技能的逐步退化[29]。所以，卡拉塞克模型认为不是所有心理要求水平低 （要求的专业术语等同于压力） 的工作都是健康的，重要的是其与控制的交互作用。在左上象限是低压力工作，社会流行病学家就是一个很好的例子。最 "有害" 的种类位于右下角，是高压力工作，它将高要求和低控制结合起来。高压力工作包括流水线生产及现代服务经济中的许多职业，如呼叫中心接线员、女服务员和护士助理。

工作压力与健康

过去 20 年积累了足够的证据，对与健康结局相关的工作压力进行元分析。卡拉塞克及其同事[30]收集了 13 个欧洲队列研究 （1985~2006 年），这些研究包括 149 万人/年的个体记录。在这些研究中工作压力通过有效的工作内容问卷进行自我评估。冠心病 （调整性别和年龄因素后） 的合并 HR （危险比，hazard ratio） 为 1.23 （95%CI：1.10~1.37）。工作人群个体-参与者数据元分析联盟 ［IPD-Work （Individual-participant-data Meta-analysis of working populations） Consortium］ 报告显示，高工作压力与全因癌症发生率的增加无关联 （ HR = 0.97；95%CI：0.90~1.04），与特定位置癌症发生风险无关，包括结直肠癌 （HR = 1.16；95%CI：0.90~1.48）、肺癌 （HR = 1.17；95%CI：0.88~1.54）、乳腺癌 （HR = 0.97；95%CI：0.82~1.14）、前列腺癌 （HR = 0.86；95% CI：0.68~1.09）[31]。

个体数据的元分析也指出工作压力对健康相关行为的影响复杂。例如，一项 2~9 年的随访研究发现高压力工作和消极工作均与久坐有关。对来自欧洲的 14 项队列研究的个体水平数据进行元分析显示，从事高压力或消极工作的人随访期间缺乏身体活动的风险高出约 20 个百分点（OR = 1.21，95% CI：1.11~1.32；OR = 1.20，95% CI：1.11~1.30）[32]。然而，工作环境和久坐之间的关系不是单向的，缺乏身体活动的人也更有可能随着时间的推移，最终从事高压力工作。在横断面研究中，有学者发现饮酒与工作压力呈 U 形关系。这项分析定义了 4 个类别：不饮酒、适度、中度和过量饮酒者。与中度饮酒者相比，不饮酒者（随机效应 OR = 1.10，95% CI：1.05~1.14）和过量饮酒者（OR = 1.12，95% CI：1.00~1.26）有工作压力的可能性较高，适度饮酒者有工作压力的可能性较低。没有明确的证据表明工作压力和饮酒之间存在纵向关联[33]。横断面数据显示，在调整年龄、性别和社会经济地位后，当前吸烟者比从不吸烟者有工作压力的可能性更大（OR = 1.11，95% CI：1.03~1.18）。目前高工作压力的吸烟者比没有工作压力的吸烟者平均每周多吸 3 支烟。然而纵向数据分析（1~9年的随访）表明，没有明确的证据支持工作压力和吸烟行为改变（戒烟或开始吸烟）有关[34]。在横断面分析中，与体重正常的人相比，低体重（OR = 1.12，95% CI：1.00~1.25）、Ⅰ型肥胖组（OR = 1.07，95% CI：1.02~1.12）和Ⅱ/Ⅲ型肥胖组（OR = 1.14，95% CI：1.01~1.28）从事高压力工作的可能性更高。在纵向研究中，体重增加和减少都和工作压力相关[35]。总之，工作压力和健康危险行为（过量饮酒、吸烟、超重/肥胖）之间的关系在横断面研究中更加显著。

然而，工作压力和高血压风险之间存在联系。巴布（Babu）等总结了 9 项前瞻性研究与横断面研究，发现所有研究中高压力工人高血压的合并 OR 是 1.3（95% CI：1.14~1.48），病例对照研究中是 3.17（95% CI：1.79~5.60），队列研究中是 1.24（95% CI：1.09~1.41）[36]。低决策幅度（或工作控制）与常见心理疾病发生风险增加也有类似的关系[37]。

当下争议

要求-控制模型最大的争议集中在"增值"问题上，目标是减轻工作压力，即通过工作再设计（例如，提高工人的自主度和控制感）来促进工人健康。卡拉塞克及其同事在《柳叶刀》发表的一篇元分析中，调查了197473名研究对象，15%的被调查者被定义为从事高压力的职业[30]。冠心病发生率的合并 OR 为 1.23，人群归因风险（PAR）大约为 3.4%。① 这个发现得出了一个结论，虽然减少工作压力是促进工作场所健康的一个重要目标，但与其他已知的危险因素相比，如吸烟（因为其暴露的普遍性和发生心脏病的风险可能更高），减少工作压力带来的收益可能要小一些。

工作压力作为工人健康的重要决定因素，这一结论成为激烈辩论的核心。《柳叶刀》的评论家（以及来自 IPD-Work 联盟的一系列论文）认为元分析纳入的研究普遍低估了工作压力。例如，一篇《柳叶刀》文章纳入了 13 个队列研究，只有 2 项研究代表了一般工作人群，有 8 项研究主要关注白领工人，这些研究均来自欧洲[38]。高压力工作环境在蓝领职业中更为常见，尤其是在迅速工业化的地区，因此真实的 PAR 值可能高于 3%。然而，即使我们假设高压力工作占 50%（即劳动力的一半属于图 5.1 右下象限），估计的 PAR 仍然只有 10%左右。

另一种可能是工作压力导致冠心病的相对风险的真实值大于 1.23。检验这种可能性的一种方法是对现有研究的累积元分析，即重新计算工作压力的总体估计，并按照发表时间顺序添加每项研究。在 2003 年，卡拉塞克等[39]采用累积元分析探究了 6 个队列研究，发现其合并的 RR 为 1.4（95% CI：1.0~1.8）。接下来的 20 个队列研究几乎没有改变这个数值。由于纳入了更多的研究，估计的精度增加了，但最终 26 个队列研究的合并估计值稳定在 1.3（95% CI：1.2~1.5）。换句话说，进一步增多的研究不大可能大幅改变这一风险估计值。

我们可以从这次辩论中学到什么？首先，正如 IPD-Work 联盟元分析的评论家指出的，工作负担不是唯一重要的工作压力源。我们将在后面描述工作场所的其他压力源，包括工作不安全感（特别是与非标准、不稳定或临时性工作相关）、轮班、组织不公平、工作场所歧视、欺凌和工作生

---

① 人群归因风险（PAR）的公式为：P · （RR-1）/P · [（RR-1）+1]。

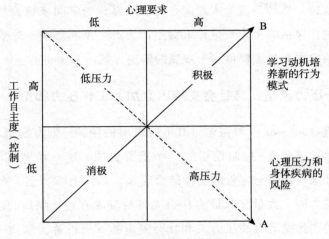

图 5.1　要求-控制模型

资料来源：卡拉塞克，1979 年[28]。

活不平衡。正如兰茨贝吉斯（Landsbergis）及其同事所言，如果我们把这些工作压力源的影响结合起来，PAR 值很有可能远高于 3%[40]。其次，减轻工作压力（例如通过工作再设计）和其他方法一起促进健康（例如工作场所禁烟）。在某些情况下，关注工人生活的社会环境，可以促进工作场所健康促进活动的成功。比如，通过工作再设计来提高决策幅度，员工的心理健康可能会得到改善，使他们更容易接受关于戒烟、定期锻炼或健康饮食的信息。在职工健康工作中，健康促进项目日益与健康保护工作结合[41]。

最后，需要进行更多的干预实验来证明工作再设计可以提高工人健康。将工作压力和健康行为联系起来的证据不一致，在横断面研究中相关性强，而在纵向研究中相关性弱。究其原因可能是健康习惯较差的工人自己选择从事高压力工作。解决这个棘手问题的一种方法是开展改变工作环境的实验（最好是通过随机整群设计），追踪其行为变化。试图提高工人自主度的工作场所干预研究不多，其中一项研究是在瑞典沃尔沃工厂进行，在那里传统的流水线（机器节奏、高要求、低控制）被一个更加灵活的团队合作生产流程所取代[42]。这项小型干预研究发现，工人对自主度和技能利用得到了改善，通过衡量肾上腺素分泌，发现他们的生理压力状况也得到了改善。然而，这个实验没有持续足够长的时间来检验长期的健康结局；同时，灵活的工作安排并未对生产力产生不利影响，这表明工作再设计可能给雇主和员工提供一个双赢的解决方案。

隔离-压力模型：将社会支持因素加入工作压力模型

约翰逊（Johnson）和霍尔（Hall）提出的隔离-压力模型（the iso-strain model）是要求-控制模型的一个重要扩展，这一模型将心理要求、决策幅度和来自同事与主管的支持结合起来。如第七章所述，在社会网络和社会支持方面，大量文献证实社会支持对健康有益。隔离-压力模型认为最有害的工作是既有高压力又和社会隔离的（所以称为隔离-压力）类型。事实上，许多高压力的工作（例如呼叫中心的工作，员工整天坐在小隔间里）员工也常常与同事很少交流，且主管和员工之间存在严格的等级关系。

约翰逊和霍尔[43]最初认为，工作上的社会支持可能影响工作压力与心脏病之间的关系。约翰逊的研究表明，社会支持低、社会心理要求高和控制低（隔离-压力）的人群患心血管疾病的相对风险最高[43]。

最新的扩展模型包括多种来源的工作场所支持，例如主管、同事和组织[44]（见第八章）。这种支持可以是普遍存在的，例如，主管能够用情感或者有形的方式支持员工。工作场所支持也可以是特定领域的，越来越多的研究关注工作-家庭冲突或者工作-生活冲突，所以主管的支持有助于员工同时扮演好工作和家庭的角色[45,46]。哈默（Hammer）、科塞克（Kossek）和其他人扩展了这一模型，测量了工作-家庭或工作-生活要求的主管支持[46]。最近针对主管提供的家庭支持的行为测量显示[47]，排除其他工作压力的影响，主管的支持行为影响了员工的身心健康。主管工作-家庭支持定义为主管关心员工的工作-家庭幸福感，表现为主管帮助员工解决工作-家庭冲突的行为[48]，或对工作-家庭平衡的支持态度[45]。

付出-回报不平衡模型

在西格里斯特（Siegrist）的付出-回报不平衡模型（the effort-reward

imbalance model）中[6]，员工的健康由他们的付出得到的回报程度决定。当高付出没有得到高回报时，情绪压力升高，疾病发生风险增加。付出被定义为个体对自身要求的回应。这些回应可以被分为外在的付出和内在的付出，外在的付出意味着个体应对外部要求的付出，内在的付出则是个体实现目标的动力。西格里斯特及其同事发现[6,49]，内在付出的形成是一个漫长的过程。例如，一个没有丰富工作经验但具有高度活力的年轻员工会得到越来越多的承诺。承诺的不断增加也会带来更多的矛盾。相反，过多的承诺也会让员工产生沮丧和愤怒的情绪。高水平心理要求的企业文化，可能迫使员工将外部要求内化。

虽然付出-回报不平衡模型与要求-控制模型有重合的地方，但侧重点不同。要求-控制模型重点关注工作组织的结构，付出-回报不平衡模型则用于检验个体对于环境的适应，不仅包括外在的付出，还有内在的付出。后者与应对方式密切相关，即个体解决问题的方式。回报是经济奖励、自尊和社会控制的综合测量。根据该理论，当回报随着付出程度增加而增加时，就会呈现一种健康状态。这种状态的获得可以通过外部工作的改变而实现，如提高薪水、提升社会地位和增加晋升机会。这也可以通过内在付出的改变而获得。员工内在付出的改变主要是员工应对策略的改变，而非工作环境本身的改变。

一些证据表明要求-控制模型中的决策幅度和付出-回报不平衡模型可以单独预测冠心病发作[50]。这个发现表明两个模型与不同的社会心理学机制存在关联，这些机制将工作环境和健康结局联系起来。它们在心理要求（外在付出）上相同，但是在控制（决策幅度）和回报上完全不同。

付出-回报与健康

在过去的 10 年里，付出-回报不平衡与冠心病或其他健康结局之间关系的证据显著增多。在一项针对德国蓝领工人的早期研究[49]中，付出-回报不平衡和形成动脉粥样硬化的血脂水平明显相关。西格里斯特总结了几项流行病学研究的发现[6]，即使在调整已知的生物危险因素后，付出-回报不平衡也被证明与心肌梗死的风险相关[51]。最近发表在《白宫研究》

（Whitehall study）的一项关于男性和女性的研究表明，即使在调整生物危险因素和社会阶层后，决策幅度及付出-回报不平衡可以独立预测男性或女性的冠心病风险[50]。来自津留美（Tsutsumi）、川上（Kawakami）[52]，以及范·维切尔（Van Vegchel）、德·乔恩杰（de Jonge）、博斯曼（Bosma）、萧费利（Schaufeli）[53]的综述，包括了 45 项关于付出-回报不平衡的研究。在这些综述发表之后，最近的几项研究继续关注付出-回报对健康的独立影响，以及它在解释健康结局中的社会经济梯度的作用。目前的研究表明外在回报至关重要，但付出-回报不平衡模型包括外在和内在的回报。付出-回报不平衡模型与男性心血管疾病发病率强相关，即与其他员工相比，那些付出了巨大努力却没有得到相应回报的员工更有可能患心血管疾病或死亡，而女性研究结果表明这种影响很微弱或没有影响。西格里斯特等人的报告指出，早期综述中包含的大多数（但不是全部）研究显示，高付出低回报与心血管症状或危险因素呈正相关[6]。少数研究发现高付出低回报与吸烟、饮酒和因病缺勤相关。另外，大部分研究只调查了男性。最近一项关于德国男性及女性员工的队列研究发现，付出-回报不平衡与糖化血红蛋白有关，糖化血红蛋白是男性而非女性的糖尿病风险指标[54]。最近的证据也表明，在一项为期两年针对欧洲老年人健康、老龄化和退休的纵向调查（SHARE）中，付出-回报不平衡与功能障碍之间存在一定的关联[55]。

组织公平

组织公平（organizational justice）的概念与要求-控制模型和付出-回报不平衡模型有一些重合[56]，最初由穆尔曼（Moorman）提出[57]，包括分配公平和程序公平两个部分。由于分配公平（"员工认为自己在努力和表现的基础上获得公平回报的程度"）在很大程度上与西格里斯特的付出-回报不平衡模型重合，研究人员倾向于关注程序公平部分。根据穆尔曼的观点，程序公平包含两个方面：工作场所存在的正式程序（即决策过程多大程度采纳各方的意见、公平程度及提供有用反馈与申诉的可能性）和互动公平（主管对待下属的尊重程度、透明度和公平程度）。在公共卫生领域，前者被称为"程序公平"，而后者被称为"关系公平"。然而，正如特奥雷尔（Theorell）所指出的[58a]，程序公平指标中的个别条目与卡拉塞克的要求-控制模型中决策权重合，而关系公平量表与工作中的主管支持存在差异。

组织公平已经在芬兰工人中被证实与自评健康差、轻度精神病和因病缺勤相关[58b]。在英国白厅调查中，组织公平也被证明可以预测睡眠质量差[59]和心理疾病发生[60]。

工作-家庭冲突：人口结构变化带来工作生活的改变

从 20 世纪五六十年代开始，世界上许多国家的女性以前所未有的规模加入了带薪劳动力市场[61]。在一些国家，生育率下降（无论劳动力参与是原因还是结局），而在其他国家（例如美国和法国），生育率保持相对稳定，但怀孕年龄较晚。在一些国家，女性努力平衡工作和家庭要求，一些国家制定了与育儿假、儿童保健、病假和税收优惠有关的公共政策，使工薪家庭能够同时维持工作和家庭生活。

生育率下降和成人死亡率下降加速了人口老龄化进程，全球范围内出现了第二次人口转型。这种人口结构的变化导致进入劳动力市场的年轻人减少，同时产生了一支年龄较大的劳动力队伍。相对而言，很少有人关注年龄较大的员工可能面临的挑战。过去几十年里单亲家庭及国内和跨国移民的增长，使得这些群体更难获得家庭支持。这些人口结构的变化在富裕的工业化国家普遍存在，而与工作相关的压力在贫穷和发展中国家也开始出现。例如，在许多发展中国家，家庭成员必须离开他们生活的农村，去有着更多就业机会的城市工作。这种移民，即使是暂时的，可能会为农村家庭提供经济保障，但会留下年幼的孩子、年长者和体弱多病的家庭成员。这种人口现象导致了工作-家庭冲突在全球范围内增加。

比安奇（Bianchi）和其他人[62,63]提出的工作-家庭冲突建立在角色理论的基础上，在角色理论中，相互冲突的要求会造成压力。由于工作和家庭之间的相互作用，两个领域有不同的要求，需要资源或控制源来调节这些要求。在奈特迈耶（Netemeyer）测量工作-家庭冲突的研究中[64]，认为冲突可以从工作转移到家庭，或者从家庭转移到工作。溢出效应可以是积极的或消极的，可以使角色得到强化。马替卡宁（Martikaninen）提出了不同的角色积累模型（带来好处）及多个角色模型（可能是有害的）[65]。比安奇和米尔琪（Milkie）[62]进一步讨论了边界理论，有助于我们理解工作-家庭冲突，如工作和家庭环境的灵活性。尤其是对女性来说，即使在今天，她们仍然在无报酬的家庭照料中承担了最多的责任，其他的劳动角色可以强化这一角色和带来经济保障，但同时也可能导致她们疲惫和患病[66]。对于许多男性和女性来说，工作和家庭角色都是成人的核心组成部分，而在履行一个角色时会对另一个角色的承诺产生压力，可能导致一系列与压力相关的结局[67,68,69]。

尽管工作-家庭冲突理论独立于其他工作压力理论，但在某种程度上建立在早期要求-控制模型基础上。图 5.2 将工作-家庭压力模型与要求-控制模型合并，形成了一个综合模型。

工作-家庭压力模型将家庭环境的各个方面纳入前面所讨论的工作压力模型中。该模型将工作要求、工作控制和社会支持与工薪家庭（尤其是母亲）的健康结局联系起来。图 5.2 显示了工作-家庭压力模型的三个维度，左边是控制维度，最下面是工作-家庭要求，第三维度是支持。相关观点认为社会和经济政策及非正式的家庭或社区支持是对家庭的一种制度性支持。事实上，低控制和高要求的家庭是最脆弱的，最需要公共政策给予非正式的支持和/或制度性支持，并且这些影响可能会波及儿童。职业女性（在一定程度也包括男性）面临全职工作和高家庭要求，但缺乏正式的支持（社会保护政策），且非正式的家庭支持也往往有限。对于低收入和教育水平低的工人来说，这种情况更加严重，他们几乎没有工作控制权，经常生活在贫困线附近。在单亲家庭中工作和家庭之间的冲突，可能会影响心血管疾病的风险，比如吸烟、身体质量指数，也可能通过慢性压力影响心血管疾病。所以我们假设高工作-家庭要求、低控制和低支持之间的相互作用导致持续的压力、有害的健康行为和累积的心血管损害。

女性受到的影响更大，但男性也逐渐面临着同样的工作家庭要求。对母亲健康的影响可能会在怀孕时传递给孩子，并通过行为与环境的交互作用，在童年表现出来（例如，一个职业女性的母乳喂养能力）。工作-家庭压力的变化可能源于家庭要求、工作环境、家庭保护政策或非正式家庭支

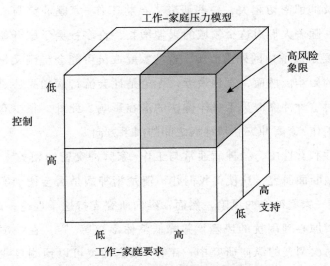

图 5.2 工作-家庭压力的理论因果模型

资料来源：Berkman LF，O'Donnell EM，The Pro-family Workplace：Social and Economic Policies and Practices and Their Impacts on Child and Family Health-Springer. In NS Landale，SM McHale，A Booth（Eds.），*Families and Child Health*（pp. 157-180）. University Park，PA：Springer；2013.

持的差异。第六章关于劳动政策的核心内容基于家庭政策的正式或制度性支持。

工作-家庭冲突与健康：要求竞争和丰富生活

工作-家庭冲突中是否存在性别差异？他们是否有不同的风险？这是一个常见的主题，试图了解人群中的风险分布与风险的危害性。关于风险分布的差异，证据是不一致的。在国家共患病调查中，在一项关于工作-家庭健康调查的研究中，王（Wang）等[69]发现，工作-家庭冲突没有性别差异，在风险方面也没有性别差异（例如，女性患精神障碍的风险并没有比男性更高）。相反，在白人、受过良好教育、高收入、每周工作超过 40 小时的中年男性和女性中，精神病的患病率最高。与其他人相比，单身女性和有着年幼孩子的已婚男性工作-家庭冲突的风险更高。

最初，工作-家庭冲突被认为对组织造成的影响最大，比如人员流动、旷工，以及工作满意度低下。这些结局是组织心理学家的研究领域，他们主要关注工作场所和员工幸福感。由于工作场所生产力、员工幸福感与员工的痛苦及抑郁密切相关，一些研究人员将工作-家庭冲突与心理困扰联系在一起。随着人们对这个领域的兴趣增长，许多社会学家开始关注家庭成员（主要是孩子）的外溢经历，这些家庭成员可能会受到父母角色超载所致压力的影响。然而，直到最近，无论是社会流行病学家还是社会学家都没有探讨这种冲突对员工身体健康的潜在影响。此外，很少有研究人员能够厘清工作-家庭冲突和精神病之间的因果方向。

在男性和女性中，精神病通常与工作-家庭冲突密切相关[69]，但大多数研究是横断面研究，这使得我们并不清楚精神病是否会增加实际经历或报告的工作-家庭冲突的风险。然而，纵向研究支持这个理论，即工作-家庭冲突会增加心理困扰的风险，并降低整体幸福感[67]。在一项间隔6个月进行了两次调查的纵向研究中，工作-家庭冲突可以预测自我报告的整体幸福感[70]。弗罗内（Frone）、巴恩斯（Barnes）和法雷尔（Farrell）[71]的研究支持这样的假设，即与工作-家庭冲突相关的心理困扰与吸烟和饮酒等健康危险行为相关。然而并不是所有的研究都证实了这种联系，有的研究认为工作家庭条件（包括工作-家庭不平衡的积极和消极两个方面）和健康行为（如饮酒）之间有更直接的联系[72,73]。在一项对法国天然气和电力工人的研究中[74]，工作-家庭要求与心理疾病导致的缺勤密切相关。法国的研究尤其引人注目，因为心理疾病导致的缺勤不是自我报告，而是由医生开具的实际缺勤记录。

过去，较少研究关注了工作-家庭冲突与身体健康之间的关系，近期相关研究逐渐增多。在一项关于护理人员的研究中，伯克曼（Berkman）等[75]评估了在长期护理环境中，在主管工作-家庭要求（例如，灵活的工作时间安排）中，接受支持、开放和创造性态度的员工，是否比接受支持较少的员工患心血管疾病的风险更低，睡眠时间更长。采用血液胆固醇、高糖基化血红蛋白/糖尿病、血压/高血压、身体质量指数和吸烟等指标来评估心血管疾病风险，采用腕动计记录睡眠时间。与接受主管开放和创造性态度的员工相比，主管支持度较低的员工睡眠时间更少（每天29分钟），拥有两种及以上的心血管疾病危险因素的可能性是前者的两倍多（前者的主管工作-家庭得分较低 OR = 2.1，后者主管工作-家庭得分中等

OR=2.03）。护理患者的员工表现出较高的心血管疾病患病风险，这和主管工作–家庭得分低有关。在其他的研究中，包括上面讨论的法国天然气和电力工人的 GAZEL 研究，工作和家庭要求高的员工的一系列身体疾病导致缺勤率上升[11]。

不利的工作日程：轮班工作和不稳定工作

随着世界上许多行业（服务业和制造业）变为 24/7 的工作制，轮班制、轮流工作制，以及早、夜班为特征的工作日程增加[76]。此外，在全球化经济中，非自愿加班变得越来越普遍，并且这些工作缺乏福利、没有标准工作时间。据估计，18% 的美国全职员工在工作日的早上 6 点到下午 6 点之外的时间工作[76]。越来越多的人，特别是中低收入的工人，从事第二份工作以增加他们的收入。轮班工作的特点是在上午 8 点到下午 5 点之外的时间段工作，这种工作越来越普遍，夜班和轮班工人的健康状况特别恶劣。轮班工人有时在早班工作，有时在夜班工作。很少有夜班工人能完全按照昼夜节律轮班，导致轮班工人的生理节律永远不可能实现完全的转变，因此会带来额外的健康风险[76]。轮班工作还包括早班和夜班，通常在上午 9 点之前开始。交通、医疗、采矿和建筑行业的员工通常都有这样的时间表。

睡眠不足被认为是导致从不规律的作息时间到不良健康状况的最常见的途径之一。睡眠不足已被证实与心血管疾病、意外事故、肌肉骨骼疾病等许多严重的健康结局有关。将不规律的时间表和工作时间与健康结局联系起来的理论，主要基于睡眠剥夺和昼夜节律失调。相较于与工作压力相关的社会中介机制，研究者更关注直接的生理后果。然而，生理上“不利”的时间表可能同时产生有害的和有益的社会影响。例如，许多轮班工人选择这样的时间安排，因而每次只有一个家长或看护人离开家，从而得以维持家庭的凝聚力，并且可以照应家庭。与此同时，这种轮班工作可能对社区或家庭参与有不良影响。我们将在本章后面更全面地回顾这一证据。轮班工作是心理和生理要求的一个特例。随着越来越多的行业实行 24/7 的工作制，轮班工作变得越来越普遍。轮班工作需要稳定地轮班（例如夜班），但白班和夜班常常在一个星期或一个月内交替发生。不规律的工作时间对身体、社会和心理的要求都很高。但同时，轮班工作允许双职工家庭至少有一位家长全天在家，从而更多地照顾孩子或承担其他家庭责任。

非标准工作时间与健康

在过去的 10 年里，将轮班工作与不良健康结局联系起来的证据大幅增加。维亚斯（Vyas）等[77]对包含 2011935 名轮班工人的 34 项研究进行元分析发现，轮班工作与心肌梗死（RR=1.23，95%CI：1.15~1.31）、缺血性脑卒中风险增加（RR=1.05，95%CI：1.01~1.09）相关。因此提出了轮班，尤其是夜班轮转导致不良健康结局的机制。轮班工作扰乱了工人的日常生活，导致他们在非固定时间吃零食，或者在社交上与同伴隔离。轮班工作也会抑制褪黑素分泌，导致雌激素分泌增加，从而增加乳腺癌的发病风险。吉亚（Jia）等[78]对 13 项研究进行了系统回顾和元分析，包括 8 项病例对照研究，5 项队列研究，探讨了夜班工作和乳腺癌风险的关系。病例对照研究（RR=1.32，95%CI：1.17~1.5）与队列研究（RR=1.08，95%CI：0.97~1.21）之间存在异质性，合并 RR 为 1.20（95% CI：1.08~1.33)[78]。睡眠中断是轮班工作导致不良健康结局的一个主要途径[79,80,81]，进而影响了新陈代谢功能和促炎免疫反应，破坏了其他生理系统。针对瑞典工人的研究发现，白班和三班倒与脂质紊乱相关，但与高血糖无关[82]。最近，范·马克（Van Mark）及其同事[83]指出，这些发现并不完全一致。一项针对德国工人的研究没有发现轮班与 IL-6、TNF-alpha 或淋巴细胞计数有关联。

夜班和白班之间的持续轮换，也就是常说的轮班工作，与劳动年龄人群发生心肌梗死的风险增加有关[84]。轮班工作与工作压力有相同的相对风险，特别是在多年轮班工作之后。克努特松（Knutsson）等[84]讨论了轮班工作对心肌梗死的影响是否超过了工作压力。在长期 SHEEP 研究的基础之上，他们的研究表明，在调整已知生物医学危险因素后，工作压力和轮班工作都是心肌梗死风险增加的独立影响因素。最近，轮班工作被认为与很多慢性病有关[85,86,87]。

不稳定工作

全球经济一体化给"劳动力灵活性"带来了更大的压力。这一趋势的一个显著方面是非标准工作安排呈上升趋势，包括（非自愿的）兼职工作、临时工作、定期指派工作和合同工作[88]。目前，工业化国家中高达三分之一的劳动力从事着某种形式的非标准工作（有时被称为不稳定的工作）。非标准的工作有很多优势，例如雇主可以在长期聘用工人之前对他们进行筛选（从而降低了培训成本），以及工人能够控制他们的工作日程（例如，为了满足照顾家庭的需要）。非标准工作的主要缺点是，常与"不好的工作"联系在一起，如薪水低、缺乏养老金和健康福利、没有安全保障、不受工会或相关劳动法的保护。已有研究着手解决这些问题，"不稳定"的工作是否会对工人造成健康危害。第六章将回顾关于工作不安全感和员工健康的证据。

灵活性和日程控制

工作时间的灵活性与日程安排控制可能会促进健康，这一想法源于工作-家庭增益理论（theory of work-family enrichment），或源于多重角色而产生的增益[89]。麦克纳尔（McNall）及其同事[90]讨论了角色增益模型，主要与工作-家庭关系有关，包括从多重角色中得到奖励、地位甚至资源。与工作-家庭冲突和工作压力理论相反，角色增益理论认为多重角色的益处有很多，而灵活性和进度控制使男性和女性能够更好地将多重角色成功地融入他们的生活[90,91]。格林豪斯（Greenhaus）和鲍威尔（Powell）[91]将"灵活性"定义为对工作时间、进度和地点上的自决度。这通常转化为工作开始和停止时间的灵活性。"进度控制"是一个与之密切相关的术语，一些人更喜欢使用它，因为"灵活性"[92]有时可以为雇主提供一些选择，使工作变得不可预测，并减少对工人的实际控制。这种灵活性与不稳定的工作环境密切相关，并导致员工对工作时间的控制减少。此外，进度控制与卡拉塞克和特奥雷尔提出的工作控制密切相关[28,29]。日程控制特指工作时长、何时开始和停止工作，以及是否可以在工作日休假。控制工作进度与减少工作-家庭冲突有关[93,94]。

交叉效应和溢出效应

交叉（crossover）是一种人际交往过程，在这个过程中一个人的经历会影响他人。这个概念常在工作-家庭框架中被提及，工作压力影响着孩子和其他家庭成员的幸福感，压力在其中发挥中介作用。工作压力的影响，无论是传统概念上的工作压力还是融入新的压力领域，可能对与受影响者接触的其他人产生交叉影响。例如父母经历工作-家庭冲突或工作压力，也可能影响孩子的行为和发育。另外，溢出（spillover）通常被认为是一种内在体验，即一个领域（工作生活）对另一个领域（健康或家庭生活）造成影响。本章的整个框架与溢出效应有关，即我们的身体以高度微妙和敏感的方式识别我们的社会。克里格[95]详细阐述了溢出效应的概念，并将其与社会、心理和生物领域联系起来。

工作场所组织与社会经济条件的整合

社会分层的本质是劳动力市场根据个体的资历划分为不同的工作环境。教育有助于个体获得更安全、更高收入和更有声望的工作。相反，缺乏教育和资历限制了个体选择，将个体引向"肮脏、危险和卑微"（Dirty, Dangerous and Demeaning，3Ds）的工作。除了传统的3Ds，也可能增加其他的社会心理压力，如低控制、工作不安全感、工作-生活不平衡。此外，中低收入者的家庭资源较为有限，前往工作场所花费的时间更长，而且还要面临人体工程学和/或接触有害物质的体力劳动的双重负担。

文献争论的要点是不良的社会心理工作环境是否会成为社会经济地位（SES）和健康之间的中介变量，或者工作压力是否为社会经济不利条件一个组成部分。马尔莫（Marmot）认为工作压力是 SES 和健康关系的中介因素，即个体对社会心理工作环境（比如工作控制）不同暴露是 SES 导致健康不平等的途径之一[96]。在白厅研究（Whitehall Study）中，在调整了年龄差异后，与地位最高的男性相比（主管），地位最低的男性（文书和办公室后勤人员）患冠心病的 OR 为 1.5。对于女性来说，地位最低的员工患任意类型冠心病的 OR 为 1.47。在冠心病的各种危险因素中，作者发现在回归模型中增加工作控制会使 SES 影响大幅下降。控制了所有因素后，最低级别员工患冠心病的 OR 降低，男性从 1.5 下降到 0.95，女性从 1.47 下降到 1.07。该结果提示通过工作再设计可能减少心脏病中的社会经济不平等。

戴维·史密斯（Davey Smith）和哈丁（Harding）反对这种解释[97]，认为工作的低控制与低社会经济地位是共线性的，几乎是同义词。他们接着指出，"控制日常生活中的突发事件，而不是工作中的突发事件，是造成健康不平等的重要因素"[97]。双方的观点均有一定道理，即在一个职业群体中，如白厅研究显示工作控制方面的差异似乎可以解释健康方面的大量职业阶层不平等现象。另外，日常生活中的意外事件也是健康的重要决定因素。实际上，我们几乎不可能将工作压力与人们工作之外的生活分开。这促使我们更多地关注工作与生活之间的平衡，以及工作与家庭环境的交互作用。

工作环境评估

在这一部分中，我们回顾了：①要求-控制模型；②付出-回报平衡；③工作-家庭冲突；④工作计划、进度控制，以及灵活性的测量。很多测量都是基于常见的原始测量，并进行了修改。

管理模式

长期以来，对工作场所的评估体现出多模式特征。具体来说，它们通常是自我报告或访谈受访者对工作环境的认识和感知，但也可以通过观察或行政数据来评估。许多职业暴露的工作模式基于观察或行政数据，因为员工自己可能没有意识到特定的毒性暴露。因此，每种方法对于特定的目的都有各自的优势。自填式问卷已被广泛用于社会心理工作环境研究，主要是因为其可使研究人员能够有效地进行大样本研究。这种自我报告评估的缺点是员工结合了工作中的主观感受与客观环境。调查员填写的问卷也存在同样的问题。通常根据对特定工作或行业的观察来评估工作环境。有时，这些观察结果与职业规范联系在一起，职业规范则将工作压力评估与特定职业联系起来。这些管理模式在其他的章节中进行了更充分的讨论。

测量要求–控制

美国工作内容问卷（JCQ）和瑞典版的要求–控制问卷一直是评估工作要求和工作控制最常用的工具。JCQ（可从 http://www. jcqcenter. org/获取）改编于《健康工作》（*Healthy Work*）[29]，即美国版的要求–控制–支持问卷。JCQ 目前在许多国家使用，而瑞典版本主要在瑞典和其他北欧国家应用。瑞典版本有 5 个关于要求的问题和 6 个关于决策幅度的问题。要求问题主要包括定量问题，比如"你有足够的时间做你的工作吗？"和"你必须得快速工作吗？"也有一个定性的问题："你的工作中有相互矛盾的要求吗？"决策幅度问题包括技能自主（技能的使用和发展）和决策权。关于技能自主的问题包括："你在工作中学到新东西了吗？""你的工作单调吗？""你的工作需要创造力吗？"关于决策权的问题是："你能影响你工作吗？""你能影响你的工作表现吗？"这两个维度的内部一致性在男女员工中令人满意，并且因子分析证实性别分组有意义[98]。在美国版本中，有更多关于要求和决策幅度的问题，还有一些其他工作相关维度。它的内部一致性在一些国家已被证明是令人满意的。两个版本（具有相同的起源，即卡拉塞克对 1968 年、1974 年和 1977 年美国就业质量调查的因子分析）略有不同，瑞典版本基于频率评分（从"从不"到"总是"4 个等级），美国版本基于对一些陈述的拒绝或接受程度评分（从"根本不"到"非常多"5 个等级）。

这些调查问卷对工作压力的定义各不相同。最常见是高要求、低决策幅度（高于/低于中位数或上/下四分位数或三分位数）。另一个常用的替代方法是计算要求和决策维度的比值，并将工作压力暴露定义为这个比值的上四分位数。

测量付出–回报不平衡模型

西格里斯特及其同事开发了一个自填问卷，包括付出–回报不平衡模型的所有相关维度。诸多关于付出–回报模型的研究已经发表，简版和完整版付出–回报模型在多个领域得到应用[99]。简而言之，简版和完整版的付出量表之间的相关性很高，两个版本的回报量表的相关性也非常高。简版和完整版量表与预期的自评健康状况密切相关。综合考虑测量的灵敏度和特异度、付出与回报的比值，完整版量表有较好的灵敏度和特异度，但每个维度由 2~3 个条目组成的简版量表也令人满意。

其他测量方法

有许多衡量工作-家庭冲突的方法，最常用的是奈特迈耶构建的原始量表，我们建议读者阅读表 5.2 中的参考资料，以进一步讨论这些方法。最初的奈特迈耶量表是用来反映一个领域与另一领域的角色职责的不兼容程度。冲突可以从工作到家庭，也可以从家庭到工作。其中一个从工作到家庭冲突的条目是"你的工作要求干扰到你家庭或个人的时间"。从家庭到工作冲突的例子是"家人与个人关系的要求干扰了工作活动"。量表条目得分从 1（"非常不同意"）到 5（"非常同意"）。

表 5.2　工作环境相关的测量

1. 要求-控制模型		
工作要求-控制模型或要求-自主度模型	（Karasek，1979[28]；Karasek & Theorell，1990[29]）	评估工作环境和决策自由要求对心理压力的联合效应 工作要求 7 个条目和工作决策幅度 8 个条目（4 个条目反映决策权，4 个条目反映技能自主）
要求-控制-支持模型	（Johnson & Hall，1988）[102]	基于卡拉塞克的模型构建，增加了社会支持 量表构成：工作要求 2 个条目，工作控制 11 个条目，工作相关支持 5 个条目
要求-支持-约束模型	（Fletcher & Jones，1993）[103]	对卡拉塞克模型进行修订，解决了对该模型的一些批评并加入了人际支持概念。工作要求 4 个条目和卡拉塞克模型工作决策幅度 8 个条目及人际支持 4 个条目
工作内容问卷和量表	（Karasek et al.，1998）[104]	基于卡拉塞克的要求-控制模型构建了工作质量评估，包括决策幅度、心理要求、社会支持、生理要求和工作不安全感 核心版本包括 27 个条目，完整版本有 49 个条目

续表

1. 要求-控制模型		
压力管理指标	（Williams & Cooper, 1998）[105]	问卷包含 90 个条目，用来评估工作压力；包括 24 个分量表，每个分量表包括多个条目
2. 付出-回报平衡		
付出-回报不平衡模型	（Siegrist, 1996[6]；Siegrist et al., 2004[106]；Siegrist et al., 2013[99]）	源于卡拉塞克的要求-控制模型和法国个体环境适应模型，包括内在付出（应对方式、控制）、外在付出（要求、责任）和职业回报（报酬、尊重、地位控制）每一个维度都包含数个条目
3. 工作-家庭压力和冲突		
工作、家庭和角色冲突模型	（Kopelman, Greenhaus, & Connolly, 1983）[107]	模型包括 6 个维度（工作冲突、家庭冲突、角色冲突、工作满意度、家庭满意度、生活满意度），共 34 个条目。采用了角色冲突量表（Pleck et al., 1980）[108] 和工作满意度量表（Hackman and Oldham, 1975）[109]
应对方式、社会支持和灵活性量表	（Shinn, Wong, Simko, & Ortiz-Torres, 1989）[110]	包括 3 个维度，应对方式、社会支持和工作灵活性。每个维度包含多个条目
组织支持感知调查	（Eisenberger, Cummings, Armeli, & Lynch, 1997[111]；Eisenberger, Huntington, Hutchinson, & Sowa, 1983[112]）	量表包含 36 个条目，用来评估雇主是否重视员工的贡献和雇主对员工幸福感的关注
工作-家庭冲突量表和家庭-工作冲突量表	（Netemeyer, Boles, & McMurrian, 1996[64]）	包括工作-家庭冲突和家庭-工作冲突量表。假定这些都是不同类型的角色冲突。修订其他不能区分冲突方向性的量表（Kopelman et al., 1983[107]）每个量表包括 5 个条目
卡尔森（Carlson）、卡迈尔（Kacmar）和威廉姆斯（Williams）工作家庭冲突量表	（Carlson, Kacmar, & Williams, 2000）[113]	基于奈特迈耶等的量表构建，包括从工作到家庭和从家庭到工作的三种工作-家庭冲突类型（基于时间、压力和行为）量表包含 20 个条目
消极和积极的工作-家庭溢出量表，基于美国中年研究（MIDUS）	（Grzywacz & Marks, 2000[72]）	基于布朗芬布伦纳（Bronfenbrenner）的生态系统理论（1979）[114]构建

3. 工作/家庭压力和冲突		
		评估工作对家庭和家庭对工作的溢出效应 用4个条目评估消极溢出效应，3个条目评估积极溢出效应
组织工作家庭环境	(Kossek, Colquitt & Noe, 2001)[115]	包括家庭角色的工作环境和工作角色的家庭环境，每项通过3个条目评估
工作-家庭平衡和主管支持性测量	(Clark, 2001)[116]	包括工作文化的测量（时间灵活性、主管支持性和业务灵活性）和工作-家庭平衡测量（角色冲突、工作满意度、家庭满意度、家庭功能和员工公民身份）
家庭-支持性组织认知	(Allen, 2001)[117]	结合工作-家庭冲突测量[107]、主管支持[110]，以及其他针对满意度、组织承诺和离职意向的测量
工作-家庭丰富化量表	(Carlson, Kacmar, Wayne, & Grzywacz, 2006)[118]	18个条目评估从工作到家庭的3个维度（发展、情感和资本）和从家庭到工作的3个维度（发展、情感和效率）
家庭支持型主管行为（FSSB）和简明家庭支持型主管行为量表（FSSBSF）	(Hammer, Kossek, Bodner, & Crain, 2013[119]; Hammer, Kossek, Yragui, Bodner, & Hansen, 2009[48])	改编自其他量表[110,117]，包含28个条目和4个维度：情感支持、角色塑造行为、工具性支持和创造性工作-家庭管理
4. 工作安排、进度控制和灵活性		
工作诊断调查	(Hackman & Oldham, 1975)[109]	基于工作设计影响工作满意度的理论构建，该量表包含5个核心工作维度（技能多样性、任务认同、任务意义、自主度和反馈），以及关键心理状态、个体和工作成效
工作-家庭政策指数、工作-家庭政策感知可用性和控制-时间/灵活性量表	(Eaton, 2003)[120]	7个条目用于测量灵活性（弹性工作时间、兼职、压缩工作周等），7个条目用于测量灵活性实践的感知可用性，7个条目测量正式和非正式政策，7个题目用于测量控制-时间/灵活性
灵活工作安排	(McNall, Masuda, & Nicklin, 2009[90])	通过2个条目进行评估。这个量表还可以测量工作-家庭增益、工作满意度、离职意向等

未来方向

随着经济发展和不同社会对新兴市场的适应，世界各地工作场所都发生了重大变化。这种动态的环境使当下成为研究工作场所对健康结局影响的重要时刻。此外，这也表明当下是对工作场所进行根本性改变的时期，以影响未来员工的生活。同时，①世界各地的女性加入带薪劳动力市场；②人口老龄化导致老年劳动力和退休后生活 20 年或更长时间的人增加，引起人口结构转变，对现行的工作场所和退休政策提出挑战。我们在本章中讨论的一些研究与之紧密相关。例如，许多观察性队列研究记录了工作场所暴露与健康结局之间的关联，但很少有改变工作场所组织结构并评估其对健康影响的随机对照试验。这将是未来的研究方向，且少数证据表明这样的干预不仅有益于员工健康，还与生产率提高、离职的减少，以及公司运营有关。需要做更多的工作以评估改变工作场所的可行性，并加强工作环境对健康影响的因果推论。有几个重要的工作场所干预研究将健康作为核心结局，包括工作、家庭和健康网络的研究[100]，以及国家职业安全与卫生研究院（NIOSH）资助的全体工人健康计划[101]，这些研究将职业安全与健康保护相结合，以防止工人受伤和疾病发生，促进健康和提高幸福感。未来几年的研究将提供工作场所的组织改变影响健康的关键信息。

在这个变化的时代，研究影响人们工作环境的社会因素也非常重要。从这个视角，我们可以更好地理解新的工作环境如何影响健康。迄今为止，这一领域的许多研究主要调查了男性，其中大部分研究在欧洲进行，因此欧洲有许多社会保护措施来改善工人的健康。研究这些因素有助于改善工作环境，并确保新的工作环境设计从一开始就有利于健康。

参考文献

［1］ Fried LP, Carlson MC, McGill S, Seeman T, Xue Q-L, Frick K, et al. Experience Corps: a dual trial to promote the health of older adults and children's academic success. Contemp Clin Trials. 2013; 36 (1): 1-13.

［2］ Berkman L, Ertel K, Glymour MM. Aging and social intervention: life course perspectives. In: Binstock RH, George LK, editors. Handbook of aging and the social sciences. 7th ed. Burlington, MA: Academic Press; 2011. pp. 337-52.

［3］ Glass TA, Freedman M, Carlson MC, Hill J, Frick KD, Ialongo N, et al. Experience Corps: design of an intergenerational program to boost social capital and promote the health of an aging society. J Urban Health. 2004; 81 (1): 94-105.

［4］ Reuterwall C, Hallqvist J, Ahlbom A, de Faire U, Diderichsen F, Hogstedt C, et al. Higher relative, but lower absolute risks of myocardial infarction in women than in men: analysis of some major risk factors in the SHEEP study. J Intern Med. 1999; 246 (2): 161-74.

［5］ Thoits PA. Multiple identities: examining gender and marital status differences in distress. Am Sociol Rev. 1986; 51 (2): 259-72.

［6］ Siegrist J. Adverse health effects of high-effort/low-reward conditions. J Occup Health Psychol. 1996; 1 (1): 27-41.

［7］ Thoits PA. Stress, coping, and social support processes: where are we? What next? J Health Soc Behav. 1995; 35 (Spec No): 53-79.

［8］ Barnett RC. Women and multiple roles: myths and reality. Harv Rev Psychiatry. 2004; 12 (3): 158-64.

［9］ Barnett RC, Gareis KC. Parental after-school stress and psychological well-being. J Marriage Fam. 2006; 68 (1): 101-8.

［10］ Barnett RC, Hyde JS. Women, men, work, and family: an expansionist theory. Am Psychol. 2001; 56 (10): 781-96.

［11］ Sabbath EL, Glymour MM, Descatha A, Leclerc A, Zins M, Goldberg M, et al. Biomechanical and psychosocial occupational exposures: Joint predictors of post-retirement functional health in the French GAZEL cohort. Adv Life Course Res. 2013; 18 (4): 235-43.

［12］ Hamilton A. Forty years in the poisonous trades. Am Ind Hyg Assoc J. 1948; 9 (1): 5-17.

［13］ Statistics Sweden. The Swedish survey of living conditions. Design and method. Stockholm: Statistics Sweden; 1996.

［14］ Gatchel RJ, Schultz IZ, editors. Handbook of occupational health and wellness. New York: Springer; 2012.

［15］ Nomaguchi KM. Change in work-family conflict among employed parents between 1977 and 1997. J Marriage Fam. 2009; 71 (1): 15-32.

［16］ Duxbury LE, Higgins CA. Work-life balance in the new millennium: where are we? Where do we need to go? Canadian Policy Research Network. Ottawa; 2001. p. 4.

［17］ Bellavia GM, Frone MR. Work-family conflict. In: Barling J, Kelloway EK, Frone MR, editors. Handbook of work stress. Thousand Oaks, CA: Sage Publications; 2005. pp. 113-48.

［18］ Guidotti TL, Rantanen J, Rose SG, editors. Global occupational health. Oxford University Press; 2011.

［19］ Levy BS, editor. Occupational and environmental health: recognizing and preventing disease and injury. Philadelphia: Lippincott Williams & Wilkins, 2006.

[20] Biorck G, Blomqvist G, Sievers J. Studies on myocardial infarction in Malmö 1935–1954. II. Infarction rate by occupational group. Acta Medica Scandinavica. 1958; 161 (1): 21–32.

[21] Buell P, Breslow L. Mortality from coronary heart disease in California men who work long hours. J Chronic Dis. 1960; 11: 615–26.

[22] Russek HI, Zohman BL. Relative significance of heredity, diet and occupational stress in coronary heart disease among young adults. Am J Med Sci. 1958; 235: 266–75.

[23] Kasanen A, Kallio V, Forrstroem J. The significance of psychic and socio-economic stress and other modes of life in the etiology of myocardial infarction. Ann Med Intern Fenn. 1963; 52 (Suppl 43): 1–40.

[24] Hinkle LE, Whitney LH, Lehman EW, Dunn J, Benjamin B, King R, et al. Occupation, education, and coronary heart disease: risk is influenced more by education and background than by occupational experiences, in the Bell System. Science. 1968; 161 (3838): 238–46.

[25] Kornitzer M, Kittel F, Dramaix Wilmet M, De Backer G. Job stress and coronary heart disease. Advanced Cardiology. 1982; 29: 56–61.

[26] Kittel F, Kornitzer M, Dramaix M. Coronary heart disease and job stress in two cohorts of bank clerks. Psychother Psychosom. 1980; 34 (2–3): 110–23.

[27] Pell S, d'Alonzo CA. Acute myocardial infarction in a large employed population: report of six-year study of 1, 356 cases. JAMA. 1963; 185: 831–41.

[28] Karasek RA. Job demands, job decision latitude, and mental strain: Implications for job redesign. Administrative Science Quarterly. 1979; 24 (2): 285–308.

[29] Karasek R, Theorell T. Healthy work. New York: Basic Books; 1990.

[30] Kivimäki M, Nyberg ST, Batty GD, Fransson EI, Heikkilä K, Alfredsson L, et al. Job strain as a risk factor for coronary heart disease: a collaborative meta-analysis of individual participant data. Lancet. 2012; 380 (9852): 1491–7.

[31] Heikkilä K, Nyberg ST, Theorell T, Fransson EI, Alfredsson L, Bjorner JB, et al. Work stress and risk of cancer: metaanalysis of 5700 incident cancer events in 116, 000 European men andwomen. BMJ. 2013; 346: f165–5.

[32] Fransson EI, Heikkilä K, Nyberg ST, Zins M, Westerlund H, Westerholm P, et al. Job strain as a risk factor for leisure-time physical inactivity: an individual-participant meta-analysis of up to 170, 000 men and women. Am J Epidemiol. 2012; 176 (12): 1078–89.

[33] Heikkilä K, Nyberg ST, Fransson EI, Alfredsson L, De Bacquer D, Bjorner JB, et al. Job strain and alcohol intake: a collaborative meta-analysis of individual-participant data from 140, 000 men and women. PLoS ONE. 2012; 7 (7): e40101.

[34] Heikkilä K, Nyberg ST, Fransson EI, Alfredsson L, De Bacquer D, Bjorner JB, et al. Job strain and tobacco smoking: an individual-participant data meta-analysis of 166, 130 adults in 15 European studies. PLoS ONE. 2012; 7 (7): e35463.

[35] Nyberg ST, Heikkilä K, Fransson EI. Job strain in relation to body mass index: pooled analysis of 160, 000 adults from 13 cohort studies. J Intern Med. 2012; 272: 65–73.

[36] Babu GR, Jotheeswaran AT, Mahapatra T, Mahapatra S, Kumar A Sr, Detels R, et al. Is hypertension associated with job strain? A meta-analysis of observational studies. Occup Environ Med. 2013; 71 (3): 220–7.

[37] Stansfeld S, Candy B. Psychosocial work environment and mental health: a meta-analytic review. Scand J Work Env Hea. 2006; 32 (6): 443–62.

［38］ Choi B，Schnall P，Ko S，Dobson M，Baker D. Job strain and coronary heart disease. Lancet. 2013；381（9865）：448.

［39］ Kivimäki M，Ferrie JE，Kawachi I. Cumulative meta－analysis of job strain and coronary heart disease：implications for future research. Am J Epidemiol. 2013；177（1）：1-2.

［40］ Landsbergis PA，Dobson M，Schnall P. RE：Need for more individual－level meta－analyses in social epidemiology：example of job strain and coronary heart disease. Am J Epidemiol. 2013；178（6）：1008-9.

［41］ Sorensen G，McLellan D，Dennerlein JT，Pronk NP，Allen JD，Boden LI，et al. Integration of health protection and health promotion. J Occup Environ Med. 2013；55（12 Suppl）：S12-8.

［42］ Melin B，Lundberg U，Söderlund J，Granqvist M. Psychological and physiological stress reactions of male and female assembly workers：a comparison between two different forms of work organization. J Organiz Behav. 1999；20（1）：47-61.

［43］ Johnson JV，Stewart W，Hall EM. Long－term psychosocial work environment and cardiovascular mortality among Swedish men. Am J Public Health. 1996；86（3）：324-31.

［44］ Kossek EE，Pichler S，Bodner T，Hammer LB. Workplace social support and work－family conflict：a meta－analysis clarifying the influence of general and work－family specific supervisor and organizational support. Pers Psychol. 2011；64（2）：289-313.

［45］ Thomas LT，Ganster DC. Impact of family－supportive work variables on work－family conflict and strain：a control perspective. J Appl Psychol. 1995；80（1）：6.

［46］ Hammer LB，Neal MB，Newsom JT，Brockwood KJ，Colton CL. A longitudinal study of the effects of dual－earner couples' utilization of family-friendly workplace supports on work and family outcomes. J App Psychol. 2005；90（4）：799-810.

［47］ Hammer LB，Kossek EE，Anger WK，Bodner T，Zimmerman K. Clarifying work－family intervention process：the roles of work-family conflict and family supportive supervisor behaviors. J Appl Psychol. 2011；96（1）：134-50.

［48］ Hammer L，Kossek E，Yragui N，Bodner T，Hansen G. Development and validation of a multi-dimensional scale of family supportive supervisor behaviors（FSSB）. Journal Manage. 2009；35：837-56.

［49］ Siegrist J，Matschinger H，Cremer P，Seidel D. Atherogenic risk in men suffering from occupational stress. Atherosclerosis. 1988；69（2-3）：211-8.

［50］ Bosma H，Peter R，Siegrist J，Marmot M. Two alternative job stress models and the risk of coronary heart disease. Am J Public Health. 1998；88（1）：68-74.

［51］ Siegrist J，Peter R，Junge A，Cremer P，Seidel D. Low status control，high effort at work and ischemic heart disease：prospective evidence from blue-collar men. Soc Sci Med. 1990；31（10）：1127-34.

［52］ Tsutsumi A，Kawakami N. A review of empirical studies on the model of effort-reward imbalance at work：reducing occupational stress by implementing a new theory. Soc Sci Med. 2004；59（11）：2335-59.

［53］ van Vegchel N，de Jonge J，Bosma H，Schaufeli W. Reviewing the effort-reward imbalance model：drawing up the balance of 45 empirical studies. Soc Sci Med. 2005；60（5）：1117-31.

［54］ Li J，Jarczok MN，Loerbroks A，Schöllgen I，Siegrist J，Bosch JA，et al. Work stress is associated with diabetes and prediabetes：cross-sectional results from the MIPH industrial cohort studies. Int J Behav Med. 2012；20（4）：495-503.

［55］ Reinhardt JD，Wahrendorf M，Siegrist J. Socioeconomic position，psychosocial work environment and disability in an ageing workforce：a longitudinal analysis of SHARE data from 11 European countries.

Occup Environ Med. 2013; 70 (3): 156-63.

[56] Kawachi I. Injustice at work and health: causation or correlation? Occup Environ Med. 2006; 63 (3): 578-9.

[57] Moorman RH. Relationship between organizational justice and organizational citizenship behaviors: do fairness perceptions influence employee citizenship? J App Psychol. 1991; 76 (6): 845-55.

[58a] Theorell T. Commentary on Organisational Justice and Health of Employees: prospective cohort study. Occup Environ Med. 2003; 60: 33-4.

[58b] Kivimaki M, Elovainio M, Vahtera J, Ferrie JE. Organisational justice and health of employees: prospective cohort study. Occup Environ Med. 2003; 60: 27-34.

[59] Elovainio M, Ferrie JE, Gimeno D, De Vogli R, Shipley M, Brunner EJ, et al. Organizational justice and sleeping problems: the Whitehall II study. Psychosom Med. 2009; 71 (3): 334-40.

[60] Ferrie JE, Head J, Shipley MJ, Vahtera J, Marmot MG, Kivimäki M. Injustice at work and incidence of psychiatric morbidity: the Whitehall II study. Occup Environ Med. 2006; 63 (7): 443-50.

[61] Goldin C. From the valley to the summit: the quiet revolution that transformed women's work. National Bureau of Economic Research. 2004; No. w10335.

[62] Bianchi SM, Milkie MA. Work and family research in the first decade of the 21st century. J Marriage Fam. 2010; 72 (3): 705-25.

[63] Moen P, Kaduk A, Kelly EL, Kossek E, Hammer L, Buxton OM, et al. Is work-family conflict a multi-level stressor linking job conditions to mental health? Evidence from the work Family and Health Network. Research in the Sociology of Work: Work & Family in the New Economy. Psychology. ; 25.

[64] Netemeyer RG, Boles JS, McMurrian R. Development and validation of work-family conflict and family-work conflict scales. J Appl Psychol. 1996; 81 (4): 400-10.

[65] Martikainen P. Women's employment, marriage, motherhood and mortality: a test of themultiple role and role accumulation hypotheses. Soc Sci Med. 1995; 40 (2): 199-212.

[66] Arber S, Gilbert GN, Dale A. Paid employment and women's health: a benefit or a source of role strain? Sociol Health Ill. 1985; 7 (3): 375-400.

[67] Frone MR, Yardley JK, Markel KS. Developing and testing an integrative model of the work-family interface. J Vocat Behav. 1997; 50 (2): 145-67.

[68] Chandola T, Kuper H, Singh-Manoux A, Bartley M, Marmot M. The effect of control at home on CHD events in the Whitehall II study: gender differences in psychosocial domestic pathways to social inequalities in CHD. Soc Sci Med. 2004; 58 (8): 1501-9.

[69] Wang J, Afifi TO, Cox B, Sareen J. Work-family conflict and mental disorders in the United States: Cross-sectional findings from the National Comorbidity Survey. Am J Ind Med. 2007; 50 (2): 143-9.

[70] Grant-Vallone EJ, Donaldson SI. Consequences of work-family conflict on employee well-being over time. Work Stress. 2001 Jul; 15 (3): 214-26.

[71] Frone MR, Barnes GM, Farrell MP. Relationship of work-family conflict to substance use among employed mothers: The role of negative affect. J Marriage Fam. National Council on Family Relations; 1994; 56 (4): 1019-30.

[72] Grzywacz JG, Marks NF. Family, work, work-family spillover, and problem drinking during midlife. J Marriage Fam. 2000; 62: 336-48.

[73] Roos E, Lahelma E, Rahkonen O. Work-family conflicts and drinking behaviours among employed women and men. Drug Alcohol Depend. 2006; 83 (1): 49-56.

[74] Melchior M, Berkman LF, Niedhammer I, Zins M, Goldberg M. The mental health effects of multiple

work and family demands: a prospective study of psychiatric sickness absence in the French GAZEL study. Soc Psychiatry Psychiatr Epidemiol. 2007; 42 (7): 573-82.

[75] Berkman LF, Buxton O, Ertel K, Okechukwu C. Managers' practices related to work-family balance predict employee cardiovascular risk and sleep duration in extended care settings. J Occup Health Psychol. 2010; 15 (3): 316-29.

[76] Geiger-Brown JM, Lee CJ, Trinkoff AM. The role of work schedules in occupational health and safety. In: Gatchel RJ, Schultz IZ, editors. Handbook of occupational health and wellness. Boston, MA: Springer; 2012. pp. 297-322.

[77] Vyas MV, Garg AX, Iansavichus AV, Costella J, Donner A, Laugsand LE, et al. Shift work and vascular events: systematic review and meta-analysis. BMJ. 2012; 345: e4800-0.

[78] Jia Y, Lu Y, Wu K, Lin Q, Shen W, Zhu M, et al. Does night work increase the risk of breast cancer? A systematic review and meta-analysis of epidemiological studies. Cancer Epidemiology. 2013; 37 (3): 197-206.

[79] Akerstedt T. Shift work and disturbed sleep/wakefulness. Occup Med. 2003; 53 (2): 89-94.

[80] Costa G. Shift work and occupational medicine: an overview. Occup Med. 2003; 53 (2): 83-8.

[81] Sallinen M, Kecklund G. Shift work, sleep, and sleepiness: differences between shift schedules and systems. Scand J Work Env Hea. 2010; 36 (2): 121-33.

[82] Karlsson BH, Knutsson AK, Lindahl BO, Alfredsson LS. Metabolic disturbances in male workers with rotating three-shift work: results of the WOLF study. Int Arch Occ Env Hea. 2003; 76 (6): 424-30.

[83] van Mark A, Weiler SW, Schroder M, Otto A, Jauch-Chara K, Groneberg DA, et al. The impact of shift work induced chronic circadian disruption on IL-6 and TNF-alpha immune responses. J Occup Med Toxicol. 2010; 5: 18.

[84] Knutsson A. Shift work and coronary heart disease. Scand J Soc Med Suppl. 1989 Jan 1; 44: 1-36.

[85] Wang JL, Lesage A, Schmitz N, Drapeau A. The relationship between work stress and mental disorders in men and women: findings from a population-based study. J Epidemiol Community Health. 2008; 62 (1): 42-7.

[86] Straif K, Baan R, Grosse Y, Secretan B, Ghissassi El F, Bouvard V, et al. Carcinogenicity of shift-work, painting, and firefighting. The Lancet Oncology. 2007; 8 (12): 1065-6.

[87] Wang XS, Armstrong MEG, Cairns BJ, Key TJ, Travis RC. Shift work and chronic disease: the epidemiological evidence. Occup Med. 2011; 61 (2): 78-89.

[88] Kawachi I. Globalization and workers' health. Ind Health. 2008; 46 (5): 421-3.

[89] Sieber SD. Toward a theory of role accumulation. Am Sociol Rev. 39 (4): 567-78.

[90] McNall LA, Masuda AD, Nicklin JM. Flexible Work arrangements, job satisfaction, and turnover intentions: the mediating role of work-to-family enrichment. J Psychol. 2009; 144 (1): 61-81.

[91] Greenhaus JH, Powell GN. When work and family are allies: a theory of work-family enrichment. Acad Manage Rev. 2006; 31 (1): 72-92.

[92] Kelly EL, Moen P, Tranby E. Changing workplaces to reduce work-family conflict: schedule control in a white-collar organization. Am Sociol Rev. 2011; 76 (2): 265-90.

[93] Galinsky E, Sakai K, Wigton T. Workplace flexibility: from research to action. Future Children. 2011; 21 (2): 141-61.

[94] Tausig M, Fenwick R. Unbinding time: alternate work schedules and work-life balance. J Fam Econ Issues. 2001; 22 (2): 101-19.

[95] Krieger N. Embodiment: a conceptual glossary for epidemiology. J Epidemiol Community Health.

2005；59（5）：350-5.

［96］ Marmot MG，Bosma H，Hemingway H，Brunner E，Stansfeld S. Contribution of job control and other risk factors to social variations in coronary heart disease incidence. Lancet. 1997；350（9073）：235-9.

［97］ Davey Smith G，Harding S. Is control at work the key to socioeconomic gradients in mortality？In：Davey Smith G，editor. Health inequalities：Lifecourse approaches. Bristol：The Policy Press；2003. pp. 83-6.

［98］ Theorell T，Karasek RA. Current issues relating to psychosocial job strain and cardiovascular disease research. J Occup Health Psychol. 1996；1（1）：9-26.

［99］ Siegrist J，Dragano N，Nyberg ST，Lunau T，Alfredsson L，Erbel R，et al. Validating abbreviated measures of effort-reward imbalance at work in European cohort studies：the IPD-Work consortium. Int Arch Occup Environ Health. 2014；87（3）：249-56.

［100］ Work FHN. Work，Family，and Health Network［Internet］. projects. iq. harvard. edu. Cambridge，MA；［cited 2013 Dec 28］. Available from：http：//projects. iq. harvard. edu/wfhn

［101］ NIOSH C. Total Worker Health［Internet］. cdc. gov.［cited 2013 Dec 28］. Available from：http：//www. cdc. gov/niosh/twh/

［102］ Johnson JV，Hall EM. Job strain，work place social support，and cardiovascular disease：a cross-sectional study of a random sample of the Swedish working population. Am J Public Health. 1988；78（10）：1336-42.

［103］ Fletcher BC，Jones F. A refutation of Karasek's demand-discretion model of occupational stress with a range of dependent measures. J Organ Behav. 1993；14（4）：319-30.

［104］ Karasek R，Brisson C，Kawakami N，Houtman I，Bongers P，Amick B. The Job Content Questionnaire（JCQ）：An instrument for internationally comparative assessments of psychosocial job characteristics. J Occup Health Psych. 1998；3（4）：322-55. Special Section：The Measurement of Stress at Work.

［105］ Williams S，Cooper CL. Measuring occupational stress：development of the Pressure Management Indicator. J Occup Health Psych. 1998；3（4）：306-21.

［106］ Siegrist J，Starke D，Chandola T，Godin I，Marmot M，Niedhammer I，Peter R. The measurement of effort-reward imbalance at work：European comparisons. Soc Sci Med. 2004；58（8）：1483-99.

［107］ Kopelman RE，Greenhaus JH，Connolly TF. A model of work，family，and interrole conflict：a construct validation study. Organ Behav Hum Perf. 1983；32（2）：198-215.

［108］ Pleck JH，Staines GL，Lang L. Conflicts between work and family. Monthly Labor Review. 1980；103（3）：29-31.

［109］ Hackman JR，Oldham GR. Development of the Job Diagnostic Survey. J Appl Psychol. 1975；60（2）：159-70.

［110］ Shinn M，Wong NW，Simko PA，Ortiz-Torres B. Promoting the well-being of working parents：coping，social support，and flexible job schedules. Am J Commun Psychol. 1989；17（1）：31-55.

［111］ Eisenberger R，Cummings J，Armeli S，Lynch P. Perceived organizational support，discretionary treatment，and job satisfaction. J Appl Psychol. 1997；82（5）：812-20.

［112］ Eisenberger R，Huntington R，Hutchinson S，Sowa D. Perceived organizational support. J Appl Psychol. 1983；71（3）：500-7.

［113］ Carlson DS，Kacmar KM，Williams LJ. Construction and initial validation of a multidimensional measure of work-family conflict. J Vocat Behav. 2000; 56 (2): 249-76.

[114] Bronfenbrenner, U. Contexts of child rearing: Problems and prospects. Am Psychol. 1979; 34 (10): 844.

[115] Kossek EE, Colquitt JA, Noe RA. Caregiving decisions, well-being, and performance: the effects of place and provider as a function of dependent type and work-family climates. Acad Manage J. 2001; 44 (1): 29-44.

[116] Clark SC. Work cultures and work/family balance. J Vocat Behav. 2001; 58 (3): 348-65.

[117] Allen TD. Family-supportive work environments: the role of organizational perceptions. J Vocat Behav. 2001; 58: 414-35.

[118] Carlson DS, Kacmar KM, Wayne JH, Grzywacz, JG. Measuring the positive side of the work-family interface: development and validation of a work-family enrichment scale. J Vocat Behav. 2006; 68 (1): 131-64.

[119] Hammer LB, Kossek E, Bodner T, Crain T. Measurement development and validation of the Family Supportive Supervisor Behavior Short-Form (FSSB-SF). J Occup Health Psych. 2013; 18 (3): 285-296.

[120] Eaton SC. If you can use them: flexibility policies, organizational commitment, and perceived performance. Ind Relat. 2003; 42 (2): 145-67.

第六章

劳动力市场、就业政策与健康

毛里西奥·阿文达诺（Mauricio Avendano）

丽莎·伯克曼（Lisa F. Berkman）

引　言

就业和健康之间存在正相关关系，在任何时期，在职者都比那些失业或丧失劳动力的人更健康。不论国家、社会经济地位、种族、性别、年龄和婚姻状况如何，这种关系都十分一致。从中我们可以很容易地得出这样的结论：工作有利于健康，而失业或者其他形式的离职对健康有害。过去数十年的研究显示，健康和就业之间正向因果关系的机制极其复杂，这种复杂性导致该机制至今尚不完善。一方面，大量文献表明工作有利于健康，而就业的负面"冲击"，比如失业、退休，则会损害健康；另一方面，工作通过使个体暴露在危险环境中而损害健康，且工作也有可能增加时间的机会成本，与失业者相比，就业者减少了健康投资。同时，社会流行病学家所说的"反向因果关系"，或者说是不良健康状况对工作能力的影响，目前已成为就业和健康研究的一个重要部分。

这种因果性质有着重要的政策意义：如果工作有利于健康，那么影响就业时长、连续性和性质的政策就有可能影响健康。例如，自 20 世纪 80 年代中期以来，许多国家劳动法的变化导致固定期限合同工人数量不断增加，这可能对健康造成影响。产假政策延长了女性在分娩期休假的权利，这可能影响女性的职业发展轨迹及与劳动力市场的联系[1,2,3,4,5]，进而可能影响产妇和儿童的健康。学者和政策制定者针对延迟退休以增加工作年限是否损害健康，或者说提前退休并缩短工作年限是否有利于健康展开了激烈的讨论。造成就业形势多样化的各种政策，都可能对健康产生积极或消极的外溢影响。

人力资本是解释这些问题的关键，其在广义上指能够提高个体"生产力"的知识储备、能力或者其他个体属性，同时健康本身也是一种人力资本。健康和其他形式的人力资本之间的互补也是非常重要的。失业可能通过逐步削弱技能和收入导致人力资本损失，从长远来看这会损害健康。相反，带薪产假作为一种保障性措施来应对女性因为生育而中断工作，可能有利于女性留在劳动力市场，并且减少那些因生育不得不选择辞职的女性的人力资本损失，同时这可能为母亲和孩子带来长期的健康收益。同样，规定退休年龄的政策可能影响工人在职业生涯中进行的人力资本投资，退休本身可能直接影响其晚年的健康和生产力。

本章探讨了造成就业形势多样性的政策如何影响健康和寿命，我们探讨了就业和健康之间的关系。批判性地检验了就业和劳动力市场转变对健康的因果效应，讨论了大量关于失业、工作保障、产假和退休对健康影响的文献，特别是最近试图确定因果关系的文献。我们将这些证据整合在一起，探讨了影响就业动态的政策对人群健康的重要性。

本章结构如下。首先，我们基于人力资本理论勾勒出理论框架，我们认为人力资本理论能为了解工作、就业政策和健康之间的关系提供一个有用框架。其次，我们批判性地评述了就业和工作保障对健康影响的相关理论和文献，尤其是尝试解释其因果关系的文献。我们总结了关于经济周期对健康影响的文献综述，其超出了个体失业对健康直接影响的范畴，提出了一个关键问题：经济对健康造成了什么影响？最后，我们关注与产假及退休相关的劳动力市场转变对健康的潜在影响。当前社会正面临着人口老龄化，以及女性参与劳动力市场导致的工作和家庭之间的冲突增加的现实，我们着重关注这些转变。影响母亲就业和退休年龄的政策可能会对未来人群健康和幸福感产生重大作用。基于这些证据，我们探究了政策如何调节工作时长、连续性和性质，以及对健康的影响。

基于人力资本理论的理论模型

概述因果机制的理论模型十分重要，因为它可以明确具体的干预政策。以往研究失业的理论模型主要借鉴了心理学和社会学理论，这些理论是有用的，因为它们提出了劳动力市场转变影响健康的潜在机制。然而，对于就业和健康之间更为复杂的双向关系，它们提供的框架是不完整的。人力资本理论[6,7,8,9]提供了一个解释就业、劳动政策和健康三者关系的统一框架。基于这个框架，那些通过强有力的劳动力市场联系促进人群健康和技能的政策，比如产假政策，能够提升人力资本并可能对健康产生长期效益。相反，那些未对人力资本进行投资的就业政策则会带来亚健康且缺乏技能的劳动力，这反过来会降低生产效率，侵蚀人力资本积累。本节简单介绍了 Grossman 模型的基本原理。

Grossman 模型简介

Grossman 模型是一个针对健康需求的理性行为者理论，它将个体看作健康的消费者和生产者。这个模型特别适用于理解健康和劳动力市场行为之间的双向关系[10,11]。健康被视为个体对健康的投资，因此它是一种资本。健康也被视为一种可以提供效用的消费品，也就是说个体可以从好的健康状况中获得效用或者"幸福感"。同时，健康也是一种投资品，它可以提高生产力，减少患病时间，并且通过保证个体的在职和收入来获得更高的收益。基于此模型，个体通过投资时间和其他形式的健康投入来产生健康，并且以这样的方式使休闲娱乐和市场活动的时间最大化。同时，对工作进行投资对于提高收入和购买那些可以获得效用的健康物质及其他商品是必要的。因此，该模型假定效用是个体健康存量、其他商品消费及休闲时间消费的一个函数。个体效用最大化受到预算、个体资产、与健康投入相关的价格和时间限制。这个模型在解释工作与健康之间关系的一个重要特点是，健康投资是昂贵的，个体必须投入时间和资源来生产健康，比如花时间烹饪健康食物和体育锻炼，这占用了工作时间。

Grossman 模型预测了健康对劳动力市场行为的作用：健康状况决定了个体花费在疾病上的时间，从而决定了其花费在工作上的时间。一个负面的健康冲击（比如最近被诊断出患某种慢性疾病）可能会降低工作能力和生产力，最终导致工资降低。反过来，工资降低可能既有收入效应，又有替代效应，所以净效应尚不明确。不良健康状况可能影响健康和娱乐之间的边际替代率，因为它增加了"无用功"（个体在患病时不太可能获得效用），减少了劳动力供给。同时，不良健康状况也可能增加劳动力供给，因为患病的个体需要通过收入来获取健康物质投入（比如健康食品、医疗保健和住房）[11]。

根据这个模型，劳动力市场可能通过不同的方式影响健康。第一，劳动力供给决定了劳动收入，劳动收入决定了健康物质投入的能力。从这个方面来说，更多的劳动力供给可能对健康有益，比如这使得员工可以购买健康食品或锻炼设备，并且更容易获取住房、医疗保健、服装、交通或其他有益于健康的物品。另外，劳动力供给减少了投入健康的时间（比如体育锻炼、烹饪健康食物），可能会在无意中导致健康恶化。第二个机制违背了就业总是对健康有益的假设，常常会被社会流行病学家所忽视。虽然就业会带来健康收益，但权衡健康投资和工作投资时，必须考虑工作与健康之间的关系。劳动力供给也可能是健康生产函数中的直接投入，比如危险的工作条件、工作压力和强体力活动可能直接导致身心健康状况不良。

这个模型有助于我们理解劳动力行为和健康之间的双向关系，但在某种意义上还存在矛盾：工作提高了人们对有利于健康的有形商品的购买力，但与此同时也减少了健康投入时间，或者暴露于有害的工作环境直接损害了低收入员工的健康。在讨论失业对个体健康影响的研究与总经济周期和人群健康研究之间的差异时，这些相互矛盾的机制将变得更加明显。

人力资本与就业保障政策

社会保障是帮助劳动者在人力资本形成的过程中克服市场失灵的一种

手段。通过解决这些市场失灵，社会保障政策可以促进健康资本的积累。由于生育和照料子女，产假政策可能会减少劳动力市场轨迹、劳动力供给和人力资本积累的性别差异[1,12]，这使女性更有可能重返职场，增强其与劳动力市场的联系[1]，从而减少与长期退出劳动力市场相关的人力资本损失。在一个没有产假福利的长期雇佣关系中[12]，孕妇只能被迫辞掉工作，失去在公司特有的人力资本并承担寻找新工作的成本。产假减少了母亲因为工作中断而造成的损失，并且通过增加工作时间（即使暂时不工作）和减少失业时间的方式增加就业保障和女性与劳动力市场之间的联系[1,4,12]。产假政策可能增加了工作的连续性，并帮助母亲保留了先前工作所拥有的特定知识或技能，从而提高了生产力、长期收入和职业发展水平，并可能增加健康的长期收益[4]。

产假政策也可能为儿童提供重要的人力资本收益。越来越多的研究发现，父母的就业情况在决定家庭投入孩子身上的资源方面起到了重要的作用[4,13]。产假政策使得母亲能够陪伴孩子度过早期发育的重要阶段，带来潜在的人力资本累积收益，比如提供更好的认知和教育。产假政策因此可能给孩子的健康带来短期和长期收益[4,14-16]。

退休政策也与人力资本累积密切相关。随着大部分退休员工寿命的延长，大部分西方国家将在未来的几十年里面临着人口老龄化的各种后果。据经济学理论预测，与期望早点退休的人相比，那些期望推迟退休的员工将在职业生涯中投入更多的技能和人力资本。换句话说，如果个体在工作中获得了更多的人力资本，其会有强烈的延迟退休的动机，因为他们一旦退休，将没有劳动收入。这个原理常作为提高法定退休年龄和促进延迟退休的依据。虽然这些理论依然存在诸多争论，但退休政策对员工人力资本投资决策的影响会贯穿其整个职业生涯，比如接受在职培训，这反过来会影响其在整个生命历程中的职业和收入轨迹。通过这一机制，退休政策可能会对退休后的身心健康产生重要影响。

理解就业与健康之间的关系

就业和失业对健康的影响是流行病学、社会学和心理学研究的重点。

詹勒特（Janlert）和哈马斯托姆（Hammarström）[17]指出了三种关于就业与健康之间关系的传统模式：生物医学传统模式，即关注如何用生理和生物机制来解释就业和身体健康之间的关系；社会学传统模式，即关注失业带来的物质环境及其对健康的影响；心理学传统模式，即关注失业者的心理效应及其对健康的影响。在另一篇综述中，巴特利（Bartley）将这些理论总结为解释失业对健康的影响三个主要的因果关系模型[18]。在本节中，我们将这两个互补的分类整合在一起。虽然这篇文献是在研究失业的背景下提出来的，但它提供了就业与健康相关的普遍见解。因此，这些理论也有助于理解其他劳动力市场转变所带来的健康影响，特别是产假和退休。以下是几个关于就业如何影响健康的模型。

经济剥夺模型（The economic deprivation model）

这个观点是社会学的经典方法，认为失业导致的家庭收入改变降低了家庭积累财富的能力，并且减少了家庭获取健康相关物质资源的机会。研究表明经济压力和不确定性是失业和不良健康状况之间的重要中介因素[19,20]。这个观点也得到了一些研究的支持，这些研究比较了有机会获得丰厚的较早退休福利的员工和没有资格获得这些福利的员工失业对健康的影响[21]。

这个理论的政策意义在于，失业、产假和退休期间的收入福利可以缓解劳动力市场转变对健康的消极影响[17]。失业救济可以缓解经济压力，使消费平滑，从而防止失业后的健康恶化。通过立法赋予妇女带薪休产假的权利，可以减轻其生育造成停职而带来的相关经济压力，这不仅仅体现在生育期间，从长远角度来看，还可以保证女性重新回到工作中，继续她们的职业生涯[1,2,3,4,5]。退休后的收入福利能够平滑个体整个生命周期的消费，防止晚年出现经济压力，并减轻退休的消极影响。

尽管这个理论很有用，但是我们发现经济剥夺模型提出的关于劳动力市场转变对健康影响的观点是狭隘的。即使在芬兰[22,23]和瑞典[24,25]这样拥有优厚失业救济项目的国家，失业同样可以影响健康。从政策的角度来看，在失业期间，收入福利可以平滑消费，缓解经济压力，但是收入福利对健康的影响机制更加复杂。比如，延长失业保险福利的期限可能会在无意中增加待业时间[26]。同样，延长产假会推迟母亲回归工作岗位，尽管这不一定会影响其与劳动力市场之间的联系[27]。收入转移政策的这些不良后果可能会在无意中对健康产生消极作用。另外，收入保障通过减少工作中断造成的人力资本损失来改善健康。扩大收入福利也许能使失业者找到一个更适合他们技能和水平的工作，或者使有孩子的女性继续从事之前的工作，从而改善他们在劳动力市场的长期结果，并最终影响健康。总的来说，一个只关注失业期间经济剥夺对健康直接影响的模型，从长期来看，无法把握失业期间的收入支持对人力资本积累和健康所产生的更为重要的长期影响。

工作的非经济效益

玛丽·雅霍达（Marie Jahoda）[28]提出的潜在功能理论（the theory of latent functions）认为，在现代福利国家，失业不再带来饥饿和物质剥夺。这说明工作不仅具有外在功能（比如工资），还具有潜在功能。失业损害健康，这是因为工作有很多非经济效益，或者说是潜在功能，比如提供一天的时间安排，与其他人进行社会交往的机会，自尊心和地位的形成，以及对集体目标的贡献感。沃尔（Warr）[29]扩展这一理论，纳入了工作带来的心理健康收益，包括一些其他的潜在功能，例如身体和心理活动、技能运用、决策幅度、人际交往、社会地位和"牵引力"———一种继续生活的动力[18]。

与经济剥夺模型相反，这个理论的政策意义在于，收入福利项目可能不足以缓解失业对健康的影响。该模型认为就业提供了建立人力和社会资本的机会。例如，这个模型预测那些延迟退休或者鼓励退休人员从事有意义的生产活动的政策可能会带来健康收益。同样，鼓励失业期间对人力资本进行投资的政策，例如积极的劳动力市场项目，可能会在一定程度上弥补失业期间的人力资本损失。产假政策也可能使妇女以一种更有效的方式来抚育儿童，这在一定程度上补偿了产假带来的暂时性利益损失。和经济剥夺模型一样，这个理论关注了就业的短期收益，而没有从长远的角度去考虑就业对职业、收入和其他健康社会决定因素的长期累积效应。

压力模型（the stress model）

这个模型源于心理学的压力模型，它将失业看作一个社会心理学的刺激因素，从而引发压力机制，成为疾病发生的先兆。在这个模型中，有一个重要的概念是"应对"，指的是个体应对失业所带来压力的能力。压力是一种慢性过程，它是长期焦虑累积的结果进而影响身体健康。这表明失业是一个压力源，可能导致高度兴奋、厌恶、退缩和缺乏干劲，这些都可能导致慢性疾病[30]。这个观点与失业引发慢性压力的观点一致，从长期来看这对健康有不良的累积作用[18,31]。

与这个模型相关的一个概念是控制，指的是失业可能导致个体对环境失去控制力[32,33]。这种方法假定个体对自身所处的环境有基本的控制力。个体失去基本控制力可能会导致沮丧、失去自尊和自信，从而导致无助和抑郁[33]。这种影响的大小取决于个体适应新环境的能力。与这个假设有关的一个常见模型是要求控制理论[34]。在第五章我们已经讨论了要求控制模型，该模型认为失业作为一种消极的工作状态，与工作的低要求和低控制相关[17]。这个模型为理解失业对心理健康的影响提供了一个心理学框架[32]。

这个模型的意义在于，减轻与就业中断相关压力的政策，可能在缓解失业对健康的影响方面很重要。在一定程度上，压力来源于经济压力，收入福利项目或许能够在一定程度上缓冲失业对健康的影响。另外，压力也可能是由于失业后对重返劳动力市场的长期前景或与产假相关的一段离职状态感到焦虑。在这种情况下，消除就业不安全感的就业保障政策可能会减轻压力，有益于就业者的身体健康，尽管这些政策可能并不会给失业者带来好处。除了直接解决失业的压力效应（比如压力管理和咨询项目）之外，该模型很难设想出其他具体的政策。虽然这些政策可能具有缓冲作用，但它们不太可能完全扭转就业中断对职业发展轨迹、收入和人力资本积累，以及健康的长期影响。

社会支持模型

正如第七章所述，社会支持和融合程度与健康有关。失业、产假和退休可能导致社会支持和工作网络的损失，这可能会对健康产生负面影响。此外，失业或产假导致家庭收入的减少可能会使家庭关系趋于紧张。社会支持也扮演着一种保障的角色，拥有较高水平社会支持的个体，其健康受失业、产假和退休的影响较小。另外，失业和产假还有可能减少时间的机会成本，导致更多的社会参与，最终可能有益于健康。

健康相关行为

研究证据表明失业会增加一些健康危险行为的风险，尤其是吸烟、酗酒和休闲体育活动[18]。存在两个原因：第一，吸烟和酗酒的人比健康的人更容易失业；第二，人们可能因为失业而改变自己的行为。后者可能涉及两种不同的机制：失业可能导致社会交往减少，导致少量或适度饮酒。然而，失业也可能增加吸烟和饮酒行为，因为失业个体变得更加孤独，从而可能会通过这些行为来应对失业。

行为改变在失业之前就已经发生，还是这些行为变化是失业导致，仍然存在争议。一些纵向研究的证据表明，由于经济压力增大和社会交往减少，在失业期间，吸烟和饮酒行为实际上可能会减少[35]。这与鲁姆（Ruhm）[36,37]观察到的经济衰退时期总吸烟量减少一致。另外，大多数研究发现失业者吸烟及饮酒的可能性比就业者要高。然而，证明这些商品在失业后消费增加的证据十分有限，这可能反映了有不健康行为的人更容易失业。

这个模型的政策意义在于，为了降低失业或退休对健康的影响，促进健康行为的干预措施尤为重要。然而，考虑到失业对行为的因果效应的证据有限，目前尚不确定在失业或退休期间的行为干预是否能改善健康。此外，片面强调近端行为决定因素的模型可能不足以解释潜在的复杂过程，这可能刺激个体在失业或退休后的不健康消费。

就业和健康的长期视角

我们考虑了一系列模型，这些模型可以部分解释就业与健康之间的联系。这些模型的一个共同点是关注短期机制，认为失业等扰乱就业的"冲击"会导致经济、物质、社会、心理和行为上的改变，从而危害健康。然而，这些理论很少强调就业对人力资本积累的长期潜在影响，以及就业影响个体生活和长期健康的复杂机制。

1982 年，大卫·埃尔伍德（David T. Ellwood）[38]用"伤疤"（scar）这个词来形容失业对工资和劳动力市场的持久影响[38]。失业期间，工作经验无法得到积累，从而导致技能退化，并阻碍新技能获得。失业增加了重复性工作中断的可能性，导致低收入、工作不稳定、当前及未来收入的损失。因此，失业可能会在个体职业生涯中留下永久性"伤疤"。鲁姆[39]首次提出这个观点，他发现在 20 世纪 70 年代中期失业的工人中，在重返工作 4~5 年后，他们的收入比同期连续工作的工人低 10%~13%[39]。来自英国的研究也报告了相似的效应[40]。这些发现也同样被其他研究者证实，失业意味着长时间的离岗，收入的大幅减少，以及未来几年或几十年的职业前景黯淡[40-43]。

由于产假而退出劳动力市场可能会以一种不同于失业的方式影响女性的职业生涯，她们可能不会被未来的雇主那么消极地看待。然而，产假同样也会在女性的职业生涯中留下"伤疤"，影响她们的工资增长率和职业前景[1,5]。"伤疤"理论的核心在于，即使重新就业之后，暂时离开劳动力市场的员工也可能要在其职业生涯中长期忍受"伤疤"。对这种模式的一个常见解释是，在与新员工接触的时候，未来的雇主可能会把员工的职业经历作为反映其生产力的信号，使那些曾经中断工作的人处于不利地位[40]。因此，与工作更稳定的同行相比，刚生完孩子的母亲和失业者将更有可能接受较低的工资和条件不那么理想的合同。这一过程降低了工资水平，并损害了员工重返工作岗位后的工作条件，使他们越来越多地面临更低水平的工资和更高水平的工作不安全感[39-42]。这些后果可能会对员工的职业生涯、收入和财富产生长期影响，从而导致更糟糕的健康前景。

这个理论有两个重要的含义值得注意。首先，失业对健康的影响可能是累积性的，通过社会经济劣势导致多年后的不良健康结局。这也意味着就业和健康之间可能存在长期关系，而失业导致的长期健康后果只有在年龄较大时才会凸显出来。其次，如果失业和产假有"伤疤"效应，那么再就业就无法完全恢复健康状态，因为失业在结束后仍有部分或全部影响。

在本章，我们强调了理论框架的重要性，该框架的关注点从就业的短期波动对健康的影响，转向强调就业轨迹和人力资本的累积特性及其对健康长期影响的生命周期模型。我们认为这些长期过程对理解健康和生存更为必要，特别是当个体接近老年时，整个生命周期的职业经历会对他们造成累积影响。

失业与健康

在本节，我们将回顾失业与健康因果关系的文献。对这个问题的研究似乎有强烈的"反经济周期"性：在经济扩张时期，研究失业和健康的文献数量减少，而当经济紧缩时，研究的数量则增加[32,44]。这在一定程度上解释了在 2008 年之后经济衰退的几年里，人们对失业的健康效应重新产生了兴趣。在过去的几年里，有几篇综述总结了关于这个问题的证据[18,45-47]。我们的目标不是重复这些论述，而是侧重于批判性回顾失业对健康因果影响的研究。

早期的研究主要基于横断面数据，而近期的研究则主要使用纵向数据，并关注非自愿失业或裁员。非自愿失业通常被定义为，员工愿意继续工作，但一些原因之下被解雇，包括工厂倒闭、搬迁和裁员造成的失业，临时解雇，临时工作的结束，或者其他非自愿失业而造成的失业[48]。裁员是在公司缩小规模、重组、倒闭和搬迁，或者员工被临时解雇后未被召回等情况下发生的失业。这是一种特殊类型的失业。"外因性"失业可能独立于员工的表现和以前的健康状况，"内因性"失业由不良健康状况导致，或是健康状况的预测因素。这二者的区别是检验失业与健康之间因果关系的必要条件。

在过去的几十年里，大多数关于失业和健康的研究是纵向的，但确定二者是否存在因果关系的方法各不相同。也可以根据是否关注心理健康、身体健康和死亡结局对研究进行分类。我们主要基于方法论来区分这些研究，讨论不同的研究设计有助于理解失业对不同健康结局的影响。

纵向研究

在试图解释失业对健康的影响时，研究人员通常会比较失业者与就业者的健康状况。为了排除选择和混杂偏倚，研究人员控制了大量潜在的混杂因素，包括基线的健康状况和早期生活环境。来自美国和英国的研究主要是大型队列研究和追踪研究，而来自北欧国家和越来越多其他国家的研究往往基于相关行政数据，包括政府机构在就业、教育、人口学特征、健康和死亡率等方面定期收集的信息。追踪调查的优势在于，可以记录大量潜在混杂因素和相关机制的详细信息。另外，针对行政数据的研究具有纳入全国人口和大样本的优势，它们不会受到自我报告调查固有偏倚的影响，大样本能够检验失业对死亡率等相对罕见结果的影响。与调查数据相比，行政数据的主要缺点是缺乏关于潜在混杂因素的详细信息，包括早期的健康状况、技能，以及其他与失业相关的信息。此外，如果个体不参加医疗服务或登记领取失业救济，行政数据不会记录一些结局，如未诊断的抑郁症和失业等[49]。

这类研究将健康结局与早期失业经历联系起来，无论健康结局是失业还是其他原因造成的。大多数研究均发现，失业与健康之间存在着很强的关联性，且在控制教育水平、基线收入、早期健康状况，以及其他与就业及健康有潜在关联的早期生活因素后，这一关联依然稳健。英国家庭追踪调查（BHPS）是1991~2001年实施的一项纵向调查，每年大概访问5500个家庭的10000名男性和女性。在一篇基于BHPS的经典研究中，巴特利及其同事[50]发现，失业一年的个体患限制性疾病的风险是持续工作个体的两倍。与在职人员相比，那些不从事经济活动的人（也就是那些不积极寻找工作的失业者）有更高的患病风险。基于相同数据的一项追踪研究，布克（Booker）和赛克（Sacker）[51]发现，失业与一般健康问卷（GHQ-12）所测量的心理健康得分较低有关，且首次失业和第二次失业比其他失业的影响更强[51]。这些研究利用类似的方法证实了在不同国家和社会背景下失业与健康均存在关联。

虽然这些研究存在诸多优势，并且控制了许多潜在的混杂因素，但无法排除不可测量的混杂因素造成关联的可能性。例如，失业者比那些继续工作的人的健康状况要差，因此其在失业后的健康预期会更差，这一差异可能无法完全被基线调整。失业者与继续工作的人也可能在许多未观察到的特征上不同，如父母特征、智力、时间偏好和努力程度。

为了克服这些局限，最近的研究试图区分那些与个体以前的健康无关和有关的失业经历。这些研究的一个突出优势是，它们将非自愿失业与潜在的"自愿"或与健康相关的工作合同终止区分开来。最具说服力的研究是裁员效应，比较经历与个体特征无关的裁员与持续在业的员工的患病风险。假设裁员属于"外因性"失业，那么这种关联反映了失业对健康的因果效应，而不是之前的健康状况、其他有关决策或工作能力的个体特征的选择效应。这些研究通常被称为"自然实验"，因为它们利用工厂倒闭或经济周期波动的自然"随机性"来识别失业对健康的因果效应。

在一系列重要的研究中，加洛（Gallo）及其同事利用 HRS 来研究退休前的失业如何影响身心健康。他们使用 HRS 数据[52]来检验非自愿失业（指的是公司/工厂倒闭或裁员导致的失业）与心肌梗死和脑卒中风险是否有关。在为期 10 年的追踪调查中，他们比较了 582 名非自愿失业者和 3719 名在随访期内一直工作的人发生心肌梗死和脑卒中的风险。控制这些危险因素后，失业者比一直工作的人发生继发性心肌梗死和脑卒中的风险高两倍多[52,53]。通过类似的方法，他们发现职业生涯后期的非自愿失业对心理健康的影响存在类似关系[54]，包括不饮酒的人开始饮酒[55]、有吸烟史的失业者烟瘾复发和吸烟频率增高[56]、贫穷[57]及受教育较少[58]的失业者发生抑郁。其中一个局限是，这些研究中的失业原因是受访者自我报告，而不是基于对员工所在公司决策的客观评估。此外，一些员工可能会在公司倒闭或大规模裁员前跳槽到其他公司。尽管存在以上局限，这些研究表明，职业生涯晚期的失业可能对身心健康造成广泛影响。

这种方法的另一个实例来源于一项研究，该研究基于美国两个大型基于人群的纵向样本：美国生活变迁研究（US Changing Lives Study，简称 CLS）和威斯康星纵向研究（Wisconsin Longitudinal Study，简称 WLS）。对于 WLS 的参与者，Burgard 及其同事[48]能够区分事件的原因和发生时间，区分了工厂关闭、裁员或搬迁导致的非自愿性失业；解雇或裁员导致的其他类型的非自愿性离职；临时性或季节性的裁员；健康相关的原因；或监禁。他们研究了不同形式的失业对自评健康和抑郁症状的影响。结果表明，在控制大量混杂因素后，非自愿性失业与较差的自评健康和较多的抑郁症状有关。然而，对那些失业之前健康状况不佳的人，失业对自评健康的影响主要由健康状况恶化造成，这表明失业可能加剧了现有健康问题。裁员对自评健康存在一个很微小却显著的影响。相比之下，无论先前的健康状况如何，失业都会对抑郁症状产生强烈且一致的影响[48]。

在另一项研究中，斯特鲁利（Strully）[59]运用收入动态的前瞻性调查数据（PSID）来评估失业对健康的影响。作者区分了工厂倒闭造成的失业（一种更不容易受到选择偏倚影响的失业形式）与解雇或临时解雇、自愿离职或其他原因造成的更易受到选择偏倚影响的失业形式。这项研究将失业经历与随后较差的自评健康联系起来。失业后短期内可能出现健康问题，如脑卒中、心脏病和心理疾病；而长期健康问题不太可能在失业后的短期内出现，如肺癌和记忆力衰退。研究结果表明，控制先前的健康状况后，工厂倒闭造成的失业会使健康不良概率增加 54 个百分点，并使新的潜在健康问题发生的概率会增加 83 个百分点。尽管其他形式的失业也与健康有关，但在控制基线健康后，大大减弱了其对健康的影响，这表明健康选择在与公司倒闭无关的失业中扮演着重要的角色。

这些研究的优势在于，区分了非自愿性失业和其他形式的、可能更多地与个体决策或个体特征有关的失业。这些研究提供了一些证据，证实了失业对健康的有害影响并不是选择偏倚造成的。尽管这些信息来源于自我报告，但这些研究被认为是自然实验，因为它们研究了某些不受个体控制的原因导致的失业，比如公司倒闭或大规模裁员。另外，这些研究中的非自愿性失业并不完全排除选择偏倚的影响，特别是解雇造成的失业。例如，有心理或身体健康问题的人，或那些技能较少或信用较低的人，可能比那些健康、诚信、有技能的人更容易被解雇。尽管无法完全排除选择偏倚，公司倒闭造成的失业更可能与"外因性"或与个体特征无关。例如，根据员工的个体特征，他们被分到未来倒闭的公司的可能性不同，也就是说，成功的公司比那些有更高违约风险的公司更有能力招募到健康、有技能的员工。这些研究取得了巨大的进步，表明了失业对健康有害。

计量经济学研究

研究人员通过研究公司倒闭导致的失业来控制选择偏倚，但存在一个问题，"实验组"员工——那些经历失业的人，与"对照组"的员工——那些继续工作的人，两者在与健康相关的未测量变量上可能不同。计量经济学研究已经开始应用更复杂的技术，包括双重差分方法、固定效应模型和倾向值匹配来控制这些未测量变量。在本节中，我们将回顾使用这些方法的最新研究。

利用 HRS 数据，萨姆（Salm）[60] 评估了失业对临近退休员工健康的影响。与加洛及其同事[52-56,61,62] 使用 HRS 发表的一系列论文不同，萨姆使用了双重差分方法，研究了公司倒闭导致的失业，解决了反向因果关系。作者比较了因公司倒闭而失业的员工和未失业员工的健康变化。令人惊讶的是，他发现公司倒闭造成的失业对身体和心理健康没有影响，即使是在预期中更易受到失业影响的亚组人群中也没有发现这种影响。这些研究结果与加洛及其同事[52-56,61,62] 发现的"公司倒闭和被解雇而造成的失业与一些身体和心理健康结局相关"形成对比。博克曼（Bockerman）[63] 采用双重差分和倾向值匹配方法，发现失业不会影响芬兰居民的自评健康，并得出结论：失业和健康之间的联系可能是因为失业的健康选择效应。

另一项来自丹麦的研究，勃朗宁（Browning）及其同事[64] 使用倾向值匹配法，探究了失业是否会导致压力相关疾病的住院治疗。在 1981 年到 1999 年，随机抽取 10% 的丹麦男性人口作为样本，收集包括人口学、健康和工作状态的信息，并将这些信息与每个员工的雇主数据联系在一起。匹配结果表明，在丹麦，失业不会导致住院治疗，且这一发现在多个亚组人群中均存在。基于个体固定效应模型，施密茨（Schmitz）[65] 利用德国社会经济面板数据来评估公司倒闭造成的失业问题如何影响德国居民的短期健康变化。施密茨使用个体固定效应模型来控制个体间未观察到的异质性。在固定效应模型中，个体间的差异被控制，因此估计结果只依赖于个体随时间的变化。这相当于将个体在失业时点 t 的健康状况与同一个体在更早或更晚的就业期间内的健康状况进行比较。基于同样的方法和数据，更早的一项研究发现失业对健康有影响[66]，但该研究没有区分不同形式的失业。与此相反，施密茨[65]发现公司倒闭造成的失业对健康满意度、去医院就诊可能性及心理健康得分均没有影响。另外，其他与健康有关的原因导致的失业与健康变化密切相关，这再次表明选择效应可能会导致失业与健康之间有联系。

上述研究（假定治疗组和对照组可以互换）比先前的研究更有效地将失业对健康影响的因果效应分离出来。总的来说，这些计量经济学研究几乎没有任何证据表明公司倒闭造成的失业对身体和心理健康有影响。这些研究和早期研究结果存在差异的解释如下。

第一种解释是通过使用倾向值匹配和双重差分方法，这些研究能够更好地控制反向因果关系和混杂因素。尽管它们没有发现显著差异，但标准误很大是这些研究的一个潜在的局限性。众所周知，固定效应模型和差分模型存在估计效率损失[67]，这些研究利用个体内部在暴露上的变异来识别效应，阻断了个体间的所有变异。类似地，倾向值匹配依赖于所有观察对象中可以匹配的一部分，常常导致标准误偏大。这些研究很可能没有足够的检验效能去发现失业对健康的影响，因为大部分关注公司倒闭而造成失业的研究仅有几百个样本。

第二种解释可能是计量经济学研究对因公司倒闭而失业的定义，早期的一些研究将公司倒闭造成的失业和解雇合并起来，而解雇可能是基线健康的结果。然而，早期的两项研究[48,59]区分了公司倒闭造成的失业，在控制基线健康的情况下，发现其对健康存在微小却显著的影响。

第三种解释是与早期的流行病学研究相比，许多计量经济学研究对健康状况的测量都不太严谨。其中许多研究都是自我评估健康和健康满意度。失业可能会影响某些结局风险，而不影响其他结局风险。例如，失业可能增加脑卒中和心肌梗死的风险[52]，而对一般自评健康和健康满意度影响较弱。

值得注意的是，几篇报告失业对健康有影响的研究均利用美国的数据，如 HRS、CLS 和 WLS。相比之下，最近许多关于失业与健康之间联系的研究采用欧洲国家的数据，包括芬兰、丹麦和德国，而实际上这些国家有更强大的社会和就业保障制度。可能是因为欧洲的社会保障水平更高，而美国的社会保障有限，因此与许多欧洲国家的员工相比，失业对于美国员工的健康影响更大。例如，最近的一项研究发现，美国的失业率和死亡率之间的联系要比德国强[68]。然而，这项研究并没有区分"外因性"失业和与健康相关的失业，这反映了健康与就业之间可能存在双向关系。目前对失业如何影响健康的机制的理解仍然有限。

最后一种解释是，上述计量经济学研究使用的方法只能识别出短时间失业对健康的短期影响。而早期的一些研究则关注受访者在较长时间内或直到出现给定健康结局时所受到的影响[52-56,61,62]。在个体经历了再就业后，失业长久影响依然存在的背景下，固定效应模型是否依旧是一种适当的方法受到质疑。如果失业对健康存在长期影响而不是短期影响，固定效应模型将被误用，并产生有偏估计[69]。在下一节我们介绍了失业可能对人力资本积累产生长期影响，而且失业对健康的影响在许多年后才会显现出来。因此，应重点关注失业对健康的长期影响。

总　结

尽管上述证据并不够充分，但其仍表明，使用不同方法进行的大量研究并没有得出完全一致的结果。迄今为止，最具说服力的研究是利用企业倒闭和大规模裁员来探究失业影响的自然实验。这些研究得出的结论依赖于控制选择偏倚和混杂偏倚的方法、具体的检查结果，以及研究的样本。重要的是，一些使用前沿计量经济学方法的研究发现，失业对健康的影响很小。然而，考虑到计量经济学研究的短期效应，固定效应模型、双重差分和倾向值匹配研究的标准误较大，缺乏对健康结局的细致的定义和对疾病潜伏期和滞后性的适当评估，我们有理由对该结论持怀疑态度。此外，许多研究来自欧洲，而欧洲国家有强大的社会保障体系，其失业对健康的影响可能比美国弱。

尽管现有研究存在局限性，计量经济学研究存在挑战，但一些强有力的证据支持"失业导致心理健康更差"这一假说。这与非临床诊断的自评心理健康较为一致，而与住院治疗的严重心理疾病不一致。此外，一些研究表明，失业与某些（但不是全部）身体健康结局增加有关，包括重大的心血管疾病和其他重大疾病。然而，这些影响可能比早期研究所报告的要小得多，因为导致这种关联的部分原因是不健康的人更有可能失业。但事实上，失业对各种身体和心理健康结局的影响微小但显著。

这种不一致的部分原因可能是上述研究较少考虑失业对健康的长期影响，而只考虑了失业对健康的短期影响。同样，心理健康结局对这些短期波动更敏感也就不足为奇了。此外，一些研究没有发现影响，反映了体制环境可能决定失业对健康的影响程度。失业救济可能通过使员工找到与他们的技能更匹配的工作，缓冲失业对职业生涯的影响，进而减轻失业的长期影响。从短期来看，失业期间的救济也会平滑消费，防止收入减少对健康造成影响。很难确定这些政策和其他制度在多大程度上可以解释为什么一些欧洲研究发现失业对健康没有影响。此外，美国的一项计量经济学研究也发现，失业对健康没有持续影响[60]。尽管如此，这些发现提供了一种新的潜在途径，即制度特征可能成为将失业与健康联系起来的机制。

失业对死亡率的长期影响

长期以来，失业增加死亡率的观点一直是人们研究的主题。一些人认为这一观点早在 1984 年已经得到证实，一项研究通过分析英国和威尔士1971 年人口普查中的 1% 样本数据与 1971～1981 年的死亡率，发现失业和死亡率之间有较强的关联性[70,71,72]。此后，学者进行了大量的研究，并试图解决混杂因素和反向因果关系等关键问题。这些最新研究重点探讨个体失业与死亡率之间是否存在因果关系。

在最近的一项元分析中，罗夫斯（Roelfs）及其同事[73]得出结论：失业会使平均全因死亡风险增加 63%，在美国和欧洲国家也有类似的关联。这篇综述并没有处理相关研究的反向因果关系，因此很难从合并效应值中得出准确的结论。最近的证据表明，失业对某些国家可能有更大的影响。正如前文所述，麦克劳德（Mcload）及其同事[68]在美国发现了失业与死亡率之间的联系，但在德国没有发现这种联系。同样地，这些研究很容易受到混杂因素和反向因果关系的影响。

探究失业和死亡率关系的文献[23,74,75,76,77,78]的一个重要转折是将国家经济状况与个体失业联系起来的研究。在两个重要的研究中，马蒂凯宁（Martikainen）及其同事[22,79]研究了在芬兰高失业率和低失业率期间，失业和死亡率二者之间的关系有何变化。他们得出的结论是，失业和死亡率之间的关系在低失业率时期比在高失业率时期更强，因为在高失业率时期健康和不健康的人都容易失业，从而导致选择性失业减少。他们的第一项研究发现[79]，虽然失业与死亡率之间的关联在这两个时期内都存在，但在高失业率时期这种关联较弱，因为存在更少的健康选择。最近的研究发现，类似的模式也适用于其他结局，如自杀[80]。这表明失业和死亡率之间的关联至少有一部分由选择偏倚造成。

在他们的第二项研究中，马蒂凯宁及其同事[22]研究了因公司大幅裁员导致的失业是否与 4 年后的死亡率增加有关。同样地，他们分别对在低失业率时期（1989 年）和高失业率时期（1994 年）的失业人员进行评估。他们使用了来自芬兰国家统计局的有代表性的员工抽样数据，包括详细的个体层面的失业信息。他们将每个员工与芬兰企业登记册中的企业层面数据联系起来，其中企业层面的数据包括每个公司的营业额、产量、产业和人员配置水平。然后，他们将其与国家统计局的死亡率数据联系起来。他们的研究再次表明，选择效应在解释芬兰失业率与死亡率之间的关联时起着关键作用。相比于 1994 年后（高失业率时期）死亡风险增加了 25%，在 1989 年（低失业率时期）以后，失业者死亡风险增加两倍以上。没有证据表明，经历了公司大规模裁员的失业员工的死亡率会增加，而在大规模裁员的公司中，失业与死亡率之间的关系较弱。在高失业率时期，失业和死亡率之间的关联更弱，说明这种影响可能存在，但可能比预想的要小很多，因为选择性失业只可以解释部分关联。

另外，美国最近的证据表明，即使在控制了潜在的选择偏倚后，失业与死亡率之间仍可能存在因果关联。在最近的一项研究中，莎利文（Sullivan）和冯·瓦赫特（Von Wachter）[81]将 20 世纪 70~80 年代宾夕法尼亚州员工季度失业的行政数据与社会保障局 1980~2006 年的死亡记录联系起来，以评估失业对死亡率的影响。他们发现，在 20 世纪 70~80 年代经济低迷时期的宾夕法尼亚州，拥有稳定职业的高资历男性员工在因大规模裁员而失业的一年里，死亡风险增加了 50%~100%。尽管失业的影响会随着时间的推移而下降，但即使在失业 20 年后，失业者的年死亡率风险也增加 10 到 15 个百分点。他们的结果是稳健的，因为采取了一系列措施来控制健康选择偏倚，例如，比较了经历不同规模裁员的公司中的员工的死亡率。评估同一公司中的失业者和非失业者，并将他们与经历不同规模裁员的公司的员工进行比较，用来估计失业对死亡率的因果效应。

莎利文和冯·瓦赫特所报告的短期和长期效应都很重要，因为它们与失业对收入和员工就业前景的短期和长期影响相对应[81,82]。在短期内，职位变动与平均收入大幅下降、失业率增加和收入高度不稳定有关[81]。作者认为这些结果与失业导致的急性应激一致，可能在短期内大幅提高死亡风险。与此同时，从长远来看，失业给员工的职业生涯和收入留下了伤疤，即使他们重新回到劳动力市场，这种伤疤也会持续数年[39-41,82]。这与他们的证据相一致，即使在失业的几十年后，失业对死亡率仍有长期影响。

北欧国家也根据行政数据进行了类似的研究。近期的一项研究[25,83]探讨了公司倒闭造成的失业对非致命健康事件的影响，该研究通过将员工-雇主行政数据联系起来，识别了瑞典 1987~1988 年所有公司倒闭而造成的失业，并将其与 12 年后的医院诊断联系起来。该研究显示，失业显著增加了男性和女性与饮酒相关的住院风险，也增加了男性交通事故和自我伤害的风险。然而，没有证据表明失业会增加心血管疾病的风险，如心肌梗死和脑卒中，但这些结果的估计是不准确的[25,83]。勃朗宁和海恩森（Heinesen)[84]采取类似的方法评估了工厂倒闭造成的失业是否会增加对劳动力市场有强烈依赖的员工的死亡和住院风险。他们使用丹麦 1980~2006 年的行政数据，并应用了倾向值匹配加权和非参数时间分析。研究结果表明，失业会增加总体死亡率、循环系统疾病和自杀率，还会增加由交通事故、饮酒相关疾病和心理疾病而导致的死亡和住院。

上述研究表明，失业与死亡风险增加有关，尤其是在失业后的头几年里情况明显，但失业在一定程度上也可能会导致长期伤疤，即死亡率增加会持续几年甚至几十年。这些研究强调了长期探究失业和死亡之间病因的重要性，特别是脑卒中和心脏病等慢性疾病导致的死亡率，失业对这些疾病的影响在几十年后才会显现出来[43,49]。

在一定程度上，上述研究结果的矛盾性可能体现了政策和制度的影响。例如，莎利文和冯·瓦赫特[81]发现，20 世纪 70~80 年代的大规模裁员对宾夕法尼亚州的死亡率有显著影响，这与马蒂凯宁及其同事报告的 20 世纪 90 年代初芬兰金融危机期间失业对死亡率的影响较弱的观点相矛盾[22]。虽然这些研究之间有一些重要的方法学差异，但总的来说，这些结果表明芬兰强大的社会保障体制可能减轻了大规模失业对健康造成的不利影响。另外，瑞典[25,83]和丹麦[84]利用类似方法进行的最新研究发现，即便是在这些拥有强大社会保障制度的国家，工厂倒闭导致的失业也会增加死亡率。这些研究结果强调，有必要开拓出一个新的研究领域来厘清失业对寿命影响的具体制度和政策。

经济周期与健康

近几十年来，关于经济波动与死亡率之间关系的研究呈上升趋势，这个领域的研究最早可以追溯到 20 世纪 20 年代[85-87]。布伦纳（Brenner）[88-91]在 20 世纪 70 年代进行的一项开创性研究激发了人们对这个问题的兴趣，他利用了英国和威尔士的经济结局和死亡率的国家时间序列数据。布伦纳认为，20 世纪死亡率的长期下降由同一时期经济扩张的长期趋势导致，同时死亡率的波动（死亡率的上升和下降）由经济衰退和经济快速增长造成，经济衰退时死亡率上升，经济快速增长时死亡率下降[89,90]。尽管公众和政策制定者对他的发现有浓厚的兴趣，但布伦纳的研究仍受到了许多人的严厉批判，他们无法重现其结果，声称他的模型不正确，时间序列分析很容易受到遗漏变量影响（被其他时变变量混淆），研究结果在其他时期不稳健，人为选择研究时期[92-94]，同时还受到其他的批判。

在 21 世纪初，自克里斯多夫·鲁姆（Christopher Ruhm）出版了一部颇具影响力的著作后，该领域的研究发生了彻底的转变[37,95-99]。与布伦纳早前的研究相反，鲁姆发现经济衰退与死亡率的下降有关，而经济扩张与死亡率的上升有关[37,95-99]。鲁姆的研究没有受到一些早期研究的偏差的影响，因为他将影响 1972~1991 年美国各州的失业率波动的变量纳入固定效应模型中，控制了州水平的差异和其他影响所有州的全国性因素。在他的开创性论文中，鲁姆[95]发现各州失业率的上升与总体死亡率的减少显著相关，也和 10 种特定死因中的 8 种的死亡率显著下降有关，特别是与交通事故死亡率大幅度下降有关。唯一的例外是自杀，自杀导致的死亡在经济衰退期上升。一些研究重现了这些发现，包括车祸、凶杀、心血管疾病、流感和肺炎导致的死亡率[86,95,100]。

在过去的 10~15 年，很多研究都采用了鲁姆的方法，其中有些研究找到了"顺周期性死亡"的证据：也就是说，经济扩张时死亡率上升，经济衰退时死亡率下降[86,100-108]。然而，并不是所有的研究都能重现这些发现。例如，来自欧洲国家的一些研究发现，经济周期对死亡率并没有影响，甚至发现了"反周期性死亡"的证据，即经济扩张时死亡率降低。在最近的一项综述中，卡塔拉诺（Catalano）及其同事[109]阐述了几项研究中不一致的发现。在本节，我们首先讨论这个假设的基本理论基础。然后，我们讨论了该领域的最新进展，并考虑几个重要方面，以了解经济和死亡率之间的联系。其中，我们特别关注在富裕和贫穷的国家、不同的亚组人群、拥有不同社会保障体系的国家及不同原因导致的死亡中，经济波动与死亡率之间的关系有何不同。此外，我们还讨论了短期和长期经济衰退的潜在矛盾性影响，并将其作为理解经济衰退对健康影响的关键因素。

关于"经济衰退与健康"的理论

流行病学家认为经济衰退损害健康的可能原因有很多：经济衰退导致失业、收入减少、婚姻破裂，以及其他不良社会结果的风险增加，这些因素都被证实与较差的健康状况有关。压力机制是一种常见的解释。经济产出的下降可能导致压力，而压力增加了经历其他压力源的可能性，如经济困难、婚姻问题、父母关系问题，以及幸福感不足[109-112]。预期的失业和经济债务也可能导致压力和心理健康状况的恶化，即使是那些继续工作的人也会如此[109,113,114]。所有这些机制都可能增加员工身体和心理健康状况不良的风险，包括正在工作的员工和经历失业或退出劳动力市场的员工。

另外，有经济理论预测，在经济活跃时期，个体可能在做出时间分配决策时缺乏灵活性。本章开头介绍的 Grossman 模型有助于理解这一机制。经济好转时，休闲时间减少，这使锻炼和烹饪健康食品等健康投资更加昂贵。在经济上升期，医疗保健的"时间价格"上升，因为人们的工作时间越长，越难有时间预约医疗服务。时间分配的灵活性和医疗保健的时间价格的变化预示着，当经济暂时性增长时，生活方式将变得不那么健康。此外，正如 Grossman 模型所预测的，危险的工作环境和工作相关压力可能对健康有直接的负面影响，特别是需要重体力劳动的工作。在经济上升期，在劳动力需求和工作时间增加的条件下，这些效应会增强。最后，经济活动的增加也可能增加污染、交通和其他意料之外的后果，这些都可能增加就业者和失业者的健康风险。

一条艰难的道路：不同时间、地点和经济 发展水平的证据相互矛盾

虽然基于美国数据的大多数研究都发现，经济衰退期间死亡率会下降，但这些结果并没有在一些欧洲国家重现，表明国家福利政策或其他情境因素在缓和经济衰退的影响方面可能发挥重要作用。利用瑞典的个体数据和经济表现的若干指标，格达姆（Gerdtham）及其同事[115]发现经济衰退时男性的总体死亡率上升，对女性则没有影响。这种针对男性的反周期模式在心血管疾病、癌症和自杀等几种死因上是一致的，而对其他原因造成的死亡并没有影响。斯文松（Svensson）[116]利用区域经济波动对这些发现进行了扩展，发现经济衰退与处于黄金工作年龄（20~49 岁）的瑞典男性的急性心肌梗死发生率和死亡率上升有关。

近期证据表明，美国的经济周期与死亡率之间的关系在新时期可能有所变化。在最近的一篇论文中，鲁姆[117]利用 1979~2009 年的数据，发现

在他早期的研究[37,95-99]中宏观经济因素与一些死亡原因之间的关系发生了变化，且最近的数据[117]显示两者之间没有关系。鲁姆的研究表明，随着时间推移，经济周期与死亡率之间的关系是不稳定的，而且不太可能在15~20年之内保持稳定。他发现在经济衰退期，心血管疾病和交通事故导致的死亡率将下降，而癌症和意外中毒等外因性死亡率在最近几年的经济衰退中似乎有所增加。一方面，这些发现表明宏观经济因素的影响可能严重依赖于社会环境。例如，近年来，为了应对心理健康问题，药物使用变得更加普遍，从而导致了经济周期与意外中毒之间的反周期关系[117]。另一方面，这些发现可能反映了固定效应模型方法的不稳定及其对设定误差的敏感性，例如，经济状况和死亡率之间适当的滞后期导致模型估计错误[69]。

其他研究证据也表明，经济周期与死亡率之间的联系在时间和空间上都不稳定。利用瑞典1800~1998年的数据，塔皮亚·格拉纳多斯（Tapia Granados）[104]的研究表明，持续的经济扩张与19世纪上半叶瑞典死亡率的下降密切相关，但在接下来的100年里，这种关联越来越弱。到了20世纪下半叶，出现了负向滞后的关系，即在经济扩张后的一年到两年里出现了死亡率上升。一个可能的解释是死因构成的改变。经济衰退可能使与贫困相关的疾病死亡率上升，如早期的传染病。近年来，工业活动的增加可能会使与富裕有关的疾病发病率上升，如心血管疾病、交通事故、糖尿病和癌症。基于英国和威尔士的数据[118]，塔皮亚·格拉纳多斯发现，在1840~2000年，经济扩张与期望寿命有短期的负向关系，但这种关系在1900~1950年比在1950~2000年更强，而在19世纪时则很弱。

死因构成改变和情境依赖性可能影响经济周期和死亡率的关系，一些低收入国家的研究也证实了这一观点，这些国家的研究结果显示，经济与死亡率之间要么无关，要么呈反周期性相关。利用墨西哥的数据，冈萨雷斯（Gonzalez）和夸斯特（Quast）[119]发现，在经济扩张时期，最发达地区的非传染性疾病导致的死亡率会上升，而在最不发达地区，非传染性和传染性疾病导致的死亡率会随着经济的扩张而降低。他们得出结论：经济周期与死亡率之间的关系会因经济发展水平而异[119]。在墨西哥，20~49岁人群的总体死亡率成顺周期性相关，这与在高收入国家的发现相矛盾。在高收入国家，经济周期的影响会因死亡原因而异。经济扩张时，癌症及一些其他原因的死亡率会下降，但自杀和凶杀等原因的死亡率会上升[120]。来自美国的证据表明，在高失业率时期，婴儿死亡率会下降[108]，但印度农村的婴儿死亡率在经济衰退时期增加[121]。作者将这一发现归因于经济衰退加剧了印度职业母亲的痛苦，而在富裕国家经济衰退阻碍了母亲参与劳动力市场[121]。

在最近的一篇综述中，祖尔克（Suhrcke）和斯特克勒（Stuckler）[122]假设，较高的财富水平和社会安全网络可以帮助高收入国家缓冲经济衰退造成的影响，而在低收入国家，大部分人生活在贫困线以下，经济衰退可能进一步加剧处于贫困线以下人群的贫困状况。这一假设尚需进一步的研究来验证，但可以用来解释贫富国家或地区之间的差异。

经济周期、心理健康与自杀

证据表明[100,103,105]心理和身体健康对经济冲击的反应不同，特别是一些心理健康测量结果在经济衰退期间持续恶化，在经济扩张期间有所改善。最重要的是，诸多研究一致发现自杀率在经济衰退期间上升，在经济扩张期间下降[95,100,102,103,105,123-127]。然而，这种关系在不同的国家和地区可能有所不同，并不是所有的研究结果都报告反周期性的自杀率[86,106,128-130]，也有研究报告其他心理健康状况的恶化如抑郁症[130-132]。

身体和心理健康研究的区别归因于经济衰退影响健康的机制。与医学上被诊断出的生理问题不同，许多身体疾病需要数年或数十年的时间，而自杀和心理健康问题会因为突然的打击而在短期内发生。因此，与上述压力机制相符合，经济衰退对心理健康的影响最为一致。

经济衰退与健康相关行为

关于经济衰退与健康之间潜在关联机制的研究，主要关注诸如吸烟和饮酒等个体行为[36,37,99]。评估这个问题的研究通常是将国家和区域的经济指标与个体水平的行为调查数据联系起来。许多研究似乎符合这样一种假设：在经济不景气的时候，人们的行为往往更健康，而当经济状况良好时，他们的行为往往不那么健康。例如，鲁姆利用美国的微观数据进行研究，发现在经济衰退期间，吸烟、饮酒行为和超重者减少了，而休闲身体活动则增加了[37,99]。

在最近一项有趣的研究中，徐（Xu）[133]把美国的行为危险因素监测系统（BRFSS）数据、国民健康访谈调查（NHIS）数据与当前人口调查（CPS）的就业数据相结合，以评估在受教育水平较低的人群中，由经济周期导致的工资和工作时间改变对健康行为的影响。与鲁姆[95]的发现一致，经济扩张导致的工资和工作时间增加与香烟消费增加有关。经济扩张期间工作时间的增加也与较少的身体活动和就医行为有关。他们的模型显示，大部分变化由就业状况的改变造成，而不是由那些自始至终都是就业者的工资和工作时间变化造成。总的来说，这些发现均符合假设，即时间机会成本的变化可能是理解美国经济周期与短期健康变化的关键因素。

然而，这些发现并没有在美国以外的研究中得到验证，也没有在其他的美国研究中得到证实，其中一些研究质疑了在经济衰退期间健康行为改善的观点。伯克曼[134]使用芬兰1978~2002年的微观数据进行研究，发现总体经济状况的改善降低了身体质量指数，而来自美国的证据正好与之相反。基于加拿大的调查数据，拉蒂夫（Latif）[135]发现，失业率的上升会增加平均身体质量指数及严重肥胖的可能性。通过研究经济周期如何影响饮食习惯，美国最近的一项研究[136]发现，较高的失业率与水果和蔬菜的消费减少、不健康食品（如零食和快餐）的消费增加，以及全部食品中健康食品的比例下降有关。这些发现与之前的预期（即人们在经济衰退时期的行为会更健康）相反，表明经济衰退与较差的饮食行为有关。

同样地，酒精消费也存在不一致的证据。尽管在经济扩张期间，人均酒精消费量增加，但在经济衰退期间则减少，但调查数据显示在经济衰退期间，酗酒率会上升。根据1984~1995年的BRFSS数据，迪伊（Dee）[137]表示在经济衰退时期酗酒率会大幅增加，即使在业的人中也存在这一现象。根据美国2003~2010年的BRFSS数据，南迪（Nandi）[138]发现，失业率的增加与过去一个月里较低的酒精消费和酗酒率相关，但其他健康行为并没有发生改变。基于芬兰的微观数据，约翰逊（Johanson）[139]发现在经济扩张期间，酒精消费增加，而酗酒率保持不变。根据 1997~2011 年的 NHIS 数据，洛（Lo）[140]发现，不断上升的失业率与酗酒率升高有关。这些研究似乎表明，当经济恶化时，对健康有害的酒精消费会增加，但当经济好转时酒精消费减少。

综上所述，尽管鲁姆和其他人的研究证据表明，在经济衰退期间，健康行为会有所改善，但最近的证据与这些发现相矛盾，并发现在经济衰退期间，健康危险行为普遍存在。尽管如此，矛盾的结果可能再次反映出经济周期对行为的影响在不同国家和制度间存在差异，而这一问题在目前的文献中还未得到充分探讨。

谁在经济衰退期间受苦？

关于经济衰退影响死亡率的研究通常依赖于宏观数据，忽略了个体间潜在的异质性，即个体对负面劳动和社会结果冲击具有不同脆弱性。对总体进行分析可能掩盖了经济衰退对就业者与失业者的不同影响。经济衰退对低技能、低收入员工健康状况的影响与对工作更稳定的高技能员工的影响有所不同。

很少有文献研究这个问题。然而，来自美国的最新证据表明，经济衰退对劳动力市场的影响主要由男性、黑人和西班牙裔工人，以及青年和受教育水平较低的工人这些变量承担，部分是因为不同行业和职业中员工的人口构成不同，其受到经济衰退影响的程度不同[141]。很少有研究检验这是否会导致不同的健康影响。一项基于美国数据的研究发现，在经济衰退期，受教育水平较低的工龄期成年员工及在职工人的死亡率会上升，而受教育水平较高的、失业的、残疾的和退休的人在经济衰退期间死亡率会下降[103]。然而，这项研究是基于横断面数据对人口学特征进行的评估。丰滕拉（Fontenla）、冈萨雷斯和夸斯特[142]通过按区县分类的面板数据部分解决了这个问题，他们发现白人和拉丁裔的死亡率在经济衰退期间会下降，而黑人通常不受影响。他们还发现，那些种族/族裔多样性较低的区县的死亡率更具有顺周期性。总而言之，这些研究结果表明经济周期对死亡率的影响可能因种族/族裔而异。

　　与经济衰退同时发生的就业变化可能会对死亡率产生完全不同的影响。失业者可能会经历收入下降和缺乏获得卫生服务的机会，这可能导致他们的死亡率在经济衰退期间上升[109,143]。就业者由于裁员或其他压力源[144,145]而压力增大，这会导致心理健康状况恶化，但他们也可能由于经济衰退期间的经济拮据而减少吸烟和饮酒[36,37]。对健康的积极和消极溢出效应可能取决于人口结构等各方面的影响。

　　另一个重要的因素是年龄。来自美国的证据表明，经济衰退与儿童、工龄期中年人（25～59岁）和老年人（60岁及以上）的死亡率下降有关[105]。对处于工龄期的中年人来说，造成经济好转期间死亡率下降的大多数死亡主要源于交通事故，而不是与心脏病和脑卒中等工作压力有关疾病的死亡[105]。虽然经济衰退对工龄期人群的影响更大，但绝大多数的死亡通常发生在年长者，因此造成顺周期性死亡率的大多数死亡都发生在老年阶段。

　　总而言之，这些结果表明，经济波动可能通过与劳动力市场参与没有直接关系的机制来影响健康。例如，经济衰退可能会影响家庭和居住安排，最终使老年人获益。有证据表明，由于最近的经济衰退，大家庭（extended family）变得普遍[146,147]。经济衰退可能会增加老年人与子女或其他家庭成员共处的可能性，增加他们的社会交往、社会参与及幸福感，降低老年人患病风险。其他证据表明，经济周期可能会影响健康保健和护理质量，尤其是在这些方面有大量需求的老年人。当经济形势好转的时候，医院和养老院可能会遇到人手短缺问题，因为高技能员工会去其他经济部门工作，这可能会减少老年人的医疗保健投入[105]。

　　比较经济衰退对健康的短期与长期影响，许多研究关注经济周期与死亡率的周期性短期波动之间的关系。这种方法的潜在局限是缺乏对生命历程中的暴露如何影响疾病发展的了解。例如，虽然经济衰退可能导致健康行为的短期变化，但从长期来看，在生命历程的关键期遭受经济衰退可能导致健康的永久性变化。

　　通过分析出生前后的经济状况对晚年死亡率的影响，研究表明在不利的经济条件下出生可能会对健康造成长期的负面后果[148,149]。在这些研究中，出生前后被认为是关键期，孕产妇营养不良或孕期其他的负面暴露都会导致生命发育缺陷，表现为晚年患慢性疾病风险增加[150]。然而，目前很少有人研究成年早期和晚期关键期的经济衰退是否会影响生命后期的健康结局。

有证据表明，生命在学校到工作的过渡期间（另一个关键的生命历程时期）经历经济衰退[12,13]可能会触发一个累积劣势途径，其特征是不太有利和不稳定的劳动力市场轨迹[2-4]，最终可能导致晚年健康状况较差。近期的两项研究探讨了毕业时的经济形势是否会对健康产生长期影响。麦克莱恩（Maclean）[151]将全国青少年纵向调查数据与各州 1976~1992 年毕业生的年度和月度失业率数据联系起来。结果表明，与其他同龄男性相比，在失业率高时毕业的男性在 40 岁时身体状况较差，而对女性来说，在经济形势不景气的时候毕业与其 40 岁时较少的抑郁症状相关。

赫赛尔（Hessel）和阿文达诺（Avendano）[152]使用欧洲健康、老龄化和退休调查（the Survey of Health, Ageing and Retirement in Europe, SHARE）数据来研究个体离开学校或大学时的国家经济状况是否与其 50~74 岁的身体功能有关。作者将 1946~1986 年国家的失业率与 SHARE 中的 13 个欧洲国家的毕业生队列数据联系起来。与麦克莱恩的结果相反，他们发现在高失业率时期毕业的男性身体受损水平低于其他同龄男性，但在经济衰退时期毕业的女性在老年时的健康和身体功能较差。他们发现离校时的经济形势与劳动力市场、婚姻、生育率和健康行为有关，这可能部分解释了其对女性健康的负面影响。

莱斯特（Leist）及其同事采用类似的方法，利用 11 个欧洲国家的 SHARE 数据来评估在 25~49 岁经历的经济衰退是否与其 50~74 岁的认知功能有关。他们的研究结果表明，男性在 45~49 岁、女性在职业阶段的早期和中期（25~44 岁）经历的经济衰退与其晚年较差的认知功能相关，这可能是由不利的劳动力市场轨迹所导致。这只是初步的研究结果，但这些研究表明，改善经济衰退对劳动力市场轨迹影响的政策可能有利于晚年认知功能的提升。

另一个关键时期是退休前后。在临近退休时经历经济衰退可能会对老年员工离开劳动力市场的时间和环境产生重大影响。失业与退休之间相对较短的时间跨度，可能会减少失业者重新进入劳动力市场的机会[153]。因此，老年员工可能被迫接受较低的工资、永久性离开劳动力市场，或者提前依靠社会保障福利[153,154]。这导致了他们现在和未来收入的重大损失[155-157]，可能对老年员工的退休计划造成破坏性后果：增加了他们的贫困风险，并最终减少其财务、身体和心理健康[153,158-162]。

在最近的一篇文章中，科利尔（Coile）和莱文（Levine）[163]研究了退休前后的经济衰退对死亡率的长期影响。他们使用1969~2008年的死亡率人口统计数据，获得特定年龄段老年人的生存概率，并将其与他们早年所处的劳动力市场状况相联系。他们的结果表明，在50~61岁经历经济衰退会导致寿命大幅缩短。他们利用调查数据证实了在50~61岁经历经济衰退会导致在业时间减少数年，以及医疗保险覆盖率和医疗保健利用率下降，这可能是生存率下降的部分原因。另一个重要的发现是，这一现象对62岁以上的人群产生影响较小，因为在美国，62岁以上的老年人有资格领取社会保障福利。

总而言之，这些研究只关注了经济周期对健康的短期影响，忽略了在生命历程关键阶段经历经济衰退对健康带来的长期后果，包括从学校到工作和从就业到退休的转变。这些研究结果强调了采用生命历程的观点来理解整个生命过程中所经历的经济衰退如何长期影响健康和疾病的发生。

不充分就业、工作不安全与健康

自20世纪70年代以来，劳动法的变化使许多员工的就业保障和合同安排发生了变化[164,165]。在过去的30年里，定期合同员工的比例有所上升，尽管这些模式在不同国家的推进速度并不相同。例如，在西班牙，目前所有就业合同中有三分之一是定期合同；而在德国，固定期限就业合同的比例相对较低，约占所有合同的8%[166]。最近几年的证据表明，工作不安全有时被称为"不稳定的就业"，与较差的身体和心理健康状况有关，有些调查结果表明工作不安全对健康的不利影响可能与失业的影响相当[164,167-173]。

有关工作不安全的研究可以分为两类：第一类研究考察了感知的工作不安全对健康的影响；第二类研究考察了裁员和工厂倒闭而导致的对就业安全的外部冲击如何影响健康。我们将分别讨论这两种类型的研究。

感知的工作不安全

该类研究通常评估了自我报告的工作不安全感与健康指标之间的统计学关联。基于"英国白厅调查Ⅱ"的研究是这类研究中的一个范例。费里尔（Ferrie）及其同事[174]询问了参与者在 1995~1996 年及 1997~1999 年工作中的安全感，并比较了工作安全感有变化、两个时期都感到不安全、在两个时期都感到安全的参与者的健康状况。他们发现，工作安全感的丧失与较差的自评健康状况和轻微精神病发病率相关。失去工作安全感的人的发病率高于在两个时期内均感到工作安全的人。但是，那些获得工作安全感的人与在两个时期内都感到工作安全的人相比显示出更差的心理健康状况。那些长期存在工作不安全感（两个时期均存在工作不安全感的人）的人的健康状况最差。这些影响从部分（不是全部）身体健康指标中也可以观察到，包括血压和身体质量指数。在一系列身心健康测量指标上发现了相似结果[168,175-183]。

在评估工作不安全感的影响的研究中，如何排除混杂因素仍具有挑战性。在最近的一项系统综述和元分析中，维尔塔宁（Virtanen）及其同事[184]将来自 13 个队列的个体水平数据与系统综述相结合，以获得工作不安全感对冠心病影响的综合估计。在控制混杂因素后，他们观察到工作不安全感和冠心病之间存在中度的显著性关联。他们认为，这种中度关联的部分原因是感到工作不安全的人通常面临着较差的社会经济状况及危险因素。在完全控制社会经济地位的残余混杂后，工作不安全感与冠心病仅存在微弱关联。另外，如果这些因素是失业与冠心病之间的中介因素，那么控制这些因素也可能会导致过度调整。

尽管这些研究具有纵向设计的优势，但大多数研究存在选择或混杂偏倚。工作安全感的变化可能伴随着与健康有关的其他相关因素的变化。尽管工作不安全感导致不良健康这一结论似乎是合理的[185,186]，但也有可能是健康状况较差的员工往往从事不太稳定的工作[166,187]。同样，长期具有工作不安全感的员工可能是非随机样本人群，不同于具有稳定工作的群体。理解这种关系的因果性质具有重要的政策意义：如果选择偏倚是主导机制，帮助健康状况较差的员工找到稳定工作的政策应成为干预的重点。相比之下，如果工作不安全感对健康有因果效应，完善合同法和社会保障政策，以降低弱势劳动群体的工作不安全感，则应成为干预的重点。

裁员研究

为了克服感知的工作不安全研究的局限性，第二类研究调查了经历过工作场所裁员的个体是否与其他在类似工作场所工作但没有经历裁员的员工的健康状况不同，其基本理论是裁员给继续在既定工作场所工作的员工带来了外因性的工作不安全。此外，这些研究直接告诉我们，作为公司或政府的一项政策，裁员政策的潜在影响是什么。在一篇经典研究中，瓦赫特拉（Vahtera）及其同事[188]利用芬兰的数据来评估裁员是否对病假产生影响。他们发现裁员与病假之间存在显著关联。与小规模裁员相比，大规模裁员后旷工的风险增加了 1 倍以上。对精神药物使用也有类似的影响[144]。与裁员相关的潜在机制包括工作控制的消极变化、配偶支持受损和吸烟行为增加[145]。

然而，上述证据在很大程度上是基于对芬兰市政员工的研究，这些结果是否可以推广到其他情况中依然是不确定的。例如，其他研究发现，很少有证据表明裁员对"幸存"员工的健康状况有影响。奥索尔（Osthus）[189]根据挪威的国家行政数据，利用条件固定效应模型来评估裁员是否对因病缺勤产生影响，结果发现裁员会使在职员工因病缺勤情况略有减少，但似乎对健康没有短期的负面影响。采用类似的方法，奥索尔和特卡萨（Mastekaasa）[190]利用 1997~2003 年的调查数据，发现裁员对在职员工的健康没有影响。来自瑞典的两项研究指出，在经历裁员[191]和组织不稳定[192]的公司中，员工的健康情况会恶化，然而，其他研究则发现，裁员对健康状况的影响不一致或无影响[193,194]。

另一组研究调查了政府私有化政策对员工健康的影响。在一篇文献综述中，伊根（Egan）及其同事[195]纳入了 11 项研究，评价了自 1945 年以来私有化政策对私有化行业及公共部门员工健康的影响。他们只纳入经济合作与发展组织（OECD）成员国中的实验和准实验研究。研究发现，私有化（包括公司裁员）对员工压力相关疾病指标的影响最稳健。然而，他们没有发现稳健的证据证明私有化对受伤风险产生影响，并认为尚无充足的证据证明私有化对健康存在影响。

总之，工作不安全对员工健康产生负面影响的原因有很多。研究表明感知的工作不安全与较差的健康状况有关，但这与检验裁员和私有化影响的准实验研究之间存在很大矛盾，其中几项研究没有发现裁员对健康存在明确的影响，这需要更多的研究来确定裁员可能损害健康的具体条件。例如，这种影响在公共和私营部门之间可能存在差异。此外，大多数证据来自北欧国家，而这些国家的失业率低，工会强大，工人保护法覆盖广泛[189]。因此，需要进一步的研究来评估在不具备北欧国家体制特征的国家，裁员是否具有更强的和更一致的影响[194]。

不充分就业与健康

大多数关于就业状况影响的研究将就业与几种形式的失业区分开来。然而，有人认为[32]，这种广泛的就业概念没有充分考虑到"不充分就业"的各种可能形式。杜利（Dooley）和普罗兹（Prause）[32]研究了几种形式的不充分就业对健康的影响，他们根据"劳动效用框架"（Labor Utilization Framework）[196,197]，将不充分就业定义为包含这些新形式不充分就业的概念。

在过去的几十年里，特别是在美国，伴随低失业率而来的是工人中"隐蔽性失业"比例的上升。罗宾逊（Robinson）[198]首先提出这个术语，并没有官方定义，但它通常是指基于工作时长（非自愿的兼职工作）和工资（低水平工资）的几种"不充分"就业形式。它包括非自愿工作时间较短和低工资员工，以及由于就业前景不佳而非自愿的永久性离开劳动力队伍、失去积极性的员工。不充分就业的另一个重要方面是教育水平和职业的不匹配[32,197]。根据这个观点，不充分就业会带来与失业相似的重大健康风险。基于这一观点，杜利和普罗兹[32]认为，不充分就业介于充分就业与失业之间。

有几项研究检验了不充分就业或不充分就业的特定部分与健康之间的纵向关联。弗里德兰（Friedland）和普里斯（Price）[199]利用具有全国代表性的美国工龄期成年人数据，采用纵向设计来评估不充分就业的影响，同时控制了基线的健康状况。他们的研究结果表明，与充分就业员工相比，不充分就业员工报告的健康水平和幸福感均较低。但是两者的关系随着不充分就业类型或健康指标的不同而不同，有时关系是中等强度。他们发现7个健康指标中有4个指标与不充分就业相关联，低工资通常与较差的健康状况相关。他们发现"不充分的工作时长"与身体健康之间的证据不明确，但它可以预测较低的心理幸福感和较高的工作满意度。

不充分就业的文献重点关注相对年轻的员工，他们更容易受到不充分就业的影响。杜利及其同事[200]利用全国青少年纵向研究面板数据，研究了1992～1994年从充分就业到不充分就业的转变对青少年抑郁的影响。控制基线抑郁和一系列混杂因素后，他们发现从充分就业向不充分就业的转变与抑郁水平的显著增加有关，在控制收入、婚姻状况和工作满意度后，这一趋势依然存在。研究还发现，基线抑郁水平可以预测不充分就业风险，特别是对于受教育程度较低的员工，但它却不能预测失业风险。

杜利和普罗兹[201]的研究证据显示，从充分就业到不充分就业的转变，与年轻时自尊心下降、成年酗酒增加，以及20～30岁员工抑郁症状出现有关。一篇论文[201]更加全面地研究了健康选择作用。他们得出结论，包括抑郁在内的几个心理健康指标，与随后的不充分就业有关。他们强调了在这些研究中控制选择偏倚的重要性。

上述研究结果表明，就业到失业的转变，以及到不充分就业的转变都与心理健康状况较差有关。虽然反向因果关系和混杂因素仍然是一个问题，但这些研究为未来的研究提供了良好的前景。不充分就业的潜在问题是它包含许多要素，因此难以区分不充分就业的哪些具体方面可能对健康有害，哪些具体方面可能适用于政策。例如，工作时长的非自愿减少是否对健康有害，而不依赖于工资变动和职业不匹配，这都将为政策干预提供独特的机会，但很难将多种测量不充分就业的方法综合起来。此外，虽然一些证据表明不充分就业影响心理健康，但没有令人信服的证据证实其与身体健康始终相关。

不充分就业对健康的影响，是未来研究的一个重要内容，有可能利用最新的就业法变化作为自然实验，从而区分因果关系和选择机制。例如，很少有研究去调查欧洲一些国家有关工作周时长的法规（例如法国的"奥布里法"）的变化如何影响员工的幸福感和身心健康。此外，很少有研究去调查合同安排和最低工资法的规章制度的变化（可能影响不充分就业）对员工健康产生的影响。准实验研究不仅有助于我们厘清不充分就业与健康之间的因果关系，而且还可以研究特定劳动政策和法律对健康的潜在影响。

就业保障政策与健康

在本节，我们重点关注旨在增加就业保障和确保长期就业的就业政策的两个具体领域。产假和退休政策最近引起了大家的关注，特别是在欧洲国家，这些国家在人口变化时期的社会保障政策被认为是社会成功和劳动力市场的核心。各项政策影响健康的机制是复杂的，因为这些政策很有可能通过多种方式来影响一系列结果。我们讨论这两个领域的现有研究，以说明研究这些政策对健康的影响及所面临的挑战。

产假政策

目前许多研究探讨了失业如何影响健康，但我们对其他形式的离职如何与健康相关却知之甚少。育儿假，特别是产假可能与在职母亲的健康特别相关。20世纪下半叶，高收入国家女性劳动参与率大幅增加，有孩子的女性也不例外。例如，在2011年的美国，6岁以下子女的母亲有64%进入了劳动力市场，而1975年这一数据为33%[4,202]。为应对这一现象，一些国家在 20 世纪下半叶制定了产假政策，帮助有孩子的家庭应对工作和家庭相互竞争的要求。

产假立法使女性有权在分娩期间休假，并且许多国家的女性在产假期间可以得到收入支持补偿。最初，产假政策是出于对刚出生的孩子和产妇健康状况的担忧。然而，自 20 世纪 60 年代末以来，产假也成了一段有工作保障的时期，用来照料新生儿和幼儿。最近的证据表明，通过保护母亲在分娩前后的就业，产假在产后带来更好的长期劳动力市场结果，包括工资水平提高、职业前景、与劳动力市场联系和就业能力[1-5]。因此，一个重要的问题是，这些政策是否也会在短期或长期影响母亲及其子女的健康。

产假政策可能使得母亲及其子女健康状况较好的原因如下。鲁姆[14]认为，幼儿的健康取决于"健康存量"，即医疗技术水平、医疗保健价格及可获得性、家庭收入，以及父母的时间投入。在所有这些机制中，他认为父母的时间投入可能对儿童的健康最为重要。养育孩子是一个耗时的活动，甚至在孩子出生前就需要投入时间（通过更好的营养和产前护理的形式），可能在短期或长期内会为孩子带来更好的结果。一篇研究报道了母乳喂养行为对儿童认知发展具有高回报率[203]。同样，在刚出生的几周内，父母的空闲时间可能对预防事故或其他长期健康结局至关重要。

产假立法影响儿童健康的证据有两个。首先，跨国比较研究调查了过去几十年的政策改革是否影响了高收入国家儿童的健康。在一项开创性的研究中，鲁姆[14]使用了宏观数据来评估 1969~1994 年 16 个欧洲国家的育儿假对婴儿死亡率的影响。鲁姆使用一个国家固定效应模型，将产假的周数和这段时期内的婴儿死亡率相联系。这种基于宏观数据的方法的优点在于，法律所规定的产假周数的外因性改变可以影响所有妇女和新生儿。通过比较每个国家受影响和未受影响的群体，该研究能够检验产假立法对婴儿死亡率的总体影响。研究结果表明更多的带薪育儿假可以大幅减少婴幼儿的死亡数。婴儿死亡率和儿童死亡率方面的证据比围产期死亡率、新生儿死亡率和低出生体重方面的证据更加有力。享有一年有工作保障的带薪休假的权利与婴儿死亡数下降约为 20% 的相关，以及与 1~5 岁死亡数下降有 15% 的相关。

基于类似的设计，田中（Tanaka）[16]使用宏观数据来研究 1969～2000年，包括日本和美国在内的 18 个 OECD 国家的有工作保障的其他带薪休假对儿童健康的影响。与鲁姆早期的研究一致，田中发现延长有工作保障的带薪休假的周数可以显著降低婴儿死亡率和改善其出生体重。重要的是，田中没有在无薪产假政策中发现这种影响，表明在休假期间缺乏足够的工资和工作保障不会带来相同的健康收益。

施特赫林（Staehelin）及其同事的一项文献综述中[15]研究了 13 项检验产假政策是否影响儿童及母亲健康的原始研究。他们发现，产假长度与母乳喂养的持续时间呈正相关，产假也与较低的围产期死亡率、新生儿死亡率、婴儿死亡率和儿童死亡率相关。然而，他们指出这些发现主要来自"生态学"研究，对其他健康结局产生影响的证据较少。在另一篇综述中，鲁姆[4]讨论了产假可能改善健康结局的一些潜在机制。考虑到母乳喂养对儿童健康的潜在效益，产假可能是其中一个解释。为了评估这个问题，贝克（Baker）和米利根（Milligan）[204]通过比较加拿大在 2000 年 12 月 31 日之前分娩的母亲——她们最多享受 6 个月有工作保障的带薪产假，与之后分娩的能够享受一年带薪休假福利的母亲的健康状况，来检验延长产假的影响[205]。结果表明，延长产假大幅提高了母乳喂养时间，但对大多数儿童和孕产妇健康指标没有产生影响。最新证据显示，另一项政策可能影响母乳喂养时间。利用美国各州在母乳喂养法律制定方面存在的差异，霍金斯（Hawkins）[206]发现，通过制定新法律为需要母乳喂养的员工提供休假时间和私人空间的州，母乳喂养率提高了 1.7 个百分点，这在西班牙裔和黑人妇女中更为明显。

总之，上述研究提供了令人信服的证据，证明了带薪产假福利具有改善儿童健康和降低婴儿死亡率的作用。然而，还需要进一步的研究来了解为什么只有带薪才会影响健康，并确定能改善儿童健康的具体产假周数。

产假与产妇健康

正如本章前几节所述，产假还可以通过减少分娩期间的劳动力市场相关人力资本的损失来改善母亲的健康。产假使女性在短期休假后能够返回工作岗位[1,4,12]，从而增加工作保障和女性与劳动力市场的联系，增加工作连续性，防止具体工作技能的减退。通过保护职业前景、收入积累和劳动力市场联系[1-5]，产假可能改善母亲的社会经济状况，并可能影响长期健康结局。

关于产假立法对健康影响的研究主要集中在孩子出生那年。在一篇系统综述中，6 项原始研究有 4 项报告了产后的产假时间与心理健康之间存在正向关系[15]。关于 1993 年前美国各州产假变化的一项横断面研究发现，与仅有 6 周产假的女性相比，分娩后享有 8~12 周产假的女性抑郁症状更少[207]。另一项研究发现，与产假只有 6 周或以下相比，拥有 12 周或更长时间产假会降低有婚姻问题的女性抑郁得分，并导致工资较低的女性拥有较少的抑郁及愤怒情绪[208]。两项研究发现，当以抑郁、焦虑、积极情感和生活满意度为衡量标准时，与产假不到 9 周的女性相比，产假超过 15 周和 24 周的女性在分娩后 7 个月和 9~12 个月时的总体心理健康状况更好[209,210]。该系统综述中的另外两项研究没有发现显著影响。

前文提及的贝克和米利根[204]的一项关于加拿大产假政策的研究——将福利津贴和工作保障福利延长到一年左右，但这并没有改善产妇健康状况。在另一项研究中，查吉特（Chatterji）和马科维茨（Markowitz）[207]在 1993 年"家庭和医疗休假法案"（FMLA）引入国家立法之前，比较了各州产假权利的差异。他们发现产假不到 12 周和带薪产假不到 8 周，都与抑郁症状增加相关。此外，带薪产假短于 8 周与整体自评健康较差相关。

这些研究中有三个重要的注意事项。首先，这些研究的优势在于探究了产假政策的影响，而不是产假长短与产妇健康之间的关联。这使我们能够了解引入具体政策的潜在收益，而且也可以通过比较经历不同政策制度的群体来进行因果推断。虽然证据不完全一致，但似乎有一些迹象表明，产假政策可以改善生产后的心理健康，但对身体健康结局的影响不太明晰。其次，这一领域的大多数研究都基于北美的数据。值得注意的是，美国的产假期间没有薪水，而许多欧洲国家则为在职母亲提供慷慨的带薪产假福利。带薪产假福利是否具有更强的影响，还有待进一步研究。最后，大多数研究重点关注了产假对母亲分娩期间健康的影响。然而，产假可能影响母亲的长期健康。产假对母亲工资水平提高、职业前景、与劳动力市场联系及就业能力[1-5]的影响可能会带来健康收益，这种收益在女性到了较大年龄才会显现出来，在整个生命历程面临累积暴露的危害。然而，目前的文献只局限于产假的短期收益。关键问题是，提高女性的社会经济地位并减少劳动力市场轨迹性别差异的政策是否也会产生健康资本。这为探究育儿假政策对在职母亲及在职父亲健康的长期影响提供了良好的前景。

退休政策与健康

在过去的几十年里，期望寿命的增长及许多高收入国家退休年龄的提高，引起了人们探究退休政策如何影响健康。许多国家考虑或实施政策来提高退休年龄，退休是否影响健康成为重要议题。退休是一个重要的劳动力市场转变，给个体生活带来巨大变化。毫无疑问，健康状况较差与提前退休有关，但退休这一转变与健康状况变化是否相关仍然存在争议。到目前为止，关于退休到底是促进还是损害健康还没有达成共识。然而，如前文所述[211]，许多研究面临一些问题，因为它们无法区别老龄化与退休对健康的影响。许多描述性研究缺乏控制组和对照组，但这是非常重要的，因为退休决定不是随机的，它可能与健康相关的重要变化有关，并最终导致退休。此外，退休对健康的影响可能取决于许多情境因素，比如退休福利是否充足，以及职业、社会经济地位和婚姻状况等个体因素。

在过去的十年里，探究退休是否对健康有因果效应的研究逐渐增多。研究讨论的重点是了解有关退休年龄的政策改革，即强制退休年龄或最低退休年龄如何影响健康。这些法律对人们的退休决定有很大影响：虽然相当一部分员工会在法定退休年龄之前退休，但法定退休年龄较高通常会鼓励员工工作更长时间。在本节，我们重点关注了探究因果关系的研究，而不是回顾证明退休和健康之间关联的广泛证据。在这方面，有两点证据很重要。首先，我们讨论了一些使用纵向及面板数据的研究，其在控制潜在混杂因素的前提下评估退休转变与健康转变的关系。其次，我们讨论有关退休年龄的政策改革对健康影响的证据。后一类研究不仅为最近的政策改革提供了更为直接的证据，而且还帮助我们区分退休与健康之间的关系在多大程度上是因果关系。

退休与健康的相关理论

退休可能带来健康收益的原因如下。正如本章第一节所讨论的那样，如果员工希望晚点退休，他们会在职业生涯中投入更多的技能和人力资本，而要求人力资本投资回报的时间也随之延长。因此，退休政策影响了员工在职业生涯中的人力资本投资决策，例如获得在职培训，这反过来会影响其在生命历程中的职业和收入轨迹。根据本章开头讨论的 Grossman 模型[6]，一个关键问题是退休使得个体可以更加灵活地分配时间。退休后，时间的机会成本下降，个体健康投资时间增加。例如，退休后个体可能有更多的时间用于锻炼或烹饪健康的食物。在退休期间，医疗保健的"时间价格"下降，使个体更容易安排医疗预约。时间分配灵活性和医疗保健时间价格的这些变化预示着退休后的生活方式将变得更健康。此外，对于许多低技术员工而言，退休可能会使他们从危险的工作环境和有压力的工作中解脱出来。

然而，退休也可能对员工的健康造成不利影响。退休可能损失工作的非经济利益，例如一天的时间结构、社会交往的机会、自尊和地位[28]，其中一些可能会导致较差的健康状况。退休也可能导致失去动力或积极性[18]，或改变健康行为，例如，个体可能会降低身体活动水平。退休后时间分配的变化也可能增加其他不健康行为，如吸烟和饮酒。这些研究表明，提高退休年龄的政策将有利于员工的健康。

退休会影响健康吗？

退休是否对健康产生影响仍存在较大争议，但最近的一些研究已经开始探究这个问题。在过去的十年里，纵向面板研究和研究退休年龄政策改革的影响为我们带来了新的见解。

纵向研究通常追踪调查员工在退休前、退休期间和退休后几年的健康状况，并将其与未退休员工的健康轨迹进行比较。在最近的一项研究中，韦斯特隆德（Westerlund）及其同事[212]研究了法国国家天然气和电力公司

（GAZEL）的员工在退休前 7 年里和退休后 7 年里自评健康状况的年度变化轨迹。随着年龄增长，健康状况不佳加剧，但从退休前到退休后，自评健康不佳的发生率从 19% 下降到 14%，相当于 8~10 年的健康增益，或相当于退休后持续 7 年的福利保障。对退休前在恶劣环境中工作的员工来说，这种影响尤为显著。

基于类似的设计，迈因（Mein）及其同事[211]使用白厅调查 Ⅱ 的数据，利用 SF-36 量表，将退休的英国公务员的心理健康轨迹与仍在业的员工的健康轨迹进行比较。他们发现退休后的员工的心理健康状况有所改善，而继续工作的人的心理健康则出现了恶化。然而，与 GAZEL 研究相反，心理健康的改善仅限于高级别员工。仍在业的和已退休的公务员的身体功能以相似速度下降。研究人员得出结论，退休对身体功能没有影响，但对高级别员工来说，退休与更好的心理健康有关。

约凯拉（Jokela）及其同事[213]重新分析了白厅调查 Ⅱ 的数据，以评估影响是否取决于退休的类型。与仍在业相比，60 岁的法定退休和自愿提前退休与心理健康和身体功能改善有关。相比之下，身体不适造成的退休与心理健康和身体功能较差有关。这些发现强调健康相关选择偏倚在解释退休与健康之间负向关系时发挥重要作用。健康状况不良是所有退休形式的一个预测因素。然而，这并不能解释为什么强制或自愿退休反而与更好的健康状况有关，这暗示我们可能低估了退休的益处。

罗伯特（Roberts）及其同事[214]使用白厅调查 Ⅱ 的数据来研究退休对认知功能的影响。与"用进废退"假说一致，即进行认知要求较高的活动可以减少与年龄相关的认知衰退[215]，这一研究结果十分有趣。这表明，如果工作需要认知功能，晚退休可能会给认知功能带来好处。然而，由于练习效应的存在，从纵向角度研究认知功能颇具挑战性，个体会通过反复练习而得到学习，并提高他们在重复性认知测试中的分数。在他们的研究中，所有员工的认知功能随着时间的推移都得到了改善。然而，退休者的平均认知测试成绩与继续工作的成绩相比提升较少，尽管在大多数认知测试中这些得分的变化并不显著。他们的研究结果表明，认知功能可能没有任何变化，如果有的话，可能在退休后有轻微的退化。

　　上述研究提供了重要的见解，因为这些研究追踪调查参与者，比较了退休前后的个体变化，从而控制了个体差异导致的潜在混杂。许多研究仅限于欧洲人群，使得退休对总体健康状况不利的观点引起了人们的质疑：调查结果普遍表明，退休与短期内的心理健康改善有关，退休可能对身体健康几乎没有任何益处，但没有明确的证据表明它会对身体健康造成损害。因为选择偏倚假设通常认为退休对健康有害，退休后患病风险更高，选择偏倚似乎不太可能解释这些发现。

　　然而，上述研究有两个局限性。首先，它们都选择了来自英国和法国的工人，这些工人在有利的物质条件和合同条件下工作。此外，就英国白厅公务员而言，其样本由白领工人组成。退休可能会产生不同的影响，例如对于物质条件和合同条件较差的低技能员工。其次，这些研究的评估是基于对退休人员与继续工作人员的比较，而这些比较仍可能被混杂因素干扰，例如，促使人们提前退休的事件（如配偶去世、家庭关系改变）。

　　为了克服这些不足，一些研究使用准实验方法来评估退休对健康的影响。值得注意的是，这些研究根据法定退休年龄和可领养老金年龄的法规，利用了不同群体在退休资格方面的差异。查尔斯（Charles）[216]利用美国强制退休和社会保障福利的政策变化来研究退休对抑郁的影响，而这些政策影响了不同年龄和队列的退休。虽然他在退休与抑郁之间发现了负向关系，但是使用不同队列和年龄上政策的差异作为工具变量后，他发现退休带来了更好的心理健康程度和幸福感。一系列研究都使用了类似的方法，利用国家层面上的公共养老金制度中享有提前领取和全额退休福利的年龄差异作为工具变量。法定退休年龄导致退休行为，如果达到提前退休的最低年龄，个体更有可能退休，但这与个体的健康无关。利用欧洲各国的法定退休年龄的差异作为工具变量，科（Coe）和扎马罗（Zamarro）[217]发现，退休对整体健康有积极影响，短期内报告健康状况较差的可能性下降，总体健康指数则有长期改善。

　　有几项研究也使用这种方法来研究退休对认知功能的影响，第五章简要讨论了该主题，但侧重于与健康有关的工作环境而不是政策。基于这种方法，罗韦德尔（Rohwedder）和威利斯（Willis）[215]利用欧盟国家、美国和英国之间的差异，发现提前退休对认知能力有消极影响。然而，他们的发现没有在其他研究中得到证实。根据 HRS 数据，科及其同事[218]利用雇主提供的提前退休——企业提供的在特定时间退休的激励——作为评估退休对晚年认知功能影响的工具。由于雇主必须在不歧视员工的情况下提供提前退休，它是识别这种影响的良好工具。他们发现退休时间与认知功能之间存在负向关系。然而，使用工具变量的变化进行估计使人质疑这种关联的因果性。退休时间与白领员工的认知功能无关，但可能对蓝领工人的认知功能产生积极影响。

　　基于 HRS 数据，卡尔沃（Calvo）及其同事[219]使用社会保障中的退休年龄和提前退休作为工具变量。有趣的是，他们的结果表明，退休的影响取决于时间。62 岁以前退休的人的健康状况似乎比继续工作的人差一点，然而，62 岁及以后退休的人与身体和心理健康状况恶化不相关。如果说有什么区别的话，那么在 62 岁以后退休的人可能会比继续工作的人的健康状况更好。因为 62 岁是美国员工开始领取社会保障福利的年龄，超过这个年龄的退休被认为是"正常"的退休年龄。因此，在该年龄之前的任何退休都可能反映出特殊情况或选择，工具变量方法不能很好地解释它们。总的来说，这些调查结果再次表明退休对身心健康没有负面影响。其他一些研究也发现退休不影响死亡率[220]。

　　一些研究也探讨了退休对健康行为的影响。考虑到退休对时间分配的直接作用，人们通常会评估身体活动、饮食习惯和体重的变化。在最近的一篇系统综述中，巴奈特（Barnett）及其同事[221]回顾了 19 项关于退休对身体活动影响的研究。研究结果表明，在退休后，休闲身体活动增加了，但总体身体活动没有明确的模式。低 SES 群体在退休后休闲和总体身体活动似乎都有所减少，而在高 SES 群体这些活动增加了。斯乔斯滕（Sjo-sten）及其同事[222]使用 GAZEL 数据来研究退休前后的身体活动变化，发现退休转变与休闲时间的身体活动的大幅度增加有关，这可能会导致体重增加减少。

　　根据 HRS 数据，钟（Chung）及其同事[223]使用个体固定效应模型来评估退休转变与美国老年员工的总体身体活动变化的关系。他们发现退休前从事体力劳动的人在退休后身体活动会减少，但对于退休前工作需要久坐的员工来说，他们退休后的身体活动增多了。在另一项研究中，钟（Chung）及其同事[224]分析了相同的数据后发现，退休总体上会导致体重略有增加，但这种影响仅限于已经超重、不太富裕和从事体力劳动的员工，而对于那些更富有的和从事久坐工作的人来说未观察到这种影响。葵涌及其同事[225]使用相同的数据，研究了退休对外出就餐和体重变化的影响，得出的结论是，退休可能会增加在家中准备食物的时间并减轻体重。

上述研究反映了退休如何影响健康的各种方法和观点。尽管如此，无论是在纵向研究中，还是在大多数通过公司提供的内生性退休，或对国家规定的法定退休年龄政策的研究，延迟退休对健康有益的假设似乎并没有得到强有力的支持。如果有什么区别的话，那就是退休导致了心理健康的短期改善，但没有对身体健康状况产生明显的即刻影响。退休可以导致一些健康相关行为的改变，有些研究表明退休可能会减少外出就餐的频率，并可能增加休闲身体活动。

这些结果对我们了解最近许多国家实施的提高退休年龄政策的潜在影响有何启示？一方面，证据似乎表明延长退休年龄会导致心理健康恶化，因为退休的人似乎比继续工作的人有更好的心理健康结局。另一方面，尽管结果尚无定论，增加退休年龄似乎可能恶化心理健康，但似乎很少有证据表明它会损害身体健康。然而，关于退休的长期影响，我们的知识存在空白。大多数研究只考察了退休后健康的短期变化；退休是否影响长期的身体和心理健康轨迹，以及存活率，仍是一个悬而未决的问题。

最后，不同国家的退休体制存在差异。例如，发现退休损害健康的研究主要来自美国，而欧洲国家的大多数研究却没有发现退休对健康有不利影响。这可能反映了美国和欧洲国家在老年人退休后的经济和社会福利水平、社会参与度、志愿服务、家庭交往，以及社会网络水平等方面存在显著差异。这需要进一步的研究来区分与退休后参与程度相关的制度和文化特征是否可以解释退休对健康的影响在各国之间的差异。

结论与未来方向

我们回顾了大量的证据，总结了失业、产假和退休是否对健康产生因果影响及其所面临的挑战。过去十年研究的一个关键发现是，就业与健康之间的关系是双向的：健康状况较差影响工作能力——社会流行病学家对这一联系的研究还不够充分——是在职工人比失业者和离开劳动力市场的人的健康状况更好的重要原因。过去几年的准实验研究表明，失业可能对健康产生影响，但发现的结果并不一致，且失业对心理健康的影响比对身体健康状况的影响更稳健。

过去几十年来对失业问题的研究可能使人们忽略了对就业其他特征的关注，它们对当代和后代的健康也同样重要。我们已经探讨出了一些新的证据，它们表明对有孩子的在职父母及老年员工的支持政策，可能对健康产生重要影响。将劳动政策作为关注的出发点有两个潜在的优势：第一，探究就业政策影响的研究将会为未来的政策和制度改革如何影响健康提供见解；第二，随着时间的推移，各国政策的变化为我们确定就业对健康的因果效应提供了一个独特的机会，因为它们通常是改变就业动态的外源性冲击。到目前为止，社会流行病学家并没有充分利用政策的变化来了解政策对健康的影响。我们需要将重点转向直接评估具体政策和制度对健康影响的研究。

研究就业不安全感和不充分就业对健康的影响，将重点放在政策上是一个巨大的进展。虽然这是一个有吸引力的假设，但目前的研究还一直在努力厘清就业是否会对健康造成因果影响。过去几年来，研究人员对放宽临时工聘用要求的立法如何影响工伤发生率和健康产生了兴趣，增加了临时工定期合同[166,226,227]。这些文献想表达的观点是，工人的合同类型，即临时性和永久性合同，会对工伤的发生风险有因果影响。同样，该想法是基于社会保障政策对人力资本投资的激励。雇主在短期合同的临时工身上投资人力资本的动机比在长期合同工要少[228]，因为前者的回报较小。这导致临时工的技能和专业知识更差，安全投资更少，事故发生率更高。可以利用立法的变化来了解合同安排如何影响健康。近几十年来，许多欧洲国家已经采取措施来减少劳动力市场的僵化，如降低解雇成本，但我们仍不清楚这些措施对健康的影响。

现代福利国家越来越多地将社会保障视为提升人力资本的手段。例如，就业保障政策可能会增加员工和雇主在培训和安全方面的投资，从而可能通过这些机制改善健康状况。产假政策可能会增加工作的连续性，并帮助母亲保留工作技能，减少生育带来的长期负面影响。因此，产假政策可能通过改善妇女的职业和收入轨迹，改善妇女的长期健康。对这些机制的研究需要从关注就业对健康的短期影响转向制度如何塑造员工长期的职业和收入轨迹，以及这最终如何影响他们的长期健康。根据目前的退休法，绝大多数员工在退休后还会拥有几年或几十年的时间。一个关键问题是，如何在目前面临重大人口结构变化的国家中，创建能够产生健康劳动力以及活跃和参与度较高的老年群体的机构和政策。

不同国家的研究结果差异很大，这表明国家制度和政策决定了就业是否及如何影响健康。例如，与美国相比，失业对北欧国家的健康造成的影响可能较弱，因为失业补助和其他福利比较容易获得，而在美国，失业补助则十分有限。另外，慷慨的失业救济金也可能增加失业的时间，减少人力资本积累，最终损害长期健康。侧重于厘清国家就业立法如何影响健康的研究，可以促进我们对就业的健康效应的理解。其中许多规定是由国家颁布的，因此跨国比较研究是了解国家政策对人群健康影响的唯一途径。就业政策改革的巨大变化及对过去几十年来为宏观经济冲击的不同政策，为社会流行病学家研究就业政策如何影响健康提供了一个独特的机遇。

几个关键的挑战表明，关注影响特定群体的政策至关重要。影响母亲及其后续职业生涯的就业政策至关重要。此外，随着女性进入劳动力市场，文化规范发生变化，父亲越来越多地参与育儿活动，因此也同样面临着工作和家庭责任相结合的挑战。这些变化会对父亲未来的健康产生哪些影响？促使父亲参与此类活动的政策如何影响他们及母亲和子女的健康？正如我们所看到的，传统的关于家庭支持政策的研究主要关注孩子出生期间的产假政策。然而，在孩子出生后的几年里，母亲将持续面临整合工作和家庭责任的挑战。在孩子发育的初期对父母的支持政策如何影响父母和子女的健康？这些政策在各国之间有很大差异。例如，儿童抚育支持政策在芬兰和美国之间有显著差异。自1973年以来，为促进妇女全职工作，芬兰制定政策为有幼儿的家庭提供了保障，使幼儿能够在学前班期间得到有补贴的托儿服务[229,230]。相比之下，美国缺乏全面的照料补贴模式，例如启智计划针对的是处于不利社会经济地位的家庭。在挪威，父母有权在孩子出生后享受产假。关于这些政策是否及如何影响父母及其子女的健康的机制有待进一步研究。

在未来几十年中，灵活的工作安排更有可能成为常态。随着人口老龄化和女性参与劳动力市场，人们不仅需要照顾孩子，还要照顾年迈的父母、配偶和家庭成员，且这种要求将会与日俱增。因此，一个关键的挑战是确定工作安排灵活性的变化如何影响父母及其子女和其他家庭成员的健康。在英国，25~34岁的父亲和母亲分别占劳动力人口的89%和63%，35~49岁的父亲和母亲分别占劳动力人口的92%和75%[231]。因此，很难平衡工作和家庭之间的竞争性要求，这是许多工薪家庭所关心的问题[4]。2002年，英国《灵活工作法》规定[232]，6岁以下儿童的父母有权要求灵活的工作安排[233]。至少提供一种灵活工作安排的工作场所的比例从1998年的25%增加到2008年的90%以上[234,235]。从2003到2006年，灵活工作时间（48%上升至53%）、就业份额（41%上升至47%）、定期工作（32%上升至37%）和压缩工作周安排（30%上升至35%）[236]的比例不断上升。上一年度至少有一名灵活工作方式的员工比例从2003年的51%上升到2006年的56%[236]。从2006年到2011年，远程办公的比例从14%上升到59%，职业中断的可能性从29%上升到46%。工作安排灵活性变化对父母及其子女的健康可能产生消极或积极的溢出效应。

同样值得关注的是老年人，他们将面临更长的寿命和职业生涯，以及这将如何影响他们晚年的健康。大多数研究侧重于规定退休年龄的政策，而探究影响老年人退休后的积极参与的政策也是至关重要的。例如，老年人积极参与照顾孙辈可能会影响他们及年轻工薪家庭的健康和幸福感。激励老年人参与志愿活动可能会对一些老年人的健康带来好处，但也可能对那些从这些角色中获得较少效用的老年人造成伤害。许多经济学方面的研究关注残疾保险政策对劳动力市场的影响，在一些欧洲国家，这往往成为老年员工退休的途径。除了对劳动力市场的影响，这些政策也可能会影响退休前和退休后老年员工的健康。针对老年员工的失业福利不仅对劳动力市场决策有重要影响，也对老年员工及其家庭成员的健康有重要影响。

在劳动力市场转型过程中，影响年轻员工或毕业生的劳动力市场轨迹的政策可能至关重要。正如我们已经看到的，有证据表明，年轻员工的早期职业生涯对他们的长期职业和收入轨迹会产生深远影响，这可能最终影响他们的晚年健康。塑造年轻员工就业机会的政策如何影响他们的长期健康？这些政策对人力资本积累的影响是理解这些问题的关键。例如，积极的劳动力市场项目可能会为青年人提供人力资本投资的机会，因为它们在经济衰退期间艰难地经过了劳动力市场的转变。反过来，这可能会减轻艰难的经济状况对青年人职业发展轨迹的影响，并最终改善他们当前和晚年的健康。

总之，我们见证了在过去的几年里工作性质发生的重大变化，并且认识到这些变化如何影响后代的健康，这也将成为未来社会流行病学家厘清工作对健康影响时所面临的关键挑战。关注不同国家在不同时期内的政策和体制的巨大差异，为我们提供了一个独特的机会来研究这些变化对健康的因果效应。不同领域的政策，包括影响工作安全、工作灵活性和育儿假的政策，年轻员工的职业和培训政策，以及影响退休转变的政策，可能会对健康产生重要影响，这需要我们未来数十年的持续关注。因此，需整合计量经济学和其他方法学来修正当前流行病学的方法，并将重点转向探讨政策对健康影响的因果效应。社会保障政策作为促进人力资本形成的手段，为指导我们厘清就业政策如何影响人群健康的理论提供了一个有用的框架。关注跨国研究使我们能够探究国家就业政策如何影响人群健康，以及不同国家的人群如何对这些政策做出不同的反应。

参考文献

［1］ Brugiavini A, Pasini G, Trevisan E. The direct impact of maternity benefits on leave taking: evidence from complete fertility histories. Adv Life Course Res. 2012; 18 (1): 46-67.

［2］ Rossin M. The effects of maternity leave on children's birth and infant health outcomes in the United States. J Health Econ. 2011; 30 (2): 221-39.

［3］ Rossin-Slater M, Ruhm CJ, Waldfogel J. The effects of California's paid family leave program on mothers' leave-taking and subsequent labor market outcomes. J Policy Anal Manage. 2013; 32 (2): 224-45.

［4］ Ruhm CJ. Policies to assist parents with young children. Future Child. 2011; 21 (2): 37-68.

［5］ Klerman JA, Leibowitz A. Labor supply effects of state maternity leave legislation. In: Blau FD, Ehrenberg RG, editors. Gender and family issues in the workplace. New York: Russell Sage; 2000.

［6］ Grossman M. On the concept of health capital and the demand for health. J Polit Econ. 1972; 80 (2): 223-55.

［7］ Galama T, Kapteyn A. Grossman's missing health threshold. J Health Econ. 2011; 30 (5): 1044-56.

［8］ Galama T, Kapteyn A, Fonseca R, Michaud PC. A health production model with endogenous retirement. Health Econ. 2012; 22 (8): 883-902.

［9］ Galama TJ, Hullegie P, Meijer E, Outcault S. Is there empirical evidence for decreasing returns to scale in a health capital model? Health Econ. 2012; 21 (9): 1080-100.

［10］ Currie J, Madrian B. Health, health insurance and the labor market. In: Ashenfelter O, Card D, editors. Handbook of labor economics. Amsterdam: Elsevier Science; 1999.

［11］ Gordo L. Effects of short-and long-term unemployment on health satisfaction: evidence from German data. Appl Econ. 2006; 38: 2335-50.

［12］ Klerman JA, Leibowitz A. Labor supply effects of state maternity leave legislation. New York: Russell Sage Foundation; 1997.

［13］ Waldfogel J, Washbrook E. Early years policy: child development research. 2011; 2011.

［14］ Ruhm CJ. Parental leave and child health. J Health Econ. 2000; 19 (6): 931-60.

［15］ Staehelin K, Bertea PC, Stutz EZ. Length of maternity leave and health of mother and child—a review. Int J Public Health. 2007; 52 (4): 202-9.

［16］ Tanaka S. Parental leave and child health across OECD countries. Econ J. 2005; 115 (501): F7-28.

［17］ Janlert U, Hammarstrom A. Which theory is best? Explanatory models of the relationship between unemployment and health. BMC Public Health. 2009; 9: 235.

［18］ Bartley M. Unemployment and ill health: understanding the relationship. J Epidemiol Commun H. 1994; 48 (4): 333-7.

［19］ Jackson PR, Warr PB. Unemployment and psychological ill-health: the moderating role of duration and age. Psychol Med. 1984; 14 (3): 605-14.

［20］ Leeflang RL, Klein-Hesselink DJ, Spruit IP. Health effects of unemployment—II. Men and women. Soc Sci Med. 1992; 34 (4): 351-63.

［21］ Mattiasson I, Lindgarde F, Nilsson JA, Theorell T. Threat of unemployment and cardiovascular risk factors: longitudinal study of quality of sleep and serum cholesterol concentrations in men threatened with redundancy. BMJ. 1990; 301 (6750): 461-6.

[22] Martikainen P, Maki N, Jantti M. The effects of unemployment on mortality following workplace downsizing and workplace closure: a register-based follow-up study of Finnish men and women during economic boom and recession. Am J Epidemiol. 2007; 165 (9): 1070-5.

[23] Martikainen PT. Unemployment and mortality among Finnish men, 1981 - 5. BMJ. 1990; 301 (6749): 407-11.

[24] Ahs AM, Westerling R. Mortality in relation to employment status during different levels of unemployment. Scand J Public Health. 2006; 34 (2): 159-67.

[25] Eliason M, Storrie D. Job loss is bad for your health—Swedish evidence on cause-specific hospitalization following involuntary job loss. Soc Sci Med. 2009; 68 (8): 1396-406.

[26] Schmieder JF, von Wachter T, Bender S. The effects of extended unemployment insuranceover the business cycle: evidence from regression discontinuity estimates over 20 years. Q J Econ. 2012; 127 (2): 701-52.

[27] Lalive R, Schlosser A, Steinhauer A, Zweimüller J. Parental leave and mothers' careers: the relative importance of job protection and cash benefits. Review of Economic Studies. 10. 1093/restud/rdt02 82013;

[28] Jahoda M. Employment and unemployment: A social psychological analysis. New York: Press Syndicate of the University of Cambridge; 1982.

[29] Warr PB. Work, unemployment, and mental health. Oxford New York: Clarendon Press; Oxford University Press; 1987.

[30] Vinokur AD, van Ryn M, Gramlich EM, Price RH. Long-term follow-up and benefit-cost analysis of the Jobs Program: a preventive intervention for the unemployed. J Appl Psychol. 1991; 76 (2): 213-9.

[31] Hintikka J, Lehto SM, Niskanen L, Huotari A, Herzig KH, Koivumaa-Honkanen H, et al. Unemployment and ill health: a connection through inflammation? BMC Public Health. 2009; 9: 410.

[32] Dooley CD, Prause J. The social costs of unemployment: inadequate employment as disguised unemployment. Cambridge: Cambridge University Press; 2004.

[33] Heckhausen J, Schulz R. A Life-span theory of control. Psychol Rev. 1995; 102: 284-304.

[34] Karasek R. Healthy work: stress, productivity, and the reconstruction of working life. New York: Basic Books; 1990.

[35] Morris JK, Cook DG. A critical review of the effect of factory closures on health. Br J Ind Med. 1991; 48 (1): 1-8.

[36] Ruhm CJ. Economic conditions and alcohol problems. J Health Econ. 1995; 14 (5): 583-603.

[37] Ruhm CJ. Healthy living in hard times. J Health Econ. 2005; 24 (2): 341-63.

[38] Ellwood DT. Teenage unemployment: permanent scars or temporary blemishes? In: Freeman RB, Wise DA, editors. The youth labor market problem: its nature, causes, and consequences. Chicago: University of Chicago Press; 1982. pp. 349-84.

[39] Ruhm CJ. Are workers permanently scarred by job displacements? Am Econ Rev. 1991; 81 (1): 319-24.

[40] Arulampalam W. Is unemployment really scarring? effects of unemployment experiences on wages. Econ J. 2001; 111 (475): F585-606.

[41] Gangl M. Welfare states and the scar effects of unemployment: a comparative analysis of the United States and West Germany. Am J Sociol. 2004; 109 (6): 1319-64.

[42] Gangl M. Scar effects of unemployment: an assessment of institutional complementarities. Am Sociol Rev. 2006; 71 (6): 986-1013.

[43] Knabe A, Ratzel S. Scarring or scaring? The psychological impact of past unemployment and future unemployment risk. Economica. 2011; 78 (310): 283–93.

[44] Dooley D. Unemployment, underemployment, and mental health: conceptualizing employment status as a continuum. Am J Community Psychol. 2003; 32 (1–2): 9–20.

[45] Smith R. Unemployment and health: a disaster and a challenge. Oxford: Oxford University Press; 1987.

[46] Jin RL, Shah CP, Svoboda TJ. The impact of unemployment on health: a review of the evidence. CMAJ. 1995; 153 (5): 529–40.

[47] Dooley D, Fielding J, Levi L. Health and unemployment. Annu Rev Public Health. 1996; 17: 449–65.

[48] Burgard SA, Brand JE, House JS. Toward a better estimation of the effect of job loss on health. J Health Soc Behav. 2007; 48 (4): 369–84.

[49] Schroder M. Scar or Blemish? Investigating the long-term impact of involuntary job loss on health. In: Borsch-Supan A, Brandt M, Hank K, Schroder M, editors. The individual and the welfare state: life histories in Europe. New York and Heidelberg: Springer; 2011. pp. 191–201.

[50] Bartley M, Sacker A, Clarke P. Employment status, employment conditions, and limiting illness: prospective evidence from the British household panel survey 1991–2001. J Epidemiol Community Health. 2004; 58 (6): 501–6.

[51] Booker CL, Sacker A. Psychological well-being and reactions to multiple unemployment events: adaptation or sensitisation? J Epidemiol Community Health. 2012; 66 (9): 832–8.

[52] Gallo WT, Teng HM, Falba TA, Kasl SV, Krumholz HM, Bradley EH. The impact of late career job loss on myocardial infarction and stroke: a 10 year follow up using the health and retirement survey. Occup Environ Med. 2006; 63 (10): 683–7.

[53] Gallo WT, Bradley EH, Falba TA, Dubin JA, Cramer LD, Bogardus ST Jr, et al. Involuntary job loss as a risk factor for subsequent myocardial infarction and stroke: findings from the Health and Retirement Survey. Am J Ind Med. 2004; 45 (5): 408–16.

[54] Gallo WT, Bradley EH, Siegel M, Kasl SV. Health effects of involuntary job loss among older workers: findings from the health and retirement survey. J Gerontol B Psychol Sci Soc Sci. 2000; 55 (3): S131–40.

[55] Gallo WT, Bradley EH, Siegel M, Kasl SV. The impact of involuntary job loss on subsequent alcohol consumption by older workers: findings from the health and retirement survey. J Gerontol B Psychol Sci Soc Sci. 2001; 56 (1): S3–9.

[56] Falba T, Teng HM, Sindelar JL, Gallo WT. The effect of involuntary job loss on smoking intensity and relapse. Addiction. 2005; 100 (9): 1330–9.

[57] Gallo WT, Bradley EH, Dubin JA, Jones RN, Falba TA, Teng HM, et al. The persistence of depressive symptoms in older workers who experience involuntary job loss: results from the health and retirement survey. J Gerontol B Psychol Sci Soc Sci. 2006; 61 (4): S221–8.

[58] Berchick ER, Gallo WT, Maralani V, Kasl SV. Inequality and the association between involuntary job loss and depressive symptoms. Soc Sci Med. 2012; 75 (10): 1891–4.

[59] Strully K. Job loss and health in the US labor market. Demography. 2009; 46 (2): 221–46.

[60] Salm M. Does job loss cause ill health? Health Econ. 2009; 18 (9): 1075–89.

[61] Gallo WT, Bradley EH, Teng HM, Kasl SV. The effect of recurrent involuntary job loss on the depressive symptoms of older US workers. Int Arch Occup Environ Health. 2006; 80 (2): 109–16.

[62] Gallo WT, Brand JE, Teng HM, Leo-Summers L, Byers AL. Differential impact of involuntary job

loss on physical disability among older workers does predisposition matter? Res Aging. 2009; 31 (3): 345-60.

［63］ Bockerman P, Ilmakunnas P. Unemployment and self-assessed health: evidence from panel data. Health Econ. 2009; 18 (2): 161-79.

［64］ Browning M, Dano AM, Heinesen E. Job displacement and stress-related health outcomes. Health Econ. 2006; 15 (10): 1061-75.

［65］ Schmitz H. Why are the unemployed in worse health? The causal effect of unemployment on health. Labour Econ. 2011; 18 (1): 71-8.

［66］ Romeu Gordo L. Effects of short-and long-term unemployment on health satisfaction: evidence from German data. Appl Econ. 2006; 38 (20): 2335-50.

［67］ Kaufman JS. Commentary: why are we biased against bias? Int J Epidemiol. 2008; 37 (3): 624-6.

［68］ McLeod CB, Lavis JN, Macnab YC, Hertzman C. Unemployment and mortality: a comparative study of Germany and the United States. Am J Public Health. 2012; 102 (8): 1542-50.

［69］ Glymour MM. Sensitive periods and first difference models: integrating etiologic thinking into econometric techniques: a commentary on Clarkwest's "Neo-materialist theory and the temporal relationship between income inequality and longevity change". Soc Sci Med. 2008; 66 (9): 1895-902; discussion 903-8.

［70］ Moser KA, Goldblatt PO, Fox AJ, Jones DR. Unemployment and mortality: comparison of the 1971 and 1981 longitudinal study census samples. Br Med J (Clin Res Ed). 1987; 294 (6564): 86-90.

［71］ Moser KA, Fox AJ, Jones DR, Goldblatt PO. Unemployment and mortality: further evidence from the OPCS Longitudinal Study 1971-81. Lancet. 1986; 1 (8477): 365-7.

［72］ Moser KA, Fox AJ, Jones DR. Unemployment and mortality in the OPCS Longitudinal Study. Lancet. 1984; 2 (8415): 1324-9.

［73］ Roelfs DJ, Shor E, Davidson KW, Schwartz JE. Losing life and livelihood: a systematic review and meta-analysis of unemployment and all-cause mortality. Soc Sci Med. 2011; 72 (6): 840-54.

［74］ Iversen L, Andersen O, Andersen PK, Christoffersen K, Keiding N. Unemployment and mortality in Denmark, 1970-80. Br Med J (Clin Res Ed). 1987; 295 (6603): 879-84.

［75］ Rogot E, Sorlie PD, Johnson NJ. Life expectancy by employment status, income, and education in the National Longitudinal Mortality Study. Public Health Rep. 1992; 107 (4): 457-61.

［76］ Sorlie PD, Rogot E. Mortality by employment status in the National Longitudinal Mortality Study. Am J Epidemiol. 1990; 132 (5): 983-92.

［77］ Morris JK, Cook DG, Shaper AG. Loss of employment and mortality. BMJ. 1994; 308 (6937): 1135-9.

［78］ Bethune A. Economic activity and mortality of the 1981 Census cohort in the OPCS longitudinal study. Popul Trends. 1996 Spring (83): 37-42.

［79］ Martikainen PT, Valkonen T. Excess mortality of unemployed men and women during a period of rapidly increasing unemployment. Lancet. 1996; 348 (9032): 909-12.

［80］ Maki N, Martikainen P. A register-based study on excess suicide mortality among unemployed men and women during different levels of unemployment in Finland. J Epidemiol Community Health. 2012; 66 (4): 302-7.

［81］ Sullivan D, von Wachter T. Job displacement and mortality: an analysis using administrative data. Q J Econ. 2009; 124 (3): 1265-306.

［82］ Jacobson L, LaLonde R, Sullivan D. Earnings losses of displaced workers. Am Econ Rev. 1993; 83:

685-709.

[83] Eliason M, Storrie D. Does job loss shorten life? J Hum Resour. 2009; 44 (2): 277-302.

[84] Browning M, Heinesen E. Effect of job loss due to plant closure on mortality and hospitalization. J Health Econ. 2012; 31 (4): 599-616.

[85] Ogburn W, Thomas D. The influence of the business cycle on certain social conditions. JAMA. 1922; 18 (139): 324-40.

[86] Tapia Granados JA. Increasing mortality during the expansions of the US economy, 1900-1996. Int J Epidemiol. 2005; 34 (6): 1194-202.

[87] Thomas D. Social aspects of the business cycle. London: Routledge; 1925.

[88] Brenner MH. Economic changes and heart disease mortality. Am J Public Health. 1971; 61 (3): 606-11.

[89] Brenner MH. Mortality and the national economy: a review, and the experience of England and Wales, 1936-76. Lancet. 1979; 2 (8142): 568-73.

[90] Brenner MH. Unemployment, economic growth, and mortality. Lancet. 1979; 1 (8117): 672.

[91] Brenner MH. Economic indicators as predictors of ill-health. Lancet. 1981; 2 (8240): 262.

[92] Gravelle HS. Time series analysis of mortality and unemployment. J Health Econ. 1984; 3 (3): 297-305.

[93] Gravelle HS, Hutchinson G, Stern J. Mortality and unemployment: a critique of Brenner's time-series analysis. Lancet. 1981; 2 (8248): 675-9.

[94] Wagstaff A. Time series analysis of the relationship between unemployment and mortality: a survey of econometric critiques and replications of Brenner's studies. Soc Sci Med. 1985; 21 (9): 985-96.

[95] Ruhm CJ. Are recessions good for your health? Q J Econ. 2000; 115 (2): 617-50.

[96] Ruhm CJ. Good times make you sick. J Health Econ. 2003; 22 (4): 637-58.

[97] Ruhm CJ. Commentary: mortality increases during economic upturns. Int J Epidemiol. 2005; 34 (6): 1206-11.

[98] Ruhm CJ. A healthy economy can break your heart. Demography. 2007; 44 (4): 829-48.

[99] Ruhm CJ, Black WE. Does drinking really decrease in bad times? J Health Econ. 2002; 21 (4): 659-78.

[100] Tapia Granados JA, Diez Roux AV. Life and death during the Great Depression. Proc Natl Acad Sci U S A. 2009; 106 (41): 17290-5.

[101] Ariizumi H, Schirle T. Are recessions really good for your health? Evidence from Canada. Soc Sci Med. 2012; 74 (8): 1224-31.

[102] Gerdtham UG, Ruhm CJ. Deaths rise in good economic times: evidence from the OECD. Econ Hum Biol. 2006; 4 (3): 298-316.

[103] Ryan E. Who is hurt by procyclical mortality? Soc Sci Med. 2008; 67 (12): 2051-8.

[104] Tapia Granados JA, Ionides EL. The reversal of the relation between economic growth and health progress: Sweden in the 19th and 20th centuries. J Health Econ. 2008 May; 27 (3): 544-63.

[105] Miller DL, Page ME, Stevens AH, Filipsky M. Why are recessions good for your health? Am Econ Rev: Papers and Proceedings. 2009; 99 (2): 122-7.

[106] Neumayer E. Recessions lower (some) mortality rates: evidence from Germany. Soc Sci Med. 2004; 58 (6): 1037-47.

[107] Neumayer E. Commentary: the economic business cycle and mortality. Int J Epidemiol. 2005; 34 (6): 1221-2.

[108] Dehejia R, Lleras-Muney A. Booms, busts, and babies' health. Q J Econ. 2004; 119 (3): 1091-

130.

[109] Catalano R, Goldman-Mellor S, Saxton K, Margerison-Zilko C, Subbaraman M, LeWinn K, et al. The health effects of economic decline. Annu Rev Public Health. 2011; 32: 431-50.

[110] Elder G. Children of the great depression. Boulder, CO: Westview; 1974.

[111] Elder G. Children of the land. Chicago: University of Chicago Press; 2000.

[112] Lee D, Brooks-Gunn J, McLanahan SS, Notterman D, Garfinkel I. The Great Recession, genetic sensitivity, and maternal harsh parenting. Proc Natl Acad Sci U S A. 2013; 110 (34): 13780-4.

[113] Loewenstein GF, Weber EU, Hsee CK, Welch N. Risk as feelings. Psychol Bull. 2001; 127 (2): 267-86.

[114] Baumeister RF, Vohs KD, DeWall CN, Zhang L. How emotion shapes behavior: feedback, anticipation, and reflection, rather than direct causation. Pers Soc Psychol Rev. 2007; 11 (2): 167-203.

[115] Gerdtham UG, Johannesson M. Business cycles and mortality: results from Swedish microdata. Soc Sci Med. 2005; 60 (1): 205-18.

[116] Svensson M. Do not go breaking your heart: do economic upturns really increase heart attack mortality? Soc Sci Med. 2007; 65 (4): 833-41.

[117] Ruhm C. Recessions healthy no more. NBER Working Paper No 19287. 2013; August.

[118] Tapia Granados JA. Economic growth and health progress in England and Wales: 160 years of a changing relation. Soc Sci Med. 2012; 74 (5): 688-95.

[119] Gonzalez F, Quast T. Mortality and business cycles by level of development: evidence from Mexico. Soc Sci Med. 2010; 71 (12): 2066-73.

[120] Gonzalez F, Quast T. Macroeconomic changes and mortality in Mexico. Empir Econ. 2011; 40 (2): 305-19.

[121] Bhalotra S. Fatal Fluctuations? Cyclicality in infant mortality in India. J Dev Econ. 2010; 93 (1): 7-19.

[122] Suhrcke M, Stuckler D. Will the recession be bad for our health? It depends. Soc Sci Med. 2012; 74 (5): 647-53.

[123] Yoon JH, Junger W, Kim BW, Kim YJ, Koh SB. Investigating the time lag effect between economic recession and suicide rates in agriculture, fisheries, and forestry workers in Korea. Saf Health Work. 2012; 3 (4): 294-7.

[124] Reeves A, Stuckler D, McKee M, Gunnell D, Chang SS, Basu S. Increase in state suicide rates in the USA during economic recession. Lancet. 2012; 380 (9856): 1813-4.

[125] Nandi A, Prescott MR, Cerda M, Vlahov D, Tardiff KJ, Galea S. Economic conditions and suicide rates in New York City. Am J Epidemiol. 2012; 175 (6): 527-35.

[126] Barr B, Taylor-Robinson D, Scott-Samuel A, McKee M, Stuckler D. Suicides associated with the 2008-10 economic recession in England: time trend analysis. BMJ. 2012; 345: e5142.

[127] Luo F, Florence CS, Quispe-Agnoli M, Ouyang L, Crosby AE. Impact of business cycles on US suicide rates, 1928-2007. Am J Public Health. 2011; 101 (6): 1139-46.

[128] Blasco-Fontecilla H, Perez-Rodriguez MM, Garcia-Nieto R, Fernandez-Navarro P, Galfalvy H, de Leon J, et al. Worldwide impact of economic cycles on suicide trends over 3 decades: differences according to level of development. A mixed effect model study. BMJ Open. 2012; 2 (3).

[129] Chen VC, Chou JY, Lai TJ, Lee CT. Suicide and unemployment rate in Taiwan, a population-based study, 1978-2006. Soc Psychiatry Psychiatr Epidemiol. 2010; 45 (4): 447-52.

[130] Saurina C, Bragulat B, Saez M, Lopez-Casasnovas G. A conditional model for estimating the in-

crease in suicides associated with the 2008-2010 economic recession in England. J Epidemiol Community Health. 2013; 67 (9): 779-87.

[131] Davalos ME, French MT. This recession is wearing me out! Health-related quality of life and economic downturns. J Ment Health Policy Econ. 2011; 14 (2): 61-72.

[132] Gili M, Roca M, Basu S, McKee M, Stuckler D. The mental health risks of economic crisis in Spain: evidence from primary care centres, 2006 and 2010. Eur J Public Health. 2013; 23 (1): 103-8.

[133] Xu X. The business cycle and health behaviors. Soc Sci Med. 2013; 77: 126-36.

[134] Bockerman P, Johansson E, Helakorpi S, Prattala R, Vartiainen E, Uutela A. Does a slump really make you thinner? Finnish micro-level evidence 1978-2002. Health Econ. 2007; 16 (1): 103-7.

[135] Latif E. The impact of macroeconomic conditions on obesity in Canada. Health Econ. 2013 Jul 3.

[136] Dave DM, Kelly IR. How does the business cycle affect eating habits? Soc Sci Med. 2012; 74 (2): 254-62.

[137] Dee TS. Alcohol abuse and economic conditions: evidence from repeated cross-sections of individual-level data. Health Econ. 2001; 10 (3): 257-70.

[138] Nandi A, Charters TJ, Strumpf EC, Heymann J, Harper S. Economic conditions and health behaviours during the "Great Recession." J Epidemiol Community Health. 2013 Aug 22.

[139] Johansson E, Bockerman P, Prattala R, Uutela A. Alcohol-related mortality, drinking behavior, and business cycles: are slumps really dry seasons? Eur J Health Econ. 2006; 7 (3): 215-20.

[140] Lo CC, Cheng TC. Heavy drinking during periods of high unemployment: 15-year trend study of the role of race/ethnicity. Drug Alcohol Depend. 2013 Jul 20.

[141] Hoynes HW, Miller DL, Schaller J. Who suffers during recessions? NBER Working Paper 17951. 2012.

[142] Fontenla M, Gonzalez F, Quast T. Are recessions good for everyone's health? The association between mortality and the business cycle by race/ethnicity in the US. Appl Econ Lett. 2011; 18 (3): 207-12.

[143] Catalano R. The health effects of economic insecurity. Am J Public Health. 1991; 81 (9): 1148-52.

[144] Kivimäki M, Honkonen T, Wahlbeck K, Elovainio M, Pentti J, Klaukka T, et al. Organisational downsizing and increased use of psychotropic drugs among employees who remain in employment. J Epidemiol Community Health. 2007; 61 (2): 154-8.

[145] Kivimäki M, Vahtera J, Pentti J, Ferrie JE. Factors underlying the effect of organisational downsizing on health of employees: longitudinal cohort study. BMJ. 2000; 320 (7240): 971-5.

[146] Wiemers E. The effect of unemployment on household composition and doubling up. Working Paper: National Poverty Center. 2010.

[147] Mykyta L, Macartney S. The effects of recession on household composition: "doubling up" and economic well-being. US Census Bureau. SEHSD Working Paper Number 2011-4 2011.

[148] van den Berg GJ, Doblhammer G, Christensen K. Exogenous determinants of early-life conditions, and mortality later in life. Soc Sci Med. 2009; 68 (9): 1591-8.

[149] van den Berg GJ, Doblhammer-Reiter G, Christensen K. Being born under adverse economic conditions leads to a higher cardiovascular mortality rate later in life: evidence based on individuals born at different stages of the business cycle. Demography. 2011; 48 (2): 507-30.

[150] Barker DJP. Mothers, babies, and health in later life. 2nd ed. Edinburgh; New York: Churchill Livingstone; 1998.

[151] Maclean JC. The health effects of leaving school in a bad economy. J Health Econ. 2013; 32 (5):

951-64.

[152] Hessel P, Avendano M. Are economic recessions at the time of leaving school associated with worse physical functioning in later life? Ann Epidemiol. 2013; forthcoming (in press).

[153] Coile CC, Levine PB. Recessions, retirement, and social security. Am Econ Rev. 2011; 101 (3): 23-8.

[154] Coile CC, Levine PB. Labor market shocks and retirement: do government programs matter? J Public Econ. 2007; 91 (10): 1902-19.

[155] McInerney M, Mellor JM. Recessions and seniors' health, health behaviors, and healthcare use: analysis of the Medicare Current Beneficiary Survey. J Health Econ. 2012; 31 (5): 744-51.

[156] Coile C, Levine P, McKnight R. Recessions, older workers, and longevity: how long are recessions good for your health? Cambridge: National Bureau of Economic Research; 2012.

[157] Daly M, Delaney L. The scarring effect of unemployment throughout adulthood on psychological distress at age 50: estimates controlling for early adulthood distress and childhood psychological factors. Soc Sci Med. 2013; 80 (0): 19-23.

[158] Li ZY, Page A, Martin G, Taylor R. Attributable risk of psychiatric and socio-economic factors for suicide from individual level, population-based studies: a systematic review. Soc Sci Med. 2011; 72 (4): 608-16.

[159] Taylor R, Page A, Morrell S, Harrison J, Carter G. Mental health and socio-economic variations in Australian suicide. Soc Sci Med. 2005; 61 (7): 1551-9.

[160] Zhang J, Mckeown RE, Hussey JR, Thompson SJ, Woods JR. Gender differences in risk factors for attempted suicide among young adults: findings from the Third National Health and Nutrition Examination Survey. Ann Epidemiol. 2005; 15 (2): 167-74.

[161] Coile C, Levine P. Recessions, retirement, and social security. Gerontologist. 2011; 51: 437-8.

[162] Coile CC, Levine PB. (2010). Implications for Retiree Well-Being. In C. C. Coile, & P. B. Levine (Eds.), Reconsidering Retirement: How Losses and Layoffs Affect Older Workers. pp. 99-116. Washington, D.C.: The Brookings Institution.

[163] Coile C, Courtney C, Levine PB, McKnight R. Recessions, older workers, and longevity: how long are recessions good for your health? Am Econ J-Econ Polic. In press.

[164] Quinlan M, Bohle P. Overstretched and unreciprocated commitment: reviewing research on the occupational health and safety effects of downsizing and job insecurity. Int J Health Serv. 2009; 39 (1): 1-44.

[165] Smith V. New forms of work organization. Annu Rev Sociol. 1997; 23: 315-39.

[166] Gash V, Mertens A, Gordo L. Are fixed-term jobs bad for your health? A comparison of western Germany and Spain. Eur Soc. 2007; 9 (3): 429-58 (30).

[167] Bartley M. Job insecurity and its effect on health. J Epidemiol Community Health. 2005; 59 (9): 718-9.

[168] Mohren DC, Swaen GM, van Amelsvoort LG, Borm PJ, Galama JM. Job insecurity as a risk factor for common infections and health complaints. J Occup Environ Med. 2003; 45 (2): 123-9.

[169] Winefield AH, Tiggemann M, Goldney RD. Psychological concomitants of satisfactory employment and unemployment in young people. Soc Psychiatry Psychiatr Epidemiol. 1988; 23 (3): 149-57.

[170] Winefield AH, Tiggemann M, Winefield HR. The psychological impact of unemployment and unsatisfactory employment in young men and women: longitudinal and cross-sectional data. Br J Psychol. 1991; 82 (Pt 4): 473-86.

[171] Quinlan M, Mayhew C, Bohle P. The global expansion of precarious employment, work disorganiza-

tion, and consequences for occupational health: placing the debate in a comparative historical context. Int J Health Serv. 2001; 31 (3): 507-36.

[172] Quinlan M, Mayhew C, Bohle P. The global expansion of precarious employment, work disorganization, and consequences for occupational health: a review of recent research. Int J Health Serv. 2001; 31 (2): 335-414.

[173] Rodriguez E. Marginal employment and health in Britain and Germany: does unstable employment predict health? Soc Sci Med. 2002; 55 (6): 963-79.

[174] Ferrie JE, Shipley MJ, Stansfeld SA, Marmot MG. Effects of chronic job insecurity and change in job security on self reported health, minor psychiatric morbidity, physiological measures, and health related behaviours in British civil servants: the Whitehall II study. J Epidemiol Commun H. 2002, 2002; 56 (6): 450-4.

[175] Burgard SA, Brand JE, House JS. Perceived job insecurity and worker health in the United States. Soc Sci Med. 2009; 69 (5): 777-85.

[176] Lee S, Colditz GA, Berkman LF, Kawachi I. Prospective study of job insecurity and coronary heart disease in US women. Ann Epidemiol. 2004; 14 (1): 24-30.

[177] Ferrie JE, Kivimäki M, Shipley MJ, Davey Smith G, Virtanen M. Job insecurity and incident coronary heart disease: the Whitehall II prospective cohort study. Atherosclerosis. 2013; 227 (1): 178-81.

[178] Slopen N, Glynn RJ, Buring JE, Lewis TT, Williams DR, Albert MA. Job strain, job insecurity, and incident cardiovascular disease in the Women's Health Study: results from a 10-year prospective study. PLoS ONE. 2012; 7 (7): e40512.

[179] Laszlo KD, Engstrom K, Hallqvist J, Ahlbom A, Janszky I. Job insecurity and prognosis after myocardial infarction: The SHEEP Study. Int J Cardiol. 2012 Aug 9.

[180] Virtanen P, Janlert U, Hammarstrom A. Exposure to temporary employment and job insecurity: a longitudinal study of the health effects. Occup Environ Med. 2011; 68 (8): 570-4.

[181] Laszlo KD, Pikhart H, Kopp MS, Bobak M, Pajak A, Malyutina S, et al. Job insecurity and health: a study of 16 European countries. Soc Sci Med. 2010; 70 (6): 867-74.

[182] Kalil A, Ziol-Guest KM, Hawkley LC, Cacioppo JT. Job insecurity and change over time in health among older men and women. J Gerontol B Psychol Sci Soc Sci. 2010; 65B (1): 81-90.

[183] Rugulies R, Aust B, Burr H, Bultmann U. Job insecurity, chances on the labour market and decline in self-rated health in a representative sample of the Danish workforce. J Epidemiol Community Health. 2008; 62 (3): 245-50.

[184] Virtanen M, Nyberg ST, Batty GD, Jokela M, Heikkila K, Fransson EI, et al. Perceived job insecurity as a risk factor for incident coronary heart disease: systematic review and meta-analysis. BMJ. 2013; 347: f4746.

[185] Virtanen M, Kivimäki M, Joensuu M, Virtanen P, Elovainio M, Vahtera J. Temporary employment and health: a review. Int J Epidemiol. 2005; 34 (3): 610-22.

[186] Kivimäki M, Vahtera J, Virtanen M, Elovainio M, Pentti J, Ferrie JE. Temporary employment and risk of overall and cause-specific mortality. Am J Epidemiol. 2003; 158 (7): 663-8.

[187] Virtanen P, Vahtera J, Kivimäki M, Liukkonen V, Virtanen M, Ferrie J. Labor market trajectories and health: a four-year follow-up study of initially fixed-term employees. Am J Epidemiol. 2005; 161 (9): 840-6.

[188] Vahtera J, Kivimäki M, Pentti J. Effect of organisational downsizing on health of employees. Lancet. 1997; 350 (9085): 1124-8.

[189] Osthus S, Mastekaasa A. The impact of downsizing on remaining workers' sickness absence. Soc Sci Med. 2010; 71 (8): 1455-62.

[190] Osthus S. Health effects of downsizing survival and job loss in Norway. Soc Sci Med. 2012; 75 (5): 946-53.

[191] Westerlund H, Ferrie J, Hagberg J, Jeding K, Oxenstierna G, Theorell T. Workplace expansion, long-term sickness absence, and hospital admission. Lancet. 2004; 363 (9416): 1193-7.

[192] Westerlund H, Theorell T, Alfredsson L. Organizational instability and cardiovascular risk factors in white-collar employees: an analysis of correlates of structural instability of workplace organization on risk factors for coronary heart disease in a sample of 3, 904 white collar employees in the Stockholm region. Eur J Public Health. 2004; 14 (1): 37-42.

[193] Ferrie JE, Westerlund H, Oxenstierna G, Theorell T. The impact of moderate and major workplace expansion and downsizing on the psychosocial and physical work environment and income in Sweden. Scand J Public Health. 2007; 35 (1): 62-9.

[194] Theorell T, Oxenstierna G, Westerlund H, Ferrie J, Hagberg J, Alfredsson L. Downsizing of staff is associated with lowered medically certified sick leave in female employees. Occup Environ Med. 2003; 60 (9): E9.

[195] Egan M, Petticrew M, Ogilvie D, Hamilton V, Drever F. "Profits before people"? A systematic review of the health and safety impacts of privatising public utilities and industries in developed countries. J Epidemiol Commun Health. 2007; 61 (10): 862-70.

[196] Clogg CC. Measuring underemployment: demographic indicators for the United States. New York: Academic Press; 1979.

[197] Sullivan T. Marginal workers, marginal jobs: University of Texas Press; 1976.

[198] Robinson J. Disguised unemployment. The Economic Journal: The Quarterly Journal of the Royal Economic Society. 1936; 46: 225-37.

[199] Friedland DS, Price RH. Underemployment: consequences for the health and well-being of workers. Am J Community Psychol. 2003; 32 (1-2): 33-45.

[200] Dooley D, Prause J, Ham-Rowbottom KA. Underemployment and depression: longitudinal relationships. J Health Soc Behav. 2000; 41 (4): 421-36.

[201] Dooley CD, Prause J. Reverse causation. In: Dooley CD, Prause J, editors. The social costs of underemployment: inadequate employment as disguised unemployment. Cambridge: Cambridge University Press; 2004. pp. 65-87.

[202] US Bureau of Labor Statistics. BLS reports: women in the labor force; 2013.

[203] Kramer MS, Aboud F, Mironova E, Vanilovich I, Platt RW, Matush L, et al. Breastfeeding and child cognitive development: new evidence from a large randomized trial. Arch Gen Psychiatry. 2008; 65 (5): 578-84.

[204] Baker M, Milligan K. Maternal employment, breastfeeding, and health: evidence from maternity leave mandates. J Health Econ. 2008; 27 (4): 871-87.

[205] Baker M, Milligan K. Maternal employment, breastfeeding, and health: evidence from maternity leave mandates. J Health Econ. 2008; 27 (4): 871-87.

[206] Hawkins SS, Stern AD, Gillman MW. Do state breastfeeding laws in the USA promote breast feeding? J Epidemiol Commun H. 2013; 67 (3): 250-6.

[207] Chatterji P, Markowitz S. Family leave after childbirth and the mental health of new mothers. J Ment Health Policy Econ. 2012; 15 (2): 61-76.

[208] Hyde JS, Klein MH, Essex MJ, Clark R. Maternity leave and women's mental health. Psychol

Women Q. 1995; 19: 257-85.

[209] Gjerdingen DK, Froberg DG, Kochevar L. Changes in women's mental and physical health from pregnancy through six months postpartum. J Fam Pract. 1991; 32 (2): 161-6.

[210] McGovern P, Dowd B, Gjerdingen D, Moscovice I, Kochevar L, Lohman W. Time off work and the postpartum health of employed women. Med Care. 1997; 35 (5): 507-21.

[211] Mein G, Martikainen P, Hemingway H, Stansfeld S, Marmot M. Is retirement good or bad for mental and physical health functioning? Whitehall II longitudinal study of civil servants. J Epidemiol Commun H. 2003; 57 (1): 46-9.

[212] Westerlund H, Kivimäki M, Singh-Manoux A, Melchior M, Ferrie JE, Pentti J, et al. Self-rated health before and after retirement in France (GAZEL): a cohort study. Lancet. 2009; 374 (9705): 1889-96.

[213] Jokela M, Ferrie JE, Gimeno D, Chandola T, Shipley MJ, Head J, et al. From midlife to early old age: health trajectories associated with retirement. Epidemiology. 2010; 21 (3): 284-90.

[214] Roberts BA, Fuhrer R, Marmot M, Richards M. Does retirement influence cognitive performance? the Whitehall II study. J Epidemiol Commun H. 2011; 65 (11): 958-63.

[215] Rohwedder S, Willis RJ. Mental retirement. J Econ Perspect. 2010; 24 (1): 119-38.

[216] Charles KK. Is retirement depressing? Labor force inactivity and psychological well-being in later life. In: Polachek SW, editor. Accounting for worker well-being. Research in Labor Economics, vol. 23. Amsterdam; San Diego and Oxford: Elsevier, JAI; 2004. pp. 269-99.

[217] Coe NB, Zamarro G. Retirement effects on health in Europe. J Health Econ. 2011; 30 (1): 77-86.

[218] Coe NB, von Gaudecker HM, Lindeboom M, Maurer J. The effect of retirement on cognitive functioning. Health Econ. 2012; 21 (8): 913-27.

[219] Calvo E, Sarkisian N, Tamborini CR. Causal effects of retirement timing on subjective physical and emotional health. J Gerontol B Psychol Sci Soc Sci. 2013; 68 (1): 73-84.

[220] Behncke S. Does retirement trigger ill health? Health Econ. 2012; 21 (3): 282-300.

[221] Barnett I, van Sluijs EM, Ogilvie D. Physical activity and transitioning to retirement: a systematic review. Am J Prev Med. 2012; 43 (3): 329-36.

[222] Sjosten N, Kivimäki M, Singh-Manoux A, Ferrie JE, Goldberg M, Zins M, et al. Change in physical activity and weight in relation to retirement: the French GAZEL Cohort Study. BMJ Open. 2012; 2: e000522.

[223] Chung S, Domino ME, Stearns SC, Popkin BM. Retirement and physical activity: analyses by occupation and wealth. Am J Prev Med. 2009; 36 (5): 422-8.

[224] Chung S, Domino ME, Stearns SC. The effect of retirement on weight. J Gerontol B Psychol Sci Soc Sci. 2009; 64 (5): 656-65.

[225] Chung S, Popkin BM, Domino ME, Stearns SC. Effect of retirement on eating out and weight change: an analysis of gender differences. Obesity. 2007; 15 (4): 1053-60.

[226] Blanchard O, Landier A. The perverse effects of partial labour market reform: fixed-term contracts in france. Econ J. 2002; 112 (480): F214-F44.

[227] Salvatori A. Labour contract regulations and workers' wellbeing: international longitudinal evidence. Labour Econ. 2010 Aug 2010; 17 (4): 667-78.

[228] Garcia-Serrano C, Hernanz V, Toharia L. Mind the gap, please! The effect of temporary help agencies on the consequences of work accidents. J Labor Res. 2010; 31 (2): 162-82.

[229] Gornick JC, Meyers MK. Families that work: policies for reconciling parenthood and employment. New York: Russell Sage Foundation Press; 2003.

[230] Jacobs JA, Gerson K. The time divide: work, family and gender inequality. Cambridge, MA: Harvard University Press; 2004.

[231] Office for National Statistics. Full report—women in the labour market. London: Office for National Statustics; 2013.

[232] Department for Trade and Industry. Employment Act. c 22, § 47 (1-2) (UK). http://www.legislation.gov.uk/ukpga/2002/22/section/47 2002.

[233] Department for Trade and Industry. Flexible working: the right to request and the duty to consider. London: Department for Trade and Industry; 2003.

[234] Hegewisch A. Flexible working policies: a comparative review. Manchester: Equality and Human Rights Commission; 2009.

[235] Confederation of British Industry. Pulling through: employment trends survey 2008. London: CBI; 2008.

[236] Hooker H, Neathey F, Casebourne J, Munro M. The third Work-Life Balance Employee Survey: main findings (revised edition with corrected figures). London: Institute for Employment Studies; 2007 (ammended 2011)

第七章

社会网络流行病学

丽萨·伯克曼 (Lisa F. Berkman)

阿迪蒂·克里希纳 (Aditi Krishna)

10 年前，很少有社会流行病学家将最新的社会网络方法应用于他们的研究中。这并不是因为他们缺乏相关方法的知识，而是因为极少有流行病学家愿意在冗长的评估中纳入社会网络分析方法。而社会学家们常常缺乏健康评估的经验，很少把生物标志物评价法纳入他们的研究方法中。事实上，在社会学中有关健康的议题大都被划分在社会医学领域，主要是为了更好地理解医疗机构和患者之间在行为方面的互动方式。但过去十五年中这一领域取得巨大进步，是因为在大规模的、强有力的健康评价研究中运用了充满活力的、以社会为中心的方法。同时，人口学家将研究重心更多地放在了理解社会经济环境、家庭动态和死亡率上。流行病学家和社会学家们把彼此最有力的方法结合在一起，取得了越来越多的成功。在这些整合了社会网络评估、健康及生物标志物的研究中，比较著名的研究包括弗雷明翰 (Framingham) 研究、全国 (美国) 青少年健康纵向研究 (促进健康)、人类免疫缺陷病毒 (HIV) 相关的研究，以及应用社会中心论方法在欧洲开展的预防项目和老龄化研究 [欧洲健康、老龄化和退休调查 (SHARE)，以及英国老龄化纵向研究 (ELSA)]。这些研究使用了自我中心模型和社会中心模型，在自我中心模型中只研究与个体相关的因素，而在社会中心模型中主要研究疾病的传播和行为。与此同时，社会心理学家开展了大量有关社会隔离和孤独的研究，改变了以往的研究模式，证明了认知作为健康和幸福感中介效应的重要性。本章将讨论这些研究方法和结果。

过去 10~15 年，研究人员对因果推断问题进行了更加细致的研究，因此确定社会关系和因果关系的能力大幅提升。因为这些因果推断问题的研究主要基于最新观察性研究方法学及几项大型随机试验[1,2,3]。但是许多以发病率或死亡率为结局的随机试验得到了无效或非常微弱的结果——这就引发了学界对社会网络干预影响的质疑。这些研究不仅挑战了因果关系，也挑战了我们在重要病因期改变社会网络和社会支持的必要性。随着与生命历程方法相结合的研究蓬勃发展，我们发现社会关系往往在童年或青年期形成，相关的技能建立得更早。因此，将生命历程方法纳入社会网络流行病学至关重要。尽管这个问题经常被提出来，但是和纳入更全面且有力的社会网络评估研究相比，将生命历程方法纳入社会网络的研究依然较少。第十一章社会心理干预措施将对有关社会网络/支持干预随机对照试验（RCTs）的内容和在因果推断中存在的争议进行讨论。

有非常多的证据表明社会关系（广义上被定义为社区内个体之间相互联系的程度及其社区嵌入程度）对健康和长寿有影响。目前，社会流行病学、社会学和社会心理学的学科分类越来越模糊，因为所有学科都在它们的研究中采用了观察性和实验性设计，并在各种研究中增加了生理性临床评估。大量观察性和理论性的文献将社会整合、依恋和社会网络结合起来，引导我们对这些观点进行实证研究。人类是社会性动物，我们对亲密关系、养育和联系的需求是与生俱来的。在 35 年前约翰·卡塞尔（John Cassel）[4]、西德尼·科布（Sidney Cobb）[5]和其他社会流行病学领域的重要思想家认为社会网络关系是一个重要的研究领域。最早在加州阿拉米达县开展社会关系对健康的研究，20 年后在加利福尼亚州阿拉米达县、密歇根州特库姆塞和北卡罗来纳州达勒姆县开展的研究显示社会关系对死亡率有影响[6,7,8]。最近的一项元分析确定了 148 项有关社会关系和死亡率的研究[9]。我们的目标是重新审视一些指导实证研究的开创性理论并修改和重新构建其中的一些观点，尤其是考虑到近期出现的社会中心模型和随机对照试验研究的结果，以期为将来的研究指明方向。

当研究人员撰写关于社会关系或者社会网络对健康影响的内容时，许多术语都可以互换使用，包括社会网络、社会支持、社会隔离和社会整合。本章的主要目标是定义和阐明这些术语，讨论内容包括：①来自不同学科的理论取向，这对推动该领域的研究具有重要意义；②一个整合多层系统或结构的总体模型；③一套附有主要评估工具的定义；④一些将社会网络或支持与发病率、死亡率联系起来的强有力的证据；⑤对未来工作的一系列建议。目前存在大量有关社会网络、社会支持和健康的书籍和文献[10,11,12,13,14,15,16,17,18,19,20,21,22,23]，我们的目标不是囊括所有文献，而是强调那些能推动我们对这一领域思考的重要的研究，并让读者了解这些文献的广度和深度。

理论取向

一些理论构成了社会关系及其对健康影响的实证研究的基石。最早的理论来自埃米尔·涂尔干等社会学家，以及最初提出依恋理论的约翰·波尔比（John Bowlby）等精神分析学家。概念发展主要归功于伊丽莎白·鲍勃（Elizabeth Bott）、约翰·巴恩斯（John Barnes）和克莱德·米切尔（Clyde Mitchell）等人类学家，以及克劳德·费舍尔（Claude Fischer）、爱德华·劳曼（Edward Laumann）、巴里·威尔曼（Barry Wellman）和彼得·马斯登（Peter Marsden）等定量社会学家，其中，彼得·马斯登与其他人共同发展了社会网络分析。在压力研究的背景下，结合坎农（Cannon）和席尔（Selye）在早期对压力的研究，以及后来麦克尤恩（McEwen）、科恩（Cohen）和卡乔波（Cacioppo）关于压力的研究[24,25,26,27,28,29,30,31,32]，这些混合折中的理论方法探讨了社会资源和支持的保护作用。在此基础上，社会流行病学家约翰·卡塞尔和西德尼·科布的贡献构成了社会关系和健康研究的基础。`

社会网络分析：一种聚焦社会结构和社区的新方式

在 20 世纪 50 年代中期，一些英国人类学家发现，个体或以如亲属群体、部落和村庄为基础的传统群体产生的行为越来越难以理解。巴恩斯

（Barnes）[33] 和博特（Bott）[34] 提出了用"社会网络"的概念来分析贯穿传统亲属关系、邻里和班级群体的关系，以解释他们所观察到的行为，如找工作、政治活动和社会角色。社会网络模型的发展为观察人与人之间的关系结构的特性提供了一种方法。

当这项研究和其他二战后欧洲社会学家的研究在美国广为人知时，美国社会学家扩展了社会网络分析的概念，将更多的定量分析纳入其中。威尔曼（Wellman）[35] 在对社会网络分析的多次综述中都描述了"网络"的定义。在哈里森·怀特（Harrison White）和查尔斯·蒂利（Charles Tilly）的带领下哈佛大学成了一个强大的网络中心，并在他们的毕业生中进行扩散：芝加哥大学的爱德华·劳曼（Edward Laumann）[36]、多伦多大学的巴里·威尔曼（Barry Wellman）[37]、加州大学伯克利分校的马克·格兰诺维特（Mark Granovetter）[38] 和克劳德·费舍尔（Claude Fischer）[39,40]。这些社会学家们创立并发展了社会网络分析方法中的自我中心网络分析法，其中社会网络的结构和功能从个体的视野进行了评估。社会网络分析"关注社会系统中行动者之间链接的特征和模式，而不是个体行动者本身的特征。分析人员搜索那些常常看起来不连贯的表象下的链接结构，并用他们的描述来研究这些社会结构如何约束网络内成员的行为"[41]。社会网络分析处理的是网络的结构和组成，以及流经这些网络的内容或特定资源。社会网络分析包括以个体为中心的自我中心网络分析，以及社区或工作场所这一水平上的整套网络分析。整体社会网络分析采用社会中心方法，即对有界限的社区进行研究，学校、城镇和工作场所的社会网络关系都会被一一确认。

可以验证假设是社会网络理论的优势，即通过塑造决定机会获取和行为限制的资源或信息的流动，网络的社会结构本身在很大程度上可以决定个体的行为和态度。社会网络理论学家们分享了许多涂尔干和其他结构功能主义者的核心假设。这些核心理论的相似之处集中在这样的观点上——社会机构的结构塑造了个体可利用的资源，从而塑造了个体的行为和情感回应。社会网络理论的另一个贡献是由巴恩斯和博特提出的，即网络结构并不总是符合预想的构成——以地理基础或亲缘关系条件为标准定义的"社区"的概念。因此，威尔曼认为社区的本质是社会结构而不是空间结构[42]。通过评估网络成员之间的实际关系，我们可以用经验主义验证社区是否存在，以及这种社区是否以邻里、亲属关系、友谊、所属机构还是其他特征为基础来界定的。涂尔干[43]也强调了这一点，并描述了作为社会组织基础的机械团结（基于亲属关系）向有机团结（基于合理的以交换为基础的关系）的转变。

社会整合、异化和社会失范：涂尔干的贡献

自杀行为与个体所属社会群体的整合度成反比。

——埃米尔·涂尔干[44]

埃米尔·涂尔干，19世纪末期著名的法国社会学家，是社会学的奠基人之一。涂尔干为研究社会与健康之间的关系作出了重大贡献。其中最重要的是他在理解社会整合和社会凝聚力如何影响死亡率方面的贡献。涂尔干的主要目标是将个体病理学解释为社会动力学的一个功能。鉴于20世纪90年代中期才呈现对"上游"健康决定因素的关注[45]，涂尔干的确超越了他所处的时代。

涂尔干在波尔多大学做教授期间写了他人生中最重要的四本书中的三本：《社会分工论》[43]《社会学方法的准则》[46]《自杀论》[44]。《自杀论》为理解社会整合在健康中所扮演的角色起了框架性的作用。在《社会学方法的准则》一书中，涂尔干去理解最具有心理性、亲密性，以及从表面上来观测到的个体行为的模式是如何建立在"社会事实"的模式之上的。正如比尔施泰特（Bierstedt）[47]指出的那样，涂尔干选择了一个巨大挑战，即证明社会现象对个体行为存在影响。

在《自杀论》一书中，涂尔干展现了如何用"社会事实"来解释总体自杀倾向的变化模式。他认为，个体通过两种整合方式——依恋和规则，与社会联系在一起。依恋是个体与社会成员保持关系的程度。规则是个体在社会结构中受其价值、信仰和规范约束的程度[48]。我们节选了一个段落，试图还原涂尔干对社会整合和自杀有关的思考方式。

涂尔干以这样的观察开始了他的工作——国家和其他地理单元，以及社会团体每一年都拥有一个非常稳定的自杀率：

> 因此，构成一个社会的个体每年都在变化，但自杀人数本身并没有多大改变……巴黎的人口更新迅速，而巴黎在法国自杀总人数中占比每年几乎相同……在一个特定的国家里，军人自杀率在非常缓慢地发生变化……同样，尽管个体性格存在多样性，但已婚人士的自杀率与鳏夫和寡妇的自杀率的关系在各种不同的社会阶层中是完全相同的。因此，确定特定社会或其中某一部分群体的自杀原因必须独立于个体，因为无论作用于哪一类特定群体，他们都保持着同样的强度[44]。

涂尔干为我们理解社会结构——特别是基于宗教、家庭和职业组织的整合程度——是如何影响自杀做出的贡献重大。通过对基本社会学理论的发展和检验，他为这一领域的工作铺平了道路，这些理论经受住了时间的考验。他认为自杀不是个体生活中的"隔离悲剧"，而是整个社会状况的反映[49]。

贯穿生命历程的依恋理论：波尔比的贡献

当我们的生活被组织成一系列或长或短的旅途、从我们所依恋的人处获得安全感，那么我们整个一生中都是最幸福的。

——约翰·波尔比[50]

约翰·波尔比是 20 世纪最重要的精神病学家之一[51]。他于 1937 年获得了精神分析学家的资格，此后不久就向英国精神分析学会提出了理论建议，认为环境，特别是儿童早期环境在精神疾病的起源中起着关键的作用。在他的职业生涯早期，他认为婴儿与母亲的分离有害健康，失去和分离是心理治疗的关键问题。波尔比提出，人类普遍需要建立亲密的情感纽带[52]。在 1964 年至 1979 年，波尔比主要完成了一个三部曲——《依恋》[53]《分离》[54]《失去》[55]，提出了依恋理论，并阐述了童年和成年期发展的联系。

依恋理论认为，所依恋的对象——大多数情况是母亲（但也不一定）——创造了一个安全的基础，让婴幼儿可以通过这个基础勇敢地冒险和探索。与许多精神分析学家的观点不同，波尔比认为依恋是一种"基础激励系统"（比如，不亚于哺乳和温暖）[53]。他写道："'安全依恋'提供了一个外在的心理保护圈，将孩子的新陈代谢维持在一个稳定的状态，其类似于控制血压和体温的内稳态机制[53]。"这些在童年时期建立起来的亲密纽带为成年后牢固的依恋关系奠定了坚实的基础，也为以后的社会关系提供了雏形[52]。安全依恋与回避型的、矛盾型的和混乱型的依恋相反，它能够在一个更大的体系内维护情感纽带和安全。现在有越来越多的证据表明了这种早期依恋对于情感调节和成人健康的重要性[56,57,58,59,60,61,62,63,64]。

波尔比将成年时期婚姻视为与童年时期婴儿与母亲之间的依恋关系。如果婚姻是安全的，它将提供给我们一个坚实的基础，并在必要时可以充当保护壳，让我们可以在这个基础上工作并探索这个世界[65]。

波尔比的理论的优势在于，它清晰地表达了个体对于安全依恋的需求，这种依恋是为了自身利益、为了它所提供的爱和可靠性，为了自己的"避风港"。初级依恋促进了安全感的获得和自尊心的发展，最终为个体在成年阶段形成持久爱的关系提供了基础。依恋和孤独的概念在卡乔波（Cacioppo）许多关于孤独的著作中都有表达[12,13,14,18,66,67]。婴儿期和童年期社会心理环境为成年期的成功铺平了道路。波尔比认为，成人生活中亲密关系的能力不是与生俱来的，而是依恋、失去和重新依恋的复杂动力学效应的结果。在本书中我们可以看到，用生命历程理论和动态的视角去理解疾病的社会决定因素已经变得越来越重要。

将线索编织在一起

如何整合这些不同视角的理论，帮助我们发展出一个概念框架，来研究社会关系影响健康的方式？如何将20个世纪以来社会学家、人类学家和精神病学家提出的一系列观点整合起来？但他们对流行病学家研究范围内一系列的健康结局并不感兴趣。首先，那些理论家对发展社会流行病学综合应用框架作出了巨大贡献。例如，涂尔干的特殊贡献在于他将个体的死亡风险锚定在群体的社会经历中。他认定社会整合是自杀社会模式的一个关键因素。在不否认个体和近因的特征，以及可能影响特定群体自杀的诱发因素的情况下，他对人口模式的持续研究使他能够揭示与自杀有关的集体的、社会的特征。波尔比对于依恋作为"主要动机系统"的看法至关重要，因为依恋不仅提供了食物、温暖和物质资源，还提供了爱、安全感以及其他非物质资源。查尔斯·尼尔森（Charles Nelson）对罗马尼亚孤儿的研究以一种引人注目的方式证实了这一观点[64]。这个理论也是我们思考社会关系如何促进健康这一问题的核心。波尔比试图确定依恋关系纽带发展的关键时期。在过去的10年里，这种生命历程的观点在社会流行病学领域内蓬勃发展[68,69]。最终，许多框架都直接建立在社会网络理论家的研究上。最关键的贡献集中在网络方法本身，这种关系的结构和功能是在没有假设它们是由亲属、邻里和工作等特定类型的"有界"的关系来定义的情况下进行评估的。这一取向使得博特（Bott）[34]和威尔曼（Wellman）[42]等社会网络分析家在传统的家庭或邻里关系无法解释行为模式时去识别潜藏在行为背后的社会结构。

网络理论的另外两个优势也值得一提。首先，社会网络模型在亲密关系的持续评估及关系扩展方面的灵活性，使得研究人员对日常生活中多种关系所起的关键作用有了深刻的认识和了解。其次，在网络理论中，研究人员将（在社会层面上）网络的特征而不是个体的特征确定为解释变量。因此，我们看到能够解释社会支持、工作获得[38,70]、社会影响[19,20,21,71]、健康行为[72,73,74]及疾病传播[75,76,77,78,79]的结构性网络特征。通过整合这些不同的理论并将它们联系在一起，我们得到了强有力的理论和模型。美国的克里斯塔基斯（Christakis）、贝尔曼（Bearman）、穆迪（Moody）、莫里斯（Morris）和瓦朗特（Valente）[19,20,21,73,74,76,80,1,1,1,96]，以及非洲的科勒（Kohler）、沃特金斯（Watkins）及其同事的研究[74,78,79,97,98,99,100,101,102]都从这种正式的网络方法中获得了重要见解。我们利用这些成果来建立一个全面的框架，以检验社会关系和社会网络是如何影响一系列健康结局的。

将社会网络与健康联系起来的一个概念模型

概述

卡塞尔[4]和科布[5]率先提出了社会资源、社会支持和疾病风险之间存在联系，之后流行病学家开始研究社会关系对健康的影响。在整个 20 世纪 70 年代和 80 年代间出现的一系列研究一致表明，在社会关系或社会网络上的缺乏可以预测每种死亡的原因[10,24,103]。这些研究变量常包括亲密朋友和亲戚的数量、婚姻状况、宗教及志愿组织的从属或成员身份。这些测量方法以各种方式被概念化，从而对社会网络或关系、社会联系、融合、活动，以及社会隔离进行评估。无论如何进行命名，他们一致将整合定义为涉及从亲密关系到扩展关系的过程。大多数研究都包括对"强"和"弱"关系的度量。正如马克·格兰诺维特（Mark Granovetter）[38]所定义的那样，弱关系包括与长期非亲密关系的接触，他发现这是职业流动性的核心。

虽然这些测量方法预测健康结局的能力是无可争议的，但对于这些测量方法实际评估内容的解释仍然存在很多争议。哈尔（Hall）和威尔曼[41]评论道，社会流行病学的早期工作大部分都隐喻地使用了"社会网络"这一术语，因为很少有研究符合网络分析中使用的标准评估的要求。例如，"弱关系"的存在不是直接评估的，而是由志愿组织及宗教组织的成员身份推断出来的。研究人员在此基础上制定了新一代网络测量方法，包括更多维度的网络和功能[24,103,104,105]。

第二次研究浪潮是针对这项早期工作而产生的，是心理学研究的副产品，它以多种方式改变了这一领域的研究方向，主要贡献者包括安托努奇（Antonucci）[105,106,107]、卡恩（Kahn）[108]、林南（Lin）[109,110,111,112,113]、豪斯（House）[114,115,116]、科恩（Kohen）[117,118,119,120,121]、罗克（Rook）[122,123,124]，以及芭芭拉（Barbara）和埃尔文·萨拉森（Irwin Sarason）[125-126]。这些社会科学家专注于提供社会支持而不是对社会网络结构方面的详细阐述。这些贡献中尤为重要的是卡恩和安托努奇提出的护航模型，在这个模型中，以生命历程的视角，将个体看作在生命中穿行，并且由他（她）的那些互相知晓彼此经历或生活经历的，以及互相提供支持的同队列成员所陪伴[107,128]。

通过林南的资源理论、豪斯和卡恩对支持的定义，以及萨拉森对更多基于理论的工作，我们对社会支持的丰富性和复杂性的理解得到了极大的提升。他们帮助我们理解了社会支持如何与心理健康相关联。但是这些研究人员中的大多数都认为社会网络的关键功能是提供社会支持。社会支持是社会网络影响身心健康状况的主要途径之一，但是现在我们发现社会支持并不是唯一的关键途径。对更多近端路径的研究减少了关注提供社会支持的社会背景和结构基础的必要性。为了有一个全面的理论框架来解释这些现象，我们必须把"上游因素"转移到网络结构里。只有这样，我们才能充分考虑社会网络对健康结局产生深远影响的多种可能的途径。保持社会网络的观点，并将其置于塑造网络结构的更大的社会文化背景下也是至关重要的。

近年来，第三代社会网络与健康研究开始出现。这些研究具有利用自我中心和社会中心模型的正式网络分析，依靠数学模型来描述网络结构、疾病传播、行为和态度的优势。他们从社会支持研究转向社会网络研究。社会网络本身的研究比社会支持的研究更广泛，因为社会网络在概念上具有"不能由组成部分解释的突变性质"[23,129]。这些新兴研究涵盖了美国网络关系和健康行为[19,22,73,81,82,83,84,85,86,87,88,89,90,91,92,93,94,95,130]。其他研究人员已经开展了与性网络有关的 HIV/艾滋病传播研究，并对社会网络流行病学作出了开创性的贡献[76,78,79,131]。

在图 7.1 中，我们给出了社会网络如何影响健康的概念模型。我们设想一个级联的因果过程——从宏观社会过程到心理生物过程，这些过程动态地联系在一起，形成社会整合影响健康的过程。如上文所述，我们首先将社会网络嵌入社会和文化环境中，在其中，上游因素决定了社会网络结构。社会网络影响健康的研究大多缺乏对宏观社会环境（社会网络在其中形成并得以维持）的严谨考量。

我们继续转向下游因素，去了解网络结构和功能对社会和人际行为的影

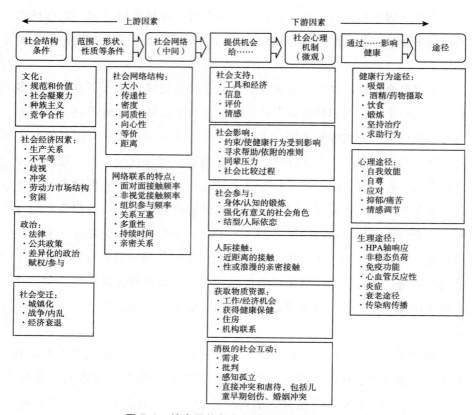

图 7.1　社会网络如何影响健康的概念模型

响。我们认为，网络通过 5 个主要途径在行为层面上进行运作：①社会支持；②社会影响；③社会参与和人际接触；④获得物质资源；⑤消极的社会互动，包括冲突和虐待。这些微观的社会心理和行为过程更容易对健康状况的近端路径产生影响。这些影响包括直接的生理应激反应；健康损害行为，如烟草摄入和高风险性行为；健康促进行为，如合理的卫生服务利用、医疗依从和锻炼；艾滋病毒、其他性传播疾病（STDs）和肺结核等传染病病原体的暴露。在第十四章关于社会环境与健康的生物嵌入的内容中，我们将讨论关于社会关系在整个生命历程中影响健康的全面的生物学途径。这里我们只是提供了一个更简略的回顾。

通过将社会网络嵌入更大的因果关系链中，我们将与政治经济相关的"上游"宏观社会因素与社会网络整合起来，作为介于最大和最小规模社会形式之间的中介结构。因此，我们可以研究劳动力市场、经济压力和组织关系是如何影响网络结构的[132,133,134,135]，也可以具体研究文化、社会变迁、工业化和城市化对社会网络结构的影响。目前，在这个领域中与社会流行病学有关的重要发现是"社区"在后工业化的美国社会中是否已经或者正在消亡。事实上，这个问题已经成了许多社会网络分析者的核心研究内容[42,136,137]。

下游的社会和行为途径

社会支持

顺流而下，我们现在讨论社会网络可能影响健康状况的中介路径。网络关系的结构通过多种社会支持来影响健康，这一框架认为并非所有关系都是具有支持性的，且支持的类型、频率、强度和程度均有所不同。例如，某些关系提供几种类型的支持，而其他关系是专门化的，仅提供一种类型的支持。

社会支持通常包括情感性支持、工具性支持、评估性支持和信息性支持[24,114,118,121,138,139]。情感性支持与"他人给予的爱与关怀、同情与理解和/或尊重或价值"的数量有关[140]。情感性支持通常是由知己或亲密关系提供的，即使不那么亲密的关系也可以在限定的条件下提供这种支持。工具性支持是指在有形的需求方面进行支援、辅助或协助，如获得生活用品、取得预约、打电话、做饭、清洁和支付账单。豪斯[114]认为工具性支持指在实物、金钱和劳动等方面的援助。评估性支持（appraisal support）通常被定义为第三种类型的支持，涉及协助决策、给予适当的反馈或者帮助决定采取何种行动等。信息支持与在特定需求的服务中提供建议和信息有关。情感、评估和信息支持往往难以分割，并且还有其他各种定义（如自尊支持）。

我们同意卡恩和安托努奇[128]的观点，他们认为社会支持本质上是交易性的，可能同时涉及给予和接受的过程。此外，给予和接受支持资源的过程发生在规范性的交换框架内，行为以相互依存、团结和互惠的准则为指导[141]。支持交换也发生在生命历程中，而不是简单地对日常突发事件做出回应。这有助于解释无法进行互惠的残疾人群体在晚年继续相互支持的模式。此外，支持交换是在社会网络关系的背景下进行的，这种关系通常拥有一个很长的时间，并且基于共同的历史而非隔离和原子化的现象。支持的测量手段往往不能评估那些互惠方面的支持，而是更多地关注获得的支持。

除了支持的类型，区分支持的认知方面和行为方面也很重要。一个人感觉到在需要时可以获得支持，这可能与在实际提出请求的情况下获得那种支持并不相符。一个人对自己潜在支持的可用性和充分性的认知，以及实际获得的支持的程度，似乎都是不同的，同样重要。收到的支持是一种与行为相关的实际交换。有时它被称为实施的或经验性的支持[142]。关于在什么情况下哪个更重要——行为的还是认知的——持续着激烈的辩论；在任何一种情况下，很明显它们触及了支持的不同方面，并且在大多数研究中它们的相关性都只是中等水平[142]。

与情感支持不同，工具、评估和信息支持可能会影响健康，因为这些类型的支持改善了对资源和物质产品的获取方式。一个经典的例子是格兰诺维特关于"弱关系"的优势的研究，他认为社会关系不那么亲密，但其作为跨越网络的桥梁提供了更好的工作机会[38]。以这些方式构思得到的社会支持提供了经济机遇和获得医疗保健的机会，并建立了机构联络。

社会影响

社会网络可能通过其他一些途径影响健康。一个经常被忽视的途径是社会影响。马斯登宣称，"社会网络中两个行动者的接近程度与该行动者之间的人际关系有关"[71]。使用这个术语时，既不需要与面对面地接触联系起来，也不需要刻意或是有意识地改变行为[71]。马斯登提到，埃里克森（Erickson）[143]的研究表明在模棱两可的情况下，人们通过将他们的态度与其他类似的参照群体的态度进行比较来获得规范的指导。与对照组相同时，态度会得到确认和加强，但与对照组不一致时，态度就会改变"[71]。围绕健康行为（例如，酒精和烟草消费、医疗保健利用、治疗依从性和饮食模式）的共同规范可能是社会影响的强大来源，对网络成员的行为有着直接的影响。除了在网络内部提供社会支持外，也可能同时发生相互影响的过程。在克里斯塔基斯和福勒（Fowler）的经典研究中指出了社会网络对烟草摄入[73]和肥胖[87]的影响。基于"全国青少年健康纵向研究（促进健康）"的一些研究指出了同龄人的影响[22,81,83,84,92]。最近的一些社会影响健康的研究主要是关于 HIV/艾滋病风险的看法和态度[79]。从社会网络的价值观和规范产生的社会影响构成了社会网络影响健康的一个重要却未被充分认识的途径。

社会参与

社会网络对健康产生影响的第三个途径是促进社会参与和提高社会参与度。参与和参与度是现实活动中建立潜在关系的结果。与朋友聚会、参加公共集会、职业或社会角色的扮演、集体娱乐活动、参加宗教活动，这些都是社会参与度的实例。因此，通过参与的机会，社会网络定义并强调了有意义的社会角色，包括父母、家庭角色、职业角色和社区角色，从而提供价值感、归属感和依恋感。个体只有在社会网络环境下才有可能扮演连贯一致的、有身份认同感的角色，因为社会网络环境为参与者扮演角色提供了场所。

此外，社会网络参与为建立伙伴关系和社交提供了机会。我们和其他研究人员[122]都认为这些行为和态度并不是提供社会支持的结果，而是参与到有意义的社会环境中去的结果。我们假设，在长期的随访中，社会整合和"连通性"的测量之所以一直是死亡率的预测指标，部分缘分是这些关系通过让个体充分参与到其生活中并使其承担责任来赋予其意义（实际上常常是支持的提供者），并且依附于自己的社区。尽管一些研究人员倾向于将"归属"归类为社会支持的另一个特征，但是这个途径与社会支持（无论是获得的还是感知到的）的水平截然不同，且与社会支持的认知和行为方面无关。这种路径与社会网络对社会凝聚力的贡献方式密切相关。通过与朋友和家人接触和参与志愿活动，生活获得了一种连贯性、有意义和相互依赖的感觉。

大量研究将老年人的社会参与度与认知功能联系起来。社会参与机制可能包括对认知功能（如执行功能）的直接刺激[144,145,146]。我们将在本章关于认知功能的一节中进行详细讨论。社会参与可以激活生理系统，这些生理系统通过促进一致性和认同感，直接或间接地促进健康，从而带来高水平的幸福感。

人际接触

社会网络也会通过抑制或促进传染病病原体的暴露来影响疾病。在这方面，流行病学和社会网络之间在方法上的联系引人注目。此外，当区分从网络结构通向健康的路径时，我们发现如果社会网络在作为传染病传播载体的同时提供情感支持的话，那么社会网络可能促进健康又可能损害健康。在过去10年，将社会网络方法应用到流行病学中的数学建模已经取得了实质性进展[81,82,96,98,131,147,148,149,150,151,152,153,154]。在一篇富有洞察力的论文中，莫里斯[148]讨论了流行病学家在最初是如何通过识别病原体的生物学特性来开发疾病传播模型的。到20世纪与21世纪交替的时候，流行病学家已经认识到，流行病的人口动态与接触者易感的概率、被感染的概率、单位时间内个体有效接触的次数[149]是成比例的。社会网络分析对疾病传播模型的贡献是让我们认识到在许多病例中，疾病并不是在整个群体中随机传播，而是基于地理位置、人口学特征（年龄、种族、性别）和其他重要的个体特征（社会经济地位、职业、性取向）[81,82,83,150]传播的。由于社会网络分析侧重于网络的特征，而不是个体的特征，它非常适合研究通过网络关系进行传播的传染性疾病，或揭示疾病传播以自我为中心的社会网络的特征。

目前，社会网络分析应用于传染病传播的最成功的例子应该是对人类免疫缺陷病毒传播的研究。无论是通过性接触或静脉注射吸毒进行传播，艾滋病毒传播都是有选择性的，而不是随机混合的结果。美国和撒哈拉以南非洲的HIV/艾滋病可能最适合从社会网络的角度来理解。若要了解主要通过人与人之间的接触进行传播的疾病动态，则需要掌握个体与社会网络之间的复杂动态。

获取物质资源

很少有研究试图将物质产品、资源和服务的不同获取方式作为社会网络运作的一种机制。我们认为，这是不幸的，因为社会学家的工作表明，社会网络的运作是通过社会网络与其他网络重叠的程度来调节个体生活机会而获得。其中，最重要的是格兰诺维特[38]对"弱关系"的经典研究，研究显示"弱关系"一方面缺乏亲密感，但另一方面促进和影响信息的传播，并提供流动的机会。

我们推测，以共同工作经历（如工会、专业组织）、健康体验（癌症、脑卒中、心脏病康复支持小组）或宗教信仰为基础的社会网络参与所提供的资源和服务直接影响到健康结局。参与这些组织除了提供支持外——即使提供的是工具性支持——还会提供就业机会、高质量的医疗保健和住房。虽然这一途径与工具、评估和经济支持密切相关，但进一步的实证研究表明，这一途径构成了网络和健康之间的联系，但健康并不主要是由支持来影响的。

消极的社会互动

社会关系的负面影响包括需求、批评、隔离感，以及产生的直接冲突和虐待[146,155,156,157,158]。众所周知，负面的社会交流会影响许多生理应激途径。有关儿童早期创伤的相关文献显示，童年期的言语及身体虐待、被忽视，以及缺乏爱和关怀会引起成年后长期的身体和心理健康后遗症[61,159,160,161,162]。在实验室研究中，消极互动可能会产生即时的生理反应。在成年人中，婚姻质量、冲突和需求会影响炎症过程[163,164]，以及一系列心血管危险因素和皮质醇的变化。与其他主要压力因素一样，这些压力经历与死亡率和发病风险有关。安托努奇和其他人发现，消极互动一般是发生在有亲密关系的社会网络成员之间的[165,166,167]。

我们已经确定了社会网络结构影响疾病模式的五种机制。社会支持是最常被引用的机制，但是社会网络也通过其他机制影响健康，包括社会影响力、社会参与度、控制与传染病接触、物质和资源的获取，以及消极互动。这些机制并不是相互排斥的。事实上，在很多情况下它们很可能同时运作。在这个领域开展调查的研究人员需要事先就网络结构和可能影响健康的机制进行明确的假设，从而最大限度地理解社会结构如何与健康相关联。

健康状况的生理和心理近端途径

社交网络通过先前描述的五个机制来影响个体健康。反过来，这些行为机制通过最接近健康结局的生理和心理途径影响其他下游因素。我们现在通过这张图（见图 7.1）来了解这些路径。下面我们将概述三条路径，但是需要提醒读者，实际上同时涉及多条路径也是可能存在的。

首先，通过社会影响或支持功能的社会网络影响健康促进或健康损害行为，比如烟酒摄入、体力活动、膳食结构、性行为和非法药物使用。其次，社会网络通过许多途径影响认知和情感状态，如自尊、社交能力、自我效能、抑郁和情感。最后，社会网络通过影响一系列与应激反应相关的生理途径对健康结局产生直接影响（在第十四章的生物嵌入一节对这些途径进行了全面讨论）。最近，与功能恢复和心理弹性相关的生物学途径被证明是对负面的、有压力的途径的补充。读者可以参考近期两篇关于社会网络和支持的生理和行为过程的综述[168,169]，以及更多关于社会隔离与生理结局联系起来的综述[12,17,18,66,67,170,171,172]。

健康行为途径

社会网络影响着与风险相关或促进健康的行为模式，包括烟草、酒精和其他物质使用、体力活动和膳食结构，以及与性相关的行为。社会网络提供了分享这些行为的机会、关于这些行为的规范和对行为决策的支持。在许多行为开始发生的时候，同伴在青少年的生活中有非常重要的作用，而在与戒烟（或戒酒）或促进健康有关的改变出现时，同伴的重要性再次凸显。"促进健康研究"[22,81,83,84,92,173,174,175]揭示了青少年网络的重要性。在高风险群体中，研究人员也报告了网络对多种高风险行为的协同效应[176]。此外，具有凝聚力和支持性的网络本身可能会减弱压力体验，使人们能够抵制风险行为，保持健康的选择。在过去的 10~15 年，这方面的文献如雨后春笋般涌现。在这里，我们将讨论几个具有里程碑意义的研究，它们改变了我们理解社会网络如何影响健康行为的方式。

社会网络的格局随着克里斯塔基斯和福勒的弗雷明翰心脏研究[19,22,72,73,87]

的分析而改变。在一系列关于吸烟、饮酒、肥胖和其他健康危险因素的研究中，他们在 1971~2003 年对弗雷明翰心脏研究的参与者进行的一项以社会为中心的研究中展示了网络动态。在 2008 年的一篇关于吸烟的文章中，克里斯塔基斯和福勒发现，如果接触者与吸烟者之间有一级分离的距离，那么接触者的平均吸烟风险会增加 61%[73]。接触者与吸烟者保持二级分离距离的接触者，这一风险会下降到 29%，而与吸烟者保持三级分离距离的接触者则下降到 11%。在四级分离距离的情况下接触者则没有额外的风险。此外，整群参与者在同一时期成为不吸烟者，表明戒烟在某种程度上是一个集体现象。1970 年至 2000 年，吸烟者在他们的社交网络中变得越来越边缘化。这些发现对预防项目具有重要的意义，在这些项目中，社会网络结构可以纳入许多以创新扩散为中心的行为改变计划中[94,95,177]。

心理途径

社会关系，包括从童年早期到成年的亲密家庭关系，以及扩展的社会网络中的一系列关系，塑造了我们的情感和认知状态。在本书的第一版中，我们将大部分的注意力集中在了自我效能（self-efficacy）上。最近，我们将注意力集中在了早期的家庭环境和父母的经历上，因为它们与童年早期的情感调节能力有关，并导致了成年后一系列情感状态和认知策略（更充分的讨论见第九章情绪与健康）。第九章讨论了与同情和感激有关的情感，这一定程度上源于亲密关系，也可能对健康产生影响。长期以来，抑郁等消极情感与社会支持之间存在双向关联[178,179,180,181]。在这里，我们再次关注自我效能在社会网络影响健康结局的过程中扮演的中介角色。情感与社会归属关系之间的相互作用显然是动态的，心理学家发现的积极情感状态能够促进社会支持和社会资本这一观点支持了该理论[182,183]。在这里，我们将继续关注网络促进自我效能的潜力。自我效能的定义是，人们对自己执行特定行为能力的信心程度，其已被证明与多种健康和功能结局相关[184,185,186,187,188]。有相当多的证据支持自我效能是社会支持发挥作用的社会心理途径之一。例如，在一项关于产后抑郁症的研究中，研究人员观察到社会支持的保护作用主要通过母亲的自我效能感的中介作用来实现[189]。其他研究也观察到社会支持通过增强自我效能来应对流产[190]、戒烟[191]和抑郁[192]等问题。社会网络与健康促进的行为（如锻炼）之间的关联也被证明是通过自我效能来调节的[193]。

有证据表明，社会网络的持续参与对维持晚年的自我效能信念至关重要。迈卡维（McAvay）等人[194]的一项研究发现，较低的社会网络接触水平预示着在健康和安全领域的自我效能感的下降；工具性支持的缺乏也与生产力、健康及交通领域的减少有关。一些证据表明，自我效能与社会支持的影响是相互的，这意味着社会支持可能增强自我效能，但也可能是自我效能与更高水平的社会支持独立相关[195]。这些相互作用的复杂性还有待充分研究。

除了自我效能，社会整合（social integration）也可以通过另外的社会心理途径进行运作。例如，一些证据表明社会支持拓展了功能性和适应性的应对方式[195,196]。但是丹凯尔-舍特尔（Dunkel-Schetter）等人[197]的一项有影响力的研究显示，这些关系很可能是相互的。他们的证据表明，在应激情况下，不同的应对方式会引起社会环境的不同反应。事实上，寻求和利用社会支持本身的倾向是应对方式之一，并有许多心理因素和相关因素[198]。在对依恋模式（attachment relationships）的综述中，福纳吉（Fonagy）[52]提出了依恋关系有助于自尊和个体掌控命运感知的证据。

社会支持还可以通过对情感、情绪和幸福感的影响来运作。大量研究表明社会支持与抑郁症状有关[109,199,200,201,202,203,204,205,206,207,208,209]。这项证据尤其重要，因为社会支持——尤其是感知到的情感支持——已被证明能缓冲应激性生活事件对抑郁和抑郁症状风险的不利影响[112,210,211]。此项证据有力证明了那些被社会隔离的人患抑郁症的风险更高，尤其是在晚年[212]。此关系在某些情况下是相互的，社会支持会影响抑郁症状，反之亦然[206]。在心理健康的研究中，一致发现社会支持的充分性比可获性更重要[213]。

生理途径

将社会网络与健康结局之间联系起来的途径进行研究，可以得出一个丰富而复杂的网格结构，其中包括生物学、心理学和生理学的相互联系机制——从宏观到微观、从上游到下游，都可能会对整个生命历程的健康与幸福感产生潜在的巨大影响。在社会网络和健康方面的文献中，其中一项最有影响力的发现是社会网络整合对全因死亡率有广泛的影响。这可能与很多途径有关，这些途径多是影响疾病开始或发展的近端因素，但也有可能是一些更普遍的现象在起作用。我们目前没有能力用一种严谨的方式解决这个问题，一部分原因是缺乏一个更全面的理论模型。通过指定从宏观到微观的一系列相互关联的路径，我们可以扩大调查范围，确定以前未被探索的影响范围。例如，有几项研究发现，社会隔离与炎症标志物（包括 C 反应蛋白和 IL-6）有关，这一关联在男性中要强于女性[214,215,216,217,218]。消极或竞争性的社会互动也与促进炎症过程有关[163]。下面我们将描述几个有前景的理论框架，这对调查的扩展会有帮助。

加速老龄化和生命历程的视角

社会隔离（social isolation）、分离和脱节会影响死亡率，因此在一定程度上通过影响机体衰老速率而影响寿命和期望寿命。从社会和生物医学角度回顾老龄化问题，伯克曼[219]假定社会隔离"是一种慢性的应激状态，机体通过加速老龄化来回应这种状态。社会隔离也与年龄相关的发病率和功能下降相关。因此，在老年时期，累积的状态会加速发展"。这种"加速老龄化"的假说也被应用于其他社会经历，尤其是美国健康的种族差异。杰罗尼莫斯（Geronimous）提出了"风化"（weathering）的概念，来形容非裔美国人和其他种族/少数族裔可能在应对严厉的、歧视性的社会经历中加速老龄化[220,221,222,223,224,225]。最近关于端粒①长度和应变稳态负荷的研究也支持这一观点[226]，这表明曾经被认为是内部驱动的基本"老化"过程容易受到应激性社会和物理环境的影响。

与年龄有关的变化特征是，年轻人和老年人在应对压力或挑战时达到峰值的差异，与恢复到应对压力或挑战前水平所需时间的差异不同。年龄较大，需要更长时间才能恢复到基线状态，因此在"曲线下"花费更多的

---

① 是一种真核生物染色体末端的 DNA 重复序列。——译者注

时间。这意味着老年时期生活压力源的累积损耗。

在第一版《社会流行病学导论》中，我们缺乏生命历程视角（life-course perspective）的概念，随着时间的推移，这一概念变得愈发清晰。关于人类和动物的研究（灵长类动物和非灵长类动物）表明，早期的经历，尤其是早期的照顾者和婴儿之间的社会经历，是贯穿整个生命周期、社会、行为和生理发展的强大决定因素。事实上，许多被认为是"正常衰老"的功能变化显示出与早期生活经历的变化有关。现在看来，在老年时期出现的长期神经生物学经历，在一定程度上可能是通过早期"关键"或"敏感"的经历形成的[227,228,229,230,231]。

成人社会经历的生物学效应：连续性和变化性

早期的衰老理论认为可塑性是早期发展阶段的特征，在老年时期几乎不会存在。相反，发育神经生物学家、神经心理学家、社会科学家及老年病学家现在认识到，在大多数领域，变化会发生在整个生命历程中，并不局限于早期发展。例如，神经可塑性（特别是在受伤之后）一直是大量研究的主题，其中大多数研究表明衰老时大脑的可塑性比我们想象中的要强[144,145,232,233,234]。类似的，针对成年人体力活动的临床试验表明，即使在很年老的时候，干预也有重大的影响[235,236,237]。事实上，最近有关逆转儿童早期暴露的科学举措正日益显示出生命历程的可塑性和适应性[238,239,240]。

童年形成的社会依恋关系对健康结局的影响仍然是一个耐人寻味但未被充分研究的领域。但是，迄今为止的大量流行病学证据均表明，成人社会环境与不良健康结局有关。我们认为连续性（早年发展/环境的影响）与不连续性（近期事件的影响）的争论不太可能有结果，因为两者对健康结局都有影响。此外，我们知道，大规模的社会动荡和转型破坏了早年生活中建立起来的社会组织模式。城市化、住房政策或就业机会相关的搬迁、大规模社会变迁或萧条（如俄罗斯和东欧所发生的）、工作压力，以及非"家庭友好型"的企业政策，表明破坏社会网络结构的环境挑战，对健康造成不利的影响。

本书第十四章讨论了一系列将成年人社会经历与健康不良结局联系起

来的生物学机制。在本章中，我们只强调那些已被发现的、将社会网络和社会支持的各个方面与健康联系起来的机制。

社会整合、社会网络和社会支持的评估

流行病学研究中社会关系方面的评估已经从社会科学的研究中获益匪浅。这一小节的目的是向读者介绍一系列可用的测量方法，并对其在具体用途上的效用进行简要评论。首先，应该明确说明的是，我们不相信存在最优或者适用于所有目的单一的测量方法。研究人员必须考虑为什么他或她会假设社会关系对受益者的健康结局很重要，并在此基础上修改或调整工具。例如，迄今为止的证据表明社会整合测量方法与死亡率有关，还可能与动脉粥样硬化的发展有关，而情感支持与心肌梗死患者的生存高度相关。这些发现和随后的研究都需要采用不同的测量方法。与此类似，研究HIV 的传播和高风险行为的产生需要使用其他类型的工具。

我们将对测量方法的讨论分为 5 个部分：①主要评估社会关系和社会整合的测量方法；②评估社会网络各个方面的测量方法；③评估社会支持的测量方法，包括认知上"感知"和行为上"接受"；④孤独感的测量方法；⑤消极互动和冲突的测量方法。表 7.1 显示了这些领域的示例及相对应的涉及测量方法的参考文献。读者可以查阅一些与社会支持相关的综述。

社会关系和社会整合的测量

在以社区为基础的大型前瞻性研究中，研究人员使用了几个简略的社会关系的测量工具。它们能够很好地预测健康结局，尤其是死亡率。这些测量工具由 9~18 个项目组成，通常需要 2~5 分钟来完成，一般包括社会网络的规模、接触频率、志愿者组织和宗教组织身份，以及社会参与等内容。能够纳入这些测量内容的最佳概念框架是社会整合。从这个角度来看，这些测量工具经常评估社会网络的规模、多样性及社会参与。因为它们相对简单，所以很少包含一个领域中的多个项目。从心理测量的角度来看，关于内部一致性的数据有限，而奥瑟-戈默（Orth-Gomér）和约翰逊

（Johnson）的量表[241]具有很好的重测信度[242]，与预期的其他社会心理结构适度相关[155,243]，并在预测死亡率的一致性方面具有可靠的结构效度。

这类测量工具的主要优势是测量的便利程度、对社会整合水平的评估范围（从极端隔离到高度整合）及预测效度；主要缺陷在于没有深入了解可能促进健康的机制（例如情感或工具性支持、社会参与、社会影响），以及提供关于社会关系的深度和质量上的信息有限，最严重的缺陷是关键机制可能因健康结局变量不同而不同。

表 7.1　评估社会关系的方法

社会关系	
社会网络指数	（Berkman & Syme, 1979）[6]
社会关系和活动	（House, Robbins & Metzner, 1982）[8]
社会网络互动指数	（Orth-Gomer & Johnson, 1987）[290]
社会联系和资源	（Donaldson & Ware, 1982）[242]
社会网络评估	
以自我为中心的网络提名法	（Antonucci, 1986[106]; Marsden, 2005[345], 2006[346], 2011[347]）
定性网络测量	（Hollstein, 2011）[348]
单标准识别问题	（Keating, Ayanian, Cleary & Marsden, 2007）[350]
单名提名法	（Davis, Smith & Marsden, 2007）[350]
定位法	（Lin, Fu & Hsung, 2001）[351]
社会支持	
美国老年人资源和服务社会支持量表	（Blazer, 1982）[7]
人际支持评估表（ISEL）	（Cohen & Hoberman, 1983）[248]
社会支持量表	（Lin, Simeone, Ensel & Kuo, 1979）[352]
社会支持评定量表（SSQ）	（Sarason, Levine & Basham, 1983）[126]
社会支持行为问卷（ISSB）	（Barrera, Sandler & Ramsay, 1981）[250]
社会交往调查表（ISSI）	（Henderson, Duncan-Jones, Byrne & Scott, 1980）[256]
领悟社会支持（PSS）	（Procidano & Heller, 1983）[249]
领悟社会支持量表（PSSS）	（Blumenthal et al., 1987）[252]
简版社会交往调查表（Abbreviated ISSI）	（Unden & Orth-Gomer, 1984）[257]
医疗社会支持	（Sherbourne & Stewart, 1991）[251]
ENRCHD 社会支持评定量表（ESSI）	（Mitchell et al., 2003）[255]

续表

儿童社会支持量表（SOCSS）	（Dubow & Ullman, 1989）[353]
亲密关系支持评定量表（SIRRS）	（Dehle, Larsen & Landers, 2001）[354]
鲁本社会网络量表（LSNS）和鲁本社会网络量表-6（LSNS-6）	（Lubben, 1988[355]; Lubben et al., 2006[258]）
社会供给量表（SPS）	（Cutrona & Troutman, 1986）[189]
韩国社会支持问卷	（Oh et al., 2008）[356]
社会支持问卷	（Sarason et al., 1983）[126]
社会支持指标	（Krause & Markides, 1995）[133]
诺贝克社会支持问卷（NSSQ）	（Norbeck, Lindsey & Carrieri, 1981）[357]
旅居者社会支持量表（ISSS）	（Ong & Ward, 2005）[358]
多维度领悟社会支持量表（MSPSS）	（Zimet, Dahlem, Zimet & Farley, 1988）[359]
亲密关系问卷	（Stansfeld & Marmot, 1992）[360]
积极的人际关系量表	（Ryff, 1989）[361]
获得社会支持量表	（Vinokur, Price & Caplan, 1996）[362]
消极关系	
正负向社会交换量表（PANSE）	（Newsom, Rook, Nishishiba, Sorkin & Mahan, 2005）[178]
负向社会互动量表（INSI）	（Lakey, Tardiff & Drew, 1994）[363]
社会阻抑量表（SUND）	（Vinokur et al., 1996）[362]
父母每日缺失量表	（Repetti & Wood, 1997）[364]
工作中负向社会互动量表	（Repetti, 1993）[365]
婚姻愤怒量表和婚姻退缩量表	（Repetti, 1989[366]; Story & Repetti, 2006[367]）
家庭环境量表	（Moos & Moos, 1981）[368]
婚姻适应量表	（Spanier, 1976）[369]
孤独感	
孤独-3量表	（Hughes, Waite, Hawkley & Cacioppo, 2004）[263]
加州大学洛杉矶分校的孤独感量表修订版	（Russell, Peplau & Cutrona, 1980）[370]
De Jong Gierveld 孤独量表	（de Jong Gierveld & van Tilburg, 1999）[371]
情感和社会孤独量表	（Vinconzi & Grabosky, 1987）[372]
感情和社交孤独量表	（DiTommaso, Brannen & Best, 2004）[373]
孤独感和社交不满问卷（LSDQ）	（Asher, Hymel & Renshaw, 1984）[374]
费城老年人医疗中心的士气量表	（Lawton, 1975）[375]
Paloutzian 和 Ellison 孤独量表	（Paloutzian & Ellison, 1982）[376]

美国老年人资源和服务（OARS）社会资源评估量表	（Duke University, 1978 [377]; Morrow‐Howell, Becker‐Kemppainen & Judy, 1998 [378]）
职场孤独感问卷	（Chadsey‐Rusch, DeStefano, O'Reilly, Gonzalez &Collet‐Klingenberg, 1992）[379]

社会网络评估与测量

大多数经典的社会网络测量方法都没有考虑如何将自己应用于关于健康结局的研究。但是，它们提供了网络结构的最佳衡量标准，而且常与社会支持的各个方面紧密联系起来，有时还会与能够传播传染病的社会影响或人际接触模式联系在一起。大多数测量工具需要 20~60 分钟来完成，并会对复杂网络动力学和形态学有一个丰富的理解。第一代经典的例子是由费舍尔[40]、威尔曼[37]和劳曼[36]建立的。在过去 10 年，一些网络测量工具已经根据这些早期评估进行了修正并被应用于流行病学和健康心理学中。安托努奇[106]的护航测量方式很好地利用了传统网络评估中的靶心映射技术[244]。在网络评估之后，该主题提供了网络中个体的社会支持和社会人口学特征的信息。同样，我们小组的测量方式建立在耶鲁大学健康与老龄化研究（Yale Health and Aging Study）的基础之上，并对费舍尔在加利福尼亚的研究中提出的问题进行了改进[40]。这些条目通过简短的方式挖掘网络（规模、同质性、密度、联系、邻近性）和支持（类型、可用性、充分性、来源）的关键维度，而不要求识别特定的个体[155,245]。这些测量方式并不像传统的网络问卷调查那样冗长，因此它们评估的特征及内容范围也不如传统方法那样丰富和全面。

过去 10 年研究人员进行了大量以自我为中心和社会为中心的建模研究，正式的社会网络分析被开发出来，并成功地应用于将网络结构和功能与健康和健康行为联系起来的研究，且取得了至关重要的结果。如果研究人员的目的是验证与网络的特定结构成分相关的假设（例如同质性、多重性、密度、可达性），那么这些测量手段是理想的，并且应该更多地应用于健康相关的研究中。接下来我们来确定社会网络的关键领域。社会网络可被定义为围绕个体及其特性的社会关系网络[23,36,39,40,246]。伯特（Burt）将社会网络模型定义为描述"行动者系统内的一个或多个关系网络的结构"[247]。在本章中，我们既考虑以自我为中心的网络（围绕个体的网络），也考虑常被纳入网络分析的全网络的以社会为中心的方法。网络特性包括节点、连接和网络。

（1）节点的特性

● 可达性（两个节点之间存在一条路径）

● 结构对等性（与同一个体有相同类型的联系）

● 平均流行度（一个节点相对于网络中的其他节点拥有的连接数）

● 向心度（一个节点接收到的指定路径数量相对于该节点建议的指定路径数量）

（2）关系的特性

● 时间（关系形成的时点）和持续时间（个体认识另一个体的时间）

● 多重性（流经一系列关系的交易或支持类型的数量）

● 距离度量（两个节点之间的路径长度）

● 联系频率（通过面对面、电话、邮件联系的次数）

● 互惠性（节点之间存在相互路径）

● 传递性（节点之间存在聚集或三角关系）

● 桥接性（一个组中的节点和另一个组中的节点之间存在路径）

（3）网络的特性

● 范围或规模（网络成员人数）

● 有界性［按照传统的群体结构（如亲属、工作、邻里）定义的程度］

● 密度（成员间相互连接的程度）

● 结构内聚性（凝聚组内成员的独立路径的数目）

● 集群和隔离（网络中的组的存在）

● 同质性（个体在网络中彼此相似的程度）

● 角色、关系和成块建模（网络关系中潜在的角色模式）

● 稳定性（网络成员变更的频率）

能够用于绘制和分析社会网络的软件包已经被开发出来。社会网络分析从着重于两个体之间的二元关系的以自我为中心的分析，拓展到更大、更复杂的多元网络的分析，这就要求并促进网络分析软件程序的技术创新。表 7.2 显示了使用这种新型社会网络分析的方法、目的和资源。

表 7.2 社会网络分析

方法	目的	资源和参考文献
社会网络图像动画技术（SoNIA）	能将随时间变化的动态网络可视化的程序。SoNIA 可以与 PAJEK、UCINET 和来自 R 的各种软件包一起使用	（Moody, McFarland & Bender deMoll, 2005）[153] http：//sonia. stanford. edu/
PAJEK	网络绘图和分析软件。PAJEK 适用于大型网络。也可以将 PAJEK 与 R 相结合	（Batagelj, Mrvar & de Nooy, 2008）[380] （Batagelj & Mrvar, 2001）[381]
NetMiner	网络可视化软件。NetMiner 适用于较小的网络	（Cyram, 2004）[382]
NetDraw	包含多维缩放（MDS）技术的网络可视化软件。NetDraw 适用于较小的网络	（Borgatti, 2002）[383] https：//sites. google. com/site/netdrawsoftware/
Krackplot	网络可视化软件，包含多维缩放（MDS）技术	http：//www. andrew. cmu. edu/user/krack/krack-plot. shtml
UCINET	与 PAJEK、NetDraw 兼容的网络分析程序，不适用于大型网络分析	（Borgatti, Everett & Freeman, 1999）[384] https：//sites. google. com/site/ucinetsoftware/home
NEGOPY	第一个社会学网络分析软件程序之一。进行亚组分析的最佳选择	http：//www. sfu. ca/personal/archives/richards/Pages/negopy. htm
R	包含一些进行社会网络分析的软件包，包括 Statnet 和 Ergm（一个在 statnet 内工作的软件包）。这两个都使用指数族随机图模型。Statnet 允许进行模型估计、评估、模拟和可视化。Ergm 在 Statnet 软件包中工作，使用户能够进行模拟和可视化，以及拟合度测试	R 及相关可用资源：http：//www. rproject. org/ Statnet 及相关资源： http：//statnet. csde. washington. edu/ http：//cran. r-project. org/web/packages/statnet/index. html （Goodreau, Handcock, Hunter, Butts & Morris, 2008）[385] （Handcock, Hunter, Butts, Goodreau & Morris, 2008）[386] Ergm 及相关可用资源： http：//cran. r-project. org/web/packages/ergm/index. html http：//cran. r-project. org/web/packages/ergm/ergm. pdf （Hunter, Handcock, Butts, Goodreau & Morris, 2008）[387]

方法	目的	资源和参考文献
SAS 网络分析程序（SPAN）	与其他社会网络分析程序接口的一系列程序。SPAN 可用于绘制网络、从其他分析程序传输网络数据、计算网络测量和分析模型。它可以处理大型网络，并且可以同时处理多个网络	http://www.soc.duke.edu/~jmoody77/span/span.zip

社会支持的测量

过去 15 年来，社会支持的测量研究繁荣发展。它们通常有共同的核心取向，特别是在评估情感支持、工具支持或有形支持、评价支持，以及经济支持方面。除了这个核心取向外，其他的测量方式在微小但重要的方面往往互不相同。最明显的区别应该在于对感知到的与接受的支持的评估取向。例如，用于测量感知到的支持条目一般面向假设条件（"如果您需要帮助，有没有人可以外借小额贷款或帮助解决问题？"）。接受的支持通常基于在一段时间内发生的行为交易（"在上周/上个月等，有没有人跟你谈过你的感受，借给你钱？"）。研究人员必须根据所研究的假设和目标人群来选择这些方向。

社会支持测量工具在心理测量状态方面得到了很好的研究。此外，由于它们通常包括多个条目，并且可应用于单个领域，它们具有良好的内部效度，一般包括 15~40 个条目，需要 10~20 分钟来填答。从外部效度来看，它们唯一的缺陷是，这些量表是在非常小的群体中开发出来的，通常适用于大学生。它们对中年和老年人群的适用性必须根据具体情况来确定。应该指出的是，纯粹的社会支持测量工具，例如由科恩[248]、普罗西达诺（Procidano）和赫勒（Heller）[249]、巴雷拉（Barrera）[250]、舍伯恩（Sherbourne）和斯图尔特（Stewart）[251]、布卢门撒尔（Blumenthal）等人[252,253,254,255]及萨拉森等人[126]开发的社会支持测量工具，是极好的支持测量方式，但它们不能测量网络结构（也不度量）。如果研究人员对社会支持的某个具体方面感兴趣，这些都是很好的选择，便于使用和管理。

在社会互动评估的早期，亨德森（Henderson）[256]开发了一个很好的测量方式，包括社会整合、社会互动和依恋等维度。这一测量工具主要用于一系列精神状态的评估，有 52 个条目，填答大约需要 30 分钟。它已被恩顿和奥瑟戈默[257]进行了修改，填答耗时不到 10 分钟，并且在不局限于任何单一领域的维度测量，非常有用。

孤独感的测量

与社交网络评估、社会整合与参与测量相比，对孤独的评估更多地依赖于对孤独的感知，而不是行为。正如霍克利（Hawkley）和卡乔波所说，孤独被定义为一种"痛苦的感觉，其伴随着个体的社会需求没有被社会关系的数量或质量所满足"[17]。孤独的测量基于感知而不是实际的行为。它的测量往往是基于由鲁本（Lubben）开发的一个名为加州大学洛杉矶分校孤独量表（UCLA Loneliness Scale）的测量工具[258]。它包括隔离感、群体归属感、有可以交谈的人。有时研究人员会使用流行病学研究中心抑郁量表（CES-D）的单个条目（例如"我感到孤独"）。霍克利等人认为，虽然他们认为我们都会时不时地感到孤独[17]，但 15%～30% 的人都经历过慢性孤独。卡乔波及其同事在一系列调查中发现，尽管孤独感与网络结构有着多方面的联系[14]，但其对健康结局、心理生理反应和健康行为有着独立的影响[12,13,14,17,18,66,67,170,171,172,259,260,261,262,263,264,265]。

消极社会互动的测量

随着社会互动测量的精细化，越来越多的量表被用于评估负向互动。这些负向互动包括冲突、需求和虐待。研究人员已经发现和负向的伴侣互动与升高的下丘脑-垂体-肾上腺（HPA）轴的反应[266]、应变稳态负荷相关[267]。负面因素——有时称为社会消极性因素[268]——越来越被认为是影响健康结局的因素。最近，美国麦克阿瑟中年生活网络中心（MIDUS）开发的测量工具不仅被使用在 MIDUS 调查中，还被使用在健康与退休调查中。麦克阿瑟中年生活网络中心向配偶/伴侣（如适用）、朋友和非伴侣家属询问负面问题。衡量社会消极性的方法是通过询问受访者，在每个方面如"对你提出太多要求""批评你""当你依靠他/她时让你失望""让你心烦意乱"的频率来测量的。配偶/伴侣还需要回答有关"争论和让你感到紧张"的额外条目[162,266,269,270]。针对家庭、朋友和伴侣的量表的克朗巴哈 α 系数分别为 0.77、0.78 和 0.87。

这一节，我们的目的是向读者简要介绍用于评估社会网络和关系的各种测量方法。目前在这个领域中有许多测量工具，因此我们的目标不是全面概述它们，而是确定那些我们认为对流行病学家有实用价值的测量工具。

社会网络和死亡率、发病率、功能及行为

从 20 世纪 70 年代开始到现在，将社会网络和社会支持与死亡率、发病率、功能和行为风险联系起来的文献已经不计其数。对这些文献的完整综述超出了本章的范围，读者可以参考最近几篇覆盖了很多结果的综述[9,10,23,271,272,273,274,275]。因为大量关于心理健康的文献和综述[13,17,18,60,144,见145,276,277,278]，除了在认知方面，我们并没有将所有这些纳入讨论中。我们的目的是回顾将社会网络和社会支持与特定的健康结局联系起来的证据，主要是突出强调与全因死亡率、心血管疾病、脑卒中和传染病有关的研究。我们也对导致健康不良的中介途径感兴趣，特别是与烟草摄入、吸毒使用、避孕措施和参与预防有关的行为风险。

全因死亡率

在过去的 30~35 年里，研究人员已经开展了 100 多项研究，检验了社会网络及社会关系对死亡风险的影响。在本书第一版中，我们引用了 13 项大型前瞻性队列研究，它们跨越从美国到斯堪的纳维亚国家再到日本。最近一项元分析是在 2010 年进行的[9]——是在阿拉米达县最初的调查结果报告后约 30 年，该分析确定了 148 项质量较高为元分析提供具体的统计信息的研究。目前的研究数量比本书的第一版增加了 10 倍以上。这些研究是已经在多个国家开展的研究，包括澳大利亚、日本和以色列，以及北美、南美及欧洲的一些国家。不过，来自低收入国家的研究却很少。但是，最近一项有关自评健康和社会关系的分析表明，社会关系与健康之间的联系

几乎是普遍存在的[279]。与死亡率有关的研究包括了一般人群，从纵向的大型队列到高度专业化的队列，他们都有特定疾病和条件，其中病死率是主要问题。元分析显示，与其他人隔离或分离的个体过早死亡的风险更高，被隔离的个体与其他个体的死亡风险比值比（OR）约为1.5，总死亡风险增加了50%。当分别对网络的结构和功能方面的研究进行分析时，OR分别为1.57和1.46。我们认为这与总体评估的差异很小，使用更多成分和条目的复杂测量具有较高的OR，表明了心理测量全面的多组分模型的优势。

在这里，我们将简要回顾一下在这一领域中具有历史价值的早期研究，更全面的回顾请读者参考元分析，以及上述引用的克里斯塔基斯[23]和塞曼（Seeman）[60,274]的综述。在阿拉米达县的第一批研究中[6]，1965~1974年的9年随访期间里，相比于那些与他人联系密切的人，与他人缺乏联系的男性和女性（在这种情况下，是基于一个评估与朋友和亲属的联系、婚姻状况，以及教会和团体成员的指数）的死亡风险分别为前者的1.9倍和3.1倍。与社会隔离相关的相对风险不集中于一种死因上，相反，那些缺乏社会关系的人死于缺血性心脏病（IHD）、脑血管病和心血管疾病、癌症，以及最后一类包括呼吸道疾病、胃肠道疾病的风险更高。显然，这种社会状况并不仅仅与冠心病（CHD）的风险增加有关。社会隔离与死亡风险之间的关系独立于健康行为，例如吸烟、饮酒、体力活动、预防保健，以及一系列基线共病条件。

另一项研究——密歇根州特库姆塞的研究[8]——表明，在10~12年的时间里，社会关系/社会参与和男性（而非女性）死亡风险之间存在积极联系。这项研究的优势是能够控制一些通过体检评估的生物医学预测因子（例如胆固醇、血压和呼吸功能）。同年，布莱泽（Blazer）[7]报道了北卡罗来纳州达勒姆县的老年男性和女性类似的结果。他比较了社会支持与依恋的三种测量方式：①自我感知受损的社会支持，包括孤独感；②社会角色和依恋受损；③和低频率的社会互动。与这三项测量方式相关的死亡相对风险分别为3.4、2.0和1.9。

在20世纪80年代末和90年代，越来越多的研究结果被报道，其中一项是来自美国的研究，另外三项是来自斯堪的纳维亚国家的研究。基于来自县城的数据，埃文斯（Evans）、乔治娅（Georgia）及舍恩巴赫（Schoenbach）等人[280]使用了从阿拉米达县研究中修改而来的社会联系测量方式，他们发现，即使在控制生物医学和社会人口学危险因素时，老年白人男性和女性的风险仍然显著，尽管观察到一些种族和性别差异。在瑞典，哥德堡研究[281]表明，在 1913 年和 1923 年出生的不同男性群体中，社会隔离是死亡的危险因素，与年龄和生物医学危险因素无关。奥瑟戈默和约翰逊[241]的研究是除了阿拉米达县研究，仅有的一项报告了社会隔离的女性死亡风险显著增加的研究。在一项对芬兰东部 13301 名男性和女性的研究中，卡普兰（Kaplan）及其同事[282]使用与阿拉米达县相同的社会网络指数，结果表明社会关系指数可以预测男性死亡风险，但不能预测女性死亡风险，并独立于心血管疾病危险因素。

在阿拉米达县研究中，针对老年男性和女性的一些研究和针对既定人群的老年流行病学研究（EPESE）证实了这些关系对晚年生活的重要性[155,156]。此外，对大型健康维护组织（HMO）的人群[283]和 32000 名男性健康专业人员[284]进行的两项研究表明，社会网络与死亡率的关系高于与发病率的关系。

针对丹麦男性[285]和日本男性[286]的两项研究进一步表明，社会隔离和社会支持的多个方面都与死亡率有关。最近进行的一项针对法国燃气和电力公司员工的研究发现，总体死亡率也有增高的风险，不过癌症死亡率和心血管疾病死亡率的风险更高[287]。几乎所有这些研究都发现，与那些和朋友、家庭及社区保持密切联系的人相比，那些与他人社会隔离或分离的人死亡风险要高出 2~5 倍。

心血管疾病

社会网络和社会支持与心血管疾病的发病有关，但证据有限，并且结果不一致。一项关于瑞典中年男性的研究表明，社会整合与心肌梗死的发病率相关[288]，但其他一些研究没有发现二者之间存在关联[283,284]。

在过去 6 年，有大量研究表明社会关系，特别是亲密关系和这些关系提供的情感支持，影响患者在患心肌梗死后或患有严重心血管疾病后的生存。在第一项研究中，鲁伯曼（Ruberman）等人[289]研究调查了 2320 例急性心肌梗死的男性幸存者，他们都参加了 β 受体阻滞剂心脏病发作试验（Beta-Blocker Heart Attack Trial）。被社会隔离的患者在 3 年时间内的死亡风险是没有被隔离患者的两倍以上。当这种社会隔离的测量与生活压力的一般测量（包括关于职业状况、离婚、暴力事件暴露、退休和经济拮据的条目）相结合时，与高风险社会心理状态相关的风险会更大。处于高危社会心理状态下的个体的死亡风险是低危状态下的个体的 4~5 倍。这种社会心理特征与全因死亡及猝死有关。它对高心律失常和低心律失常的死亡风险均有重大影响。在这项研究中（以及在大多数研究对象是在事件后被招募的研究中），调查人员无法确定社会心理资源评估和疾病严重程度之间的时间关系。尽管如此，它为未来的研究提供了一个强有力的模型。

在第二项来自瑞典的关于 150 例心脏病患者和冠心病高危因素水平患者的研究中，缺乏社会支持预测死亡的证据被进一步证实[290]。被社会隔离患者的 10 年死亡率是那些积极社交和融入社会的患者的 3 倍。这些患者在研究开始时进行了全面的身体检查，因此有可能区分社会心理特征和临床特征的影响。

在第三项研究中，威廉姆斯等人[291]在 1974 年共招收了 1368 例进行心脏导管插入术的患者，在 1980 年发现他们患有严重冠状动脉疾病。他们对1989 年因心血管疾病死亡前的存活时间进行了研究。在这项研究中，未婚或没有亲密朋友的男性和女性在 5 年内死亡的可能性是有亲密朋友或已婚的人的 3 倍以上（OR＝3.34，95%CI：1.8~6.2）。这种相关性独立于其他临床预后指标和包括社会经济地位的社会人口学因素。

第四项研究，凯斯（Case）等人[292]研究了心肌梗死后患者的多中心临床试验的安慰剂组中患者的婚姻状况与复发性心脏事件之间的关系。这些研究结果显示，独居是一个独立的危险因素，其复发性心脏事件（包括非致死性梗死和心脏死亡）的风险比为 1.54（95%CI：1.04~2.29）。

第五项研究，我们基于 EPESE 人群调查[293]，对 1982 年至 1988 年因心肌梗死住院的男性和女性患者进行了研究，探讨了社会网络及支持与死

亡率之间的关系。在研究期间，有 100 名男性和 94 名女性因心肌梗死而住
院治疗。34% 的妇女和 44% 的男性在患心肌梗死后 6 个月内死亡。

　　在男性和女性中，情感支持（前瞻性测量）与早期住院死亡和 1 年内
的死亡有关。在入院治疗的患者中，近 38% 的患者表示没有任何情感支
持，而在有两种和两种以上支持来源的患者中，这一比例仅为 11.5%。在
整个随访期间，这一模式保持稳定。在 6 个月时（研究的主要终点），没
有支持来源的患者中有 52.8% 死亡，有一种支持来源的患者有 36.0% 死
亡，而有两种及以上支持来源的患者仅有 23.1% 死亡。这些结果在第 12
个月时也没有大的变化。根据 Killip 分类系统评估，男性和女性、年轻人
和老年人，以及那些或多或少有严重心血管疾病的患者的模式均非常一
致，如图 7.2 所示。在控制社会人口学因素及社会心理因素（包括居住安
排、抑郁症状和临床预后指标）的多变量模型中，与至少有一种支持来源

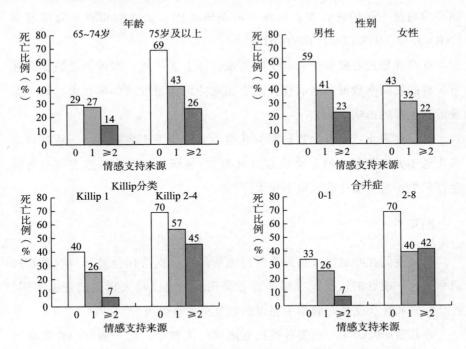

图 7.2　按社会支持水平划分的、6 个月内死亡的心肌梗死患者占比

资料来源：Berkman, Leo-Summers and Horowitz, 1992。

注：对年龄（左上）、性别（右上）、Killip 分类（左下，即定义心肌梗死的严重
程度）和合并症（右下）进行调整。

的受试者相比，没有情感支持的男性和女性的死亡风险会高出将近 2 倍（OR＝2.9，95%CI：1.2~6.9）。

奥克斯曼（Oxman）及其同事[294]在一项对接受过冠状动脉旁路手术或主动脉瓣置换术的男性和女性的研究中发现，志愿组织（包括宗教组织）的成员身份及从宗教或精神信仰中获得力量和慰藉这一行为与术后生存有关。当这两个方面结合起来时，对这两个项目都不表示赞同的患者死亡风险是那些属于这类组织并从他们的信仰中得到安慰的患者的 7 倍以上。尽管对宗教信仰的研究的介绍超出了本章的范围，但是后来的研究表明植根于共同价值观和集体目标的非正式组织的归属感也可能是幸福感和生存的重要影响因素，补充和平衡了关于亲密度重要性的研究。

在科珀斯·克里斯蒂心脏项目（Corpus Christi Heart Project）[295]中，一项针对墨西哥裔美国人和非西班牙裔白人的研究发现，社会支持可以预测平均超过 3 年的死亡率；墨西哥裔美国男性和女性的相对风险非常高（RR＝3.38，95%CI：1.73~6.62）。

这些在患过心肌梗死人群中的发现，加上多年死亡率的有力数据和相对较弱的发病率数据，表明社会网络和支持可能对发病影响很大，而不是预后和生存的影响。

到目前为止，只有少数研究与其他心血管相关疾病有关。一项针对纽黑文老年男性和女性的充血性心力衰竭[296]的研究发现，情感支持与男性生存相关，与初始住院风险不相关[297]。

脑卒中

正如我们在心血管疾病方面所指出的那样，支持社会整合与脑血管疾病相关这一观点的证据没有得到充分证明。但是，越来越多的证据表明，社会网络和社会支持对脑卒中患者的康复至关重要。

有几项研究表明，在那些被社会隔离的人群中，死于脑卒中的风险更高[243,284]，虽然有些研究缺乏充分评估这些关联的能力。另一些研究表明，社会网络和社会支持（特别是社会隔离）与脑卒中后病死率有关。例如，沃格特（Vogt）等人[283]的研究发现，社会网络测量是缺血性心脏病、癌症和脑卒中患者的病因特异性和全因死亡率的有力预测因素。在一组新诊断的脑卒中患者的 10 年随访中，临床诊断的抑郁症与低生存率相关[298]。在这项研究中，社会隔离和临床抑郁患者脑卒中后的死亡风险特别高。目前还没有研究报告社会隔离与非致死性脑卒中发病之间存在联系。在一项针对 32624 名美国男性医护人员的研究中，河内一郎发现非致死性脑卒中风险与社会网络之间存在关联趋势。然而，由于统计效能不足，研究人员不可能进行多变量分析[284]。支持社会关系与发病之间存在联系的证据仅在某些传染病和冠心病上得到证实，范围有限。识别脑卒中关联性的努力受到了统计效能不足的困扰。理论上来说，与心脏病保护相关的机制可能在脑卒中中起作用，主要机制可能是调节血压[299]和应激相关的血管反应性。

许多观察性研究表明，社会整合的几个方面，特别是通过情感支持进行运作的方面，在身体功能和心理调节方面影响脑卒中恢复[203,300,301,302,303,304]。一些研究发现，社会支持预测了脑卒中后的生活质量[305,306,307,308]。缺乏社会支持与各种脑卒中后的消极反应有关，包括自杀倾向[309]和脑卒中后抑郁症（PSD）[271]。社会支持的可用性也被证明是住院治疗过程的一个重要预测因素，包括停留时间和出院情况[310,311]。在针对 152 名脑卒中患者的一项队列研究中，布罗索（Brosseau）及其同事[312]发现，社会支持能预测脑卒中患者康复出院情况。最近一项综述（该综述剔除了那些方法不可靠的研究）显示，社会支持对脑卒中康复的影响特别大[313]。在这项研究中，社会支持是被保留的唯一社会心理因素。

此外，几项随机对照试验表明，社会心理干预改善了脑卒中患者的适应能力[314]，延长了其他慢性疾病患者的生存期。加强社会支持是这些干预方法的一个重要内容[315,316]。

认知功能：储备和恢复

越来越多的证据表明，社会网络——特别是与社会参与及社会互动相关的社会网络——影响成年人的认知功能。社会参与和网络活动可能对认知功能最重要；可以通过一些机制来减缓认知功能衰退的速度，包括社会互动的认知需求，如接受和表达交流、回忆经历和解决问题，这可能对神经功能有直接的影响[144]。网络成员还可以鼓励促进健康的行为，或提供直接护理和获得医疗护理。越来越多的认知科学家将认知储备（cognitive reserve，一种在生命历程中产生良好认知的状况）与认知弹性（cognitive resilience，一种有助于在挑战后恢复认知的现象）区分开来。目前多数证据表明，积极的社会参与和与他人的联系是认知储备的重要影响因素。研究结果表明，尽管社会支持可能有助于改善经历压力后的结局，如脑卒中，社会支持有助于提高认知恢复能力，但社会支持的重要性对于认知储备来说并不是那么强。

在过去 25 年中，大量研究表明，社会参与和老年人认知功能下降的风险有关。其中一项研究是在 EPESE 研究的纽黑文队列中进行的。巴苏克（Bassuk）等人[317]的研究显示，在纳入了 2812 名男性和女性受访者为期 12 年的队列随访中，与有许多社会关系的个体相比，那些没有社会关系的个体发生认知功能下降的风险更高。在这段时间内（收集了 4 次纵向数据），发生认知功能下降风险的比值比为 2.37（95%CI：1.07~4.88）。这些结果在控制了年龄、教育和身体功能等多种协变量时依然存在。瑞典对痴呆症发病的研究进一步表明，社会参与在预防痴呆症发病方面有着重要的作用[318,319]。最近，一项来自斯德哥尔摩研究的结果表明，心理、身体和社会方面的活动都会增加患痴呆症的风险。这三个方面中的两种经历的结合是最具保护性的因素[320]。在芝加哥健康与老龄化项目中，巴恩斯等人[321]发现，社会网络（通过关系数量进行评估）和社会参与（通过社会活动进行评估）都与认知功能下降有关。松苏内吉（Zunzunegui）等人[278]针对年长的西班牙男性和女性的研究中发现，面对面的亲戚交往及社区社会整合与认知功能下降有关，而与朋友交往对女性比男性更重要。格莱（Glei）等人针对中国台湾地区老年人的研究[322]发现，志愿活动或与朋友交往等社会活动（而不是与朋友和亲戚的亲密关系数量）与认知功能下降有关。他们指出，在一个紧密结合的家庭结构中（比如大多数中国台湾地区老年人所处的家庭结构），可能是社交活动而不是非自愿的亲密关系网络起到了保护作用。中国台湾地区的网络关系可能也反映了照顾的需求，因此，社会网络，以及社会关系和社会参与的保护作用对于那些患者来说可能更强。

　　尽管目前讨论的大多数研究都表明，社会参与先于认知功能下降，但一些证据表明，事实可能并非如此。来自檀香山心脏研究（Honolulu Heart Study）显示，中年时期的社会参与并不能预测阿尔茨海默病的发生，事实上，只有从中年到老年的社会参与率下降才与阿尔茨海默病的发生有关[323]。这些发现表明，脱离社会参与可能是早期发病的前兆。反向因果关系的问题十分复杂；这项研究在构建研究时序性上是很重要的：社会参与的测量是中年时期进行的，比在可能出现痴呆或认知功能下降早几年。

　　记忆力与社会关系和社会参与尤其相关。在对健康和退休调查的研究中，厄特尔（Ertel）等人对50岁及以上美国人进行了一项纵向研究，结果表明社会参与和记忆及记忆衰退有关[324]。博斯曼（Bosma）等人[325]发现，记忆力、语言流畅性及执行功能与社会参与有关。赫尔茨（Hultsch）等人[326]也发现，包括执行功能在内的其他认知领域的变化可能受到社会参与模式的影响。

　　这项工作与关于退休和志愿活动的作用的研究不谋而合，这两项研究都进一步表明，工作（无论是有偿的还是无偿的）需要维持认知技能作为基本的工作职能，这也是以后生活中维持职能的核心内容。卡尔森（Carlson）等人[327]在一项关于"体验服务团随机调查"的试点调查中，研究了他们是否能够识别参与该项目的个体大脑可塑性。通过fMRI扫描评估的大脑可塑性被认为与执行功能有关，而执行功能又与记忆和功能障碍有关。那些被随机分配到体验团的个体在对这种环境丰富性的反应中表现出更多的大脑可塑性。这项研究的其中一个参与者说，"它（体验团）使我的头脑更加清晰了"[327]。关于这一点的文献在老年人工作研究中更丰富。第五章中对这一领域进行了深入的探讨，其中包括工作环境和健康。

　　在一项关于脑卒中恢复的研究中，通过7次神经心理检查评估，情感支持被认为是认知恢复最重要的预测指标[144]，这与关于社会网络、参与和整合的研究结果相反。虽然社会网络关系与横断面的认知领域有关，但只有情感支持（而非工具性）预测了脑卒中患者6个月后的恢复。这些结果表明，情感支持可以促进认知恢复，而社会网络可能提供认知储备，以防止诸如脑卒中[144]等事件发生后的最初损伤。社会支持的缓冲效应在最近的 MIDUS 研究结果中也很明显，在其中，社会支持缓冲了社会压力（消极社会互动）对执行功能相关的复杂认知任务的影响[146]。因此，正如图恩（Tun）等人所指出的，"即使个体面临着一个非常有压力的环境，与他人进行支持性、关怀性互动也可以预防认知功能的下降"。

传染病：社会网络流行病学的起源

网络分析更适合人与人之间传播的疾病。通过直接共享行为（如安全套的使用、共用针头等）传播的性传播疾病就可以通过网络分析法进行深入了解。或许，社会网络和健康最复杂、最具启发性的工作已经从关于艾滋病的工作演变而来了。事实上，研究艾滋病毒/艾滋病的科学家们已经借用"网络流行病学"一词来描述这种方法。这些方法对研究其他性传播疾病也非常有用，目前已经在性传播疾病，甚至与避孕和性行为有关的青少年网络的工作中得到很好的发展。在 20 年前的一篇综述中，莫里斯[147]简要地描述了社会网络在传染病分布中的中心地位。

> 通过人与人之间接触传播的传染病可以通过选择性（或"非随机的"）社会混合模式得到强有力的传播。疾病传播所需要的接触越密切、越持久，选择性混合对传播速度和方向的影响就越大。群体层面上的选择性混合模式是个体接触网络异质性的结果。[147]

对社会网络作为人群健康状况影响因素的关注，恰恰是对这些社会混合模式性质的关注。因此，传染病为研究社会网络结构影响健康的几个重要途径提供了一个战略站点。

对社会网络和传染病的研究集中在几个常见的领域。在这个选择性的系统回顾中，我们将首先强调过去 20 年来在艾滋病毒/艾滋病方面进行的非常重要的工作。这项工作也涉及其他性传播疾病。此外，我们将要研究社会支持对普通感冒病毒易感性的影响。

社会网络和艾滋病：全球网络流行病学

　　网络分析最初用于艾滋病毒/艾滋病的研究，以确定以自我为中心的性网络模式。在目前的网络分析中，一些最正式的数学建模是与艾滋病研究相关的。最近的研究使用了以自我为中心和以社会为中心的方法，并利用了观察性研究和对潜在传播模式的模拟，这可能会影响未来艾滋病的流行。这些模型对现有的传染病传播经典流行病学数学模型作出了重大贡献，它们基于对疾病传播的假设，而这些假设的随机性远远高于性网络的假设。在艾滋病流行的国家，一些重要的研究使用了以社会为中心的方法。例如，利科马网络调查（Likoma Network Study, LNS）的重点是撒哈拉以南非洲的一个岛屿，研究调查了其中的几个村庄[75,79,97]。图 7.3 中的（a）（b）（c）分别显示了在调查 3 年内、1 年内和调查之时利科马的网络结构。

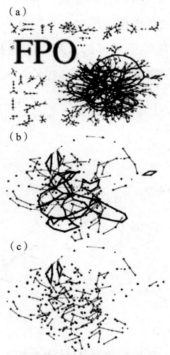

图 7.3　来自利科马岛调查的网络结构的可视化

资料来源：海勒格（Helleringer）和科勒，2007[79]。

研究人员在马拉维也进行了社会网络分析，他们利用马拉维传播和观念变化项目的数据来研究社会互动对艾滋病易感性的重要性[100]。

情爱、性网络和性传播疾病的观点变化

直到最近，流行病学家还倾向于认为，危险的性网络包含着少数几个成员和大量的伴侣，或者包含着一个高度活跃的"核心"行动者，他们在一个紧密联系的群体中与传播疾病的外部成员有一定联系。传染病传播的流行病学模型也普遍假设接触结构是随机混合的。但是性行为并不是打喷嚏，也很少在公共汽车上发生。这些常见的假设在描述性网络和许多疾病的性传播，尤其是艾滋病的性传播方面是不正确的。

情爱和性网络具有社会网络的许多特征，但在质量上和数量上有所不同。性网络直接影响通过性接触传播疾病，但它们也在传播安全性行为方面起着重要作用。贝尔曼（Bearman）、穆迪（Moody）和斯托弗（Stovel）[81]描述了四种性网络的程式化图像（见图7.4）：①一组高度活跃的行动者之间相互传染，并扩散到联系不紧密的人群；②逆核心，它是一个中心群体，如携带 HIV 的卡车司机群体将疾病传播给他人，而不是直接传染给他

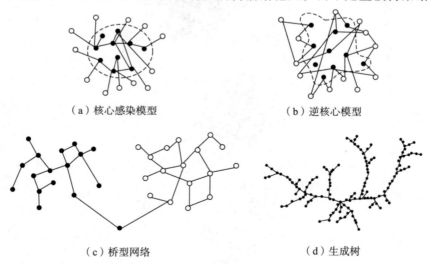

（a）核心感染模型　　　　　　　　（b）逆核心模型

（c）桥型网络　　　　　　　　　　（d）生成树

图 7.4　四种类型的性网络

资料来源：贝尔曼、穆迪和斯托弗，2004[81]。

们自己的群体；③桥型网络，两组从事不同行为的网络成员相互桥接并连接整个群体；④生成树，它是一种很长的连接链，以非常稀疏的密度横跨人群。贝尔曼、穆迪和斯托弗[81]注意到，"生成树结构（spanning tree structure）出现在规则排除了确定具体关系时"。

全国青少年健康纵向研究促进健康研究对一所高中的 832 名高中生的情爱和性网络的社会网络进行分析，结果表明，生成树结构很好地描述了这所高中的青少年的性网络。最让人惊讶的是，学校里一半以上的学生都被连接在一棵非常大的生成树中。虽然大多数学生都是两人或三角恋关系，但在不到两年的时间里，超过 50% 的学生通过性或情爱的网络联系在一起。性传播疾病风险不在于伴侣数量，而在于它是一个庞大性网络中的一部分，而在这个网络中，大多数成员无法知道自己卷入其中。从疾病传播的角度来看，这是一个非常危险的情况，因为大多数成员只报告一到两种关系，但是，疾病却可以很快传播。

最近的一项关于网络特征的研究与上述发现一致，该研究清楚地揭示了"高度活跃"的性传播中心，这可能解释了性传播疾病的种族/族裔差异，特别是非裔美国人和美国白人之间的差异。根据多项调查，非西班牙裔黑人的艾滋病感染率和大多数其他性传播疾病一样高[76]。尽管其中一些患病率的增加可能与有限的医疗服务、治疗和护理有关，但传播模式可能是造成这种风险增加的部分原因。早期的假设基于超连接的"核心"，如上文所述；但是最近的研究表明，低程度的发生——正如贝尔曼等人[81]在生成树模型所描述的那样——再加上高水平的网络隔离，可能会产生在美国调查中看到的流行模式[76]。结果表明，伴侣关系的细微差异——从发生关系的微小变化到一夫一妻制关系的更小变化——对流行潜力都有着巨大的影响。当与种族/族裔的基线感染率相结合时，这些模式不一定需要高度活跃的核心来解释疾病的模式。伴侣数量的增加，无论是同时的还是依次的，都与感染风险有关。传播源感染的比例与累积伴侣数量及同时存在的伴侣数量均相关。

艾滋病毒/艾滋病在非洲，特别是在撒哈拉以南非洲地区的传播，一直受到研究人员的关注，因为即使许多地区的发病率在下降，整个非洲艾滋病的流行依然加剧。在过去 10 年里，研究人员们开展了几项有意义的研究，特别是在马拉维（利科马网络研究）[75]、泰国[328]和南非[329,330,331]开展的研究。利科马网络研究是撒哈拉以南非洲社会中心网络研究的一个成功范例：由于其设计很有意义，我们在这里对它进行描述。利科马岛是马拉维湖上的一个小岛，网络分析人员可以在选定的研究村庄中对完整的网络进行"小世界"研究。研究详细描述了定义性伴侣和确定性伴侣的方法[75]。

对注射吸毒者社会网络的研究表明，社会网络支持无疑促进了健康[332]。一些证据表明，风险型子网络的整体密度与个体的较高风险水平有关。参与风险网络将个体社会化，形成危害健康的生活方式，然后通过各种社会影响渠道强化这种模式。在一项对 293 名城区内注射吸毒者（IDUs）的研究中，拉特金（Latkin）及其同事[333]发现，网络密度及使用毒品子网络的大小与毒品使用频率呈正相关。该研究发现，如果注射者的个体网络中有不注射的配偶、情人/性伴侣，那么其注射频率就会减少，这表明某些类型的关系可能对高危接触有保护作用。这些研究结果证实了，支持性关系可以改善高风险环境对毒品使用的影响[334,335]。

许多评论人士指出，行为改变干预措施在注射吸毒者中无效的原因之一是，城区内注射吸毒者本身的社会网络对这种有效性形成了明显的障碍。这导致研究人员呼吁采取干预措施，试图与这些网络合作，而不是绕过这些网络[336,337]。一个创新的例子来自凯利（Kelly）及其合作者[338]，他们利用高风险社会环境中关键领袖来尝试改变高风险行为的规范。

对社会支持作用和传染病的研究也为社会支持可能通过潜在生物生理途径提供了重要证据。例如，在其中一项研究中，特奥雷尔（Theorell）及其同事[339]追踪瑞典的艾滋病毒感染者，观测在 5 年内的 CD4 计数下降的情况。该研究小组发现，在基线状态报告"依恋可得性"较低的男性，其CD4 水平下降的速度更快，这表明社会支持可能是主要免疫系统参数的中介因素。

罗德里克·华莱士（Roderick Wallace）等社会科学家指出，在社会网络和空间物理位置的交汇处形成了社会地理矩阵，而艾滋病等流行病就是通过这些矩阵传播。在空间中结构重叠的网络就像一种允许流行病传播的管道系统[340]。在微观层面上，这种现象在高危人群子网络内的快速饱和率中可见一斑。这种现象在宏观的层面上也是可见的。例如，亨特（Hunt）等人[341]展示了乌干达不同地区的艾滋病毒传播模式是如何根据移民劳动者的使用模式而变化的，这些劳动力市场模式形成了社会网络的基础结构，为艾滋病的传播创造了机会。

社会支持和其他传染性疾病

在早期论文中，卡塞尔[4]和席尔[342]提出，社会交往可能会使宿主对传染病的发展产生普遍的抵抗力。最近，已有强有力的证据显示社会支持改变了调节宿主抵抗力的主要免疫系统参数[27,168,343,344]。科恩及其同事[120]进行了一项实验，以验证这种假设，即网络关系的多样性与普通感冒病毒的易感性有关。在这个实验中，在受试者报告了12种社会关系的参与程度（例如配偶、父母、朋友、工友、社会团体成员）后，研究人员给予受试者含有两种鼻病毒之一的滴鼻液，并监测是否会患上普通感冒。结果表明，在控制病毒特异性抗体、病毒类型、年龄、性别、季节、身体质量指数、教育和种族等因素后，具有较多社会关系的人较少受到普通感冒的影响，仅产生较少的黏液，且能有效地对抗感染，并减少病毒的传播。随着社会网络的多样性增加，人们对感冒的易感性呈剂量-反应的方式下降。

如果社会整合和社会参与确实与免疫系统功能的变化有关，那么其影响是深远的。首先，免疫系统功能与传染病、过敏、自身免疫性疾病和癌症的发展有直接关系[24]。虽然缺乏社会支持会增加癌症和自身免疫性疾病的风险的证据，但科恩等人收集的证据对这种影响的可能性具有重要的影响。其次，社会支持对神经内分泌功能影响的研究表明，由于免疫系统功能对动脉系统的健康和血流动力学过程存在影响，社会支持过程可能会影响心血管疾病的发病机制。

结　论

在这一章，我们通过将社会关系置于更大的社会网络环境中，重新讨论了社会关系的不同性质和不同维度对健康的影响。这是一项非常艰巨的任务，再加上对社会网络如何影响健康进行深入了解时，它会变得更加艰巨。研究人员有责任在这一领域开展工作，将关于网络和健康的一般概念重新转化为具体的假设，并通过明确识别和阐明社会网络影响健康的理论、途径和机制来检验这些假设。任何单一的测量或研究设计都不可能适用于所有研究目的、疾病和行为。相反，通过阐明网络结构的"上游"环境影响和网络更直接、更可能影响健康的"下游"路径，研究人员将会取得重大进展。大部分这类研究引用了早期的理论，并且经常使用概念上模糊了网络域和此类联系的功能方面的测量方式。

我们在网络流行病学中所面临的最大挑战，与对暴露程度的测量没有关系。因为过去 10 年的工作使这个问题变得更加容易处理。相反，目前该领域面临的问题是如何与观察性证据相协调一致，即基于严格的随机试验的干预措施的无效或适度影响。研究设计对这些差异的一个解释是，网络与健康或健康行为的变化之间并不存在因果关系。另一种解释是，我们没有成功地改变网络结构，或没有给予足够的支持，或没有在正确的病因期去影响我们希望影响的健康结局。此外，关于在弗雷明翰队列调查的观察性研究中存在多重分离的因果效应的争论表明，尽管调查结果可能不像研究人员报告的那样令人信服，但即使是保守的估计也支持一些网络可能导致行为改变的观点[3]，目前尚无定论。未来，研究人员面临的最重要的挑战，仍然是制定干预措施，在重要的病因期内改变网络和支持，并进行有效处理混杂和反向因果关系的观察性研究。

参考文献

［1］ Berkman LF. Social epidemiology: Social determinants of health in the United States: Are we losing ground? Annu Rev Public Health. 2009; 30 (1): 27-41.

［2］ VanderWeele TJ, Hawkley LC, Thisted RA, Cacioppo JT. A marginal structural model analysis for loneliness: implications for intervention trials and clinical practice. J Consult Clin Psychol. 2011; 79 (2): 225-35.

［3］ VanderWeele TJ. Inference for influence over multiple degrees of separation on a social network. Stat Med. 2013; 32 (4): 591-6.

［4］ Cassel J. The contribution of the social environment to host resistance. Am J Epidemiol. 1976; 104 (2): 107-23.

［5］ Cobb S. Social support as a moderator of life stress. Psychosom Med. 1976; 38 (5): 300-14.

［6］ Berkman LF, Syme SL. Social networks, host resistance, and mortality: a nine-year follow-up study of Alameda County residents. Am J Epidemiol. 1979; 109 (2): 186-204.

［7］ Blazer DG. Social support and mortality in an elderly community population. Am J Epidemiol. 1982; 115 (5): 684-94.

［8］ House JS, Robbins C, Metzner HL. The association of social relationships and activities with mortality: prospective evidence from the Tecumseh Community Health Study. Am J Epidemiol. 1982; 116 (1): 123-40.

［9］ Holt-Lunstad J, Smith TB, Layton JB. Social relationships and mortality risk: a meta-analytic review. PLoS Med. 2010; 7 (7): e1000316.

［10］ Berkman LF. The role of social relations in health promotion. Psychosom Med. 1995; 57 (3): 245-54.

［11］ Berkman LF, Glass T, Brissette I, Seeman TE. From social integration to health: Durkheim in the new millennium. Soc Sci Med. 2000; 51 (6): 843-57.

［12］ Cacioppo S, Cacioppo JT. Decoding the invisible forces of social connections. Front Integr Neurosci. 2012; 6: 51.

［13］ Cacioppo JT, Hawkley LC. Perceived social isolation and cognition. Trends Cogn Sci. 2009; 13 (10): 447-54.

［14］ Cacioppo JT, Fowler JH, Christakis NA. Alone in the crowd: The structure and spread of loneliness in a large social network. J Pers Soc Psychol. 2009; 97 (6): 977-91.

［15］ Cacioppo JT, Decety J. Social neuroscience: challenges and opportunities in the study of complex behavior. Ann N Y Acad Sci. 2011; 1224: 162-73.

［16］ Cacioppo JT, Reis HT, Zautra AJ. Social resilience: the value of social fitness with an application to the military. Am Psychol. 2011; 66 (1): 43-51.

［17］ Hawkley LC, Cacioppo JT. Loneliness matters: a theoretical and empirical review of consequences and mechanisms. Ann Behav Med. 2010; 40 (2): 218-27.

［18］ Cacioppo JT, Hawkley LC, Norman GJ, Berntson GG. Social isolation. Ann N Y Acad Sci. 2011; 1231: 17-22.

［19］ Fowler JH, Christakis NA. Dynamic spread of happiness in a large social network: longitudinal analysis over 20 years in the Framingham Heart Study. BMJ. BMJ Group; 2008; 337: a2338-8.

［20］ Fowler JH, Christakis NA. Estimating peer effects on health in social networks: A response to Cohen-

Cole and Fletcher; and Trogdon, Nonnemaker, and Pais. J Health Econ. 2008; 27 (5): 1400–5.

[21] Christakis NA. Social networks and collateral health effects. BMJ. 2004; 329 (7459): 184–5.

[22] Christakis NA, Fowler JH. Social contagion theory: examining dynamic social networks and humanbehavior. Stat Med. 2013; 32 (4): 556–77.

[23] Smith KP, Christakis NA. Social networks and health. Annu Rev Sociol. 2008; 34 (1): 405–29.

[24] Cohen S. Psychosocial models of the role of social support in the etiology of physical disease. Health Psychol. 1988; 7 (3): 269–97.

[25] Cohen S, Kaplan JR, Cunnick JE, Manuck SB, Rabin BS. Chronic social stress, affiliation, and cellular immune response in nonhuman primates. Psychol Sci. 1992; 3 (5): 301–4.

[26] Cacioppo JT. Social neuroscience: autonomic, neuroendocrine, and immune responses to stress. Psychophysiology. 1994; 31 (2): 113–28.

[27] Kiecolt–Glaser JK, Malarkey W, Cacioppo JT, Glaser R. Stressful personal relationships: immune and endocrine function. In: Glaser R, Kiecolt–Glaser JK, editors. Handbook of human stress and immunity. San Diego, CA: Academic Press; 2001. pp. 321–39.

[28] Sgoutas–Emch SA, Cacioppo JT, Uchino BN, Malarkey W, Pearl D, Kiecolt–Glaser JK, et al. The effects of an acute psychological stressor on cardiovascular, endocrine, and cellular immune response: A prospective study of individuals high and low in heart rate reactivity. Psychophysiology. 1994; 31 (3): 264–71.

[29] Uchino BN, Kiecolt–Glaser JK, Cacioppo JT. Age–related changes in cardiovascular response as a function of a chronic stressor and social support. J Pers Soc Psychol. 1992; 63: 839–9.

[30] McEwen BS. Allostasis and allostatic load: implications for neuropsychopharmacology. Neuropsychopharmacol. 2000; 22 (2): 108–24.

[31] McEwen BS. Stress, adaptation, and disease: allostasis and allostatic load. Ann N Y Acad Sci. 1998; 840 (1): 33–44.

[32] McEwen BS, Seeman T. Protective and damaging effects of mediators of stress: elaborating and testing the concepts of allostasis and allostatic load. Ann N Y Acad Sci. 1999; 896 (1): 30–47.

[33] Barnes JA. Class and committees in a Norwegian island parish. Hum Relat. 1954; 7 (1): 39–58.

[34] Bott E. Family and social network. London: Tavistock Press; 1957.

[35] Wellman B. An egocentric network tale: comment on Bien et al. (1991). Soc Networks. 1993; 15: 423–36.

[36] Laumann EO. Bonds of pluralism. New York: John Wiley; 1973.

[37] Wellman B, Leighton B. Networks, neighborhoods, and communities: Approaches to the study of the community question. Urban Aff Rev. 1979; 14 (3): 363–90.

[38] Granovetter MS. The strength of weak ties. Am J Sociol. 1973; 78: 1360–80.

[39] Fischer CS, Stueve C, Jones LM, Jackson RM. Networks and places: Social relations in the urban setting. New York: Free Press; 1977.

[40] Fischer CS. To dwell among friends: Personal networks in town and city. Chicago: University of Chicago Press; 1982.

[41] Hall B, Wellman B. Social networks and social support. In: Cohen S, Syme SL, editors. Social support and Health. Orlando: Academic Press; 1985. pp. 23–41.

[42] Wellman B, Carrington PJ. Networks as personal communities. In: Wellman B, Berkowitz SD, editors. Social structures: a network approach: structural analysis in the social sciences. New York: Cambridge University Press; 1988. pp. 130–84.

[43] Durkheim E. The division of labor in society. New York: Free Press; 1895.

［44］ Durkheim E. Suicide：a study in sociology. Glencoe, IL：Free Press；1897.

［45］ Link BG, Phelan J. Social conditions as fundamental causes of disease. J Health Soc Behav. 1995；Spec No：80-94.

［46］ Durkheim E. The rules of sociological method. Lukes S, editor. New York：Free Press；1895.

［47］ Bierstedt R. Émile Durkheim. London：Weidenfeld and Nicolson；1966. p. 1.

［48］ Turner JH, Beeghley L, Powers CH. The emergence of sociological theory. Chicago, IL：Dorsey Press；1989.

［49］ LaCapra D. Emile Durkheim：sociologist and philosopher. Cornell University Press. Ithaca, NY；1972.

［50］ Bowlby J. A secure base. London：Routledge；1988.

［51］ Storr A. John Bowlby, Munks Roll. London：Royal College of Physicians；1991.

［52］ Fonagy P. Patterns of attachment, interpersonal relationships and health. In：Blane D, Brunner E, Wilkinson R, editors. Health and social organization：towards health policy for the twenty-first century. London：Routledge Press；1996. pp. 125-51.

［53］ Bowlby J. Attachment. London：Hogarth Press；1969.

［54］ Bowlby J. Separation—anxiety and anger. London：Hogarth Press；1973.

［55］ Bowlby J. Loss—sadness and depression. London：Hogarth Press；1980.

［56］ Kubzansky LD, Mendes WB, Appleton AA, Block J, Adler GK. A heartfelt response：oxytocin effects on response to social stress in men and women. Biol Psychol. 2012；90（1）：1-9.

［57］ Appleton AA, Buka SL, Loucks EB, Rimm EB, Martin LT, Kubzansky LD. A prospective study of positive early-life psychosocial factors and favorable cardiovascular risk in adulthood. Circulation. 2013；127（8）：905-12.

［58］ Appleton AA, Buka SL, McCormick MC, Koenen KC, Loucks EB, Kubzansky LD. The association between childhood emotional functioning and adulthood inflammation is modified by early-life socioeconomic status. Health Psychol. 2012；31（4）：413-22.

［59］ Maselko J, Kubzansky L, Lipsitt L, Buka SL. Mother's affection at 8 months predicts emotional distress in adulthood. J Epidemiol Community Health. 2011；65（7）：621-5.

［60］ Repetti RL, Taylor SE, Seeman TE. Risky families：family social environments and the mental and physical health of offspring. Psychol Bull. 2002；128（2）：330.

［61］ Taylor SE, Klein LC, Lewis BP, Gruenewald TL, Gurung RA, Updegraff JA. Biobehavioral responses to stress in females：tend-and-befriend, not fight-or-flight. Psychol Rev. 2000；107（3）：411-29.

［62］ Drury SS, Theall K, Gleason MM, Smyke AT, De Vivo I, Wong JYY, et al. Telomere length and early severe social deprivation：linking early adversity and cellular aging. Mol Psychiatry. 2011；17（7）：719-27.

［63］ Fox SE, Levitt P, Nelson CA III. How the timing and quality of early experiences influence the development of brain architecture. Child Dev. 2010；81（1）：28-40.

［64］ Nelson CA, Zeanah CH, Fox NA, Marshall PJ, Smyke AT, Guthrie D. Cognitive recovery in socially deprived young children：the Bucharest early intervention project. Science. 2007；318（5858）：1937-40.

［65］ Holmes J. John Bowlby and attachment theory. London：Routledge；1993.

［66］ Cacioppo JT, Hughes ME, Waite LJ, Hawkley LC, Thisted RA. Loneliness as a specific risk factor for depressive symptoms：cross-sectional and longitudinal analyses. Psychol Aging. 2006；21（1）：140-51.

［67］ Cacioppo JT, Cacioppo S. The phenotype of loneliness. Eur J Dev Psychol. 2012; 9 (4): 446-52.

［68］ Kuh D, Ben-Shlomo Y. A life course approach to chronic disease epidemiology. 2nd ed. New York: Oxford University Press; 2005.

［69］ Kuh D, Ben-Shlomo Y, Lynch J, Hallqvist J, Power C. Life course epidemiology. J Epidemiol Community Health. 2003; 57 (10): 778-83.

［70］ Granovetter M. The strength of weak ties: a network theory revisited. In: Marsden P, Lin N, editors. Social structure and network analysis. Beverly Hills, CA: Sage; 1982. pp. 105-30.

［71］ Marsden PV. Network studies of social influence. In: Wasserman S, Galaskiewicz J, editors. Advances in social network analysis: research in the social and behavioral sciences. Thousand Oaks, CA: Sage; 1994. pp. 3-25.

［72］ Rosenquist JN, Murabito J, Fowler JH, Christakis NA. The spread of alcohol consumption in a large social network. Ann Intern Med. 2010; 152 (7): 426.

［73］ Christakis NA, Fowler JH. The collective dynamics of smoking in a large social network. N Engl J Med. 2008; 358 (21): 2249-58.

［74］ Valente TW, Watkins SC, Jato MN. Social network associations with contraceptive use among Cameroonian women in voluntary associations. Soc Sci Med. 1997; 45 (5): 677-87.

［75］ Helleringer S, Kohler H-P, Chimbiri A, Chatonda P, Mkandawire J. The Likoma Network Study: context, data collection, and initial results. Demographic Res. 2009; 21: 427-68.

［76］ Morris M, Kurth AE, Hamilton DT, Moody J, Wakefield S. Concurrent partnerships and HIV prevalence disparities by race: linking science and public health practice. Am J Public Health. 2009; 99 (6): 1023-31.

［77］ Morris M, Podhista C, Wawer MJ, Handcock MS. Bridge populations in the spread of HIV/AIDS in Thailand. AIDS. 1996; 10 (11): 1265-71.

［78］ Kohler H-P, Behrman JR, Watkins SC. Social networks and HIV/AIDs risk perceptions. Demography. 2007; 44 (1): 1-33.

［79］ Helleringer S, Kohler H-P. Sexual network structure and the spread of HIV in Africa: evidence from Likoma Island, Malawi. AIDS. 2007; 21 (17): 2323-32.

［80］ Christakis NA. Putting the social into science: forget about nature vs. nurture; the answer lies in between. Time. 2011 December 19: 28.

［81］ Bearman PS, Moody J, Stovel K. Chains of affection: the structure of adolescent romantic and sexual networks. Am J Sociol. 2004; 110 (1): 44-91.

［82］ Bearman P, Moody J, Faris R. Networks and history. Complexity. 2003; 8 (1): 61-71.

［83］ Bearman PS, Moody J. Suicide and friendships among American adolescents. Am J Public Health. 2004; 94 (1): 89-95.

［84］ Moody J, Feinberg ME, Osgood DW, Gest SD. Mining the network: peers and adolescent health. J Adolesc Health. 2010; 47 (4): 324-6.

［85］ Moody J. Peer influence groups: identifying dense clusters in large networks. Soc Networks. 2001; 23 (4): 261-83.

［86］ Moody J, Brynildsen WD, Osgood DW, Feinberg ME, Gest S. Popularity trajectories and substance use in early adolescence. Soc Networks. 2011; 33 (2): 101-12.

［87］ Christakis NA, Fowler JH. The spread of obesity in a large social network over 32 years. N Engl J Med. 2007; 357 (4): 370-9.

［88］ Valente TW, Hoffman BR, Ritt-Olson A, Lichstein K, Anderson Johnson C. Effects of a social-network method for group assignment strategies on peer-led tobacco prevention programs in schools. Am J

Public Health. 2003; 93 (11): 1837.

[89] Valente TW. Social networks and health: models, methods, and applications. New York: Oxford University Press; 2010.

[90] Valente TW, Ritt-Olson A, Stacy A, Unger JB, Okamoto J, Sussman S. Peer acceleration: effects of a social network tailored substance abuse prevention program among high-risk adolescents. Addiction. 2007; 102 (11): 1804-15.

[91] Valente TW, Saba WP. Mass media and interpersonal influence in a reproductive health communication campaign in Bolivia. Comm Res. 1998; 25 (1): 96-124.

[92] Valente TW, Fujimoto K, Soto D, Ritt-Olson A, Unger JB. A comparison of peer influence measures as predictors of smoking among predominately Hispanic/Latino high school adolescents. J Adolesc Health. 2013; 52 (3): 358-64.

[93] Valente TW, Fujimoto K. Bridging: locating critical connectors in a network. Soc Networks. 2010; 32 (3): 212-20.

[94] Valente TW. Network interventions. Science. 2012; 337 (6090): 49-53.

[95] Valente TW. "Network models and methods for studying the diffusion of innovations." In Carrington PJ, Scott JJ, Wasserman S, editors. Models and methods in social network analysis. New York: Cambridge University Press; 2005. pp. 98-116.

[96] Goodreau SM, Kitts JA, Morris M. Birds of a feather, or friend of a friend? Using exponential random graph models to investigate adolescent social networks. Demography. 2009; 46 (1): 103-25.

[97] Helleringer S, Kohler H-P. Cross-sectional research design and relatively low HIV incidence, rather than blood exposures, explain the peripheral location of HIV cases within the sexual networks observed on Likoma. AIDS. 2008; 22 (11): 1378-9.

[98] Kohler HP, Behrman JR. Empirical assessments of social networks, fertility and family planning programs: nonlinearities and their implications. Demographic Res. 2000; 3 (7): 79-126.

[99] Kohler HP. Learning in social networks and contraceptive choice. Demography. 1997; 34 (3): 369-83.

[100] Helleringer S, Kohler H-P. Social networks, perceptions of risk, and changing attitudes towards HIV/AIDS: new evidence from a longitudinal study using fixed-effects analysis. Population Studies. 2005; 59 (3): 265-82.

[101] Kohler HP, Behrman JR, Watkins SC. The density of social networks and fertility decisions: evidence from South Nyanza District, Kenya. Demography. 2001.

[102] Kohler HP, Helleringer S, Behrman JR, Watkins SC. The social and the sexual: networks in contemporary demographic research. PSC Working Paper Series. 2013.

[103] House JS, Landis KR, Umberson D. Social relationships and health. Science. 1988; 241 (4865): 540-5.

[104] Berkman LF. Social networks, support, and health: taking the next step forward. Am J Epidemiol. 1986; 123 (4): 559-62.

[105] Antonucci TC, Jackson JS. The role of reciprocity in social support. In: Sarason BR, Sarason IG, Pierce GR, editors. Social support: an interactional view. New York: John Wiley & Sons; 1990. pp. 173-98.

[106] Antonucci TC. Measure social support networks: hierarchical mapping techniques. Generations. 1986; 10: 10-2.

[107] Antonucci TC, Akiyama H. Social networks in adult life and a preliminary examination of the convoy model. J Gerontol. 1987; 42 (5): 519-27.

[108] Kahn RL. Aging and social support. In: Riley MW, editor. Aging from birth to death: an interdisciplinary perspective. Boulder, CO: Westview; 1979. pp. 72-92.

[109] Lin N, Dean A. Social support and depression: a panel study. Soc Psychiatry. 1984; 19 (2): 83-91.

[110] Dean A, Lin N. The stress-buffering role of social support: problems and prospects for systematic investigation. J Nerv Ment Dis. 1977; 165 (6): 403.

[111] Lin N, Woelfel MW, Light SC. The buffering effect of social support subsequent to an important life event. J Health Soc Behav. 1985; 26 (3): 247-63.

[112] Lin N, Dean A, Ensel WM. Social support, life events, and depression. New York: Academic Press; 1986.

[113] Lin N, Dean A, Ensel WM. Social support scales: a methodological note. Schizophr Bull. 1981; 7 (1): 73-89.

[114] House JS. Work stress and social support. Reading, MA: Addison Wesley Publishing Company; 1981.

[115] House JS, Kahn R. Measures and concepts of social support. In: Cohen S, Syme SL, editors. Social support and health. Orlando: Academic Press; 1985.

[116] LaRocca JM, House JS, French JRJ. Social support, occupational stress and health. J Health Soc Behav. 1980; 21: 202-8.

[117] Cohen S, Janicki-Deverts D, Miller GE. Psychological stress and disease. JAMA. 2007; 298 (14): 1685-7.

[118] Cohen S. Social relationships and health. Am Psychol. 2004; 59 (8): 676-84.

[119] Cohen S, Janicki-Deverts D. Can we improve our physical health by altering our social networks? Perspect Psychol Sci. 2009; 4 (4): 375-8.

[120] Cohen S, Doyle WJ, Skoner DP, Rabin BS, Gwaltney JM. Social ties and susceptibility to the common cold. JAMA. 1997; 277 (24): 1940-4.

[121] Cohen S, Lemay EP. Why would social networks be linked to affect and health practices? Health Psychol. 2007; 26 (4): 410-7.

[122] Rook KS. Social relationships as a source of companionship: implications for older adults' psychological well being. In: Sarason BR, Sarason IG, Pierce GR, editors. Social support: an interactional view. New York: John Wiley & Sons; 1990. pp. 221-50.

[123] Rook KS. Social support versus companionship: effects on life stress, loneliness, and evaluations by others. J Pers Soc Psychol. 1987; 52 (6): 1132-47.

[124] Rook KS. The negative side of social interaction: impact on psychological well-being. J Pers Soc Psychol. 1984; 46 (5): 1097.

[125] Sarason BR, Sarason IG, Pierce GR. Social support: an interactional view. New York: John Wiley & Sons; 1990.

[126] Sarason IG, Levine HM, Basham RB. Assessing social support: the social support questionnaire. J Pers Soc Psychol. 1983; 44 (1): 127-39.

[127] Schaefer C, Coyne JC, Lazarus RS. The health-related functions of social support. J Behav Med. 1981; 4 (4): 381-406.

[128] Kahn RL, Antonucci TC. Convoys over the lifecourse: attachment, roles and social support. In: Baltes PB, Brim O, editors. Life span development and behavior. New York: Academic Press; 1980. pp. 253-86.

[129] Watts D. Six degrees: the science of a connected age. New York: W. W. Norton & Company; 2004.

[130] Fowler JH, Settle JE, Christakis NA. Correlated genotypes in friendship networks. PNAS. 2011; 108

(5)：1993-7.

［131］Cassels S，Clark SJ，Morris M. Mathematical models for HIV transmission dynamics：tools for social and behavioral science research. J Acquir Immune Defic Syndr. 2008；47（Suppl 1）：S34-9.

［132］Luxton M. More than a labor of love. Toronto：Women's Press；1980.

［133］Krause N，Markides K. Measuring social support among older adults. Int J Aging Hum Dev. 1995；30（1）：37-53.

［134］Bodemann YM. Relations of product and class rule：the basis of patron/clientage. In：Wellman B，Berkowitz SD，editors. Social structures：a network approach. Cambridge，UK：Cambridge University Press；1988. pp. 198-220.

［135］Belle DE. The impact of poverty on social networks and supports. Marriage Fam Rev. 1983；5（4）：89-103.

［136］Fischer CS. The 2004 GSS finding of shrunken social networks：An artifact? Am Sociol Rev. 2009；74（4）：657-69.

［137］Putnam RD. Bowling alone：The collapse and revival of American community. New York：Simon & Schuster；2001.

［138］Cohen S，Underwood L，Gottlieb B，editors. Social support measurement and interventions：a guide for health and social scientists. New York：Oxford；2000.

［139］Cohen S，Syme SL，editors. Social support and health. San Diego，CA：Academic Press；1985.

［140］Thoits PA. Stress，coping，and social support processes：where are we? What next? J Health Soc Behav. 1995；35（Spec No）：53-79.

［141］George LK. Caregiver burden：conflict between norms of reciprocity and solidarity. In：Pillemar KA，Wolf RD，editors. Conflict and abuse in families of the elderly：theory，research and intervention. Boston：Auburn House；1986. pp. 67-92.

［142］Dunkel-Schetter C，Bennett TL. Differentiating the cognitive and behavioral aspects of social support. In：Sarason BR，Sarason IG，Pearson GR，editors. Social support：an interactional view. New York：John Wiley & Sons；1990. pp. 267-96.

［143］Erickson BH. The relational basis of attitudes. In：Wellman B，Berkowitz SD，editors. Social structures：a network approach. New York：Cambridge University Press；1988. pp. 99-121.

［144］Glymour MM，Weuve J，Fay ME，Glass T，Berkman LF. Social ties and cognitive recovery after stroke：does social integration promote cognitive resilience? Neuroepidemiology. 2008；31（1）：10-20.

［145］Glymour MM，Maselko J，Gilman SE，Patton KK，Avendano M. Depressive symptoms predict incident stroke in dependently of memory impairments. Neurology. 2010；75（23）：2063-70.

［146］Tun PA，Miller-Martinez D，Lachman ME，Seeman T. Social strain and executive function across the lifespan：the dark（and light）sides of social engagement. Aging Neuropsychol C. 2013；20（3）：320-38.

［147］Morris M. Data driven network models for the spread of infectious disease. In：Mollison D，editor. Epidemic models：their structure and relation to data. Cambridge，UK：Cambridge University Press；1995. pp. 302-22.

［148］Morris M. Epidemiology and social networks：modeling structured diffusion. In：Wasserman S，Galaskiewicz J，editors. Advances in social network analysis：research in the social and behavioral sciences. Thousand Oaks，CA：Sage；1994. pp. 26-52.

［149］Morris M. Network epidemiology：a handbook for survey design and data collection. New York：Oxford University Press；2004.

[150] Laumann E, Gagnon J, Michaels S, Michael R, Coleman J. Monitoring the AIDS epidemic in the U-nited States: a network approach. Science. 1989; 244 (4909): 1186-9.

[151] Friedman SR. Promising social network research results and suggestions for a research agenda. NIDA research monograph. 1995.

[152] Klovdahl AS. Social networks and the spread of infectious diseases: the AIDS example. Soc Sci Med. 1985; 21 (11): 1203-16.

[153] Moody J, McFarland D, Bender deMoll S. Dynamic network visualization. Am J Sociol. 2005; 110 (4): 1206-41.

[154] Behrman JR, Kohler HP, Watkins SC. Lessons from empirical network analyses on matters of life and death in East Africa. California Center for Population Research Online Working Paper Series 2008.

[155] Seeman TE, Berkman LF. Structural characteristics of social networks and their relationship with so-cial support in the elderly: who provides support. Soc Sci Med. Elsevier; 1988; 26 (7): 737-49.

[156] Seeman TE, Berkman LF, Kohout F, Lacroix A, Glynn R, Blazer D. Intercommunity variations in the association between social ties and mortality in the elderly. Ann Epidemiol. 1993; 3 (4): 325-35.

[157] Norman GJ, Hawkley L, Ball A, Berntson GG, Cacioppo JT. Perceived social isolation moderates the relationship between early childhood trauma and pulse pressure in older adults. Int J Psychophysi-ol. 2013.

[158] Krause N. Longitudinal study of social support and meaning in life. Psychol Aging. 2007; 22 (3): 456-69.

[159] Cho HJ, Bower JE, Kiefe CI, Seeman TE, Irwin MR. Early life stress and inflammatory mechanisms of fatigue in the Coronary Artery Risk Development in Young Adults (CARDIA) study. Brain Behav Immun. 2012; 26 (6): 859-65.

[160] Taylor D, Bury M. Chronic illness, expert patients and care transition. Sociol Health Ill. 2007; 29 (1): 27-45.

[161] Seeman T, Dostálek L, Gilík J. Control of hypertension in treated children and its association with target organ damage. Am J Hypertens. 2012; 25 (3): 389-95.

[162] Seeman T, Gilík J. Long-term control of ambulatory hypertension in children: improving with time but still not achieving new blood pressure goals. Am J Hypertens. 2013; 26 (7): 939-45.

[163] Chiang JJ, Eisenberger NI, Seeman TE, Taylor SE. Negative and competitive social interactions are related to heightened proinflammatory cytokine activity. PNAS. 2012; 109 (6): 1878-82.

[164] Friedman EM, Karlamangla AS, Almeida DM, Seeman TE. Social strain and cortisol regulation in midlife in the US. Soc Sci Med. 2012; 74 (4): 607-15.

[165] Birditt KS, Antonucci TC, Tighe L. Enacted support during stressful life events in middle and older adulthood: An examination of the interpersonal context. Psychol Aging. 2012; 27 (3): 728-41.

[166] Birditt KS, Jackey LMH, Antonucci TC. Longitudinal patterns of negative relationship quality across adulthood. J Gerontol B Psychol Sci Soc Sci. 2009; 64B (1): 55-64.

[167] Ajrouch KJ, Abdulrahim S, Antonucci TC. Stress, social relations, and psychological health over the life course. GeroPsych. 2013; 26 (1): 15-27.

[168] Uchino BN, Cacioppo JT, Kiecolt-Glaser JK. The relationship between social support and physiologi-cal processes: A review with emphasis on underlying mechanisms and implications for health. Psychol Bull. 1996; 119 (3): 488-531.

[169] Knox SS, Uvnäs-Moberg K. Social isolation and cardiovascular disease: an atherosclerotic pathway?

Psychoneuroendocrinology. 1998; 23 (8): 877-90.

[170] Hawkley LC, Thisted RA, Masi CM, Cacioppo JT. Loneliness predicts increased blood pressure: 5-year cross-lagged analyses in middle-aged and older adults. Psychol Aging. 2010; 25 (1): 132-41.

[171] Hawkley LC, Browne MW, Cacioppo JT. How can I connect with thee? Let me count the ways. Psychol Sci. 2005; 16 (10): 798-804.

[172] Hawkley LC, Preacher KJ, Cacioppo JT. Loneliness impairs daytime functioning but not sleep duration. Health Psychol. 2010; 29 (2): 124-9.

[173] Fujimoto K, Unger JB, Valente TW. A network method of measuring affiliation-based peer influence: assessing the influences of teammates' smoking on adolescent smoking. Child Dev. 2012; 83 (2): 442-51.

[174] Alexander C, Piazza M, Mekos D, Valente T. Peers, schools, and adolescent cigarette smoking. J Adolesc Health. 2001; 29 (1): 22-30.

[175] Fujimoto K, Valente TW. Social network influences on adolescent substance use: disentangling structural equivalence from cohesion. Soc Sci Med. 2012; 74 (12): 1952-60.

[176] Lakon CM, Valente TW. Social integration in friendship networks: the synergy of network structure and peer influence in relation to cigarette smoking among high risk adolescents. Soc Sci Med. 2012; 74 (9): 1407-17.

[177] Valente TW, Fosados R. Diffusion of innovations and network segmentation: The part played by people in promoting health. Sex Transm Dis. 2006; 33 (Suppl): S23-S31.

[178] Newsom JT, Rook KS, Nishishiba M, Sorkin DH, Mahan TL. Understanding the relative importance of positive and negative social exchanges: Examining specific domains and appraisals. J Gerontol. 2005; 60B (6): P304-12.

[179] August KJ, Rook KS, Newsom JT. The joint effects of life stress and negative social exchanges on emotional distress. J Gerontol. 2007; 62B (5): S304-14.

[180] Chronis AM, Lahey BB, Pelham WEJ, Williams SH, Baumann BL, Kipp H, et al. Maternal depression and early positive parenting predict future conduct problems in young children with attention-deficit/hyperactivity disorder. Dev Psychol. 2007; 43 (1): 70-82.

[181] Plaisier I, de Bruijn JG, de Graaf R, Have ten M, Beekman AT, Penninx BW. The contribution of working conditions and social support to the onset of depressive and anxiety disorders among male and female employees. Soc Sci Med. 2007; 64 (2): 401-10.

[182] Desteno D, Gross JJ, Kubzansky L. Affective science and health: the importance of emotion and emotion regulation. Health Psychol. 2013; 32 (5): 474-86.

[183] Frederickson BL. The broaden-and-build theory of positive emotions. In: Huppert FA, Baylis N, B K, editors. The science of well-being. New York: Oxford University Press; 2005. pp. 217-38.

[184] Grembowski D, Patrick D, Diehr P, Durham M, Beresford S, Kay E, et al. Self-efficacy and health behavior among older adults. J Health Soc Behav. 1993; 34 (2): 89-104.

[185] McAuley E. Self-efficacy, physical activity, and aging. In: Kelly JR, editor. Activity and aging: staying involved in later life. Newbury Park, CA: Sage; 1993. pp. 187-206.

[186] Mendes de Leon CF, Seeman TE, Baker DI, Richardson ED, Tinetti ME. Self-efficacy, physical decline, and change in functioning in community-living elders: A prospective study. J Gerontol B Psychol Sci Soc Sci. 1996; 51B (4): S183-90.

[187] Seeman TE, Rodin J, Albert MA. Self-efficacy and functional ability: how beliefs relate to cognitive and physical performance. J Aging Health. 1993; 5: 455-74.

[188] Tinetti ME, Powell L. Fear of falling and low self-efficacy: a cause of dependence in elderly per-

sons. J Gerontol. 1993; 48 (Special): 35-8.

[189] Cutrona CE, Troutman BR. Social support, infant temperament, and parenting self-efficacy: a mediational model of postpartum depression. Child Dev. 1986; 57 (6): 1507-18.

[190] Major B, Cozzarelli C, Sciacchitano AM, Cooper ML, Testa M, Mueller PM. Perceived social support, self-efficacy, and adjustment to abortion. J Pers Soc Psychol. 1990; 59 (3): 452-63.

[191] Gulliver SB, Hughes JR, Solomon LJ, Dey AN. An investigation of self-efficacy, partner support and daily stresses as predictors of relapse to smoking in self-quitters. Addiction. 1995; 90 (6): 767-72.

[192] McFarlane AH, Bellissimo A, Norman GR. The role of family and peers in social self-efficacy: links to depression in adolescence. Am J Orthopsychiatry. 1995; 65 (3): 402-10.

[193] Duncan TE, McAuley E. Social support and efficacy cognitions in exercise adherence: a latent growth curve analysis. J Behav Med. 1993; 16 (2): 199-218.

[194] McAvay GJ, Seeman TE, Rodin J. A longitudinal study of change in domain-specific self-efficacy among older adults. J Gerontol B Psychol Sci Soc Sci. 1996; 51B (5): P243-53.

[195] Holahan CJ, Moos RH. Personal and contextual determinants of coping strategies. J Pers Soc Psychol. 1987; 52 (5): 946-55.

[196] Wolf TM, Balson PM, Morse EV, Simon PM, Gaumer RH, Dralle PW, et al. Relationship of coping style to affective state and perceived social support in asymptomatic and symptomatic HIV-infected persons: implications for clinical management. J Clin Psychiat. 1991; 52 (4): 171-3.

[197] Dunkel-Schetter C, Folkman S, Lazarus RS. Correlates of social support receipt. J Pers Soc Psychol. 1987; 53 (1): 71-80.

[198] Dunkel-Schetter C, Feinstein LG, Taylor SE, Falke RL. Patterns of coping with cancer. Health Psychol. 1992; 11: 79-87.

[199] Bowling A, Browne PD. Social networks, health, and emotional well-being among the oldest old in London. J Gerontol. 1991; 46 (1): S20-S32.

[200] Holahan CJ, Moos RH, Holahan CK, Brennan PL. Social support, coping, and depressive symptoms in a late-middle-aged sample of patients reporting cardiac illness. Health Psychol. 1995; 14 (2): 152-63.

[201] Lomauro TA. Social support, health locus-of-control, and coping style and their relationship to depression among stroke victims. DAI. 1990; 51: 2628.

[202] Matt GE, Dean A. Social support from friends and psychological distress among elderly persons: moderator effects of age. J Health Soc Behav. 1993; 34 (3): 187-200.

[203] Morris PL, Robinson RG, Raphael B, Bishop D. The relationship between the perception of social support and post-stroke depression in hospitalized patients. Psychiatry. 1991; 54 (3): 306-16.

[204] George LK, Blazer DG, Hughes DC, Fowler N. Social support and the outcome of major depression. Br J Psychiatry. 1989; 154: 478-85.

[205] Turner RJ. Direct, indirect and moderating effects of social support upon psychological distress and associated condition. In: Kaplan H, editor. Psychosocial stress: trends in theory and research. New York: Academic Press; 1983. pp. 105-55.

[206] Oxman TE, Berkman LF, Kasl S, Freeman DH, Barrett J. Social support and depressive symptoms in the elderly. Am J Epidemiol. 1992; 135 (4): 356-68.

[207] Blazer DG. Depression and social support in late life: a clear but not obvious relationship. Aging Ment Health. 2005; 9 (6): 497-9.

[208] Blazer DG, Hybels CF. Origins of depression in later life. Psychol Med. 2005; 35 (9): 1241-52.

[209] Lett HS, Blumenthal JA, Babyak MA, Catellier DJ, Carney RM, Berkman LF, et al. Social support and prognosis in patients at increased psychosocial risk recovering from myocardial infarction. Health Psychol. 2007; 26 (4): 418-27.

[210] Paykel ES. Life events, social support and depression. Acta Psychiatr Scand. 1994; 89 (s377): 50-8.

[211] Vilhjalmsson R. Life stress, social support and clinical depression: a reanalysis of the literature. Soc Sci Med. 1993; 37 (3): 331-42.

[212] Murphy E. Social origins of depression in old age. Br J Psychiatry. 1982; 141 (2): 135-42.

[213] Henderson S. Social relationships, adversity and neurosis: an analysis of prospective observations. Br J Psychiatry. 1981; 138: 391-8.

[214] Loucks EB, Buka SL, Rogers ML, Liu T, Kawachi I, Kubzansky LD, et al. Education and coronary heart disease risk associations may be affected by early-life common prior causes: a propensity matching analysis. Ann Epidemiol. 2012; 22 (4): 221-32.

[215] Loucks EB, Berkman LF, Gruenewald TL, Seeman TE. Relation of social integration to inflammatory marker concentrations in men and women 70 to 79 years. Am J Cardiol. 2006; 97 (7): 1010-6.

[216] Loucks EB, Berkman LF, Gruenewald TL, Seeman TE. Social integration is associated with fibrinogen concentration in elderly men. Psychosom Med. 2005; 67 (3): 353-8.

[217] Loucks EB, Sullivan LM, D'Agostino RBS, Larson MG, Berkman LF, Benjamin EJ. Social networks and inflammatory markers in the Framingham Heart Study. J Biosoc Sci. 2006; 38 (06): 835-42.

[218] Kiecolt-Glaser JK, Gouin J-P, Hantsoo L. Close relationships, inflammation, and health. Neurosci Biobehav Rev. 2010; 35 (1): 33-8.

[219] Berkman LF. The changing and heterogeneous nature of aging and longevity: a social and biomedical perspective. Annu Rev Gerontol Geriatr. 1988; 8: 37-68.

[220] Geronimus AT, Hicken MT, Pearson JA, Seashols SJ, Brown KL, Cruz TD. Do US black women experience stress-related accelerated biological aging? Hum Nat. 2010; 21 (1): 19-38.

[221] Geronimus AT. Black/white differences in the relationship of maternal age to birthweight: a population-based test of the weathering hypothesis. Soc Sci Med. 1996; 42 (4): 589-97.

[222] Geronimus AT, Hicken M, Keene D, Bound J. "Weathering" and age patterns of allostatic load scores among blacks and whites in the United States. Am J Public Health. 2006; 96 (5): 826-33.

[223] Keene DE, Geronimus AT. "Weathering" HOPE VI: The importance of evaluating the population health impact of public housing demolition and displacement. J Urban Health. 2011; 88 (3): 417-35.

[224] Juster RP, McEwen BS, Lupien SJ. Allostatic load biomarkers of chronic stress and impact on health and cognition. Neurosci Biobehav Rev. 2009; 35 (1): 2-16.

[225] Lewis TT, Everson-Rose SA, Powell LH, Matthews KA, Brown C, Karavolos K, et al. Chronic exposure to everyday discrimination and coronary artery calcification in African-American women: the SWAN Heart Study. Psychosom Med. 2006; 68 (3): 362-8.

[226] Seeman TE, McEwen BS, Rowe JW. Allostatic load as a marker of cumulative biological risk: MacArthur studies of successful aging. PNAS. 2001; 98 (8): 4770-5.

[227] Suomi SJ. How gene-environment interactions shape the development of impulsive aggression in rhesus monkeys. In: Stoff DM, Susman EJ, editors. Developmental psychobiology of aggression. New York: Oxford University Press; 2005. pp. 252-70.

[228] Suomi SJ. Early determinants of behaviour: evidence from primate studies. British Medical Bulletin. 1997; 53 (1): 170-84.

[229] Suomi SJ. Uptight and laid-back monkeys: individual differences in the response to social challen-

ges. In: Brauth SE, Hall WS, Dooling RJ, editors. Plasticity of development. Cambridge, MA: MIT Press; 1991.

[230] Provencal N, Suderman MJ, Guillemin C, Massart R, Ruggiero A, Wang D, et al. The signature of maternal rearing in the methylome in rhesus macaque prefrontal cortex and T cells. J Neurosci. 2012; 32 (44): 15626-42.

[231] Szyf M, Meaney MJ, Turecki G, Hallet M, Hertzman C, Power C, et al. Epigenetic mechanisms mediating the long-term impact on behavior of the social environment in early life. Amino Acids. 2009; 37: 16-7.

[232] Moss MB, Albert MS. Future directions in the study of aging. In: Albert MS, Moss MB, editors. Geriatric neuropsychology. New York: Guilford Press; 1988. pp. 293-304.

[233] Cotman CW. Synaptic plasticity. New York: Guilford Press; 1985.

[234] Yan T, Escarce JJ, Liang L-J, Longstreth WT, Merkin SS, Ovbiagele B, et al. Exploring psychosocial pathways between neighbourhood characteristics and stroke in older adults: the cardiovascular health study. Age Ageing. 2013; 42 (3): 391-7.

[235] Buchner DM, Beresford SA, Larson EB, LaCroix AZ, Wagner EH. Effects of physical activity on health status in older adults: II. Intervention studies. Annu Rev Public Health. 1992; 13: 469-88.

[236] Emery CF, Gatz M. Psychological and cognitive effects of an exercise program for community-residing older adults. Gerontologist. 1990; 30 (2): 184-8.

[237] Wolinsky FD, Stump TE, Clark DO. Antecedents and consequences of physical activity and exercise among older adults. Gerontologist. 1995; 35 (4): 451-62.

[238] Davidson RJ, McEwen BS. Social influences on neuroplasticity: stress and interventions to promote well-being. Nat Neurosci. 2012; 15 (5): 689-95.

[238] Lavretsky H, Epel ES, Siddarth P, Nazarian N, Cyr NS, Khalsa DS, et al. A pilot study of yogic meditation for family dementia caregivers with depressive symptoms: effects on mental health, cognition, and telomerase activity. Int J Geriatr Psychiatry. 2012; 28 (1): 57-65.

[240] Vetencourt JFM, Sale A, Viegi A, Baroncelli L, De Pasquale R, O'Leary OF, et al. The antidepressant fluoxetine restores plasticity in the adult visual cortex. Science. 2008; 320 (5874): 385-8.

[241] Orth-Gomer K, Unden AL. The measurement of social support in population surveys. Soc Sci Med. 1987; 24 (1): 83-94.

[242] Donaldson CA, Ware JE. The qualification of social contacts and resources. Santa Monica, CA: Rand Corporation; 1982.

[243] Berkman LF, Breslow L. Health and ways of living: the Alameda County study. New York: Oxford University Press; 1983.

[244] Boissevain J. Friends of friends: networks, manipulators and coalitions. New York: St Martins Press; 1974.

[245] Glass TA, Mendes de Leon CF, Seeman TE, Berkman LF. Beyond single indicators of social networks: a LISREL analysis of social ties among the elderly. Soc Sci Med. 1997; 44 (10): 1503-17.

[246] Mitchell JC. The concept and use of social networks. In: Mitchell JC, editor. Social networks in urban situations: analyses of personal relationships in Central African towns. Manchester, UK: Manchester University Press; 1969. pp. 1-50.

[247] Burt RS. Toward a structural theory of action. New York: Academic Press; 1982.

[248] Cohen S, Hoberman HM. Positive events and social supports as buffers of life change stress. J Appl Social Pyschol. 1983; 13 (2): 99-125.

［249］ Procidano ME, Heller K. Measures of perceived social support from friends and from family: three validation studies. Am J Community Psychol. 1983; 11 (1): 1-24.

［250］ Barrera M Jr. , Sandler IN, Ramsay TB. Preliminary development of a scale of social support: studies on college students. Am J Community Psychol. 1981; 9 (4): 435-47.

［251］ Sherbourne CD, Stewart AL. The MOS social support survey. Soc Sci Med. 1991; 32 (6): 705-14.

［252］ Blumenthal JA, Burg MM, Barefoot J, Williams RB, Haney T, Zimet G. Social support, type A behavior, and coronary artery disease. Psychosom Med. 1987; 49 (4): 331-40.

［253］ Blumenthal JA, Babyak MA, Moore KA, Craighead WE, Herman S, Khatri P, et al. Effects of exercise training on older patients with major depression. Arch Intern Med. 1999; 159 (19): 2349-56.

［254］ Rozanski A, Blumenthal JA, Kaplan J. Impact of psychological factors on the pathogenesis of cardiovascular disease and implications for therapy. Circulation. 1999; 99 (16): 2192-217.

［255］ Mitchell PH, Powell L, Blumenthal J, Norten J, Ironson G, Pitula CR, et al. A short social support measure for patients recovering from myocardial infarction: the ENRICHD Social Support Inventory. J Cardiopulm Rehabil. 2003; 23 (6): 398-403.

［256］ Henderson S, Duncan-Jones P, Byrne DG, Scott R. Measuring social relationships: the interview schedule for social interaction. Psychol Med. 1980; 10 (4): 723-34.

［257］ Unden AL, Orth-Gomer K. Development of a survey method to measure social support in population studies. Stockholm: Karolinska Institute; 1984. Report No. : Stress Research Report No. 178.

［258］ Lubben J, Blozik E, Gillmann G, Iliffe S, Renteln Kruse von W, Beck JC, et al. Performance of an abbreviated version of the Lubben Social Network Scale among three European community-dwelling older adult populations. Gerontologist. 2006; 46 (4): 503-13.

［259］ Luo Y, Hawkley LC, Waite LJ, Cacioppo JT. Loneliness, health, and mortality in old age: a national longitudinal study. Soc Sci Med. 2012; 74 (6): 907-14.

［260］ Hawkley LC, Cole SW, Capitanio JP, Norman GJ, Cacioppo JT. Effects of social isolation on glucocorticoid regulation in social mammals. Horm Behav. 2012; 62 (3): 314-23.

［261］ Hawkley LC, Hughes ME, Waite LJ, Masi CM, Thisted RA, Cacioppo JT. From social structural factors to perceptions of relationship quality and loneliness: the Chicago health, aging, and social relations study. J Gerontol B Psychol Sci Soc Sci. 2008; 63 (6): S375-84.

［262］ Hawkley LC, Masi CM, Berry JD, Cacioppo JT. Loneliness is a unique predictor of age-related differences in systolic blood pressure. Psychol Aging. 2006; 21 (1): 152-64.

［263］ Hughes ME, Waite LJ, Hawkley LC, Cacioppo JT. A short scale for measuring loneliness in large surveys: results from two population-based studies. Res Aging. 2004; 26 (6): 655-72.

［264］ Cacioppo JT, Norris CJ, Decety J, Monteleone G, Nusbaum H. In the eye of the beholder: individual differences in perceived social isolation predict regional brain activation to social stimuli. J Cogn Neurosci. 2009; 21 (1): 83-92.

［265］ Cacioppo JT, Hawkley LC, Thisted RA. Perceived social isolation makes me sad: 5-year cross-lagged analyses of loneliness and depressive symptomatology in the Chicago Health, Aging, and Social Relations Study. Psychol Aging. 2010; 25 (2): 453-63.

［266］ Kiecolt-Glaser JK, Malarkey WB, Chee M, Newton T, Cacioppo JT, Mao HY, et al. Negative behavior during marital conflict is associated with immunological down-regulation. Psychosom Med. 1993; 55 (5): 395-409.

［267］ Seeman TE, Singer BH, Ryff CD, Love GD, Levy-Storms L. Social relationships, gender, and allostatic load across two age cohorts. Psychosom Med. 2002; 64 (3): 395-406.

[268] Brooks KP, Dunkel Schetter C. Social negativity and health: conceptual and measurement issues. Soc Personal Psychol Compass. 2011; 5 (11): 904-18.

[269] Smith TW, Ruiz JM, Uchino BN. Mental activation of supportive ties, hostility, and cardiovascular reactivity to laboratory stress in young men and women. Health Psychol. 2004; 23 (5): 476-85.

[270] Schuster TL, Kessler RC, Aseltine RH Jr. Supportive interactions, negative interactions, and depressed mood. Am J Community Psychol. 1990; 18 (3): 423-38.

[271] Anderson D, Deshaies G, Jobin J. Social support, social networks and coronary artery disease rehabilitation: a review. Can J Cardiol. 1996; 12 (8): 739-44.

[272] Greenwood DC, Muir KR, Packham CJ, Madeley RJ. Coronary heart disease: a review of the role of psychosocial stress and social support. J Public Health Med. 1996; 18 (2): 221-31.

[273] Helgeson VS, Cohen S. Social support and adjustment to cancer: reconciling descriptive, correlational, and intervention research. Health Psychol. 1996; 15 (2): 135-48.

[274] Seeman TE. Social ties and health: the benefits of social integration. Ann Epidemiol. 1996; 6 (5): 442-51.

[275] Eriksen W. The role of social support in the pathogenesis of coronary heart disease: a literature review. Fam Pract. 1994; 11 (2): 201-9.

[276] Riley AW, Coiro MJ, Broitman M, Colantuoni E, Hurley KM, Bandeen-Roche K, et al. Mental health of children of low income depressed mothers: influences of parenting, family environment, and raters. Psychiatr Serv. 2009; 60 (3): 329-36.

[277] Masi CM, Chen H-Y, Hawkley LC, Cacioppo JT. A meta-analysis of interventions to reduce loneliness. Pers Soc Psychol Rev. 2011; 15 (3): 219-66.

[278] Zunzunegui M-V, Alvarado BE, Del Ser T, Otero A. Social networks, social integration, and social engagement determine cognitive decline in community-dwelling Spanish older adults. J Gerontol B Psychol Sci Soc Sci. 2003; 58 (2): S93-S100.

[279] Kumar S, Calvo R, Avendano M, Sivaramakrishnan K, Berkman LF. Social support, volunteering and health around the world: cross-national evidence from 139 countries. Soc Sci Med. 2012; 74 (5): 696-706.

[280] Schoenbach VJ, Kaplan BH, Fredman L, Kleinbaum DG. Social ties and mortality in Evans County, Georgia. Am J Epidemiol. 1986; 123 (4): 577-91.

[281] Wellin B. May God's blessings now and ever after rest upon the work in this association: interview by Viveka Holmertz and Inger Lernevall. Vårdfacket. 1985; 9 (10): 20-1.

[282] Kaplan GA, Salonen JT, Cohen RD, Brand RJ, Syme SL, Puska P. Social connections and mortality from all causes and from cardiovascular disease: prospective evidence from eastern Finland. Am J Epidemiol. 1988; 128 (2): 370-80.

[283] Vogt T. Social networks as predictors of ischemic heart disease, cancer, stroke and hypertension: incidence, survival and mortality. J Clin Epidemiol. 1992; 45 (6): 659-66.

[284] Kawachi I, Colditz GA, Ascherio A, Rimm EB, Giovannucci E, Stampfer MJ, et al. A prospective study of social networks in relation to total mortality and cardiovascular disease in men in the USA. J Epidemiol Community Health. 1996; 50 (3): 245-51.

[285] Penninx BWJH, van Tilburg T, Kriegsman DMW, Deeg DJH, Boeke AJP, van Eijk JTM. Effects of social support and personal coping resources on mortality in older age: the Longitudinal Aging Study Amsterdam. Am J Epidemiol. 1997; 146 (6): 510-9.

[286] Sugisawa H, Liang J, Liu X. Social networks, social support, and mortality among older people in Japan. J Gerontol. 1994; 49 (1): S3-S13.

［287］Berkman LF, Melchior M, Chastang JF, Niedhammer I, Leclerc A, Goldberg M. Social integration and mortality: a prospective study of French employees of Electricity of France-Gas of France: the GAZEL Cohort. Am J Epidemiol. 2004; 159 (2): 167-74.

［288］Orth-Gomer K, Rosengren A, Wilhelmsen L. Lack of social support and incidence of coronary heart disease in middle-aged Swedish men. Psychosom Med. 1993; 55 (1): 37-43.

［289］Ruberman W, Weinblatt E, Goldberg JD, Chaudhary BS. Psychosocial influences on mortality after myocardial infarction. N Engl J Med. 1984; 311 (9): 552-9.

［290］Orth-Gomer K, Johnson JV. Social network interaction and mortality. J Chronic Dis. 1987; 40 (10): 949-57.

［291］Williams RB. Prognostic importance of social and economic resources among medically treated patients with angiographically documented coronary artery disease. JAMA. 1992; 267 (4): 520.

［292］Case RB, Moss AJ, Case N, McDermott M, Eberly S. Living alone after myocardial infarction: impact on prognosis. JAMA. 1992; 267 (4): 515-9.

［293］Berkman LF, Leo-Summers L, Horwitz RI. Emotional support and survival after myocardial infarction: A prospective, population-based study of the elderly. Ann Intern Med. American College of Physicians; 1992; 117 (12): 1003-9.

［294］Oxman TE, Freeman DH, Manheimer ED. Lack of social participation or religious strength and comfort as risk factors for death after cardiac surgery in the elderly. Psychosom Med. 1995; 57 (1): 5-15.

［295］Farmer IP, Meyer PS, Ramsey DJ, Goff DC, Wear ML, Labarthe DR, et al. Higher levels of social support predict greater survival following acute myocardial infarction: the Corpus Christi Heart Project. Behav Med. 1996; 22 (2): 59-66.

［296］Krumholz HM, Butler J, Miller J, Vaccarino V, Williams CS, Mendes de Leon CF, et al. Prognostic importance of emotional support for elderly patients hospitalized with heart failure. Circulation. 1998; 97 (10): 958-64.

［297］Chen YT, Vaccarino V, Williams CS, Butler J, Berkman LF, Krumholz HM. Risk factors for heart failure in the elderly: a prospective community-based study. Am J Med. 1999; 106 (6): 605-12.

［298］Morris P, Robinson RG. Association of depression with 10-year poststroke mortality. Am J Psychiat. 1993; 150 (1): 124-9.

［299］Strogatz DS, Croft JB, James SA, Keenan NL, Browning SR, Garrett JM, et al. Social support, stress, and blood pressure in black adults. Epidemiology. 1997; 8 (5): 482.

［300］Evans RL, Bishop DS, Matlock AL, Stranahan S, Halar EM, Noonan WC. Prestroke family interaction as a predictor of stroke outcome. Arch Phys Med Rehabil. 1987; 68 (8): 508-12.

［301］Friedland J, McColl M. Social support and psychosocial dysfunction after stroke: buffering effects in a community sample. Arch Phys Med Rehabil. 1987; 68 (8): 475-80.

［302］Glass TA, Matchar DB, Belyea M, Feussner JR. Impact of social support on outcome in first stroke. Stroke. 1993; 24 (1): 64-70.

［303］McLeroy KR, DeVellis R, DeVellis B, Kaplan B, Toole J. Social support and physical recovery in a stroke population. J Soc Pers Relat. 1984; 1 (4): 395-413.

［304］Robertson EK, Suinn RM. The determination of rate of progress of stroke patients through empathy measures of patient and family. J Psychosom Res. 1968; 12 (3): 189-91.

［305］Angeleri F, Angeleri VA, Foschi N, Giaquinto S, Nolfe G. The influence of depression, social activity, and family stress on functional outcome after stroke. Stroke. 1993; 24 (10): 1478-83.

［306］Evans RL, Connis RT, Bishop DS, Hendricks RD, Haselkorn JK. Stroke: a family dilemma. Disabil Rehabil. 1994; 16 (3): 110-8.

[307] King RB. Quality of life after stroke. Stroke. 1996; 27 (9): 1467-72.

[308] Hyman MD. Social isolation and performance in rehabilitation. J Chronic Dis. 1972; 25 (2): 85-97.

[309] Kishi Y, Kosier JT, Robinson RG. Suicidal plans in patients with acute stroke. J Nerv Ment Dis. 1996; 184 (5): 274-80.

[310] Colantonio A, Kasl SV, Ostfeld AM, Berkman LF. Psychosocial predictors of stroke outcomes in an elderly population. J Gerontol. 1993; 48 (5): S261-8.

[311] Lehmann JF, DeLateur BJ, Fowler RS Jr, Warren CG, Arnhold A, Schertzer G, et al. Stroke rehabilitation: outcome and prediction. Arch Phys Med Rehabil. 1975; 56 (9): 383-9.

[312] Brosseau L, Potvin L, Philippe P, Boulanger YL. Post-stroke inpatient rehabilitation: II. Predicting discharge disposition. Am J Phys Med Rehabil. 1996; 75 (6): 431-6.

[313] Kwakkel G, Wagenaar RC, Kollen BJ, Lankhorst GJ. Predicting disability in stroke—a critical review of the literature. Age Ageing. 1996; 25 (6): 479-89.

[314] Evans RL, Matlock AL, Bishop DS, Stranahan S, Pederson C. Family intervention after stroke: does counseling or education help? Stroke. 1988; 19 (10): 1243-9.

[315] Oldenburg B, Perkins RJ, Andrews G. Controlled trial of psychological intervention in myocardial infarction. J Consult ClinPsychol. 1985; 53 (6): 852-9.

[316] Spiegel D, Kraemer HC, Bloom J, Gottheil E. Effect of psychosocial treatment on survival of patients with metastatic breast cancer. Lancet. 1989; 334 (8668): 888-91.

[317] Bassuk SS, Glass TA, Berkman LF. Social disengagement and incident cognitive decline in community-dwelling elderly persons. Ann Intern Med. 1999; 131 (3): 165-73.

[318] Fratiglioni L, Paillard-Borg S, Winblad B. An active and socially integrated lifestyle in late life might protect against dementia. Lancet Neurology. 2004; 3 (6): 343-53.

[319] Lobo A, Launer LJ, Fratiglioni L, Anderson K, DiCarlo A, Breteler MMB, et al. Prevalence of dementia and major subtypes in Europe: a collaborative study of population-based cohorts. Neurology. 2000; 54 (11): S4-S9.

[320] Karp A, Paillard-Borg S, Wang H-X, Silverstein M, Winblad B, Fratiglioni L. Mental, physical and social components in leisure activities equally contribute to decrease dementia risk. Dement Geriatr Cogn Disord. 2006; 21 (2): 65-73.

[321] Barnes LL, Mendes de Leon CF, Wilson RS, Bienias JL, Evans DA. Social resources and cognitive decline in a populationof older African Americans and whites. Neurology. 2004; 63 (12): 2322-6.

[322] Glei DA. Participating in social activities helps preserve cognitive function: an analysis of a longitudinal, population-based study of the elderly. Int J Epidemiol. 2005; 34 (4): 864-71.

[323] Saczynski JS, Pfeifer LA, Masaki K, Korf ESC, Laurin D, White L, et al. The effect of social engagement on incident dementia. Am J Epidemiol. 2006; 163 (5).

[324] Ertel KA, Glymour MM, Berkman LF. Effects of social integration on preserving memory function in a nationally representative US elderly population. Am J Public Health. 2008; 98 (7): 1215-20.

[325] Bosma H, van Boxtel MPJ, Ponds RWHM, Jelicic M, Houx P, Metsemakers J, et al. Engaged lifestyle and cognitive function in middle and old-aged, non-demented persons: a reciprocal association? Z Gerontol Geriatr. 2002; 35 (6): 575-81.

[326] Hultsch DF, Hertzog C, Small BJ, Dixon RA. Use it or lose it: engaged lifestyle as a buffer of cognitive decline in aging? Psychol Aging. 1999; 14 (2): 245.

[327] Carlson MC, Erickson KI, Kramer AF, Voss MW, Bolea N, Mielke M, et al. Evidence for neurocognitive plasticity in atrisk older adults: the Experience Corps program. J Gerontol. 2009; 64A (12): 1275-82.

[328] Entwisle B, Faust K, Rindfuss RR, Kaneda T. Networks and contexts: variation in the structure of social ties. Am J Sociol. 2007; 112 (5): 1495-533.

[329] Bärnighausen T, Tanser F, Gqwede Z, Mbizana C, Herbst K, Newell M-L. High HIV incidence in a community with high HIV prevalence in rural South Africa: findings from a prospective population-based study. AIDS. 2008; 22 (1): 139-44.

[330] Bärnighausen T, Hosegood V, Timaeus IM, Newell M-L. The socioeconomic determinants of HIV incidence: evidence from a longitudinal, population-based study in rural South Africa. AIDS. 2007; 21 (Suppl 7): S29-S38.

[331] Eaton JW, Johnson LF, Salomon JA, Bärnighausen T, Bendavid E, Bershteyn A, et al. HIV treatment as prevention: systematic comparison of mathematical models of the potential impact of antiretroviral therapy on HIV incidence in South Africa. PLoS Med. 2012; 9 (7): e1001245.

[332] Neaigus A, Friedman SR, Curtis R, Jarlais Des DC, Terry Furst R, Jose B, et al. The relevance of drug injectors' social and risk networks for understanding and preventing HIV infection. Soc Sci Med. 1994; 38 (1): 67-78.

[333] Latkin C, Mandell W, Oziemkowska M, Celentano D, Vlahov D, Ensminger M, et al. Using social network analysis to study patterns of drug use among urban drug users at high risk for HIV/AIDS. Drug Alcohol Depend. 1995; 38 (1): 1-9.

[334] Newcomb MD, Bentler PM. Impact of adolescent drug use and social support on problems of young adults: a longitudinal study. J Abnorm Psychol. 1988; 97 (1): 64-75.

[335] Zapka JG, Stoddard AM, McCusker J. Social network, support and influence: relationships with drug use and protective AIDS behavior. AIDS Educ Prev. 1993; 5 (4): 352-66.

[336] Friedman SR, Neaigus A, Jarlais Des DC, Sotheran JL, Woods J, Sufian M, et al. Social intervention against AIDS among injecting drug users. Addiction. 1992; 87 (3): 393-404.

[337] Kelly JA, Murphy DA, Sikkema KJ, Kalichman SC. Psychological interventions to prevent HIV infection are urgently needed: new priorities for behavioral research in the second decade of AIDS. Am Psychol. 1993; 48 (10): 1023-34.

[338] Kelly JA, St Lawrence JS, Diaz YE, Stevenson LY, Hauth AC, Brasfield TL, et al. HIV risk behavior reduction following intervention with key opinion leaders of population: an experimental analysis. Am J Public Health. 1991; 81 (2): 168-71.

[339] Theorell T, Blomkvist V, Jonsson H, Schulman S, Berntorp E, Stigendal L. Social support and the development of immune function in human immunodeficiency virus infection. Psychosom Med. 1995; 57 (1): 32-6.

[340] Wallace R. Traveling waves of HIV infection on a low dimensional "socio-geographic" network. Soc Sci Med. 1991; 32 (7): 847-52.

[341] Hunt CW. Migrant labor and sexually transmitted disease: AIDS in Africa. J Health Soc Behav. 1989; 30 (4): 353-73.

[342] Selye H. The stress of life. New York: McGraw-Hill; 1956.

[343] Esterling BA, Kiecolt-Glaser JK, Glaser R. Psychosocial modulation of cytokine-induced natural killer cell activity in older adults. Psychosom Med. 1996; 58 (3): 264-72.

[344] Glaser R, Kiecolt-Glaser JK, Bonneau RH, Malarkey W, Kennedy S, Hughes J. Stress-induced modulation of the immune response to recombinant hepatitis B vaccine. Psychosom Med. 1992; 54 (1): 22-9.

[345] Marsden PV. Models and methods in social network analysis. In: Carrington PJ, Scott JJ, Wasserman S, editors. Models and methods in social network analysis New York: Cambridge University

Press; 2005. pp. 8-30.

[346] Marsden PV. Network methods in social epidemiology. In: Oakes JM, Kaufman JS, editors. Methods in social epidemiology. Hoboken, NJ: John Wiley & Sons; 2006. pp. 267-86.

[347] Marsden PV. Survey methods for network data. In: Scott JJ, Carrington PJ, editors, The SAGE handbook of social network analysis. Thousand Oaks, CA: Sage Publications; 2011. pp. 370-88.

[348] Hollstein B. Qualitative approaches. In Scott J, Carrington PJ, editors. The SAGE handbook of social network analysis. Thousand Oaks, CA: Sage Publications; 2011. pp. 404-16.

[349] Keating NL, Ayanian JZ, Cleary PD, Marsden PV. Factors affecting influential discussions among physicians: a social network analysis of a primary care practice. J Gen Intern Med. 2007; 22 (6): 794-8.

[350] Davis JA, Smith TW, Marsden PV. General social surveys, 1972-2006 [cumulative file]. Inter-University Consortium for Political and Social Research, 2007.

[351] Lin N, Fu YC, Hsung RM. The position generator: measurement techniques for investigations of social capital. In: Lin N, Cook KS, Burt RS, editors. Social capital: theory and research. New York: Aldine de Gruyter; 2001. pp. 57-81.

[352] Lin N, Simeone RS, Ensel WM, Kuo W. Social support, stressful life events, and illness: a model and an empirical test. J Health Soc Behav. 1979; 20 (2): 108-19.

[353] Dubow EF, Ullman DG. (1989). Assessing social support in elementary school children: the survey of children's social support. J Clin Child Psychol. 18 (1): 52-64.

[354] Dehle C, Larsen D, Landers JE. Social support in marriage. Am J Fam Ther. 2001; 29 (4): 307-24.

[355] Lubben JE. Assessing social networks among elderly populations. Fam Community Health. 1988; 11 (3): 42-52.

[356] Oh K, Oh K-O, Lee S-J, Kim J-A, Jeong C-J, Kim H-R, et al. Psychometric evaluation of the Korean Social Support Questionnaire. J Korean Acad Nurs. 2008; 38 (6): 881.

[357] Norbeck JS, Lindsey AM, Carrieri VL. The development of an instrument to measure social support. Nurs Res. 1981; 30 (5): 264-69.

[358] Ong ASJ, Ward C. The construction and validation of a social support measure for sojourners: the Index of Sojourner Social Support (ISSS) Scale. J Cross Cult Psychol. 2005; 36 (6): 637-61.

[359] Zimet G, Dahlem N, Zimet S, Farley G. The multidimensional scale of perceived social support. J Pers Assess. 1988; 52: 30-41.

[360] Stansfeld S, Marmot M. Deriving a survey measure of social support: the reliability and validity of the close persons questionnaire. Soc Sci Med. 1992; 35 (8): 1027-35.

[361] Ryff CD. Happiness is everything, or is it? Explorations on the meaning of psychological well-being. J Pers Soc Psychol. 1989; 57: 1069-81.

[362] Vinokur AD, Price RH, Caplan RD. Hard times and hurtful partners: how financial strain affects depression and relationship satisfaction of unemployed persons and their spouses. J Pers Soc Psychol. 1996; 71 (1): 166-179.

[363] Lakey B, Tardiff TA, Drew JB. Negative social interactions: assessment and relations to social support, cognition, and psychological distress. J Soc Clin Psychol. 1994; 13 (1): 42-62.

[364] Repetti RL, Wood J. Effects of daily stress at work on mothers' interactions with preschoolers. J Fam Psychol. 1997; 11 (1): 90-108.

[365] Repetti RL. Short-term effects of occupational stressors on daily mood and health complaints. Health Psychol. 1993; 12: 125-31.

［366］ Repetti RL. Effects of daily workload on subsequent behavior during marital interaction: the roles of social withdrawal and spouse support. J Pers Soc Psychol. 1989; 57 (4): 651-9.

［367］ Story LB, Repetti R. Daily occupational stressors and marital behavior. J Fam Psychol. 2006; 20 (4): 690-700.

［368］ Moos R, Moos B. Family environment scale. Palo Alto, CA: Consulting Psychologists Press; 1981.

［369］ Spanier GB. Measuring dyadic adjustment: new scales for assessing the quality of marriage and similar dyads. J Marriage Fam. 1976; 38 (1): 15-28.

［370］ Russell D, Peplau LA, Cutrona CE. The revised UCLA Loneliness Scale: concurrent and discriminant validity evidence. J Pers Soc Psychol. 1980; 39 (3): 472-80.

［371］ de Jong Gierveld J, van Tilburg T. Living arrangements of older adults in the Netherlands and Italy: coresidence values and behaviour and their consequences for loneliness. J Cross Cult Gerontol. 1999; 14 (1): 1-24.

［372］ Vinconzi H, Grabosky, F. Measuring the emotional/social aspects of loneliness and isolation. J Pers Soc Psychol. 1987; 2 (2): 257-270.

［373］ DiTommaso E, Brannen C, Best LA. Measurement and validity characteristics of the short version of the social and emotional loneliness scale for adults. Educ Psychol Meas. 2004; 64 (1): 99-119.

［374］ Asher SR, Hymel S, Renshaw PD. Loneliness in children. Child Dev. 1984; 55: 1456-64.

［375］ Lawton MP. The Philadelphia Geriatric Center Morale Scale: a revision. J Gerontol. 1975; 30 (1): 85-9.

［376］ Paloutzian RF, Ellison CW. Loneliness, spiritual well-being and quality of life. In: Peplau LA, Perlman D, editors. Loneliness: a sourcebook of current theory, research and therapy. New York: John Wiley & Sons; 1982. pp. 224-7.

［377］ Duke University. Multidimensional functional assessment: the OARS. Durham, NC: Center for the Study of Aging and Human Development, Duke University; 1978.

［378］ Morrow-Howell N, Becker-Kemppainen S, Judy L. Evaluating an intervention for the elderly at increased risk of suicide. Res Social Work Prac. 1998; 8 (1): 28-46.

［379］ Chadsey-Rusch J, DeStefano L, O'Reilly M, Gonzalez P, Collet-Klingenberg L. Assessing the loneliness of workers with mental retardation. Ment Retard. 1992; 30 (2): 85-92.

［380］ Batagelj V, Mrvar A, de Nooy W. Exploratory social network analysis with Pajek. New York: Cambridge University Press; 2008.

［381］ Batagelj V, Mrvar A. PAJEK, ver. 91. 2001. http://vlado. fmf. uni-lj. si/pub/networks/pajek/

［382］ Cyram. NetMiner II, ver. 2. 5. 0a. Seoul: Cyram; 2004.

［383］ Borgatti SP. NetDraw Software for network visualization. Lexington, KY: Analytic Technologies; 2002.

［384］ Borgatti SP, Everett MG, Freeman LC. UCINET V for Windows: software for social network analysis, ver. 5. 2. 0. 1. Natick, MA: Analytic Technologies; 1999.

［385］ Goodreau SM, Handcock MS, Hunter DR, Butts CT, Morris M. A statnet tutorial. J Stat Softw. 2008; 24 (9): 1-27.

［386］ Handcock MS, Hunter DR, Butts CT, Goodreau SM, Morris M. statnet: software tools for the representation, visualization, analysis and simulation of network data. J Stat Softw. 2008; 24 (1): 1548-7660.

［387］ Hunter DR, Handcock MS, Butts CT, Goodreau SM, Morris M. ergm: a package to fit, simulate and diagnose exponential family models for networks. J Stat Softw. 2008; 24 (3): nihpa54860.

第八章

社会资本、社会凝聚力和健康

河内一郎（Ichiro Kawachi）

丽萨·伯克曼（Lisa F. Berkman）

两个小插曲

1995 年 1 月 17 日星期二清晨，日本第五大城市神户发生了一次大地震。超过 15 万栋建筑物倒塌，6000 多人丧生。正如丹尼尔·奥德里奇（Daniel Aldrich）所说[1]，这场地震展现了城市中不同社区在灾难准备和响应速度上的巨大差异。以活跃而闻名并被学者纳入研究的马诺（Mano）社区①，在地震发生后不久，居民们便自发组织救火队伍开始灭火，而在与马诺临近的其他社区，居民们只是眼睁睁地看着街坊邻居的住宅烧成灰烬[1]。地震发生之后，马诺社区邻里协会协助救援行动，把无家可归的居民疏散到附近的学校，搭建社区厨房，并组织守夜人保护被遗弃在废墟里的居民财产[2]。在重建阶段，这个邻里协会协助检查受损的建筑物。他们每周发布时事通讯，让社区居民了解灾情，并帮助监督改造受损房屋。像马诺这样社区的居民会比其他社区的居民更快投入到灾后经济重建工作中。在神户大地震以及世界各地不计其数的其他灾难中[1,3,4]，决定死亡人

---

① 被称为 Machizukuri 协会，或字面意思是"社区建设"，最初由居民组织处理附近工厂的污染等问题。后来，他们的职责扩大到处理居民的其他问题，例如改善公园和娱乐空间、预防犯罪等。

数差异的因素不仅仅只局限于灾难的物理层面（例如地震震级），还包括人类自身和社会层面的因素。

印度社会周期性地受到印度教和穆斯林教之间的族群冲突的破坏。然而，正如瓦什尼（Varshney）[5]所言，穆斯林教徒与印度教徒在城市地区的分布比例不足以解释为什么一些城市长期遭受种族暴力，而另外一些则成功地维持了族群和平。这些城市维持族群和平的秘诀是什么？阿什图什·瓦什尼（Ashutosh Varshney）[5]的答案是，这类能够维持族群和平的城市通常有民族融合的民间组织。瓦什尼猜测，这种组织成员中既有穆斯林又有印度教徒的民间组织（商业团体、贸易工会，甚至是当地图书馆的阅读圈），是保持各族群之间有效沟通的手段，并有助于遏制煽动者经常在社区内传播煽动民众骚乱的谣言。

这两个看起来毫不相干的小插曲具有什么神秘的、共有的社区特征呢？显然，社区结构要素（以先前存在的社区组织的形式）帮助居民迅速从自然灾害中恢复（日本的例子），并避免族群冲突（印度的例子）。居民之间的这种关系网络构成了他们所居住社区的社会资本的一部分。

社会资本的定义

社会资本的一个简单定义是"个体作为一个网络或一个群体的成员而获得的资源"。事实上，很难定义社会资本，社会科学中存在大量的这一概念的变式。这也许是不可避免的，因为社会资本涉及社会学[6,7]、经济学[8]、政治学[9]和人口健康[10]等学科。社会资本的跨学科性质使其定义变得模糊不清。但社会资本的大多数定义都强调了两个特征：其一，它是一种资源；其二，它是通过社会联系而产生的。

布迪厄[6]在他关于"资本的类型"的文章中指出，"资本"不应仅限于金融资本领域①。换句话说，在人们的日常交流中，资本等同于钱，但

---

① 事实上，要解释社会世界的结构和功能是不可能的，除非人们重新引入所有形式的资本，而不仅仅是经济理论承认的一种形式。经济理论允许强加给实践经济定义，这是资本主义的历史发明，通过将交换范围缩小为商业交易而实现（布迪厄，1986）。

把资本仅局限于此就大错特错了。资本可以指任何货物或资源的存量，例如，经济学家把人一生学到的知识和技能存量称作"人力资本（human capital）"。布迪厄[6]将某些习惯（例如去博物馆和音乐会）、喜好或言语和服饰的风格视作"文化资本（cultural capital）"，用来体现个体在所处社会中的象征性地位。"社会资本"意味着嵌入于社会关系中的、可供社会成员使用的有形资源。换言之，当我们与好友一同外出游玩，在享受美好时光的同时，我们也从可用的社会关系中获得了物质与精神资源。也正是如此，社会资本有时也被称为"网络资本（network capital）"。

在经济学理论中，资本有两个特点：①它需要消耗其他来创造未来的利益；②它提高了其他生产要素的生产率[11]。据此我们可以推论，教育也是一种资本类型，因为：①人们为了在学校获得教育而不得不牺牲乐趣（以及收入）；②学校教育提高了其他生产要素的生产率（例如操作一些复杂精细的小工具）（见第二章）。然而，著名经济学家肯尼斯·阿罗（Kenneth Arrow）[12]却认为，"社会资本"并不完全符合资本的两个特点，因为现在的人际关系并没有为了未来的利益而作出任何"牺牲"，也没有做任何有目的性的投资。虽然我们同意大多数人进行社交并不纯粹是为了工具性目的（我们和朋友一起出去玩是因为这样很有趣），但在社交过程中，我们花费了经济学家们常常喜欢提及的时间成本。当人们在民间组织（比如当地的居民协会）中进行志愿活动时，他们实际上是牺牲了现在（毕竟，喝啤酒和在电视上看足球比赛更有趣）来建立社区社会资本的存量。

将社会资本与健康联系起来的理论路径

将社会资本与健康结局联系起来的路径因分析层次而异。从个体层面分析，社会资本是指个体通过以自我为中心的网络获取的资源。有用信息的获取（比如哪里可以免费注射流感疫苗的消息）、工具性支持（例如现金贷款）的获取和社会强化（例如情感支持的交换），这些都是与健康相关的资源。从个体层面分析，我们有时候很难将"社会资本"与"社会支持"区分开（在第七章中讨论过）。一个重要的区别在于，社会支持来源于人与人之间的强关系（至少是社会支持，通常是按照流行病学中以自我为中心的网络的方法进行评估，详见第七章）。个体社会资本也可以从强关系中获得，但更多的是从弱关系及熟人关系（acquaintance ties）中获得，例如通过资源生成法进行测量（详见后文关于社会资本测量的部分）。从这个意义上来说，相较于社会支持本身，个体社会资本可以被用来代表个体网络的多样性（例如弱关系、跨群体之间的桥型关系）。例如，个体网络社会资本，具有多样性，在调整了个体的强关系后，可以预防吸烟和高血压①。换句话说，在个体层面上，拥有多样化的社会网络似乎比仅仅从亲密关系中获得社会支持要更加有益[13,14]。

当我们把社会资本作为一个群体层次的结构时，需要把它看作整个社会网络的一个属性，例如一个将社区中居民联系起来的社区网络，这个网络可以给嵌入其中的个体带来益处。当在群体层面分析时，社会资本与一组"衍生性质"相联系[15]。在群体层面上可能与健康结局有关的三种机制值得特别关注：①社会感染（social contagion）；②非正式社会控制（informal social control）；③集体效能（collective efficacy）。

社会感染认为，行为在一个紧密结合的社会网络中会传播得更快。在网络学中，网络成员之间的传递性越大（网络中个体之间的社会联系越饱和），成员影响网络中其他成员行为的途径就越多。行为可以通过信息的扩散或通过行为规范的传递而在网络中传播。有时，通过网络传播的行为可能对健康有害——例如肥胖通过社会网络的传播[16]——但在其他时候，这种通过网络传播的行为也可以促进健康，例如戒烟的传播[17]。在弗雷明翰后代研究中，克里斯塔基斯（Christakis）和福勒（Fowler）[17]发现，戒烟行为服从"三级影响"（three degrees of influence）规则，也就是说，我们所做或所说的事情都通过我们的社会网络产生三级不同程度的影响。当某个体戒烟后，其直系朋友戒烟的可能性会增加60%（一级影响）；同时，其朋友的朋友戒烟的概率会增加20%（二级影响），其朋友的朋友的朋友

---

① 来自作者与皇后大学的斯宾赛·摩尔之间的个人交流。我们感谢摩尔博士为本节所提供的见解。

戒烟的概率会增加 10%（三级影响）。比如在一个追踪 30 年的队列中，剩下的几个长期顽固的吸烟者逐渐被挤到了社会网络的外围，也就是说，他们发现自己逐渐被他们的社会交往人群所排斥。值得注意的是，"三级影响"规则是一个群体的属性。换句话说，我们熟悉我们的朋友，但我们可能不会认识我们全部朋友的朋友（二级），至于朋友的朋友的朋友，我们认识的可能性更小。克里斯塔基斯和福勒的研究结果表明，在一个社会群体中，我们会受到来自我们完全不认识的人的影响。作为网络中的一员，我们可以从群体其他人的行为中获益。如果这些关于行为影响的观点是正确的①，那么我们必然会发现，在一个凝聚力更强的网络中（例如更多社会资本），行为会传播得更快。

非正式社会控制是指社区内的成年人维持社区秩序的能力，即当他们目睹他人的一些越轨行为时做出的干涉行为。这个概念起源于犯罪学，并被用来解释破坏行为和犯罪发生的社区差异[18]。一个有凝聚力的社区是这样的：当社区里的青少年在街头闲逛或是从事违法活动时，居民可以依靠社区内的成年人（不仅仅是父母或正式的执法机构）来对他们做出相应的干涉。当社区网络闭合时，这种非正式的社会监督就会增加。也就是说，社区中的成年人在社会层面上是相互关联的。尽管最初发展非正式社会控制是为了解释社区抑制犯罪的能力，但现在它同样适用于预防一些健康相关行为（例如青少年的吸烟、酗酒、药物滥用）②。当父母在孩子不注意的时候，依靠邻居对孩子的行为进行监管时，他们就已经从所属的社会网络中受益了。换句话说，非正式社会控制是群体的一个集体特征。

集体效能是群体自我效能的类比，即指动员集体进行集体行动的能力[18]。在本章开头提到的神户大地震的小插曲中，震前拥有较高密度民间

---

① 克里斯塔基斯和福勒曾受到批评，例如科恩－科尔和弗莱彻（2008 年）[73]和里昂斯（2011 年）[74]，更多详细讨论请参见第七章。

② 例如，20 世纪 70 年代，在作者（河内一郎）长大的东京邻近社区，每个街角的自动售货机都能买到香烟。很多次，他和他的同学在放学回家的路上，忍不住要花他们的零花钱偷偷地买一包香烟，但他们从来都不敢这样做，因为他们知道在回家之前，他们的妈妈就会发现这件事；一些邻居家长不可避免地会提前打电话来打他们的小报告。

组织的地区在灾后能更好地做好准备、更快地恢复过来[1]。当一个社区的居民通过民间组织和志愿协会相互联系在一起的时候，在紧急情况下他们就能更快地动员起来。一个集体出现问题时，我们中的许多人（也许大多数人）会选择什么也不做，让别人去处理，这被称为搭便车问题（free-rider problem）。那么为什么人们会为诸如清理地震后的残骸等集体问题自愿付出自己的努力呢？其中的一个原因是：他们已经通过现有的社区组织形成相互联系。在这种情况下，做出"搭便车"的行为可能会损害自己的声誉以及受到社会制裁（例如被集体排斥）。在此情况下，来自群体内其他成员的制裁威胁便足以调动集体行动。因此，公民社区参与度可作为社区社会资本的一个粗指标。此外，一旦建立起一个目标单一（例如抵制污染）的民间组织，这个组织就可以灵活地达成其他的目的（如应对灾难）。科尔曼（Coleman）[7]用"多功能的社会组织"一词来描述一个为某一目的而建立的协会后来却可能用于其他目的的现象。如此一来，社区组织将更有效地满足居民的各种需求[1]。

总而言之，通过上述三个过程（社会感染、非正式社会控制、集体效能），个体能够从他们所属的社会团体（如社区中父母们组成的网络、邻里协会成员组成的网络）中获益。除了社会网络相互联系的成员外，社会资本还能让网络外的个体获益，即获得集体内的一些非排他性资源（即经济学家所说的公共资源）。例如，一位没有参加当地组织的居民仍能受益于志愿者对灾后环境的清理；工作场所中的一名员工可能因为其他同事积极参与医院的预防接种而免受流感的危害（群体免疫）。也就是说，社会资本具有正外部性（positive externalities）（溢出效应）。社会资本的公共物品属性（例如消费的非排他性）这一点在社会资本与人口健康的情境或多层次研究中尤其受到关注（见下文）。

社会资本的消极面

同其他形式的资本一样，社会资本通过社会网络获取的资源被运用到好的方面或是坏的方面都是有可能的。正如金融资本可被用于好的方面或坏的方面一样，社会资本也可被用于获取促进健康的资源（如牙线）或损害健康的资源（如香烟）两个方面。弗雷明翰研究发现，戒烟[17]和幸福感[19]在社会网络中具有传染性，肥胖[16]和抑郁症[20]也是如此。一些社会资本的拥戴者会因为忽视了社会资本的两面性[1]而受到批评[21]。社交有点像母亲们对待苹果派一样，会用一种无意识的偏见来描绘其好的一面。

波茨（Portes）[22]在其一篇有影响力的文章中列出了社会资本的一些消极面，包括排斥外来者、对团体成员提出额外要求、限制个体自由以及降低规范水平。第一个消极面是紧密团结的社区往往会容易出现这些情况，因为他们会设法防止外人进入。例如，日本社会常被认为具有高度凝聚力[23]，且日本社会的凝聚力被认为是他们长寿的一个重要原因[24]。但是，这种高度团结的表象下也隐藏着许多问题。

日本社会的凝聚力在历史上可以追溯到德川幕府时代颁布的一系列法令，这些法令使日本在大约两个世纪（从 1633 年到 1853 年）内一直奉行着闭关锁国的政策，直到国门最终被海军准将马修·佩里（Matthew Perry）的大炮强行打开。德川时代的统治者用死亡来威胁在日本领土上被捕的外国人，迫使他们过着隐居的生活。日本社会的民族同质性，以及迄今为止仍然滞留在日本移民政策中的强烈仇外心理，都是这一政策带来的影响①。日本社会凝聚力的阴暗面有时候会突然爆发，例如，2013 年 7 月在山口县（日本西部）的偏远村庄三岳发生了一起骇人听闻的谋杀案，五名七八十岁的老人在此起案件中丧生②。据警方报道，案件凶手是一名 20 年前回到村里照顾年迈父母的 63 岁男子。在供述犯罪事实时，该男子称其犯罪动机是因为周围邻居排斥他，这使他充满愤怒和怨恨。日本人甚至用"村八分"一词代指这种类型的社会排斥。这一词（字面意思可译作"村八"）是一种可以追溯到日本封建时期的习俗，即日本农村社区居民团结起来，在特定的十种重要场合（如婚嫁、疾病、葬礼、灭火等）上互相帮助。当

---

① 例如，在 2008 年的"莱曼冲击"之后，日本政府提供数千美元现金遣返巴西移民工人（《纽约时报》，2009 年 4 月 22 日）。这些制造业工人——其中许多是有日本血统的巴西国民——得到了现金，只要他们承诺不再返回日本。

② 参见 http://en.wikipedia.org/wiki/Yamaguchi_arson_and_murders。

有人犯下重大违法行为时，作为惩罚，十项事件中有八项禁止向违法者伸出援手。因此，根据普拉索尔（Prasol）[25]的说法，在需要互帮互助的农忙时节，"八项禁止"是一个非常严重的惩罚。被遗弃的人几乎完全被排除在社区生活之外，无法长期生存下去。随着时间的推移，这种社区传统在日本社会开始变得普遍，并成为监管集体行为的基础。

来看一个离我们更近的案例。波士顿校车危机（1974-1988）是一系列暴动事件，这场危机事件的爆发原因是政府规定在波士顿（包括南波士顿、查尔斯顿、西罗克斯伯里、罗斯林德尔和海德公园）传统的爱尔兰裔美国人社区中废除公立学校的种族歧视。这些骚乱是社区居民对感知到的外部威胁的反应，是一种集体内部团结的体现。迈克尔·帕特里克·麦克唐纳（Michael Patrick MacDonald）在其自传《成长于南方》（南波士顿）中写道："即使自己是斯皮诺利，社区里的每个个体都声称自己是爱尔兰裔，这是因为生活在南波士顿的大家把彼此都当作家人。我们总会有一种受到保护的安全感，就好像整个社区里的人都在帮助我们提防一些可能的威胁，帮我们注意未知的敌人。没有外来者可以干扰我们。"[26]换句话说，诸如信任和团结这种能将一个团体紧紧团结在一起的精神资源，往往也可以被用于排斥外来者的进入。

波茨[22]提到的社会资本的第二个消极面是对团体成员提出过多的要求。奥德里奇（Aldrich）认为，社会资本是一种群体成员的非正式保险。例如，社会资本使得自然灾害的受害者能够利用预先存在的支持网络来获得财务、信息和情感上的援助。然而，之所以社区成员在他需要帮助时便能在社区网络上获取相应的资源，是因为社区网络上有其他人为他提供了那些资源。而当这个社区已经处于一种资源受限的状态时，互相帮助可能会给团体成员带来过多压力，因为他们经常被要求向他人提供帮助，有时甚至会付出高昂的个人代价。另外涉及双重消极面的例子是，犯罪集团的头领出于其义务，会为他的团体不断扩充成员。黑手党或黑帮等犯罪组织显然是一种社会资本的形式，它们为那些属于犯罪集团的成员提供了有价值的资源，尽管它们对社会其他部分具有负外部性。但即使在这种"阴暗"的社会资本形式下，成员也不能免除过度义务这一负面影响。某日本犯罪集团头目的自传《一个黑手党首领的自白》[27]详细地描述了犯罪网络中的种种义务：当某位黑帮成员进监狱后，集团要为他的家人提供经济支持；支付成员的葬礼和医疗费用；由于自己下属犯下过错而向其他竞争帮派做出赔偿。也就是说，"由于有着如此多的义务，既要好好照看手下，又要保持黑社会的形象，黑社会集团的首领总是缚手缚脚的，而且无论赚了多少钱都不觉得真正够用于组织的维持"[27]。

波茨[22]提到社会资本的第三个消极面是对自由的限制，这种情况通常在一个有凝聚力的群体中存在。如前所述，非正式社会控制有助于减少越轨和反社会行为，但是这种现象的阴暗面会形成一个过度控制和不能容忍多样性的社区。最后，"下降的水准测量规范"（downward-leveling norms）是指团体凝聚力按照团体所接受的规范的方向摧毁离群值的现象。日本谚语"枪打出头鸟"（The nail that sticks out gets hammered down）[28]也许最恰当地表达了这一现象。在教育领域，故意平庸的现象容易在一些较差的学校中发生，这是极其有害的。这种文化观可以看作是这个群体的一个保护机制，即为了确保那些过于努力的学生不会因后来的失败而感到失望。如果学校里的主流规范不是崇尚学术成就，即使是有能力的学生也可能最终与其同伴一样无所作为以寻求认同（例如遵守规范）。杰·麦克劳德（Jay MacLeod）在对"走廊上的游荡者"（Hallway Hangers，指的是在学校的走廊里闲晃而不上课的学生）的经典民族志研究《成功无望》中清晰地描述了这种社会资本的"消极面"[29]。

结型与桥型社会资本

对于研究人员而言，将社会资本区分为结型（bonding）和桥型/链型（bridging/linking）十分重要[30,31]。在某些特定情形下，这种区分有时有助于解释为什么社会资本带来的弊大于利。结型社会资本指在网络或团体中获取的资源，其中网络成员具有相似的背景特征，例如阶级或种族/族裔。从网络术语角度来说，他们是"同质的"。相比而言，桥型社会资本指跨越（或连接）阶级、种族/族裔或其他社会特征而获取的资源。

区分这两种社会资本有助于解释为什么有些群体看似拥有大量的社会资本，但无助于他们维持健康。因此，在许多弱势社区中，较多的结型社会资本成为居民重要的生存机制。但是，如果穷人只有通过互相帮助这一条途径来获得支持，那么他们将永远保持贫困弱势的现状。卡罗尔·斯塔克（Carol Stack）[32]对一个贫穷的非裔美国人社区的经典民族志研究表明，通过亲属关系网络相互支持被认为是"获得（getting by）"的主要机制。这种形式的社会保障存在一个重要缺陷，即它会给集体成员造成经济层面和精神层面上的双重负担。在阿拉巴马州伯明翰农村地区的一项研究中，米切尔（Mitchell）和拉果里（LaGory）[33]研究了社会资本对心理健康的影响。他们发现较高的结型社会资本（这一指标是根据具有相同种族和社会经济背景的人们之间的信任水平和关系强度计算得到的）似乎与更多的精神痛苦相关。而对于来自不同种族/阶级背景的人们之间所形成的网络关系（例如桥型社会资本），研究结果则恰恰相反。

以上这些观点可以帮助解释一些研究中出现的不一致结果。例如，在巴尔的摩的一个低收入社区，当母亲对她所在社区的依附水平较低时，其子女的行为或健康问题[34]会更少，也就是说，与社区集体的联系越少，似乎会越有益于健康。齐尔西（Ziersch）和鲍姆（Baum）[35]在澳大利亚阿德莱德的一个工人阶级郊区中进行的一项研究也发现，更多的社区活动参与可能会导致更差的健康状况。在对这个社区居民的定性访谈中，他们指出应对和处理由集体互动带来的日常问题会带来相应的压力。除了过多要求帮助他人之外，强结型社会资本往往还表现出波茨[22]列举的所有其他负作用：①规范水平的下降；②集体成员内部一致团结以排斥外来者；③不能容忍多样性，追求集体一致性。

从这些研究中我们可以得出一个共识，即在一个弱势的社会群体中，结型社会资本是一把双刃剑。因此在这种社会背景中，若不同时增加如经济和人力资本等其他形式的资本投入，仅发展社会资本将毫无意义。

另外，桥型社会资本使得人们能够获得他们所处的社会环境之外的资源。桥型社会资本明确地将社会资本与权力及资源的结构不平等联系起来。本章开头提到的两个小插曲都涉及了桥型社会资本。在神户大地震的例子中，强结型社会资本（以居民协会的形式呈现）帮助处理灾难的即时性后续事宜（居民之间互相支持，招募志愿者）。相比之下，在漫长的灾后重建过程中，正是新的社会资本的建立（以组织的形式将政府、非营利组织和社区居民联系起来），才使得人们更快地从灾难中恢复过来。而在印度种族冲突的例子中，印度人民党（BJP）地方分支成员身份增加了印度教徒之间的结型社会资本，穆斯林联盟的成员身份对穆斯林也起到了相同的作用。但这些类型的社会资本自身并没有促进民族和谐。根据瓦什尼（Varshney）[5]的理论，真正发挥作用的是将两个民族团体联系在一起的社会资本。

在不同的情况下，从桥型社会资本中获益的人群也会发生变化。在日本社会，正式组织大多被男性主导（例如，政府机构中女性数量的排名，日本在 189 个国家中排名第 123 位）。在这种社会背景下，相较于男性，女性可能会从桥型社会资本中获益更多。在对日本西部一个中等城市的 4000 名居民进行的调查中，岩濑（Iwase）及其同事[36]询问了他们参与家长与教师协会、体育俱乐部、校友会、政治活动俱乐部、公民团体和社区协会这六种组织的情况。作者通过询问参与者与他们所属组织的其他成员的同质性（在性别、年龄和职业方面），来区别结型和桥型社会资本。桥型社会资本（例如，参与成员背景复杂多样的社团）对于自评健康有着较强的保护作用，且相较于男性，这一现象在女性中体现得更明显。在调整了人口统计学变量（社会经济地位、结型社会资本的获取等）之后，与没有参加任何组织的女性相比，那些参加了有较高水平桥型社会资本的组织的女性，其健康状况差的可能性较低（OR = 0.25，95%CI：0.11 ~ 0.55）。相较之下，结型社会资本与健康在两种性别中都不存在显著的关联性[36]。

社会资本的测量

测量社会资本的方法理论上可以概括在如下 2×2 的矩阵中（见表 8.1）。矩阵的行表示社会资本相关文献中常用的两种主流方法。这两种方法的不同点在于：对于社会资本，研究人员强调以社会网络为基础的视角还是以社会凝聚力为基础的视角[10,37]。矩阵的列则展现了从个体层面和从群体层面分析社会资本的两种思路（见表 8.1）。

表 8.1　社会资本评估测量方法（Kawachi，2010）

对社会资本的定义	分析的层面	
	个体	群体
基于社会网络的视角	定位法 资源法	整体的社会网络分析
基于社会凝聚力的视角	基于个体感知（例如对他人的信任）和行为评估（例如公民参与）的调查	调查结果汇总到群体层面

社会资本是个体属性还是群体属性的，这一直是一个有争议的话题。科尔曼（Coleman）[7]在他的概念分析框架中明确指出，"社会资本与其他形式的资本不同，它贯穿于人与人之间的关系结构中，它既不属于个体，也不存在于实际的生产工具中"。与上述观点相反，波茨[22]强调应该只在个体层面上分析社会资本，并将社会资本定义为一种从个体社会网络中获得的资源。从人口健康的角度来看，我们认为从群体层面进行分析更有利于社会资本的概念化和测量。让我们再次回顾本章开始列举的两个小插曲，为什么有些社区在遭受灾难之后恢复得更快，为什么一些社区能更有效地维持和平与和谐，思考其中的缘由十分有趣。这与探究为什么一些个体要比其他个体活得更好是两码事。归根结底，我们必须在这两种对立的分析层次中强制做出选择。因此，我们同意摩尔（Moore）及其同事[38]的看法。

人们关于分析层次的争论焦点常常在于，采用社群主义方法（communitarian approaches）还是网络方法来分析社会资本更合适。社群主义方法偏向将社会资本定义为空间意义上的集体（例如社区和国家）财产，而网络方法倾向于在个体层面或群体层面考察社会资本。然而，正如布迪厄（Bourdieu）[6]强调的那样，网络社会资本同时在两个层面上运作，因为这些资本为集体所有，但通过个体和集体的行动得到了动员。因此，社会资本的网络方法将着重考虑社会资本是如何在多层面上运行并产生影响的。

在表 8.1 左上角的单元格中，我们看到基于网络视角从个体层面上测量社会资本的例子，如林南（Nan Lin）的定位法[39]以及范德加格（van der Gaag）和斯内德（Snijder）的资源法[40]。定位法[39]是一种评估工具，它被用于评估某个人是否认识一些身居要职的人（如医生或律师），其职位价值具体通过财富、权力和声望来反映。这种方法基于这种假设：认识从事此类工作的人，与个体获取信息、建议、工具性支持或其他象征地位的能力相关。定位法中有一个关于个体社会资本的指标，即"达高性"（upper reachability），用于反映某一个体在他的社会网络中所能接触到的最上层。因此，达高性类似于之前提到的链型社会资本概念。

研究个体如何利用其网络连接在社会中取得成功，例如通过寻求税务律师的建议来处理税务局审计，或者从大学招生负责人处获得有用的提示，以便为自己的孩子申请到一所著名的大学，定位法被认为是最有效的方法。然而，定位法对于工具性资源的盲目强调限制了其在健康研究中的使用。例如，个体通过社会网络传播资源促进健康相关行为，与他是否认识从事高社会声望工作的人可能并不相关。此外，如果网络中资源提供者的职业（如家庭妇女）不能按照职业的社会声望分类，则定位法也不适用[41]。

基于社会网络视角测量社会资本的另一种常用方法是范德加格和斯内德的资源法[40]。这一方法的特点是：运用清单方法，逐一列出被访者通过社会网络从他的朋友或熟人处能够获得的技能或支持。例如，个体是否认识在紧急情况下能修理汽车、帮忙照看小孩或借到一大笔钱的人。在横断面研究中，基于资源法的社会资本与抑郁症状[42]、自评健康[43]等健康结局相关联。资源法里清单的一些条目与用于测量社会支持的工具（如医疗社会支持量表，Medical Outcomes Study Social Support）中的一些条目之间存在重叠[44]。然而，它们之间存在一个重要区别，即资源法倾向于关注工具性资源（信息/建议、个体技能、金钱和实物劳动），而社会支持测量工具则更强调情感支持（例如表达情感、吐露问题、一起放松等）。正如前一节讨论的那样，资源法倾向于"捕捉"人们通过弱社会关系获得的资源和支持，而社会支持测量工具则更像是在"挖掘"人们通过亲密关系获得的资源（如情感支持）。

如表格 8.1 右上格所示，使用整体社会网络分析将基于网络的方法扩展至群体层面。在公共卫生与流行病学领域，以自我为中心的社会网络评估一直是主流研究方向（见第七章），而对整体社会网络数据进行分析的研究并不常见。那些公开可用的资料经过人们常年反复的分析，也很难再被挖掘出新的结论或成果［例如弗雷明翰研究[45]和全国青少年健康纵向研究（促进健康研究）[46]］。对整体社会网络进行研究的主要限制是用于访问群体中每个个体所用的时间和金钱。此外，虽然一些社会群体如学校或工作场所（或是一些有着明确定义的亚群体，如吸毒者网络）的边界很好界定，但对于社区等群体边界的界定则比较棘手。例如，在弗雷明翰研究中，研究人员没有采用传统的整体社会网络评估法，而是巧妙利用了这样一个情况：在研究参与者的联系人名单中（为了防止参与者失访），很大一部分人恰好也参加了在马萨诸塞州一个高度团结的社区中进行的同一项研究[45]。基于之前的讨论，洛坤（Lakon）、歌德特（Godette）和希普（Hipp）[47]提供了来自整体网络分析的社会计量结构测量的例子，这些测量方法与社会资本（包括基于网络的社会凝聚力、结型社会资本和桥型社会资本）的概念存在潜在相关性。从这些测量方法的描述中可以清楚地看到，它们依赖于精准且完整地描述网络中各个成员的各种关系。例如，有人建议，"凝聚力"的结构性社会计量测量方法是考察使一个群体解散所需要的从该群体中移除的最小成员数。找出这个数字可能相当困难，因为根据社会网络的精确结构，即使去除一个具有战略位置的节点（strategically located node），也会对群体的连通性产生巨大的影响。

表 8.1 的最后一行展示了基于社会凝聚力视角评估和测量社会资本的方法，这种方法在人口健康研究中被广泛采用。在对社会凝聚力的调查中，调查者并没有试图调查受访者的社会网络关系。相反，调查者询问小组中资源的潜在可用性，例如个体所属群体内的互惠互换。一般来说，社

会凝聚力调查分为两个领域：①个体对其所属群体的态度、观念和认知，又被称为"认知型社会资本（cognitive social capital）"；②实际行为（例如个体是否参与非正式和正式的社会组织），也被称为"结构型社会资本（structural social capital）"[48]。个体对调查问题的回答既可以在个体层面上（如表8.1中矩阵的左下角单元格所示）进行分析，也可以在群体层面上（如右下单元格所示）进行分析（例如社区或工作场所）。

基于社会凝聚力视角评估社会资本被批评为偏离社会资本最初基于网络的定义，即"通过网络成员获取的资源"[49]。这种批评确实有道理。然而，考虑到在居民区等情境下进行整体社会网络评估所面临的巨大挑战，我们认为，调查居民对社会网络资源可用性以及对集体效能和非正式社会控制的看法是一种合理的折中办法。例如，在芝加哥社区人类发展项目中，为了测量社会凝聚力，研究人员设计了由五个问题组成的社会凝聚力量表（李克特5点量表），询问受试者对下面5句话的认同程度："这里的人都愿意帮邻居""这是一个紧密的邻里/社区""这个社区的人可以信任""这个社区的人相处不愉快""这个社区里的人价值观不同"（最后两个问题为反向编码）[18]。将芝加哥343个社区中的个体对这些问题的回答进行汇总，然后通过"生态测量学"方法进行验证[50]①。

事实上，社会凝聚力量表（如芝加哥调查工具）中的单个条目与基于网络的社会资本定义的重叠程度还有待商榷。桑普森（Sampson）等人[51]认为，尽管基于网络的社会资本定义倾向于强调通过私人关系获得的资源，但集体效能的构筑（社会凝聚力与非正式的社会控制是其一部分）使得集体能够调动集体资源来为个体谋求利益。同样，主张基于网络的邻里社会资本理论的卡尔皮亚诺（Carpiano）[49]强调四种类型的资源：①居民可以从邻居那获得的社会支持；②利用与其他居民的社会联系以获取有用信息；③非正式社会控制；④居民的社区组织参与。简而言之，经证实，由社会凝聚力方法的倡导者所拥护的概念和基于社会网络方法测量的邻里

---

① 许多其他的心理测量验证工具（基于社会凝聚力方法）已被开发用于社会资本的实地研究，感兴趣的读者可参考哈珀姆（2008年）的评述[48]。

社会资本之间有着相当大程度的重叠。

　　信任是不是社会资本的一部分是持续争论的一点。问题在于，信任是否可以被认为是社会网络固有的道德资源，或者信任是不是一种社会资本的诱发因素（即先行因素）而不是其必不可少的组成部分[48]。毫无疑问，信任促进了资源交换。例如，当个体，暂且称她为安娜（Anna），找到她的朋友贝蒂（Betty）借钱，如果贝蒂相信安娜会偿还钱给她的话，贝蒂将会答应这一请求，而如果安娜和贝蒂都是克里斯蒂娜（Christina）的朋友的话，那么贝蒂会无条件信任安娜，这种现象称为网络闭合（network closure）。如果安娜不还钱给贝蒂，她将来肯定会很难从贝蒂那里再借到钱。此外，她还损害了她在克里斯蒂娜那里的声誉，因此，克里斯蒂娜将来也不太可能借钱给安娜。在这个例子中，网络结构（贝蒂和克里斯蒂娜都是安娜的朋友，同时她们也是彼此的朋友）创造了强制性信任。也就是说，这个三角关系中的成员可以相信其他成员会遵循某些行为规范（如还钱），而且这种信任是基于违反集体规范的制裁威胁（即排斥）而实现的。乔治·霍曼斯（George Homans）在他1958年出版的社交行为学经典著作[52]中也提到了这一点。

　　　　当一个集体成员发现另一个成员越轨时，他们之间的互动（如劝其改变行为）越剧烈，这个集体的凝聚力就越强。

　　　　如果越轨者不改变自己的行为，那么他将失去来自其他成员的社会认同。越轨者将会获得较差的社会经济选择（即被排斥）。我们不难发现，这些结论和我们的日常经验完全一致[52]。

　　信任也可以使集体行动更加频繁，也就是说，当一个集体中的每个人都值得信任时，集体成员就不会逃避自己的责任，也不会想着不劳而获。总之，集体中的信任是一种无形但十分重要的资源，它使得集体中的其他资源得以流通和交换。换言之，没有信任，网络成员之间难以存在任何资源交换，此时个体行动者所拥有的资源将无法流通。

　　当我们把信任作为一种个体属性进行分析时，问题便会出现（见表

8.1 中 2×2 矩阵的左下角单元格）。人们常常会忽视的一对容易混淆的概念，"信任他人"与"他人的可信度"之间存在细微但关键的区别。个体对如下问题的回答"你认为你的邻居值得信赖吗"（非常同意……非常不同意），不能区分个体信任他人的倾向性与邻居的可信赖性。前者是一种心理特征（事实上，不信任他人通常被称为"愤世嫉俗的敌意"，并且已被证明是不良健康状况的危险因素之一）[53]。相比之下，社会资本研究人员主要关心的是与值得信任的人做邻居是否有利于健康，也就是说，一个值得信赖的环境是否会有利于资源的交换。不幸的是，基于个体对于信任看法的分析，对健康的两种影响都有可能发生。对于社会资本研究来说，要获得超出人格心理学既有发现的价值，就需要掌握群体的可信任度。其中的一种方法就是将个体对于信任问题的回答汇总到群体水平上（见表8.1 右下角的单元格），即将群体信任平均值作为每个个体的信任度。通过这种方法，经过平均最后得到的信任感知不太可能会受到个体差异（具有"愤世嫉俗的敌意"的个体）的影响。我们还可以认为，这种度量方法能帮助我们捕捉到群体（例如社区或工作场所）的集体特征。

一些人对通过调查方法测量社会凝聚力提出了批评，这些方法往往包含一些表示社会资本的结局但又不属于社会资本的要素[48]。例如，人们对社区的满意度远远偏离社会资本的定义"通过网络获取的资源"。有些时候，当缺乏研究数据时，研究人员会使用一些替代性指标如犯罪统计和投票参与。这些都是波茨[22]曾提到的"概念延展"的例子。

本节的最后，我们简单总结一下测量社会资本的一些实验方法。大多数经济学家认为信任调查不具有信效度，他们主张用实验的方法来测量社会资本相关概念，如信任与合作。例如，格莱泽（Glaeser）及其同事[54]设计了"丢信封法"（envelope drop method）来直接观察信任行为。在这一实验中，贴好邮票写好地址的邮件随机丢放在附近的街道角落，实验者则会观察并记录有多少封邮件会被陌生人捡起并寄往正确的地址，并计算这些邮件所占的比例。

另一种实验方法是，在战略互动类博弈中研究信任和合作行为。例如，在经典的信任博弈中，A 被给予一笔钱，他可以选择将这笔钱全部给

B，或者选择只给一部分，也可以选择全部不给。实验人员承诺，无论 A 成员转账多少，这笔转账的钱在到 B 成员账户之前都会变为原价值的数倍。最后，B 成员也可以选择将部分或全部金额返还给 A，或选择全部不返还。在这个实验中，最初由 A 转移的金额被作为信任行为的衡量标准。安德森（Anderson）和梅勒（Mellor）[55]还提到了其他的博弈，如公共产品博弈（囚徒困境的一个版本）。当然，选择使用调查的方法开展研究的人员也可以放心，已有证据表明基于调查的社会资本测量和基于实验的社会资本测量具有相同的聚合信度（convergent validity）。有研究发现，那些在调查中自我报告对他人有更高信任度或对志愿组织的参与度更高的个体，也更有可能在实验情境中做出信任和合作行为[56]。

经验证据

现有关于社会资本与健康的实证研究数量繁多，无法在本书中逐一详述。因此，在本章节中，我们将对这些研究的主要结论进行总结。有兴趣的读者可以查阅关于社会资本和身体健康[57]、心理健康[58]及健康相关行为[59]的系统综述。

关于这些研究的第一个总结是：大多数研究把邻里社会资本作为"暴露"，且大多数研究中的社会资本都是基于社会凝聚力的视角来衡量的。村山（Murayama）等人[60]在系统综述的基础上对邻里社会资本与健康的多水平研究进行了总结，有关情境层面证据存在四个发现。

相较于"邻里凝聚力对健康存在情境效应"的观点（见表 8.1 右下方的单元格），有更多一致的证据支持"邻里中的个体对社会凝聚力的认知与健康结局相关"这一观点（见表 8.1 左下角单元格）。在多水平研究中，当控制个体水平的个体认知时，群体水平的凝聚力的影响通常会减弱到无统计学意义。例如，在日本静冈县进行的包含 11092 名社区老年人（65～84 岁）的前瞻性队列研究显示，个体对社区凝聚力的认知情况与较低的全因死亡率（HR = 0.78；95% CI：0.73～0.84）、心脑血管疾病死亡率（HR = 0.75；95% CI：0.67～0.84）、肺病死亡率（HR = 0.66；95% CI：

0.58～0.75）和其他疾病死亡率（HR＝0.76；95% CI：0.66～0.89）相关[61]。但是，当控制个体对社会凝聚力的认知时，社区凝聚力（作为群体层次属性）和死亡风险之间的关联没有统计学意义。

当以自评健康（要求个体用"极好、很好、中等、差"来评估其健康状况）作为结局时，社会凝聚力的个体水平研究和多水平研究的证据一致性最高。然而，在将自评健康状况作为结局时，我们将个体认知同时放在了回归方程的左侧和右侧，从而导致了共同方法偏差，即可能被不可观测的个体特征（如消极情感）所混淆。

现有研究大多是横断面设计的，前瞻性研究相对缺乏。

正如奥德里奇（Aldrich）[1]所描述的那样，社区社会凝聚力具有"两面性"特征。也就是说，对于一些人来说，社会凝聚力对健康有益；而对另一些人来说，社会凝聚力则是无用甚至有害。这意味着社区凝聚力和个体特征之间存在跨层次的交互作用。例如，萨勃拉曼尼亚（Subramanian）、金（Kim）和河内一郎（Kawachi）[62]在社会资本共同体基准调查中没有发现社区凝聚力和心理健康之间存在整体联系。但是社区凝聚力与个体信任的跨层次交互作用检验却具有统计学意义。也就是说，生活在一个高度融合的社区内，信任他人有利于心理健康。但是对于不信任他人的个体而言，情况却正好相反，他们因为生活于高信任环境中而付出代价。

除了需要更好的研究设计（如纵向随访研究）之外，不同文献应在理论的基础上尽可能选择不同的健康结局，并仔细考察处理的异质性（比如社会凝聚力对谁有利，对谁有害？）。最初社会资本的研究得以进行，有赖于研究人员能够很方便地获得各种二手资料。因此在这种情况下，社会资本的测量都是基于代理变量，且健康结局的选择也没有很好地建立在理论之上。例如，非正式社会控制的概念来源于犯罪学领域，用来解释社区维持社会秩序能力的差异。目前并没有科学理论指出为什么我们能用非正式社会控制来解释肥胖的社区差异①。但我们并不否定非正式社会控制可能会影响某些特定的健康结局（如社区控制未成年人饮酒的能力、老年人在

———————————

① 例如，我们看不到"肥胖警察"在我们的社区巡逻——尽管有一天可能会这样。

热浪中的生存能力）。

克里纳伯格（Klinenberg）在对 1995 年芝加哥热浪的"社会解剖"中指出[63]，对于低收入的老年人，死亡的最大危险因素是留在室内且未能从高温救助站中获得帮助。事实证明，处于弱势社区的许多老年人由于害怕罪犯而不敢到户外去。克里纳伯格对比了芝加哥西部两个毗邻的社区，得到了截然不同的死亡率。差异的原因似乎是在热浪来临前，两个社区的非正式社会控制水平不同。在北朗代尔，当地居民因为缺乏社会安全感而不敢外出寻求帮助，这导致其在热浪来袭时死亡率高达每十万人中 40 人死亡。而在邻近的南朗代尔，热浪时期的居民死亡率只有北朗代尔的十分之一。克里纳伯格对南朗代尔居民的民族志访谈显示出非正式控制和集体效能的积极意义。例如，在对当地居民进行访谈时，一名牧师自豪地说："即使我们有黑帮，街上的人们仍然感到安全，可以看见在每个地方的门外台阶上都坐着人。"[63]另一位当地居民说："住在这里的人们相互帮助。如果有什么事发生，我们便会互相打电话或报警。"[63]这些人的陈述恰恰说明这个地区拥有较好的集体效能及非正式控制。总而言之，尽管非正式社会控制最初是用来解释社区犯罪差异，但在特定情况下，它也可以用于解释健康结局的差异。我们需要做的是，选择那些已有理论表明与非正式社会控制相关的健康结局作为研究对象。

社会资本的空间维度

除了需要将健康结局与理论机制相匹配之外，研究社会资本邻里效应的研究人员还需要更好地结合空间维度。尽管采用行政边界（如人口普查区）作为社区的定义是标准做法，但没有理由认为社会互动（social interactions）会符合这样的边界。社会互动（其会产生社会资本）并不一定遵循行政边界，也就是说，可能存在空间外溢效应（spatial spillover effects）。若在研究中忽视了这一点，将会导致和暴露错误分类一样的后果。

高木（Takagi）等人[64]以犯罪受害为考察结果，对比了两种在东京进行的分析邻里社会资本影响的方法。在第一种方法中，作者使用传统的分层回归分析数据，其中群体层次边界基于行政边界。在第二种方法中，作者使用空间杜宾模型，利用距离倒数权重矩阵，根据所有其他居民的感知，为每位受访者分配一个独特的社会资本"暴露"水平。也就是说，这种空间方法试图通过"根据个体与同一地区其他所有个体之间距离的倒数来加权该个体感受到的社会资本'强度'，即空间距离倒数权重矩阵"来解决空间溢出问题。两个个体之间的距离越远，他们之间的社会资本的相互作用力就越弱。在这项研究中，社会资本通过调查个体对普遍信任、互惠和与邻居的非正式社会交往的认知来评估。

根据在东京的某个区进行的调查，高木等人[64]指出，根据个体的社会网络特征，居住在具有较强社会资本（通过对信任和互惠规则的距离加权测量得到）的空间位置上的居民更不容易受到犯罪的侵害。令人吃惊的是，在使用多水平分析法（基于官方定义的社区边界）再次分析同一数据时，社区社会资本与受到犯罪侵害之间没有关联。换句话说，若仅仅使用标准的多水平模型，这项研究将会得出没有意义的结果。

在第二个社会资本空间维度适用性的证明中，高木等人[65]为数据库中的个体建立了一个备用缓冲区，且依然忽视了行政边界。为了简化证明，首先，高木利用感知的信任水平作为社会资本的指标（从东京某个区的邮寄调查中获得）。其次，根据不同规模的环形缓冲区内（在 50 米到 500 米内，以每十米为增量计算）所有居民报告的信任均值，计算得到每个个体受其邻居的社会影响。最后对每个缓冲区进行分段回归分析，结果表明信任和盗窃受害之间的关联不是线性，而是呈 U 形。当距离最近时（50米），邻居信任对犯罪受害程度的保护作用最强，在距离在 50～499 米之间保护作用减弱，而当增加到 500 米以上时保护作用再次增强。那么，是什么导致了距离和社会资本的影响之间的这种 U 型关联呢？

关于犯罪预防的社会学理论提供了一个可能的解释。在非常亲密的空间内（<50 米），靠近彼此居住的邻居会进行一些日常的"管理活动"，例如在邻居度假时帮忙照看他的家，并确保邮件和报纸不会堆放在车道上。但是互惠行为往往会随着距离增加而逐渐消失。比如，我们可能愿意帮助住在家旁边或者街道对面的邻居，但不太可能会去帮助住在一个街区之外

的"邻居"。与这种小型亲密空间的互惠模式相反，集体效能等社会资本相关机制会出现在更大规模的社会团体中。换句话说，需要更多人共同努力来动员集体行动，以解决集体问题。例如，举行一个街道游行或聚集请愿需要更多警力保护，这样的活动需要的远不止是几个邻居的自愿努力。尽管前面是以犯罪作为案例，但是有充分的理由相信类似的方法可以应用于健康结局的研究。当我们明确考虑了社会资本的空间维度时，研究中的因果推断将更加科学。

工作场所社会资本

社会资本研究的一个新方向是，将其概念外延扩展到工作场所的社会环境中[66]。工作场所似乎是考察社会资本影响的天然环境：这是人们日常生活中花费时间越来越久的地方，也是许多持久的人际关系形成的重要场所。事实上，对工作场所社会资本的研究已经提供了一些将社会资本与健康联系起来的有力证据。这些研究（特别是芬兰公共部门队列研究）的质量很高：研究样本量大，采用前瞻性随访设计，使用经过验证、可靠的社会资本工具，且拥有直到个体死亡的有效医疗记录。来自这些队列的三个报告值得我们特别关注。

奥克萨宁（Oksanen）等人[67]对芬兰公共部门雇用的 28043 名工人进行了为期 5 年的前瞻性随访调查，研究了工作场所社会资本与全因死亡率之间的关系。截至 2009 年，共有两次社会资本调查（2000~2002 年和 2004 年）与全国登记死亡率挂钩。社会资本通过一个经过验证的 8 条目社会凝聚力量表来衡量，该量表询问了工作单位的信任、互惠以及集体行动的情况。在 Cox 比例风险模型中，重复测量自我报告的社会资本的均值每增加一个单位，全因死亡风险就会下降 19%（HR = 0.81，95%CI：0.66~0.99）。同事评估的社会资本的点估计也显示出类似的保护作用（HR = 0.77，95%CI：0.50~1.20）。作者还利用工作场所重复测量的社会资本进行固定效应分析，即在控制了所有不随时间变化的、观察到的或未被观察到的混杂因素后，分析工作场所社会资本变化对死亡风险的影响。该固定效应分析指出，点估计得到的 OR 值并不精确，但与 Cox 比例风险回归的结果十分一致（OR=0.81，95%CI：0.55~1.19）。

在另一项研究中，奥克萨宁等人[68]探究了在 11777 名男性和 49145 名女性雇员中社会资本与高血压发病率（来源于国家健康登记记录）之间的联系。这些雇员在刚开始工作时均无高血压。在平均 3.5 年的随访期内，相比于工作场所社会资本高的男性员工，工作场所社会资本低的男性员工的高血压患病风险提高了 40%~60%。对调整协变量后的数据进行路径分析发现，低社会资本和高血压之间的关联部分由肥胖（p=0.02）和过量饮酒（p=0.03）引起。

在芬兰公共部门队列中，并不是所有的健康行为或健康结局都与工作场所社会资本相关。例如，在控制个体认知和其他协变量之后，全因死亡率[67]和较差的自评健康[69]均与工作场所社会资本相关联，而新发抑郁症[70]和戒烟[71]则与其不相关。工作场所社会资本可以预测新发高血压[72]，但无法预测接受高血压治疗的患者的用药依从性[68]。因此，将工作场所社会资本与具体健康结局联系起来的机制仍需进一步研究。由于社会资本的两面性，我们难以预测其对劳动者健康的影响是有利的还是有害的。例如，当人们通过朋友关系达成固定的烟草获取途径，那么社会资本可能对戒烟就是不利的。另外，如果在工作场所实施戒烟，那么在紧密联结的工作场所中的吸烟者们在戒烟过程中就可以互相支持、一起戒烟。对于社会资本所扮演的角色，我们需要具体情况具体分析。

未来研究工作环境影响的一个挑战是，了解个体所处的多种社会环境的影响。因此，一名工人会同时接触邻里环境（居住的地方）和工作环境（工作的地方）。总之，工作场所社会资本与健康之间的关系可能会受到人们所处邻里环境影响的混淆。另外，对工作场所和邻里环境的双重接触可能会产生累积影响甚至是补偿影响。未来在研究中想要解决这些问题，则需要我们同时对邻里环境和工作环境进行测量，并采用一些特殊的分析技术（交叉分类多水平分析，cross-classified multilevel analysis）来处理这种复杂的问题。

内生性与因果推断

在将社会资本的概念引入人口健康领域之后的短短几年时间里，设计和分析方面的研究已经变得复杂，而最初的研究往往采用生态学设计。第二代研究注重个体层面和多水平分析（约 2000 年至今）。第三代研究（自 2007 年以来）开始通过工具变量等方法来处理因果推断[15]。因果推断的挑战在整个社会流行病学乃至所有的观察流行病学中十分常见，但是对于社会行为，如网络形成和社会参与，这一问题似乎尤其具有挑战性。原因在于，大多数社会行为（如是否足够信任某人并愿意借钱给他，或是否参加某一社区组织）都源于个体的选择和偏好，因此在将社会资本与健康结局联系起来的方程中都存在内生性问题。

克服内生性问题相当具有挑战性。没有大量高质量的纵向数据或多水平回归，协变量的统计控制难以说服质疑者关于数据已经解决了内生性的事实。举两个简单的例子，弗雷明翰研究中的许多网络效应受到批评，因为研究人员使用的分析方法没有考虑到同质性（即具有共同特征的人倾向于彼此交往）[73,74]。因此，当我们观察到属于同一网络的两个人变得肥胖时，这可能不是由于社会感染，而是因为"人以群分"（也许是肥胖污名导致超重的人寻找同类的陪伴来使自己感到舒适）。可能存在内生性的第二个例子涉及社会参与和健康之间经常观察到的相关性。必须再次强调，两者相关并不意味着社会参与就促进了健康。这种相关性可能存在两种原因：①健康的人更喜欢参与社团；②这种相关性可能混杂了未观测到的异质性，如气质、个性或其他一些能同时促进健康和社会参与的因素。

解决这个"戈耳迪之结"的方法之一是直接处理暴露水平。例如，通过随机化友谊关系的形成（比如某些大学校园的新生宿舍中发生的事情[75]），又或是通过发起一个以社区为基础的项目，来鼓励基于群体随机化的社会参与。不幸的是，我们并不能总是花费大量的时间（或资金）来进行这类实验，因此，研究人员越来越倾向于观察性自然实验，并以此作为向因果推断靠拢的一种方式。在社会资本领域，研究人员越来越倾向于使用工具变量（IV）估计方法。

工具变量（IV）估计早已广泛应用于经济学和其他社会科学领域，但在社会流行病学领域还是一种比较新的方法[76]。IV 估计的原理是找到引起暴露水平（在我们之前的例子中，这是社会资本的一些指标）变化的"自然"变量。有效的工具变量需要满足两个要求：①该变量与暴露高度相关，以便其能够捕捉到处理效应足够的变化；②对结局没有直接影响（即所谓的排他性限制）[77]。关于 IV 方法更详细的解释，读者可以查阅第二章，其中讨论了使用国家义务教育法来确定教育对健康结局的因果效应。

社会资本领域的研究人员尝试了一系列的工具变量，这些变量具有不同程度的合理性和说服力（详见河内一郎等人的总结[15]）。例如，社区的居住期限作为感知信任的工具变量[78]，在一个地方居住的时间越长久稳定，个体将有更多的机会与邻居互动并形成信任关系。为了使该工具变量有效，除了通过信任之外，居住期限和健康结局（这里是自评健康）之间不得有任何关系。其他研究人员则使用人口异质性的指标，如宗教分裂主义，作为社会凝聚力的工具变量[78,80,81]。宗教分裂主义是否能作为一个工具变量，取决于分裂主义对健康的影响是否完全由社会凝聚力起中介作用，如此一来，宗教分裂主义就不能直接影响健康（排他性限制）。在一个阿根廷社区老年人进行的研究中，科尼（Ronconi）等人[82]使用当地交通工具可及性来作为老年人之间非正式社交水平的工具变量。

一田（Ichida）等人[83]试图调查参与当地社区中心是否改善了老年人的健康状况。该研究在日本的一个直辖市中进行，市政当局决定在邻里中建立六个社区中心，以鼓励老年人相互交往。尽管研究设计是纵向的（即在社区中心开放之前以及之后都有数据），研究人员仍然有理由认为社会参与可能具有内生性，换句话说，健康和善于社交的人更倾向于参与社会活动。为了解决这个问题，研究人员利用与最近社区中心的距离作为社会参与的工具变量。这个办法基于这个事实，即如果个体碰巧住在一个新开的社区中心附近，他或她会更有可能参与社区活动（因为到达那里方便），而是否居住在社区中心附近与健康没有直接关系（除了通过社会参与程度影响）。正如一田等人[83]发现的那样，距离和参与度之间有很强的相关性——如果一个社区中心在附近开放，研究中的老年人更有可能去那里与邻居社交。如果政府当局故意根据当地居民游说力量选择社区中心的位置，那么这一工具变量将不再有效。当然，在现实情况下，社区中心的建立完全是基于便利的原则，也就是说会选择建在恰好有空间的地方，例如在下班后的托儿中心。因此，一田等人认为，居民到最近社区中心的距离大体上还是随机的。

一旦确定了工具变量，估算过程将分两个阶段进行。在回归的第一阶段，使用预测变量（如"工具变量"）对内生性暴露进行回归分析。在回归的第二阶段，在控制其他观测变量的基础上，使用暴露的工具变量对结局（健康）进行回归分析。在之前提到的一田等人的研究中[83]，IV分析表明社会参与和健康密切相关，在参加社区中心活动的人具有较好或极好健康状况，OR=2.52（95%CI：2.27~2.79）。

迄今为止，大多数IV分析仅限于在个体层面上考察社会资本的影响，例如公民参与的个体差异或个体的感知信任，因此不同文献的研究结果仍然存在很大差异。有一些研究试图找出情境层面的社会资本与健康结局的因果效应。这种方法面临着一个巨大的挑战，因为在一个多水平分析框架内的IV估计需要在个体层面和群体层面处理内生性。

社会资本干预

只有当研究观察的结果转化为有效提高健康水平的干预措施时，社会资本的实用性才得以体现。斯宾塞·摩尔（Spencer Moore）及其同事[38]提出了一种有效的方法来描述社会资本的各种干预措施。第一种类型的干预的目的是建立新形式的社会资本（如前一节所述的建立全新的社区中心）。在第二种类型的干预中，社会资本是一种渠道（即中介变量），另一种无关的干预可以通过它影响健康。例如，在资源贫乏的环境中引入了许多小额信贷和微型金融，以刺激经济发展。这种小额信贷的设立带来的副产物之一就是社会资本的增加[84]。在第三种类型的干预中，社会资本被视为分割手段（即调节变量），以预测其他基于社区干预的成败。

越来越多的干预措施试图通过建立新的网络联系和加强社区的社会互动来直接提升社会资本。例如，"体验团"（Experience Corps）是在马里兰州巴尔的摩的一个以社区开展的干预项目，旨在动员退休人员担任公立小学的教师助理[85]。该计划试图建立新型网络以将不同代际的人（老年人和学龄儿童之间）联系起来，同时也将老师、家长和志愿者[86,87]联系起来。该项目获得了"双赢"的结果，既成功地增强了高龄志愿者的身体活动水平和功能灵活性，也提高了儿童的学业成绩。随后，在日本也开展了一项同"体验团"相似的名为"再版"的项目，同样也是邀请退休老人在幼儿园和学校以志愿者的形式担任助教。村山（Murayama）等人[88]对"再版"项目的进一步分析发现，该项目除了给老人和儿童带来益处之外，还使得教师和父母更积极地参与孩子的教育活动，具有积极的溢出效应。总之，"体验团"和"再版体验团"为我们提供了一种可行的干预形式，即通过创造社会联系积极应对老龄化，同时对老年人口中不断增长的人力资本加以利用。

在另一个完全不同且更具挑战性的社会背景中，布鲁内（Brune）和博赛特（Bossert）[89]在尼加拉瓜三个经历过社会冲突的社区中，进行了为期2年的以建立社会资本为目标的干预活动。在该国内战扩大之后（1981–1989年），许多社区，特别是农村地区，由于人民之间信任的缺失，频发的暴力事件导致该地区四分五裂。前桑地诺支持者派遣部队驻扎在靠近前桑地诺政权的反对者大本营附近让这一情况变得更加严重。在如此具有挑战性的社会背景下，布鲁内和博赛特[89]在两个社区实施了旨在加强社会凝聚力的干预措施，包括：①以加强社区组织和自我管理为目标，发展村级管理和领导能力；②在所开展的社区活动中鼓励更高水平的家庭参与；③增加社区居民之间以及社区与地方公共机构之间的信任。他们在其著作中提道：

　　虽然干预措施根据个体所处社区的需要和社区环境而具体设计，但都必须满足以下基本要求：①以现有的社区组织为基础，而不是建立新的组织；②制定参与机制，鼓励人们增加集会次数并持续参与，鼓励人们广泛参与社会活动；③在社区组织和广大社区内开展沟通、建立共识并培养解决冲突的能力，以在社区内建立更高水平的信任；④鼓励社区成员（尤其是那些以前没参与过社区活动的）参加社区活动并积极做出决策；⑤创建社区外组织的长期支持关系[89]。

经过两年的干预行动，与没有接受干预的对照社区相比，干预社区的社会凝聚力（在邻居需要帮助时愿意伸出援手的信念）提高了。干预社区的人们更愿意与邻居一同从事一些有益于社区的活动，并更愿意就社区的一些问题与当地卫生官员讨论。在干预活动之后，研究人员还发现较高水平的社会资本与一些积极的健康行为显著相关。社会资本的行为/结构成分（包括组织参与和社会网络）与更理想的个体健康行为有关，例如使用现代医学治疗儿童呼吸系统疾病。社会资本的态度/认知成分与社区健康行为（如开展社区卫生活动）呈正相关[89]。

在摩尔及其同事[38]提出的第二种社会资本干预中，建立社会资本并不是干预的直接目标，而是另一种干预的预期副产物。例如，当城市规划者为了促进居民身体活动而改善城市娱乐空间的质量时，社会交往的增加就是这一干预的预期副产物/额外收益。另一个例子是常用于刺激贫困社区经济发展的小额信贷项目。换句话说，小额信贷项目的主要目的是提升经济产出，但是该贷款项目往往也会与其他基于社区的社会干预捆绑在一起。普罗克尼（Pronyk）及其同事[90,91]在南非农村进行了一项旨在加强社区团结的随机整群试验，将基于小组的小额信贷与艾滋病预防培训相结合。经过两年的干预，研究人员发现社会资本（根据社区组织的参与强度、感知到的社区中的互惠行为、团结程度和集体行动的水平来衡量）在其认知和结构两个维度上均有所增加。不论是男性还是女性，认知社会资本和安全套使用率的提高，与 HIV 感染率降低相关。结构性社会资本（公民参与）的增加与危险行为减少有关。然而，该项目结果还显示，更高的参与率也与 HIV 感染率增加有关。也就是说，这个干预项目还导致了预想之外的负作用。正如我们所讨论的社会资本的阴暗面，需要认识到其两面性，并注意平衡社会资本的利弊。

第三种也就是最后一种社会资本干预是，将社会资本的水平作为一个分割（调节）变量，这一变量能够导致其他基于社区的干预行动的成功或失败。例如，在灾害研究领域，人们普遍认为不同受灾社区的灾后复原能力差异很大[1]。其中一些差异可能是不同社区灾前的社区社会资本总量不同所导致[1]。因此，在灾难多发区，社会资本存量应该被纳入灾害预防计划和社区需求评估中[4]。

社会资本与社会政策

每当有新的政策理念出现时，比较谨慎的做法应该是用一种怀疑的态度而不是以一种完全认同的态度来对待。作为研究人员，我们有责任警惕那些还隐藏着政治家"真正意图"的新政策理念。这也就解释了为什么20世纪90年代世界银行（和支持第三条道路的政治家）在采纳和提倡社会资本时会受到广泛批评。"资本"促使新自由主义者倾向于在社会政策中赋予市场更大的作用，而"社会"则吸引了那些希望在社会主义理想中发挥更大作用的人。针对将社会资本作为社会政策的一种工具的批评包括以下几点。

将社会关系货币化。"金钱买不到爱情"（引自披头士乐队），社会关系的价值应该被排除在经济交易的范围之外。将"资本"这个词加在"社会"前代表了市场观念对社会领域的无理入侵。我们引用了本·法恩（Ben Fine）[92]对社会资本的批判："社会资本是周边殖民化的一种形式，其纳入除经济学之外的所有社会理论。作为经济学帝国的反对者，社会资本的抵抗能力极其微弱，因为它别无选择。事实上，它为经济方式的殖民化进程提供了社会理论"。①

被用作削减成本的借口[21]。社会资本家由于常常讨论"如果社区成员

---

① 在本·费恩的有趣小曲中，他向菲利普·拉金道歉："他们用社会资本搞砸了你。他们可能不是故意的，但他们确实如此。他们让你随时都有错误/还额外增加一些错误，专门针对你。"

能互相帮助，那么福利支出和其他公共援助的需求就会减少"这一问题而受到批评。事实上，根据麦克奈特（McKnight）[93]的观点，福利项目因挤压了社会凝聚力而受到指责。在《疏忽的社会：社区及其假冒者》[93]一书中，麦克奈特认为，政府提供的福利服务使我们有责任照顾对方，但侵蚀了互助、自愿主义和社区能力等社会规范。简而言之，福利国家促使人民转变为"顾客"，他们会使社区成员之间相互提供的各种支持商品化。与这些观点不同，经验分析往往表现出相反的倾向，即强大的福利制度提升了社会凝聚力。因此，罗斯特拉（Rostila）[94]的研究表明，在欧盟地区，一个国家在社会保障方面的花费越多，非正式社会参与及民间组织参与的程度就越高，社会信任的水平也就越高。

忽视了权力中的结构不平等。所有关于横向联系的谈论都很有意义，但如果我们忽略一些基本问题，比如"谁与谁联系在一起?"，关于社会资本的讨论充其量只能分散决策者对不平等问题的注意力，而最坏的情况则是导致对受害者的责备[95]。总而言之，天上不会掉馅饼，社会资本也不会凭空产生，相反，社会资本本身就是由更广泛的社会层面的结构性力量塑造的，比如居住流动的历史模式（如移民涌入、当地劳动力市场的变化），市政府对住房和当地基础设施的投资，以及长期居住隔离政策、对服务和娱乐设施的缩减计划[96]。忽视这些结构维度的话，无论投入多少努力来加强社区联系，可能会使社区长期处于不利地位。

被过分强调为公共卫生问题的"灵丹妙药"。社会资本的倡导者往往忽视或低估了社会资本的阴暗面。加强社会凝聚力可能适得其反，像之前提到的那样容易引起对外来者的排斥（甚至是排斥那些不遵守群体规范的社区成员）。

反映了中产阶级过时的价值观。批评者将社会资本的流行归因于对过去价值观的模糊表达，渴望回归到某种在我们记忆中的、带有神秘主义和理想化色彩的"社区"概念。问题在于，这完全取决于我们所讨论的过去代表谁的视角。我们中的许多人可能并不希望回到民间支持者的那些"美好旧时光"中，也不希望遵循如辛克莱·刘易斯（Sinclair Lewis）在他的小说《巴比特》和《大街》中讽刺的那种强制一致性。尽管社会资本由于主要表达中产阶级（主要是白人）的价值观而饱受批判[97]，但仅以这些理由来彻底否定社会资本这一概念也是不对的。正如吉尔伯特（Gilbert）和迪恩（Dean）[98]所指出的，通过研究非裔美国人社区如何使用集体效能来反对歧视和压迫，丰富了社会资本这一概念。社会资本与健康领域并不是说要放弃社会资本这一概念，而是需要承认并整合种族/族裔的因素，以便更好地理解社区组织和政治主张在黑人社区中的作用。

无论如何，这是对社会资本作为一种社会政策工具的效用提出的有力批判。但是我们可以从这些讨论中总结出一些原则和教训，这对于指导未来政策可能有重要意义（假设我们不准备把洗澡盆里的孩子和洗澡水一起倒掉）。第一点教训是，社会资本并不能被视作是一种简单化的方法（如劝说社区成员团结起来）。对社会资本的干预必须被视作是对更广泛的结构性干预的补充（如增加进入当地劳动力市场的机会），而不是作为它们的替代[31]。一些严谨的历史分析研究——比如斯雷特（Szreter）和武考克（Woolcock）[31]关于社会资本在 19 世纪英国卫生改革中扮演的角色的讨论——结果显示了政治和权力关系如何被带回到社会资本和健康的分析中。第二点教训是，对于如何干预社会资本，并没有什么万能或标准范式。任何政策都需要认真考虑当地的具体情况以及历史背景。对于如何加强社会资本，并没有什么万能的方法。不同社区成员所需要的社会资本的类型也不尽相同。例如，广泛而分散的弱关系在传播信息方面更为有效，而强大而紧密的强关系对于集体行动更为有效[99]。正如索贝尔（So-bel）[100]所说："人们将社会资本的概念同时应用于这两种情况。要知道什么类型的网络最适合产生社会资本，需要人们首先知道社会资本将被用来做什么。"因此，理论上而言，增加失业青年之间的结型社会资本是没有太大意义的，甚至可能是有害的。而试图在失业青年和在职者之间建立起桥型社会资本，并为失业青年提供榜样和指导，这样的政策可能会更有效[101]。

任何从零开始建立社会资本的建议，都需要密切关注成本和收益的分配，同时也要注意可能产生的意外后果。在一个社会网络中，资源能够得到交换，说明在该网络中一定存在资源的提供者。如果一个社会网络中的成员不能从网络中获取资源，并且这个网络还劝告成员"给予更多"，这只会产生更多的压力和挫折感。性别分析的结果也告诉我们，提供资源的任务将会不成比例地落到女性的肩上。最重要的是，社会资本投资战略所需要的不仅仅是志愿者的帮助，这种可持续的战略通常需要政府、非营利部门和私营部门的共同努力/联合投资。社会资本不能被看作是政府支出的廉价替代品。社会资本需要资金支持当地组织、投资人力资本（如社区领导人的培训和发展、为志愿者付钱等）并建设当地基础设施。

结　论

在本章中，我们简单总结了关于社会资本作为健康社会决定因素的研究。在人口健康这一领域，社会资本仍是一个较新的且正处于发展阶段的概念。我们列出了在该领域有潜力的研究方向，包括：①利用准实验设计来加强因果推断；②在工作场所等更多不同背景下，研究社会资本对健康的促进作用；③开展更多基于网络的方法来衡量社会资本的研究；④呼吁采取干预措施，以证明社会资本对健康具有促进效应，并充分考虑社会资本的"阴暗面"。

参考文献

[1] Aldrich DP. Building resilience: social capital in post-disaster recovery. Chicago: University of Chicago Press; 2012.

[2] Nakagawa Y, Shaw R. Social capital: a missing link to disaster recovery. Int J Mass Emerg Disasters. 2004; 22 (1): 5-34.

[3] Kawachi I, Subramanian S. Measuring and modeling the social and geographic context of trauma. J Traumatic Stress. 2006; 19 (2): 195-203.

[4] Koh H, Cadigan R. Disaster preparedness and social capital. In: Kawachi I, Subramanian S, Kim D, editors. Social capital and health. New York: Springer; 2008. pp. 273-85.

[5] Varshney A. Ethnic conflict and civic life: Hindus and Muslims in India. New Haven: Yale University Press; 2002.

[6] Bourdieu P. The forms of capital. In: Richardson J, editor. The handbook of theory: research for the sociology of education. New York: Greenwood Press; 1986. pp. 241-58.

[7] Coleman JS. Foundations of social theory. Cambridge, MA: Harvard University Press; 1990.

[8] Loury G. The economics of discrimination: getting to the core of the problem. J Am Public Policy. 1992; 1: 91-101.

[9] Putnam RD. Bowling alone: the collapse and revival of American community. New York: Simon and Schuster; 2000.

[10] Kawachi I. Social capital and health. In: Bird C, Fremont A, Zimmermans S, Conrad P, editors. Handbook of medical sociology. 6th ed. Nashville, TN: Vanderbilt University Press; 2010. pp. 18-32.

[11] Bannock G, Baxter R, Rees R. The Penguin dictionary of economics. Harmondsworth, England: Penguin Books; 1972.

[12] Arrow KJ. Observations on social capital. In: Dasgupta S, editor. Social capital: a multifaceted perspective. Washington, DC: World Bank; 1999. pp. 3-5.

[13] Moore S, Bockenholt U, Daniel M, K F, Kestens Y, Richard L. Social capital and core neighborhood ties: a validation study of individual-level social capital measures of neighborhood social connections. Health and Place. 2011; 17: 536-44.

[14] Legh-Jones H, Moore S. Network social capital, social participation, and physical inactivity in an urban adult population. Soc Sci Med. 2012; 74: 1362-7.

[15] Kawachi I, Takao S, Subramanian S. Global perspectives on social capital. New York: Springer; 2013.

[16] Christakis N, Fowler J. The spread of obesity in a large social network over 32 years. N Engl J Med. 2007; 357 (4): 370-9.

[17] Christakis N, Fowler J. The collective dynamics of smoking in a large social network. N Engl J Med. 2008; 358 (21): 2249-58.

[18] Sampson R, Raudenbush S, Earls F. Neighborhoods and violent crime: a multilevel study of collective efficacy. Science. 1997; 64: 918-24.

[19] Fowler J, Christakis N. Dynamic spread of happiness in a large social network: longitudinal analysis over 20 years in the Framingham Heart Study. BMJ. 2011; 337: a2338.

[20] Rosenquist J, Fowler J, Christakis N. Social network determinants of depression. Mol Psychiatr. 2011; 16 (3): 273-81.

［21］Pearce N, Smith GD. Is social capital the key to inequalities in health? Am J Public Health. 2003; 93 (1): 122-9.

［22］Portes A. Social capital: its origins and application in modern sociology. Annu Rev Sociol. 1998; 24: 1-24.

［23］Takao S. Research on social capital and health in Japan: a commentary on Ichida and on Fujisawa. Soc Sci Med. 2009; 69 (4): 509-11.

［24］Marmot M, Smith G. Why are the Japanese living longer? BMJ. 1989; 299 (6715): 1547-51.

［25］Prasol A. Modern Japan: origins of the mind—Japanese traditions and approaches to contemporary life. Singapore: World Scientific Publishing; 2010.

［26］MacDonald MP. All souls: a family story from Southie. Boston, MA: Beacon Press; 1999.

［27］Saga J. Confessions of a yakuza. Tokyo: Kodansha International; 1989.

［28］De Mente BL. Japan's cultural code words. Tokyo: Tuttle Publishing; 2004.

［29］McLeod J. Ain't no makin' it. Boulder, CO: Westview Press; 2004.

［30］Gittell R, Vidal R. Community organizing: building social capital as a development strategy. Thousand Oaks, CA: Sage Books; 1998.

［31］Szreter S, Woolcock M. Health by association? Social capital, social theory, and the political economy of public health. Int J Epidemiol. 2004; 33 (4): 650-67.

［32］Stack C. All our kin: strategies for survival in a black community. New York: Harper & Row; 1974.

［33］Mitchell C, LaGory M. Social capital and mental distress in an impoverished community. City and Community. 2002; 1: 195-215.

［34］Caughy M, O'Campo P, Muntaner C. When being alone might be better: neighborhood poverty, social capital, and childmental health. Soc Sci Med. 2003; 57: 227-37.

［35］Ziersch A, Baum F. Involvement in civil society groups: is it good for your health? J Epidemiol Comm Health. 2004; 58: 493-500.

［36］Iwase T, Suzuki E, Fujiwara T, Takao S, Doi H, Kawachi I. Do bonding and bridging social capital have differential effects on self-rated health? A community based study in Japan. J Epidemiol Community Health. 2012; 66 (6): 557-62.

［37］Kawachi I, Wamala S. Commentary: social capital and health—making the connections one step at a time. Int J Epidemiol. 2006; 35 (4): 989-93.

［38］Moore S, Salsberg J, Leroux J. Advancing social capital interventions from a network and population health perspective. In: Kawachi I, Takao S, Subramanian S, editors. Global perspectives on social capital and health. New York: Springer; 2013. pp. 189-203.

［39］Lin N. Social capital: theory and research. New York: Aldine de Gruyter; 2001.

［40］Van der Gaag M, Snijders T. The Resource Generator: measurement of individual social capital with concrete items. Soc Networks. 2005; 27: 1-29.

［41］Van der Gaag M, Webber M. Measurement of individual social capital: questions, instruments, and measures. In: Kawachi I, Subramanian S, Kim D, editors. Social capital and health. New York: Springer; 2008. pp. 29-49.

［42］Webber M, Huxley P. Measuring access to social capital: the validity and reliability of the Resource Generator-UK and its association with common mental disorder. Soc Sci Med. 2007; 65 (3): 481-92.

［43］Kobayashi T, Kawachi I, Iwase T, Suzuki E, Takao S. Individual-level social capital and self-rated health in Japan: an application of the Resource Generator. Soc Sci Med. 2013; 85: 32-7.

［44］Sherbourne C, Stewart A. The MOS social support survey. Soc Sci Med. 1991; 32 (6): 705-14.

[45] Christakis N, Fowler J. Connected: the surprising power of our social networks and how they shape our lives. New York: Little Brown; 2009.

[46] Bearman P, Moody J. Suicide and friendships among American adolescents. Am J Public Health. 2004; 94 (1): 89-95.

[47] Lakon C, Godette D, Hipp J. Network-based approaches for measuring social capital. In: Kawachi I, Subramanian S, Kim D, editors. Social capital and health. New York: Springer; 2008. pp. 63-81.

[48] Harpham T. The measurement of community social capital through surveys. In: Kawachi I, Subramanian S, Kim D, editors. Social capital and health. New York: Springer; 2008. pp. 51-62.

[49] Carpiano RM. Actual or potential neighborhood resources for health: what can Bourdieu offer for understanding mechanisms linking social capital to health? In: Kawachi I, Subramanian S, Kim D, editors. Social capital and health. New York: Springer; 2008. pp. 83-93.

[50] Raudenbush S. The quantitative assessment of neighborhood social environments. In: Kawachi I, LF B, editors. Neighborhoods and health. New York: Oxford University Press; 2003. pp. 112-31.

[51] Sampson R, Raudenbush S, Earls F. Beyond social capital: spatial dynamics of collective efficacy for children. Am Sociol Rev. 1999; 64: 633-60.

[52] Homans G. Social behavior as exchange. Am J Sociol. 1958; 63 (6): 597-606.

[53] Barefoot J, Larsen S, Von Der Lieth L, Schroll M. Hostility, incidence of acute myocardial infarction, and mortality in asample of older Danish men and women. Am J Epidemiol. 1995; 142 (5): 477-84.

[54] Glaeser E, Laibson D, Scheinkman J, Soutter C. Measuring trust. Q J Econ. 2000; 115 (3): 811-46.

[55] Anderson L, Mellor J. The economic approach to cooperation and trust: lessons for the study of social capital and health. In: Kawachi I, Subramanian S, Kim D, editors. Social capital and health. New York: Springer; 2008.

[56] Anderson L, Mellor J, Milyo J. Social capital and contributions in a public goods experiment. Am Econ Rev. 2004; 94: 373-76.

[57] Kim D, Subramanian S, Kawachi I. Social capital and physical health: a systematic review of the literature. In: Kawachi I, Subramanian S, Kim D, editors. Social capital and health. New York: Springer; 2008. pp. 139-90.

[58] Almedom A, Glandon D. Social capital and mental health: an updated interdisciplinary review of primary evidence. In: Kawachi I, Subramanian S, Kim D, editors. Social capital and health. New York: Springer; 2008. pp. 191-214.

[59] Lindstrom M. Social capital and health-related behaviors. In: Kawachi I, Subramanian S, Kim D, editors. Social capital and health. New York: Springer; 2008. pp. 215-38.

[60] Murayama H, Fujiwara Y, Kawachi I. Social capital and health: a review of prospective multilevel studies. J Epidemiol. 2012; 22 (3): 179-87.

[61] Inoue S, Yorifuji T, Takao S, Doi H, Kawachi I. Social cohesion and mortality: a survival analysis of older adults in Japan. Am J Public Health. 2013; 103 (12): e60-6.

[62] Subramanian S, Kim D, Kawachi I. Social trust and self-rated health in US communities: multilevel analysis. J Urban Health. 2002; 79 (4 Suppl 1): S21-34.

[63] Klinenberg E. Heat wave: a social autopsy of disaster in Chicago. Chicago: Chicago University Press; 2002.

[64] Takagi D, Ikeda K, Kawachi I. Neighborhood social capital and crime victimization: comparison of spatial regression analysis and hierarchical regression analysis. Soc Sci Med. 2012; 75 (10): 1895-

902.

[65] Takagi D. Neighborhood social capital and crime In: Kawachi I, Takao S, Subramanian S, editors. Global perspectives on social capital. New York: Springer; 2013. pp. 143-66.

[66] Oksanen T, Suzuki E, Takao S, Vahtera J. Workplace social capital and health. In: Kawachi I, Takao S, Subramanian S, editors. Global perspectives on social capital and health. New York: Springer; 2013. pp. 23-63.

[67] Oksanen T, Kivimäki M, Kawachi I, Subramanian S, Takao S, Suzuki E, et al. Workplace social capital and all-causemortality: a prospective cohort study of 28, 043 public-sector employees in Finland. Am J Public Health. 2011; 101: 1742-8.

[68] Oksanen T, Kawachi I, Kouvonen A, Suzuki E, Takao S, Sjosten N, et al. Workplace social capital and adherence to antihypertensive medication: a cohort study. PLoS One. 2011; 6 (9): e24732.

[69] Oksanen T, Kouvonen A, Kivimäki M, Pentti J, Virtanen M, Linna A, et al. Social capital at work as a predictor of employee health: multilevel evidence from work units in Finland. Soc Sci Med. 2008; 66: 637-49.

[70] Kouvonen A, Oksanen T, Vahtera J, Stafford M, Wilkinson R, Schneider J, et al. Low workplace social capital as a predictor of depression: the Finnish Public Sector Study. Am J Epidemiol. 2008; 167: 1143-51.

[71] Kouvonen A, Oksanen T, Vahtera J, Väänänen A, De Vogli R, Elovainio M, et al. Work-place social capital and smoking cessation: the Finnish Public Sector Study. Addiction. 2008; 103: 1857-65.

[72] Oksanen T, Kawachi I, Jokela M, Kouvonen A, Suzuki E, Takao S, et al. Workplace social capital and risk of chronic and severe hypertension: a cohort study. J Hypertens. 2012; 30 (6): 1129-36.

[73] Cohen-Cole E, Fletcher J. Detecting implausible social network effects in acne, height, and headaches: longitudinal analysis. BMJ. 2008; 337: a2533.

[74] Lyons R. The spread of evidence-poor medicine via flawed social-network analysis. Statistics, Politics, and Policy. 2011; 2 (1).

[75] Yakusheva O, Kapinos K, Weiss M. Peer effects of the freshman 15: evidence from a natural experiment. Econ Hum Biol. 2011; 9: 119-32.

[76] Glymour M. Natural experiments and instrumental variable analysis in social epidemiology. In: Oakes JM, Kaufman JS, editors. Methods in social epidemiology. San Francisco, CA: John Wiley & Sons; 2006. pp. 429-60.

[77] Angrist J, Pischke J. Mostly harmless econometrics. Princeton, NJ: Princeton University Press; 2009.

[78] Schultz J, O'Brien A, Tadesse B. Social capital and self-rated health: Results from the US 2006 social capital survey of one community. Soc Sci Med. 2008; 67: 606-17.

[79] D'Hombres B, Rocco L, Suhrcke M, McKee M. Does social capital determine health? Evidence from eight transition countries. Health Econ. 2010; 19: 56-74.

[80] D'Hombres B, Rocco L, Suhrcke M, Haerpfer C, McKee M. The influence of social capital on health in eight former Soviet countries: why does it differ? J Epidemiol Comm Health. 2011; 65: 44-50.

[81] Kim D, Baum C, Ganz M, Subramanian S, Kawachi I. The contextual effects of social capital on health: A cross-national In strumental variable analysis. Soc Sci Med. 2011; 73: 1689-97.

[82] Ronconi L, Brown T, Scheffler R. Social capital and self-rated health in Argentina. Health Econ. 2012; 21: 201-8.

[83] Ichida Y, Hirai H, Kondo K, Kawachi I, Takeda T, Endo H. Does social participation improve self-rated health in the older population? A quasi-experimental intervention study. Soc Sci Med. 2013;

94: 83-90.

[84] Kondo N, Shirai K. Microfinance and health. In: Kawachi I, Takao S, Subramanian S, editors. Global perspectives on social capital and health. New York: Springer; 2013. pp. 239-75.

[85] Fried L, Carlson M, Freedman M, Frick K, Glass T, Hill J, et al. A social model for health promotion for an aging population: initial evidence on the Experience Corps model. J Urban Health. 2004; 81: 64-78.

[86] Glass T, Freedman M, Carlson M, Hill J, Frick K, Lalongo N, et al. Experience Corps: design of an intergenerational program to boost social capital and promote the health of an aging society. J Urban Health. 2004; 81: 94-105.

[87] Rebok G, Carlson M, Glass T, McGill S, Hill J, Wasik B, et al. Short-term impact of Experience Corps participation on children and schools: results from a pilot randomized trial. J Urban Health. 2004; 81: 79-93.

[88] Murayama H, Kondo K, Fujiwara Y. Social capital interventions to promote healthy aging. In: Kawachi I, Takao S, Subramanian S, editors. Global perspectives on social capital and health. New York: Springer; 2013. pp. 205-38.

[89] Brune N, Bossert T. Building social capital in post-conflict communities: evidence from Nicaragua. Soc Sci Med. 2009; 68: 885-93.

[90] Pronyk P, Harpham T, Busza J, Phetla G, Morrison L, Hargreaves J, et al. Can social capital be intentionally generated? A randomized trial from rural South Africa. Soc Sci Med. 2008; 67: 1559-70.

[91] Pronyk P, Harpham T, Morrison L, Hargreaves J, Kim J, Phetla G, et al. Is social capital associated with HIV risk in rural South Africa? Soc Sci Med. 2008; 66: 1999-2010.

[92] Fine B. They f * * k u up those social capitalists. Antipode. 2002: 796-9.

[93] McKnight J. The careless society: community and its counterfeits. New York: Basic Books; 1995.

[94] Rostila M. The social capital of welfare states and its significance for population health. In: Kawachi I, Takao S, Subramanian S, editors. Global perspectives on social capital and health. New York: Springer; 2013. pp. 277-306.

[95] Muntaner C, Lynch J, Smith G. Social capital, disorganized communities, and the third way: understanding the retreat from structural inequalities in epidemiology and public health. Int J Health Serv. 2001; 31 (2): 213-37.

[96] Kawachi I, Subramanian S, Kim D. Social capital and health. New York: Springer; 2008.

[97] Pollitt K. For whom the ball rolls. The Nation. April 15, 1996.

[98] Gilbert K, Dean L. Social capital, social policy, and health disparities: a legacy of political advocacy in African-American communities. In: Kawachi I, Takao S, Subramanian S, editors. Global perspectives on social capital and health. New York: Springer; 2013. pp. 307-22.

[99] Chwe M. Structure and strategy in collective action. Amer J Sociol. 1999; 105: 128-56.

[100] Sobel J. Can we trust social capital? J Econ Lit. 2002; 40: 151.

[101] Sander T, Lowney K. Social capital building toolkit, version 1.1 Cambridge, MA: Harvard University John F. Kennedy School of Government; 2005. Available from: www. ksg. harvard. edu/saguaro/pdfs/skbuildingtoolkitversion1. 1. pdf

第九章

情绪与健康

劳拉·库班斯基（Laura D. Kubzansky）

艾希莉·温宁（Ashley Winning）

河内一郎（Ichiro Kawachi）

不要让别人说服你替他治疗头疼，除非他先将自己的灵魂让你医治，因为将灵魂与身体分开医治是这一时代的一大错误。

——苏格拉底《卡尔米德篇》[1]

情绪和社会环境

大量证据表明，社会环境，包括家庭、社区、工作场所的环境，都会影响健康[2]。尽管研究人员在这一领域的研究取得了相当大的进展，但个体的外在社会环境是如何内化而影响健康，这个问题一直在被积极探索着，至今还未被解答。一种假设的路径是环境通过情绪或者通过唤起个体生理、认知或行为反应来影响健康。通过情感调节个体对外在事件的反应，当这些事件对其特别有意义时，会唤起强烈的情感。情绪受上游社会因素（如社会经济地位）影响[3]，也影响着健康结局[4,5]。因此，情绪为研究社会环境转化为个体健康状况提供了一个重要的窗口。

社会环境在决定人们可能经历哪些情感、怎样表达情感以及表达情绪的结果中发挥着重要的作用[6]。大量心理学和社会学的理论及经验证据已经说明，社会压力暴露会极大影响情绪体验[7,8]。人们通常认为社会压力的来源包括生活事件（对个体生活带来重要变化的事件）、日常琐事、角色过载（出现于某一角色的要求超过了个体能力时）或角色冲突（即对不同角色的要求出现冲突）等。许多研究表明，社会压力会导致焦虑、抑郁和其他形式的痛苦感增强[9,10-12]。虽然社会压力的来源千差万别，但这些情况一般都具有威胁性、难以预测和不可控制的特点，并且超越了个体应对强加要求的能力[7,13]。最极端的社会压力来源于经历创伤性事件，例如辱骂、虐待和战争，这些都能导致严重的情感问题和情感相关的精神障碍（如创伤后应激障碍）[14]。坎伯（Kemper）[6]进一步阐明情感问题也会因社会情境中的权力和地位存在差异，但这一观点存在争议[15]。在一个以此为前提的实验性研究中，门德尔森（Mendelson）和库班斯基（Kubzansky）[16]控制了社会地位因素，探究处于从属地位和主导地位对实验对象的情感和心血管系统的影响。在整个研究过程中发现，处于从属地位的受试者的消极情绪和收缩压都比处于主导地位的受试者更高。这项研究结果为大量的观察性文献提供了支持性依据，表明了较低的社会地位本身——无法获取到资源——会产生更大的负面影响。

因此，即使是高度个性化的情感，也会受到外部社会因素的制约并打上社会的烙印。① 这一方面的经验支持来自多领域的研究，并且建立在上述几个将压力及逆境和痛苦联系起来的研究上。大量研究已经表明社会地位较低的人更容易遭遇负性生活事件和长期的社会压力源[18]，并且更可能消极地去解释模棱两可的社会事件[19]，这会导致更高程度的社会冲突[20]。此外，已有研究发现，相较于其他个体，社会地位或社会经济地位较低的弱势群体一般会报告更高水平的痛苦感和更少的积极情感[21,22,23]。综上所述，这些研究表明社会劣势会导致人们更多地暴露在慢性或急性压力源之下，而这反过来又会对情感体验产生负面影响[12]。

---

① 然而，在同一环境中，并非所有个体都以同样的方式受到环境的影响。虽然情绪可能是社会模式化的，但它们并不完全由社会条件决定，而是由个人和他或她的环境之间的互动决定[2,17]。

在生命的早期阶段，较大的社会环境影响以及与家庭社会环境的相互作用使人们形成贯穿整个生命历程的情绪反应模式和调节这些反应的能力[24,25]。人们在个体社会化和经验积累的过程中学会情绪调节，并且童年时期的性格、生物学因素和社会因素相互作用，使人们建立起在今后生命历程中会用到的情绪调节技巧和策略[26]。大量的研究表明，缺乏家庭温暖和经历较多的家庭冲突不仅可以导致儿童遭受慢性社会压力，还会造成儿童的情感问题，如导致儿童具有攻击性、品行障碍、焦虑、抑郁以及其他类型的痛苦[24]。父母对孩子情感发展的敏锐察觉能力是孩子能否学会有效调节情绪的一个重要影响因素，这也受到外部社会环境的强烈影响[25,27]。一般来说，社会地位较低的人更容易处在混乱的和不可预测的家庭环境之中，这种环境难以向儿童提供学习如何调节情绪和自我行为所必需的社会经历，也不利于儿童对生活中重要的人形成情感依恋或是向其寻求安全感。反过来说，缺乏恰当的社会经历更可能会使人产生社会压力，并且会使人在发展和维持积极性的社交网络方面遇到困难。因此，存在这些情感缺陷的人们更容易遭受长期的负面影响，并且在其生命历程中更容易对压力产生反应[19,28]。考虑到社会经历会引起情感问题，并且能够影响人们的生理功能和行为方式，人们对情感的研究可能有助于解释社会环境是如何"深入肌肤"从而影响我们的健康[4]。

情绪与健康简史

两千多年来，学者们一直在试图描述情绪与健康之间的关系。例如，公元 1 世纪、2 世纪之交的学者本·哈尼亚尼亚·拉比·约书亚（Rabbi Joshua ben Hananya）提出，与其他因素相比，对他人有敌意、憎恶他人更容易导致寿命缩短（Tractate Avot 215，引自 29 年）。在古代，希波克拉底（Hippocrates）认为四种体液（血液、黑胆汁、黄胆汁和粘液）是性格的基础，这些成分与疾病产生的原因相关[30]。1628 年，心血管生理学的先驱者威廉·哈维（William Harvey）写道："引发痛苦、过度兴奋、希望或焦虑的精神障碍会向心脏蔓延，从而影响性情、心率，进而引起营养不足以及精力衰退"。[31]

在二十世纪中叶，精神分析学家认为心理矛盾会触发或导致疾病，同时身体的临床表现也能反映潜在的、被压抑的心理矛盾。特定的矛盾类型会导致特定的健康结局。例如，我们一般认为与发泄怒火有关的矛盾会诱发心脏疾病，或者与依赖需求有关的矛盾会引起溃疡[32]。人们对基于精神分析法的假设所进行的实证检验结果与其并不一致，所以关于情绪与健康的研究将不再受欢迎[33]。但是这种观点仍然存在并被反复讨论。虽然医学不再依赖体液理论，但是这种基本的类型学却在一定程度上保留了下来：我们用无助、抑郁、狂怒、愤世、无动于衷或者乐观向上来描述个体情绪[34]。

情绪通向疾病与健康的道路

随着研究方法的改进，人们可以追踪情绪和长期健康结局的前瞻性队列研究，情绪能否影响健康结局，并且是如何影响的，这个问题再次进入研究人员的视线。如果情感至少在一定程度上能调节社会环境对健康的影响，那么争论的关键部分就在于如何在疾病的病因学中为情绪影响健康建立因果关系。然而需要指明的是，我们可以从多个角度来看待情绪在疾病中所扮演的角色。或许毋庸置疑的假设就是疾病会给人带来不同形式的痛苦和消极情感。反过来，痛苦可以通过影响健康相关行为或影响对推荐医疗方案的依从性来影响疾病的好转或恶化[35,36,37]（参见本书第十一章以获取相关问题的更多讨论）。相比之下最受争议的观点是，情绪实际上左右了疾病的发展或者可以引起急性病的发作[38]。本章讨论的重点是情绪在疾病病因学（和健康）中的作用，而不是讨论其作为疾病的后果或作为疾病管理过程的一部分。

在过去的几十年中，研究人员积累的大量经验证据表明，情绪和疾病之间存在因果关系。最新的研究证据显示，不同情绪对健康的影响并不完全一致，比如消极情绪可能会增加人体对疾病[39]的易感性，而积极情绪可能会以各种方式保护机体健康[40,41]。人们假定了两种产生这些影响的主要途径。首先，通过重复情绪经历的累积效应或者极端的情感事件所导致的生理变化，情绪可以对生物学变化（或者健康维持）产生直接的心理影响。其次，情绪也可能通过刺激（或者抑制）健康相关行为来影响健康，例如吸烟或者危险的性行为。本书第十三章有关行为经济学的部分阐述了预期情绪对风险判断的影响（即情绪启发式）。最近的研究进一步表明，情绪调节是人们能否采取健康行为的一个重要的决定因素（详见下文及参考文献5）。

需要指出的是，虽然情绪可能会通过不同的途径影响疾病的发展（发生、恶化或好转），但是影响这些疾病发展阶段的机制可能会有一些重叠。但是情绪对已被破坏的生理系统的影响和对本来健康的生理系统的影响大不相同。所以，在对此领域的研究进行评估时需要仔细考量情感经历（即强度、持续时间、频率）和疾病情况（类型、阶段、发生和进展、严重性、生理变化）。在病人和健康人群中，情绪对健康影响的研究结果不应该被认为是对相同问题的统一解释。

情绪理论综述

虽然情绪理论并不是为了解决情绪和健康之间的相互关系而发展起来的，但对于情绪的本质和功能的思考最终会让我们了解情绪是为何并且如何影响健康。情绪理论学家认为情绪可以被概念化为具有认知、神经生物学和行为的成分[42,43]。特定的情绪被认为是在生物学的基础上，人与环境相互作用的产物，在不断变化的环境和个体行为之间起中介作用[44,45]。主观感觉是一个可靠的信号，表明个体面临着一种特殊的挑战，并促使其对这个事件做出反应[43]。例如，恐惧会促使个体逃避危险，悲伤可以让个体从失去中解脱，诸如此类[17]。因此，即使消极情绪也被认为是情绪功能正常运作的过程；然而，当消极情绪超过了机体能够承受的范围时，它们就可能会产生功能失调的后果[46]。

每一种情绪都取决于个体对事件重要性以及其对自身要求的评价，同时也取决于个体的选择和预期应对方式[17]。更具体地说，个体会对事件潜在的有害性（例如带来威胁或损失）和有利性（例如实际或潜在收益）进行评估[17,47]。情绪也有助于个体在社会环境中向他人传达自己的情感状态和可能做出的行为[43]。此外，情绪与以特定行事的方式有关，这种方式被称为"行动倾向性"，它能够满足个体应对周围环境的需要[43,48]。也就是说，虽然特定的冲动行为可能与特定的情绪有关，但人们在产生特定的情绪时并不总是表现出这些冲动行为。

大多数情绪要么可以被看作是由特定环境所导致的暂时状态，要么是一种性格特质，即一种特定情绪体验下的稳定且普遍的性情倾向[49]。① 例如，性格暴躁的人通常会比性格不暴躁的人更频繁、强烈地体验到短暂的愤怒。因此，某些性格类型的人被认为具有患某些特定疾病的倾向，其部分原因是这些人倾向于体验到某些特定的情绪[53]。例如，敌意性格特征容易导致个体体验到更多的愤怒、怀疑和愤世嫉俗的情绪。因为充满敌意的人通过冷嘲热讽、不信任和侵略性行为创造出敌对的环境，所以他们会创造出更多体验愤怒的机会[54]。

情绪理论的另一个研究方面是探讨积极情绪。扩展和构建模型（broaden and build model）[48]是主要的理论观点，它表明积极情绪的确会产生最优的功效。这个模型确立了四种积极情绪：快乐、兴趣、满足和爱，并指出积极情绪会使人产生更为广泛的思考和行动倾向。随着时间的推移，扩展这些倾向有助于建立个体资源。例如，快乐使人产生玩耍和创造的冲动，而兴趣创造了探索的欲望。玩耍可以通过加强社会联系建立社会资源，而探索则增加了知识和智力的复杂性。通过这种方式，积极情绪有助于我们成功地适应不断变化的需求。②

消极和积极的情绪以及它们之间的相互作用是情感调节过程的产物，其中包括对情绪体验及反应的监控和管理[56]。情感调节需要通过长时间的社会化和经历来学习，所以很可能受到社会环境的影响。因此，研究人员已经越来越多地将情绪调节作为"自我调节"的一个方面。情绪调节、集

---

① 情绪被认为是独立于情绪或态度的心理实体。情绪一般被认为是有对象的，所以它们是"关于"某个东西的，而情绪则被定义为比情绪更分散、强度更低、持续时间更长[50]。情绪是态度的一个组成部分，态度被定义为对特定对象作出一致反应的学习性倾向[51,52]。

② 也许值得注意的是，许多关于积极心态和健康的研究已经模糊了积极情绪和其他类型的积极心理因素（如乐观主义）之间的区别[55]。

中注意力、抑制冲动、延迟满足这四个方面的能力都属于自我调节。自我调节能力与前额皮质的功能有关，也可能与行为经济学家所说的"系统2"监测"系统1"（大脑的多巴胺奖励中枢）的冲动功能有关（参见第十三章）。早期理论推测情绪调节的某些方面可能与健康有关，因为抑制或阻断情绪有生物学成本，随着时间的推移，这种努力会导致机体对某些疾病的易感性增加[57,58]。近期的一些理论不再把情绪调节定义为单纯的表达情绪或抑制情绪，而认为情绪调节是一个动态的过程，包括对积极情绪和消极情绪的上下调节[59]。有些策略被称为先行聚焦，是指在一种情绪出现前就加以干预的措施。例如，面对压力源的个体能够重新评估所处的环境，改变他们的认知评价，并在一定程度上阻止或降低后续的消极情绪的强度。与之相反，反应聚焦策略是在一种情绪已经出现之后才进行干预的措施，涉及改变情绪的外在行为表现（如抑制）。这些努力可能会带来负担，并且可能无法减轻消极情绪体验[60]。任何一种适当的调节策略都是基于环境，虽然一些研究已经表明，以"先行关注"为主的情绪调节方式比较适用，特别是在健康方面[61]。

研究情绪和健康的方法

情绪和健康的模型：作用机制和上游决定因素

情绪能够直接触发相关的生理过程［例如，激活下丘脑-垂体-肾上腺轴（HPA）和交感神经系统（SNS）］，而且还能通过动机和决策间接影响健康相关行为，所以我们假设情绪可以影响健康（见图9.1）。在动物模型和人群中，研究人员对消极情绪直接改变生物过程的可能途径进行了识别和评估。例如，与消极情绪相关的血清去甲肾上腺素水平的升高可能会造成血脂、游离脂肪酸、血压和心率的增加，并导致外周血管收缩。诸如焦虑和抑郁等消极情绪也可能改变心脏的自主调节[62]。情绪对健康的其他直接生物影响可能通过改变免疫功能来实现。免疫细胞上有皮质醇、肾上腺素和去甲肾上腺素的受体。因此，下丘脑-垂体-肾上腺轴（HPA）和交感神经系统（SNS）的活化会导致血清中皮质醇和儿茶酚胺的水平升高[63]，也可能导致免疫功能失调[64,65]。随着时间的推移，这些系统的反复激活可能会引起某些与疾病相关的生理过程。事实上，越来越多的经验证据将抑郁和焦虑等负面情绪与炎症水平的慢性升高联系起来[66,67]。关于积极情绪的直接生物效应的研究较少，但新出现的证据表明积极情绪对脂质含量[68]、炎症[69]和迷走神经张力[70]可能产生有益的作用。

流行病学研究还表明，行为危险因素（吸烟、饮酒、身体活动、身体质量指数）可以调节负面情绪（如愤怒或抑郁）与心血管疾病发病率和死亡率之间的关系（参见第十三章）。情绪状态也可能通过行为和其他危险因素之间的联系间接影响健康。针对有害产品（如香烟）的广告通常会在广告中表现出快乐和愉悦的积极情绪，目的是降低消费者对其使用风险的判断。相反，消极情绪如焦虑和抑郁可能会激活吸烟者大脑的多巴胺奖励中枢，促使其再次吸烟[72]。情绪也会影响个体的社会化行为，包括个体社会关系的质量和数量，同时也会影响健康决策的认知过程，进而影响身体的健康（参见第七章和第十三章）。

很多关于情绪和健康的文献都探讨了将情绪与生理、病理联系起来的机制，社会流行病学家的一个重要的任务就是把情绪放到社会环境中去。事实上，虽然研究人员通常假定压力和情绪可以作为解释社会不利因素对健康的影响的中介因素，但直接验证这一假设的研究仍然十分有限，这可能部分归因于此类研究对研究方法和数据提出的要求十分具有挑战性[4]。尽管经验研究有限，但在过去的十年里，社会环境如何影响情绪的问题得到了更加细致的研究。社会弱势群体往往更容易暴露于压力中，并且对压力更敏感，据此，研究人员提出了"能力储备模型（reserve capacity model）"[4]。该模型假定，社会经济地位低的个体由于能够获得并维持的资源较少，从而无法有效管理压力环境并降低体验重大痛苦的可能性。这些资源包括社会资源（如社会支持、社区社会资本）和个体资源（如控制感、自尊）。一些研究人员还将"意志力"或广义上的自我调节能力作为一种储备能力[74]。自我调节能力，例如抵抗诱惑和延迟满足的能力，往往会在压力下趋于枯竭。自我调节也与生理储备联系在一起。例如，与正常对照者相比，酗酒者具有较低的迷走神经张力（通过较低的心率变异性评估得出）[75]。在长期住院治疗的酒精依赖患者中，治疗后的高频率心率变异性（HRV，表示迷走神经张力）可以独立于酒精依赖的严重程度而有效地预测接下来 6 个月内病情复发的情况和时间[76]。因此，较高的迷走神经张力可以作为调节能力储备的生物标志物[77]。此外，迷走神经张力和自我调节能力可以像肌肉一样，通过控制呼吸和冥想来加强[78]。但是在社会经济地位低的人群中开发这种储备能力十分有限，因为处于劣势的个体会面临更多需要使用资源的情况，会进而耗尽他们的储备，这就导致了塞德希尔·穆来纳森（Sendhil Mullainathan）和埃尔德·沙菲尔（Eldar Shafir）所称的"带宽税"（bandwidth tax）[79]。

　　图 9.1 显示了一个用于阐明社会环境、情绪和健康之间联系的模型。为了方便起见，我们给出了一个单向模型。排除其他路径并不是说这些关系不存在，也不是暗示这些关系是静态的。

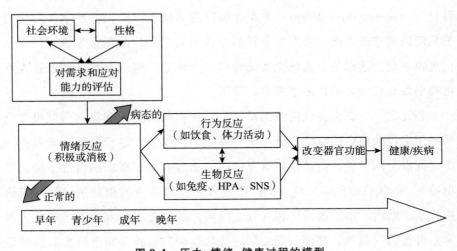

图 9.1　压力-情绪-健康过程的模型

研究设计和方法论问题

　　情绪状态对健康直接影响的研究通常高度关注与情绪体验相关的即时生理反应。相比之下，对情感特质的研究往往会考察反复出现的情绪体验对健康的长期影响。研究人员通常在实验室检测急性情绪状态的短期效应，以此来确定它们对与疾病过程相关的生理参数的直接影响。例如，对心血管反应的研究测量了个体的急性应激反应，包括心率和血压的升高[80]。研究人员普遍认为，可测量的情绪的短期生理影响与它们导致的长期健康结局有关[81]。最近的一项元分析为这种假设提供了证据和支持。这项元分析回顾了实验室诱发的痛苦的心血管反应，而这些痛苦则与患心血管疾病风险有关。总的来说，对压力的反应越大，恢复能力就越差，心血管就越有可能出现不良结局，包括高血压和患动脉粥样硬化风险[82]。在此之后发表的其他研究与此结论一致[83]。其他实验研究发现，情绪会对许多与健康结局相关的生物学参数产生急性的不良影响，如自然杀伤细胞的细胞毒性、循环炎症标志物（例如 C 反应蛋白）和皮质醇[84,85]。

研究急性情绪对疾病发生的影响主要是在冠心病的背景下进行的（CHD，如急性心肌梗死和应激性心肌病）。评估与疾病发病相关的急性情绪状态的困难在于如何避免因回顾性报告偏倚而引起的混淆[86]。病例交叉设计（case-crossover design）旨在比较同质的研究对象在急性事件发生时的危险因素暴露情况与未发生事件的某段时间内的危险因素暴露情况，从而可以避免上述偏倚。病例交叉设计研究为愤怒、焦虑和抑郁的急性发作可能引发急性冠心病提供了有力的证据[87,88]。

相比之下，更为传统的病例对照研究（横向研究）和纵向研究设计已经被用来检验稳定的情感特质与发病率之间的关系。尽管情绪通常是在一个时间点上测量的，但是这些研究使用的测量方法旨在识别情绪体验的长期特征。① 随机对照试验可以更严格地评估情绪是否与患病风险增加有因果关系，然而，由于逻辑性和可行性问题，试验是在病人而不是健康人群身上进行的（例如，抑郁和冠心病的关联性研究实验是在已经患有急性冠心病的人群中进行的）。疾病相关的过程可能会因个体在一开始是否健康而不同。真正的试验中，在疾病发生之前将人们分配去体验不同情绪缺乏可行性，因此前瞻性队列研究可以提供最有力的证据来证明情绪对健康的

---

① 情绪和健康之间的持续互动可能特别难以在测量单一时间点的情绪的研究调查中得到体现。因此，关于情绪和健康之间关系的报告可能是低估的。

影响。令人信服的实验设计是在最初没有疾病的个体中测量情绪，从而保持情感与疾病发作之间的时间顺序。但是这些研究设计仍然容易受到潜在的反向因果关系的影响（例如，疾病前的状态会影响情绪），同时一些不可测量的变量（如遗传危险因素）也可能影响情绪与健康之间的关系。

定义和评估

压力与情绪之间的差异

压力通常被认为是社会环境影响身体内部环境的一种方式。研究人员通常假设以环境需求或应激源为特征的外部环境或事件能够引起心理和/或躯体应激，从而导致与疾病过程相关的生理变化，这一概念源于物理学，它将压力定义为对物质结构施加的力，从而导致物质结构应变、破坏，如果负载超过结构的承受能力，则可能导致其崩溃[5]。以健康为例，大多数压力理论认为压力是有害的，因为反复经历压力会导致破坏性生理变化的累积。压力的生理基础首先由汉斯·席尔（Hans Selye）提出，他认为生理和心理社会的压力会引起相同的生理反应模式[89]。

对压力——健康假说的早期研究检验了源自生活事件（如住宅迁移、孩子出生）的高强度压力以及日常琐事（长期低强度的压力，如对账单支付的忧虑）的低强度压力对健康的累积影响[90,91]。虽然这些发现支持了一些预期的关联，但结果仍然不如预期的那样可靠或稳健。原始理论存在的一个问题是在施加生理压力方面，并没有区分压力源。例如，这种理论认为长期暴露于高强度噪音环境中与经历丧偶所带来的压力是相近的。这一理论主要关注由有害刺激（外界压力源）所引起的一系列生理反应，但并没有评估刺激产生的心理影响。此外，该理论也无法解释个体应对压力的差异性反应。事实上，压力的物理起源表明，忽视系统的负荷和承受能力是不正确的。因此，后来的压力理论体系认为在确定压力源的潜在健康影响方面存在着两个至关重要的因素。基于压力可以用从"小"到"大"来准确描述这一假设，第一个因素是压力源的量级（概念上与负重相似），即"大"会比"小"产生更多的压力。第二个因素则与个体承受能力有关（概念上与结构的负重耐受力相似），其假设个体对于"相同"压力的评价（承受能力）不同，即同种压力可使某些个体崩溃而对其他个体没有影响。

遵循这一思路，研究人员提出了一种更具心理导向的压力理论来解释个体何时会经历压力，并将这些心理过程与席尔（Selye）描述的生理过程相联系[7]。在此理论背景中，当个体感知（评估）的外界需求超出其应对能力的范畴时，便会感受到压力。将一个事件解释为压力事件时会触发一系列生理变化。尽管这是一次概念上的升华，但根据经验来看，实施过程是有一定难度的。外部需求何时会超出个体的应对能力以及预测哪类人群在何种情境下具有足够的解决能力是很困难的，而若无法对这一能力进行测定，则一些经历过许多压力事件的个体几乎不出现健康问题，而另一些看起来只经历了微不足道的问题的个体却出现了不良健康结局。

"压力"一词的广泛使用，使得对其的定义也变得很困难。例如，当一个人表明自己正在经历压力时，我们并不清楚这到底意味着什么。早期的压力理论学家［包括席尔（Selye）在内］提出了不同类型的压力[92]，如良性压力，即"积极压力"（如计划一场婚礼）与"不良压力"（如丧偶）。研究人员尝试通过对潜在压力事件或人们经历的日常琐事的数量进行加和来客观地定义压力。但是，使有些人感到压力的事情或许对其他人来说可能不值一提。因此，简单地统计一个人所报告的压力事件的数量并不能很好地揭示他/她的生活经历。想知道一个人是否处于压力之中，我们需要知道他/她对潜在压力事件的理解及压力事件对其生活的意义。由于情感能提供重要的线索——个体是否将压力看作是件麻烦事，拉扎勒斯（Lazarus）[93]和其他研究人员建议要更多地关注情感方面的研究。

压力与情绪以及它们与健康之间的关系既存在着交叉，也存在着重要的差异。在本章的讨论中，环境事件被视为压力源，而情绪则被视为对压力源的反应[73]。当需求超过个体应对能力的范畴时，通常会出现消极情绪。关于积极情绪反应及反应何时出现压力论鲜有研究[17,94]，且情感特质的作用也并不明晰。同样值得注意的是，潜在的压力事件可能与各种不同的情绪存在关联。例如，失业可能会激起某些人的愤怒，也可能会引起其他人的沮丧。正如情绪可以被视作压力的产物那样，它也可被视作压力影响的媒介[95]，从而为理解个体与环境间的相互作用提供一种更微妙的途径。

病态的和正常的情绪体验

大多数情感体验的产生是一个连续的过程。情绪在一定范围内的波动是正常的，但当其在不适宜的环境或以高强度的形式出现时，则被认为是病态的[46]。焦虑和抑郁既是常见的情绪，也可发展为临床症状。例如，焦虑症出现时通常有如下表现：①焦虑反复且持续出现；②焦虑远超正常强度（考虑到客观危险及威胁）；③思维瘫痪，使个体感到无助或无法应对；④焦虑导致心理或生理功能损伤[96,97]。心理学研究表明，病理性焦虑反应（临床诊断的病症，如恐慌症、广泛性焦虑症）与正常的焦虑反应在认知、神经生物学和行为方面基本相似[46]。因此，焦虑既可指正常的反应，也可指病理性的症状[97,98]。虽然精神流行病学研究主要关注心理健康障碍，并将此作为主要的研究结果，但迄今为止关于情感与健康的流行病学研究不仅关注情感的亚临床表现（正常范围内），还更多地关注了其临床表现[99]。在整个过程中，健康效应十分显著，且情感与发病风险之间存在着剂量反应关系。因此，情感不仅会对临床上有相关情绪问题的个体的健康产生影响，还对大多数人群的健康也会有影响。

测量问题

大多数关于情感和健康的流行病学研究依赖于使用特定的情感量化方法即自我报告情绪状态。这种方法在理论上假定存在许多不同类型的情绪，每一种情绪都具有不同的特征和特定的反应模式[100,101]，通过这种方法可衍生出带有"快乐""悲伤""焦虑"等标签的量表。衡量途径通常包括形容词清单或陈述清单，其中受访者需要判断每一项陈述适用于他们的程度。① 用

---

① 相反，维度情感方法建立在这样的概念上：有少量的维度来描述所有的情感（即愉悦感、激活），而具体的情感是由这些基本维度的组合而来[102]。然而，关于情绪和健康的研究得益于具体的情绪方法，因为维度方法错过了情绪生活的大部分丰富性，并且没有传达不同情绪在生理和行为领域的体验差异[17]。

来衡量愤怒、焦虑和抑郁等消极情绪的、很多情绪量表具有较高的信效度[103,104]，但衡量积极情绪的量表则较少。值得注意的是，流行病学研究通常将抑郁和焦虑视作单一的情感，相比之下，心理学家则认为尽管这些状态通常以情绪失调为特征，但也反映了缓慢增多的认知失调和行为失调的复杂性[105]。考虑情绪成分的重要性和情绪导向框架可能会帮助我们更好地理解情绪对健康的影响，在本章，我们把这些简单的状态称为"情绪"状态。

自我报告的评估方式存在不少问题，比如参与者必须愿意公开一些较为隐私的信息。一些参与者可能想展现自己的最佳状态，因而无法对问题做出准确回复（这是一种"社会期许"现象）。因此，自我报告的数据无法区分真正的心理健康状态（如低焦虑水平）和由心理防御造成的健康假象[57]。此外，个体可能因缺乏对自身的认知而无法对他们所经历的情绪做出准确的描述。自我报告的另一个问题在于无法确定情绪领域应该包含哪些内容。由于情绪通常与躯体症状共同发生，许多量表都会询问躯体化症状（如心跳加速）[106]。而结果显示，使用包含症状评估的情绪量表来预测某些类型的健康结局（如一般临床症状）可能具有误导性。使用量表时应仔细检查其内容是否适合正在进行的研究。除此之外，除了自我报告外的其他可行性研究都各有其优缺点。这些研究包括同伴报告，比如要求其配偶提供研究对象的情感评分，以及观察者评分，即由训练有素的调查者观察并评价他们的情绪得分。

经典的流行病学方法试图根据个体是否暴露于危险因素中来对其进行描述。无论使用哪一种情绪测量方法，都很难定义个体"未暴露于"焦虑、愤怒或快乐等情感中，因为几乎每个人都曾对各种情感有过某种程度的体验。即使是基于情绪的精神疾病的定义也并非一成不变的。目前心理障碍的诊断主要是基于患者的临床观察和临床症状报告的，但是越来越多的人意识到现有的分类法可能无法捕捉到潜在的生物学特性，因此探索新的分类法十分必要[107]。迄今为止，许多流行病学研究都存在投机取巧的行为，它们利用任何可用的测量工具进行研究，即使认识到这些普遍可用的工具（通常是未经评估的单一条目或一系列心理测量条目）可能并不理想。在情绪的初期研究设计中，仔细考虑衡量每一种情绪的工具十分重要[102]，因此根据不同的研究假设，采取不同的测量方式可能是恰当的。

情绪关联

各种不同情绪的成分有着相当多的重合之处，例如，焦虑和愤怒均需对威胁进行评估，而焦虑和兴奋都伴随着心血管的兴奋。这些相似之处如何影响研究人员检测特定情绪对特定健康结局的影响的能力呢？已有研究表明每种情绪都可能存在特定的生理模式[108]，但对这些差异的可靠性一直存在争论[109,110]。在某种程度上，这可能是因为现有的调查只关注了有限的生理参数。事实上，即使是能够产生相似生理反应（如高度的自主觉醒），情绪也存在差异（如焦虑和兴奋）。例如，在有压力的情况下，消极情绪与对威胁的评估有关，而积极情绪与对挑战的评估有关[111,112]。实验研究表明，因压力性的任务而感受到威胁的个体表现出较少的心脏反应活动（通过心率、心肌收缩力、心输出量来测量）和较大的血管阻力[112]；而将其视为挑战的个体则显示出更强的心脏反应和更小的血管阻力。随着基因组学、细胞生物学和脑电路测量方法的快速发展，生物测量技术日渐成熟，人们逐渐形成一个全新的认识——神经生物学特异性是存在的，且能够被识别[107]。

无论特定的情绪是否具有独特的神经生物学特征，它们所激发的行为通常是完全不同且可区分的。因此，无论潜在的神经生物学特性是什么，其对健康的影响都是不同的。例如，焦虑与积极应对困难和提高警惕有关，而抑郁则更多地表现为行为迟缓和衰退[42,113]。类似的，愤怒通常与接近他人的冲动和攻击性有关，而焦虑则更多地表现为提高警惕和渴望逃避。这些行为模式可能对健康有重要影响，因为它们可能会影响个体在之后是表现出健康促进行为还是健康损害行为。评价倾向理论（appraisal tendency theory）[114]表明具有相同效价的情绪（如恐惧和愤怒）可能会导致不同的风险判断和相反的行为倾向，因此恐惧的诱导（例如，通过在香烟上标注图像警告标签）可能造成相关行为（这里指吸烟）风险评估提高，而愤怒则导致我们对未来产生更乐观的评估。行为经济学领域刚开始探索情绪在影响消费者判断和选择方面的特异性，因而纳入了各种健康行为——见第十三章，该章关于此主题有更多的讨论。

行为常常被认为是情绪影响健康的重要途径，但是情绪却很少被认为是可改变的上游决定因素，这些因素可以作为干预措施改善行为。尽管研究已经取得了一定的进展，但通过对情绪的差异化诱导来刺激行为选择的方法仍然有限，因此我们迫切需要改进现有的方法或开发新的方法[115]。通过对增加或减少健康行为的情绪进行更加深入的研究，可能会获得新的动力，而不是像以往在公共卫生宣传活动中那样，利用人们下意识的恐惧来促进健康的相关行为。

即使特定的情绪可能影响不同的行为，但由于情感通常不会单独出现[104,105]，情绪与疾病之间的特异性联系仍然很难建立。例如，焦虑和抑郁经常同时产生，但有关焦虑的健康效应的研究通常没有解释两者的重叠效应[116,117]。最近的研究（主要是 CHD 领域）已经开始尝试梳理情绪的特异性效应并取得了一定的成效。例如，一项针对越战老兵的研究分别检验了抑郁和焦虑（以精神疾病诊断为特征）对心血管疾病死亡率的单独影响及共同影响[118]。尽管每种情感都分别与风险上升有关，但两种情感共同的作用对随访期内早亡的影响最大。考虑到一些情绪常常存在高水平重叠，在校正混杂因素时利用不同标准的创新的统计方法可能会对研究有帮助作用。当前有足够的证据表明情绪存在分离效应，也表明继续单独考虑特定情绪是明智的，但同时应承认并积极研究不同情绪的重叠部分[119]。

情绪和健康的流行病学证据

在心血管疾病（CVD）中，尤其是 CHD［如心肌梗死（MI）、猝死、心绞痛］方面，不少检验情绪对维持健康或疾病病因学作用的研究已经逐渐展开。这些研究的重点在于研究影响疾病的众多因素。心血管疾病是全球死亡的首要因素，每年因心血管疾病而死亡的人较其他因素[120,121]所致的死亡人数更多，因此使得它成为流行病学研究人员经常使用的结局指标之一。冠心病因其发病、诱发和恶化过程都比其他疾病更容易识别，且其他的危险因素都已被熟知并可以仔细考量，因此它就成了研究的焦点问题。

　　尽管近来有证据表明，传统危险因素（如吸烟、高血压、高胆固醇血症、肥胖、体力活动、节食、糖尿病）很大程度上会促进冠心病的发生，但是这些因素主要在冠心病的最终共同因果途径中发挥作用[122]。因为大多数人患病主要是环境因素造成的，因此探索更广泛的社会和经济风险决定因素的呼声越来越高[122]。此外，越来越多的人将重点放在根本性预防（primordial prevention）上，其预期目标是防止危险因素在整个社会中流行，或预防相应的危险因素在个体身上的发展[123,124]。这些趋势使得我们对情感（或其他社会心理因素）如何影响冠心病的发展及与之相关的心血管代谢过程重新燃起了兴趣。

　　关于情绪与其他健康结局之间的证据已逐渐减少。因此接下来，我们将重点关注情绪和冠心病之间的关系，这可作为一个强有力的模型（尽管并不完整）深入地研究和理解情绪对健康的影响。在关于情绪和其他健康结局的描述性研究中，我们将会强调已完成的工作，并且考虑这项研究可能存在的阻力。随后我们将讨论未来研究的可能发展方向。

冠心病

　　20 世纪 50 年代，弗里德曼（Friedman）和罗森曼（Rosenman）两位心脏病学家提出了一种新的名为 A 型行为模式（TAB）的冠心病危险因素[125]。A 型行为模式具有行为和情感复合体的特征，需要环境因素的刺激来触发情绪表达。典型的临床表现包括有所波动但又有合理的敌意、高侵略性和时间紧迫感。20 世纪六七十年代开展的几个大型流行病学研究似乎证实了 A 型行为模式假说，而直至 1981 年，美国国立卫生研究院专家小组才在一次健康论坛上确定了 A 型行为模式是冠心病的一个独立影响因素[126]。然而，在 20 世纪 80 年代中期，由于一系列队列研究均未能发现 A 型行为与 CHD 之间的关联，人们开始降低对 TAB 的研究兴趣[127,128]。对于 A 型行为和 CHD 之间有联系的证据前后矛盾，可能是由于阴性研究中使用的 A 型行为自我测验问卷并未探究所有和行为—情感复合体相关的行为[129]。录像结构化访谈被看作是诊断 A 型行为模式的最灵敏的方式，但它在大规模纵向研究的应用中仍有其明显的局限性。尽管一个包含了 18 个对照试验的元分析发现，对 A 型行为的心理干预能将冠心病复发的可能性降低 50%[130]，但冠心病心理预测指标的研究重点已逐渐从 A 型行为转向具体消极情绪与冠心病的关系研究[131]。

鉴于各种特定情绪状态之间存在相似性，研究人员假定大量消极情绪都可能是 CHD 的危险因素[132]，且研究也逐渐证实了这一假设。随着过去十年内关于这类主题的研究的大量增加，突发冠心病风险和特定情绪（如焦虑、愤怒、抑郁等[133,134]）之间的联系也已显露。因此，现今已有大量关于抑郁的综述和元分析发表出来，并得出了十分一致的结论，关于焦虑[135]与愤怒[136]的元分析同样也有发表。尽管关于情绪调节的研究仍然有限[40]，但关于积极情绪方面的研究仍在呈指数级增长[61]。

鉴于这一主题的内容较多，接下来我们将简要介绍关于这些情绪的研究，主要介绍一些重大的研究和关键发现[137]。我们优先选取前瞻性研究的结果，其旨在观察 CHD 的发生率，并仅考虑总体样本中的"硬性"疾病结局（例如非致死性心肌梗死、猝死）。被调查者或是在研究开始时未患病，或是基线健康状况在统计分析中已被控制。同样，我们也优先选取控制了冠心病危险因素的研究，包括吸烟等健康相关行为。然而，我们也注意到如果这些行为能影响情绪和冠心病之间的关系，这些研究中的风险评估几乎总是被低估的，所以我们还将介绍情绪调节研究的最新成果和急性情绪与突发冠心病之间的关联性。

愤怒

一直以来，长期的愤怒与敌意都与冠心病的病因学存在关联[29]。愤怒与敌意的关联较强，且在冠心病和 A 型行为模式的关联中，这两者也被看作是"有害的"成分[128,138]。与愤怒相反，敌意是一种存在已久的态度倾向，而愤怒则被当作一种情绪，是敌意的组成部分[139]。愤怒被认为是个体在面对不公平时激发出的一种不愉快的情绪反应，常伴随着带侵略性的生理反应和行为倾向或冲动。此领域的研究常着眼于敌意而非愤怒本身[136]。

一些元分析已证明，长期的愤怒和敌意是冠心病发生的独立危险因素[136,140]。在一项早期研究中，河内一郎及其同事[141]在长达七年的随访人数达 1305 名的标准老龄化研究中，检验了愤怒和冠心病之间的关系。与自我报告处在最低水平愤怒状态的人相比，处在最高水平的人突发冠状动脉疾病（包括非致死心肌梗死、致死性冠心病和心绞痛）的相对危险度（RR）为 2.66（95%CI：1.26~5.61）。有研究发现，即使模型控制了其他主要的心血管危险因素，愤怒水平和上述所有冠心病的风险之间仍存在剂量反应关系。一项对 12990 名中年男女（包括白人和黑人）进行的为期 6 年的随访研究也发现，倾向于快速、最小限度地激发愤怒或无端愤怒的个体患急性心肌梗死和致死冠心病的风险会显著增加，调整多种因素后的风险比（HR）为 2.28（95%CI：1.29~4.02）[142]。然而，并不是所有的研究都证实了愤怒的影响，在最近的一项元分析中，其总体效应量相对较弱（HR=1.19，95% CI：1.05~1.35），且对关键协变量进行调整后的研究不再显著[136]。因此，作者认为愤怒对心血管疾病的影响主要通过行为路径介导。

焦虑

"焦虑"一词既是一个经验概念，又是一个科学术语，因此关于这一术语的准确含义经常令人困惑[143]。焦虑被定义为由对威胁的感知而产生的消极面对未来的情绪状态，表现为个体感知到自己没有能力预测、控制即将面临的情况[42]。最近一项针对 20 项前瞻性研究的元分析显示，焦虑是冠心病的一个独立危险因素，并且突发冠心病的合并风险比（pooled HR）为 1.26（95%CI：1.15~1.38），在仅考虑焦虑对非致命性心肌梗死的影响的 5 篇研究中，合并风险比稍微变小[135]。有 5 项研究调整了抑郁变量，且其中的 4 项研究单独探究了焦虑的独立影响。诺斯威克公园心脏研究最早采用前瞻性设计来研究这一关联，其对 1457 名健康男性进行了为期十年的随访并且报告了恐惧性焦虑与致死性冠心病之间的显著联系[144]。与处在最低水平焦虑的人相比，处在最高水平焦虑的人突发冠状动脉疾病的相对危险度（RR）为 3.77（95%CI：1.64~8.64），且这种关联在控制了一系列心血管危险因素后仍然存在[144]。这些发现在女性身上也得到了验证。例如，在随后的一次妇女健康倡议观察研究中，来自社区的3369名健康的绝经妇女报告了自己最近6个月以来所经历的恐慌症状。而后，该研究对这些妇女进行了平均为期5年的随访[145]。报告显示，轻度恐慌症发作的女性患冠心病或脑卒中的风险明显增加（尽管增加幅度较低），然而女性重度恐慌症一旦发作，其患冠心病或脑卒中的风险约是前者的3倍（相对危险度 RR = 3.08，95% CI：1.6～5.94）。这些结果在调整了公认的冠状动脉危险因素和抑郁后也保持不变。

最近，研究人员还进行了创伤后应激障碍（PTSD，在精神病学里被正式归类于焦虑症）的调查。研究一致表明，有创伤后应激障碍的人，甚至是那些有亚临床症状的人，其患冠心病的风险会有所增加[146]。例如，迄今为止最大的一项前瞻性研究对39324名世界贸易中心健康登记的参与者进行了平均为期2.9年的跟踪调查[147]。研究发现，在登记时报告有创伤后应激障碍的人在随访期内患冠心病的风险更高（女性 HR = 1.68，95% CI：1.33～2.12；男性 HR = 1.62，95% CI：1.34～1.96）。在对标准冠状动脉危险因素以及相关的911事件暴露因素（如受伤或粉尘云暴露）进行调整后，这些结果依然保持不变。因此，正如最近许多综述得出的结论一样，各种形式的焦虑似乎都与冠心病风险的升高紧密关联[119,148]。

抑郁

关于抑郁及其与心血管疾病关联的更为深入的讨论，读者可自行参考相关文献[35]。在这里，我们只是简单强调了抑郁在心血管疾病发病中的作用的研究。绝大多数关于消极情绪和冠心病的研究特别关注抑郁作为潜在危险因素的作用。在一项早期的前瞻性研究中，安达（Anda）及其同事[149]利用全国健康检查随访研究中的2832名健康成年人样本，研究了抑郁与缺血性心脏病（IHD）发病率之间的关系。结果发现抑郁与致死性缺血性心脏病的死亡风险（RR = 1.5，95% CI：1.0～2.3）或非致死性缺血性心脏病的死亡风险（RR = 1.6，95% CI：1.1～2.4）均有显著关联。2007年，一项纳入了28项已发表研究结果的元分析显示，抑郁与突发缺血性心脏病之间存在正向关联，其中临床相关抑郁患者的相对危险度（RR）为 2.54（95%CI：2.07~3.10），而仅有抑郁症状的人的相对危险度（RR）为 1.39（95%CI：1.26~1.54）[150]。上述元分析和其他的前瞻性研究已经对该问题进行了分析，且其中大多数研究均报告有相似程度的显著关联[133,151,152]。最近的一项元分析也指出了抑郁与意外脑卒中之间可能有类似的关联性，调整后的合并风险比（pooled HR）为 1.45（95%CI：1.29~1.63）[153]。这一估计值与此后发表的其他研究结果一致[154]，尽管近期研究表明这种联系在较年轻的个体中表现最为明显（年龄小于 75 岁[155]）。在对冠心病以及脑卒中的研究中，少有研究发现与抑郁的关联性存在阈值效应，而更多的研究通常发现剂量反应关系，即当抑郁症状增加时，患病风险就会增加。

其他更严重的抑郁症实例也与心血管疾病风险的增加有关。一些研究发现，使用抗抑郁药物会使相对危险度（RR）显著增强[156]。由此可以延伸出一种猜想：抗抑郁药物本身可能在一定程度上促进了这种效应。其他的研究对此进行了更直接的测量，以检验风险是否因抗抑郁药的使用而增加，但得出了微弱的或不支持此假设的证据[157,158]。在提供了有关抑郁症治疗详细信息的研究中，研究结果表明患病风险的降低与一系列抗抑郁药物的使用有关，包括 5-羟色胺再摄取抑制剂（SSRIs）和三环类抗抑郁药的使用[158]。目前，有研究表明抗抑郁药物的使用本身并不一定会增加额外的风险，但可作为是否患有更严重的抑郁的一项指标。然而，我们也应认识到这些研究中并没有使用随机对照试验来研究这个问题。

积极情绪

最近越来越多的流行病学研究表明积极的情绪可以预防冠心病[40]。研究人员使用缜密的方法，包括保证每个研究的初始人群健康、积极情绪心理测量的有效性评价以及调整了包括消极情感在内的一系列潜在的混杂因素，均发现突发冠心病风险的降低与积极情绪存在关联[40]。例如，一些基于人群的研究发现情绪（用一种综合性的方法捕捉到兴趣、热情和情感调节能力来测量情感活力）与突发冠心病有关，在调整了已知的潜在混杂因素和心理疾病的情况下，冠心病的风险降低 20%～30%[159,160]。另一项对积极情绪评估的研究，建立在结构性访谈和参与者在面试过程中所表现出的积极性的基础之上[161]。在这个包含了 2000 名男性和女性的样本中，那些在控制了主要的冠心病危险因素和负面情感后表现出更多积极情绪的人，其在 10 年内患心脏病的风险降低了 22%。研究人员认为应继续努力探究积极情绪对健康的作用，因为这些研究将增强人们对心理健康和身体健康相互作用的理解，并让我们更深入地了解如何培养自身的心理韧性[40]。

情感调节

人们认识到消极情绪在一定程度上由情感失调引起，早期研究假设：用于调节情绪的某些策略通常对心脏有害[58,162]。抑制情绪的表达也可能阻碍症状的识别，延迟寻求帮助的行为，并阻碍患者获取他人的帮助[163]。虽然很难去评估某个个体是否存在抑制，但一些经验研究提供了一些具有启发性的证据，表明情感调节对健康至关重要。例如，弗雷明翰（Framingham）的研究表明"无法表达愤怒情绪"与随后的冠心病风险有关[164]。

在最近的研究中，研究人员已经开始将情感调节作为情感功能的一个更高阶特征，这可能有助于解释将消极或积极情绪与心血管疾病相联系的各类结果[61]。例如，一项包含 12122 名老年男性参与者的前瞻性研究检验了自我调节与冠心病发展之间的关系[165]。自我调节能力根据男性对冲动、感觉和行为的控制能力进行评估，而情感调节则被认为是自我调节能力的一个主要特征。通过 13 年的随访发现，与那些自我调节能力水平最低的男性相比，那些自我调节能力处于最高水平的人因非致死性心肌梗死或冠心病死亡的风险下降了 62%。在对已知的冠状动脉危险因素及主要的积极和消极情绪效应进行调整之后，研究结果仍然保持一致。一项针对 7933 名芬兰成年人进行的研究测量了研究对象的愤怒表达和控制的水平，发现相比于愤怒控制能力最高的参与者，愤怒控制水平最低的参与者在随后十年内发生致命或非致命性心血管疾病的风险额外增加了 35%[166]，而在调整了冠状动脉危险因素和抑郁症状因素后，研究结果仍然保持一致。

另一项关于美国中年人的调查发现，弗雷明翰（Framingham）用一般心血管疾病风险算法对心血管疾病风险进行评估时，两种不同的监管策略（即再评估和抑制）之间存在差异性[167]。再评估被认为是一种适宜的策略，而抑制在一些情况下是可采用的，但在更多情况下是不适宜的[59]。在这项研究中，再评估策略分数每增加一个标准差，10年的心血管疾病风险会降低6.8%，而抑制策略分数每增加一个标准差，风险则会提升11.6%。相对于男性，这种关联在女性中更为稳健[167]。总的来说，这项新的研究表明，情感调节对心血管健康有极大的促进作用。①

急性情绪和冠心病

情绪可能导致急性冠心病的另一组机制包括急性或"触发"效应[86]。例如，急性焦虑状态可能导致过度换气，继而引发冠状动脉血管痉挛[168]。也有人猜测，由瞬时、强烈的情绪状态引起的急性血流动力学应激会导致冠状动脉血管壁上的动脉粥样硬化斑块破裂，并引发急性冠状动脉事件，包括心源性猝死[86]。在这种情况下，人们通常认为"触发"会影响已存在损伤的个体，并且将触发物质定义为引起急性病理生理变化并最终导致心血管疾病的刺激物[169]。许多研究证明，愤怒、焦虑或抑郁（以及压力）的急性发作可能是心血管疾病的触发因素。例如，一项包括1623例患者的病例交叉设计研究报告表明，愤怒和焦虑的发作可能是急性心肌梗死的重要触发因素[170]。愤怒发作后2小时内心肌梗死的相对危险度（RR）为2.3（95%CI：1.7~3.2），而焦虑发作后2小时内心肌梗死的相对危险度（RR）为1.6（95%CI：1.1~2.2）。

研究人员还发现另一种形式的急性心肌功能障碍与突发性情绪压力有关，这种情况可能会发生在非显著性心脏疾病中。这种综合征有几种不同的名称，包括急性心肌顿抑、心碎综合征、左心室心尖球行综合征、应激性心肌病和章鱼壶心肌病。自从《新英格兰医学杂志》上发表了一篇具有

---

① 情绪调节对健康也很重要，因为它是自我调节的一个重要组成部分。调节情绪、集中注意力、抵制诱惑和延迟满足的能力是高度相关的，它们都是前额叶皮层活动的指标活动（见第十四章）。反过来，自我调控能力也反映了一个人在一生中做出健康行为选择的能力——例如，抵制吸烟、抵制暴饮暴食、定期锻炼、刷牙等。

里程碑意义的文章以来[171]，该综合征受到了相当多的关注。越来越多的研究提供了其他的证据，证明了极端情绪经历对心脏有害[172,173]。虽然这种综合征与上述触发效应类型在某些方面相似，但依然存在差异。触发效应发生在斑块破裂、冠状动脉血栓形成和预先存在损伤的情况下，通常会导致不可逆性损伤。相比之下，应激性心肌病发生在非阻塞性冠状动脉疾病中，其特征是儿茶酚胺浓度明显升高、左室功能受损及复发风险低[174]。触发效应的进一步证据已在男性和女性中得到了证实，而应激性心肌病更多地发生于女性群体中。研究人员已确定情绪压力是应激性心肌病的潜在触发因素，因为它通常伴随着儿茶酚胺的显著升高，而这是心肌顿抑的典型特征之一。尽管具体的病理生理机制尚未明确，但越来越多的研究人员认为，应激性心肌病是在存在严重情感压力的情况下经常发生的，是可识别的临床综合征[174]。

其他心血管代谢疾病

高血压

许多研究已经发现，患有焦虑、抑郁[175,176]或自我报告的焦虑、抑郁或愤怒水平较高的患者[177]，其血压水平和高血压患病率更高。虽然早期的一些研究表明高水平的消极情绪可能与高血压发病风险增加有关[178]，但后来大部分的研究表明两者之间无关联[179]或存在反向关联[180,181]。但许多这类研究受到研究方法（例如横断面设计、统计效能低）的限制，且多侧重于老年人[182]。若使用严谨的方法更系统地研究消极情绪与突发性高血压的关系，结果可能不同。最近的一项研究考察了在24年的随访期间中年人高血压与抑郁症之间关联性的变化轨迹[182]。与短暂或持续低水平抑郁的个体相比，抑郁症反复发作的个体发生高血压的可能性随着年龄的增加而增加，如年龄每增加5岁，后者发生高血压的几率比前者多7个百分点。这篇文献所报告的结果引发了一些思考，即是否存在潜在的病理生理学机制来改变情绪和调节血压。例如，可能是灌注不足和脑血流搏动增加导致了脑血管损伤，从而引发抑郁和血压变化[183]。因此，在目前看来，情绪失调经常伴随着血压调节不良，但影响的方向还未确定，此后研究应更多考虑到影响的双向性。

糖尿病

Ⅱ型糖尿病（T2D）本身是一个严重的公共卫生问题，它是造成心血管疾病的一个主要危险因素，其特点是病症中存在许多与心血管疾病相关的危险因素，包括炎症、神经内分泌功能障碍、不良饮食、静态生活方式以及过度饮酒。因此，T2D 逐渐成为研究人员研究情绪和健康之间关系的焦点。迄今为止，大多数研究已经考察了与抑郁有关的危险因素。三项基于文献的元分析均报告了二者之间的正向关联[184,185,186]。最近的一项元分析总结了 23 项前瞻性研究，包括 424557 名参与者，平均随访时间为 8.3 年，纳入了 19977 例糖尿病患者。结果显示抑郁患者较非抑郁患者发生糖尿病的风险更高，相对危险度（RR）为 1.56（95%CI：1.37~1.77），其在调整危险因素后有所减弱（调整后 RR = 1.38；95%CI：1.23~1.55）。这一结果与之前的元分析结果高度一致。值得注意的是，这些元分析中有几个也发现了双向影响的证据，糖尿病与抑郁或抑郁障碍风险增加相关[185,187]，反之亦然。虽然较少的研究认为焦虑或愤怒与 T2D 的出现有关，但这些研究报告了一些有启发性的发现——T2D 的出现会使发生焦虑或愤怒的风险额外增加 35%~50%[188,189]。最近的一项综述文献得出不同形式的抑郁可能会影响 T2D 的发病风险这样的结论，但是需要更严谨的研究来证实目前的研究结果[190]。

代谢综合征和肥胖

大部分对消极情绪与其他心血管代谢疾病的研究主要关注抑郁。抑郁与代谢综合征之间关联的方向经常存在争议，有证据表明，抑郁会增加代谢综合征及其组成条件（如肥胖或高胆固醇血症）的发病风险，同时这些病情也可能导致抑郁风险的增加[191,192]。一篇包含 4 项前瞻性研究、总样本量为 3834 的元分析显示，在基线研究中患有抑郁的人群的代谢综合征的发病风险增加了 52%（95%CI：1.20~1.91）。在随访时间为 6~17 年的研究中，这种影响在女性中体现更强[193]。这些发现与横断面研究得出的结论一致。值得注意的是，当对代谢综合征可能影响抑郁的研究进行元分析时，研究人员发现代谢综合征对抑郁也有显著影响（RR = 1.49，95% CI：1.19~1.89），这突出了影响的双向性[193]。

有关焦虑和愤怒与代谢综合征及其组成条件的关系的研究较少。在一篇 2007 年的文献综述中，只发现了 2 项关于焦虑和 3 项关于愤怒的前瞻性研究。研究人员发现焦虑与代谢综合征几乎并无关联，而愤怒则显示出一致的正向关联[194]。作者认为，由于焦虑的研究数量有限，无法得出明确的结论，而且可能还会产生双向影响。令人惊讶的是，在这篇综述发表以后，该方向的新研究依然很少。

很少有研究认为愤怒与体重变化或肥胖存在相关性，更多的研究考虑与焦虑相关的肥胖危险因素，并表明高焦虑水平个体的肥胖风险会升高[195]。近期的研究则更具体地将创伤后应激障碍作为体重增加的危险因素[196]。与其他消极情绪不同，创伤后应激障碍相关的焦虑发作机制，利用它可以更加准确地判断体重增加是更容易在那些有焦虑倾向还是焦虑症状的人群中发生。最近的一项研究比较了在患创伤后应激障碍之前和之后妇女体重增加的情况，发现与患创伤后应激障碍之前相比，患创伤后应激障碍发病后这些女性体重增加会更快，而患创伤后应激障碍发病之前女性体重的增加情况与未患有创伤后应激障碍女性之间没有明显差异[197]。患创伤后应激障碍的妇女的肥胖风险也较高（OR = 1.36，95% CI：1.19~1.56）。

冠状动脉粥样硬化

潜在的动脉粥样硬化会导致心血管疾病[198]，且基于心血管疾病危险因素的研究，一些研究人员认为消极情感可能会直接导致动脉粥样硬化的发生[199]。关于动脉粥样硬化或亚临床心血管疾病相关措施的研究通常针对血管方面，以便在出现心血管疾病之前评估疾病发展。常见的亚临床心血管疾病指标包括颈动脉内膜中层厚度（IMT）和冠状动脉钙化（CAC）。冠状动脉钙化是一个经过充分验证的亚临床指标，利用电子束计算机断层扫描来评估心外膜冠状动脉钙化斑块[200]，使用颈动脉内腔–内膜界面厚度和介质——外膜界面超声评估来评估颈动脉内膜中层厚度并测量颈动脉斑块。

与颈动脉内膜中层厚度和冠状动脉钙化相关的消极情绪（如焦虑）的研究大多报告了不一致的研究结果[201,202]。最近的一项关于焦虑和亚临床心血管疾病标志物的综述得出结论为，迄今为止的研究都显示出两者之间存在较弱的关联[119]，而亚临床心血管疾病标志物与抑郁或愤怒有着相似的关联[203,204]。然而这些文献大部分是横断面式研究。最近的研究工作表明，必须谨慎地看待横断面式研究的发现，因为即使同时测量了心血管疾病的危险因素也不能预测这些亚临床心血管疾病结果和预期结果一致[205]。事实上，纵向研究的结果说服力更强。例如，一项针对 726 名男性和女性的研究表明，随着时间的推移，持续的高度特质焦虑与四年以上的颈动脉内膜中层厚度进展密切相关，研究人员在后续对男性进行的评估中发现其斑块明显增加[206]。一项针对 324 名男性和女性进行的研究表明，颈动脉内膜中层厚度 3 年内的较大变化与更高的抑郁症状有关[202]。另外一项针对 209 名女性的研究也发现，在 3 年时间内，较大的颈动脉内膜中层厚度变化与较高的愤怒水平有关[207]。罗灿斯基（Rozanski）及其同事（2011）认为，这种弱关联出现的部分原因可能是评估情绪的时间不够长，也可能是情绪与亚临床颈动脉内膜中层厚度标志物之间存在非线性关系，以及对那些影响动脉粥样硬化发病的多重因素的协调效应评估不当[205]。

癌症

研究人员很早就认为情绪与癌症之间存在联系，但关于情绪在癌症发展中发挥作用的支持性实证研究仍然很少。基于对癌症患者的研究，泰莫沙克（Temoshok）[208]提出了一种易患癌症个体特征（C 型人格）的模型，他们非常隐忍，难以表达情感，抱有放弃或无助、绝望的态度。几项研究均报告了对该模型的实证支持[209,210]。然而，随后的研究不仅发现了这些研究存在严重的方法学问题，而且无法重复这些研究结果[211,212]。迄今为止，在对情绪和癌症发病率之间关联性的研究中，大部分研究都是基于这样一个前提：情绪极有可能是通过健康行为差异（例如吸烟[213]）或通过改变免疫功能[84,214]来影响癌症发病率的。

因为从方法论上严格检验心理因素在癌症发病中的作用有一定难度，所以真正的前瞻性研究并不多见。然而，大量研究表明，社会心理压力和相关痛苦与致癌过程中发挥重要作用的一系列过程中的变化有关，包括免疫、炎症、胰岛素抵抗、DNA 修复能力、细胞凋亡、增殖、血管生成和端粒长度。例如，被注射卵巢癌细胞的应激小鼠与对照组相比产生了 2.5 倍大的肿瘤，并且具有更多的侵袭性表型；50% 的应激小鼠发生了癌细胞转移，而对照组没有发生[215]。另一项小鼠研究显示，慢性压力会导致肿瘤发病率增加，肿瘤潜伏期缩短，这表明应激因素会在癌症初期发挥作用[216]。研究调查显示情感与致癌的生物过程（例如免疫功能和监测、DNA 修复能力、细胞凋亡）直接相关，这也提供了进一步的研究方向，即情感与癌症病因之间是否存在相关性。

诸多关于抑郁和癌症死亡率的研究表明，即使在调整了潜在的混杂因素后，高水平的抑郁仍与癌症死亡率升高有关[217]。此外，还有大量研究表明痛苦在癌症进展中具有一定的影响[218]。然而，关于癌症死亡率或癌症进展的研究无法区分情绪对癌症发病率与对癌症诊断后个体生存率的影响。这种将情绪与癌症或其诊后生存联系起来的机制可能仅限于某些特定的疾病。例如，疾病发展可能与应对疾病和诊断的社会心理调适、是否坚持治疗以及社会支持的可及性有关，包括辅助治疗方案。

目前大多数研究都将抑郁作为危险因素，同时也出现了更多具有启发性的关于消极情绪和癌症发病率的研究，但这些研究数量仍然有限。例如，一项研究针对 81612 名健康女性进行了为期 8 年的随访[219]，以调查抑郁症状与结肠直肠癌发生率之间的关系。在调整了一系列潜在的混杂因素后发现，抑郁程度越高的女性患结肠直肠癌的风险越高（HR = 1.43，95% CI：0.9~2.11），且这一关联在超重女性中最强。最近的一些元分析对相关文献进行了更为系统的分析。当对多种癌症进行分析时，研究人员发现癌症发生风险的增高与抑郁相关，而这种效应在大样本（n ≥ 100000）的长期（≥10 年）队列研究中更为显著[220]。但是，研究结果会因具体癌症类型而存在差异，这凸显了对于癌症研究的难度。癌症是一种多病因性疾病，其各类病因的组织起源、细胞类型、生物学行为、解剖位点和分化程度各不相同[221]。

另一篇综述总结了关于抑郁和乳腺癌的研究，并且提出所有元分析之所以未发现抑郁与乳腺癌之间的密切联系，可能是因为研究方法上存在一些问题[222]，其中包括随访时间不足。正如研究人员所述，从癌细胞发展到可检测的肿块至少需要 18 年。这种研究结果呈现异质性的其他方法学的原因可能是评估抑郁的方法（例如，躯体症状数量评估）存在差异以及研究中的样本量有限。因此，一些不适当的短期研究以及病例数量少的研究可能会低估两者的关联性，而该领域今后的研究应考虑到这些问题[222]。该研究领域的另一个问题是，有些研究认为活检前检查是前瞻性研究。这些研究调查了需确诊的个体，并在获得确诊结果之前评估其情绪功能[223]。然而，在这种情况下，个体将会对各自的确诊结果有一个自我预测；这一预测肯定会影响他们对痛苦测量的应答。因此，这些研究在评价情绪功能与癌症发病率的因果关系时具有局限性[222]。虽然一些研究认为积极情绪功能在癌症发展或生存中发挥作用[224]，但是几乎没有研究考虑到其对癌症发病的影响。此外，这方面的实证结果各有不同，积极情绪以及"战斗精神"可能会减缓疾病发展，这一说法也存在较大争议[225,226]。总的来说，关于心理困扰（广义上的情感）与人类癌症病因学之间存在关联的直接证据仍然有限；但是，反复出现痛苦感的生物学后果与癌症发生和发展的相关性表明，这个问题值得我们更深入和更严格地去研究。

传染性或免疫介导性疾病及其他健康结局

人们认为消极情绪通过影响免疫功能来改变人体对传染病的易感性[227]。尽管检验特定情感影响的研究很少，但是心理上的痛苦和应激确实与免疫功能降低有关[228,229]。例如，最近的一项针对健康中年男性和女性的研究检验了心理痛苦程度和体内免疫标志物在 1 年内变化之间的关联性，通过检测和分析自然杀伤细胞（NK）、B 细胞和 T 细胞等免疫标志物后发现，较高的痛苦程度与 NK 细胞免疫功能的抑制（而非其他细胞类型）有关，而最初的 NK 细胞计数并不能预测随后的痛苦程度，这表明情绪的改变可能先于细胞免疫改变[230]。

免疫功能的研究结果是否可以解释痛苦对患者免疫相关硬性健康结局的影响，研究人员已通过多种方式在健康个体中进行了相关试验。一系列研究在可控实验室内通过病毒攻击法对情绪（积极和消极）和普通感冒之间的联系进行了检测[227,231]。考虑到只有一部分接触过传染源的人会患上临床疾病，研究人员已对情感是否与暴露于病毒的个体患感冒的风险有关进行了研究。在这些研究中，研究人员将健康的受试者隔离并暴露于常见的感冒病毒，同时监测这种经生物学验证的临床疾病的发展[231,232]。在接触感冒病毒之前，研究人员首先对受试者的情绪水平进行测量。在调整健康行为、年龄、性别和受教育程度后，研究人员依然发现消极情绪水平较高的人更可能患上感冒[232]，而那些表达积极情绪较高水平的人患病风险较低[231,233]。其他研究发现，心理痛苦与较弱的疫苗免疫应答[234]以及疫苗接种后炎症反应的增强有关[235]。由于进行此类研究的方法和逻辑较为复杂，这一领域的研究并不广泛，且很少研究分析其他情绪（除了痛苦和抑郁症状）与这些结果之间的关联性。

大多数关于情绪和其他免疫介导结果（例如艾滋病毒/艾滋病、单纯疱疹病毒、哮喘）的研究主要侧重于疾病的进展、复发或恶化过程，很少有研究评估情绪在疾病发病时的作用。少数研究表明，早发性精神障碍（尤其是焦虑和抑郁）与患成年发作性关节炎和哮喘的风险增加有关[236,237]。尽管回顾性研究可能夸大精神障碍的发生与身体健康结局之间的关联，但是一项前瞻性研究提供了一致的证据。在这项研究中，研究人员对那些随访至成年阶段的 8 岁男孩的心理健康问题进行了评估，其结果显示，在童年时期有更多抑郁症状或其他心理健康问题的受访者，其成年时期患哮喘的风险更大[238]。虽然免疫介导性疾病进展的结果具有启发性，并且一致表明情感与病情恶化及复发之间存在关联[239,240,241]，但这并不能直接评估情感在这些疾病发展中的作用。

大量研究已证明，心理痛苦程度高的个体多数存在医学上无法解释的症状[242]，这种医学上无法解释的症状被称为"功能性综合征"——在组织中没有发现病理层面上的变化（例如纤维肌痛、慢性疲劳综合征、肠易激综合征等）[243]。研究人员注意到这些症状有很多共同的特点，故推测其中存在潜在相似性[242]，并可能与中枢神经兴奋（即中枢敏感化作用）有关[244]。由于生理症状常伴随情感体验，对于这些症状是由心理痛苦所致还是慢性病的主要表现，研究人员尚未达成共识。

研究人员普遍认为情感因素在这些综合征的发展和恶化中发挥着重要作用，这一观点在患者身上也得到了广泛证实。但由于研究中方法学具有挑战性，这使得经验性证据在一定程度上相对滞后。一个特别大的挑战是缺乏这些综合征的"客观"指标，而这些综合征主要是根据症状的自我报告。虽然少量研究已经涉及创伤性或应激性事件是否有可能先于这些综合征的发展，且所得结果并不一致或证据较弱[245]，但很少有研究明确地针对情感本身进行研究。其他研究检验了治疗心理压力是否会改善功能性综合征。一篇有关纤维肌痛症治疗的元分析确认了一种微弱但明确一致的影响，即有效治疗心理压力能减轻疼痛强度和缓解睡眠问题[246]。这个领域值得研究人员更多的关注，它在实际情况中表现出了另一种常见的现象——高水平的痛苦通常伴随着更高的医疗保健服务利用[247]。这一现象越来越多地出现在公共卫生领域并成为一种新的挑战[248]，它进一步强调了理解情绪、症状和健康之间关系的重要性。

新的方向

在过去十年里，相关研究已经取得了实质性进展，而后这一领域将会有可能改变公共卫生和医疗专业人员看待心理和身体健康之间相互关系的范式。许多技术、概念和方法上的创新正在逐步发展，这将有助于产生有说服力的新证据。本节将对这些领域进行简要描述。

对机制的深入了解

关于情绪-健康联系的研究一致表明，生物和非生物途径共同解释了反复的情感体验将如何逐渐影响健康结局。尽管如此，在主流的生物医学领域中仍有许多人对"心理状态能直接影响健康相关的生物学要素"这一观点持怀疑态度。《新英格兰医学杂志》的一位前任编辑明确阐述了这一观点：

> 在我 1985 年的社论中[249]……我写道："文献中少有对这种关系进行的科学而严谨的研究，若存在，也是关于心理状态和疾病。"……我想说的是，心理状态可以直接导致器质性疾病，并使其不受个人习惯影响……恐怕我对文献的评价从我写那篇文章 16 年来都没有什么改变[250]。

这些质疑者声称，任何情绪与健康之间明显的因果关系都是伪造的，或者是一味推测的结果，而且相关研究未给出令人信服的理由。关于情绪和健康之间的关系的现有证据有两个关键的不足：①缺乏可信的生物机制；②缺乏方法学的讨论。研究人员提出用多种生物途径来解释情感如何影响疾病发展。大量研究记录了情绪和生物介质（如炎症生物标志物、心率变异性和血糖控制水平）之间的联系，而这些介质可能与健康有关。同时，大量研究已经考虑与压力有关的生理基质（比如皮质醇失调、儿茶酚胺增高）和疾病结果之间的关联。然而，这些证据可能并不准确，因为直接将特定情感的神经生物学过程（比如特定的神经肽或免疫细胞）与实际疾病结果联系起来的研究较为缺乏。此外，在研究情绪如何在细胞水平上影响健康时，研究人员通常通过对情绪和健康进行流行病学或实验性研究，来建立有关神经系统和分子交流与压力条件下神经和免疫系统之间的联系[251,252]。在一项单独的研究中，能证明情绪会引起生物学变化并导致疾病的直接实验性证据还很缺乏，并且在方法上是难以获得的。例如，研究人员假设焦虑能够通过长期升高的炎症特征部分影响 CHD 的发展，但是有关焦虑的检测、炎症随疾病发展的改变程度的研究还未完成。可能正因为如此，围绕情绪通过一些生物学过程直接改变疾病发展进程的争论仍在继续[250]。

另外，行为经济学中的新兴理论指出了情绪和情绪调节应用于健康相关行为的重要性。如今行为经济学家认识到，急性情绪状态（所谓的预期情绪）对个体的风险评估和行为决策有直接影响。简而言之，处于"热"状态（如愤怒）时，人们经常采取"非理性"（例如，违背他们自己的长期利益）的行为，比如在与配偶激烈争吵后，可能再度吸烟。沮丧和焦虑的情绪会刺激大脑的多巴胺奖励中枢，从而产生食欲[253]。难以控制情感会导致自我控制的严重失败，从而导致不健康的行为模式。在研究情绪对健康结局的"直接"影响的过程中，流行病学家经常对健康行为的个体间差异进行统计学调整，比如吸烟、身体活动和节食。在这种过程中，他们可能"错过了房间里的大猩猩"，并且由于控制不当忽视了情绪和健康之间最令人关注的联系。

换言之，近来的技术进步和更为广泛的跨学科交叉研究，为潜在的生物机制研究提供了更多的可能性（详见第十四章），包括探究相关神经生物学基质或细胞过程的能力，并研究社会和情绪过程在调节与人类抵抗疾病和疾病发展相关的基因产物中的作用。由于多种生物途径几乎都参与该过程，通过考虑这些途径彼此间的关联，我们最终将获得更为全面的了解。

例如，通过缩短端粒长度和减少白细胞端粒酶活性来加速细胞老化，已被确定为一系列疾病的早期发病和过早死亡风险增加的标志[254,255]。考虑情绪与细胞老化速度之间的关联可能会为情绪影响健康的研究提供独到的见解，因为某些研究能重点关注退化过程（端粒缩短）或修复过程（端粒酶活性），或两者兼而有之。某些研究表明这可能是未来研究方向。例如，一项研究发现，与无情感障碍的年龄匹配的对照组相比，患有长期情感障碍的情感失调患者的端粒长度明显缩短。在对吸烟因素进行调整后，这一结果依然存在，其老化程度加速了大约十年[256]。

另一个潜在的相关生物基质是催产素，这是一种参与多种社会行为的激素[257,258]。近期理论表明，催产素是其中一类关键神经生物学系统的组成部分，可将积极的社交和情绪过程同健康联系起来[259]。动物研究已经明确表明催产素参与了许多生理功能（如心血管系统、胰腺、肾脏、脑）。人类研究已将催产素与情绪和压力过程相联系，并注意到它对压力有明显的缓冲效应[260,261]，尽管这些未被证明必然会发生[262,263]。社会关系和依赖能够帮助个体制定有效的情绪监管策略，鉴于其重要性，探索催产素活性与情绪过程和健康之间的关系可能具有重要意义。

我们描述基因及其产物相互作用以及与环境相互作用机制的能力也有所提升。最近的几项研究已经开始将基因的作用与其生化途径映射到心理现象上，这表明心理体验可以调节某些特定基因的表达、其所编码的蛋白质以及其所调节的生理途径[264,265]。例如，一项研究发现，相对于较少感到孤独的人，经常感到孤独的人在免疫激活、转录控制和细胞增殖方面的基因表达增加，而参与先天抗病毒耐药性、支持抗体生成和成熟 B 淋巴细胞功能的基因表达减少[266]。考虑到表观遗传机制，在不改变基因编码的情况下改变基因表达的过程，以及情感和微生物群之间的相互作用，都可以为在生命历程中将情绪过程和健康相联系的分子途径提供新的见解。

在研究情绪和健康之间关联性的生物或行为机制时，研究它们之间所产生的各种效应非常重要。消极情绪效应通常是从其所引发的有害生理过程的角度来考虑的，而积极情绪效应往往被认为与未能启动有害生理过程相关（例如炎症水平的降低）。情绪和健康之间的关系也可能是由于恢复过程的缺失或存在。这种使用方法在最近的研究中被详细提及[40]，其涉及了健康的生物及行为中介因素。例如，积极情绪可能与健康行为方式有关，比如定期食用水果和蔬菜、每晚 8 个小时睡眠，也可能与诸如炎症等生物功能障碍的减少有关。积极情绪也可以直接降低压力和/或缓解压力的有害影响[267]。积极情绪可以缓解压力影响的观点引发了更多的实证研究。例如，在一些实验中，弗雷德里克森（Fredrickson）及其同事证明了在紧张状态下（例如准备演讲）保持积极情绪的人，其心血管反应比保持中性情绪的人能更快地回到基线水平[268,269]。

生命历程的视角

回顾已有研究证据，可以明显看出，已有研究主要集中在成年后的情感和健康方面。虽然这些研究意义重大，但可能忽略了无数在生命早期就已经启动的过程。生命历程的视角可帮助阐明情绪如何以及为什么会影响后来的健康结局，就像本章之前所描述的，家庭环境和社会环境之间的相互作用会如何影响情绪功能的发展。最近的流行病学和其他研究已经得出了有说服力的证据，即童年时期的环境对其成年时期的身体健康有着至关重要的影响[270]。里佩蒂（Repetti）及其同事[24]提出了一种框架来解释早年家庭环境如何影响身体健康，并强调了在生命早期情感发展过程的重要性。情绪是适应的基础，是适应性行为的动力和机制。关于儿童发展的文献表明儿童早期的主要任务是培养调节情绪的能力[271]。这种控制挫折感、延迟满足感或自我安慰的能力，有助于或有害于儿童的新技能和竞争力的培养，从而又会影响到儿童学习如何评估风险、做出决策、应对社会和其他挑战。如本章所述，这些因素都和个体在生命历程中维持和保护健康的能力密切相关。生命历程的视角使人们更加关注情绪调节或平衡积极和消极情绪，而不是孤立地考虑单一情感。此外，生命历程视角提供了一个概念框架来解决下列问题：影响调控能力发展的社会因素，在生命早期阶段、暴露期或时机（例如敏感期）内未获得调节能力所产生的影响，以及情绪对身体健康的影响的可逆性。

目前已有诸多关于成长时期和成年时期情绪调节的研究，但它们之间的整合仍然有限，特别是在情绪与身体健康关系方面[56]。调节情绪不仅仅是学习压抑情感，也是一种更具综合性的技巧，包括在人际关系方面和各种环境中有效地运用和控制情感（包括积极的和消极的）[271]。因此，情绪调节涉及情绪体验方面的变化，如情感的幅度、持续时间或强度。格罗斯（Gross）及其同事[56]已经确定了一套有限的情绪调节方案，并且认为特定的调节方式不存在好坏之分，他们的有效性取决于他们使用的具体情境。调节可通过内在（自我）或外在（其他）过程进行，但在儿童时期，外在调节过程更为普遍。

除了前面提到的少数关于情绪调节与心血管结局之间关联的研究，还有几项研究涉及了这个问题。一些研究已经开始研究述情障碍，即"不能表达情绪"的状态。迄今为止，这项研究表明，它是疾病症状和疾病行为的危险因素，而不是器质性疾病的危险因素[272]。其他研究还研究了宣泄激烈的情绪体验是否可通过避免压抑带来的累积压力来改善健康状况。尽管最近的一些元分析得出了一些相互矛盾的结论，但是这种积极的健康效应已经得到了证实[162]。最近的一项元分析发现，强烈的情绪释放对健康结局存在显著的积极影响[273]，但另一项总结性研究却没有发现显著影响[274]。这些研究之间的差异可能是选择不同的定量评估标准所造成的。一般来说，目前研究结果表明，当情绪调节策略能够帮助个体适当地确认、表达和处理情绪时，健康状态将得到改善[163]。

在生命历程中更多地考虑情绪调节对健康或疾病发展的作用具有重要意义。已有研究证实，儿童的情绪功能失调会持续到成年[275,276]。这些发现表明，情绪对成人疾病进程的影响发生得比通常认为的要早。例如，儿童时期若没有学会如何适当地调节情绪，可能会形成易屈服于诱惑、即时满足（"缺乏深谋远虑"）的心理模式，以及使用不良行为来应对压力的生活方式。相反，适当的调整可能会使其获得心理韧性。关于如何测量影响情绪功能的早期健康相关风险（或韧性），目前还未确定，但是在研究暴露何地、何时有最大影响的干预研究中，它对指导干预措施的设计非常重要。米歇尔（Mischel）进行的经典棉花糖测试表明，4 岁的学龄前儿童在延迟满足感上的能力差异已经非常明显，且较弱的延迟满足能力能够预测这些孩子十余年后的学术成就及健康行为（如吸烟、吸毒、肥胖）[277]。

该类研究的一个挑战在于探究早期情绪对后续生命过程中的疾病发展（或健康促进）的影响十分耗时，往往会历经许多年。一种策略是识别和评估可以在疾病发生之前提供风险度量的相关生物标志物。这也有利于识别高危人群，对他们进行更好的监督和有针对性的干预，这样可能有助于延缓疾病发生。因此，越来越多的研究已经开始探究情绪功能与心血管代谢疾病患病风险增加的主要相关生物标志物之间的关系。尽管目前在抑郁与炎症之间的先后因果关系和双向影响方面存在争议，但是迄今最具说服力的研究表明抑郁与炎症标志物有关。目前，这种影响似乎是双向的；然而，这项研究也表明早年情绪抑郁可能先于炎症发生并触发炎症。例如，一项研究报告称，即使在调整了包括儿童健康状况在内的相关协变量后，7 岁时高水平的情感抑郁与 42 岁时更高水平的 C 反应蛋白仍有关[278]。而另一项近期研究发现，8 岁时的极度痛苦状态与 10 岁时的炎症水平升高有关，但 10 岁时的炎症水平与随后的痛苦加深无关[279]。

成果及方法拓展

因果推断问题主要关注情绪和疾病发展之间因果关系证据的质量，否则会使人们认为情绪影响健康这一观点实际上是不合理的。如果情绪只是简单的附带现象，很难认为它们能产生实质的、持久的后果。再者，这种关系最有力的证据大多来源于纵向观察性队列研究，这些研究依赖于对情感的自我报告，容易受到不可测量的混杂因素的影响。为了避免自我报告偏倚的影响，研究强调了客观的结果，并且有相对明确的发病率，这导致心血管疾病领域的证据在数量上占优势。此外，情绪可以参与其他健康结局如癌症、自身免疫性疾病或疼痛综合征的发展，但是因为这些结果往往是通过自我报告的症状诊断或有很长的潜伏期，所以这些研究结果更容易受到批判和质疑。

此外，虽然观察性研究本质上是客观的，甚至具有相对明确的发病率作为客观测量结果，但是反对这一学说的人还是可以认为因果关系的方向是从疾病到情感，或者存在一些能同时导致情感与疾病状态的潜在因素（如遗传、低社会经济地位）。因此，即使是最有力的研究，也会受到一些人的批评，因为它们都有缺陷，无法提供客观可信的证据[280]。因为随机对照试验通常被认为是检验证据的金标准，心理干预是否改善身体健康的随机对照试验（在患者人群中）结果的不一致进一步加剧了上述的担忧（见本书第十一章）。然而，大多数试验都是在心脏病人群中进行的，而不是在原本健康的人身上进行的。因此，我们仅在已经发生重大身体损害的个体中考虑了痛苦影响，尚不清楚减轻这一阶段的痛苦是否会阻止进一步的损害或防止现有损害产生进一步的影响。此外，这些试验通常是在中老年人群中进行的，且暴露于反复出现的情绪状态的持续时间、强度或可逆性等尚未确定。

生命历程的视角表明，情绪过程在生命早期就已经形成了，因此，人在中年以前，会长期暴露于反复出现的情绪状态之中。这个结论已经得到了针对心脏病患者的研究的支持，这些研究报告指出这些心脏病患者有一个重要的特征，即在其心脏病发作之前就有过长期的抑郁和焦虑病史[281]。

研究人员需要进行创新性的研究设计，以使该领域更加令人信服，并对调查结果进行拓展。一个需要进行实证性研究（但尚未考虑）的关键问题是，在健康人群中成功减轻情绪困扰或建立积极状态是否能有效降低患心脏病或发生其他健康状况的风险。

大量的其他方法可能有助于减少对因果推断的担忧。某些在生命历程早期（如在童年时期）评估情感功能的纵向研究，可能通过建立各种关系的时间顺序，来减少对反向因果关系问题的怀疑。工具变量分析和孟德尔随机化方法可用于进行模拟实验，并利用影响情绪表型（例如焦虑）的基因型观察数据来估计这种情绪对健康结局的影响。这些研究可能会提供有力的证据，但目前却未能找到强有力的证据证明某种情绪（可以作为遗传工具）明确基于单个基因或遗传片段[282]。边际结构模型是另一种技术，目前被越来越多地用于减轻因果推断的另一个主要威胁，即"时变混淆"的可能性。这表明暴露于特定情绪的行为和危险因素也会增加陷入此种情绪的可能。例如，焦虑会增加久坐的风险，但是久坐也会增加焦虑的可能性。边际结构模型可以用来解释潜在的动态反馈过程，在这种过程中行为学和生物学的改变在情绪因素对健康结局的影响中会发挥干扰作用或中介作用。

结　论

研究发现情绪与冠心病密切相关，同时越来越多的研究表明情感在发病或疾病保护中起到了一定作用。在这一章中，我们考虑了目前的研究状况，强调了未来的研究方向，并对积极和消极情绪的体验导致不同健康结局的机制有了更深入的了解。这项工作还将为制定有效的预防和干预措施、改善人口健康奠定坚实的基础。关于情绪的后续研究对社会流行病学的发展至关重要，原因如下：第一，情绪的相关社会模式为外部社会环境变化如何导致个体健康状态存在差异提供了重要线索；第二，情绪是压力源作用于个体、产生相关生物反应的因果关系（所谓的社会生物学转化）中的一个关键环节；第三，情绪的研究为社会心理干预的发展奠定了基础，这一干预旨在打破或加强社会环境和健康结局之间的联系。

参考文献

［1］ Plato. ［Dialogues. English and Greek］ Charmides；Alcibiades I and II；Hipparchus；The lovers；Theages；Minos；Epinomis/Plato. Cambridge, MA：Harvard University Press；1927.

［2］ Taylor SE, Repetti R, Seeman T. What is an unhealthy environment and how does it get under the skin? Annu Rev Psychol. 1997；48：411-47.

［3］ Williams SJ, Bendelow G. Emotions, health and illness：the "missing link" in sociology? In：James V, Gabe J, editors. Health and the sociology of emotions. Cambridge, MA：Blackwell Publishers；1996. pp. 25-54.

［4］ Matthews KA, Gallo LC, Taylor SE. Are psychosocial factors mediators of socioeconomic status and health connections? A progress report and blueprint for the future. Ann N Y Acad Sci. 2010；1186：146-73.

［5］ DeSteno D, Gross JJ, Kubzansky L. Affective science and health：the importance of emotion and emotion regulation. Health Psychol. 2013；32（5）：474-86.

［6］ Kemper TD. Sociological models in the explanation of emotions. In：Lewis M, Haviland JM, editors. Handbook of emotions. New York：Guilford Press；1993. pp. 41-52.

［7］ Lazarus RS. Target article：Theory-based stress measurement. Psychol Inq. 1990；1（1）：3-13.

［8］ Pearlin L, Lieberman M, Menaghan E, Mullen JT. The stress process. J Health Soc Behav. 1981；22：337-56.

［9］ Kessler RC. A disaggregation of the relationship between socioeconomic status and psychological distress. Am Sociol Rev. 1982；47（6）：752-64.

［10］ Melchior M, Berkman LF, Niedhammer I, Zins M, Goldberg M. The mental health effects of multiple work and family demands：a prospective study of psychiatric sickness absence in the French GAZEL study. Soc Psychiatry Psychiatr Epidemiol. 2007；42（7）：573-82.

［11］ Pearlin LI, Lieberman MA. Social sources of emotional distress. In：Simmons R, editor. Research in community and mental health. Greenwich, CT：JAI Press；1978.

［12］ Turner RJ, Lloyd DA. The stress process and the social distribution of depression. J Health Soc Behav. 1999；40：374-404.

［13］ Koolhaas JM, Bartolomucci A, Buwalda B, de Boer SF, Flugge G, Korte SM, et al. Stress revisited：a critical evaluation of the stress concept. Neurosci Biobehav Rev. 2011；35（5）：1291-301.

［14］ Yehuda R, LeDoux J. Response variation following trauma：a translational neuroscience approach to understanding PTSD. Neuron. 2007；56（1）：19-32.

［15］ Marmot M, Wilkinson RG. Psychosocial and material pathways in the relation between income and health：a response to Lynch et al. BMJ. 2001；322（7296）：1233-6.

［16］ Mendelson T, Thurston RC, Kubzansky LD. Affective and cardiovascular effects of experimentally-induced social status. Health Psychol. 2008；27（4）：482-9.

［17］ Lazarus RS. Progress on a cognitive-motivational-relational theory of emotion. Am Psychol. 1991；46（8）：819-34.

［18］ McLeod JD, Kessler RC. Socioeconomic status differences in vulnerability to undesirable life events. J Health Soc Behav. 1990；31：162-72.

［19］ Chen E, Matthews KA. Cognitive appraisal biases：an approach to understanding the relation between socioeconomic status and cardiovascular reactivity in children. Ann Behav Med. 2001；23（2）：

101-11.

[20] Matthews KA, Raikkonen K, Everson SA, Flory JD, Marco CA, Owens JF, et al. Do the daily experiences of healthy men and women vary according to occupational prestige and work strain? Psychosom Med. 2000; 62 (3): 346-53.

[21] Kessler RC, Neighbors HW. A new perspective on the relationships among race, social class, and psychological distress. J Health Soc Behav. 1986; 27 (June): 107-15.

[22] Ulbrich PM, Warheit GJ, Zimmerman RS. Race, socioeconomic status, and psychological distress: an examination of differential vulnerability. J Health Soc Behav. 1989; 30: 131-46.

[23] Cochran SD, Mays VM, Sullivan JG. Prevalence of mental disorders, psychological distress, and mental health services use among lesbian, gay, and bisexual adults in the United States. J Consult Clin Psychol. 2003; 71 (1): 53-61.

[24] Repetti RL, Taylor SE, Seeman TE. Risky families: family social environments and the mental and physical health of the offspring. Psychol Bull. 2002; 128 (2): 330-6.

[25] Evans GW, Gonnella C, Marcynyszyn LA, Gentile L, Salpekar N. The role of chaos in poverty and children's socioemotional adjustment. Psychol Sci. 2005; 16 (7): 560-5.

[26] John OP, Gross JJ. Healthy and unhealthy emotion regulation: personality processes, individual differences, and life span development. J Pers. 2004; 72 (6): 1301-33.

[27] Gottman JM, Katz LF, Hooven C. Parental meta-emotion philosophy and the emotional life of families: theoretical models and preliminary data. J Fam Psychol. 1996; 10 (3): 243-68.

[28] Matthews KA, Gallo LC. Psychological perspectives on pathways linking socioeconomic status and physical health. Annu Rev Psychol. 2011; 62: 501-30.

[29] Siegman AW, Smith TW. Introduction. In: Siegman AW, Smith TW, editors. Anger, hostility, and the heart. Hillsdale, NJ: Erlbaum; 1994. pp. vii-xv.

[30] Allport GW. Pattern and growth in personality. New York: Holt, Rinehart, & Winston; 1961.

[31] Harvey W. Exercitatio anetomica de motu cordis et sanguinis [An anatomical exercise concerning the movement of heart and blood]. Facsimile of original 1628 edition ed. London: Baillieve, Tindall, & Cox; 1928.

[32] Alexander FG, French TM, Pollack GH. Psychosomatic specificity: experimental study and results. Chicago: The University of Chicago Press; 1968.

[33] Siegman AW. From Type A to hostility to anger: reflections on the history of coronary-prone behavior. In: Siegman W, Smith TW, editors. Anger, hostility and the heart. Hillsdale, NJ: Erlbaum; 1994. pp. 1-21.

[34] Friedman HS, Booth-Kewley S. The "disease-prone personality": a meta-analytic view of the construct. Am Psychol. 1987; 42 (6): 539-55.

[35] Elderon L, Whooley MA. Depression and cardiovascular disease. Prog Cardiovasc Dis. 2013; 55 (6): 511-23.

[36] Whooley MA, Wong JM. Depression and cardiovascular disorders. Ann Rev Clin Psych. 2013; 9: 327-54.

[37] Edmondson D, Richardson S, Falzon L, Davidson KW, Mills MA, Neria Y. Posttraumatic stress disorder prevalence and risk of recurrence in acute coronary syndrome patients: a meta-analytic review. PLoS One. 2012; 7 (6): e38915.

[38] Macleod J, Davey Smith G. Psychosocial factors and public health: a suitable case for treatment? J Epidemiol Commun H. 2003; 57 (8): 565-70.

[39] Everson-Rose SA, Lewis TT. Psychosocial factors and cardiovascular diseases. Annu Rev Public

Health. 2005; 26: 469-500.

[40] Boehm JK, Kubzansky LD. The heart's content: the association between positive psychological well-being and cardiovascular health. Psychol Bull. 2012; 138 (4): 655-91.

[41] Kobau R, Seligman ME, Peterson C, Diener E, Zack MM, Chapman D, et al. Mental health promotion in public health: perspectives and strategies from positive psychology. Am J Public Health. 2011; 101 (8): e1-9.

[42] Barlow DH. Anxiety and its disorders. New York: Guilford Press; 1988.

[43] Frijda NH. The emotions. Cambridge, UK: Cambridge University Press; 1986.

[44] Arnold MB. Emotion and personality. New York: Columbia University Press; 1960.

[45] Lazarus RS, editor. Emotions and adaptation: conceptual and empirical relations. Lincoln: University of Nebraska Press; 1968.

[46] Frijda NH. Emotions are functional, most of the time. In: Ekman P, Davidson RJ, editors. The nature of emotion. New York: Oxford University Press; 1994. pp. 112-22.

[47] Scherer KR. Emotion as a process: function, origin and regulation. Soc Sci Inform. 1982; 21 (4-5): 555-70.

[48] Fredrickson BL. What good are positive emotions? Rev Gen Psychol. 1998; 2 (3): 300-19.

[49] Lazarus R. The stable and the unstable in emotion. In: Ekman P, Davidson RJ, editors. The nature of emotion. New York: Oxford University Press; 1994. pp. 70-85.

[50] Frijda NH. Moods, emotions episodes, and emotions. In: Lewis M, Haviland JM, editors. Handbook of emotions. New York: Guilford Press; 1993. pp. 381-405.

[51] Breckler SJ. Emotion and attitude change. In: Lewis M, Haviland JM, editors. Handbook of emotions. New York: Guilford Press; 1993. pp. 461-74.

[52] Fishbein M, Ajzen I. Belief, attitude, intention, and behavior: an introduction to theory and research. Reading, MA: Addison-Wesley; 1975.

[53] Scheier MF, Bridges MW. Person variables and health: personality predispositions and acute psychological states as shared determinants for disease. Psychosom Med. 1995; 57: 255-68.

[54] Smith TW, Spiro A. Personality, health, and aging: prolegomenon for the next generation. JPers. 2002; 36: 363-94.

[55] Salovey P, Rothman AJ, Detweiler JB, Steward WT. Emotional states and physical health. Am Psychol. 2000; 55 (1): 110-21.

[56] Gross JJ, Thompson R. Emotion regulation: conceptual foundation. In: Gross JJ, editor. Handbook of emotion regulation. New York: Guilford; 2007.

[57] Shedler J, Mayman M, Manis M. The illusion of mental health. Am Psychol. 1993; 48 (11): 1117-31.

[58] Pennebaker J, Beall SK. Confronting a traumatic event: toward an understanding of inhibition and disease. J Abnorm Psychol. 1986; 95: 274-81.

[59] Gross JJ, John OP. Individual differences in two emotion regulation processes: implications for affect, relationships, and well-being. J Pers Soc Psychol. 2003; 85 (2): 348-62.

[60] Gross JJ. Emotion regulation in adulthood: timing is everything. Curr Dir Psychol Sci. 2001; 10 (6): 214-9.

[61] Appleton AA, Kubzansky LD. Emotion regulation and cardiovascular disease risk. In: Gross JJ, editor. Handbook of emotion regulation. 2nd ed. New York: Guilford; 2013.

[62] Kawachi I, Sparrow D, Vokonas PS, Weiss ST. Decreased heart rate variability in men with phobic anxiety (data from the Normative Aging Study). Am J Cardiol. 1995; 75 (14): 882-5.

[63] Baum A, Grunberg N. Measurement of stress hormones. In: Cohen S, Kessler RC, Gordon LU, editors. Measuring stress: a guide for health and social scientists. New York: Oxford University Press; 1995. pp. 175–93.

[64] Ader R, Felten DL, Cohen N, editors. Psychoneuroimmunology. San Diego, CA: Academic Press; 1991.

[65] Rabin BS, Cohen S, Ganguli R, Lysle DR, Cunnick JE. Bidirectional interaction between the central nervous system and the immune system. Crit Rev Immunol. 1989; 9: 279–312.

[66] Deverts DJ, Cohen S, DiLillo VG, Lewis CE, Kiefe C, Whooley M, et al. Depressive symptoms, race, and circulating Creactive protein: the Coronary Artery Risk Development in Young Adults (CARDIA) study. Psychosom Med. 2010; 72 (8): 734–41.

[67] Miller GE, Rohleder N, Stetler C, Kirschbaum C. Clinical depression and regulation of the inflammatory response during acute stress. Psychosom Med. 2005; 67 (5): 679–87.

[68] Boehm JK, Williams DR, Rimm EB, Ryff C, Kubzansky LD. Relation between optimism and lipids in midlife. Am J Cardiol. 2013.

[69] Steptoe A, Demakakos P, de Oliveira C, Wardle J. Distinctive biological correlates of positive psychological well-being in older men and women. Psychosom Med. 2012; 74 (5): 501–8.

[70] Kok BE, Fredrickson BL. Upward spirals of the heart: autonomic flexibility, as indexed by vagal tone, reciprocally and prospectively predicts positive emotions and social connectedness. Biol Psychol. 2010; 85 (3): 432–6.

[71] Everson SA, Kauhanen J, Kaplan GA, Goldberg DE, Julkunen J, Tuomilehto J, et al. Hostility and increased risk of mortality and acute myocardial infarction: the mediating role of behavioral risk factors. Am J Epidemiol. 1997; 146: 142–52.

[72] Brody AL, Olmstead RE, Abrams AL, Costello MR, Khan A, Kozman D, et al. Effect of a history of major depressive disorder on smoking-induced dopamine release. Biol Psychiatry. 2009; 66 (9): 898–901.

[73] Cohen S, Rodriguez MS. Pathways linking affective disturbances and physical disorders. Health Psychol. 1995; 14: 374–80.

[74] Baumeister RF, Tierney J. Willpower: rediscovering the greatest human strength. New York: Penguin Press; 2011.

[75] Ingjaldsson JT, Laberg JC, Thayer JF. Reduced heart rate variability in chronic alcohol abuse: relationship with negative mood, chronic thought suppression, and compulsive drinking. Biol Psychiatry. 2003; 54 (12): 1427–36.

[76] Garland EL, Franken IH, Howard MO. Cue-elicited heart rate variability and attentional bias predict alcohol relapse following treatment. Psychopharmacology (Berl). 2012; 222 (1): 17–26.

[77] McGonigal K. The willpower instinct: how self-control works, why it matters, and what you can do to get more of it. New York: Penguin; 2012.

[78] Krygier JR, Heathers JA, Shahrestani S, Abbott M, Gross JJ, Kemp AH. Mindfulness meditation, well-being, and heart rate variability: a preliminary investigation into the impact of intensive Vipassana meditation. Int J Psychophysiol. 2013; 89 (3): 305–13.

[79] Mullainathan S, Shafir E. Scarcity: why having too little means so much. New York: Times Books; 2013.

[80] Betensky JD, Contrada RJ. Depressive symptoms, trait aggression, and cardiovascular reactivity to a laboratory stressor. Ann Behav Med. 2010; 39 (2): 184–91.

[81] Treiber FA, Kamarck TW, Schneiderman N, Sheffield D, Kapuku G, Taylor T. Cardiovascular reac-

tivity and development of preclinical and clinical disease states. Psychosom Med. 2003; 65: 46-62.

[82] Chida Y, Steptoe A. Greater cardiovascular responses to laboratory mental stress are associated with poor subsequent cardiovascular risk status: a meta-analysis of prospective evidence. Hypertension. 2010; 55 (4): 1026-32.

[83] Carroll D, Ginty AT, Der G, Hunt K, Benzeval M, Phillips AC. Increased blood pressure reactions to acute mental stress are associated with 16-year cardiovascular disease mortality. Psychophysiology. 2012; 49 (10): 1444-8.

[84] Segerstrom SC, Miller GE. Psychological stress and the human immune system: a meta-analytic study of 30 years of inquiry. Psychol Bull. 2004; 130 (4): 601-30.

[85] Steptoe A, Hamer M, Chida Y. The effects of acute psychological stress on circulating inflammatory factors in humans: a review and meta-analysis. Brain Behav Immun. 2007; 21 (7): 901-12.

[86] Bhattacharyya MR, Steptoe A. Emotional triggers of acute coronary syndromes: strength of evidence, biological processes, and clinical implications. Prog Cardiovasc Dis. 2007; 49 (5): 353-65.

[87] Mittleman MA, Maclure M, Nachnani M, Sherwood JB, Muller JE. Educational attainment, anger, and the risk of triggering myocardial infarction onset. Arch Intern Med. 1997; 157 (7): 769-75.

[88] Steptoe A, Strike PC, Perkins-Porras L, McEwan JR, Whitehead DL. Acute depressed mood as a trigger of acute coronary syndromes. Biol Psychiatry. 2006; 60 (8): 837-42.

[89] Selye H. The physiology and pathology of exposure to stress. Montreal: Acta; 1950.

[90] DeLongis A, Coyne JC, Dakof G, Folkman S, Lazarus RS. Relationship of daily hassles, uplifts, and major life events to health status. Health Psychol. 1982; 1: 119-36.

[91] Dohrenwend BS, Dohrenwend BP. Stressful life events: their nature and effects. New York: Wiley; 1974.

[92] Selye H. Confusion and controversy in the stress field. J Human Stress. 1975; 1 (2): 37-44.

[93] Lazarus RS. From psychological stress to the emotions: a history of changing outlooks. Annu Rev Psychol. 1993; 44: 1-21.

[94] Cohen S, Kessler RC, Gordon LU. Strategies for measuring stress in studies of psychiatric and physical disorders. In: Cohen S, Kessler RC, Gordon LU, editors. Measuring stress: a guide for health and social scientists. New York: Oxford University Press; 1995.

[95] Spielberger CD, Sarason JG. Stress and anxiety. Washington, DC: Hemisphere; 1978.

[96] Lader M, Marks I. Clinical anxiety. London: Heinemann; 1973.

[97] Ohman A. Fear and anxiety as emotional phenomena: clinical phenomenology, evolutionary perspectives, and informationprocessing mechanisms. In: Lewis M, Haviland JM, editors. Handbook of emotions. New York: Guilford Press; 1993. pp. 511-36.

[98] Barlow DH. Unraveling the mysteries of anxiety and its disorders from the perspective of emotion theory. Am Psychol. 2000; 55 (11): 1247-63.

[99] Kubzansky LD, Kawachi I. Going to the heart of the matter: Do negative emotions cause coronary heart disease? J Psychosom Res. 2000; 48: 323-37.

[100] Izard C. Human emotions. New York: Plenum; 1977.

[101] Tomkins S. Affect, imagery, and consciousness. Vol. 11: The negative affects. New York: Springer; 1963.

[102] Stone AA. Measurement of affective response. In: Cohen S, Kessler RC, Gordon LU, editors. Measuring stress. New York: Oxford University Press; 1995. pp. 148-71.

[103] Barefoot JC, Lipkus IM. The assessment of anger and hostility. In: Siegman AW, Smith TW, editors. Anger, hostility and the heart. Hillsdale, NJ: Erlbaum; 1994.

［104］ Robinson JP, Shaver PR, Wrightsman LS, editors. Measures of personality and social psychological attitudes. New York: Academic Press; 1991.

［105］ Lazarus RS. Emotion and adaptation. New York: Oxford University Press; 1991.

［106］ Leventhal H, Patrick-Miller L. Emotions and physical illness: Causes and indicators of vulnerability. In: Lewis M, Haviland-Jones JM, editors. Handbook of emotions. 2nd ed. New York: Guilford Press; 2000. pp. 523-37.

［107］ Cuthbert BN, Insel TR. Toward the future of psychiatric diagnosis: the seven pillars of RDoC. BMC Med. 2013; 11: 126.

［108］ Ekman P, Levenson RW, Friesen WV. Autonomic nervous system activity distinguishes among emotions. Science. 1983; 221: 1208-10.

［109］ LeDoux JE. Emotion-specific physiological activity: Don't forget about CNS physiology. In: Ekman P, Davidson RJ, editors. The nature of emotions. New York: Oxford University Press; 1994. pp. 248-52.

［110］ Schwartz GE, Weinberger DA. Patterns of emotional responses to affective situations: relations among happiness, sadness, anger, fear, depression, and anxiety. Motiv Emotion. 1980; 4: 175-91.

［111］ Smith CA, Ellsworth PC. Patterns of appraisal and emotion in taking an exam. J Pers Soc Psychol. 1987; 52 (3): 1-14.

［112］ Tomaka J, Blascovich J, Kelsey RM, Leitten CL. Subjective, physiological, and behavioral effects of threat and challenge appraisal. J Pers Soc Psychol. 1993; 65 (2): 248-60.

［113］ Clark LA, Watson D. Tripartite model of anxiety and depression: psychometric considerations and taxonomic implications. J Abnorm Psychol. 1991; 100: 316-36.

［114］ Lerner J, Keltner D. Beyond valence: Toward a model of emotion-specific influences onjudgment and choice. Cogn Emot. 2000; 14 (4): 473-93.

［115］ Fjeldsoe B, Neuhaus M, Winkler E, Eakin E. Systematic review of maintenance of behavior change following physical activity and dietary interventions. Health Psychol. 2011; 30 (1): 99-109.

［116］ Clark LA. The anxiety and depressive disorders: Descriptive psychopathology and differential diagnosis. In: Kendall PC, Watson D, editors. Anxiety and depression: distinctive and overlapping features. New York: Academic Press; 1989. pp. 83-129.

［117］ Kubzansky LD. Key 2010 publications in behavioral medicine. Cleve Clin J Med. 2011; 7 (Suppl 1): S65-8.

［118］ Phillips AC, Batty GD, Gale CR, Deary IJ, Osborn D, MacIntyre K, et al. Generalized anxiety disorder, major depressive disorder, and their comorbidity as predictors of all-cause and cardiovascular mortality: the Vietnam experience study. Psychosom Med. 2009; 71 (4): 395-403.

［119］ Thurston RC, Rewak M, Kubzansky LD. An anxious heart: anxiety and the onset of cardiovascular diseases. Prog Cardiovasc Dis. 2013; 55 (6): 524-37.

［120］ Mathers CD, Lopez AD, Murray CJL. The burden of disease and mortality by condition: data, methods, and results for 2001. In: Lopez AD, Mathers CD, Ezzati M, Jamison DT, Murray CJL, editors. Global burden of disease and risk factors. Washington, DC: World Bank; 2006.

［121］ World Health Organization. Global status report on noncommunicable diseases 2010. Geneva: WHO; 2011.

［122］ Beaglehole R, Magnus P. The search for new risk factors for coronary heart disease: occupational therapy for epidemiologists? Int J Epidemiol. 2002; 31 (6): 1117-22; author reply 34-5.

［123］ Lloyd-Jones DM, Hong Y, Labarthe D, Mozaffarian D, Appel LJ, Van Horn L, et al. Defining and setting national goals for cardiovascular health promotion and disease reduction: the American Heart

Association's strategic Impact Goal through 2020 and beyond. Circulation. 2010; 121 (4): 586-613.

[124] Strasser T. Reflections on cardiovascular diseases. Interdiscip Sci Rev. 1978; 3: 225-30.

[125] Friedman M, Rosenman RH. Association of specific overt behavior pattern with blood and cardiovascular findings. JAMA. 1959; 169: 1286-96.

[126] Review Panel on Coronary-Prone Behavior and Coronary Heart Disease. Coronary-prone behavior and coronary heart disease: a critical review. Circulation. 1981; 63: 1169-215.

[127] Allan R, Scheidt S. Stress, anger, and psychosocial factors for coronary heart disease. In: Manson JE, Ridker PM, Gaziano JM, Hennekens CH, editors. Prevention of myocardial infarction. New York: Oxford University Press; 1996.

[128] Matthews KA. Coronary heart disease and Type A behaviors: update on and alternative to the Booth-Kewley and Friedman (1987) quantitative review. Psychol Bull. 1988; 104: 373-80.

[129] Kawachi I, Sparrow D, Kubzansky LD, Spiro A, 3rd, Vokonas PS, Weiss ST. Prospective study of a self-report type A scale and risk of coronary heart disease: test of the MMPI-2 type A scale. Circulation. 1998; 98 (5): 405-12.

[130] Nunes EV, Frank KA, Kornfield DS. Psychologic treatment for Type A behavior pattern and for coronary heart disease: a meta-analysis of the literature. Psychosom Med. 1987; 48: 159-73.

[131] Suls J, Bunde J. Anger, anxiety, and depression as risk factors for cardiovascular disease: the problems and implications of overlapping affective dispositions. Psychol Bull. 2005; 131 (2): 260-300.

[132] Booth-Kewley S, Friedman HS. Psychological predictors of heart disease: a quantitativereview. Psychol Bull. 1987; 101: 343-62.

[133] Rugulies R. Depression as a predictor for coronary heart disease. Am J Prev Med. 2002; 23 (1): 51-61.

[134] Wulsin LR, Singal BM. Do depressive symptoms increase the risk for the onset of coronary disease? A systematic quantitative review. Psychosom Med. 2003; 65 (2): 201-10.

[135] Roest AM, Martens EJ, de Jonge P, Denollet J. Anxiety and risk of incident coronary heart disease: a meta-analysis. J Am Coll Cardiol. 2010; 56 (1): 38-46.

[136] Chida Y, Steptoe A. The association of anger and hostility with future coronary heart disease: a meta-analytic review of prospective evidence. J Am Coll Cardiol. 2009; 53 (11): 936-46.

[137] Kubzansky LD. Sick at heart: the pathophysiology of negative emotions. Cleve Clin J Med. 2007; 74 (Suppl 1): S67-S72.

[138] Smith TW. Hostility and health: Current status of a psychosomatic hypothesis. Health Psychol. 1992; 11: 139-50.

[139] Matthews KA. Assessment of Type A behavior, anger, and hostility in epidemiological studies of cardiovascular disease. In: Ostfeld AM, Eaker ED, editors. Measuring psychosocial variables in epidemiologic studies of cardiovascular disease. Washington, DC: US Department of Health and Human Services, National Institutes of Health; 1985. pp. 153-84.

[140] Miller TQ, Smith TW, Turner CW, Guijarro ML, Hallet AJ. A meta-analytic review of research on hostility and physical health. Psychol Bull. 1996; 119 (2): 322-48.

[141] Kawachi I, Sparrow D, Spiro A, Vokonas P, Weiss ST. A prospective study of anger and coronary heart disease: the Normative Aging Study. Circulation. 1996; 94 (9): 2090-5.

[142] Williams JE, Nieto FJ, Sanford CP, Tyroler HA. Effects of an angry temperament on coronary heart disease risk: the Atherosclerosis Risk in Communities Study. Am J Epidemiol. 2001; 154 (3): 230-5.

[143] Barlow DH. Disorders of emotions: clarification, elaboration, and future directions. Psychol Inq. 1991; 2 (1): 97-105.

[144] Haines AP, Imeson JD, Meade TW. Phobic anxiety and ischaemic heart disease. BMJ (Clinical Research Ed.). 1987; 295 (6593): 297-9.

[145] Smoller JW, Pollack MH, Wassertheil-Smoller S, Jackson RD, Oberman A, Wong ND, et al. Panic attacks and risk of incident cardiovascular events among postmenopausal women in the Women's Health Initiative Observational Study. Arch Gen Psychiatry. 2007; 64 (10): 1153-60.

[146] Dedert EA, Calhoun PS, Watkins LL, Sherwood A, Beckham JC. Posttraumatic stress disorder, cardiovascular, and metabolic disease: a review of the evidence. Ann Behav Med. 2010; 39 (1): 61-78.

[147] Jordan HT, Miller-Archie SA, Cone JE, Morabia A, Stellman SD. Heart disease among adults exposed to the September 11, 2001 World Trade Center disaster: results from the World Trade Center Health Registry. Prev Med. 2011; 53 (6): 370-6.

[148] Player MS, Peterson LE. Anxiety disorders, hypertension, and cardiovascular risk: a review. Int J Psychiatry Med. 2011; 41 (4): 365-77.

[149] Anda R, Williamson D, Jones D, Macea C, Eaker E, Glassman A, et al. Depressed affect, hopelessness, and the risk of ischemic heart disease in a cohort of U.S. adults. Epidemiology. 1993; 4: 285-94.

[150] Van der Kooy K, van Hout H, Marwijk H, Marten H, Stehouwer C, Beekman A. Depression and the risk for cardiovascular diseases: systematic review and meta analysis. Int J GeriatrPsychiatry. 2007; 22 (7): 613-26.

[151] Davidson KW, Schwartz JE, Kirkland SA, Mostofsky E, Fink D, Guernsey D, et al. Relation of inflammation to depression and incident coronary heart disease (from the Canadian Nova Scotia Health Survey [NSHS95] Prospective Population Study). Am J Cardiol. 2009; 103 (6): 755-61.

[152] Whang W, Kubzansky LD, Kawachi I, Rexrode KM, Kroenke CH, Glynn RJ, et al. Depression and risk of sudden cardiac death and coronary heart disease in women: results from the Nurses' Health Study. J Am Coll Cardiol. 2009; 53 (11): 950-8.

[153] Pan A, Sun Q, Okereke OI, Rexrode KM, Hu FB. Depression and risk of stroke morbidity and mortality: a meta-analysis and systematic review. JAMA. 2011; 306 (11): 1241-9.

[154] Pan A, Okereke OI, Sun Q, Logroscino G, Manson JE, Willett WC, et al. Depression and incident stroke in women. Stroke. 2011; 42 (10): 2770-5.

[155] Kohler S, Verhey F, Weyerer S, Wiese B, Heser K, Wagner M, et al. Depression, non-fatal stroke and all-cause mortality in old age: a prospective cohort study of primary care patients. J Affect Disord. 2013; 150 (1): 63-9.

[156] Narayan, SM, Stein, MB. Do depression or antidepressants increase cardiovascular mortality? Journal of the American College of Cardiology. 2009; 53 (11): 959-61.

[157] Hamer M, David Batty G, Seldenrijk A, Kivimäki M. Antidepressant medication use and future risk of cardiovascular disease: the Scottish Health Survey. Eur Heart J. 2011; 32 (4): 437-42.

[158] Scherrer JF, Garfield LD, Lustman PJ, Hauptman PJ, Chrusciel T, Zeringue A, et al. Antidepressant drug compliance: reduced risk of MI and mortality in depressed patients. Am J Med. 2011; 124 (4): 318-24.

[159] Boehm JK, Peterson C, Kivimäki M, Kubzansky L. A prospective study of positive psychological well-being and coronary heart disease. Health Psychol. 2011; 30 (3): 259-67.

[160] Kubzansky LD, Thurston RC. Emotional vitality and incident coronary heart disease: benefits of

healthy psychological functioning Arch Gen Psychiatry. 2007; 64 (12): 1393-401.

[161] Davidson KW, Mostofsky E, Whang W. Don't worry, be happy: positive affect and reduced 10-year incident coronary heart disease: The Canadian Nova Scotia Health Survey. Eur Heart J. 2010.

[162] Consedine NS, Magai C, Bonanno GA. Moderators of the emotion inhibition-health relationship: A review and research agenda. Rev Gen Psychol. 2002; 6 (2): 204-28.

[163] de Ridder D, Geenen R, Kuijer R, van Middendorp H. Psychological adjustment to chronic disease. Lancet. 2008; 372 (9634): 246-55.

[164] Haynes SG, Feinleib M, Kannel WB. The relationship of psychosocial factors to coronary heart disease in the Framingham study: III. Eight-year incidence of coronary heart disease. Am J Epidemiol. 1980; 111 (1): 37-58.

[165] Kubzansky LD, Park N, Peterson C, Vokonas P, Sparrow D. Healthy psychological functioning and incident coronary heart disease: the importance of self-regulation. Arch Gen Psychiatry. 2011; 68 (4): 400-8.

[166] Haukkala A, Konttinen H, Laatikainen T, Kawachi I, Uutela A. Hostility, anger control, and anger expression as predictors of cardiovascular disease. Psychosom Med. 2010; 72 (6): 556-62.

[167] Appleton AA, Loucks E, Buka SL, Kubzansky LD. Divergent associations of antecedent and response focused emotion regulation strategies with midlife cardiovascular disease risk. Ann Behav Med. in press.

[168] Rasmussen K, Ravnsbaek J, Funch-Jenson P, Bagger JP. Oesophageal spasm in patients with coronary artery spasm. Lancet. 1986; 1 (8474): 174-6.

[169] Tofler GH, Muller JE. Triggering of acute cardiovascular disease and potential preventive strategies. Circulation. 2006; 114 (17): 1863-72.

[170] Mittleman MA, Maclure M, Sherwood JB, Mulry RP, Tofler GH, Jacobs SC, et al. Triggering of acute myocardial infarction onset by episodes of anger. Determinants of Myocardial Infarction Onset Study Investigators [see comments]. Circulation. 1995; 92 (7): 1720-5.

[171] Wittstein IS, Thiemann DR, Lima JA, Baughman KL, Schulman SP, Gerstenblith G, et al. Neurohumoral features of myocardial stunning due to sudden emotional stress. N Engl J Med. 2005; 352 (6): 539-48.

[172] Wittstein IS. The broken heart syndrome. Cleve Clin J Med. 2007; 74 (Suppl 1): S17-22.

[173] Bounhoure JP. Takotsubo or stress cardiomyopathy. Cardiovasc Psychiatry Neurol. 2012; 2012: 637672.

[174] Wittstein IS. Stress cardiomyopathy: a syndrome of catecholamine-mediated myocardial stunning? Cell Mol Neurobiol. 2012; 32 (5): 847-57.

[175] Hayward C. Psychiatric illness and cardiovascular disease risk. Epidemiol Rev. 1995; 17: 129-38.

[176] Noyes R, Clancy J, Hoenk PR, Slymen DR. Anxiety neurosis and physical illness. Compr Psychiatry. 1978; 19: 407-13.

[177] Yan LL, Liu K, Matthews KA, Daviglus ML, Ferguson TF, Kiefe CI. Psychosocial factors and risk of hypertension: the Coronary Artery Risk Development in Young Adults (CARDIA) study. JAMA. 2003; 290 (16): 2138-48.

[178] Jonas BS, Franks P, Ingram DD. Are symptoms of anxiety and depression risk factors for hypertension? Longitudinal evidence from the National Health and Nutrition Examination Survey I Epidemiologic Follow-Up Study. Arch Fam Med. 1997; 6: 43-9.

[179] Shinn EH, Poston WS, Kimball KT, St Jeor ST, Foreyt JP. Blood pressure and symptoms of depression and anxiety: a prospective study. Am J Hypertens. 2001; 14 (7 Pt 1): 660-4.

[180] Hildrum B, Romild U, Holmen J. Anxiety and depression lowers blood pressure: 22-year follow-up of the population based HUNT study, Norway. BMC Public Health. 2011; 11: 601.

[181] Niu K, Hozawa A, Awata S, Guo H, Kuriyama S, Seki T, et al. Home blood pressure is associated with depressive symptoms in an elderly population aged 70 years and over: a population-based, cross-sectional analysis. Hypertens Res. 2008; 31 (3): 409-16.

[182] Nabi H, Chastang JF, Lefevre T, Dugravot A, Melchior M, Marmot MG, et al. Trajectories of depressive episodes and hypertension over 24 years: the Whitehall II prospective cohort study. Hypertension. 2011; 57 (4): 710-6.

[183] Scuteri A. Depression and cardiovascular risk: does blood pressure play a role? J Hypertens. 2008; 26 (9): 1738-9.

[184] Knol MJ, Twisk JW, Beekman AT, Heine RJ, Snoek FJ, Pouwer F. Depression as a risk factor for the onset of type 2 diabetes mellitus: a meta-analysis. Diabetologia. 2006; 49 (5): 837-45.

[185] Mezuk B, Eaton WW, Albrecht S, Golden SH. Depression and type 2 diabetes over the lifespan: a meta-analysis. Diabetes Care. 2008; 31 (12): 2383-90.

[186] Rotella F, Mannucci E. Depression as a risk factor for diabetes: a meta-analysis of longitudinal studies. J Clin Psychiat. 2013; 74 (1): 31-7.

[187] Rotella F, Mannucci E. Diabetes mellitus as a risk factor for depression: a meta-analysis of longitudinal studies. Diabetes Res Clin Pract. 2013; 99 (2): 98-104.

[188] Engum A. The role of depression and anxiety in onset of diabetes in a large population-based study. J Psychosom Res. 2007; 62 (1): 31-8.

[189] Golden SH, Williams JE, Ford DE, Yeh HC, Sanford CP, Nieto FJ, et al. Anger temperament is modestly associated with the risk of type 2 diabetes mellitus: the Atherosclerosis Risk in Communities Study. Psychoneuroendocrinology. 2006; 31 (3): 325-32.

[190] Pouwer F, Kupper N, Adriaanse MC. Does emotional stress cause type 2 diabetes mellitus? A review from the European Depression in Diabetes (EDID) Research Consortium. Discov Med. 2010; 9 (45): 112-8.

[191] Goldbacher EM, Bromberger J, Matthews KA. Lifetime history of major depression predicts the development of the metabolic syndrome in middle-aged women. Psychosom Med. 2009; 71 (3): 266-72.

[192] Luppino FS, de Wit LM, Bouvy PF, Stijnen T, Cuijpers P, Penninx BW, et al. Overweight, obesity, and depression: a systematic review and meta-analysis of longitudinal studies. Arch Gen Psychiatry. 2010; 67 (3): 220-9.

[193] Pan A, Keum N, Okereke OI, Sun Q, Kivimäki M, Rubin RR, et al. Bidirectional association between depression and metabolic syndrome: a systematic review and meta-analysis of epidemiological studies. Diabetes Care. 2012; 35 (5): 1171-80.

[194] Goldbacher EM, Matthews KA. Are psychological characteristics related to risk of the metabolic syndrome? A review of the literature. Ann Behav Med. 2007; 34 (3): 240-52.

[195] Hawkins MA, Stewart JC. Do negative emotional factors have independent associations with excess adiposity? J Psychosom Res. 2012; 73 (4): 243-50.

[196] Perkonigg A, Owashi T, Stein MB, Kirschbaum C, Wittchen HU. Posttraumatic stress disorder and obesity: evidence for a risk association. Am J Prev Med. 2009; 36 (1): 1-8.

[197] Kubzansky LD, Bordelois P, Jun HJ, Roberts AL, Cerda M, Bluestone N, et al. The weight of traumatic stress: a prospective study of posttraumatic stress disorder symptoms and weight status in women. JAMA Psychiatry. 2014; 71 (1): 44-51.

［198］ Goldberg RJ. Coronary heart disease: epidemiology and risk factors. In: Ockene IS, Ockene JK, editors. Prevention of coronary heart disease. Boston: Little, Brown; 1992. pp. 3-41.

［199］ Matthews KA, Owens JF, Kuller LH, Sutton-Tyrrell K, Jansen-McWilliams L. Are hostility and anxiety associated with carotid atherosclerosis in healthy postmenopausal women? Psychosom Med. 1998; 60 (5): 633-8.

［200］ Greenland P, Bonow RO, Brundage BH, Budoff MJ, Eisenberg MJ, Grundy SM, et al. ACCF/ AHA 2007 clinical expert consensus document on coronary artery calcium scoring by computed tomography in global cardiovascular risk assessment and in evaluation of patients with chest pain: a report of the American College of Cardiology Foundation Clinical Expert Consensus Task Force (ACCF/ AHA Writing Committee to Update the 2000 Expert Consensus Document on Electron Beam Computed Tomography) developed in collaboration with the Society of Atherosclerosis Imaging and Prevention and the Society of Cardiovascular Computed Tomography. J Am Coll Cardiol. 2007; 49 (3): 378-402.

［201］ Seldenrijk A, van Hout HP, van Marwijk HW, de Groot E, Gort J, Rustemeijer C, et al. Carotid atherosclerosis in depression and anxiety: associations for age of depression onset. World J Biol Psychiatry. 2011; 12 (7): 549-58.

［202］ Stewart JC, Janicki DL, Muldoon MF, Sutton-Tyrrell K, Kamarck TW. Negative emotionsand 3-year progression of subclinical atherosclerosis. Arch Gen Psychiatry. 2007; 64 (2): 225-33.

［203］ Elovainio M, Keltikangas-Jarvinen L, Kivimäki M, Pulkki L, Puttonen S, Heponiemi T, et al. Depressive symptoms and carotid artery intima-media thickness in young adults: the Cardiovascular Risk in Young Finns Study. Psychosom Med. 2005; 67 (4): 561-7.

［204］ Ohira T, Diez Roux AV, Polak JF, Homma S, Iso H, Wasserman BA. Associations of anger, anxiety, and depressive symptoms with carotid arterial wall thickness: the multi-ethnic study of atherosclerosis. Psychosom Med. 2012; 74 (5): 517-25.

［205］ Rozanski A, Gransar H, Kubzansky LD, Wong N, Shaw L, Miranda-Peats R, et al. Do psychological risk factors predict the presence of coronary atherosclerosis? Psychosom Med. 2011; 73 (1): 7-15.

［206］ Paterniti S, Zureik M, Ducimetiere PJT, Feve JM, Alperovitch A. Sustained anxiety and 4-year progression of carotid atherosclerosis. Arteriosclerosis Thrombosis and Vascular Biology. 2001; 21: 136-41.

［207］ Raikkonen K, Matthews KA, Sutton-Tyrrell K, Kuller LH. Trait anger and the metabolic syndrome predict progression of carotid atherosclerosis in healthy middle-aged women. Psychosom Med. 2004; 66 (6): 903-8.

［208］ Temoshok L. Personality, coping style, emotion, and cancer: toward an integrative model. Cancer Surv. 1987; 6: 545-67.

［209］ Grossarth-Maticek R, Kanazir DT, Schmit P, Vetter H. Psychosocial and organic variables as predictors of lung cancer, cardiac infarct and apoplexy: some differential predictors. Pers Indiv Differ. 1985; 6: 313-21.

［210］ Grossarth-Maticek R, Eyesenck HJ. Personality, stress and disease. Psychol Rep. 1990; 66: 355-73.

［211］ Lemogne C, Consoli SM, Geoffroy-Perez B, Coeuret-Pellicer M, Nabi H, Melchior M, et al. Personality and the risk of cancer: a 16-year follow-up study of the GAZEL cohort. Psychosom Med. 2013; 75 (3): 262-71.

［212］ Ranchor AV, Sanderman R, Coyne JC. Invited commentary: personality as a causal factor in cancer risk and mortality—time to retire a hypothesis? Am J Epidemiol. 2010; 172 (4): 386-8.

[213] Fox BH, Temoshok L, Dreher H. Mind-body and behavior in cancer incidence. Advances. 1988; 5 (4): 41-56.

[214] Kiecolt-Glaser JK, Glaser R. Psychoneuroimmunology and cancer: fact or fiction? Eur J Cancer. 1999; 35 (11): 1603-7.

[215] Thaker PH, Han LY, Kamat AA, Arevalo JM, Takahashi R, Lu C, et al. Chronic stress promotes tumor growth and angiogenesis in a mouse model of ovarian carcinoma. Nat Med. 2006; 12 (8): 939-44.

[216] Feng Z, Liu L, Zhang C, Zheng T, Wang J, Lin M, et al. Chronic restraint stress attenuates p53 function and promotes tumorigenesis. Proc Natl Acad Sci U S A. 2012; 109 (18): 7013-8.

[217] Pinquart M, Duberstein PR. Depression and cancer mortality: a meta-analysis. Psychol Med. 2010; 40 (11): 1797-810.

[218] Mitchell AJ, Chan M, Bhatti H, Halton M, Grassi L, Johansen C, et al. Prevalence of depression, anxiety, and adjustment disorder in oncological, haematological, and palliative-care settings: a meta-analysis of 94 interview-based studies. Lancet Oncol. 2011; 12 (2): 160-74.

[219] Kroenke CH, Bennett GG, Fuchs C, Giovannucci E, Kawachi I, Schernhammer E, et al. Depressive symptoms and prospective incidence of colorectal cancer in women. Am J Epidemiol. 2005; 162 (9): 839-48.

[220] Chida Y, Hamer M, Wardle J, Steptoe A. Do stress-related psychosocial factors contribute to cancer incidence and survival? Nat Clin Pract Oncol. 2008; 5 (8): 466-75.

[221] Anderson BL, Kiecolt-Glaser JK, Glaser R. A biobehavioral model of cancer stress and disease course. Am Psychol. 1994; 49 (5): 389-404.

[222] Possel P, Adams E, Valentine JC. Depression as a risk factor for breast cancer: investigating methodological limitations in the literature. Cancer Cause Control. 2012; 23 (8): 1223-9.

[223] Eskelinen M, Ollonen P. Beck Depression Inventory (BDI) in patients with breast disease and breast cancer: a prospective case-control study. In Vivo. 2011; 25 (1): 111-6.

[224] Chida Y, Steptoe A. Positive psychological well-being and mortality: a quantitative review of prospective observational studies. Psychosom Med. 2008; 70 (7): 741-56.

[225] Aspinwall LG, Tedeschi RG. The value of positive psychology for health psychology: progress and pitfalls in examining the relation of positive phenomena to health. Ann Behav Med. 2010; 39 (1): 4-15.

[226] Coyne JC, Tennen H. Positive psychology in cancer care: bad science, exaggerated claims, and unproven medicine. Ann Behav Med. 2010; 39 (1): 16-26.

[227] Cohen S, Doyle WJ, Skoner DP, Fireman P, Gwaltney JM, Newsom JT. State and trait negative affect as predictors of objective and subjective symptoms of respiratory viral infections. J Pers Soc Psychol. 1995; 68 (1): 159-69.

[228] Kiecolt-Glaser JK, Glaser R. Psychological influences on immunity: implications for AIDS. Am Psychol. 1988; 43: 892-8.

[229] O'Leary A. Stress, emotion, and human immune function. Psychol Bull. 1990; 108 (363-382).

[230] Nakata A, Irie M, Takahashi M. Psychological distress, depressive symptoms, and cellular immunity among healthy individuals: a 1-year prospective study. Int J Psychophysiol. 2011; 81 (3): 191-7.

[231] Cohen S, Doyle WJ, Turner RB, Alper CM, Skoner DP. Emotional style and susceptibility to the common cold. Psychosom Med. 2003; 65: 652-7.

[232] Cohen S, Tyrrell DAJ, Smith AP. Negative life events, perceived stress, negative affect, and susceptibility to the common cold. J Pers Soc Psychol. 1993; 64: 131-40.

[233] Cohen S, Alper CM, Doyle WJ, Treanor JJ, Turner RB. Positive emotional style predicts resistance to illness after experimental exposure to rhinovirus or influenza a virus. Psychosom Med. 2006; 68 (6): 809-15.

[234] Segerstrom SC, Hardy JK, Evans DR, Greenberg RN. Vulnerability, distress, and immune response to vaccination in older adults. Brain Behav Immun. 2012; 26 (5): 747-53.

[235] Glaser R, Robles TF, Sheridan J, Malarkey WB, Kiecolt-Glaser JK. Mild depressive symptoms are associated with amplified and prolonged inflammatory responses after influenza virus vaccination in older adults. Arch Gen Psychiatry. 2003; 60 (10): 1009-14.

[236] Von Korff M, Alonso J, Ormel J, Angermeyer M, Bruffaerts R, Fleiz C, et al. Childhood psychosocial stressors and adult onset arthritis: broad spectrum risk factors and allostatic load. Pain. 2009; 143 (1-2): 76-83.

[237] Scott KM, Von Korff M, Angermeyer MC, Benjet C, Bruffaerts R, de Girolamo G, et al. Association of childhood adversities and early-onset mental disorders with adult-onset chronic physical conditions. Arch Gen Psychiatry. 2011; 68 (8): 838-44.

[238] Goodwin RD, Sourander A, Duarte CS, Niemela S, Multimaki P, Nikolakaros G, et al. Do mental health problems in childhood predict chronic physical conditions among males in early adulthood? Evidence from a community-based prospective study. Psychol Med. 2009; 39 (2): 301-11.

[239] Chida Y, Vedhara K. Adverse psychosocial factors predict poorer prognosis in HIV disease: a meta-analytic review of prospective investigations. Brain Behav Immun. 2009; 23 (4): 434-45.

[240] Chida Y, Mao X. Does psychosocial stress predict symptomatic herpes simplex virus recurrence? A meta-analytic investigation on prospective studies. Brain Behav Immun. 2009; 23 (7): 917-25.

[241] Wang G, Zhou T, Wang L, Fu JJ, Zhang HP, Ji YL. Relationship between current psychological symptoms and future risk of asthma outcomes: a 12-month prospective cohort study. J Asthma. 2011; 48 (10): 1041-50.

[242] Kanaan RA, Lepine JP, Wessely SC. The association or otherwise of the functional somatic syndromes. Psychosom Med. 2007; 69 (9): 855-9.

[243] Sharpe M, Carson A. "Unexplained" somatic symptoms, functional syndromes, and somatization: do we need a paradigm shift? Ann Intern Med. 2001; 134 (9 Pt 2): 926-30.

[244] Yunus MB. Fibromyalgia and overlapping disorders: the unifying concept of central sensitivity syndromes. Semin Arthritis Rheum. 2007; 36 (6): 339-56.

[245] Maunder RG, Levenstein S. The role of stress in the development and clinical course of inflammatory bowel disease: epidemiological evidence. Curr Mol Med. 2008; 8 (4): 247-52.

[246] Glombiewski JA, Sawyer AT, Gutermann J, Koenig K, Rief W, Hofmann SG. Psychological treatments for fibromyalgia: a meta-analysis. Pain. 2010; 151 (2): 280-95.

[247] Gurmankin Levy A, Kubzansky LD, Maselko J, Richman L, Bauer M. Why do those with an anxiety disorder utilize more non-mental health care than those without? Health Psychol. 2007; 26: 333-40.

[248] Walker J, Sharpe M, Wessely S. Commentary: symptoms not associated with disease: an unmet public health challenge. Int J Epidemiol. 2006; 35 (2): 477-8.

[249] Angell M. Disease as a reflection of the psyche. N Engl J Med. 1985; 312: 1570-2.

[250] Relman AS, Angell M. Resolved: Psychosocial interventions can improve clinical outcomes in organic disease (con). Psychosom Med. 2002; 64 (4): 558-63.

[251] Sloan EK, Capitanio JP, Tarara RP, Mendoza SP, Mason WA, Cole SW. Social stress enhances sympathetic innervation of primate lymph nodes: mechanisms and implications for viral pathogenesis. J Neurosci. 2007; 27 (33): 8857-65.

[252] Cole SW. Social regulation of human gene expression. Curr Dir Psychol Sci. 2009; 18 (3): 132-7.

[253] Kessler D. The end of overeating: Taking control of the insatiable American appetite. New York: Rodale Press; 2009.

[254] Epel ES, Blackburn EH, Lin J, Dhabhar FS, Adler NE, Morrow JD, et al. Accelerated telomere shortening in response to life stress. Proc Natl Acad Sci U S A. 2004; 101 (49): 17312-5.

[255] Aubert G, Lansdorp PM. Telomeres and aging. Physiol Rev. 2008; 88 (2): 557-79.

[256] Simon NM, Smoller JW, McNamara KL, Maser RS, Zalta AK, Pollack MH, et al. Telomere shortening and mood disorders: preliminary support for a chronic stress model of accelerated aging. Biol Psychiatry. 2006; 60 (5): 432-5.

[257] Depue RA, Morrone-Strupinsky JV. A neurobehavioral model of affiliative bonding: implications for conceptualizing a human trait of affiliation. Behav Brain Sci. 2005; 28 (3): 313-50; discussion 50-95.

[258] Insel TR, Young LJ. The neurobiology of attachment. Nat Rev Neurosci. 2001; 2 (2): 129-36.

[259] Singer B, Friedman E, Seeman T, Fava GA, Ryff CD. Protective environments and health status: cross-talk between human and animal studies. Neurobiol Aging. 2005; 26 (Suppl 1): 113-8.

[260] Heinrichs M, Baumgartner T, Kirschbaum C, Ehlert U. Social support and oxytocin interact to suppress cortisol and subjective responses to psychosocial stress. Biol Psychiatry. 2003; 54 (12): 1389-98.

[261] Kirsch P, Esslinger C, Chen Q, Mier D, Lis S, Siddhanti S, et al. Oxytocin modulates neural circuitry for social cognition and fear in humans. J Neurosci. 2005; 25 (49): 11489-93.

[262] Hoge EA, Pollack MH, Kaufman RE, Zak PJ, Simon NM. Oxytocin levels in social anxiety disorder. CNS Neurosci Ther. 2008; 14 (3): 165-70.

[263] Kubzansky LD, Mendes WB, Appleton AA, Block J, Adler GK. A heartfelt response: oxytocin effects on response to social stress in men and women. Biol Psychol. 2012; 90 (1): 1-9.

[264] Miller GE, Chen E, Sze J, Marin T, Arevalo JM, Doll R, et al. A functional genomic fingerprint of chronic stress in humans: blunted glucocorticoid and increased NF-kappaB signaling. Biol Psychiatry. 2008.

[265] Dusek JA, Otu HH, Wohlhueter AL, Bhasin M, Zerbini LF, Joseph MG, et al. Genomic counterstress changes induced by the relaxation response. PLoS One. 2008; 3 (7): e2576.

[266] Cole SW, Hawkley LC, Arevalo JM, Sung CY, Rose RM, Cacioppo JT. Social regulation of gene expression in human leukocytes. Genome Biol. 2007; 8 (9): R189.

[267] Rozanski A, Blumenthal JA, Davidson KW, Saab PG, Kubzansky L. The epidemiology, pathophysiology, and management of psychosocial risk factors in cardiac practice: the emerging field of behavioral cardiology. J Am Coll Cardiol. 2005; 45 (5): 637-51.

[268] Fredrickson BL, Mancuso RA, Branigan C, Tugade MM. The undoing effect of positive emotions. Motiv Emotion. 2000; 24 (4): 237-58.

[269] Fredrickson BL, Levenson RW. Positive emotions speed recovery from the cardiovascular sequelae of negative emotions. Cogn Emot. 1998; 12 (2): 191-220.

[270] Kuh D, Ben-Shlomo Y. A life course approach to chronic disease epidemiology. New York: Oxford University Press; 1997.

[271] National Research Council and Institute of Medicine. From neurons to neighborhoods: the science of

early child development. Committee on integrating the science of early childhood development. Shonkoff JP, Phillips DA, editors. Washington, DC: National Academy Press; 2000.

[272] Lumley MA. Alexithymia, emotional disclosure, and health: a program of research. J Pers. 2004; 72 (6): 1271-300.

[273] Frattaroli J. Experimental disclosure and its moderators: a meta-analysis. Psychol Bull. 2006; 132 (6): 823-65.

[274] Meads C, Nouwen A. Does emotional disclosure have any effects? A systematic review of the literature with metaanalyses. Int J Technol Assess Health Care. 2005; 21 (2): 153-64.

[275] Caspi A. The child is father of the man: personality continuities from childhood to adulthood. J Pers Soc Psychol. 2000; 78 (1): 158-72.

[276] Kubzansky LD, Martin LT, Buka SL. Early manifestations of personality and adult emotional functioning. Emotion. 2004; 4 (4): 364-77.

[277] Mischel W, Ayduk O, Berman MG, Casey BJ, Gotlib IH, Jonides J, et al. "Willpower" overthe life span: decomposing self-regulation. Soc Cogn Affect Neurosci. 2011; 6 (2): 252-6.

[278] Appleton AA, Buka SL, McCormick MC, Koenen KC, Loucks EB, Gilman SE, et al. Emotional functioning at age 7 years is associated with C-reactive protein in middle adulthood. Psychosom Med. 2011; 73 (4): 295-303.

[279] Slopen N, Kubzansky LD, Koenen KC. Internalizing and externalizing behaviors predict elevated inflammatory markers in childhood. Psychoneuroendocrinology. 2013; 38 (12): 2854-62.

[280] Macleod J, Davey Smith G, Heslop P, Metcalfe C, Carroll D, Hart C. Psychological stress and cardiovascular disease: empirical demonstration of bias in a prospective observational study of Scottish men. Br Med J. 2002; 324: 1247-54.

[281] Glassman AH, Bigger JT, Gaffney M, Shapiro PA, Swenson JR. Onset of major depression associated with acute coronary syndromes: relationship of onset, major depressive disorder history, and episode severity to sertraline benefit. Arch Gen Psychiatry. 2006; 63 (3): 283-8.

[282] Craddock N, O'Donovan MC, Owen MJ. Genome-wide association studies in psychiatry: lessons from early studies of non-psychiatric and psychiatric phenotypes. Mol Psychiatry. 2008; 13 (7): 649-53.

第十章

社会环境下健康行为的改变

卡珊德拉·奥克楚库（Cassandra Okechukwu）

柯尔斯顿·戴维森（Kirsten Davison）

凯伦·埃蒙斯（Karen Emmons）

想，容易；行动，难。

再把想法付诸行动是世界上最困难的事情。

引　言

行为很重要

在美国和其他发达国家，健康行为在塑造大多数疾病的健康结局中扮演了极为重要的角色，且在发展中国家的影响也在不断增强。行为是影响发病和死亡的主要原因，同时也影响着疾病的发展进程、治疗效果及生命质量[1]。健康的行为方式可以预防大多数常见疾病[2,3,4]。吸烟是发病的首要因素，也是死亡的主要原因[3]。第二大致死原因是肥胖，其是由贯穿整个生命历程的饮食和体力活动所决定的[5,6]。总的来说，在发达国家前十五个主要死因中，吸烟、缺乏体力活动和饮食不当引起或加剧的死因占十个[3,7]。美国平价医疗法案高度关注预防，并强调健康行为的重要性。美国平价医疗法案为美国居民提供了包括行为干预等全覆盖式的预防性健康服务[8]。

早在 19 世纪文献上就有记载，健康行为的复杂性以及它与社会及自然环境之间的互动是显而易见的。维尔梅尔（Villermé）认为，诸如生活水平、工作持续时间等社会因素限制了不同行业人们的行为，因此不同的职业与特定的行为倾向甚至是健康水平相关[9]。从那时起，社会流行病学就开始强调社会因素对发病率和死亡率的重要影响。在本章，我们从社会因素的视角来检验健康行为和健康行为干预对人群健康的贡献。考虑到关于健康行为干预投资回报这一话题，存在从未间断的争论，我们总结了健康行为干预的发展并讨论了在健康行为改变领域的关键创新。关于行为改变干预（behavioral change interventions）的研究已经取得了很大进步，目前已从单一地聚焦于以个体为基础的方法转变为将个体和群体进行整合的策略（特别是运用多水平干预方法）。更有人认为如果没有关注行为改变，人群健康的实质性改善就几无可能。已有大量的社会流行病学文献证实了社会因素和健康结局之间的关系，但是还没有研究人员利用社会流行病学来研究健康行为干预。因此，我们提倡向以解决问题为导向（solution-oriented）的社会流行病学研究方法转变，通过与行为学家合作来纠正人群健康行为和健康结局的不均分布。

健康行为的社会模式

烟草使用

尽管烟草仍然是死亡和伤残的主要原因，但我们对此已经取得了重大进步。在美国，成人吸烟率稳步下降，从 20 世纪 50 年代超过 50%，到 2011 年大约 19%[10,11]；"美国 2020 全民健康计划"的目标是下降到 12%。据美国疾控中心估算，自 1965 年以来 18 岁以上居民的吸烟率已经下降了 42.4%，但是在 2004 年至 2010 年之间下降缓慢[12]。据估计，美国当前有 4380 万人吸烟[10]。高中生吸烟率从 1991 年的 27.5% 增加至 1997 年的 36.4%，在 2011 年稳步地减少至 18.1%。"2020 年美国全民健康计划"对 18 岁以下人群的吸烟率目标是 16%[13]。

自 20 世纪 50 年代末期起，也就是吸烟对健康影响第一次被发表时，吸烟与社会经济地位劣势就开始联系起来，而且这种关联已经持续存在超过 50 年。美国大众吸烟率最大的差距体现在教育和职业分组中。本科学历和研究生学历的吸烟率分别只有 9.3% 和 5%，而高中文凭、一般同等学历和技校文凭的成人吸烟率分别为 23.8%、45.3% 和 34.6%[10]。尽管由于数据的限制，很难知道差距产生的确切历史渊源，但在过去的 20 年里，印第安人/阿拉斯加原住民（AI/AN）的吸烟率比白人至少高 10%（例如，2011 年印第安人/阿拉斯加原住民吸烟率是 31.5%，白人是 20.6%），是吸烟率第二高的种族[13]。印第安人/阿拉斯加原住民中持续的高吸烟率和低比例戒烟尝试率以及戒烟成功率是一个公共卫生不平等现象，没有像其他高吸烟率的社会边缘团体一样受到特别关注[14,15,16,17]。在非裔美国人和白人群体中，吸烟的开始、流行、成瘾和戒烟成功存在明显的教育梯度差异[18]。

男性吸烟率（21.6%）持续高于女性吸烟率（16.5%）[10]。在工人阶级中，失业（与教育呈负向关系）意味着高吸烟率[19,20]。按照职业来划分，蓝领建筑工人、采矿工人的吸烟率最高（31%），他们的文化水平大多只有高中或以下，而吸烟率最低的是从事教育、培训、图书馆等职业的工作者（8.7%）[12]。总体来说，蓝领工人和服务人员比白领更有可能在过去吸过烟及目前正在吸烟，并变成老烟枪[16,21,22,23,24,25,26]。

体力活动、膳食和肥胖

在过去的几十年里，美国吸烟率的下降与 20 世纪后期开始出现的肥胖率上升同时出现[27,28]。超过三分之一的成年人（35.7%），16.9% 的儿童和青少年肥胖[28]。肥胖率的增加与高热量摄入和久坐不动有关。富含水果、蔬菜、谷物的多样与健康的饮食和充足的体力活动，对预防慢性疾病和保持体重十分必要。然而，只有不到 30% 的美国人遵循了美国农业部（USDA）提出的建议，即每天食用五份或更多的水果和蔬菜[29,30]。此外，在不同收入、教育和种族/族裔中，对于饮食和体力活动建议的坚持情况和肥胖率也存在差异。

在过去的二十年里，肥胖越来越成为一个具有明显种族/族裔模式的问题。黑人和西班牙裔的肥胖率分别为 49.5% 和 40%，高于非西班牙裔白人的 34.3%[27]。肥胖的影响会延续到后代，美国有 17% 的儿童和青少年属于肥胖，西班牙裔黑人儿童受到的肥胖影响比其他人群要更大。尽管如此，在过去十年中，儿童肥胖中的种族/族裔和社会经济地位（SES）不平等现象并没有改变[31]。

研究人员已经观察到，符合膳食建议的成年人比例与其收入差异是一致的。总体而言，与收入低的成年人相比，收入高的成年人表现出更强的膳食建议依从性[32]。对于某些食物，包括蔬菜、牛奶和食油的摄入总量，高收入成年人达到推荐标准的比例几乎是低收入成年人的两倍。然而，家庭收入与饮食模式之间的联系在儿童中更为复杂。高收入组的儿童对全水果和全谷物的膳食建议的依从性较高，而低收入组的儿童最有可能达到蔬菜、淀粉类蔬菜、肉类和豆类的膳食建议的标准[32]。低收入家庭的父母在食品不安全的情况下使他们的孩子免受严重的饮食损害，以及获得与 2005 年膳食建议相一致的食品援助计划，这些都可以解释儿童收入水平参差不齐的原因。饮食差异会因种族和族裔的不同而不同。根据 2009 年行为危险因素监测系统（Behavioral Risk Factor Surveillance System，BRFSS）和国家健康与营养调查研究（NHANES 2001-2004）发现，与西班牙裔（墨西哥）和非西班牙裔白人成年人相比，符合膳食建议的非西班牙裔黑人成年人明显较少。非西班牙裔黑人成年人几乎不摄入水果、蔬菜、谷物和牛奶，还会超量摄入添加糖[32,33]。在儿童中也存在类似的情况，与非西班牙裔白人儿童相比，非西班牙裔黑人儿童食用推荐水平的水果、其他蔬菜、全谷物和牛奶的比例更低[32]。

用自评的方式测量体力活动，发现不同种族/族裔和不同收入的人群在完成体力活动建议方面存在差距，这与上述观察到的膳食建议一致[34,35,36]。但是，当使用能客观测量体力活动的感应器（accelerometers）时，我们发现了不同的现象。根据 NHANES2003-2004 的感应器数据，与非西班牙裔美国白人儿童或墨西哥裔美国儿童相比，6~11 岁的非西班牙裔黑人儿童对体力活动建议（PA）的依从性高[35]，而不同家庭收入的儿童在完成体力活动的建议方面几乎没有差异。在成年人中，墨西哥裔美国人和高中以下学历的人群对体力活动建议方面依从性高[34]。令人惊讶的是，非西班牙裔黑人儿童和墨西哥裔美国人以及受教育程度低的成年人体力活动达标率很高，这可能和他们从事交通运输相关的体力活动（例如步行）和职业相关的体力活动较多相关[34,35]。无论是自评还是客观测量体力活动，男性对体力活动建议的依从性都比女性高。

社会环境与健康行为

不同社会经济特征的人群，其健康行为存在差异性分布，这也反映了个体日常生活所处的社会环境的差异。当通过种族/族裔、性取向、收入和职业的分类来观察健康行为时，研究人员通常难以发现历史和当代的社会结构对其日常生活经历的塑造。因为个体周围的物质和社会环境不是随机分布的。所以了解这种结构及其相互关系可以帮助明确干预目标，能够有效开展干预措施。

包括美国联邦政府和企业的歧视性政策在内的历史事件，使得非洲裔美国人居住在城市的贫穷社区比例过高。贫困社区每个食品市场对应的人口密度要比中层或上层社区大得多，食品的花费要高出 15% 到 20% 不等，但其食物的质量却很差[37,38,39]。有几项研究表明，美国较富裕社区较少直销不健康的产品（如酒精和烟草）[40,41,42]。相比之下，低收入社区和非裔美国人高度集中的社区拥有更多的快餐店[43,44,45]。在本章的后面部分，我们将讨论一些健康行为干预措施是如何在其设计阶段使用健康食品和其他资源不平等的信息。社会劣势的累积效应增加了许多有害健康行为的风险，并降低了行为改变的可能性。例如，一个没有上过大学的白人，比上过大学的白人吸烟风险要高 17 个百分点，如果他同时是一个较低职业阶层的穷人[16]，那么他戒烟的概率会降低 10 个百分点。一般来说，不同种族/族裔、受教育程度和职业类别的吸烟者，其尝试戒烟的比例大致相同，但他们戒烟的成功率并不相同，白人、受教育程度高以及白领吸烟者的戒烟成功率会更高[16]。吸烟的社会环境差异可以部分解释这种现象。例如，禁止在工作场所吸烟的政策以及鼓励戒烟的健康保险政策在蓝领和服务业的工作场所倡导得较少[46,47,48,49,50,51]。当一项针对工作场所的全国性研究将工作场所吸烟政策的差异考虑在内时，白领和蓝领工人的戒烟率差异就不存在了[48]。此外，蓝领工作场所以及家庭内部的社会规范为戒烟提供了较小的压力，对戒烟的支持程度也较低，而这些因素与较弱戒烟动机有关[52,53,54,55,56,57]。

希拉里·格雷厄姆（Hillary Graham）的研究进一步说明了社会环境对健康行为的影响[58,59]。通过关注英国和欧洲女性，格雷厄姆认为与中高收入女性相比，低收入女性的吸烟习惯受不同因素影响：①日常职责（如照看孩子、照顾其他家庭成员）和有无酬劳动形式；②物质条件（如住房情况、同伴的工作、收入和福利状况、交通和通信的便利情况）；③社会支持和社会网络（如与同伴、家人和朋友之间的网络联系，归属感）；④个体和健康资源（如身体和心理健康、健康信念、健康行为、可供选择的应对策略）。经过大量的定性研究和分析后，她得出结论是低收入女性把吸烟作为一种解压方式，来应对经济压力以及要照顾他人的压力。

在吸烟集中的社会经济环境中，吸烟行为非常适合来帮助个体满足其生活环境的即时需求。吸烟是一种相对便宜、容易获得的减压方式，对处于不利社会经济地位的人来说尤其如此[60,61]。面对工作和邻里环境造成的其他健康危害，戒烟可能是徒劳的[62,63,64,65,66]。表 10.1 比较了吸烟对贫困压力源的生理和心理影响，以说明高压人群如何看待戒烟这个问题。从短期的成本效益角度来看，吸烟可能是贫困环境下的适应性行为，这进一步强调了在干预设计和实施中处理社会背景的重要性。

表 10.1　低收入人群吸烟的社会背景

吸烟的"效果"	社会环境的特点
减少压力	高压力
花费相对较少	经济资源少
提供社会联系	支持吸烟的社会规范
长期吸烟会导致疾病和死亡	在短期和长期内造成疾病和死亡

考虑社会环境的健康行为的改变模式

索伦森（Sorensen）、埃蒙斯（Emmons）及其同事制定了一个指导框架，用以阐明社会背景在改变戒烟和其他健康行为中的作用 (见图 10.1)[67,68]。这个框架定义了一系列的因素和条件，这些因素和条件沿着行为改变的途径，跨越多个层面的影响。调节变量可以独立影响结果，但是不受干预措施的影响。同时，中介机制是事件或干预措施与结果之间的路径变量。该模型借鉴了许多社会和行为理论的中介机制，这些理论在一系列方式下进行干预，行为可能会发生变化。社会环境，包括生活经历、社会关系、组织结构、自然环境和社会影响，可能作为调节变量或中介机制，这取决于它的位置是处于干预和结果之间的因果路径之内还是之外。如上所述，社会阶层、种族和族裔、性别、年龄和语言是检验健康结局和行为危险因素分布的重要因素。这些社会人口学特征塑造了社会背景和日常生活，进而影响人们的健康行为和健康行为改变能力。

社会环境对儿童的影响也可以用类似的方式来说明。例如，研究表明低收入父母为了家庭和社会压力，不那么关注孩子的健康饮食和体力活动，也不控制孩子的屏幕使用时间[69]。家庭生态模型 (family ecological model，FEM，见图 10.2)[69]详细地阐述了社会环境因素及其对儿童肥胖风险的影响。家庭生态因素包括一般家庭功能、家庭凝聚力、父母的工作需求和安排、家庭成员的健康需求、家庭内外社会支持系统的可获得性、住房稳定性和食品保障。家庭生态模型提出的一般观点是，家庭生态因素影响家庭的社会和情感环境以及父母对社会不平等以及慢性压力的体验，这两方面都会影响父母关于膳食结构和体力活动的育儿实践，从而影响儿童的膳食结构和体力活动行为，并引起儿童肥胖的风险。这意味着如果需要成功防控肥胖，家庭干预措施需要一个整体的方法，即需要处理家庭生态因素和父母的社会不平等以及慢性压力的经历，再结合更多传统的肥胖干预措施，包括传授/培养健康生活方式的知识/技能。

如本节所述，不同人群的行为改变，尤其是那些和健康标准相差甚远的人，必须与社会劣势相抗衡，比如经济困难、照顾责任和已经存在的身体以及心理健康问题。我们现在将注意力转向健康行为变化的文献，包括相关研究随着时间的演变以及在行为干预中处理社会背景因素的机会。

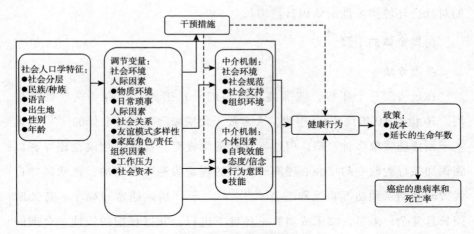

图 10.1　社会环境框架

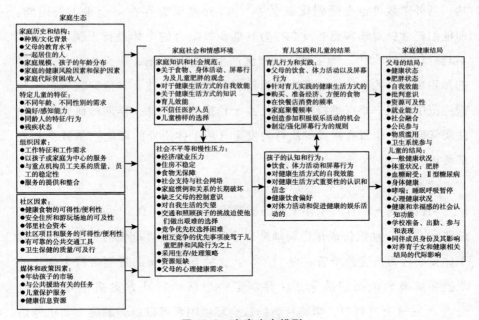

图 10.2　家庭生态模型

健康行为改变干预

健康行为可以预防疾病的发病和死亡，鉴于此，我们制定以证据为基础的策略，来减少这些危险因素。本节回顾干预策略的演变，这反映出人

411

们对社会环境重要性的认识日益增长。

面向个体的干预

早期方法

在过去二三十年里，改变健康行为的干预措施已经有了实质性的进展。20 世纪 80 年代和 90 年代，大多数干预措施都是针对个体的[70,71]。这些干预措施采取多种策略，但过度依赖健康教育，提供的建议是建立在以强调加强行为改变的社会心理前驱因素的理论为基础之上的，包括诸如自我效能和结果预期等知识和态度[70,72,73,74]。干预措施通常规模小、持续时间长且复杂，多是在临床或实验室环境下进行，并以预期的线性、合理的顺序发生变化[75,76]，导致许多干预成本很高，即使一些干预措施取得成功，其外部效度也会受到质疑[75,76,77,78]。这些研究存在一个很大的问题，即他们经常针对那些想要改变行为且能积极配合的个体进行干预，但他们不具有代表性[77,79]。为了使干预措施产生群体性影响，研究人员必须既要选择积极配合的个体，也需要选择没有积极性的个体。其他问题包括干预措施范围有限、难以维持和推广此类干预措施。此外，早期的研究很少关注弱势群体，也没有涉及健康行为发生（或个体所处的环境）的社会和经济环境。

动机性访谈

动机访谈——针对个体干预的重要发展之一——在 21 世纪初变得越来越普遍[80,81]。动机访谈是咨询师进行非判断性和非对抗性的交谈，以帮助个体克服行为改变的矛盾心理[72,82,83]。这种方法强调通过剖析行为变化的积极和消极影响来解决矛盾，并制定一个新的行动方案来指导行为改变[83]。在这个过程中，影响行为的社会环境因素可以得到解决。动机性访谈已经适应了多种环境（包括医疗保健环境），并且所使用的模式已经扩展到电话和互联网传送、打印材料邮寄、录像带和计算机专家系统[72]。元分析已经表明，动机性访谈对于诸多人群的各种健康行为结果都是有效的，包括戒烟、定期体力活动和改善饮食[84,85,86,87]。但是，动机性访谈的有效性高度依赖于对咨询师的培训。已有综述发现，需要全科医生和训练有素的咨询师才能干预成功[87]。

行为经济学：个体方法的最新进展

令人兴奋的是行为经济学有加快行为改变的潜力。行为经济学之所以受到关注，部分原因在于其概念上的吸引力以及它提供低成本、低调的解决方案的潜力——虽然其仍主要针对个体健康行为——超出了监管干预的范畴（如有针对性的税收和补贴），以及整合策略以帮助个体克服不利于健康行为的常见决策偏见［例如，"眼前偏见"（present bias），即关注眼前的成本和收益，而忽略那些长期的成本和收益]。行为经济学干预的前提是，同样的错误既可以绊倒他们也可以帮助他们。例如，可以通过为有益行为提供小额、频繁和即时的支付来克服"眼前偏见"[88]。虽然行为经济学可以通过多种方式来影响健康行为（参见第十三章），但在对社区进行干预时，一个备受关注的策略是利用激励来促使期望行为的发生。

尽管行为经济学方法方面，特别是在奖励的使用方面，总体上已经取得了一些积极的成果。但是证据基础有限，特别是关于处理健康行为的社会决定因素的证据基础[89]。布卢门撒尔（Blumenthal）及其同事通过有关文献发现，激励对于需要单一活动（如接种流感疫苗）的预防保健，比需要持续参与的行动（如戒烟）更能有效地实现行为改变[89]。这一发现与行为干预文献中的发现相似[74]。针对人群健康和其差异的文献较少，但通过对三个州的医疗补助激励项目的评估发现，结果让人喜忧参半[89]。例如，在佛罗里达州，从 2006 年到 2011 年，参与者参加从健康访谈到戒烟等各种活动，可"赚取"4130 万美元信用额度，却只有大约一半的额度被参与者"申领"了。该项目是基于参与者参加儿童预防保健访问或成人或儿童办公室访问进行额度分配。但是，这个激励项目在参与者参与健康教育或降低慢性疾病风险的咨询方面并没有获得成功；在这五年的项目中，只有两名参与者获得了参与戒烟计划的额度，两名参加者获得了参与锻炼计划的额度。该评估只评估了财务激励措施的使用，没有评估其他行为经济学原则。未来，在设计项目时，还应处理一些方法问题，以评估行为经济策略对差异的影响（例如激励的复杂性、规模）。

采取大规模行为干预的策略

随着对人群视角重要性的关注度增加，人们越来越重视具有影响力的干预措施，也就是说，将最好的面向个体的行为干预措施与一种能够传递给更广泛受众的形式结合起来。两种促进规模扩大的方法包括各种形式的电话干预和电子卫生保健干预。

电话干预

以前和现在进行的研究主要集中在电话干预措施上。最近对 25 项关于体力活动和/或饮食干预的研究（附 27 项比较）回顾发现，20 项研究为行为改变提供了证据。三分之一的研究评估干预后变化的维持情况，其中至少有一半的结局得以维持[90]。但是，一个备受关注的问题是，由于培训和持续的劳动力成本，我们如何将电话干预措施扩大规模[91]。因此，人们开始关注自动化和交互式电话系统（AVR/IVR）。基于 AVR/IVR 系统联合病例管理随访方式的使用，研究发现低收入糖尿病患者的自我护理和血糖控制显著改善，并且满意度也很高[92,93]。

另一种扩大电话干预规模的方式，特别是在非临床环境下，是使用呼叫服务，如戒烟热线[94,95,96]。目前在北美、欧洲、澳大利亚和新西兰都有支持戒烟的公共热线[94]。现有的综述一致发现，戒烟热线有效地增加了不同类型呼叫者的短期和长期戒烟率［综合风险比在 1.41（95%CI：1.27~1.57）到 1.9（95%CI：1.7~2.2）之间］[96,97]。戒烟热线通常基于动机性访谈，采取积极主动的方法，吸烟者首先打电话，咨询师安排随后的电话来激发行为的改变以此防止复发[94,95]。美国许多州都将戒烟热线作为全面烟草控制计划的一部分，该计划还包括旨在应对社会环境的、基于人群的方法，如禁烟令和戒烟计划的保险覆盖[94,98]。戒烟热线等服务可能会通过《平价医疗法案》得到美国联邦政府的推动，该法案为各州医疗补助计划提供了更多的联邦资金，从而取消了预防性服务费用分摊的医疗补助计划[8]。此外，作为该法案的组成部分，社区转化补助金也为建立伙伴关系以促进营养、体力活动和戒烟提供了资金[8]。

电子卫生保健干预

人们也特别地注意到了交互式或电子医疗技术，其通过移动网站、短信或电子邮件中的一种或组合提供干预措施的技术。在对 2000~2005 年发表的 47 项关于体力活动和/或饮食行为的电子医疗干预研究进行系统回顾的一项研究发现：其效应量小，效果有限[99]。但是该综述认为，由于技术进步和技术设备获取的便利化，特别是在社会经济地位较低的人群和发展中国家的人群中，电子卫生保健干预措施在更广泛地实施干预措施方面具有巨大潜力。对仅使用短信的 12 种行为改变干预研究进行的回顾——这些干预相对便宜，易于使用，即使是贫困国家的人群也可以获得——这表明短信可以有效地用作行为改变的工具[100]。尽管在国内宽带互联网使用方面仍然存在着种族和族裔的不平等，但在手机和智能手机使用方面却没有这样的差距[101,102]。这些设备可以广泛地向人群提供干预措施，因此可以扩大以前针对个体的干预策略或干预模式的规模，从而大大增加其影响范围，进而对公众健康产生影响[103]，这是未来的发展方向。在发展中国家，移动设备在提供健康和卫生保健方面的潜力正日益得到认可，尽管提高移动设备效率的科学还在不断发展[104]。

总结：个体干预措施

健康促进干预措施随着对其局限性的认识而不断发展。如果个体层面的方法是在没有干预措施和政策的帮助下单独进行的，而且这些干预措施和政策也是影响健康行为的社会因素，那么这些方法在健康行为改变方面的潜力就是有限的。这些方法对我们理解健康行为起到了巨大的作用，并在全面处理公共卫生问题方面发挥着重要的作用。从针对个体干预中吸取的教训可以用于设计出能更加有效的干预措施。另外，正如下一节将要讨论的那样，个体方法中一些成功策略的经验可以应用于设计结构性干预措施以解决社会环境问题（如可及性）。相比于日益普遍的个体方法和人群方法对立的争论，关注影响和影响范围是必要的。这样一个关注点将支持不同干预水平之间的相互衔接，从而利用在个体干预中发现的更大幅度的个体水平变化，同时将影响范围扩大到所有人群。

基于社区的干预措施

人们越来越认识到预防需要超越个体水平的努力，因此促进了以社区为基础的健康促进干预措施的发展[105,106]。利用组织作为分析单元，以社区为基础的健康干预出现在大型社区试验、工作场所、学校和医疗保健机构中。随着对健康社会决定因素的认识不断加深，许多以社区为基础的干预措施主要针对社会环境的影响。健康行为改变理论和框架的扩展，以及社会认知理论[70]和社会环境模型[67]等强调社会环境理论的出现和/或普及，使其囊括了社区建设，进一步促进了这些干预措施。

社区研究的一个重要基础是社区参与和健康促进活动[107,108]，尤其是那些使用社区参与研究（CBPR）原则的研究。以社区为基础的参与性研究使社区成员或目标人群的代表在整个研究过程中积极且公平地参与决策[109]。在此过程中，干预措施不再"向"目标人群的成员提供干预措施，而是转变为与他们"合作"以解决健康问题[110]。这是一个有效的策略，有利于获得本地社会文化背景知识，制定有文化针对性的干预措施。相比于传统的以赤字为中心的模型，由此产生的干预更有可能利用个体、机构和社区资产，并为目标人群提供大量的知识、技能和资源[108,109]。这也促进了该计划的可持续性。

以社区为基础的干预措施比针对个体的干预措施要少，但此方法对人群行为产生的影响更大，对个体的影响要小[106]。坎贝尔（Campbell）等人（2007）阐述了社区干预过程中至关重要的五个基本要素[111]，其对于应对社会环境也很重要：

（1）密切关注伙伴关系的发展和建立信任。

（2）采取一切方法让机构（教堂、工作场所）或社区团体参与招募参与者。

（3）努力通过已有的大量研究和主要信息提供者或顾问的参与来了解文化/社会环境。

（4）干预策略需要融入社会文化环境，并至少部分可以由社区提供。

（5）确保计划可持续性发展。

社区环境下的研究利用了一系列的干预方式和分析单位（如个体、家庭、组织、社区）。基于渠道的干预（Channel-based interventions）具有可以直接接触确定人群的优势，以及通过环境变化来处理实际情况。一些干预渠道，尤其是学校和工作场所，也提供了修改组织环境和政策的机会。而且，以社区为基础的干预越来越多地将多种环境下的干预措施联系起来，加大了干预范围和剂量。已研究环境的例子包括工作场所、学校、信仰组织、医生办公室、人力资源服务机构和房产开发处。我们选择了工作场所、以信仰为基础的组织和家庭环境作为社区干预的例子，因为它们可以说明这些优势的关键方面。

工作场所干预

工作场所已经成为向群体提供环境相关行为改变干预的重要媒介，而且工作场所是接触弱势群体的一个潜在场所，那些在家庭和邻里中没有健康行为支持结构的工薪阶层更是如此。在工作场所，有多种危险因素已经被研究过，包括吸烟[112,113,114,115]、营养[116,117,118]、体力活动[119,120,121]、工作-家庭压力[122,123]、成瘾[124,125,126]、癌症筛查[127,128,129]和职业暴露[130,131]。

在工作场所干预的早期，劳动者的健康行为被视为与工作安排无关的危险因素，并且与职业危害相结合而导致健康状况不佳[132]。几项研究表明，当劳动者尝试表现出更健康的行为时，工作场所可以在支持或阻碍他们的进步方面发挥关键作用。索伦森及其同事发现，暴露于职业风险中的劳动者更容易吸烟[133]。有一项针对3606名吸烟者的纵向研究发现，控制社会阶层后，他们戒烟的可能性随着职业风险的暴露而下降[134]。通过对两项干预措施的检验（其中一项将减少职业风险暴露的努力和减少健康行为危险因素相结合，而另一项则仅涉及减少健康行为危险因素的改善），索伦森及其同事将职业暴露与吸烟之间关系的经验教训整合到戒烟干预措施中[112]。参加整合计划的蓝领工人的戒烟率与白领戒烟率相似，是只参加健康促进计划的蓝领工人的两倍多[112]。

这种整合的职业/行为危险因素干预方法已经应用于其他许多工作场所环境中，包括那些没有传统建筑结构的环境。例如，索伦森及其同事制定了整合干预措施，以解决汽车货运工人的职业危害、烟草使用和体重管理问题[135]。在基线状态下，40%的工人使用烟草，88%的工人超重或肥胖，这些事实强调了在此背景下进行干预的重要性。电话干预的重点是通过一个社会背景框架来解决人们对工作环境（例如，危险的工作环境、截止期限的压力、有限的食物和体力活动选择）的担忧，从而达到戒烟和体重管理的目的。基线后 10 个月，尽管体重管理没有变化，但参与干预的吸烟者比非参与者更有可能戒烟，其戒烟比例分别为 23.8% 和 9.1% （$P = 0.02$）。

工作场所拥有相同的人员、流程和政策，共同改善员工的整体健康状况，而不是单独进行健康促进、职业健康和员工援助计划。这种整合的模式现在已经成为工作场所健康促进的主流方法[136]。有趣的是，这个模式已经被致力于消除职业危害的研究人员和从业人员所接受[137,138]。事实上，国家职业安全与卫生研究所将这种方法作为重点/优先研究工作，并称之为全面工人健康计划[139]。

基于信仰的干预

许多研究表明，有共同信仰的环境是提供健康信息的可行和可及的场所；这些研究大部分是在非裔美国人的教会中进行的[140]。尽管最近的数据显示，无宗教信仰的美国人数量呈上升趋势，但有相当数量（85%）的美国人认同宗教，且礼拜场所在家庭生活中起着非常重要的作用[141,142]。特别是在许多少数族裔和低收入社区中，礼拜场所发挥着重要的作用，它是一个可信可靠的、处理精神和身体健康问题的机构。许多礼拜场所拥护社会正义的使命，并在处理影响健康的社会结构性因素（如食物不足）方面发挥关键作用。他们通常还具有促进健康改善的结构性资源（例如，带有厨房和会议室的建筑物，参与到定期集会的群体）；实施有利于健康的政策的机会（例如在教会活动中提供的食物种类）；以及使用设施进行不健康（例如吸烟）和健康（例如体力活动）的行为。干预目标包括诸如烟草使用、饮食、体力活动和癌症筛查等行为危险因素[143]。

身心计划（Body and Soul program）基于教会的干预，是应对社会环境的一个很好的例子[144]。干预措施包括整个教会的营养活动和事件，如食谱和营养视频的自助资料，至少有一项政策或环境变化（例如在食品安全事件中供应水果和蔬菜），让训练有素的非教会成员通过同伴咨询电话的方式进行动机性访谈[144]。来自六个州的十五个教会被随机分配到干预组或对照组。在 6 个月的随访中，干预组中参与者的水果和蔬菜消费量更大，每天相差 1.4 倍。为了说明解决个体和社会层面因素的重要性，一项中介分析表明，社会支持和自我效能对干预效应有重要的中介作用，其解释了 25% 的饮食改善变异[145]。在研究范围之外传播"身体与灵魂"计划以及拉丁和海地教会在促进健康方面的作用日益受到重视[146,147,148]。

以家庭为基础的干预

家庭被广泛认为是健康行为改变的重要社会环境。例如，在家庭环境中，生命历程早期的膳食结构和体力活动受家庭成员的影响极大[149,150,151]，并且在长时间内保持稳定[152,153,154]。父母的吸烟态度和行为、父母养育方式以及家庭功能和凝聚力极大地影响了儿童吸烟[155,156]。

家庭在塑造儿童和青少年行为发展的关键点上发挥着根本性的作用，因此家庭作为干预渠道提供了其他许多渠道无法比拟的优势。与家庭成员互动的强度和持续的时间产生了在其他环境中不易建立的情感纽带。这种纽带使父母和家庭成员成为变革的强大推动者[157,158]。此外，父母担任着其他环境或渠道的看门人，因此可能通过多种渠道影响个体。最后，鉴于大多数人在整个生命历程中都会与原籍家庭保持联系，因此家庭和家庭成员存在潜在的长期影响。

与通过其他渠道实施的干预措施一样，家庭干预在过去的三十年里得到了广泛的发展。在早期的家庭干预中，家长接受的是"只说不"的教育，或者是提供有关特定行为危险的信息。与此相反，当代有效的家庭干预是综合的（跨越多种环境或渠道），以理论为基础，针对儿童的发展阶段、与家庭有关的社会文化以及基于家庭和预防科学的研究[159]。

健康生活社区（CHL）是一项以家庭为中心的肥胖干预措施，研究对象是参与启智计划的低收入学龄前儿童及其家庭[160]。利用社区参与研究原则，以家庭和授权理论为基础，健康生活社区是由低收入父母、启智计划工作人员和社区成员合作开发的[69,161,162]。这项干预措施整合了健康宣传运动，以消除父母关于儿童肥胖的误解；在启智家庭外展活动中进行营养咨询会议；修订启智的身体质量指数报告程序；以及由父母主导的计划，目的是通过培养解决冲突的技能、有效沟通和资源授权等方式解决生活中的挑战，而这些挑战超出了传统肥胖干预措施的范畴。在开展健康生活社区活动持续一年中，评估结果显示该项目对儿童肥胖率、饮食摄入量和体力活动、父母资源授权以及媒体育儿实践带来了积极效应[160]。

将临床干预措施转化为社区环境

行为干预对疾病预防影响的重要的研究之一是糖尿病预防计划（DPP）。该计划分为安慰剂组、服用二甲双胍组和强化生活方式干预组。与安慰剂组相比，生活方式干预组糖尿病发病率降低了 58 个百分点［比二甲双胍组（31%）高近一倍］。在 10 年的随访中，生活方式干预的疗效仍优于安慰剂组，糖尿病发病率降低了 34 个百分点，二甲双胍组降低了 18 个百分点。这个结果令人震惊，人们可能会对基于行为和强化生活方式的干预措施产生极大的热情。但是，这种热情并没有发生，部分原因是难以推广强化生活方式的干预措施。研究人员付出大量努力，采用更具扩展性的方法，将环境因素纳入干预的设计，使干预措施适应社区环境。马雷罗（Marrero）及其同事通过基督教青年会（YMCAs）以小组形式进行改善版的糖尿病预防计划干预，并测试了干预的可行性和有效性[163,164]。"基层领导"是基督教青年会的雇员。参与者被随机分配到干预组和对糖尿病风险筛查的简要咨询组。干预的目的是通过小组获取参与者体力活动数据和环境因素。干预 6 个月和 14 个月后，干预组的参与者体重下降了 6%，总胆固醇也显著降低。干预所需的成本是 205 美元/每人，而糖尿病预防计划最初干预所需成本则是 1476 美元/每人。

使用基于社区的方法来解决健康行为的另一个例子涉及使用同伴干预措施。同伴交流的干预措施有多种形式，主要在慢性病管理和异常筛查的随访过程中进行评估[165,166,167,168,169]。同伴的干预措施的提供方式种类多样（例如，病人引导员、社区卫生工作者、同伴支持者），包括利用同龄人实施行为改变活动[91]，并为慢性病管理提供个性化的支持。它们的共同特征是利用同龄人将健康问题置于环境之中，并提供将行为改变融入日常生活现实的策略。例如，埃蒙斯等人利用童年癌症幸存者为戒烟提供基于同伴的干预措施[91]。通过整合对童年癌症经历的关注，并考虑吸烟幸存者面临的环境因素（如收入较低、抑郁水平较高、并发症），与接受自我干预的患者相比，基于同伴的干预措施使戒烟率提高了一倍。

在全球健康环境中，"同伴进步计划（peers for progress program）"是基于同伴的评估方法的一个很好的例子，该计划侧重于同伴提供的糖尿病自我管理方法，已经在泰国和三个撒哈拉以南非洲国家实施[168]。它也是一个体现社会环境和行为技能的重要性的例子。自我管理对降低糖尿病风险很重要，单靠政策或社会层面的干预措施不可能取代自我管理。同伴可以持续提供糖尿病自我管理所需的支持，并能解除那些可能会成为持续改变障碍的社会环境因素。在"同伴进步计划"中，同伴是患有糖尿病或非常熟悉管理的非专业人士，并与医疗保健系统相结合。同伴的主要职能包括协助糖尿病的日常管理；社会和情感支持，以鼓励患者的行为管理，帮助患者应对消极情感；与临床护理和社区资源相联系以及持续性的支持。最近一项研究发现，有充分证据表明糖尿病管理（如降低 HbA1c 水平、血压和/或体重）和生活质量显著改善[168]正相关。此外，长期持续的干预措施也带来积极的结果，这通常是在各种环境中开展行为干预的重大问题。费希尔（Fisher）及其同事指出，在全球健康环境中，同伴支持的可行性已经表明，该策略可以应用于美国以病人为中心的医疗之家[168]。

行为改变的政策路径

正如本书第十二章和第十五章所讨论的那样，改变行为以及相关的健康结局也需要政策干预。马萨诸塞州为低收入老人提供的农贸市场优惠券计划是一个政策干预的经典例子，该计划是通过增加优惠渠道来增加个体对水果和蔬菜的消费[170,171]。通过马萨诸塞州公共卫生部和粮农部之间的合作，全州的老年营养项目进行分配农贸市场优惠券。1992 年，23 个机构向 17200 名老年人发放了近 86000 美元的优惠券，其中 73% 的优惠券被兑换，32% 的老年人自从收到优惠券后，购买了更多的水果和蔬菜[171]。除了在市场上花费优惠券之外，这个计划还为市场带来了 62000 美元的额外收入。这是一个很好的以可及性为导向的干预（access-oriented intervention）的例子，它针对个体行为以及组织与政策层面的变化，在机构间建立协作关系，以实现每个机构独立和重叠的目标。

在政策中考虑行为干预证据的重要性也需要得到认可。正如第十五章所讨论的那样，政策干预，尤其是那些涉及健康社会决定因素的政策干预，总是需要在不同的政治进程中和政府的决策者进行接触。虽然政策干预对人群健康具有重要的影响，但如果不是以证据为基础的话，它们的影响可能不大。伊拉（Eyler）及其同事研究了儿童参加体育运动（PE）的证据是否能够提供给决策者，使其纳入立法[172]。在过去的 10 年中，在州级层面上实施体育运动的法案数量大幅增加，从 2001 年的约 70 个增加到 2007 年的 140 个，但仅有 25% 的法案中包含了以证据为基础的元素。而且，只有 21% 的法案被纳入法律，并且只有三分之一的法案包含一个或多个以证据为基础的元素。公共政策具有巨大的潜力，可以在所有社会阶层均衡推动以证据为基础的干预措施。但是，这是一种缓慢而有局限的方法，它很少强调评估政策对行为结果的影响。伊拉还发现，颁布法案后只有 35% 的政策要求进行评估。总的来说，人们关注公共政策领域的研究很少，特别是在公共卫生和行为医学领域。虽然这是行为学界需要参与的一个关键领域，而且很可能会在提高我们的证据基础和相关的转化方面得到收获。

综合政策及行为干预，以增加行为改变影响的潜力

政策和行为干预之间的相互作用容易被忽视，但这是改善人群健康的关键途径，特别是在社会模式行为的背景下。一个很好的例子就是通过马萨诸塞州医疗补助计划（Mass Health）全面实施烟草控制。在 20 世纪 90 年代早期，马萨诸塞州的吸烟率略高于美国平均水平[173,174]。为此，该州在 1993 年实施了马萨诸塞州烟草控制计划（MTCP），这是当时美国为数不多的全面控制烟草计划之一。考虑到有关健康的社会决定因素的证据和人口学方法的重要性，马萨诸塞州烟草控制计划采用了一种基于社会决定

因素框架的人口学方法，该计划侧重于政策和环境变化，建立以社区为基础的服务以促进反烟政策和服务[175,176]。即使与全国范围内的下降趋势相比，马萨诸塞州烟草使用量的下降也是显著的，这与马萨诸塞州烟草控制计划直接相关[175,176,177]。

但是，马萨诸塞州的整体吸烟率趋势掩盖了不同受教育水平人群之间的显著差异（见图10.3）。从1986年到2005年，拥有大学文化水平的人群吸烟率每年下降约3.3个百分点，没有接受过大学教育的人群的下降率约为前者的一半（1.7%）。这一情况在2006年的时候发生了巨大变化，当时马萨诸塞州成为美国22个州之一，这些州的医疗补助计划包括戒烟治疗和药物治疗，另外6个州为医疗补助计划成员提供戒烟咨询服务[173,174]。在政策改变后的两年半内，超过7.5万名医疗补助吸烟者享受到了福利——其中约40%的吸烟者符合条件，吸烟率从38.3%下降到了28.8%[173,174]。虽然戒烟尝试率并没有改变，但戒烟成功率在获得福利之后从6.6%急速上升到了19%[173,174]。最重要的是，在州医疗补助受益人中，减少吸烟分别使得心肌梗死和冠状动脉粥样硬化入院率降低了46个百分点和49个百分点[173]。

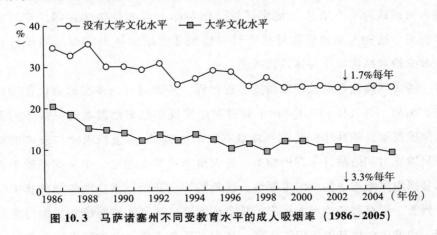

图10.3　马萨诸塞州不同受教育水平的成人吸烟率（1986~2005）

以马萨诸塞州烟草控制计划为例，目的是获得行为戒烟干预的政策，使得弱势群体吸烟率发生变化。通常，关于行为干预的讨论集中在阿尔伯特·班杜拉（Albert Bandura）所说的"有争议的二元论"上，即个体主义和结构主义的健康方法[70]。在这二分法中，行为咨询是个体主义的方法，而结构主义方法则是政策变革。我们认为这是一个错误的二分法，关键是公共卫生开始处理个体主义和结构主义干预设计及实施方法的二元论。

行为改变干预的未来：何去何从？

如果要改善人群健康水平，就必须从各学科领域中寻求可以用来改善健康行为的策略。国家人类基因组研究所未来十年的研究重点包括了通过使用基因组信息进行行为干预的研究[178]。迅速兴起的表观遗传学表明，在某些人群中，增加健康行为风险的社会和物理环境都可能会修改基因组，从而产生新的表型[179]。麦克布莱德（McBride）及其同事指出，遗传学可能通过依从性这一途径来帮助改善个体对行为干预的反应[180]。也就是说，个体对行为干预的生理和心理反应方式各不相同。他们指出，尽管在方法上存在限制，但越来越多的证据表明，基因变异导致了对热量控制、膳食结构和参与中高强度体力活动的生理反应存在差异。例如，基因的变异加重了身体对剧烈运动的不良反应，从而可能导致人们会久坐。这些人会被认为不"依从"健康建议，但实际上可能是功能性的反应。所以，对于这些人来说可能需要有针对性地适度增加体力活动（如步行），或改变膳食结构以维持体重或减肥。

遗传风险信息也被用来激发心理过程，从而对行为改变的建议作出回应。例如，海（Hay）及其同事通过对原发性黑色素瘤患者的一级亲属进行风险反馈，使其增加防晒和皮肤筛查的次数[181]。患病风险与较高的感知风险能力和防晒行为意图相关。这项研究强调了建立一个证据基础来告知基因组风险沟通实践的重要性，这只是许多开始探索这些领域的其中一个例子。麦克布莱德等人提出了几个步骤来启动与人群健康相关的行为改变干预的个性化基因组定制研究，其中有两个步骤与考虑行为改变的社会环境尤为相关：①回顾科学文献以确定可能影响行为依从性的领域（例如，可能具有强遗传基础的表型），尤其是那些在行为中常见的表型（例如，与饮食相关的多巴胺正向调节功能以及参与能量代谢的脑源性神经营养因子）；②发展概念模型来描绘影响依从性的相关生物学、心理学和宏观层面因素的相互关系。他们还建议开展前瞻性的比较效应研究，以评估基因型信息定制是否增加了价值，同时收集关于和解决社会环境因素的数据，从而最大限度地获得信息。尽管研究人员容易忽视遗传因素，并认为其不太可能对健康行为和健康结局有太多的解释力，但越来越多的研究表明，这样做是不明智的，因为重大创新可能需要将遗传背景与社会和物理环境相结合。

<h1 style="text-align:center">结　论</h1>

本章简要总结了行为干预对健康行为改变的演变和贡献，阐述了社会环境在健康行为中的关键作用。正如本章所要试图说明的那样，现在有许多涉及社会环境因素的行为干预的例子。干预措施越来越多地采取人群健康方法，其旨在解决一系列动机，并将重点放在一级预防上。本章的要点如下：

1. 健康行为是由个体承担的，但是它们受个体内在的、家庭的、历史的、社会的、政治的和其他发生的事件所影响。

2. 成功的干预措施是多层次的干预措施，考虑并解决对健康行为产生影响的多水平因素。

3. 公共卫生历来都被有争议的二元论所困扰，这种二元论将干预措施划分为个体和结构性方法；改善人群健康需要使用这两种方法。

4. 改善人群健康有效的理论和方法来自有意义的跨学科合作。

5. 多级干预的证据基础正在增加，需要将注意力转向如何扩大或推广有效的干预措施。

研究人员已经注意到行为改变干预的局限性以及大规模社区行为改变产生的效应微小。早期干预的共同点是，改变的大部分责任落在个体身上，而没有意识到社会环境对行为的强大影响[71,75]。在 1986 年的一篇名为《健康促进的专政》的文章中，作为健康信念模型的开发者之一和健康促进的关键人物之一的马歇尔·贝克尔（Marshall Becker）主张重视健康教育和健康社会决定因素的行为改变干预[71]。他和其他学者呼吁采取更多的干预措施，而不仅仅是关注缓冲心理过程，这一呼吁使个体针对性干预设计和扩大干预活动目标方面都发生了重大变化。

很显然，有效地促进健康干预措施不能忽视社会环境因素，但是我们仍然认为，解决更广泛的社会环境不应该完全放弃对个体层面进行干预的努力。正如奥特曼（Altman）所言，预防研究的关键在于找出因果关系网络，并且在尽可能多的网络层面上进行干预（182）。最有效的干预策略可能既包括个体层面，也包括影响个体生活的社区和政府层面。将个体层面的干预与更高层面的系统干预相结合的研究会产生方法学干预，从而更好地进行概念化、干预和评估。我们认为，最好的方法是关注多层次的影响，与基于社区和政策的渠道合作，在社会决定因素和可及性的背景下解决健康行为。马萨诸塞州烟草控烟措施是一个很好的例子，在个体产生影响的因素中，"上游"因素是重要部分，需要在地方、州和国家各级合作并不断努力提倡通过政策或立法进行干预。在发达国家和发展中国家解决儿童和成年人肥胖流行问题中，更需要政策的干预，利用人口学方法，降低成本，扩大供应，积极应对销售不健康食品的问题，对高危人群采取干预措施。

采用单一的个体、生物医学或社会流行病学视角限制了对人群健康影响的能力。尽管大量的社会流行病学文献探讨了社会因素与健康结局之间的关系，但很少有人关注科学领域，即社会因素如何被改变以及如何通过改变它们来提高人群健康[107]。在与健康相关的科学中，一个主要的缺点是倾向于过分依赖单一层面的解决方案——无论是药物、基于网络的干预措施还是健康政策。任何这样的解决方案单独来看都不太可能真正影响人群健康。然而，针对行为干预措施的获取的政策干预措施确实可以导致弱势人群中健康行为的变化。正如前面提到的，公共卫生历史上一直受到一种有争议的二元论的困扰，将行为干预方法与社会流行病学推荐的结构性方法对立起来。在我们看来，这是一个虚假的二分法。我们认为，这在最好的情况下是没有帮助的，在最坏的情况下是具有破坏性的。

行为科学家和社会流行病学家通过合作来关注以解决方案为导向的研究是缩小人群健康差距的关键[67,107]，这也大大提高了两个学科领域之间的相关性。我们认为，最成功的干预措施是多层次的，需要考虑和处理对健康行为的多层次影响因素，包括从内部因素到社区和政策环境因素的整个范围。该领域正越来越倾向于朝跨级别整合干预措施的方向发展，这一点至关重要。任何仅靠单一理论或工具的方法都不可能产生消除人群健康差距或预防疾病所需的行为水平的改变。有意义的跨学科合作可能会产生最有效的方法，本章的例子已经说明了这一点。我们都必须关注的一个重要特征是规模——如何设计和评估干预措施，以便在有效的情况下，推广这些研究结果，并应用于人群层面上，造福所有人。

参考文献

［1］ Fisher EB, Fitzgibbon ML, Glasgow RE, Haire-Joshu D, Hayman LL, Kaplan RM, et al. Behavior matters. Am J Prev Med. 2011; 40 (5): e15-e30.

［2］ Alwan A, MacLean DR, Riley LM, d'Espaignet ET, Mathers CD, Stevens GA, et al. Monitoringand surveillance of chronic non-communicable diseases: progress and capacity in high-burden countries. Lancet. 2010; 376 (9755): 1861-8.

［3］ Danaei G, Ding EL, Mozaffarian D, Taylor B, Rehm J, Murray CJ, et al. The preventable causes of death in the United States: comparative risk assessment of dietary, lifestyle, and metabolic risk factors. PLoS Medicine. 2009; 6 (4):e1000058.

［4］ Mokdad AH, Marks JS, Stroup DF, Gerberding JL. Actual causes of death in the United States, 2000. JAMA. 2004; 291 (10): 1238-45.

［5］ Eheman C, Henley SJ, Ballard Barbash R, Jacobs EJ, Schymura MJ, Noone AM, et al. Annual report to the nation on the status of cancer, 1975-2008, featuring cancers associated with excess weight and lack of sufficient physical activity. Cancer. 2012; 118 (9): 2338-66.

［6］ Winzer BM, Whiteman DC, Reeves MM, Paratz JD. Physical activity and cancer prevention: a systematic review of clinical trials. Cancer Cause Control. 2011; 22 (6): 811-26.

［7］ Hoyert D, Xu J. Deaths: preliminary data for 2011. National Vital Statistics Reports. 2012; 61 (6).

［8］ Koh HK, Sebelius KG. Promoting prevention through the affordable care act. N Engl J Med. 2010; 363 (14): 1296-9.

［9］ Villerme L. A description of the physical and moral state of workers employed in cotton, wool and silk mills. In: Buck C, Llopis A, Najera E, Terris M, editors. The challenge of epidemiology: issues and selected readings. Washington, DC: PAHO/WHO 1988; 1840. pp. 33-6.

［10］ Agaku I, King B, Dube SR. Current cigarette smoking among adults—United States, 2011. Morb Mortal Wkly Rep. 2012; 61: 889-94.

［11］ Haenszel W, Shimkin MB, Miller HP. Tobacco smoking patterns in the United States. Public Health Monogr. 1956 (45): 1-105.

［12］ Syamlal G, Mazurek JM. Current cigarette smoking prevalence among working adults—United States, 2004-2010. Morb Mortal Wkly Rep. 2011; 60 (38): 1305-9.

［13］ CDC. Trends in current cigarette smoking among high school students and adults, United States, 1965-2011. 2013 (Accessed August 12, 2013 from http://www. cdc. gov/tobacco/data_ statistics/ tables/trends/cig_ smoking/).

［14］ Prochaska JJ. Smoking and mental illness: breaking the link. N Engl J Med. 2011; 365 (3): 196-8.

［15］ Banham L, Gilbody S. Smoking cessation in severe mental illness: what works? Addiction. 2010; 105 (7): 1176-89.

［16］ Barbeau EM, Krieger N, Soobader MJ. Working class matters: socioeconomic disadvantage, race/ethnicity, gender, and smoking in NHIS 2000. Am J Public Health. 2004 Feb; 94 (2): 269-78.

［17］ Schroeder S. Stranded in the periphery: the increasing marginalization of smokers. N Engl J Med. 2008 May 22; 358 (21): 2284-6.

［18］ Margerison-Zilko C, Cubbin C. Socioeconomic disparities in tobacco-related health outcomes across racial/ethnic groups in the United States: National Health Interview Survey 2010. Nicotine Tob Res. 2013; 15 (6): 1161-5.

[19] Okechukwu C, Bacic J, Cheng KW, Catalano R. Smoking among construction workers: the nonlinear influence of the economy, cigarette prices, and antismoking sentiment. Soc Sci Med. 2012; 75 (8): 1379-86.

[20] Gallus S, Ghislandi S, Muttarak R, Bosetti C. Effects of the economic crisis on smoking prevalence and number of smokers in the USA. Tob Control. 2013.

[21] Shavers VL, Lawrence D, Fagan P, Gibson JT. Racial/ethnic variation in cigarette smoking among the civilian US population by occupation and industry, TUS-CPS 1998-1999. Prev Med. 2005; 41 (2): 597-606.

[22] Lee DJ, Fleming LE, Arheart KL, LeBlanc WG, Caban AJ, Chung-Bridges K, et al. Smoking rate trends in U. S. occupational groups: the 1987 to 2004 National Health Interview Survey. J Occup Environ Med. 2007; 49 (1): 75-81.

[23] Ham DC, Przybeck T, Strickland JR, Luke DA, Bierut LJ, Evanoff BA. Occupation and workplace policies predict smoking behaviors: analysis of national data from the current population survey. J Occup Environ Med. 2011; 53 (11): 1337-45.

[24] Fujishiro K, Stukovsky KD, Roux AD, Landsbergis P, Burchfiel C. Occupational gradients in smoking behavior and exposure to workplace environmental tobacco smoke: the multi-ethnic study of atherosclerosis. J Occup Environ Med. 2012; 54 (2): 136-45.

[25] de Castro AB, Garcia G, Gee GC, Tsai JH, Rue T, Takeuchi DT. Smoking and the Asian American workforce in the National Latino and Asian American Study. Am J Ind Med. 2010; 53 (2): 171-8.

[26] Bang KM, Kim JH. Prevalence of cigarette smoking by occupation and industry in the United States. Am J Ind Med. 2001; 40 (3): 233-9.

[27] Flegal KM, Carroll MD, Kit BK, Ogden CL. Prevalence of obesity and trends in the distribution of body mass index among US adults, 1999-2010. JAMA. 2012; 307 (5): 491-7.

[28] Ogden CL, Carroll MD, Kit BK, Flegal KM. Prevalence of obesity and trends in body mass index among US children and adolescents, 1999-2010. JAMA. 2012; 307 (5): 483-90.

[29] Kruger J, Yore M, Solera M, Moeti R. Prevalence of fruit and vegetable consumption and physical activity by race/ethnicity—United States, 2005. Morb Mortal Wkly Rep. 2007; 56 (13): 301-4.

[30] USDA. Dietary guidelines for Americans, 2005. Washington, DC: US Government Printing Office; 2005.

[31] Rossen L, Schoendorf K. Measuring health disparities: trends in racial-ethnic and socioeconomic disparities in obesity among 2 to 18 year old youth in the United States, 2001-2010. Ann Epidemiol. 2012; 22 (10): 698-704.

[32] Kirkpatrick SI, Dodd KW, Reedy J, Krebs-Smith SM. Income and race/ethnicity are associated with adherence to foodbased dietary guidance among US adults and children. J. Acad. Nutr. Diet. 2012; 112 (5): 624-35 e6.

[33] Grimm KA, Foltz JL, Blanck HM, Scanlon KS. Household income disparities in fruit and vegetable consumption by state and territory: results of the 2009 Behavioral Risk Factor Surveillance System. J. Acad. Nutr. Diet. 2012; 112 (12): 2014-21.

[34] Ham SA, Ainsworth BE. Disparities in data on Healthy People 2010 physical activity objectives collected by accelerometry and self-report. Am J Public Health. 2010 Apr 1; 100 Suppl 1: S263-8.

[35] Whitt-Glover MC, Taylor WC, Floyd MF, Yore MM, Yancey AK, Matthews CE. Disparities in physical activity and sedentary behaviors among US children and adolescents: prevalence, correlates, and intervention implications. J Public Health Pol. 2009; 30 (Suppl 1): S309-34.

[36] Lloyd-Jones D, Adams RJ, Brown TM, Carnethon M, Dai S, De Simone G, et al. Heart disease and

stroke statistics— 2010 update: a report from the American Heart Association. Circulation. 2010; 121 (7): e46-e215.

[37] Troutt DD. Thin red line: how the poor still pay more. San Francisco, CA: Consumers Union of the US, West Coast Regional Office. 1993.

[38] Chung C, Myers SL. Do the poor pay more for food? An analysis of grocery store availability and food price disparities. J Consum Aff. 1999; 33 (2): 276-96.

[39] Moore LV, Diez Roux AV. Associations of neighborhood characteristics with the location and type of food stores. Am J Public Health. 2006; 96 (2): 325-31.

[40] Hackbarth DP, Silvestri B, Cosper W. Tobacco and alcohol billboards in 50 Chicago neighborhoods: market segmentation to sell dangerous products to the poor. J Public Health Pol. 1995: 213-30.

[41] Luke D, Esmundo E, Bloom Y. Smoke signs: patterns of tobacco billboard advertising in a metropolitan region. Tob Control. 2000; 9 (1): 16-23.

[42] Barbeau EM, Wolin KY, Naumova EN, Balbach E. Tobacco advertising in communities: associations with race and class. Prev Med. 2005; 40 (1): 16-22.

[43] Smoyer-Tomic KE, Spence JC, Raine KD, Amrhein C, Cameron N, Yasenovskiy V, et al. The association between neighborhood socioeconomic status and exposure to supermarkets and fast food outlets. Health Place. 2008; 14 (4): 740-54.

[44] Kwate NOA. Fried chicken and fresh apples: racial segregation as a fundamental cause of fast food density in black neighborhoods. Health Place. 2008; 14 (1): 32-44.

[45] Kwate NOA, Yau C-Y, Loh J-M, Williams D. Inequality in obesigenic environments: Fast food density in New York City. Health Place. 2009; 15 (1): 364-73.

[46] Gerlach KK, Shopland DR, Hartman AM, Gibson JT, Pechacek TF. Workplace smoking policies in the United States: results from a national survey of more than 100, 000 workers. Tob Control. 1997; 6 (3): 199-206.

[47] Brownson RC, Hopkins DP, Wakefield MA. Effects of smoking restrictions in the workplace. Annu Rev Public Health. 2002; 23: 333-48.

[48] Alexander LA, Crawford T, Mendiondo MS. Occupational status, work-site cessation programs and policies and menthol smoking on quitting behaviors of US smokers. Addiction. 2010; 105 (Suppl 1): 95-104.

[49] Kaper J, Wagena E, Willemsen M, Van Schayck C. Reimbursement for smoking cessation treatment may double the abstinence rate: results of a randomized trial. Addiction. 2005; 100 (7): 1012-20.

[50] Reda AA, Kaper J, Fikrelter H, Severens JL, van Schayck CP. Healthcare financing systems for increasing the use of tobacco dependence treatment. Cochrane Database Syst Rev. 2009; 2.

[51] Barbeau EM, Li YI, Sorensen G, Conlan KM, Youngstrom R, Emmons K. Coverage of smoking cessation treatment by union health and welfare funds. Am J Public Health. 2001; 91 (9): 1412-5.

[52] Sorensen G, Quintiliani L, Pereira L, Yang M, Stoddard A. Work experiences and tobacco use: findings from the Gear Up for Health Study. J Occup Environ Med. 2009; 51 (1): 87-94.

[53] Abrams DB, Biener L. Motivational characteristics of smokers at the workplace: a public health challenge. Prev Med. 1992; 21 (6): 679-87.

[54] Sorensen G, Emmons K, Stoddard AM, Linnan L, Avrunin J. Do social influences contribute to occupational differences in quitting smoking and attitudes toward quitting? Am J Health Promot. 2002; 16 (3): 135-41.

[55] Okechukwu C, Krieger N, Sorensen G, Li Y, Barbeau EM. Testing hypothesized psychosocialmediators: lessons learned in the MassBUILT study. Health Educ Behav. 2011; 38 (4): 404-11.

［56］Okechukwu C, Dutra L, Bacic J, El Ayadi A, Emmons K. Home matters: work and household predictors of smoking and cessation among blue-collar workers. Prev Med. 2012; 56 (2): 130-4.

［57］Okechukwu C, Nguyen K, Hickman NJ. Partner smoking characteristics: associations with smoking and quitting among blue-collar apprentices. Am J Ind Med. 2010; 53 (11): 1102-8.

［58］Graham H. Smoking prevalence among women in the European Community 1950-1990. Soc Sci Med. 1996; 43 (2): 243-54.

［59］Graham H. When life's a drag: women, smoking and disadvantage. London: Her Majesty's Stationery Office; 1993.

［60］Lundberg U. Stress responses in low-status jobs and their relationship to health risks: musculoskeletal disorders. Ann N Y Acad Sci. 1999; 896: 162-72.

［61］Peretti-Watel P, Constance J. "It's all we got left": why poor smokers are less sensitive to cigarette price increases. Int J Environ Res Public Health. 2009; 6 (2): 608-21.

［62］Quinn MM, Sembajwe G, Stoddard AM, Kriebel D, Krieger N, Sorensen G, et al. Social disparities in the burden of occupational exposures: results of a cross-sectional study. Am J Ind Med. 2007; 50 (12): 861-75.

［63］Krieger N, Waterman PD, Hartman C, Bates LM, Stoddard AM, Quinn MM, et al. Social hazards on the job: workplace abuse, sexual harassment, and racial discrimination—a study of Black, Latino, and White low-income women and men workers in the United States. Int J Health Serv. 2006; 36 (1): 51-85.

［64］Krieger N, Kaddour A, Koenen K, Kosheleva A, Chen JT, Waterman PD, et al. Occupational, social, and relationship hazards and psychological distress among low-income workers: implications of the "inverse hazard law." J Epidemiol Community Health. 2011; 65 (3): 260-72.

［65］Okechukwu C, Souza K, Davis KD, de Castro AB. Discrimination, harassment, abuse, and bullying in the workplace: contribution of workplace injustice to occupational health disparities. Am J Ind Med. 2013.

［66］Okechukwu C, Krieger N, Chen J, Sorensen G, Li Y, Barbeau EM. The association of workplace hazards and smoking in a U. S. multiethnic working-class population. Public Health Rep. 2010; 125 (2): 225-33.

［67］Sorensen G, Emmons K, Hunt MK, Barbeau EM, Goldman R, Peterson K, et al. Model for incorporating social context in health behavior interventions: applications for cancer prevention for working-class, multiethnic populations. Prev Med. 2003; 37 (3): 188-97.

［68］Sorensen G, Barbeau EM, Hunt MK, Emmons K. Reducing social disparities in tobacco use: a social-contextual model for reducing tobacco use among blue-collar workers. Am J Public Health. 2004; 94 (2): 230-9.

［69］Davison KK, Jurkowski JM, Lawson HA. Reframing family-centred obesity prevention using the family ecological model. Public Health Nutr. 2013; 16 (10): 1861-9.

［70］Bandura A. Health promotion by social cognitive means. Health Educ Behav. 2004; 31 (2): 143-64.

［71］Becker M. The tyranny of health promotion. Public Health Rev. 1986; 14 (1): 15.

［72］Emmons KM, Rollnick S. Motivational interviewing in health care settings: opportunities and limitations. Am J Prev Med. 2001; 20 (1): 68-74.

［73］Montano DE, Kasprzyk D. Theory of reasoned action, theory of planned behavior, and the integrated behavioral model. In: Glantz K, Rimer BK, Viswanath K, editors. Health behavior andhealth education: Theory, research, and practice. San Francisco: Jossey-Bass; 2008. pp. 67-95.

［74］Champion VL, Skinner CS. The health belief model. In: Glantz K, Rimer BK, Viswanath K, editors.

Health behaviour and health education: theory, research, and practice. San Francisco: Jossey-Bass; 2008. pp. 45-65.

[75] Goodson P. Theory in health promotion research and practice: Thinking outside the box: Jones & Bartlett Learning; 2009.

[76] Resnicow K, Page SE. Embracing chaos and complexity: a quantum change for public health. Am J Public Health. 2008; 98 (8): 1382-9.

[77] Laws RA, St George AB, Rychetnik L, Bauman AE. Diabetes prevention research: a systematic review of external validity in lifestyle interventions. Am J Prev Med. 2012; 43 (2): 205-14.

[78] Green LW, Glasgow RE. Evaluating the relevance, generalization, and applicability of research issues in external validation and translation methodology. Eval Health Prof. 2006; 29 (1): 126-53.

[79] Rose G. Sick individuals and sick populations. Int J Epidemiol. 2001; 30 (3): 427-32.

[80] Miller WR, Rollnick S. Motivational interviewing: preparing people for change. 3rd ed. New York: Guilford Press; 2002.

[81] Rollnick S, Miller WR. What is motivational interviewing? Behav Cogn Psychoth. 1995; 23: 325-34.

[82] Colby SM, Monti PM, Barnett NP, Rohsenow DJ, Weissman K, Spirito A, et al. Brief motivational interviewing in a hospital setting for adolescent smoking: a preliminary study. J Consult Clin Psych. 1998; 66 (3): 574.

[83] Resnicow K, DiIorio C, Soet JE, Borrelli B, Hecht J, Ernst D. Motivational interviewing in health promotion: it sounds like something is changing. Health Psychol. 2002; 21 (5): 444.

[84] Hettema JE, Hendricks PS. Motivational interviewing for smoking cessation: a meta-analytic review. J Consult Clin Psych. 2010; 78 (6): 868.

[85] Rubak S, Sandbæk A, Lauritzen T, Christensen B. Motivational interviewing: a systematic review and meta-analysis. Brit J Gen Pract. 2005; 55 (513):305.

[86] Martins RK, McNeil DW. Review of motivational interviewing in promoting health behaviors. Clin Psychol Rev. 2009; 29 (4): 283-93.

[87] Lai D, Cahill K, Qin Y, Tang JL. Motivational interviewing for smoking cessation. Cochrane Database Syst Rev. 2010; 1.

[88] Loewenstein G, Asch DA, Friedman JY, Melichar LA, Volpp KG. Can behavioural economics make us healthier? . 2012; 344.

[89] Blumenthal KJ, Saulsgiver KA, Norton L, Troxel AB, Anarella JP, Gesten FC, et al. Medicaid incentive programs to encourage healthy behavior show mixed results to date and should be studied and improved. Health Affairs. 2013; 32 (3): 497-507.

[90] Goode AD, Reeves MM, Eakin EG. Telephone-delivered interventions for physical activity and dietary behavior change: an updated systematic review. Am J Prev Med. 2012; 42 (1): 81-8.

[91] Emmons KM, Puleo E, Park E, Gritz ER, Butterfield RM, Weeks JC, et al. Peer-delivered smoking counseling for childhood cancer survivors increases rate of cessation: the partnership for health study. J Clin Oncol. 2005; 23 (27): 6516-23.

[92] Piette JD. Satisfaction with automated telephone disease management calls and its relationshipto their use. Diabetes Educator. 2000; 26 (6): 1003-10.

[93] Piette JD, Weinberger M, McPhee SJ, Mah CA, Kraemer FB, Crapo LM. Do automated calls with nurse follow-up improve self-care and glycemic control among vulnerable patients with diabetes? Am J Med. 2000; 108 (1): 20-7.

[94] Anderson CM, Zhu S-H. Tobacco quitlines: looking back and looking ahead. Tob Control. 2007; 16

（Suppl 1）：i81-i6.

［95］ Zhu S-H, Anderson CM, Tedeschi GJ, Rosbrook B, Johnson CE, Byrd M, et al. Evidence of real-world effectiveness of a telephone quitline for smokers. N Eng J Med. 2002；347（14）：1087-93.

［96］ Stead LF, Perera R, Lancaster T. Telephone counselling for smoking cessation. Cochrane Database Syst Rev. 2006；3.

［97］ Lichtenstein E, Zhu S-H, Tedeschi GJ. Smoking cessation quitlines：an underrecognized intervention success story. Am Psychol. 2010；65（4）：252.

［98］ Fiore MC, Croyle RT, Curry SJ, Cutler CM, Davis RM, Gordon C, et al. Preventing 3 million premature deaths and helping 5 million smokers quit：a national action plan for tobacco cessation. Am J Public Health. 2004；94（2）：205-10.

［99］ Norman GJ, Zabinski MF, Adams MA, Rosenberg DE, Yaroch AL, Atienza AA. A review of eHealth interventions for physical activity and dietary behavior change. Am J Prev Med. 2007；33（4）：336-45. e16.

［100］ Cole-Lewis H, Kershaw T. Text messaging as a tool for behavior change in disease prevention and management. Epidemiol Rev. 2010；32（1）：56-69.

［101］ Smith A. Nearly half of American adults are smartphone owners. Pew Internet & American Life Project. 2012. Available at：http://www. pewinternet. org/Reports/2012/Smartphone-Update-2012/Findings. aspx（Accessed September 22, 2013）.

［102］ Viswanath K, Nagler RH, Bigman-Galimore CA, McCauley MP, Jung M, Ramanadhan S. The communications revolution and health inequalities in the 21st century：implications for cancer control. Cancer Epidem Biomar Prev. 2012；21（10）：1701-8.

［103］ Viswanath K. Cyberinfrastructure：an extraordinary opportunity to bridge health and communication inequalities? Am J Prev Med. 2011；40（5）：S245-S8.

［104］ Kahn JG, Yang JS, Kahn JS. "Mobile" health needs and opportunities in developing countries. Health Affair. 2010；29（2）：252-8.

［105］ Sorensen G, Emmons K, Hunt MK, Johnston D. Implications of the results of community intervention trials. Annu Rev Publ Health. 1998；19（1）：379-416.

［106］ Merzel C, D'afflitti J. Reconsidering community-based health promotion：promise, performance, and potential. Am J Public Health. 2003；93（4）：557-74.

［107］ Wallerstein NB, Yen IH, Syme SL. Integration of social epidemiology and community-engaged interventions to improve health equity. Am J Public Health. 2011；101（5）：822-30.

［108］ Israel BA, Eng E, Schulz AJ, Parker EA. Introduction to methods in community-based participatory research for health. In：Israel BA, Eng E, Schulz AJ, Parker EA, editors. Methods in Community-Based Participatory Research. 2005. San Francisco, CA：Jossey-Bass；2005.

［109］ Minkler M, Blackwell AG, Thompson M, Tamir H. Community-based participatory research：implications for public health funding. Am J Public Health. 2003；93（8）：1210-3.

［110］ Berge JM, Mendenhall TJ, Doherty WJ. Using community-based participatory research（CBPR）to target health disparities in families. Fam Relat. 2009；58（4）：475-88.

［111］ Campbell MK, Resnicow K, Carr C, Wang T, Williams A. Process evaluation of an effective church-based diet intervention：body and Soul. Health Educ Behav. 2007；34（6）：864-80.

［112］ Sorensen G, Stoddard AM, LaMontagne AD, Emmons K, Hunt MK, Youngstrom R, et al. A comprehensive worksite cancer prevention intervention：behavior change results from a randomized controlled trial（United States）. Cancer Cause Control. 2002；13（6）：493-502.

［113］ Cahill K, Moher M, Lancaster T. Workplace interventions for smoking cessation. Cochrane Database

Syst Rev. 2008; 4 (4).

[114] Moher M, Hey K, Lancaster T. Workplace interventions for smoking cessation. Cochrane Database Syst Rev. 2005 (2): CD003440.

[115] Okechukwu C, Krieger N, Sorensen G, Yi L, Barbeau EM. Massbuilt: effectiveness of an apprenticeship site-based smoking cessation intervention for unionized building trades workers. Cancer Cause Control. 2009; 20 (6): 887-94.

[116] Sorensen G, Linnan L, Hunt MK. Worksite-based research and initiatives to increase fruit and vegetable consumption. Prev Med. 2004; 39: 94-100.

[117] Quintiliani L, Sattelmair J, Sorensen G. The workplace as a setting for interventions to improve diet and promote physical activity. Documento técnico preparado para el evento conjunto OMS/Foro Económico Mundial sobre la prevención de las enfermedades no transmisibles en el lugar de trabajo]. Ginebra: Organización Mundial de la Salud; 2007.

[118] Mhurchu CN, Aston LM, Jebb SA. Effects of worksite health promotion interventions on employee diets: a systematic review. BMC Public Health. 2010; 10 (1): 62.

[119] Marcus BH, Emmons KM, Simkin-Silverman LR, Linnan LA, Taylor ER, Bock BC, et al. Evaluation of motivationally tailored vs. standard self-help physical activity interventions at the workplace. Am J Health Promot. 1998; 12 (4): 246-53.

[120] Conn VS, Hafdahl AR, Cooper PS, Brown LM, Lusk SL. Meta-analysis of workplace physical activity interventions. Am J Prev Med. 2009; 37 (4): 330-9.

[121] Yancey AK, McCarthy WJ, Taylor WC, Merlo A, Gewa C, Weber MD, et al. The Los Angeles Lift Off: a sociocultural environmental change intervention to integrate physical activity into the workplace. Prev Med. 2004; 38 (6): 848-56.

[122] Hammer LB, Kossek EE, Anger WK, Bodner T, Zimmerman KL. Clarifying work-family intervention processes: The roles of work-family conflict and family-supportive supervisor behaviors. J Appl Psychol. 2011; 96 (1):134.

[123] Secret M, Sprang G. The effects of family-friendly workplace environments on work-family stress of employed parents. J Soc Serv Res. 2002; 28 (2): 21-45.

[124] Richmond R, Kehoe L, Heather N, Wodak A. Evaluation of a workplace brief intervention for excessive alcohol consumption: the workscreen project. Prev Med. 2000; 30 (1): 51-63.

[125] Anderson BK, Larimer ME. Problem drinking and the workplace: An individualized approach to prevention. Psychol Addict Behav. 2002; 16 (3): 243.

[126] Nerin I, Crucelaegui A, Más A, Villalba JA, Guillén D, Gracia A. Results of a comprehensive workplace program for the prevention and treatment of smoking addiction. Arch Bronconeumol. 2005; 41 (4): 197-201.

[127] Bagai A, Parsons K, Malone B, Fantino J, Paszat L, Rabeneck L. Workplace colorectal cancer-screening awareness programs: an adjunct to primary care practice? J Commun Health. 2007; 32 (3): 157-67.

[128] Allen JD, Stoddard AM, Mays J, Sorensen G. Promoting breast and cervical cancer screening at the workplace: results from the Woman to Woman Study. Am J Public Health. 2001; 91 (4): 584.

[129] Myers RE, Vernon SW, Tilley BC, Lu M, Watts BG. Intention to screen for colorectal cancer among white male employees. Prev Med. 1998; 27 (2): 279-87.

[130] Lazovich D, Parker DL, Brosseau LM, Milton FT, Dugan SK, Pan W, et al. Effectiveness of a worksite intervention to reduce an occupational exposure: the Minnesota wood dust study. Am J Public Health. 2002; 92 (9): 1498-505.

[131] Hogg-Johnson S, Robson L, Cole DC, Amick BC, Tompa E, Smith PM, et al. A randomised controlled study to evaluate the effectiveness of targeted occupational health and safety consultation or inspection in Ontario manufacturing workplaces. Occup Environ Med. 2012; 69 (12): 890-900.

[132] Eakin J. Work related determinants of health behavior. In: Gochman D, editor. Handbook of Health Behavior Research I: Personal and Social Determinants. New York: Plenum Press; 1997. pp. 337-57.

[133] Sorensen G, Stoddard A, Hammond SK, Hebert JR, Avrunin JS, Ockene JK. Double jeopardy: workplace hazards and behavioral risks for craftspersons and laborers. Am J Health Promot. 1996; 10 (5): 355-63.

[134] Albertsen K, Hannerz H, Borg V, Burr H. Work environment and smoking cessation over a five-year period. Scand J Public Health. 2004; 32 (3): 164-71.

[135] Sorensen G, Stoddard A, Quintiliani L, Ebbeling C, Nagler E, Yang M, et al. Tobacco use cessation and weight management among motor freight workers: results of the gear up for health study. Cancer Cause Control. 2010; 21 (12): 2113-22.

[136] Sorensen G, McLellan D, Dennerlein JT, Pronk NP, Allen JD, Boden LI, et al. Integration of health protection and health promotion: rationale, indicators, and metrics. J Occup Environ Med. 2013; 55 (12): 12-8.

[137] Baron SL, Beard S, Davis LK, Delp L, Forst L, Kidd-Taylor A, et al. Promoting integrated approaches to reducing health inequities among low-income workers: applying a social ecological framework. Am J Ind Med. 2013.

[138] Howard J, Hearl F. Occupational safety and health in the USA: now and the future. Ind Health. 2012; 50 (2): 80-3.

[139] Centers for Disease Control and Prevention. NIOSH Total Worker Health. 2013. Retrieved September 13, 2013 from http://www.cdc.gov/niosh/TWH/.

[140] Campbell MK, Hudson MA, Resnicow K, Blakeney N, Paxton A, Baskin M. Church-based health promotion interventions: evidence and lessons learned. Annu Rev Public Health. 2007; 28: 213-34.

[141] Kosmin BA, Keysar A. Religion in a free market: religious and non-religious Americans who/what/why/where. Ithaca, NY: Paramount Market Publishers; 2006.

[142] Kosmin BA, Keysar A, Cragun R, Navarro-Rivera J. American nones: the profile of the no religion population, a report based on the American Religious Identification Survey 2008. 2009.

[143] Drake BF, Shelton R, Gilligan T, Allen JD. A church-based intervention to promote informed decision-making for prostate cancer screening among African-American men. J Natl Med Assoc. 2010; 102 (3): 164.

[144] Resnicow K, Campbell M, Carr C, McCarty F, Wang T, Periasamy S, et al. Body and soul: adietary intervention conducted through African-American churches. Am J Prev Med. 2004; 27 (2): 97-105.

[145] Fuemmeler BF, Mâsse LC, Yaroch AL, Resnicow K, Campbell MK, Carr C, et al. Psychosocial mediation of fruit and vegetable consumption in the body and soul effectiveness trial. Health Psychol. 2006; 25 (4): 474.

[146] Allen JD, Mars DR, Tom L, Apollon G, Hilaire D, Iralien G, et al. Health beliefs, attitudes and service utilization among Haitians. J Health Care Poor U. 2013; 24 (1): 106-19.

[147] Allen JD, Pérez JE, Pischke CR, Tom LS, Juarez A, Ospino H, et al. Dimensions of religiousness and cancer screening behaviors among church-going Latinas. J Relig Health. 2012: 1-14.

[148] Allicock M, Campbell MK, Valle CG, Carr C, Resnicow K, Gizlice Z. Evaluating the dissemination of Body & Soul, an evidence-based fruit and vegetable intake intervention: challenges for dissemination and implementation research. J Nutr Educ Behav. 2012; 44 (6): 530-8.

[149] Ferreira I, van der Horst K, Wendel-Vos W, Kremers S, van Lenthe FJ, Brug J. Environmental correlates of physical activity in youth—a review and update. Obes Rev. 2007; 8 (2): 129-54.

[150] van der Horst K, Oenema A, Ferreira I, Wendel-Vos W, Giskes K, van Lenthe F, et al. A systematic review of environmental correlates of obesity-related dietary behaviors in youth. Health Educ Res. 2007; 22 (2): 203-26.

[151] Birch LL, Fisher JO. Development of eating behaviors among children and adolescents. Pediatrics. 1998; 101 (3 Pt 2): 539-49.

[152] Lien N, Lytle LA, Klepp KI. Stability in consumption of fruit, vegetables, and sugary foods in a cohort from age 14 to age 21. Prev Med. 2001; 33 (3): 217-26.

[153] Ashcroft J, Semmler C, Carnell S, van Jaarsveld CH, Wardle J. Continuity and stability of eating behaviour traits in children. Eur J Clin Nutr. 2008; 62 (8): 985-90.

[154] Janz KF, Dawson JD, Mahoney LT. Tracking physical fitness and physical activity from childhood to adolescence: the muscatine study. Med Sci Sport Exer. 2000; 32 (7): 1250-7.

[155] Hill KG, Hawkins JD, Catalano RF, Abbott RD, Guo J. Family influences on the risk of daily smoking initiation. J Adolescent Health. 2005; 37 (3): 202-10.

[156] Turner L, Mermelstein R, Flay B. Individual and contextual influences on adolescent smoking. Ann NY Acad Sci. 2004; 1021: 175-97.

[157] Golan M, Fainaru M, Weizman A. Role of behaviour modification in the treatment of childhood obesity with the parents as the exclusive agents of change. Int J Obes Relat Metab Disord. 1998; 22 (12): 1217-24.

[158] Golan M, Weizman A, Apter A, Fainaru M. Parents as the exclusive agents of change in the treatment of childhood obesity. Am J Clin Nutr. 1998; 67 (6): 1130-5.

[159] Small S, Huser M. Family-based prevention programs. In: Levesque R, editor. Encyclopedia of adolescence. New York: Springer; 2012.

[160] Davison KK, Jurkowski JM, Li K, Kranz S, Lawson HA. A childhood obesity intervention developed by families for families: results from a pilot study. Int J Behav Nutr Phys Act. 2013; 10: 3.

[161] Jurkowski J, Greenpope L, Lawson H, Bovenzi M, Quartimon R, Davison K. Engaging low-income parents in childhood obesity prevention from start to finish: a case study. J Commun Health. 2013; 38: 1-11.

[162] Fetterman D, Wandersman A. Empowerment evaluation yesterday, today and tomorrow. Am J Eval. 2007; 28 (2): 179-98.

[163] Ackermann RT, Finch EA, Brizendine E, Zhou H, Marrero DG. Translating the diabetes prevention program into the community: the DEPLOY Pilot Study. Am J Prev Med. 2008; 35 (4): 357-63.

[164] Ackermann RT, Marrero DG. Adapting the Diabetes Prevention Program Lifestyle Intervention for Delivery in the Community the YMCA model. Diabetes Educator. 2007; 33 (1): 69-78.

[165] Battaglia TA, Bak SM, Heeren T, Chen CA, Kalish R, Tringale S, et al. Boston patient navigation research program: the impact of navigation on time to diagnostic resolution after abnormal cancer screening. Cancer Epidem Biom Prev. 2012; 21 (10): 1645-54.

[166] Freeman HP. Patient navigation: a community centered approach to reducing cancer mortality. J Cancer Educ. 2006; 21 (1 Suppl): S11.

[167] Freund KM. Patient navigation: the promise to reduce health disparities. J Gen Intern Med. 2011;

26 (2): 110-2.

[168] Fisher EB, Boothroyd RI, Coufal MM, Baumann LC, Mbanya JC, Rotheram-Borus MJ, et al. Peer support for selfmanagement of diabetes improved outcomes in international settings. Health Affair. 2012; 31 (1): 130-9.

[169] Boothroyd RI, Fisher EB. Peers for progress: promoting peer support for health around the world. Fam Pract. 2010; 27 (suppl 1): i62-i8.

[170] Havas S, Heimendinger J, Damron D, Nicklas TA, Cowan A, Beresford SA, et al. 5 A Day for better health—nine community research projects to increase fruit and vegetable consumption. Public Health Rep. 1995; 110 (1): 68.

[171] Webber D, Balsam A, Oehlke B. The Massachusetts farmers' market coupon program for low income elders. Am J Health Promot. 1995; 9 (4): 251-3.

[172] Eyler AA, Brownson RC, Aytur SA, Cradock AL, Doescher M, Evenson KR, et al. Examination of trends and evidencebased elements in state physical education legislation: a content analysis. J School Health. 2010; 80 (7): 326-32.

[173] Land T, Rigotti NA, Levy DE, Paskowsky M, Warner D, Kwass J-A, et al. A longitudinal study of medicaid coverage for tobacco dependence treatments in Massachusetts and associated decreases in hospitalizations for cardiovascular disease. PLoS Medicine. 2010; 7 (12): e1000375.

[174] Land T, Warner D, Paskowsky M, Cammaerts A, Wetherell L, Kaufmann R, et al. Medicaid coverage for tobacco dependence treatments in Massachusetts and associated decreases in smoking prevalence. PloS One. 2010; 5 (3): e9770.

[175] Connolly G, Robbins H. Designing an effective statewide tobacco control program-Massachusetts. Cancer. 1998; 83 (S12A): 2722-7.

[176] Koh HK, Judge CM, Robbins H, Celebucki CC, Walker DK, Connolly GN. The first decade of the Massachusetts Tobacco Control Program. Public Health Rep. 2005; 120 (5): 482.

[177] Biener L, Harris JE, Hamilton W. Impact of the Massachusetts tobacco control programme: population based trend analysis. BMJ. 2000; 321 (7257): 351-4.

[178] Green ED, Guyer MS. Charting a course for genomic medicine from base pairs to bedside. Nature. 2011; 470 (7333): 204-13.

[179] Petronis A. Epigenetics as a unifying principle in the aetiology of complex traits and diseases. Nature. 2010; 465 (7299): 721-7.

[180] McBride CM, Bryan AD, Bray MS, Swan GE, Green ED. Health behavior change: can genomics improve behavioral adherence? Am J Public Health. 2012; 102 (3): 401-5.

[181] Hay J, Baguer C, Li Y, Orlow I, Berwick M. Interpretation of melanoma risk feedback in first-degree relatives of melanoma patients. J Cancer Epidemiol. 2012; 2012.

[182] Altman DG. Sustaining interventions in community systems: on the relationship between researchers and communities. Health Psychology. 1995; 14 (6): 526.

第十一章

实验性社会心理干预

托马斯·格拉斯 (Thomas A. Glass)

阿米尼·克雷斯 (Amii M. Kress)

丽萨·伯克曼 (Lisa F. Berkman)

引　言

　　人们最常关注的是社会流行病学研究结果的实用性或政策的相关性。在揭示健康领域的社会不平等之外，社会流行病学还需要将研究结果转化为能够促进人群健康的干预措施。流行病学是一门务实性的学科，它不仅关注疾病的发生模式，还要找出有效的干预措施。但干预措施经常与政治、经济和社会利益相冲突，所以将社会流行病学中的理论转化为干预措施是一项十分艰巨的任务。关注较高层次的影响（如中观层面和宏观层面）需要高层机构进行干预。这样的干预措施成本很高，实施与评估都很困难，在政治上也困难重重。但是干预研究也有好处：第一，能够确定可行的政策和干预实施后的改变；第二，采用严谨的实验设计所得的结果会比观察性研究结果更具说服力。因此，为了改善人口健康，越来越多的研究人员从观察性研究转向干预性研究。然而，这种转变并不顺利。目前社会心理干预实验是一个相对新颖的领域，其设计、实施和评价都面临很大的挑战性。自本书的第一版开始，文章就介绍了很多重要的干预试验。但如果想要得到正确的理论与相关结果，这样的试验仍然是昂贵且具有挑战性的。

社会流行病学是流行病学的一个分支，实验研究是其最具说服力的理论依据。随着因果论的发展，潜在研究成果的框架已经超越了很多经典观念［例如布拉德福德·希尔（Bradford Hill）的因果论］[1,2]。这个框架反映了两组状况之间的差异，即在其余方面都相同的前提下，一组进行实验干预，另一组不进行实验干预。这种实验的逻辑思维已深入人心，远远超出了明确评估干预措施的研究范围。所以，社会流行病学研究转向了最可靠的评估干预措施：实验。

随机临床试验（The Randomized cliniscal trial，RCT）被认为是最佳的实验设计，但对于那些涉及社会进程和暴露的干预研究并不适合，因为通常这些干预措施需要在较高层次的机构中实施，而且会影响社区甚至整个社会。而随机临床试验适用于评估靶向药物的疗效，不受社会环境的影响，在无污染的环境下以标准剂量给药，并使用糖丸达到盲法（blinding）原则进行实验。已有充分的文献表明采用这种设计来研究社会结构性干预或控制"根本原因"（fundamental causes）面临着十分艰巨的挑战[3,4,5]。社会流行病学认为较高层次组织机构中的社会结构因素是人口健康的重要驱动因素，如果这种观点是正确的，那么我们有必要设计严密且具有说服力的评估方法。否则，该领域只能用 RCT 模型研究最容易和最清楚的干预措施。这将导致灯柱偏倚（lamp-post bias），即尽管知道影响人口健康的重要因素在其他方面（光线照不到的地方），但研究者只关注最容易研究的因素（光线可以照到的地方）。

迄今为止，众多社会心理干预的实验研究已经有了不同结果，但是新的干预措施以及方法论并没有很好地发展。社会心理干预研究不仅耗时、耗财、耗力，还需要精细的研究计划和清晰的概念。良好的社会心理干预研究为探索社会行为因素与病因之间的因果关系提供了强有力的证据，并且实验研究能够控制社会因素可变的条件，为有关社会因素的实施提供线索。干预研究也为实施罗斯提出的"大众影响"（mass influences）政策和计划提供了证据基础——这是构成人口健康基础的哨兵健康行为（sentinel health behaviors）的关键因素[6]。几十年的研究经验显示，改变他人行为是十分困难的，并且也得不到预期的健康改善。考虑到这些挑战和认识，本章的目标是：

（1）描述社会心理干预实验及其特点。

（2）有选择地讨论已有研究。

（3）提出一系列理论工具，指导下一代的干预研究。

（4）总结主流概念及方法上的缺陷，并提出一些暂时的改进策略。

（5）对未来的研究领域给出建议。

为了实现这些目标，本章将以五个概念和方法论为指导。这些命题总结了迄今为止重要的经验教训，旨在引领研究人员开展社会心理干预实验的研究。这些指导思想包括：

（1）阐述干预研究的理论基础。理论会影响变量的选择、干预策略的选择和设计。理论需要关注多个不同层面的问题，而以往的研究忽视了"上游"因素，如社会环境如何影响个人行为和心理。

（2）解释与健康结局有关的社会心理机制。成功干预的设计侧重于具体且经过筛选的行为过程，这些行为过程与感兴趣的健康结局有明确联系。如果观察性研究没有表明预期目标与感兴趣的健康结局之间存在联系，那么干预研究可能为时尚早。

（3）选择一个能被广泛接受的心理健康测量标准。社会心理实验的结局变量很重要，如应对能力、自我调节能力或幸福感，但是这些变量不能直接测量，没有健康或身体功能性的"硬"指标那么具有说服力。许多社会心理干预不能采用盲法，所以自评心理健康结局也容易产生偏倚。以往的研究表明，行为变化并不一定会导致预期健康状况的变化。因此，尽管行为改变本身就是一种实验干预后的结果，但金标准仍然是身体的健康结局。

（4）根据生命历程调整干预。许多干预措施的失败是由于在错误的发展时期进行了正确的干预，或者在社会心理进程的发展轨迹中给予的干预不足。过去十年的研究发现病因、病程和暴露程度对健康结局都有影响。

（5）努力实现完善的实验设计。虽然药物试验和社会心理干预实验在设计方法上面临着类似的挑战，但社会流行病学家可以使用独特的方法来检验。因此，调查人员应选择完善的实验设计。令人信服的证据来自严格的研究设计：应仔细测算样本量大小，并在可能的情况下进行随机双盲试验。随机化的单位可以从个人到地区或单位，例如建筑物、学校、工作场所和社区。集体水平的随机化（包括多层次集群，如教室、学校、工厂、县城等）可能比单水平设计更适合于社会干预。

社会心理干预概念

社会心理干预（psychosocial intervention）一词被广泛用于护理学、心理学、精神病学、社会工作、社会学和行为科学等领域。其最简单的含义是系统地干预社会心理的过程，通过社会心理干预，可以了解影响健康的直接因素（例如社会隔离、工作压力、社会资本、不平等、歧视）或间接因素（例如自我效能感、同伴压力、文化规范、风险；健康促进行为，如照顾、烟草或酒精消费）。社会心理因素是将宏观因素与行为和健康状态联系起来的多层次因果链中的中间步骤，是隐藏的关键机制。改变社会心理过程的干预可以发生在个人、家庭、社会网络、工作场所、社区或人口层面。以这种方式定义，公共政策的变化旨在改变行为，如增加烟草税，从而构成社会心理干预。经过几十年的发展，社会心理的范畴已经超越了心理学，包括行为经济学（参见第十三章）、生物学（参见第十四章）以及更广的社会和公共政策（见第四章、第六章、第十五章）。这种概念和理论上的扩展对跨学科的社会因素理解日益加深，有利于个人根据社会背景做出行为选择。

本章将社会心理干预作为社会流行病学的核心部分。重点是改变一些社会心理过程的实验性干预措施，以明确其是否会改变身体健康或功能，包括疾病的一级预防、康复治疗、二级预防以及如何改善疾病。本章没有明确针对心理健康结局的精神病学和心理学干预，也没有改变生理机制的干预措施（如冥想和放松），因为这些干预与健康结局的关系并不明确，也没有明确与健康行为变化有关的干预研究（第十章涵盖了健康行为改变框架的很多好方法）。虽然很多心理干预研究涉及健康教育，但本章并没有综述关于改变健康知识和态度这类干预措施的研究（对这些研究的优秀评论见章后参考文献7、8、9）。本次评估没有提到的那些干预研究也很重要，所以不作任何比较。许多研究目的是改变个体乃至人群的健康状况和疾病风险，但在行为科学各个分支之外存在的研究超出了本章的范围（见第十章）。本章将重点介绍下面七类心理干预措施。

社会心理干预的类型

在社会心理干预类型中，一种是关注干预措施的目标因素或期望的结果；另一种是根据预期的目标人群或疾病阶段（例如，一级预防、疾病康复等）进行分类。本章将回顾七类干预研究：①行为改变干预；②社会支持干预；③疾病管理干预；④缓解压力干预；⑤控制感干预；⑥集体效能干预；⑦组织和工作/进度控制干预。这七类干预强调以社会心理机制为目标，关注疾病的预防或改变疾病的发生过程。作为组织研究的一种方式，这些类型之间没有明确的界限，分类仅用于启发性的目的。表11.1列出了每类有影响力的研究及其选择的样本，没有对其进行全面的综述，重点是详细阐述了每个干预类型需要注意的地方。它也不是一个全面的列表，其中忽略了许多缺乏严格评估或产生负面或不确定结果的研究。

行为改变干预

大量研究的目的是改变人群健康行为，这些行为被认为是疾病发作或复发的危险因素。其中大部分是针对心血管疾病的一级或二级预防[详见文献10,11,12,13,14,15,16,17,18,19,20]。总的来说，那些以改变人群生活方式为目标的一级预防实验的研究结果参差不齐。在哥德堡一级预防试验[21]的明尼苏达心脏健康计划（Minnesota Heart Health Program，MHHP）[22,23]和波塔基特心脏健康项目[24]中，长期随访的收益很少甚至没有被观察到。在斯坦福五城多因素风险降低项目（Stanford Five-City Multi-Factor Risk Reduction Project，FCP）[25,26]和世界卫生组织欧洲合作小组试验[27]中观察到健康行为的变化甚小。针对高风险个体的其他试验，包括多重危险因素干预试验（Multiple Risk Factor Intervention Trial，MRFIT），观察到健康行为的微小变化，但并没有使得预期的发病率或死亡率降低[28]。

许多评论解释了为什么大量知名的研究没有达到预期的原因。例如舒塞尔（Susser）[29]在他的一篇评论中指出，许多以社区为基础的试验未能克服大规模的社会流动，导致控制对象的改变，反过来又影响了试验的结局。像舒塞尔所说的那样，这些试验"跟不上社会变迁的步伐"（见 p. 157）。

在大多数的试验中，构成疾病危险因素的健康行为（如饮食习惯、吸烟、运动）被视为是独立的，可单独改变的"生活方式"与产生行为的社会因素无关[30]。因此许多试验都忽略了个体行为受"上游"社会因素的影响。忽略个体行为背景因素也反映在许多初级预防试验制定的理论基础上。通常这种干预没有明确的概念基础。那些明确地提出理论模型的研究中，大多数似乎都受到了某些社会学习理论的影响[31]。社会学习理论强调自我效能信念作为个体的属性，倾向于将关注点从与社会环境相关的上游因素转移到基于个体的模型。罗克希尔（Rockhill）提出的风险私有化（the privatization of risk）观点[32]也因此而来，他认为在不考虑社会因素的情况下健康行为是独立的。

其他一些试验证实了减少危险因素可以降低冠状动脉疾病（CHD）的发病率。在奥斯陆（Oslo）试验中，干预组的冠心病 5 年发病率与对照组相比显著降低。第一个以社区为基础的冠心病预防项目是芬兰北卡累利阿项目（the North Karelia Project），该项目涉及"全面改变社区组织"，包括个人行为改变干预、社会支持和环境改善[31,34,35,36,37]。这项研究具有广泛的影响力，结果显示减少危险因素（如吸烟、血压和血清胆固醇）会降低冠心病的发病率和死亡率。该项目的成功可能部分归功于其所处的时代：大规模的身体锻炼、膳食结构改变、全面戒烟[38]。有趣的是，在北卡累利阿项目取得成功之后，芬兰其他地区实施心脏病预防工作却进展缓慢[38]。北卡累利阿项目的一个重要特点在于，它包括了较高层次组织机构的结构变化，例如鼓励牛奶和香肠生产者降低脂肪含量或转向水果生产的激励措施。北卡累利阿项目是一个多层次的干预项目：把针对个人的行为干预同针对社区组织的支持计划和健康教育结合进行。随后，在美国和其他地方进行的（而且效果较差的）一级预防项目中，这些特点并没有被很好地借鉴。

表 11.1　社会心理干预研究类型

作者、年份、题目	研究设计	干预措施	主要结果	一般评论
Anonymous, 1982, 多危险因素干预实验[310]	对 12866 名高危中年男性进行随机一级预防试验，平均随访时间 7 年，平均筛查 361662 人，3.5% 被选入试验	干预措施包括高血压分期护理治疗，吸烟健康咨询、降低血胆固醇的饮食建议	治疗组的危险因素下降更多，但与对照组无差异。CHD 死亡率也无统计学差异	试验数据并没有考虑社会和环境因素，只强调减少高危因素。高风险人群减少的风险降低差异很大。危险因素减少的趋势使得统计效能从 90% 降到 60%。显示了针对个别高危险因素方法的局限性
Anonymous, 1995, 社区戒烟干预实验[311,312]	重度吸烟者，n = 10019；轻到中度吸烟者，n = 10328	4 年的社区层面干预试验，11 个匹配的社区（美国 10 个、加拿大 1 个），目的是提高参与者的戒烟率	重度吸烟者干预后平均戒烟率为 0.180。对照组平均戒烟率为 0.187；无显著差异。轻度至中度吸烟者在干预组（0.306）和对照组（0.275）之间存在显著差异	女性比男性更不容易成为重度吸烟者，但女性戒烟的压力是男性的两倍
Carleton, 1995, Pawtucket 心脏健康计划[24]	基于社区的随机干预试验	社区教育计划在三个层面进行干预：危险因素、行为变化和社区动员	在干预峰值期间，预计心血管疾病发病率（16%）的统计学指标性下降。发病率没有在干预时间内持续降低	对死亡率或风险没有长期的明显影响。这些因素可以归结于暴露在两个城镇的大众传媒信息
Farquhar, 1990, 斯坦福五城市多因素风险降低项目[25,313]	一项在加拿大北部非随机抽取的社区进行的为期 14 年的 CVD 危险因素干预试验。进行流行病学的预测和健康相关行为的测量（治疗组 122800 例，对照组 197500 例）	全社区组织和健康教育：包括传媒和个人影响，即饮食改变，（1）饮食改变，即降低血浆胆固醇；（2）降低血压；（3）体重控制；（4）增加体力活动	在队列和独立样本中，平均胆固醇水平（2%）和平均血压（4%）降低。这些危险因素的变化导致总死亡复合风险评分降了 15%，干预社区中冠心病风险分数降低了 16%	对危险因素进行积极或被动分配的，由于样本不是随机选择或分配的，其结果可能不一致。独立样本的结果与队列样本不同。这可能是由于较少接触健康教育引起的（例如近期的移民）

续表

作者、年份、题目	研究设计	干预措施	主要结果	一般评论
Friedman, 1984, 复发性冠心病预防项目[39-42,314]	心梗后患者治疗了 4.5 年，之后再跟踪受试者 4 年。试验开始前对照组 n = 270，实验组 n = 592，对照组 n = 151	对照组接受小组心脏咨询，实验组接受小组心脏咨询加 A 型行为咨询，空白组没有收到任何类型的咨询	在 4.5 年后治疗组中 35.1% 的患者显著减少 A 型行为，对照组下降 9.8%。治疗组 MI 的累积复发率为 12.9%（对照组为 28.2%）	
Kelly, 1991, 团体领袖艾滋病风险行为干预——一项实验分析[315]	1 个干预城市和 2 个对照城市（人口数在 50000~75000）。在基线，3 个月（干预组 n=328；比较组 n=331）和训练期干预后 6 个月（干预组 n=278 比较组 n=330）分别对男性领袖进行调查	主要团体领袖接受了艾滋病风险降低行为，策略和角色扮演方面的培训	干预城市中男性进行无保护措施的肛交行为减少（比基线全套使用 25%），肛交过程中安全套使用率增加 16 个百分点，超过一个性伴侣的男性比例下降 18 个百分点	结果可以推广到人群中，但不适用于那些不经常参加俱乐部的人
Hjermann, 1983, Oslo 试验[33]	时长 5 年的随机试验，对象为血压正常的但冠心病高危人群（干预 n=604，对照 n=628）	受试者被给予 10~15 分钟的戒烟建议，并通过饮食变化降低他们的血脂	平均血清胆固醇降低 13%，平均空腹血清甘油三酯下降 20%，烟草消耗减少 45%，急性心肌梗塞（致死性和非致死性）和死亡发生率降低 47 个分点	
Levenkron, 1983, 改善发生冠状动脉的行为模式[316]	25 岁~50 岁的男性志愿者（总数 n=38）接受治疗，综合行为疗法（CBT），n=12；群体支持（GS），n=13；简要信息支持（BI），n=13	CBT 组接受了自我控制和放松训练。GS 小组支持对 TABP 的自我意识、以及通过对成员的特定支持和劝告来进行干预	在 TABP 项目中，CBT 组 和 GS 组呈现下降趋势（如，Jenkins 活动调查，艰难驾驶，工作参与因素，Framingham 和 A 型量表）。CBT 组和 GS 组血浆游离脂肪酸含量均呈负相关。CBT 组甘油三酯显著减少	结果可能不能推广到人群，主要是因为调查对象来自健康的，高学历的。意外的结果是显示所有组中的血清胆固醇都增加

续表

作者、年份、题目	研究设计	干预措施	主要结果	一般评论
Lindstrom, 2003, 芬兰糖尿病预防研究[317-320]	对超重中年成人葡萄糖耐量降低进行随机对照试验（n=522）。参与者被随机分配到生活方式干预组（n=255）和对照组（n=257）	干预从1年到6年不等，包括详细和个性化的咨询来实现生活目标。在第1年和之后的每3个月，参与者与营养师进行了7次个人健康咨询。营养师建议参与者要提高自身体活动水平，甚至可以免费提供具体方案，监督部分中等强度的阻力训练课程。对照组中的成人以个人的形式或小组的形式给予关于生活方式和糖尿病风险的健康教育，并提供一些印刷健康知识手册	该研究被委员会提前终止，因为干预组的糖尿病发病率明显低于对照组。在随访期间，干预组和对照组的Ⅱ型糖尿病发病率分别为4.3和7.4人/年，显示干预降低了43%的风险。1年后和3年后干预组体重减轻4.5kg和3.5kg，对照组体重减轻1.0kg和0.9kg。干预组血糖和血脂水平明显改善	
Luepker, 1994, 明尼苏达州心脏健康计划[23,321]	为期13年的社区研究和示范项目	三组匹配的干预组、对照组均接受了5年的健康教育计划，旨在改善健康行为的计划，降低血液胆固醇和血压，减少心血管疾病的发病率和死亡率	干预组和对照组之间没有明显的差别	结果显示健康促进和危险因素下降的长期趋势
Ornish, 1983, 生活方式和心脏试验[12,43,44,322]	随机对照临床试验，以消除生活方式对冠心病的短期影响	干预以达到改变生活方式（低脂素食、戒烟、压力管理、适度运动）。每周两次的小组支持，以促进生活方式的改变。由临床学专家组织的讨论提升了患者的沟通技巧和情表达能力	实验组有82%的冠状动脉病变直径消退，甚至在严重狭窄病变中发现更大的变化	不使用降脂药物的情况下，改变生活方式可能是有效的，本研究也有社会支持的特征

续表

作者、年份、题目	研究设计	干预措施	主要结果	一般评论
Pahkala, 2013, STRIP 研究（特殊的 turku 冠状动脉危险因素干预项目）[323]	前瞻性随机对照研究和饱和脂肪酸对儿童动脉粥样硬化的影响。儿童在图尔库（Turku）市婴儿诊所随行为期 5 个月的随访，干预组 540 例，对照组 522 例。干预在 20 岁时停止	营养师对干预家庭的饮食提供咨询服务（3～12 个月的间隔），儿童和家庭参与咨询。第一年针对 7 岁时对儿童组及家长	对血清胆固醇值和内皮功能有良好的影响。15 岁时干预组儿童心血管健康状况较好	
Patterson, 2006, 功能适应技能培训[324]	随机对照试验，DSM-IV 为基础的 240 例精神分裂症情感障碍患者。试验为 24 周。干预组（n=124），对照组（n=116）	干预是基于社会认知理论和社会独立生活技能计划为干预目标的行为。其目标定位的领域：医疗管理、社会技能交流技巧、计划、运输、财务管理。形式为 120 分钟/次，每周一次，历时 24 周	日常生活技能和社会技能得到显著的改善	
Puska, 1989, NorthKarelia 项目[325-331]	1972 年发起的基于社区的健康干预。调查 3 个社区（北卡累干预）和库奥皮奥县（干预）以及芬兰南部的 5 个区同的代表性样本	计划有针对性地降低危险因素（吸烟、血清胆固醇和血压）。全面的健康教育计划，促进健康的生活方式，教授实践健康技能，为干预提供社会支持，并安排环境改进	10 年后，干预组男性吸烟率（28%）、高血压（3%）和血清胆固醇水平（3%）降低的速度要快于对照组或芬兰其他地区。1974 年至 1979 年，N. Karela 的冠心病死亡率下降了 8 倍（22%），与对照组（12%）或芬兰其他地区（11%）比较，差异有统计学意义（P<0.05）	第一次大大规模的一级预防示范（其他许多研究是基于此研究）。该研究于 1972 年启动，此前有统计数据显示，芬兰男性冠心病死亡率和患病率居欧洲首位，引发了公众的强烈抗议。研究表明，与"高"风险策略相比，社区的尝试改变环境的策略是更为重要的。在为数不多的尝试改变健康教育模式的研究中，传统的健康教育是可能是有效的

与规模大且针对健康行为的社区干预相比，一系列更具针对性和理论依据的研究试图关注特定的社会心理过程，例如一些试验着重于改变A型行为（TAB）。复发性冠状动脉预防项目（RCPP）是这方面最重要的干预研究[39,40,41]。该研究的研究对象是首次或最后一次确诊为患有急性心肌梗死（MI）且小于64岁的男性和女性，共1035名受试者参加了为期5年的研究，目的是确定A型行为的发生率、可干预程度以及用于改变A型行为的研究设计是否会导致致命性和非致命性冠状动脉复发率的降低。1年后，结果显示A型行为发生率依旧很高（98%），但接受心脏和行为咨询受试者心血管死亡和再梗死的发生率低于常规护理对照组[41]。经过4.5年的随访，与对照组（10%）相比，治疗组中A型行为发生率（35%）显著降低[42]，急性心肌梗死的累积复发率显著降低（从21%到13%）。复发性冠状动脉预防项目的成功表明A型行为可以被改善，并且A型行为的变化会使冠状动脉发生率降低。在众多的研究中，只有这项研究干预所带来的收益持续在5.5年以上[39]。

迪恩·奥尼什（Dean Ornish）院长及其同事进行了一项重要的研究——生活方式与心脏病患者临床试验[43,44,45]。在这项随机试验中，28名男性接受了短期综合生活方式干预，包括低脂素食、戒烟、压力管理训练、适度运动以及由心理学家引导的小组讨论。结果显示试验组中82%的受试者在干预1年后有冠状动脉病变消退的迹象，并且对于患有严重狭窄病变者有较大的改善。长期随访结果显示，干预后1年和5年内冠状动脉斑块负担减轻，危险因素谱得到改善[12,43]。这项试验值得关注，因为它是首个使用"硬指标"（生理结局变量）对复杂的多模式行为干预进行评价的试验，并且其研究结果为后来的心脏康复计划提供了研究基础。

社会支持干预

研究表明，社会网络和社会支持与死亡率、发病率、康复以及疾病过程有关（见第七章）。加强社会支持或提供专门类型支持的干预可以被看作是这些观察性研究的延伸。虽然尚不清楚社会支持与健康的确切作用机制，但有足够的证据证明社会支持是影响特定途径的创新干预措施。社会支持干预主要在个人层面进行[46]，值得注意的是一些项目方案试图增强对工作场所[47]、家庭[48]和护理网络[49]的社会支持。通常情况下，社会支持干预是在曾患心脏病、脑卒中、癌症或艾滋病等重大疾病的人群中进行的，也包括成瘾[50,51]和精神分裂症[52,53,54]的治疗。

常见的社会支持干预方式包括以下 5 种：①专业领导支持；②相互支持；③多家庭支持；④支持动员干预；⑤支持替代干预。每种方法以不同的方式、从不同的理论方向，试图通过强化自然发生的支持系统来加强社会支持资源，或者通过戈特利布（Gottlieb）所谓的"嫁接支持（grafted support）"① 来达到目的。在比格尔（Biegel）[56]和戈特利布[55,57]的综述中可以找到关于支持干预行为的广泛讨论。

总的来说，关于社会支持干预的研究得出了好坏参半的结果。这在一定程度上是样本量小、设计方案薄弱等缺陷所造成的。在一篇对类风湿性关节炎患者支持干预的综述中，兰萨（Lanza）和瑞万森（Revenson）[58]认为，缺乏可靠的理论基础会导致研究失败，因为社会支持是在逐步发展和变化的关系中产生的，在短期干预研究中可能并不会显示出社会支持干预的效果。在促进冠心病的康复（ENRICHD）强化研究中，研究人员测试了心理干预对近期确诊为急性心肌梗死的患者和非致死性心肌梗死患者的影响[59]，这些干预旨在增加患者的社会支持以缓解焦虑，这项研究将在文章后面进行详细的讨论。网络动员必须协调应对疾病或风险的危机阶段，否则就可能错失获得最大效力的窗口期。但是在操作过程中也很有挑战性，过去有研究因为网络干预开始得太晚而失败[60]。

脑卒中恢复期家庭（FIRST）试验是基于家庭系统的社会心理干预（PSI），目的是卒中患者的康复。该研究随机抽取了 291 名脑卒中幸存者，入院后 28 天内对其进行社会心理干预或常规治疗[61]。干预措施由 16 个家庭会议组成，会议内容包括脑卒中幸存者的社交网络，由心理学家或社会工作者对其进行家庭系统和认知行为治疗的训练，目的是提高脑卒中幸存

---

① Gottlieb 将"嫁接支持"称为由干预措施创造的支持机会，并假定随着时间的推移成为有效的支持来源。Gottlieb BH，编辑。Marshalling Social Support. Beverly Hills, CA：Sage；1988.

者的自我效能感、解决问题的能力、社会支持和凝聚力。研究结果显示干预与脑卒中功能的康复无关，但对预先划分的亚组分析显示：基线调查时越健康的受试者，干预对其越有效[62]。英国的一项随机临床试验得出同样的结论，即脑卒中幸存者（n＝323）的家庭支持及其护理人员（n＝267）的干预与其残疾或残疾的改善无关[63]。回顾以往研究发现，社会心理干预对心理健康是有好处的，特别是对脑卒中患者[64]，但心理干预对脑卒中患者的健康和功能结局的益处仍不清楚。

许多干预措施包含了间接支持的成分，但没有将其归为支持干预措施。例如，在生活方式与心脏病患者临床试验[45]中，男性"生活方式"改变被归类为行为改变干预，但为了促进行为干预而设置的对照组也被提供了社会支持。最近一项关于马拉维（Malawi）同伴咨询和支持的大型随机研究显示，经过3年的随访，婴儿死亡率显著下降[65]。在这种类型的研究中，很难将群体支持的影响与教育培训分开，也就是说不太可能将社会支持的影响与干预其他方面的预期影响分开。另一个例子表明，在群体环境中指导关节炎患者进行自我护理干预时，参与者将"知道每个人都在意的感觉"作为干预的益处[66]，小组组长还指出，参与者"似乎心理上受益于群体环境中给予的情感支持"[66:p81]。许多教育或行为变化干预都包括难以衡量的支持部分[67,68,69,70]。

施皮格尔（Spiegel）及其同事关注到一项干预试验[71]，将86例转移性乳腺癌患者随机分配到对照组和干预组，干预措施是每周一次的自我催眠疼痛支持治疗。经过10年的随访，控制了诊断阶段、治疗差异和其他几个因素后，干预组女性的生存时间是对照组的2倍（两组平均分别为36.6个月和18.9个月）。尽管治疗包括支持治疗和疾病管理两方面，但这项研究提供了迄今为止最有力的证据，证明支持治疗与生存期变长有关，即使在晚期患者中也是如此。最初的研究产生了多中心的二次研究[72]，在分析了14年的随访数据后，随机进入干预组的女性没有观察到生存期变长[73]，但是这项研究中患有雌激素受体阴性肿瘤女性的生存期确实更长。该研究认为雌激素受体阳性肿瘤治疗的进展可能降低了社会心理干预的效益。最近又发现了新的研究证据，例如一项对227名早期乳腺癌妇女进行的群体心理治疗随机试验，结果显示。经过 11 年的随访，干预组复发率更低[74]。一个类似的模型被证明与 HIV 患者中 CD$_4$ 细胞计数和病毒载量的改善相关[75]。最近的几项评论认为，部分研究未能在癌症患者身上找到生存或社会心理效益[76,77]。在一些研究中，结果似乎取决于最初疾病的严重程度和心理脆弱性。例如，在转移性乳腺癌的支持性疗法干预中[78]，只有基线调查中疼痛较重的女性才获益；在基线调查时，疼痛水平较低的女性实际上可能在干预组中有更差的社会心理结果，这表明社会支持可能对某些患者会产生负面影响。

疾病管理干预

第三种干预措施是针对疾病发病后进行的社会心理干预，目的是提高患者应对疾病或预防症状复发的能力。这些文献系统评价了对癌症[79,80,81,82,83,84,85,86,87,88,89,90,91,92]、糖尿病[93,94,95,96,97,98,99]等慢性疾病[100,101,102]的管理干预。这些研究的重点是提供具体的应对策略，旨在解决疾病过程中遇到的特殊性问题。

在理查森（Richardson）和同事们进行[103]的一项重要研究中，94 名新诊断的血癌患者被随机分配到常规护理的对照组和改善化疗依从性的干预组，在控制包括依从性在内的多种因素之后，教育、家访和行为干预的组合与生存期更长相关联。在糖尿病干预计划（DPP）中，生活方式和疾病管理干预已被证实与改变糖尿病患者心血管疾病风险的药理学方法一样有效[104,105]。

在另一项非随机研究中，法兹（Fawzy）及其同事评估了一项疾病管理计划，该计划的研究对象是早期诊断为恶性黑色素瘤且预后良好的患者[106]。干预措施包括健康教育、解决问题的技巧、压力管理技巧和心理支持。结果显示干预组具有积极的应对技巧和较高的活力，同时抑郁、疲劳、困惑和情绪障碍明显较低。更重要的是，该研究结果表明干预与免疫系统（NK 淋巴细胞系统）的改善相关[107]。长期随访显示干预组生存期较长[108]。一项关于男性艾滋病患者的研究发现，对其进行心理干预后免疫参数（或恶化速度减慢）未改善[109]，这可能是样本量过小的结果（39 例）。

另一组研究关注提高患有慢性病患者的自我管理技能。例如劳瑞（Lorig）及其同事在一项研究中评估了斯坦福关节炎中心开发的关节炎自我管理计划（Arthritis Self-Management Program）[110]。这个项目包括教育、自助小组以及由经过培训的外行教育工作者领导的自我管理技能的家庭实践（家庭参与是可选项）。该研究结果表明干预与知识的增加、自我照顾行为和疼痛的减少有关；随访研究表明，这些改善具有长期性[111]。在心脏疾病[112]、脑卒中[113]、阿尔茨海默症护理[114,115,116,117,118,119]和关节炎[120]方面已经开展了众多类似的干预实验。

缓解压力的干预

第四种社会心理干预是为了减轻与严重疾病发作或治疗后果相关的痛苦。这些研究采用了各类减轻患者压力的技术，包括认知行为治疗、放松和教育以及根据患者的具体需要进行仔细筛查的多模式干预。改变的主要目标是缓解压力，此外还有一些专注于抑郁症以及抑郁症状的干预措施。杜塞尔多夫（Desseldorp）等人[121]和林登（Linden）[122]发表了关于心血管疾病干预措施的综述和元分析的论文，研究表明这些干预措施对死亡率有显著影响。

在早期研究中，很重要的一项研究是缺血性心脏病患者生活压力监测项目[123,124]，其中461名心肌梗死恢复期的男性患者被随机分配到常规护理组和压力监测干预组。研究假设协调一致的筛查和多模式干预措施将改变疾病复发和死亡的风险。通过对病人进行电话访问，以测度其面临的压力风险。在这个筛查中对得分高的男性进行了家庭个性化的教育、支持和推荐的组合。一年后的结果显示干预组的痛苦症状明显减轻，对照组心脏病死亡率是干预组的两倍左右[123]。经过7年的随访，死亡率的差异持续存在，主要是由于心源性猝死[124]。随后，弗雷泽尔-史密斯（Frasure-Smith）的研究小组发表了一项大规模扩展的早期干预项目，即蒙特利尔-心脏病调整试验（M-HEART），目的是减少心梗后的生活压力。在共有1376名参与者的队列研究中，结果显示这些干预项目并没有带来任何益处（观察到干预组女性心脏和全因死亡率显著增加）[125]。尽管如此，这项研究的影响仍在继续，主要源于两方面的创新：①个体量身定制干预的概念；②风险筛选的重要性。风险筛查方法也已推广到首次诊断出乳腺癌的女性中[126]。

在这一领域最重要和讨论最广泛的研究是国家心肺和血液研究所（NHLBI）[127]首次开展的多中心心理干预试验——促进冠心病康复（EN-RICHD）的试验。该项目是有史以来规模最大、目标最高的社会心理干预试验之一，是一项随机对照实验，目的是增加社会支持、减少心肌梗死后患者的抑郁[59,128,129]，其主要结果是减少再梗死和全因死亡率。该项目从美国 80 多家医院和 8 家临床中心招募具有抑郁症状或社会支持水平较低的心肌梗死后患者（n = 2481）。基于大量纵向观察，结果表明抑郁和社会支持与心肌梗死后生存相关[130]。在试验中，患者被随机分配到涉及认知行为疗法和增强社会支持的干预组以及常规护理组。其结果与相关临床试验结果不一致[42,123,131]。正如之前所讨论的，蒙特利尔-心脏病调整试验在促进冠心病康复项目发布之前的一项研究[125]显示，干预组状况并没有得到改善，研究显示干预组女性状况比对照组女性更差（$P = 0.064$）。

采用意向治疗分析随访 3.4 年，结果显示干预组与对照组之间无差异（$P = 0.89$）[59]。事实上，当考虑再梗死或全因死亡率作为结局变量时存活曲线完全重叠。在促进冠心病康复项目之中的确发现中介危险因素（抑郁和低社会支持）的减少，这表明干预正在改变其设计介入的社会心理过程[59]。但长期差异比预期的要小，这引起了研究者对干预效果的担忧。在主要干预结束时（6 个月），干预组和常规护理组（UC 组）在社会支持和抑郁症状方面有显著差异。重要的是两组有着不同的治疗效果：白人男性比白人女性或黑人男性或女性受益更多，这些结果在主题招募和小组效应部分会进一步讨论。

控制感干预

另一组研究描述了试图改善个人对事件控制感的干预措施[132]。研究令人感兴趣的地方在于，大部分研究人员多针对高层次的环境因素，以掌握控制感。这些研究关注如何改善医院环境以更好地为患者准备手术[133]。

在克莱因（Klein）等人的一项经典研究中[134]，冠心病监护室内实施让患者更具控制感的环境改善，发现干预组控制感增强，患者的心血管并发症较少、儿茶酚胺排泄较低。这些研究尽管数量较少，但都被纳入了这类研究中，因为它们具有明确的理论基础，关注与健康相关的特定社会心理机制，并且（一些）已经使用健康措施作为结果。

罗丹和兰格（Rodin and Langer）进行了这类研究的早期实例[135]，以鼓励养老院的老年人做出更多的选择，对自己的生活感到有更多的控制和责任，干预的目标是通过减缓健康和认知功能下降从而改变其控制感。这些研究建立在环境心理学的基础上，通过改变患者自身和社会环境，从而改变其社会心理因素。研究人员向干预组的老年人进行演讲，强调老年人的责任，对照组被告知将由工作人员照顾。干预组被告知必须自己照顾植物，而工作人员则会给对照组植物浇水。干预组老年人的责任感越来越积极，心情越来越好，健康水平也越来越高。在随后的分析中显示，干预组在 18 个月时的死亡率较低[135]。

集体效能干预

第六类干预与前几类是有区别的，因为它针对的是更大的社区环境，而不是个人或家庭。当在社区进行干预时，我们试图将现有资源作为集体效能干预措施。我们常使用这个术语来指代这一类研究，尽管这与社会流行病学理论相适应，但针对社区层面因素的研究却很少。正如沃勒斯坦（Wallerstein）和同事所观察到的[136]，虽然社会流行病学家和社区干预主义者有许多共同之处，但他们在共同合作方面取得的成就并不多。

在这些研究中我们可以看到几个重要的主题。首先，强调社区授权[137,138,139,140]。在对社会流行病学研究中可以发现，授权可以作为社会心理中介的一个关键因素，连接不良物质条件与不健康的社会心理。同时一些其他研究试图通过有效调动当地可用的资产和权力来提高社区的适应能力[143,144]，诸如社区行动模式[145]等已经被界定和完善，用以解决与健康行为（如吸烟）中的健康差异，并可以推广到各种其他公共卫生问题中。对社会流行病学的未来而言，结构性多级干预措施具有特别高的价值和重要性[1,3,34,146,147]。虽然高质量的结构性多级干预措施数量不多，但随着社会流行病学向多层次分析倾斜，这种方法会越来越受欢迎。受到最一致关注的领域是艾滋病毒，针对个体行为和社区因素的干预措施已经开发并开始测试，以减少在性工作者[148]和公共澡堂[149]中的疾病传播，达到减少无家可归[150]和性别暴力[151]的目的。这些复杂的干预措施试图改善社区层面或组织内部的相关风险[152]。有研究人员认为，针对较高组织层次的复杂多层次干预不能用传统的随机化设计来进行评估。在回顾减小荷兰卫生差距的干预措施时，斯托克斯（Stronks）和马肯巴赫（Mackenbach）[153]得出结论是实验或准实验设计可以而且已经在这个领域得到了有效的应用。

组织和工作/进度控制干预

自十八世纪以来，工作场所干预已成为公共卫生和职业流行病学的重要组成部分，职业健康和安全方案都是为了改善蓝领工人的工作条件。上个世纪的卫生保护工作已经减少了事故、伤害、发病率和死亡率。随着时间的推移，进行社会心理干预研究的研究人员把工作场所看作是开展健康促进活动（例如戒烟[154]、饮酒、膳食[155]、精神健康[156]和体力活动[157]相关的健康促进活动）的最佳场所。组织心理学家也对工作场所的环境感兴趣，目的是想提高工作场所的生产力、减少人员流动和旷工、改善员工的心理健康。在过去的十年里，这些研究已经融合在一起，形成了首套能够改善工人身心健康的工作场所干预措施。

由特奥雷尔（Theorell）和同事进行的一项具有里程碑意义的研究提供了重要的初步证据[158]。在一家瑞典保险公司的随机试验中，管理人员在接受过培训后帮助干预组工作人员改善社会心理工作环境，结果显示与对照组相比，干预组皮质醇水平下降。范德克林克（van der Klink）及其同事[159]对48项实验研究进行了元分析，这些研究均关注以组织为中心的干预措施对工作压力带来的好处，结果发现从生活质量到心理咨询等一系列结果的影响虽小但意义重大。十多年后，仍然很少有通过改变组织环境的社会心理特征来改善健康的工作场所干预项目。但有迹象表明这种情况正在发生改变。拉蒙塔涅（Lamontagne）最近的一项研究表明，工作压力干预正变得越来越复杂，并侧重于组织层面的改变[160]。荷兰[161]和其他地方已经开展了组织层次的干预。在工作场所实施复杂的干预措施十分具有挑战性，需要特别注意干预过程和可靠的详细报告[162]。接下来，本章将讨论过去几年发生的两项重大举措，这些举措可能会改变社会流行病学领域的试验前景。

其中一项是由国家卫生研究所（NIH）、疾病控制中心（CDC）和几个基金会①联合发起的工作、家庭和健康网络。另一项主要工作是国家职业安全与卫生研究院（NIOSH）资助的工作生活计划（WLI），它是总职工健康计划（TWH）的一部分。这两项举措都启动了主要群体随机试验，目前正在研究中。本章描述了这些干预的发展和初步目标，但试验的结果仍不明确所以暂不报告。工作生活计划（WLI）反映了将职业健康与安全、健康保护与健康促进相结合的战略，以减少工人的伤害与疾病、促进健康与幸福[163,164]为宗旨。与本计划健康促进方面有关的问题将在第五章中详细讨论。工作、家庭和健康网络研究（WFHN）正在实施工作场所实践、工作场所家庭、生活政策的多点随机现场实验，这不仅改善了员工健康状况，也改善了家庭成员的健康状况和公司生产力。这两项举措在理论驱动、跨学科、侧重于组织结构和坚持严格的实验设计方面均具有创新性。本章用一些背景研究来描述其中的每一项，这些研究均基于大型随机试验而进行。

工作、家庭和健康网络

工作、家庭和健康网络从试点阶段开始，参与了中心评估发展干预的可行性研究、评估员工及其家属的生物标志物和其他健康指标，以及组织层面的效果，如员工流动率和生产力等结果。研究结果表明，管理人员在工作、家庭生活方面的做法和态度与许多心血管危险因素有关，包括血压、糖化血红蛋白、吸烟、身体质量指数（BMI）、胆固醇以及睡眠。研究表明与拥有上司支持度较高的员工相比，拥有上司支持度较低的员工平均

---

① https://www.nichd.nih.gov/research/supported/Pages/workhealthinit.aspx.

睡眠时间要少 29 分钟，并且患心血管疾病的风险要比前者高两倍[165]。其他研究沿着两条线发展了有前景的干预措施：一个研究实施了工作现场集群干预，通过允许员工重新设计工作来增加其进度控制。这种被称为"以成果为宗旨的工作环境"（ROWE）的干预措施在健康相关结局方面表现出良好结果，包括睡眠改善和更为恰当的求助行为[166]。这些干预产生效应的部分原因是日程控制感与负面家庭情绪的改善。另一个研究发展并完善了家庭支持下主管行为的干预措施[167]。最初是在食品店进行的研究，对工作强度大、家庭冲突多的员工来说，主管的积极干预影响了其工作满意度、离职意愿和自评健康状况。此外一个研究调查了工作对孩子和家庭成员的压力，发现当员工的工作灵活性较低时，压力会向孩子传递[168]。

在健康网络研究初始阶段，两家大公司进行了大规模随机分组干预的设计，一家是 IT 公司，另一家是长期护理提供商。工作、家庭和健康网络研究在第一阶段干预措施中增加了能够提高进度控制、改善工作和家庭生活以及培训管理人员的家庭友好型监督行为的干预措施。这些干预措施包括参与工作重新设计、确定新的工作实践和流程以增加员工对工作时间的控制，同时满足业务需求以及对员工个人和家庭生活的支持策略进行监督培训。在这两个研究中，干预进行了六个月，并采用了群组设计（cluster group design），通过部门或者设施被随机化来实现干预控制。在这项研究中有许多家庭、企业和员工的健康结局[169]，员工的健康结局主要以心血管代谢健康（血压、HbA1c、BMI、胆固醇、吸烟）为中心，并将其合并至弗雷明翰（Framingham）风险因子评分中。此外，睡眠质量也可以通过腕动计进行评估。目前数据结果尚未公布，但这些研究代表了组织和社会心理工作场所干预的新浪潮，他们的目的均为改善员工、家庭和企业的健康状况。

职业生涯计划干预

2004 年国家职业安全与卫生研究院（NIOSH）建立了"工作生活倡议"，旨在促进与工作场所健康保护和健康促进计划及政策①整合相关的信

---

① http://www.cdc.gov/niosh/docket/archive/docket132.html.

息、传播、研究和政策制定。与工作-家庭和健康网络研究一样，这项计划的一个重要的示范项目是指导进一步发展以就业为基础的综合医疗保健项目。其中一些在干预并持续实施，结果还没有显现。但是相关干预的早期迹象表明：工作场所的社会因素影响着员工的行为改变[170]。在本文第十章详细地讨论了一些方法，由于行为干预和社会心理干预之间的界限变得越来越模糊，特别是在工作场所，干预往往包括组织层面，通过组织层面的努力来减轻工作压力。本章对七类干预研究提供了一个简短而有选择性的回顾，现在回顾一下引言中提出的五个主要命题。表11.1列出了全面的研究列表及其特点和发现。

论点1：阐述干预研究的理论基础

好的干预设计需要强大的理论基础。但是许多社会心理干预是在没有明确详细理论指导的情况下进行设计和评估的。理论可以在干预设计的三个不同层次上发挥重要作用。首先，大规模的元理论（grand-scale Metatheories）提供了一个全面的框架，包括假设、哨点概念（sentinel concepts）和指导抽象的最高层面干预的认识论原则（epistemological principles）。其次，中层理论模型（middle-level theoretical models）通过干预的工作原理来指导干预的设计。这些中层理论模型也为干预的最佳时机、强度以及干预持续时间提供了指导。本章将讨论中层理论模型的三个例子：社会学习理论（social learning theory，SLT），跨理论模型（transtheoretical models，TTM）和行为变化的社会情境模型（social contextual model，SCM）。这三个层次的理论提供了对自然史的特定疾病的见解，确定了特定的社会心理机制在疾病过程中每个点上所起的作用。较小规模的疾病特定理论可以将干预固定在病理生理学和生命历程动态的特定知识上，从而提供关于与每种疾病相关的社会心理轨迹的见解。例如，对突发疾病的干预措施与对弥漫性疾病的干预措施需要不同的策略（如心脏病发作和关节炎）。在康复过程中痊愈的疾病与慢性退行性疾病（如脑卒中和多发性硬化）也是不同的。一个完善的干预设计需要考虑三个层次的理论，并且每一个层次的理论都要被简要讨论。

超理论方法

在一篇经典文章中，社会人类学家罗伊·德安德拉德（Roy D'Andrade）为科学研究的三个不同领域提出了三个层次的一般理论[171]。首先是物理科学领域，在这一领域中，有限的基本物体和力以确定性的方式运行，这一现象可以用数学形式描述——使用一组有限的定律，这些定律在任何时间和地点都适用。其次是自然科学领域，包括复杂的生态系统、气象系统和生物系统。与物理科学不同的是，这一层次涉及在不受普遍规律控制的复杂系统中出现的组件、层次和动力学的解释。相反，一般的系统命题是以概率而不是确定的形式表述的，就像描述一般支配复杂系统行为的"自然语言（natural language statements）"一样。最后，德安德拉德把第三个领域称为符号学（semiotic sciences），在这一领域中，关系不是由有限的普遍规律或一般的系统倾向产生的，而是由有意识的行动者参与到他们自己帮助创造的有意义的世界中所产生的结果。符号学源于希腊语，意指符号或标记，它包含意识、心理和行动的重要性、复杂性以及不可预测性。

社会流行病学横跨两个领域。一方面，采用生物医学方法来研究以物理和自然科学为基础的疾病病因学，其中实验设计有助于减少人类意识在评估治疗过程中产生的干扰。另一方面，一种更加人性化的观念植根于符号学科学，比如心理学和社会学，试图利用符号的力量来改善健康状况。虽然使用实验设计来测试和评估药物治疗是可行的，但前提是要先找到生物化学过程的普遍因果效应。而社会心理干预需要符号学，它是一门包含了意识行为者产生行为的复杂性的科学。在社会流行病学中，人类既是生物体，又是作为在不符合普遍规律的符号系统中赋予有意义的行动者。人们试图制定一种跨越自然、物理和符号学的多个层面的一般系统理论（general systems theories）[172,173,174,175,176,177]。为了在生物医学主导的世界中取得合法性和接受度，自然科学的前景仍然是吸引人的。与此同时，社会流行病学家必须认识到社会心理现象被有限的、普遍的规律所支配的局限性。这种紧张关系在社会心理干预的研究中尤为突出。我们需要借用自然和物理科学的特征去解释有意识的人类的复杂性。

系统理论：干预工具

系统科学已经开始在流行病学方面取得重大进展[3,146,178,179,180,181]，但是对这些方法人们仍然存在争议。试验结果仍然是干预效果最有说服力的证据，系统理论在指导健康促进方面发挥了重要作用，特别是在控烟方面[182,183,184,185]。越来越多基于媒介和系统动态的模型被用于干预的策略和设计，以促进行为变化在社交网络中的传播[186]。大规模的政策干预往往是影响整个人群健康状况的最有力的策略。但是政策变化也可能会产生意想不到的后果，甚至减少人群健康的收益[187]。系统理论可以帮助调查人员预测和量化这些意想不到的情况。系统理论和模型在理解、预测和运用社会网络动态方面可能很有作用，无论是干预措施呈放大或削弱的作用[188,189]。在干预研究的计划阶段，使用系统理论会有帮助作用，在这个过程中，它可以发展和完善某个层面的干预如何在其他层面上产生连锁影响的理论。例如，在研究肥胖问题时，系统理论被用来提高干预的效率[189,190,191]。

中层理论方法

社会学习理论

在该领域最普遍的理论是认知行为理论，最好的例子是社会学习理论（SLT），该理论在班杜拉（Bandura）关于自我效能概念的开创性研究中有所描述。自我效能是通过行为和社会环境的反馈而形成的。通过对他人的观察、言语支持和说服、自我效能形成了与促进健康行为和一般幸福感相关的特定领域的认知结构。社会学习理论原则已被用于上述所有的干预类型。例如，社会学习理论为慢性病自我管理项目提供了研究信息[31,193,194,195,196]，它是指导斯坦福五城项目（行为变化干预）以及最近的冠心病康复促进试验和其他众多的社会支持干预研究[197,198]的中心理论模型[25]。克拉克（Clark）对社会学习理论和干预设计的理论问题进行了细致的研究[198]。

跨理论模型

跨理论模型（TTM）已经成为行为变化研究领域的一个主要理论[199,200,201]。

在这个模型中，行为的改变是在一系列的阶段中展开，从预思考、到深思、到准备、到行动、最后到维持[201]。该模型也提出了不同的自我改变策略或变化的过程，都涉及阶段之间的转换，并且每个阶段都有不同的信念。通过从戒烟、乳房 X 线检查到安全套的使用来进行行为的改变，跨理论模型支持者已经确定了可用于优化干预措施的时间和内容的一般模式。这个模型是跨理论的，因为它假定没有单一的理论可以解释行为变化的复杂性。它的一个重要特征是认为在行为变化的每个阶段都需要不同的干预策略，普罗查斯卡（Prochaska）称之为"阶段范示（stage paradigm）"。瞄准变革的准备阶段这个概念已成为 1000 多项研究的指导原则，研究范围涉及戒烟[202,203,204,205]、膳食和体力活动[206,207,208,209,210,211,212]、疾病管理[213,214,215]、减少暴力和伤害[216]。最近包括普罗查斯卡（Prochaska）在内的几位研究人员对跨理论模型的局限性表示担忧[217,218,219,220,221]。西方一些研究者认为，这个模型存在缺陷，阻碍了促进健康的进展，应该将其剔除[222]。一些研究发现，模型中的核心变量对预测行为变化没有什么价值[223]。许多研究认为，几乎没有证据表明阶段干预更有效[224]。跨理论模型可能不是一个合适的解释工具，例如不能很好地解释社交网络和行为改变的相互影响。未来的工作可能需要将跨理论模型与其他模型结合，从而更好地适应多样化和非心理环境特征。

行为改变的社会因素模型

在研究人员不断地呼吁对行为形成的社会因素进行干预时，一种相对较新的理论模型出现了——行为改变的社会因素模型（SCM）。这个模型由丹那-法布（Dana-Farber）癌症研究所和哈佛公共卫生学院的研究人员开发，用于指导癌症的预防干预[225,226]。该模型基于行为科学，阐述了一系列社会心理因素，包括自我效能感、态度和信仰，以及健康行为的意图，这些都是行为改变的目标。该模型优于其他方法，它明确了社会心理过程在社会结构特征中的中介作用，并且关注了社会环境中的"修饰条件（modifying conditions）"，这些条件是可以改变的，它可以使行为发生实质性的改变。这种模式已经在美国成功实施，以控烟[227]和增加水果以及蔬菜摄入量[170]。最近，纳格勒（Nagler）和同事在印度学校实施戒烟模式，这是一个循序渐进的过程[228]。社会因素理论方法代表了基于理论的干预措施的重大进展，它能够明确地处理较大的结构层次性因素。

疾病特异性理论

可能最终理论水平的规模是最小的，需要考虑疾病自然病史如何与特定的社会心理危险因素或行为相关联。疾病特异性理论（A disease-specific theory）是干预设计的重要组成部分，因为正如任何疾病在生理水平上都具有自然史一样，疾病也遵循相关心理和行为轨迹。在不了解与疾病病因或病程相关的社会心理问题的顺序时，干预措施的时间和顺序可能有误[229]，例如 A 型行为（TAB）和心血管疾病[41,230,231,232,233]。自从 20 世纪 80 年代后，研究人员对 A 型行为的兴趣开始减弱[234]，但仍是证明小规模理论有效的一个很好的例子，因为它是建立在认知行为理论的基础之上的，借鉴了疾病自然史的知识（动脉粥样硬化），并产生了特定的假设将社会心理机制（敌意、急躁和时间紧迫性）与特定的生理途径联系起来（交感神经过度刺激导致儿茶酚胺和皮质类固醇升高的系统）。

论点2：针对特定的社会心理机制

社会心理干预的基本目标是试图系统地改善已知与期望结果相关的社会心理因素。这需要干预设计和测试遵循先前的观察性研究，这些研究描述了特定社会心理因素的相关性，而这些因素缓和了病因过程。如前所述，相关理论模型是为这些联系提供理论依据的一个先决条件。具体和详细的行为理论机制可以解释研究结果。虽然观察性研究可以是假设生成或探索性的，但干预研究的前提必须是假设驱动的。和观察性研究不同，干预研究必须由假设驱动。许多社会心理干预成功改善了社会心理过程，但未能改变预期的疾病结果。在某些情况下，干预强度不足从而难以改变社会心理过程，或者这些过程与健康问题没有足够的因果关系。

这些研究共同的缺点是没有明确指定社会心理目标。一些调查员使用了"鸟枪法（shot-gun）"，在这个方法中，一系列概念上并不相关的干预被设计用来改善整体的幸福感、生活质量或适应。例如由卡因（Cain）等人进行的随机研究[235]，给予患有妇科癌症的女性相关健康咨询，从而减少她们长期的社会心理困扰。70年代进行了很多基于社区的一级预防试验，这些研究的目的是找到与冠状动脉疾病风险相关的行为，包括WHO合作试验[27]、奥斯陆试验[33]、哥德堡试验[21]、斯坦福三城和五城试验[25,26]以及多危险因素干预试验[236]。如前所述，这些试验的结果没有达到预期的目标。现在更清楚的是，针对高风险个体的行为干预并不容易。正如罗斯（Rose）所说，如果不考虑这些行为发生的大背景，进行健康行为改变，会有指责受害者的风险，并导致不恰当行为干预[237]。伯克曼（Berkman）总结了数十年的研究成果后指出："我们一次又一次地认识到，在得不到社会和经济支持时，要求个人改变行为非常困难[187]。"尽管这些试验被认为是社会流行病学领域标志性的干预研究，其结果不均衡可能是流行病学因素过多或是社会因素不够所引起的。

虽然这些试验中有很多强大的设计，但大部分都没有明确的理论基础。通常在更大的结构背景下，个体生活方式和行为往往没有被概念化。相反，这些试验在个人主义框架内讨论了吸烟、膳食、吸毒和其他风险行为（对于这一点的详细阐述，详见238）。个体行为和生活方式是特定社会环境的产物[3]。如果没有在适当的时间以最简单和有效的方式进行适当的干预，实验设计就不能保证成功。

论点3：确定一个合适的健康或功能结局

在设计社会心理干预研究时，对主要结局变量的选择以及如何进行测量是至关重要的。研究者需要考虑两个重要的因素，一是研究结果是否被认为是相关的、被广泛接受的、是否能可靠地被测量？二是这个结果可能是干预有益影响的敏感标志吗？

结果的相关性

临床试验研究公认的准则是，干预可以是新颖的，但用于判断其有效性的主要结果度量则是标准的[239]。但是，许多试验使用了模糊或测量不准确的结果，例如，感知到的痛苦、幸福或心理社会调整。因此对于测量的问题也备受争议[240]。其他研究人员为试验创造了新的结果测量标准，但在缺乏关于结果的可靠性和有效性的有力证据下，应该避免使用新的、未经测试的措施。

关于试验应该测量哪些结果是有争议的。具体包括主要结果应该是"硬"健康结局变量还是"软"行为或社会心理机制本身存在相当多的争论。例如，普罗查斯卡（Prochaska）认为，测量行为变化作为主要结局变量（例如吸烟或使用避孕套）的干预措施更有说服力，因为所涉及的危险行为可能与许多健康结局有关[201]。虽然这个观点有说服力，但那些使用健康或功能状况的"硬"结局变量进行评估的干预措施具有较好的影响，而且更有可能实施和维持。典型的例子包括奥尼什（Ornish，减少硬化斑块）、施皮格尔（Spiegel，更长的生存期）和弗雷泽尔-史密斯（Frasure-Smith，低复发性 MI）的研究。无数的社会心理干预试验已经证明了其机制的变化，但没有显示预期的健康效益。作为社会流行病学的一个组成部分，干预工作作为这两种类型的研究提供了充足的空间。在任何一种情况下，未来计划试验的研究人员都应该仔细选择一个被广泛接受的、具有说服力的测量结果来研究预期的影响。对科学家和政策制定者来说，能够显示健康影响的研究更具吸引力。

论点4：根据生命历程调整干预

在生命历程的背景下，相关研究对时间进行干预的重要性关注不足。为什么许多心理干预试验没有产生给予观察性研究的预期效果？生命历程法能够为我们提供更深的理解[5]。在本章将会讨论这个复杂的问题[5,241,242,243]。从本质上讲，社会心理干预试验应仔细考虑如何最好地校准干预措施，使其符合关于社会心理过程的生命历程轨迹和相关健康结局的目标。这种校准还应考虑评估干预的时间影响。因此，本章有三个问题需要关注：第一，研究人员何时改变暴露因素，从而导致目标结局的改变？

第二，这种改变何时会影响研究人员希望改变的健康结局？第三，研究人员需要多长时间才能观察到结局的潜在影响？本章将从生命历程的视角关注这些关键概念，这些概念对流行病学的理解很重要，对干预研究也越来越重要。我们认为与病原学周期相关的问题会与潜伏期、敏感期、累积劣势和当前影响等问题重叠。

首先，干预必须与相关的病因时期相匹配。病因期有多重含义。大多数观察性研究只在一个时间段内监测危险因素。在这样的研究中，不可能确定风险的病因期。对于某些暴露因素，如吸烟是心血管危险暴露因素，长期暴露的信息确实存在，而且流行病学家可以精准地确定病因的风险期。但在社会流行病学方面刚刚起步。生命历程模型确定了暴露在何处可能产生最重要的影响。到目前为止，研究人员们提出了三种不同的模型来解释生命历程与病因期的影响[244,245,246,247]。在发育研究中占主导地位的第一个生命历程方法与关键或敏感时期有关，在这一时期，幼儿期甚至产前暴露都会影响随后的结果，而这些结果可能会在多年后显现出来，也可能不会显现。这个模型中，在有限的脆弱性窗口期发生的早期暴露会形成后续的结果，而与后来的经历或暴露的变化无关。由于暴露的影响有很长的潜伏期，直到晚年暴露都可能不会产生明显的后果。在第二生命历程模型中，整个生命中的暴露具有累积效应。在这种情况下，敏感时期的重要性降低。相反，多年来累积的风险影响最大。在最终的生命历程模型中，早期暴露可能会形成机会或障碍，并与随后的关键暴露协同作用，这些暴露本身与疾病结局有关。在这个模型中，效应的异质性是早期生活因素所引起的，这些因素造成了日后暴露的脆弱性增加。第三个模型通常被称为社会历程（a social trajectory）[5]。这些模型对社会心理干预的影响是巨大的。第一种模型表明，在窗口期之前，干预措施应该针对早期暴露。后来的干预可能无法改变早期暴露的负面影响。第二种模型表明，干预慢性暴露的累积后果可能是重要的，但干预的效果可能较小。第三种模型表明干预措施应该考虑早期暴露的不同模式以解释不同脆弱性的差异。这个模型从一定程度上可以解释为什么在某些心理干预措施中（或者在某些情况下，对参与者造成伤害）没有看到干预的效果，因为这些干预组的早期暴露程度可能很高。

通常情况下，社会心理干预是基于观察性研究，显示社会心理暴露与某些结局存在关联。例如，冠心病康复促进项目和脑卒中家庭干预研究表明，脑卒中和心脏病发作后，社交网络和支持对其有益。在这两组研究中，亚组分析都显示干预对于体弱的受试者效果较差甚至有害。这一发现表明干预发生的时间太晚，病因期可能已经关闭，多系统调节失调也可能会破坏研究人员检测观察性研究所提示效益的能力。另外，在一些研究中，健康的受试者和早就处于病因期的受试者最有可能自愿进行临床试验，如果干预是有效的，但在观察疾病的真正风险之前评估结果，则可能导致 II 型错误。然而，一些针对工作场所干预的研究表明，目前的风险暴露可能会有相对直接的影响，而没有长时间的潜伏期。这些工作人员可能长时间暴露在外，并有一定程度的累积劣势，可以观察到积极的影响。这些后来的生活干预表明，干预所造成的可塑性和弹性在整个生命历程中以各种方式发生。

生命历程法的重要贡献是确定关键期或敏感期的概念。随着对胎儿编码的病因学研究的展开，发现改变心血管风险的干预措施在生命早期可能更具影响力，但几十年来可能无法产生可测量的效果。尽管关于敏感期和其他生命现象的讨论很多，但是关于哪些具体时期的暴露与哪些健康结局的生命历程有关[5]并没有达成共识。如果成人慢性病干预阶段的最有效时期是在年轻时期（甚至是胎儿时期），那么成年期的社会心理干预可能为时已晚。所以那些我们感兴趣的疾病的病程无疑是漫长的，而影响人群健康的因素可能是在生命历程中反复或累积暴露于危险之中。观察性研究在区分累积暴露和敏感期方面往往没有多大帮助，敏感期可与年龄—时期—队列效应合并[248]。这表明在敏感期之外的干预仍具有改变晚年疾病的可能性。社会心理干预研究人员应合适地确定干预措施产生影响最大的生命历程，同时平衡治疗与干预效应之间产生的差距。

第三，生命历程视角下的关键期概念涉及干预的有效性及完全实现所需的时间。社会流行病学倾向于通过时间和空间上的复杂和远端事件链来改变与健康相关的上游因素，这些因素可能需要几十年的时间。随机对照实验适合于观察离散干预的因果效应，它们的潜伏期较短。具有较长潜伏期和溢出效应的政策干预最好使用伪随机回顾性设计和"大数据"来检验。

论点5：实现最完善的实验（或准实验）设计

社会心理干预存在可信度问题。正如 2002 年 "Psychosomatic Medicine"[249,250,251,252,253] 大辩论所显示的那样，反对者声称 "没有好的临床证据来拒绝零假设"——社会心理干预对健康没有直接的影响[252]。这很难去辩论，因为需要完善又严谨的设计去评估社会心理干预的有效性。许多研究在方法（如果不是理论）上是不合格的。大量研究存在很多问题，如样本量太小以至于无法检测到差异、非随机化和薄弱的设计、模糊和不可重复的干预措施以及未被广泛接受或对治疗的影响不敏感的结局指标。这些研究大部分不会对临床实践或公共政策产生影响。

由于社会心理干预的实验设计存在许多挑战，社会流行病学家进行薄弱的研究设计无法获得更多结果。尽管随机对照实验并不是唯一的评估设计，但它仍然是干预评估中最为公认的标准，也是最有效的病因学证据。奥克斯（Oakes）认为 "群体随机化设计是社会流行病学的权威研究设计"[254]。本章将在下文中列出一系列调查人员所面临的方法学问题，从而避免常见的方法学缺陷导致的不确定的、不令人信服的或不间断的结果。

干预的标准化

在经典的随机对照实验中测试药物治疗，活性剂和安慰剂的含量与剂量都是标准化的。虽然很难对社会心理干预进行标准化，但依然重要。不同实施者对不同受试者的言语或行为的干预都会不同。有研究人员认为，社会心理干预无法达到实验设计的标准。我们不同意这个观点，因为调查人员有责任采取恰当设计的干预措施，以最大限度地提高标准化程度。标准化的关键是在开展研究之前制定一个全面而详细的干预协议和手册，并在研究期间制定严格的质量保证计划。干预手册应该描述干预的先验程序和步骤，同时对干预实施者进行培训，以确保干预措施能够顺利实施，并且应当对实施协议书的遵守情况进行实时监测。

调查人员需要去平衡标准化的要求和可能过于僵硬和结果化的协议之间的关系。标准化的一种方法是校本演示（scripted presentations），这对于同质人群的教育干预是有用的，但可能在其他环境中会显得过于死板。研究人员已经为脑卒中试验家庭（FIRST）开发了另一种模型。在这种方法中，我们需要根据每个家庭的特定社会心理需求制定干预的内容，通过使用对干预会议内容进行记录的方法实现干预措施的标准化。该工具包含一个表格，内容共包括 16 个方面，每个方面有 15 个问题。在干预的早期阶段，治疗的内容取决于每个脑卒中患者的需要。后面的调查主要针对干预前没有问及的内容。使用此工具，可以跟踪所传递的干预内容，确保对所有内容都给予一定的关注，同时还可以灵活地根据家庭需求调整干预措施。总之，干预标准化是一个需要规划和平衡的重要问题。标准化的好处超出了研究设计的技术优势。以往研究表明，紧密结构化的干预措施可以提高出勤率和满意度[255]。基于计算机专家的系统编程来创建个性化信息和反馈干预措施，这是标准化干预措施的一个新方法。普罗查斯卡（Prochaska）及其同事在关于戒烟的研究中使用了这种技术[256]。在具有专业系统前提下实施的干预措施不仅可以使用数据衍生的算法进行高度标准化，而且可以精确记录干预措施的内容。

盲法

RCT 设计的主要优点是随机化和盲法。随机化确保干预后两组之间的差异可以用来估计干预的因果效应。盲法是为了避免设计、资料收集或分析阶段出现信息偏倚时可用的方法，该方法使研究人员或研究对象不知道干预的分配，研究结果会更加真实、可靠。在典型的药理学试验中，三盲试验（a triple-blinded study）——研究对象、研究人员（医师）和评估者对于治疗过程都不了解，这是"金标准"中最好的盲法。在心理干预中，对受试者实施盲法，通常在伦理上和实践上都是不可取的。心理干预需要受试者的智力和情绪能力的积极参与。努力达成近似盲法的 RCT 往往适得其反。社会心理干预的关键问题是如何确保效果评估者不知情。在实践中，因为受试者知道治疗任务，评估者在与受试者互动的过程中很难做到盲法。在脑卒中家庭干预的研究中，项目总监在追踪访谈之前先打电话给每个家庭，提醒他们不要透露自己的治疗情况，访谈内容包括提醒受试者不要提及他们可能遇到的其他研究人员。尽管研究对象是脑损伤老年患者，但这些努力最大程度上减少了非盲的发生。在其他几个试验中一般步骤是要求效果评估者猜测每个受试者的治疗情况。脑卒中家庭干预研究中的经验是评估的结果不如猜测的准。但是研究人员可以通过这些数据量化盲法的有效性。在冠心病康复促进试验中，受试者发生心血管疾病或死亡，评估者对治疗状况完全不知情（治疗记录由当事人审阅）。当研究结果基于受试者自评或评估者对抑郁症或功能的评估，评估者会高估受试群体的平均水平。因此，即使研究过程中尽可能对评估者进行盲法，受试者还是会不知不觉透露他们的状态。在 WFHN 研究中，评估者虽然对治疗状态不知情，但会以不正式的方式猜测受试者被随机分配成哪些组。因此，虽然盲法是 RCT 设计的核心，但在社会心理干预中并不容易实现。

对照组的选择

除了随机分配之外，临床试验还需要干预组与对照组的比较。如果干预组和对照组在基线资料一致的前提下，这两组之间的差异就归因于干预的效果。在药理试验中，对照组给予盲法处理。在社会心理干预中，安慰剂治疗（sham treatments）在技术上和伦理上都不可行。取而代之的是常用的四种方法：①常规护理（UC）控制；②注意力控制；③信息控制；④候补名单控制（waiting-list controls）。在以前的模式中，要注意确保对照组受试者得到相同的医疗和社会服务。这在疾病管理干预时存在很多问题，其干预的目标通常是消除影响因素，从而提高医疗利用率。虽然几乎不可能确保两组受试者仅在干预的暴露程度上存在差异，但实现完美设计的最佳方法是制定一个过程评估策略，以便监测医疗保健的可及性以及筛查的差异。初级保健提供者如果知道某个患者正在接受一项干预实验，可能会更愿意积极地跟踪患者。因此，应尽量减少干预人员与常规护理人员之间的沟通。

为了确保治疗差异不是由强化注意力引起的预期效应（expectancy effects），一些试验采用了注意力控制。这种做法在精神病试验中更常见。社会心理干预中的注意力控制存在一定的问题，因为他们给干预设计增加了相当多的费用，而且很可能会适得其反。培训干预实施者在与病患交流过程中保持惰性是非常困难的。在患严重疾病之后，任何试图让病人和家人参与讨论的方式都不符合规范，甚至还会破坏研究与受试者之间的关系。这样对照组患者可能会退出研究——这将会是实验设计的灾难。

控制的另一种方法是使用信息控制。在这种方法中，对照组获得书面教育材料或由研究人员提供会议信息。接下来的例子是一个注意力控制的特例。虽然容易标准化，但是提供没有语境的信息或提问的机会就可能是无效的。提供丰富的教育控制条件有可能使结果偏向于无效。教育控制条件的使用是多目的试验的共同特征，主要是针对常规护理控制和教育控制进行测试，以检验主要干预的增加是否有益。这种多重控制设计应该尽量避免，在这种情况下，增加单独的处理因素将会降低研究的效力，以检测其他因素的影响是否合理。

最后一种方法是使用候补名单控制。在这种控制下，志愿者以先到先得的方式提供干预，直到达到所需的样本量[257]。随后的志愿者被用作对照组。这种设计被用来进行交叉设计，在交叉设计中，对照组在评估期结束时被提供干预。这种方法是有争议的，如果干预的时机很关键，那么这种方法的效果则会明显比其他模式差。另外，这种干预必须确保先来的志愿者与后来的志愿者相比，在动机、获得研究信息的水平和疾病严重程度方面没有系统差异。

受试者的招募和纳入

RCT 的优点是研究设计能使内部有效性最大化。缺点在于，如果志愿者在结果风险或干预敏感性方面与目标人群不同，则会存在明显的外部有效性威胁。任何临床试验都是针对志愿者的研究，他们可能具有更好的功能，更年轻，病情更轻，边缘化程度更低，更易于改变，或者在其他一些重要的方面不同于那些干预措施可能被实施的人群。这样招募的受试者会存在一定的局限性，特别是在社会心理干预方面[258,259,260,261,262,263]。将健康状况好、受教育程度高的受试者随机分组的缺点是，如果在没有干预的情况下，对照组在整体人群中的结果分布会有偏倚，那么潜在有效的干预将被证明为无效（Ⅱ类错误）。

　　受试者招募通常在机构内（例如医院、工作场所、社区诊所）或社区外进行。在机构招聘时，规范招聘和筛选程序是非常重要的，这样可以控制偏倚。筛选者不应该刻意寻找那些可能从干预中获益最多的候选人。通过报纸、广播或通信宣传有关干预试验的信息，但这种方式也有其局限性——无法覆盖最需要的受试人群。正如家庭支持项目的经验所显示的那样，媒体宣传往往会选择正处于危机的人或危机发生后等待时间过长以求干预发挥最大效力的人[264]。促进招募的有利方法也可能导致干预启动时间的异质性，因此志愿者偏倚会较大。

结果的组别差异：多样化治疗效果

　　冠心病康复促进项目最吸引人的、最有争议的分析是对性别和种族差异的结果进行亚组分析。在判别分析中，性别与干预有交互作用，结果干预组的男性比常规护理对照组有更好的结果，干预组的女性则比常规护理对照组预后差。这些结果和蒙特利尔（Montreal）的研究相一致。对性别和种族进行分层分析显示：白人男性从干预中获益更多（HR = 0.80，$P = 0.10$），而其他组则没有获益[265]。此外，干预组中白人男性的心肌再梗死或心血管死亡风险较低（0.63，$P = 0.004$），白人女性和黑人男女都没有受益，白人男性更可能结婚，受教育程度更高，慢性病的发生率最低，射血分数更高，心肌梗死也更少，更可能接受溶栓治疗、心脏导管插入术和冠状动脉血运重建术。这些因素并不能解释治疗组的结局差异，但是这种差异表明不可测量的协变量可能解释了这些影响来源的异质性。

　　在脑卒中家庭干预研究中，基于社会网络干预来改善脑卒中患者功能的 RCT[61,266]也观察到了异质效应。主要的研究结果是患者卒中 6 个月后机能的独立。使用意向治疗方法，干预组和常规护理对照组在 3 个月或 6 个月都没有差异。对预先设定的亚组进行检查发现，那些没有抑郁、认知功能障碍少、脑卒中次数少、以前存在慢性病的患者更能从干预中受益。与干预组相比，溃疡性结肠炎患者在常规护理对照组的效果更好。在本研究中，后设亚组的差异也是非常明显。基于这些因素的评分，干预组中身体功能较好的受试者在功能结果方面的表现要好于对照组（$P = 0.001$），死亡率低于对照组（$P = 0.03$）[62]。体弱患者中，常规护理对照组患者有更好的功能结果和更低的死亡风险。在使用意图治疗分析时，这两个试验的结果与蒙特列尔心脏研究的结果均显示总体无效。干预可能在一些亚组中有更多的积极结果，而在其他亚组中常规护理对照组的受试者效果更好。在筛查和选入受试者时，应该更加关注那些最有可能因此受益的人群。

受试者保留和随访

样本损耗是临床试验设计中的主要问题。只有当高比例的随机受试者完成试验并纳入分析时，才能保证内部的有效性。在这方面，一个重要的设计方法是使用意向性治疗规则（intention-to-treat rule，ITT），其中所有的随机患者都纳入分析，而无论其随机后的状态如何。这是迄今为止在社会心理干预研究中不常使用的一种保守但有效的策略[267,268,269]。失访是常有的现象，随着样本丢失量的增加，治疗状况也会出现很大的问题。由于被随机分配到对照组的受试者更有可能退出，他们认为自己没有被干预，因此可能会出现失访。另外，受试者可能通过退出研究表达其对行为改变的抵制。这些研究都是有问题的，因为它降低了试验效能，并可能导致相当大的偏倚。调查人员必须仔细考虑可能影响受试者完成试验的可能性的因素，并进行调整。例如，默海德（Mohide）等人[270]进行了一项家庭护理人员支持计划的随机试验，用于痴呆患者的家庭管理。尽管最初治疗组和对照组只有 30 名受试者，但最终因为受试者转入长期护理、该研究失访率达 30% 而受到严重影响。这项研究说明了干预会使受试者选择替代干预措施。

反应性、污染性效应

与药理学试验相比，社会心理干预的试验更容易受到外源性因素的影响，这些因素可能会影响研究结果。当随机化个体处于社会地理空间的某个位置（如建筑物的地面、工作场所甚至社区）时，会产生特别严重的不良影响。如果干预组与对照组的受试者有接触，干扰效应就会削弱其效能。虽然难以发现，但这也可能导致对照组受试者过早退出或不依从。当随机分组时，干预组与对照组之间的隔离是干预设计的一个重要方面，这时还应考虑来自社会环境中长期存在的不利影响。所以很多研究人员认为，大量公共卫生干预措施由于政策改变或自然趋势削弱了干预的效力。更重要的是，权重计算应包括对未受暴露（控制）群体改进的现实估计。

反应性效应的另一个很少被重视的方面是支持群体内的社会比较过程的影响[58]。在一个支持小组的背景下，那些认为自己比其他支持小组成员做得更好的受试者可能对干预有积极的影响，而那些认为自己做得不好的受试者可能会受到负面影响。在使用小组教育和反馈时，行为训练干预中也存在同样的问题。当干预措施的对象是特定疾病风险增加的受试者时，如果对照组的受试者仅仅因为筛查过程认为他们有资格参与，而对其进行干预，那么反应性效应就会发生。最显著的例子是 MRFIT 试验，该研究之所以受到影响，是因为许多男性自愿减少其危险因素暴露，因为他们被研究的招募程序已标记为"高风险"[271]。

临床试验的替代方案

虽然临床试验为社会心理干预的有效性提供了有力的证据，但临床试验并不是唯一有用的评估工具。研究人员们对 RCT 方法论最重要的批评之一是被边缘化的群体往往被不成比例地排除在干预之外，因此这些研究的外部有效性受到了重大威胁。少数群体参与随机对照试验的可能性较小，使得替代设计对于验证不同人群心理干预的有效性具有重要意义。麦金泰尔（Macintyre）认为公共卫生领域一直不愿意使用 RCT，是因为一些研究人员认为行为和社会心理干预与临床环境中生物医学干预根本不同[272]。很多替代设计有其优点，我们都应尝试使用。自然社会流行病学研究越来越受到人们的重视[273,274,275,276,277,278]。调查人员必须在临床试验设计的成本和研究设计的复杂性之间寻找平衡点。一种低成本的替代方案是在特定人群中使用单组设计，其中每个主体都被用作自己的控制。当干预效果迅速显现时，这种设计是有用的。在这种情况下基线、干预评估可以被认为是可靠和有效的。芝加哥大学平克斯顿（Pinkston）及其同事进行的家庭干预，是为了训练护理人员管理认知障碍老年人的行为问题[279]。这项试验是建立在行为理论的基础上，并将干预前对老年人及其看护人的访谈作为对照组。虽然76%受试者行为得到了改善，但是缺乏明确的对照组，从而限制了其内部有效性。

总　结

对于方法论问题的讨论，有人可能会问：社会心理干预试验中最有可能出错的是什么？在撰写本章的过程中，我们回顾了数百项研究，其中有三个一般方法上的缺陷导致了较差的研究和不确定的结果。犯错误方法的主要原因是检验效能低。在数十项为阴性结果或非结论性发现的干预试验中，绝大多数未能充分考虑样本量的大小。每个干预条件的样本量不应少于30例，因为样本量太少，检验效能不足，所以不可能得出多少结论。具有讽刺意味的是，许多这样的研究都在进行复杂的多个假设，但并没有意识到设计的复杂性已经扰乱了该研究，也许连一阶假设也无法充分检验。

第二个主要缺陷是选择不恰当或不重要的结局变量。在医疗管理时代，社会流行病学家有绝佳的机会来开发和测试对健康和幸福感有真正影响的低成本干预措施。如果研究人员不能选择与政策和实际问题相关的结局变量进行测量，或者选择对计划干预的影响不敏感的结局变量，往往会导致其负面结果。

第三，许多知名度高的干预试验未考虑与行为改变相关的复杂性。一般情况下是由于缺乏连贯的概念基础，未将健康行为置于广泛的生物社会心理背景中。在其他情况下，它涉及干预持续时间或强度不足从而无法观测到相关结果（另一观点见章后参考文献29）。在另一些情况下，则是由于未能充分考虑到社会趋势和交叉效应的影响。

结论和未来方向

社会心理干预仍处于发展阶段。一方面，许多个体层面的社会心理干预产生了混合或消极的结果。麦考密克（McCormick）和斯克巴内克（Skrabanek）[280]在对冠心病一级预防（包括社会心理和药物干预）的试验进行综述时得出结论：总死亡率没有改善。回顾这些研究，本章试图对这个令人失望的结果进行可能的解释，并指出改进的方向，还有其他的可能性没有考虑到，包括异质性影响（二级分析提供了一些支持）和真正的干预没有针对性（将社会凝聚力与心血管健康联系起来的观察性研究结果是混淆或反向因果关系造成的）[241]。但是，社会心理干预效果的实验评估仍然是社会流行病学研究的重要组成部分。为了实现加利亚（Galea）所说的结果主义流行病学（a consequentialist epidemiology）[281]，本章考虑采用新的方法来发展、测试和传播实用有效的干预措施，同时保持对强大的设计和有效的结果评估的承诺。研究人员在社会心理干预的设计和测试方面正变得越来越成熟，新的工具（互联网、系统模型）慢慢发展，这给未来带来了希望，而且现在是重新评估方法和干预顺序的时候了。本章最后对社会心理干预研究的未来三个方面进行了总结。第一，我们认为干预研究人员必须以新的方式思考健康行为的背景，如何从个别有针对性的干预措施转向针对社会环境（包括家庭、工作组、社区）的干预措施。第二，可穿戴设备、互联网和通讯的快速发展为输送、评估及传播社会心理干预创造了新的途径。第三，我们认为保持高标准的方法论仍然是确保不断前进的最佳策略。

其他的研究人员的一些思考

由于针对个人的干预措施的结果不一致，有研究人员呼吁将干预重点转向针对更高级别的"上游"因素，麦金莱（McKinley）呼吁建立"新"公共卫生体系，强调人群层面的干预[237,282,283,284,285]。伯克曼（Berkman）强调干预需要转向政策、社会决定因素[187]。加利亚和林克（Link）最近将社会干预确定为社会流行病学进展的六个关键路径之一[276]。弗里登（Frieden）在他的公共卫生行动框架中指出，解决健康社会经济决定因素的干预虽然较为困难，但对公共健康的影响最大[286]。现在研究的总体趋势是针对组织、工作场所、社区和整个人群的健康促进工作[7]。卫生服务研究人员一再表明，改善公共政策的试验，特别是规范补偿原则的政策，可能会对健康结局产生重大影响（综述见章后参考文献287）。

尽管研究人员都认为考察超越个人层面的重要性，但对于如何最好地评价人群和社区层面的干预措施尚未达成共识。政策干预可能会产生十分广泛的影响，而不能建立对照组。自然实验的频率和严谨性都有所提高，并提供了有用的模型[275,276,288]。自然实验研究中出现的问题都不是新的，可以用传统的方法加以解决。正如克德雷（Craig）[288]指出的那样，定量的自然实验研究应该只在暴露于不同水平的群体能够被比较时才会尝试——使用足够大的样本来检测预期的效果——以及在暴露、结果和潜在混杂因素方面能够获得准确的数据时才会尝试。例如，切尔达（Cerda）及同事最近评估了哥伦比亚麦德林进行的一项自然实验，比较了建造缆车系统前后的社区暴力率[274]。该研究使用倾向值匹配法，从干预社区和对照社区的比较中得出了因果推论。

越来越多的研究人员对更高水平的干预进行了研究。例如，社区招募非裔美国女性参加一项研究，测试一种多模式干预措施，以降低艾滋病毒风险和促进使用避孕套。这种干预说明了将性别和文化能力纳入建立在社区基础上的干预措施的重要性[289]。凯利（Kelly）和他的同事[290]进行了另一个创新研究，他们招募并训练了一些受欢迎的领袖来改善周围的社区规范，从而减少艾滋病危险行为，这项研究超越了个体层面，将目标对准了社区规范。一些研究进行了工作场所的结构干预。伯克曼（Berkman）和同事正在研究较大的工作场所的灵活性对员工健康的影响[165]。

最后，有几个领域已经开发出了有前景的干预模式，但是很少进行评估，如邻里干预来预防暴力或帮助老人维持生活的研究。随着膳食和营养流行病学证据的增加，我们更需要针对社区和工作场所的创新干预措施。较好的例子包括社区一级的五天倡议[291]和针对工作场所的研究[292]。为了降低服务的准入壁垒，虽然已经采取了一些政策干预，但另一个有希望的领域是利用社区权力和社会网络动员概念来减少准入壁垒。之前的研究，包括田德隆区（Tenderloin）项目，在贫困城市社区的老年人中进行动员，健康结局并没有得到很好的评价[293]。随着观察性研究的积累，对社会环境层面的因素影响健康的社会心理过程的作用机制也越来越了解，将进一步丰富干预模式。

电子时代的社会心理干预

一个令人兴奋的社会心理干预发展是计算机、传感器和基于网络组件的引入。调查人员越来越多地将互联网作为一种工具，更有效地传达目标受众，提供更易于衡量和标准化的干预措施。迄今为止相关的研究包括物质使用障碍和吸烟[294,295,296,297]、肥胖和促进体力活动[298,299,300]、慢性疾病[101,301,302,303]、乳腺癌[304]和痴呆[305,306]。基于网络的干预措施可以更详细地调整针对特定主体特征的干预措施[297]。互联网通过社会支持加强了疾病管理的干预措施，这些社会支持来自自我维持的、用户导向的虚拟网络的创建。越来越多的证据表明在需要集中自我管理的情况下，基于互联网的干预尤其有效，如肾病[303]。在一系列新颖的实验中，琴托拉（Centola）已经证明了互联网可以通过社会网络以放大社区干预方式，从而改变行为[307,308]。因此，基于网络的干预措施不仅提供了改善个体干预的潜力，还提供了利用自然网络进行的结构性措施。一个重要问题是，许多干预研究因为关注的是社区中身体功能好的人群而受到质疑。语言和文化差异、无家可归和贫穷进一步阻碍了边缘化人群进行社会心理干预。因此，基于互联网的干预措施可能会加剧公共卫生措施的影响范围和影响的差异。

坚持这项研究

在呼吁从个体到社区干预转变的同时，扩大评价方法的范围，使其包括"可解释性"和"定性"的设计[7,284]。麦金利（McKinlay）引用托马斯·库恩（Thomas Kuhn）的经典著作《科学革命的结构》[309]，描述了随着时间推移的科学变化，"新"公共卫生思想的一个重要部分是对实证主义的批判，是对替代证据制度的接受[284]。正如库恩所主张的那样，为了使任何范式内存在的裂缝和裂痕积聚到临界量（在这一点上它们成为范式革命的推动力），必须用一种普遍、可以接受的范式差别的语言来表达。但是如果有新的"范式"，其特征是越来越多地认识到个体外的、"上游"健康因素，"可解释性"和"定性"设计的使用可能是不成熟的。正是基于此，本章的中心主题是，社会心理干预在试图确定社会和心理现象对疾病病因学影响的同时，必须认识到在无争议的评估科学框架内进行研究，很有必要对方法进行完善。否则，我们所做的只不过是"向唱诗班讲道"。

参考文献

［1］　Glass TA, Goodman SN, Hernán MA, Samet JM. Causal inference in public health. Annu Rev Public Health. 2013; 34: 61-75.

［2］　Hernan MA. A definition of causal effect for epidemiological research. J Epidemiol Community Health. 2004; 58 (4): 265-71.

［3］　Glass TA, McAtee MJ. Behavioral science at the crossroads in public health: extending horizons, envisioning the future. Soc Sci Med. 2006; 62 (7): 1650-71.

［4］　Berkman LF. Seeing the forest and the trees—from observation to experiments in social epidemiology. Epidemiol Rev. 2004; 26: 2-6.

［5］　Berkman LF. Social epidemiology: social determinants of health in the United States: are we losing ground? Annu Rev Public Health. 2009; 30: 27-41.

［6］　Rose G. Sick individuals and sick populations. Int J Epidemiol. 2001; 30 (3): 427-32; discussion 33-4.

［7］　Sorensen G, Emmons K, Hunt MK, Johnston D. Implications of the results of community intervention trials. Annu Rev Public Health. 1998; 19: 379-416.

［8］　Abrams DB, Emmons KM, Linnan LA. Health behavior and health education: the past, present, and future. In: Glanz K, Lewis FM, Rimer BK, editors. Health behavior and health education: theory, research, and practice. 2nd ed. San Francisco: Jossey-Bass; 1997. pp. 453-78.

［9］　Mullen PD, Mains DA, Velez R. A meta-analysis of controlled trials of cardiac patient education. Patient Educ Couns. 1992; 19: 143-62.

［10］　Orth-Gomér K, Schneiderman N, editors. Behavioral medicine approaches to cardiovascular disease prevention. Mahwah, NJ: Erlbaum; 1996.

［11］　Janssen V, De Gucht V, Dusseldorp E, Maes S. Lifestyle modification programmes for patients with coronary heart disease: a systematic review and meta-analysis of randomized controlled trials. Eur J Prev Cardiol. 2013; 20 (4): 620-40.

［12］　Pischke CR, Scherwitz L, Weidner G, Ornish D. Long-term effects of lifestyle changes on well-being and cardiac variables among coronary heart disease patients. Health Psychology. 2008; 27: 584-92.

［13］　Horton ES. Effects of lifestyle changes to reduce risks of diabetes and associated cardiovascular risks: results from large scale efficacy trials. Obesity. 2009; 17 (Suppl 3): S43-S8.

［14］　Angermayr L, Melchart D, Linde K. Multifactorial lifestyle interventions in the primary and secondary prevention of cardiovascular disease and type 2 diabetes mellitus: a systematic review of randomized controlled trials. Ann Behav Med. 2010; 40 (1): 49-64.

［15］　Wenger NK, Froelicher ES, Smith LK, Ades PA, Berra K, Blumenthal JA, et al. Cardiac rehabilitation: clinical practice guideline No. 17. Rockville, MD: Department of Health and Human Services, Public Health Service, Agency for Health Care Policy and Research and the National Heart Lung and Blood Institute, 1995 AHCPR Publication No. 96-0672.

［16］　Gyarfas I. Review of community intervention studies on cardiovascular risk factors. Clin Exp Hypertens A. 1992; 14 (1-2): 223-37.

［17］　Burg M, Berkman L. Psychosocial intervention in coronary heart disease. In: Stansfeld SA, Marmot MG, editors. Stress and the heart: psychosocial pathways to coronary heart disease. Williston, VT: BMJ Books; 2002. pp. 278-93.

[18] Razin AM. Psychosocial intervention in coronary artery disease: a review. Psychosom Med. 1982; 44 (4): 363-87.

[19] Rozanski A, Blumenthal JA, Kaplan J. Impact of psychological factors on the pathogenesis of cardio-vascular disease and implications for therapy. Circulation. 1999; 99 (16): 2192-217.

[20] Suls J. Anger and the heart: perspectives on cardiac risk, mechanisms and interventions. Prog Cardio-vasc Dis. 2013; 55 (6): 538-47.

[21] Wilhelmsen L, Berglund G, Elmfeldt D, Tibblin G, Wedel H, Pennert K, et al. The multifactor pri-mary prevention trial in Göteborg, Sweden. Eur Heart J. 1986; 7 (4): 279-88.

[22] Luepker RV, Murray DM, Jacobs DR, Jr., Mittelmark MB, Bracht N, Carlaw R, et al. Community education for cardiovascular disease prevention: risk factor changes in the Minnesota Heart Health Program. Am J Public Health. 1994; 84 (9): 1383-93.

[23] Luepker RV, Rastam L, Hannan PJ, Murray DM, Gray C, Baker WL, et al. Community education for cardiovascular disease prevention: morbidity and mortality results from the Minnesota Heart Health Program. Am J Epidemiol. 1996; 144 (4): 351-62.

[24] Carleton RA, Lasater TM, Assaf AR, Feldman HA, McKinlay S. The Pawtucket Heart Health Pro-gram: community changes in cardiovascular risk factors and projected disease risk. Am J Public Health. 1995; 85 (6): 777-85.

[25] Farquhar JW, Fortmann SP, Flora JA, Taylor CB, Haskell WL, Williams PT, et al. Effects of com-munitywide education on cardiovascular disease risk factors. the Stanford Five-City Project. JAMA. 1990; 264 (3): 359-65.

[26] Farquhar JW, Fortmann SP, Maccoby N, Haskell WL, Williams PT, Flora JA, et al. The Stanford Five-City Project: design and methods. Am J Epidemiol. 1985; 122 (2): 323-34.

[27] World Health Organization. Health for all 2000. Copenhagen: World Health Organization, Regional Office for Europe; 1986.

[28] Anonymous. Multiple risk factor intervention trial: risk factor changes and mortality results. Multiple Risk Factor Intervention Trial Research Group. JAMA. 1982; 248 (12): 1465-77.

[29] Susser M. The tribulations of trials—intervention in communities. Am J Public Health. 1995; 85 (2): 156-8.

[30] Coreil J, Levin JS, Jaco EG. Life style—an emergent concept in the sociomedical sciences. Cult Med Psychiatry. 1985; 9 (4): 423-37.

[31] MacLean DR. Theoretical rationale of community intervention for the prevention and control of cardio-vascular disease. Health Rep. 1994; 6 (1): 174-80.

[32] Rockhill B. The privatization of risk. Am J Public Health. 2001; 91 (3): 365-8.

[33] Hjermann I. A randomized primary preventive trial in coronary heart disease: the Oslo study. Prev Med. 1983; 12: 181-4.

[34] Huang TT, Drewnosksi A, Kumanyika S, Glass TA. A systems-oriented multilevel framework for ad-dressing obesity in the 21st century. Prev Chronic Dis. 2009; 6 (3): A82.

[35] Puska P, Salonen J, Nissinen A, Tuomilehto J. The North Karelia project. Prev Med. 1983; 12 (1): 191-5.

[36] McLaren L, Ghali LM, Lorenzetti D, Rock M. Out of context? Translating evidence from the North Karelia project over place and time. Health Educ Res. 2007; 22 (3): 414-24.

[37] Nissinen A, Tuomilehto J, Korhonen HJ, Piha T, Salonen JT, Puska P. Ten-year results of hyper-tension care in the community: follow-up of the North Karelia hypertension control program. Am J Ep-idemiol. 1988; 127 (3): 488-99.

[38] Salonen JT. Prevention of coronary heart disease in Finland—application of the population strategy. Ann Med. 1991; 23 (6): 607-12.

[39] Friedman M, Powell LH, Thoresen CE, Ulmer D, Price V, Gill JJ, et al. Effect of discontinuance of type A behavioral counseling on type A behavior and cardiac recurrence rate of post myocardial infarction patients. Am Heart J. 1987; 114 (3): 483-90.

[40] Powell LH, Shaker LA, Jones BA, Vaccarino LV, Thoresen CE, Pattillo JR. Psychosocial predictors of mortality in 83 women with premature acute myocardial infarction. Psychosom Med. 1993; 55 (5): 426-33.

[41] Friedman M, Thoresen CE, Gill JJ, Ulmer D, Thompson L, Powell L, et al. Feasibility of altering type A behavior pattern after myocardial infarction. Recurrent Coronary Prevention Project Study: methods, baseline results and preliminary findings. Circulation. 1982; 66 (1): 83-92.

[42] Friedman M, Thoresen CE, Gill JJ, Ulmer D, Powell LH, Price VA, et al. Alteration of type A behavior and its effect on cardiac recurrences in post myocardial infarction patients: summary results of the recurrent coronary prevention project. Am Heart J. 1986; 112 (4): 653-65.

[43] Gould KL, Ornish D, Scherwitz L, Brown S, Edens RP, Hess MJ, et al. Changes in myocardial perfusion abnormalities by positron emission tomography after long-term, intense risk factor modification. JAMA. 1995; 274 (11): 894-901.

[44] Ornish D, Scherwitz LW, Doody RS, Kesten D, McLanahan SM, Brown SE, et al. Effects of stress management training and dietary changes in treating ischemic heart disease. JAMA. 1983; 249 (1): 54-9.

[45] Ornish D, Brown SE, Scherwitz LW, Billings JH, Armstrong WT, Ports TA, et al. Can lifestyle changes reverse coronary heart disease? The Lifestyle Heart Trial. Lancet. 1990; 336 (8708): 129-33.

[46] Hogan BE, Linden W, Najarian B. Social support interventions: do they work? Clin Psychol Rev. 2002; 22 (3): 383-442.

[47] Heaney CA. Enhancing social support at the workplace: assessing the effects of the caregiver support program. Health Educ Q. 1991; 18 (4): 477-94.

[48] Gonzalez S, Steinglass P, Reiss D. Putting the illness in its place: discussion groups for families with chronic medical illnesses. Fam Process. 1989; 28: 69-87.

[49] Glass T, Berkman LF, editors. The Families in Recovery from Stroke Trial (FIRST): study design and progress report. Presentation at the Annual Meetings of the Gerontological Society; 1998 November 19-23; Philadelphia, PA.

[50] Galanter M. Network therapy for alcohol and drug abuse: a new approach in practice. New York: Basic Books; 1993.

[51] Galanter M, Keller DS, Dermatis H. Network therapy for addiction: assessment of the clinical outcome of training. Am J Drug Alcohol Abuse. 1997; 23 (3): 355-67.

[52] Wasylenki D, James S, Clark C, Lewis J, Goering P, Gillies L. Clinical issues in social network therapy for clients with schizophrenia. Community Ment Health J. 1992; 28 (5): 427-40.

[53] Lehtinen K. Need-adapted treatment of schizophrenia: family interventions. Brit J Psychiat. 1994; 23: 89-96.

[54] Garrison V. Support systems of schizophrenic and nonschizophrenic Puerto Rican migrant women in New York City. Schizophr Bull. 1978; 4 (4): 561-96.

[55] Gottlieb BH, editor. Marshalling social support. Beverly Hills, CA: Sage; 1988.

[56] Biegel DE, Shore BK, Gordon E. Building support networks for the elderly: theory and applications.

Lauffer A, Garvin C, editors. Beverly Hills, CA: Sage Publications; 1984.

[57] Gottlieb B. Theory into practice: issues that surface in planning interventions which mobilize psupport. In: Sarason IG, Sarason BR, editors. Social support: theory, research, and application. The Hague: Martinus Nijhoff; 1985. pp. 417-37.

[58] Lanza AF, Revenson TA. Social support interventions for rheumatoid arthritis patients: the cart before the horse? Health Educ Q. 1993; 20 (1): 97-117.

[59] Berkman LF, Blumenthal J, Burg M, Carney RM, Catellier D, Cowan MJ, et al. Effects of treating depression and low perceived social support on clinical events after myocardial infarction: the Enhancing Recovery in Coronary Heart Disease Patients (ENRICHD) Randomized Trial. JAMA. 2003; 289 (23): 3106-16.

[60] Friedland JF, McColl M. Social support intervention after stroke: Results of a randomized trial. Arch Phys Med Rehabil. 1992; 73 (June): 573-81.

[61] Glass TA, Berkman LF, Hiltunen EF, Furie K, Glymour MM, Fay ME, et al. The Families in Recovery from Stroke Trial (FIRST): primary study results. Psychosom Med. 2004; 66 (6): 889-97.

[62] Ertel KA, Glymour MM, Glass TA, Berkman LF. Frailty modifies effectiveness of psychosocial intervention in recovery from stroke. Clin Rehabil. 2007; 21 (6): 511-22.

[63] Mant J, Carter J, Wade DT, Winner S. Family support for stroke: a randomised controlled trial. Lancet. 2000; 356 (9232): 808-13.

[64] Eldred C, Sykes C. Psychosocial interventions for carers of survivors of stroke: a systematic review of interventions based on psychological principles and theoretical frameworks. Brit J Health Psych. 2008; 13 (3): 563-81.

[65] Lewycka S, Mwansambo C, Rosato M, Kazembe P, Phiri T, Mganga A, et al. Effect of women's groups and volunteer peer counselling on rates of mortality, morbidity, and health behaviours in mothers and children in rural Malawi (MaiMwana): a factorial, cluster-randomised controlled trial. Lancet. 2013; 381 (9879): 1721-35.

[66] Knudson KG, Spiegel TM, Furst DE. Outpatient educational program for rheumatoid arthritis patients. Patient Couns Health Educ. 1981; 3: 77-82.

[67] Salinardi TC, Batra P, Roberts SB, Urban LE, Robinson LM, Pittas AG, et al. Lifestyle intervention reduces body weight and improves cardiometabolic risk factors in worksites. Am J Clin Nutr. 2013; 97 (4): 667-76.

[68] Rimmer JH, Rauworth A, Wang E, Heckerling PS, Gerber BS. A randomized controlled trial to increase physical activity and reduce obesity in a predominantly African American group of women with mobility disabilities and severe obesity. Prev Med. 2009; 48 (5): 473-9.

[69] Ackermann RT, Finch EA, Brizendine E, Zhou H, Marrero DG. Translating the Diabetes Prevention Program into the community: the DEPLOY pilot study. Am J Prev Med. 2008; 35 (4): 357-63.

[70] Lipscomb ER, Finch EA, Brizendine E, Saha CK, Hays LM, Ackermann RT. Reduced 10-year risk of coronary heart disease in patients who participated in a community-based diabetes prevention program: the DEPLOY pilot study. Diabetes Care. 2009; 32 (3): 394-6.

[71] Spiegel D, Bloom JR, Kraemer HC, Gottheil E. Effect of psychosocial treatment on survival of patients with metastatic breast cancer. Lancet. 1989; 2: 888-91.

[72] Spiegel D, Morrow GR, Classen C, Raubertas R, Stott PB, Mudaliar N, et al. Group psychotherapy for recently diagnosed breast cancer patients: a multicenter feasibility study. Psychooncology. 1999; 8 (6): 482-93.

[73] Spiegel D, Butler LD, Giese-Davis J, Koopman C, Miller E, DiMiceli S, et al. Effects of support-

ive-expressive group therapy on survival of patients with metastatic breast cancer: a randomized prospective trial. Cancer. 2007; 110 (5): 1130-8.

[74] Andersen BL, Yang HC, Farrar WB, Golden-Kreutz DM, Emery CF, Thornton LM, et al. Psychologic intervention improves survival for breast cancer patients: a randomized clinical trial. Cancer. 2008; 113 (12): 3450-8.

[75] Belanoff JK, Sund B, Koopman C, Blasey C, Flamm J, Schatzberg AF, et al. A randomized trial of the efficacy of group therapy in changing viral load and CD4 counts in individuals living with HIV infection. Int J Psychiatry Med. 2005; 35 (4): 349-62.

[76] Spiegel D. Mind matters in cancer survival. Psychooncology. 2012; 21 (6): 588-93.

[77] Spiegel D. Mind matters in cancer survival. JAMA. 2011; 305 (5): 502-3.

[78] Goodwin PJ, Leszcz M, Ennis M, Koopmans J, Vincent L, Guther H, et al. The effect of group psychosocial support on survival in metastatic breast cancer. N Engl J Med. 2001; 345 (24): 1719-26.

[79] Preyde M, Synnott E. Psychosocial intervention for adults with cancer: a meta-analysis. J Evid Based Soc Work. 2009; 6 (4): 321-47.

[80] Bantum EO, Donovan K, Owen JE. A systematic review of outcomes associated with psychosocial interventions for women with breast cancer. J Clin Outcomes Manage. 2007; 14 (6): 341-52.

[81] Binger CM. Psychosocial intervention with the child cancer patient and family. Psychosomatics. 1984; 25 (12): 899-902.

[82] Chow E, Tsao MN, Harth T. Does psychosocial intervention improve survival in cancer? A meta-analysis. Palliat Med. 2004; 18 (1): 25-31.

[83] Dale HL, Adair PM, Humphris GM. Systematic review of post-treatment psychosocial and behaviour change interventions for men with cancer. Psychooncology. 2010; 19 (3): 227-37.

[84] Faul LA, Jacobsen PB. Psychosocial interventions for people with cancer. In: Baum A, Revenson TA, Singer J, editors. Handbook of health psychology. 2nd ed. New York: Psychology Press; 2012. pp. 697-715.

[85] Gordon WA, et al. Efficacy of psychosocial intervention with cancer patients. J Consult Clin Psychol. 1980; 48 (6): 743-59.

[86] Kangas M, Bovbjerg DH, Montgomery GH. Cancer-related fatigue: a systematic and meta-analytic review of non-pharmacological therapies for cancer patients. Psychol Bull. 2008; 134 (5): 700-41.

[87] Lepore SJ, Coyne JC. Psychological interventions for distress in cancer patients: a review of reviews. Ann Behav Med. 2006; 32 (2): 85-92.

[88] Meyer TJ. Meta-analysis of controlled studies of psychosocial interventions with adult cancer patients. Thesis, Pennsylvania State University; 1992.

[89] Meyler E, Guerin S, Kiernan G, Breatnach F. Review of family-based psychosocial interventions for childhood cancer. J Pediatr Psychol. 2010; 35 (10): 1116-32.

[90] Owen JE, Klapow JC, Hicken B, Tucker DC. Psychosocial interventions for cancer: review and analysis using a three-tiered outcomes model. Psychooncology. 2001; 10 (3): 218-30.

[91] Raingruber B. The effectiveness of psychosocial interventions with cancer patients: an integrative review of the literature (2006-2011). ISRN Nursing. 2011: 1-27.

[92] Watson M. Psychosocial intervention with cancer patients: a review. Psychol Med. 1983; 13 (4): 839-46.

[93] Brown SA. Studies of educational interventions and outcomes in diabetic adults: a meta-analysis revisi-

ted. Patient Educ Couns. 1990; 16 (3): 189-215.

[94] Angermayr L, Melchart D, Linde K. Multifactorial lifestyle interventions in the primary and secondary prevention of cardiovascular disease and type 2 diabetes mellitus: a systematic review of randomized controlled trials. Ann Behav Med. 2010; 40 (1): 49-64.

[95] Heinrich E, Schaper NC, de Vries NK. Self-management interventions for type 2 diabetes: a systematic review. Eur Diabetes Nurs. 2010; 7 (2): 71-6.

[96] Horton ES. Effects of lifestyle changes to reduce risks of diabetes and associated cardiovascular risks: results from large scale efficacy trials. Obesity (Silver Spring). 2009; 17 (Suppl 3): S43-8.

[97] Padgett D, Mumford E, Hynes M, Carter R. Meta-analysis of the effects of educational and psychosocial interventions on management of diabetes mellitus. J Clin Epidemiol. 1988; 41 (10): 1007-30.

[98] Plante WA, Lobato DJ. Psychosocial group interventions for children and adolescents with type 1 diabetes: the state of the literature. Child Health Care. 2008; 37 (2): 93-111.

[99] Rubin RR, Peyrot M. Psychosocial problems and interventions in diabetes: a review of the literature. Diabetes Care. 1992; 15 (11): 1640-57.

[100] Fekete EM, Antoni MH, Schneiderman N. Psychosocial and behavioral interventions for chronic medical conditions. Curr Opin Psychiatry. 2007; 20 (2): 152-7.

[101] Paul CL, Carey ML, Sanson-Fisher RW, Houlcroft LE, Turon HE. The impact of web-based approaches on psychosocial health in chronic physical and mental health conditions. Health Educ Res. 2013; 28 (3): 450-71.

[102] Sansom-Daly UM, Peate M, Wakefield CE, Bryant RA, Cohn RJ. A systematic review of psychological interventions for adolescents and young adults living with chronic illness. Health Psychol. 2012; 31 (3): 380-93.

[103] Richardson JL, Shelton DR, Krailo M, Levine AM. The effect of compliance with treatment on survival among patients with hematologic malignancies. J Clin Oncol. 1990; 8 (2): 356-64.

[104] Haffner S, Temprosa M, Crandall J, Fowler S, Goldberg R, Horton E, et al. Intensive lifestyle intervention or metformin on inflammation and coagulation in participants with impaired glucose tolerance. Diabetes. 2005; 54 (5): 1566-72.

[105] Ratner R, Goldberg R, Haffner S, Marcovina S, Orchard T, Fowler S, et al. Impact of intensive lifestyle and metformin therapy on cardiovascular disease risk factors in the diabetes prevention program. Diabetes Care. 2005; 28 (4): 888-94.

[106] Fawzy F, Cousins N, Fawzy N, Kemeny M, Elashoff R, Morton D. A structured psychiatric intervention for cancer patients: I. Changes over time in methods of coping and affective disturbance. Arch Gen Psychiatry. 1990; 47 (8): 720-5.

[107] Fawzy FI, Kemeny ME, Fawzy NW, Elashoff R, Morton D, Cousins N, et al. A structured psychiatric intervention for cancer patients: II. Changes over time in immunological measures. Arch Gen Psychiatry. 1990; 47 (8): 729-35.

[108] Fawzy FI, Fawzy NW, Hyun CS, Elashoff R, Guthrie D, Fahey JL, et al. Malignant melanoma: effects of an early structured psychiatric intervention, coping, and affective state on recurrence and survival 6 years later. Arch Gen Psychiatry. 1993; 50 (9): 681-9.

[109] Mulder CL, Antoni MH, Emmelkamp PM, Veugelers PJ, Sandfort TG, van de Vijver FA, et al. Psychosocial group intervention and the rate of decline of immunological parameters in asymptomatic HIV-infected homosexual men. Psychother Psychosom. 1995; 63 (3-4): 185-92.

[110] Lorig K, Lubeck D, Kraines RG, Seleznick M, Holman HR. Outcomes of self-help education for patients with arthritis. Arthritis Rheum. 1985; 28 (6): 680-5.

[111] Lorig K, Holman HR. Long-term outcomes of an arthritis self-management study: effects of rein-forcement efforts. Soc Sci Med. 1989; 29 (2): 221-4.

[112] Oldenburg B, Perkins RJ, Andrews G. Controlled trial of psychological intervention in myocardial in-farction. J Consult Clin Psychol. 1985; 53 (6): 852-9.

[113] Evans RL, Bishop DS, Matlock AL, Stranahan S, Smith GG, Halar EM. Family interaction and treatment adherence after stroke. Arch Phys Med Rehabil. 1987; 68: 513-7.

[114] Tune LE, Lucas-Blaustein MJ, Rovner BW. Psychosocial interventions. In: Jarvik LF, Winograd CH, editors. Treatments for the Alzheimer patient: the long haul. New York: Springer; 1988. pp. 123-36.

[115] Levy LL. Psychosocial intervention and dementia: I. State of the art, future directions. Occup Ther Ment Health. 1987; 7 (1): 69-107.

[116] Levy LL. Psychosocial intervention and dementia: II. The cognitive disability perspective. Occupa-tional Therapy in Mental Health. 1987; 7 (4): 13-36.

[117] Toseland RW, Rossiter CM. Group interventions to support family caregivers: a review and analysis. Gerontologist. 1989; 29 (4): 438-48.

[118] Bourgeois MS, Schulz R, Burgio L. Interventions for caregivers of patients with Alzheimer's disease: a review and analysis of content, process, and outcomes. Int J Aging Human Dev. 1996; 43 (1): 35-92.

[119] Lawton MP, Brody EM, Saperstein AR. A controlled study of respite service for caregivers of Alzheimer's patients. Gerontologist. 1989; 29 (1): 8-16.

[120] Radojevic V, Nicassio PM, Weisman MH. Behavioral intervention with and without family support for rheumatoid arthritis. Behav Ther. 1992; 23: 13-30.

[121] Dusseldorp E, van Elderen T, Maes S, Meulman J, Kraaij V. A meta-analysis of psychoeduational programs for coronary heart disease patients. Health Psychol. 1999; 18 (5): 506-19.

[122] Linden W, Stossel C, Maurice J. Psychosocial interventions for patients with coronary artery disease: a meta-analysis. Arch Intern Med. 1996; 156 (7): 745-52.

[123] Frasure-Smith N, Prince R. The ischemic heart disease life stress monitoring program: impact on mortality. Psychosom Med. 1985; 47: 431-45.

[124] Frasure-Smith N, Prince R. Long-term follow-up of the Ischemic Heart Disease Life Stress Monito-ring Program. Psychosom Med. 1989; 51: 485-513.

[125] Frasure-Smith N, Lesperance F, Prince RH, Verrier P, Garber RA, Juneau M, et al. Randomised trial of home-based psychosocial nursing intervention for patients recovering from myocardial infarc-tion. Lancet. 1997; 350 (9076): 473-9.

[126] Maunsell E, Brisson J, Deschenes L, Frasure-Smith N. Randomized trial of a psychologic distress screening program after breast cancer: effects on quality of life. J Clin Oncol. 1996; 14 (10): 2747-55.

[127] Sheps DS, Freedland KE, Golden RN, McMahon RP. ENRICHD and SADHART: implications for future biobehavioral intervention efforts. Psychosom Med. 2003; 65 (1): 1-2.

[128] Enhancing recovery in coronary heart disease patients (ENRICHD): study design and methods. The ENRICHD investigators. Am Heart J. 2000; 139 (1 Pt 1): 1-9.

[129] Enhancing recovery in coronary heart disease (ENRICHD): baseline characteristics. Am J Cardiol. 2001; 88 (3): 316-22.

[130] Carney RM, Rich MW, teVelde A, Saini J, Clark K, Jaffe AS. Major depressive disorder in coro-nary artery disease. Am J Cardiol. 1987; 60: 1273-5.

[131] Frasure-Smith N, Lesperance F, Talajic M. Depression following myocardial infarction: impact on 6-month survival. JAMA. 1993; 270 (15): 1819-25.

[132] Krantz DS, Schulz R. A model of life crisis, control, and health outcomes: cardiac rehabilitation of relocation of the elderly. In: Baum A, Singer JE, editors. Advances in environmental pyschology: applications of personal control. 2nd ed. Hillsdale, NJ: Erlbaum; 1980. pp. 23-57.

[133] Rodin J, Rennert K, Solomon SK. Intrinsic motivation for control: fact or fiction. In: Baum A, Singer JE, editors. Advances in environmental pyschology: applications of personal control. 2nd ed. Hillsdale, NJ: Erlbaum; 1980. pp. 131-48.

[134] Klein RF, Kliner VA, Zipes DP, Troyer WG, Wallace AG. Transfer from a coronary care unit. Arch Intern Med. 1968; 122: 104-8.

[135] Rodin J, Langer EJ. Long-term effects of a control-relevant intervention with the institutionalized aged. J Pers Soc Psychol. 1977; 35 (12): 897-902.

[136] Wallerstein NB, Yen IH, Syme SL. Integration of social epidemiology and community-engaged interventions to improve health equity. Am J Public Health. 2011; 101 (5): 822-30.

[137] Laverack G, Wallerstein N. Measuring community empowerment: a fresh look at organizational domains. Health Promot Int. 2001; 16 (2): 179-85.

[138] Wallerstein N. Empowerment to reduce health disparities. Scand J Public Health. 2002; 59 (Suppl): 72-7.

[139] Wallerstein N. Powerlessness, empowerment, and health: implications for health promotion programs. Am J Health Promot. 1992; 6 (3): 197-205.

[140] Wilson N, Minkler M, Dasho S, Wallerstein N, Martin AC. Getting to social action: the Youth Empowerment Strategies (YES!) project. Health Promot Pract. 2008; 9 (4): 395-403.

[141] Marmot M. Health in an unequal world. Lancet. 2006; 368 (9552): 2081-94.

[142] Sampson RJ, Morenoff JD, Earls F. Beyond social capital: spatial dynamics of collective efficacy for children. Am Sociol Rev. 1999; 64 (5): 633-60.

[143] Morton MJ, Lurie N. Community resilience and public health practice. Am J Public Health. 2013; 103 (7): 1158-60.

[144] Poortinga W. Community resilience and health: the role of bonding, bridging, and linking aspects of social capital. Health Place. 2012; 18 (2): 286-95.

[145] Hennessey Lavery S, Smith ML, Esparza AA, Hrushow A, Moore M, Reed DF. The community action model: a community-driven model designed to address disparities in health. Am J Public Health. 2005; 95 (4): 611-6.

[146] Galea S, Riddle M, Kaplan GA. Causal thinking and complex system approaches in epidemiology. Int J Epidemiol. 2010; 39 (1): 97-106.

[147] Kaplan GA. What's wrong with social epidemiology, and how can we make it better? Epidemiol Rev. 2004; 26: 124-35.

[148] Kang D, Tao X, Liao M, Li J, Zhang N, Zhu X, et al. An integrated individual, community, and structural intervention to reduce HIV/STI risks among female sex workers in China. BMC Public Health. 2013; 13: 717.

[149] Ko NY, Lee HC, Hung CC, Chang JL, Lee NY, Chang CM, et al. Effects of structural intervention on increasing condom availability and reducing risky sexual behaviours in gay bathhouse attendees. AIDS Care. 2009; 21 (12): 1499-507.

[150] Kidder DP, Wolitski RJ, Royal S, Aidala A, Courtenay-Quirk C, Holtgrave DR, et al. Access to housing as a structural intervention for homeless and unstably housed people living with HIV: ration-

ale, methods, and implementation of the housing and health study. AIDS Behav. 2007; 11 (6 Suppl): 149-61.

[151] Pronyk PM, Hargreaves JR, Kim JC, Morison LA, Phetla G, Watts C, et al. Effect of a structural intervention for the prevention of intimate-partner violence and HIV in rural SouthAfrica: a cluster randomised trial. Lancet. 2006; 368 (9551): 1973-83.

[152] Saunders RP, Evans AE, Kenison K, Workman L, Dowda M, Chu YH. Conceptualizing, implementing, and monitoring a structural health promotion intervention in an organizational setting. Health Promot Pract. 2013; 14 (3): 343-53.

[153] Stronks K, Mackenbach JP. Evaluating the effect of policies and interventions to address inequalities in health: lessons from a Dutch programme. Eur J Public Health. 2006; 16 (4): 346-53.

[154] Moher M, Hey K, Lancaster T. Workplace interventions for smoking cessation. Cochrane Database Syst Rev. 2003 (2): CD003440.

[155] Geaney F, Kelly C, Greiner BA, Harrington JM, Perry IJ, Beirne P. The effectiveness of workplace dietary modification interventions: a systematic review. Prev Med. 2013; 57 (5): 438-47.

[156] Corbiere M, Shen J, Rouleau M, Dewa CS. A systematic review of preventive interventions regarding mental health issuesin organizations. Work. 2009; 33 (1): 81-116.

[157] To QG, Chen TT, Magnussen CG, To KG. Workplace physical activity interventions: a systematic review. Am J Health Promot. 2013; 27 (6): e113-23.

[158] Theorell T, Emdad R, Arnetz B, Weingarten AM. Employee effects of an educational program for managers at an insurance company. Psychosom Med. 2001; 63 (5): 724-33.

[159] van der Klink JJ, Blonk RW, Schene AH, van Dijk FJ. The benefits of interventions for work-related stress. Am J Public Health. 2001; 91 (2): 270-6.

[160] Lamontagne AD, Keegel T, Louie AM, Ostry A, Landsbergis PA. A systematic review of the job-stress intervention evaluation literature, 1990-2005. Int J Occup Environ Health. 2007; 13 (3): 268-80.

[161] Schelvis RM, Oude Hengel KM, Wiezer NM, Blatter BM, van Genabeek JA, Bohlmeijer ET, et al. Design of the Bottom-up Innovation project—a participatory, primary preventive, organizational level intervention on work-related stress and well-being for workers in Dutch vocational education. BMC Public Health. 2013; 13: 760.

[162] Egan M, Bambra C, Petticrew M, Whitehead M. Reviewing evidence on complex social interventions: appraising implementation in systematic reviews of the health effects of organisational-level workplace interventions. J Epidemiol Community Health. 2009; 63 (1): 4-11.

[163] Cherniack M, Henning R, Merchant JA, Punnett L, Sorensen GR, Wagner G. Statement on national worklife priorities. Am J Ind Med. 2011; 54 (1): 10-20.

[164] Sorensen G, McLellan D, Dennerlein JT, Pronk NP, Allen JD, Boden LI, et al. Integration of health protection and health promotion: rationale, indicators, and metrics. J Occup Environ Med. 2013; 55 (12 Suppl): S12-8.

[165] Berkman LF, Buxton O, Ertel K, Okechukwu C. Managers' practices related to work-family balance predict employee cardiovascular risk and sleep duration in extended care settings. J Occup Health Psychol. 2010; 15 (3): 316-29.

[166] Moen P, Kelly EL, Hill R. Does enhancing work-time control and flexibility reduce turnover? A naturally occurring experiment. Soc Probl. 2011; 58 (1): 69-98.

[167] Hammer LB, Kossek EE, Anger WK, Bodner T, Zimmerman KL. Clarifying work-family intervention processes: the roles of work-family conflict and family-supportive supervisor behaviors. J Appl

Psychol. 2011; 96 (1): 134-50.

[168] Almeida DM, Davis KD. Workplace flexibility and daily stress processes in hotel employees and their children. Annals Am Acad Pol & Soc Sci. 2011; 638 (1): 123-40.

[169] Bray JW, Kelly EL, Hammer LB, Almeida, DM, Dearing JW, King RB, et al. An integrative, multilevel, and transdisciplinary research approach to challenges of work, family, and health. Research Triangle Park, NC: RTI International, 2013. MR-0024-1302 Contract No.: RTI Press publication No. MR-0024-1302.

[170] Sorensen G, Stoddard AM, Dubowitz T, Barbeau EM, Bigby J, Emmons KM, et al. The influence of social context on changes in fruit and vegetable consumption: results of the healthy directions studies. Am J Public Health. 2007; 97 (7): 1216-27.

[171] D'Andrade R. Three scientific world views and the covering law model. In: Fiske DW, Shweder RS, editors. Metatheory in social science. Chicago, IL: University of Chicago Press; 1986. pp. 19-41.

[172] Antonovsky A. Complexity, conflict, chaos, coherence, coercion and civility. Soc Sci Med. 1993; 37 (8): 969-74.

[173] Bar-Yam Y. Improving the effectiveness of health care and public health: a multiscale complex systems analysis. Am J Public Health. 2006; 96 (3): 459-66.

[174] Bertalanffy Lv. General systems theory. New York: George Braziller; 1969.

[175] Bronfenbrenner U. Developmental ecology through space and time: a future perspective. In: Moen P, Elder GHJ, editors. Examining lives in context: perspectives on the ecology of human development. Washington, DC: American Psychological Association; 1995. pp. 619-47.

[176] Bronfenbrenner U. Ecological systems theory. In: Vasta R, editor. Six theories of child development: revised formulations and current issues. London, England: Jessica Kingsley; 1992. pp. 187-249.

[177] Meadows DH. Thinking in systems: a primer. Wright D, editor. White River Junction, VT: Chelsea Green Publishing; 2008.

[178] Auchincloss AH, Diez Roux AV. A new tool for epidemiology: the usefulness of dynamic-agent models in understanding place effects on health. Am J Epidemiol. 2008; 168 (1): 1-8.

[179] Diez Roux AV. Complex systems thinking and current impasses in health disparities research. Am J Public Health. 2011; 101 (9): 1627-34.

[180] Koopman JS. Infection transmission science and models. Jpn J Infect Dis. 2005; 58 (6): S3-8.

[181] Krieger N. Theories for social epidemiology in the 21st century: an ecosocial perspective. Int J Epidemiol. 2001; 30 (4): 668-77.

[182] Alebiosu CO, Ayodele OE. The global burden of chronic kidney disease and the way forward. Ethn Dis. 2005; 15 (3): 418-23.

[183] Bambra CL, Hillier FC, Moore HJ, Summerbell CD. Tackling inequalities in obesity: a protocol for a systematic review of the effectiveness of public health interventions at reducing socioeconomic inequalities in obesity amongst children. Syst Rev. 2012; 1 (1): 16.

[184] National Cancer Institute. How to anticipate change in tobacco control systems. In: Best A, Clark PI, Leischow SJ, Trochim WMK, editors. Greater than the sum: systems thinking in tobacco control. NIH Pub. No. 06-6085. Bethesda, MD: U. S. Department of Health and Human Services, National Cancer Institute; 2007. pp. 111-48.

[185] Luke DA, Harris JK, Shelton S, Allen P, Carothers BJ, Mueller NB. Systems analysis of collaboration in 5 national tobacco control networks. Am J Public Health. 2010; 100 (7): 1290-7.

[186] Levy DT, Bauer JE, Lee H-R. Simulation modeling and tobacco control: creating more robust public health policies. Am J Public Health. 2006; 96 (3): 494-8.

[187] Berkman LF. Unintended consequences of social and economic policies for population health: towards a more intentional approach. Eur J Public Health. 2011; 21 (5): 547-8.

[188] El-Sayed AM, Scarborough P, Seemann L, Galea S. Social network analysis and agent-based modeling in social epidemiology. Epidemiol Perspect Innov. 2012; 9 (1): 1.

[189] Hammond RA, Dube L. A systems science perspective and transdisciplinary models for food and nutrition security. Proc Natl Acad Sci U S A. 2012; 109 (31): 12356-63.

[190] Levy DT, Mabry PL, Wang YC, Gortmaker S, Huang TT, Marsh T, et al. Simulation models of obesity: a review of the literature and implications for research and policy. Obes Rev. 2010.

[191] Maglio PP, Mabry PL. Agent-based models and systems science approaches to public health. Am J Prev Med. 2011; 40 (3): 392-4.

[192] Bandura A. Self-efficacy mechanisms in human agency. Am Psychol. 1982; 37: 122-47.

[193] Lorig K, Holman H. Arthritis self-management studies: a twelve-year review. Health Educ Q. 1993; 20 (1): 17-28.

[194] Wilson W, Pratt C. The impact of diabetes education and peer support upon weight and glycemic control of elderly persons with noninsulin dependent diabetes mellitus (NIDDM). Am J Public Health. 1987; 77 (5): 634-5.

[195] Clark NM, Rakowski W, Wheeler JR, Ostrander LD, Oden S, Keteyian S. Development of self-management education for elderly heart patients. Gerontologist. 1988; 28 (4): 491-4.

[196] Lorig K, Laurin J, Gines GE. Arthritis self-management: a five-year history of a patient education program. Nurs Clin North Am. 1984; 19 (4): 637-45.

[197] Clark NM, Janz NK, Becker MH, Schork MA, Wheeler J, Liang J, et al. Impact of self-management education on the functional health status of older adults with heart disease. Gerontologist. 1992; 32 (4): 438-43.

[198] Clark NM, Janz NK, Dodge JA, Sharpe PA. Self-regulation of health behavior: the "take PRIDE" program. Health Educ Q. 1992; 19 (3): 341-54.

[199] Abrams DB, Boutwell WB, Grizzle J, Heimendinger J, Sorensen G, Varnes J. Cancer control at the workplace: the Working Well Trial. Prev Med. 1994; 23 (1): 15-27.

[200] Painter JE, Borba CP, Hynes M, Mays D, Glanz K. The use of theory in health behavior research from 2000 to 2005: a systematic review. Ann Behav Med. 2008; 35 (3): 358-62.

[201] Prochaska JO, Redding CA, Evers KE. The transtheoretical model and stages of change. In: Glanz K, Lewis FM, Rimer BK, editors. Health behavior and health education: theory, research, and practice. 2nd ed. San Francisco, CA: Jossey-Bass; 1997. pp. 60-84.

[202] Abdullah AS, Mak YW, Loke AY, Lam TH. Smoking cessation intervention in parents of young children: a randomised controlled trial. Addiction. 2005; 100 (11): 1731-40.

[203] Cabezas C, Advani M, Puente D, Rodriguez-Blanco T, Martin C. Effectiveness of a stepped primary care smoking cessation intervention: cluster randomized clinical trial (ISTAPS study). Addiction. 2011; 106 (9): 1696-706.

[204] Cole TK. Smoking cessation in the hospitalized patient using the transtheoretical model of behavior change. Heart Lung. 2001; 30 (2): 148-58.

[205] Lawrence T, Aveyard P, Evans O, Cheng KK. A cluster randomised controlled trial of smoking cessation in pregnant women comparing interventions based on the transtheoretical (stages of change) model to standard care. Tob Control. 2003; 12 (2): 168-77.

[206] King AC, Sallis JF, Dunn AL, Simons-Morton DG, Albright CA, Cohen S, et al. Overview of the Activity Counseling Trial (ACT) intervention for promoting physical activity in primary health care

settings. Activity Counseling Trial Research Group. Med Sci Sports Exerc. 1998; 30 (7): 1086-96.

[207] Kirk AF, Higgins LA, Hughes AR, Fisher BM, Mutrie N, Hillis S, et al. A randomized, controlled trial to study the effect of exercise consultation on the promotion of physical activity in people with Type 2 diabetes: a pilot study. Diabet Med. 2001; 18 (11): 877-82.

[208] Kirk AF, Mutrie N, Macintyre PD, Fisher MB. Promoting and maintaining physical activity in people with type 2 diabetes. Am J Prev Med. 2004; 27 (4): 289-96.

[209] Peterson KE, Sorensen G, Pearson M, Hebert JR, Gottlieb BR, McCormick MC. Design of an intervention addressing multiple levels of influence on dietary and activity patterns of low-income, postpartum women. Health Educ Res. 2002; 17 (5): 531-40.

[210] Plotnikoff RC, Lippke S, Johnson ST, Courneya KS. Physical activity and stages of change: a longitudinal test in types 1 and 2 diabetes samples. Ann Behav Med. 2010; 40 (2): 138-49.

[211] Taymoori P, Niknami S, Berry T, Lubans D, Ghofranipour F, Kazemnejad A. A school-based randomized controlled trial to improve physical activity among Iranian high school girls. Int J Behav Nutr Phys Act. 2008; 5: 18.

[212] Yoo JS, Hwang AR, Lee HC, Kim CJ. Development and validation of a computerized exercise intervention program for patients with type 2 diabetes mellitus in Korea. Yonsei Med J. 2003; 44 (5): 892-904.

[213] Chang L, McAlister AL, Taylor WC, Chan W. Behavioral change for blood pressure control among urban and rural adults in Taiwan. Health Promot Int. 2003; 18 (3): 219-28.

[214] Johnson SS, Driskell MM, Johnson JL, Prochaska JM, Zwick W, Prochaska JO. Efficacy of a transtheoretical model-based expert system for antihypertensive adherence. Dis Manag. 2006; 9 (5): 291-301.

[215] Suppan J. Using the transtheoretical approach to facilitate change in the heart failure population. Congest Heart Fail. 2001; 7 (3): 151-5.

[216] Burke JG, Denison JA, Gielen AC, McDonnell KA, O'Campo P. Ending intimate partner violence: an application of the transtheoretical model. Am J Health Behav. 2004; 28 (2): 122-33.

[217] Armitage CJ. Is there utility in the transtheoretical model? Br J Health Psychol. 2009; 14 (Pt 2): 195-210.

[218] Callaghan RC, Taylor L. Mismatch in the transtheoretical model? Am J Addict. 2006; 15 (5): 403.

[219] De Vet E, De Nooijer J, De Vries NK, Brug J. Do the transtheoretical processes of change predict transitions in stages of change for fruit intake? Health Educ Behav. 2008; 35 (5): 603-18.

[220] Nigg CR, Geller KS, Motl RW, Horwath CC, Wertin KK, Dishman RK. A research agenda to examine the efficacy and relevance of the transtheoretical model for physical activity behavior. Psychol Sport Exerc. 2011; 12 (1): 7-12.

[221] Prochaska JO. Moving beyond the transtheoretical model. Addiction. 2006; 101 (6): 768-74; author reply 74-8.

[222] West R. Time for a change: putting the transtheoretical (stages of change) model to rest. Addiction. 2005; 100 (8): 1036-9.

[223] Carlson LE, Taenzer P, Koopmans J, Casebeer A. Predictive value of aspects of the transtheoretical model on smoking cessation in a community-based, large-group cognitive behavioral program. Addict Behav. 2003; 28 (4): 725-40.

[224] Diclemente CC. A premature obituary for the transtheoretical model: a response to West (2005). Addiction. 2005; 100 (8): 1046-8; author reply 8-50.

[225] Sorensen G, Barbeau E, Stoddard AM, Hunt MK, Kaphingst K, Wallace L. Promoting behavior

change among working-class, multiethnic workers: results of the healthy directions—small business study. Am J Public Health. 2005; 95（8）: 1389-95.

[226] Sorensen G, Emmons K, Hunt MK, Barbeau E, Goldman R, Peterson K, et al. Model for incorporating social context in health behavior interventions: applications for cancer prevention for working-class, multiethnic populations. Prev Med. 2003; 37（3）: 188-97.

[227] Sorensen G, Stoddard A, Quintiliani L, Ebbeling C, Nagler E, Yang M, et al. Tobacco use cessation and weight management among motor freight workers: results of the gear up for health study. Cancer Causes Control. 2010; 21（12）: 2113-22.

[228] Nagler EM, Pednekar MS, Viswanath K, Sinha DN, Aghi MB, Pischke CR, et al. Designing in the social context: using the social contextual model of health behavior change to develop a tobacco control intervention for teachers in India. Health Educ Res. 2013; 28（1）: 113-29.

[229] Bloom JR, Kessler L. Risk and timing of counseling and support interventions for younger women with breast cancer. Journal of the National Cancer Institute Monographs. 1994（16）: 199-206.

[230] Friedman M, Rosenman RH. Association of a specific overt behavior pattern with increase in blood cholesterol, blood clotting time, incidence of arcus senilis, and clinical coronary arterery disease. JAMA. 1959; 112: 653-65.

[231] Nunes EV, Frank KA, Kornfeld DS. Psychological treatment for type-A behavior pattern: a meta-analysis of the literature. Psychosom Med. 1987; 48: 159-73.

[232] Powell LH, Thoresen CE. Effects of type A behavioral counseling and severity of prior acute myocardial infarction on survival. Am J Cardiol. 1988; 62（17）: 1159-63.

[233] Smith TW, Anderson NB. Models of personality and disease: an interactional approach to Type A behavior and cardiovascular risk. J Pers Soc Psychol. 1986; 50: 1166-73.

[234] Thoresen CE, Powell LH. Type A behavior pattern: new perspectives on theory, assessment, and intervention. J Consult Clin Psychol. 1992; 60（4）: 595-604.

[235] Cain EN, Kohorn EI, Quinlan DM, Latimer K, Schwartz PE. Psychosocial benefits of a cancer support group. Cancer. 1986; 57: 183-9.

[236] Benfari RC. The Multiple Risk Factor Intervention Trial（MRFIT）: III. The model for intervention. Prev Med. 1981; 10: 426-42.

[237] Rose G. Sick individuals and sick populations. Int J Epidemiol. 1985; 14（1）: 32-8.

[238] McMichael AJ. Coronary heart disease: interplay between changing concepts of aetiology, risk distribution, and social strategies for prevention. Community Health Stud. 1989; 13（1）: 5-13.

[239] Levin JS, Glass TA, Kushi LH, Schuck JR, Steele L, Jonas WB. Quantitative methods in research on complementary and alternative medicine. A methodological manifesto. NIH Office of Alternative Medicine. Med Care. 1997; 35（11）: 1079-94.

[240] Mittelman MS. Psychosocial intervention research: challenges, strategies and measurement issues. Aging Ment Health. 2008; 12（1）: 1-4.

[241] Berkman LF, Ertel KA, Glymour MM. Aging and social intervention: life course perspectives. In: Robert H. Binstock and Linda K. George, editors. Handbook of aging and the social sciences. 7th ed. San Diego, CA: Elsevier Academic Press; 2011. pp. 337-51.

[242] Olds DL, Sadler L, Kitzman H. Programs for parents of infants and toddlers: recent evidence from randomized trials. J Child Psychol Psychiatry. 2007; 48（3-4）: 355-91.

[243] Seguin M, Lesage A, Turecki G, Bouchard M, Chawky N, Tremblay N, et al. Life trajectoriesand burden of adversity: mapping the developmental profiles of suicide mortality. Psychol Med. 2007; 37（11）: 1575-83.

[244] Ben-Shlomo Y, Kuh D. A life course approach to chronic disease epidemiology: conceptual models, empirical challenges and interdisciplinary perspectives. Int J Epidemiol. 2002; 31 (2): 285-93.

[245] Hertzman C, Boyce T. How experience gets under the skin to create gradients in developmental health. Annu Rev Public Health. 2010; 31: 329-47, 3p following 47.

[246] Hertzman C, Power C. Health and human development: understandings from life-course research. Dev Neuropsychol. 2003; 24 (2-3): 719-44.

[247] Power C, Hertzman C. Social and biological pathways linking early life and adult disease. Br Med Bull. 1997; 53 (1): 210-21.

[248] Hallqvist J, Lynch J, Bartley M, Lang T, Blane D. Can we disentangle life course processes of accumulation, critical period and social mobility? An analysis of disadvantaged socio-economic positions and myocardial infarction in the Stockholm Heart Epidemiology Program. Soc Sci Med. 2004; 58 (8): 1555-62.

[249] Freedland KE, Miller GE, Sheps DS. The Great Debate, revisited. Psychosom Med. 2006; 68 (2): 179-84.

[250] Lundberg GD. Resolved: psychosocial interventions can improve clinical outcomes in organic disease—discussant comments. Psychosom Med. 2002; 64 (4): 568-70.

[251] Markovitz JH. Resolved: psychosocial interventions can improve clinical outcomes in organic disease—moderator introduction. Psychosom Med. 2002; 64 (4): 549-51.

[252] Relman AS, Angell M. Resolved: psychosocial interventions can improve clinical outcomes in organic disease (con). Psychosom Med. 2002; 64 (4): 558-63.

[253] Williams RB, Schneiderman N. Resolved: psychosocial interventions can improve clinical outcomes in organic disease (pro). Psychosom Med. 2002; 64 (4): 552-7.

[254] Oakes JM. Invited commentary: paths and pathologies of social epidemiology. Am J Epidemiol. 2013; 178 (6): 850-1.

[255] Taylor SE, Falke RL, Mazel RM, Hilsberg BL. Sources of satisfaction and dissatisfaction among members of cancer support groups. In: Gottlieb BH, editor. Marshaling social support: formats, processes, and effects. Newbury Park, CA: Sage Publications; 1988. pp. 187-208.

[256] Prochaska JO, DiClemente CC, Velicer WF, Rossi JS. Standardized, individualized, interactive, and personalized self-help programs for smoking cessation. Health Psychol. 1993; 12 (5): 399-405.

[257] Mulder CL, Emmelkamp PM, Antoni MH, Mulder JW, Sandfort TG, de Vries MJ. Cognitive-behavioral and experiential group psychotherapy for HIV-infected homosexual men: a comparative study. Psychosom Med. 1994; 56 (5): 423-31.

[258] Amori G, Lenox RH. Do volunteer subjects bias clinical trials? J Clin Psychopharmacol. 1989; 9 (5): 321-7.

[259] Edlund MJ, Craig TJ, Richardson MA. Informed consent as a form of volunteer bias. Am J Psychiatry. 1985; 142 (5): 624-7.

[260] Gustavsson JP, Asberg M, Schalling D. The healthy control subject in psychiatric research: impulsiveness and volunteer bias. Acta Psychiatr Scand. 1997; 96 (5): 325-8.

[261] Holden G, Rosenberg G, Barker K, Tuhrim S, Brenner B. The recruitment of research participants: a review. Soc Work Health Care. 1993; 19 (2): 1-44.

[262] Leventhal T, Brooks-Gunn J. Moving to opportunity: an experimental study of neighborhood effects on mental health. Am J Public Health. 2003; 93 (9): 1576-82.

[263] Martinson BC, Crain AL, Sherwood NE, Hayes MG, Pronk NP, O'Connor PJ. Population reach and

recruitment bias in a maintenance RCT in physically active older adults. J Phys Act Health. 2010；7
（1）：127-35.

[264] Montgomery RJV, Borgatta EF. Family Support Project：final report to the Administration on Aging.
Seattle：University of Washington, Institute on Aging/Long-Term Care Center；1985.

[265] Schneiderman N, Saab PG, Catellier DJ, Powell LH, DeBusk RF, Williams RB, et al. Psychoso-
cial treatment within sex by ethnicity subgroups in the Enhancing Recovery in Coronary Heart Dis-
ease clinical trial. Psychosom Med. US：Lippincott Williams & Wilkins；2004. pp. 475-83.

[266] Glass TA, Berkman LF. The families in recovery from stroke trial（FIRST）：a psychosocial interven-
tion in stroke. Psychosom Med. 2000；62（1）：1492.

[267] Gibaldi M, Sullivan S. Intention-to-treat analysis in randomized trials：who gets counted？ J Clin
Pharmacol. 1997；37（8）：667-72.

[268] Hogan JW, Laird NM. Intention-to-treat analyses for incomplete repeated measures data. Biomet-
rics. 1996；52（3）：1002-17.

[269] Newell DJ. Intention-to-treat analysis：implications for quantitative and qualitative research［see
comments］. Int J Epidemiol. 1992；21（5）：837-41.

[270] Mohide EA, Pringle DM, Streiner DL, Gilbert JR, Muir G, Tew M. A randomized trial of family
caregiver support in the home management of dementia. J Am Geriatr Soc. 1990；38（4）：
446-54.

[271] The Multiple Risk Factor Intervention Trial Group. Multiple Risk Factor Intervention Trial：risk fac-
tor changes and mortality results. JAMA. 1982；248：1465-77.

[272] Macintyre S. Good intentions and received wisdom are not good enough：the need for controlled trials
in public health. J Epidemiol Community Health. 2011；65（7）：564-7.

[273] Ackermann RT, Holmes AM, Saha C. Designing a natural experiment to evaluate a national health
care-community partnership to prevent type 2 diabetes. Prev Chronic Dis. 2013；10：E12.

[274] Cerda M, Morenoff JD, Hansen BB, Tessari Hicks KJ, Duque LF, Restrepo A, et al. Reducing vio-
lence by transforming neighborhoods：a natural experiment in Medellin, Colombia. Am J Epidemiol.
2012；175（10）：1045-53.

[275] Diez Roux AV. Next steps in understanding the multilevel determinants of health. J Epidemiol Com-
munity Health. 2008；62（11）：957-9.

[276] Galea S, Link BG. Six paths for the future of social epidemiology. Am J Epidemiol. 2013；178（6）：
843-9.

[277] Humphreys DK, Eisner MP. Do flexible alcohol trading hours reduce violence？ A theory-based natu-
ral experiment in alcohol policy. Soc Sci Med. 2013.

[278] Kaufman JS, Kaufman S, Poole C. Causal inference from randomized trials in social epidemiology.
Soc Sci Med. 2003；57（12）：2397-409.

[279] Pinkston EM, Linsk NL, Young RN. Home-based behavioral family treatment of the impaired elder-
ly. Behav Ther. 1988；19（3）：331-44.

[280] McCormick J, Skrabanek P. Coronary heart disease is not preventable by population interventions.
Lancet. 1988；2（8615）：839-41.

[281] Galea S. An argument for a consequentialist epidemiology. Am J Epidemiol. 2013；178（8）：1185-
91.

[282] Anonymous. Population health looking upstream. Lancet. 1994；343（8895）：429-30.

[283] Kaplan GA. Where do shared pathways lead？ Some reflections on a research agenda. Psychosom
Med. 1995；57（3）：208-12.

[284] McKinlay JB. The new public health approach to improving physical activity and autonomy in older populations. In: Heikkinen E, Kuusinen J, Ruoppila I, editors. Preparation for aging. New York: Plenum Press; 1995. pp. 87–103.

[285] Rose GA. The strategy of preventative medicine. Oxford: Oxford University Press; 1992.

[286] Frieden TR. A framework for public health action: the health impact pyramid. Am J Public Health. 2010; 100 (4): 590-5.

[287] Terris M. Epidemiology as a guide to health policy. Annu Rev Public Health. 1980; 1: 323-44.

[288] Craig P, Cooper C, Gunnell D, Haw S, Lawson K, Macintyre S, et al. Using natural experiments to evaluate population health interventions: new Medical Research Council guidance. J Epidemiol Community Health. 2012; 66 (12): 1182-6.

[289] DiClemente RJ, Wingood GM. A randomized controlled trial of an HIV sexual risk–reduction intervention for young African–American women. JAMA. 1995; 274 (16): 1271-6.

[290] Kelly JA, St. Lawrence JS, Diaz YE, Stevenson LY, Hauth AC, Brasfield TL, et al. HIV risk behavior reduction following intervention with key opinion leaders of population: an experimental analysis. Am J Public Health. 1991; 81 (2): 168-71.

[291] Havas S, Heimendinger J, Damron D, Nicklas TA, Cowan A, Beresford SA, et al. 5 a Day for better health—nine community research projects to increase fruit and vegetable consumption. Public Health Rep. 1995; 110 (1): 68-79.

[292] Kristal AR, Patterson RE, Glanz K, Heimendinger J, Hebert JR, Feng Z, et al. Psychosocial correlates of healthful diets: baseline results from the Working Well Study. Prev Med. 1995; 24 (3): 221-8.

[293] Minkler M. Building supportive ties and sense of community among the inner–city elderly: the Tenderloin Senior Outreach Project. Health Educ Q. 1985; 12 (4): 303-14.

[294] Arnaud N, Broning S, Drechsel M, Thomasius R, Baldus C. Web–based screening and brief intervention for poly–drug use among teenagers: study protocol of a multicentre two–arm randomized controlled trial. BMC Public Health. 2012; 12: 826.

[295] Campbell AN, Miele GM, Nunes EV, McCrimmon S, Ghitza UE. Web–based, psychosocial treatment for substance use disorders in community treatment settings. Psychol Serv. 2012; 9 (2): 212-4.

[296] Schulz DN, Kremers SP, de Vries H. Are the stages of change relevant for the development and implementation of a web–based tailored alcohol intervention? A cross–sectional study. BMC Public Health. 2012; 12: 360.

[297] Strecher VJ, McClure JB, Alexander GL, Chakraborty B, Nair VN, Konkel JM, et al. Web–based smoking–cessation programs: results of a randomized trial. Am J Prev Med. 2008; 34 (5): 373-81.

[298] Dunton GF, Robertson TP. A tailored Internet–plus–email intervention for increasing physical activity among ethnically–diverse women. Prev Med. 2008; 47 (6): 605-11.

[299] Knowlden A, Sharma M. A feasibility and efficacy randomized controlled trial of an online preventative program for childhood obesity: protocol for the EMPOWER Intervention. JMIR Res Protoc. 2012; 1 (1): e5.

[300] Kuijpers W, Groen WG, Aaronson NK, van Harten WH. A systematic review of web–based interventions for patient empowerment and physical activity in chronic diseases: relevance for cancer survivors. J Med Internet Res. 2013; 15 (2): e37.

[301] Bond GE, Burr R, Wolf FM, Price M, McCurry SM, Teri L. The effects of a web–based interven-

tion on the physical outcomes associated with diabetes among adults age 60 and older: a randomized trial. Diabetes Technol Ther. 2007; 9 (1): 52-9.

[302] Davis S, Abidi SS, Cox J. Personalized cardiovascular risk management linking SCORE and behaviour change to Web-based education. Stud Health Technol Inform. 2006; 124: 235-40.

[303] Zheng K, Newman MW, Veinot TC, Hanratty M, Kim H, Meadowbrooke C, et al. Using online peer-mentoring to empower young adults with end-stage renal disease: a feasibility study. AMIA Annu Symp Proc. 2010; 2010: 942-6.

[304] Lieberman MA, Golant M, Giese-Davis J, Winzlenberg A, Benjamin H, Humphreys K, et al. Electronic support groups for breast carcinoma: a clinical trial of effectiveness. Cancer. 2003; 97 (4): 920-5.

[305] Coulehan MB, Rossie KM, Ross AJ. Developing a novel Internet-based psychoeducational intervention for dementia caregivers. AMIA Annu Symp Proc. 2008: 915.

[306] Wu YH, Faucounau V, de Rotrou J, Riguet M, Rigaud AS. [Information and communication technology interventions supporting carers of people with Alzheimer's disease: a literature review]. Psychol Neuropsychiatr Vieil. 2009; 7 (3): 185-92.

[307] Centola D. An experimental study of homophily in the adoption of health behavior. Science. 2011; 334 (6060): 1269-72.

[308] Centola D. The spread of behavior in an online social network experiment. Science. 2010; 329 (5996): 1194-7.

[309] Kuhn TS. The structure of scientific revolutions. 1st ed. Chicago, IL: University of Chicago Press; 1962.

第十二章

政策是社会流行病学的研究工具

玛丽亚·格莱穆尔 （M. Maria Glymour）

引　言

医疗政策只是卫生政策的一小部分。政府的规章制度几乎能够影响到社会流行病学①的各个方面。因此，政策成为将健康社会决定因素理论转化②为改善人群健康实践的关键途径。除了这个应用目标外，政策评估还可以对政策形成的社会因素带来的健康结局进行因果识别。政策的应用目标要回答如"启智计划是否能够通过增加四岁儿童的学前班入学率，改善其长期健康状况"的问题；而政策的研究目标则要回答如"四岁儿童上学前班能否改善其长期健康状况"的问题。区分政策的这两种目标是有意义的，因为除了启智计划，可能还有许多其他政策能够增加四岁儿童的学前班入学率。因此，更加宽泛的研究目标能够帮助指导政府在启智计划的基础上制定新的政策和计划。

社会政策会对个体生活产生非常大的影响：法律标准会影响我们上学的时间以及与谁是同学；如果生病或是失业，我们将面临生活处于贫困或

---

① 政府并不是制定"政策"的唯一机构，许多其他组织——雇主、制造商、零售组织、学校、教堂等的制度规则也有其深刻的影响。这样的机构政策与研究和翻译目标同样相关，尽管它们在社会流行病学中得到的研究关注更少。

② 我们使用"转化"一词来泛指将证据从基础科学研究转移到人口健康的改善上，例如通过制定基于证据的政策、项目或计划。

是变得贫困的风险；我们是否结婚、何时结婚以及与谁结婚；我们的计划生育权利以及生育孩子的数量还有宗教行为等。政策还能影响将社会经济、社会心理环境与健康相联系的主要途径或渠道，例如毒理环境条件、健康行为或医疗服务（如图 12.1 所示）。由于其广泛而强大的影响力，包括法律法规和监管决策在内的社会政策，应该是改善人群健康和减少健康不平等潜在干预措施的基本目标。

健康社会决定因素理论包括许多并非主要针对健康但可能会给健康带来意料之外结局的政策，例如就业、交通或住房管制。但关于构成社会经济环境的主要公共政策对健康长期效应的研究存在空白。除此之外，社会流行病学家通常将政策评估视为研究的切入点，而非研究健康社会决定因素。

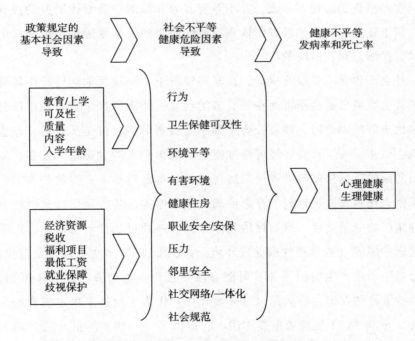

图 12.1　政策机制影响了健康社会决定因素和社会模式的风险因素

（一些社会政策直接影响"基本健康社会决定因素"，例如教育和收入，但是许多社会政策也影响了健康危险因素中的不平等。消除健康危险因素的社会不平等的政策也能够减少健康的社会不平等现象，例如通过保障安全社区的健康住房）

为什么政策变化有助于解决因果关系?

对于政策研究而言,政策变化形成的"自然实验"可评估假定危险因素是否会对健康产生因果效应,并解释健康社会决定因素是如何发挥作用的。政策评估不仅能够解释干预的因果效应,还可以检验因果假设并推动理论发展。本书会有一部分专门介绍识别社会资源因果效应的复杂性。最新研究发现,观察性研究与随机试验或准实验的研究结果会存在差异,这意味着观察性研究结果可能为制定改善人群健康的社会政策提供了不可靠依据[1,2,3,4,5]。本章将介绍基于实验、准实验或自然实验数据的研究,这些研究最不容易混淆或是存在反向因果关系。有多种因素可能导致观察性研究与实验研究的结论不一致,并不是所有差异都源于观察性研究的设计缺陷,但上述差异显然能够说明依靠观察性研究的证据来理解影响健康的复杂社会机制是存在风险的。

社会干预并不是没有风险,在某些情况下,一项预期能够产生较好效果的社会政策可能会损害潜在受益者的利益。特别是如果资金还可以分配到其他更好的用途时,即使社会干预不是有害的,仅仅是无效的,也会产生机会成本。关于社会环境可变维度是如何影响人群健康这一问题,需要有力的因果证据和准确的理论来进行解释。本章对基于证据的公共卫生进行了概念化:首先从理论上介绍疾病产生的原因,其次评估特定因素对人群健康影响的重要性,最后评估具体干预措施的可行性和有效性,以消除不健康的原因(或营造健康促进环境)(见图12.2)。这个模型是迭代的,因为基于干预产生的因果关系可能会改变理论上的解释。在这个框架内,社会政策评估在确定疾病原因(步骤1)和作为干预健康决定因素的主要工具(步骤3)上发挥着重要作用。它提供了一个切实的机会去影响人群健康,而不仅仅是识别风险。

虽然形势在不断发生变化,但关于社会政策长期影响许多的研究都是由经济学家或公共政策部门开展,流行病学家很少参与其中。在政策研究中,人群健康状况往往未被较好地测量;也很少考虑不同健康结局的异质性影响；无论是研究假设还是结论解释都没有与产生疾病的社会或生理途径相联系。我们希望本章能够成为推动流行病学家将社会政策的健康结局作为流行病学研究核心领域的动力，与此同时，本章也强调与健康相关的特殊社会经济因素，以促进政策领域跨学科交流。

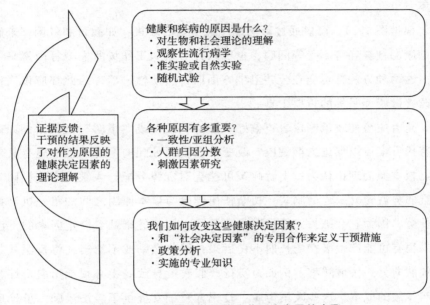

图12.2 以证据为基础的公共卫生发展的步骤

比较上游策略与下游策略对人群健康的收益

"上游"社会因素通过一系列"下游"事件和暴露来影响人群健康。教育和收入等上游决定因素通常被称为健康的根本原因，它们作为灵活的资源，可以在不同的环境中改善健康结局（见第二章）。实验性研究的证据显示，健康和家庭社会经济地位间的反馈过程被强化，因此将上游（基本）因素与下游（近端）因素分开过于简单。但是这种简化有助于区分两种政策，即广泛地影响社会资源的政策——个体决策是否或是如何使用上述资源改善健康——以及试图提供特定健康促进资源的政策。

例如，许多政策提供或限制受教育和获得收入的机会。个体反过来利用教育和收入避免近端的健康风险，或者获得近端的健康促进资源，比如更好的住房环境或是医疗保健。另外，一套社会政策并非针对社会经济地位，而是直接影响下游机制。图 12.1 展示了这一流程，从左边"基本"原因的政策，到影响社会健康危险因素中介政策，最后积累影响到人体健康。

根据图 12.1，可以通过影响最左边变量的政策：如教育和贫困，来解决健康的社会经济不平等问题，也可以针对诸如工作场所安全等因素来考虑。这两种方法都可能在公共卫生方面取得实质性进展，因此都应该当作是改善健康不平等的重要工具。

是否应该使政策制定者更偏好"上游"政策或"下游"政策？例如通过替代方案可以促进人群健康？改变社会资源分配的上游干预措施有其优势。根本原因理论认为，上游政策可能会对资源分配产生很大影响，因为社会弱势就像九头蛇的脑袋：切断任何健康与根本原因之间的单一机制都是徒劳，因为它会被另一途径取代。此外，切断健康社会决定因素的下游结果很有可能产生潜在的长期不良后果：扭曲激励或不恰当地将资源从某一领域向另一领域转移。例如，实行产假政策导致雇主必须承担雇员怀孕生产休假的成本，这些政策为雇主歧视育龄妇女提供了经济激励。虽然可以通过制定法律法规来抵制性别歧视，但往往难以落地执行。因此，雇主最好在政策制定时兼顾经济激励和性别平等。雇主向雇员提供健康保险可以获得税收补贴，但同时又有可能导致雇员过度利用医疗服务，即使雇员宁愿将补贴的钱用于除医疗服务外的其他消费上。这些都是关于下游政策可能存在风险的争论，并以此支持上游干预。解决"上游"不平等问题，除了促进人群健康，还会产生良好的社会效应；人们往往愿意生活在受教育程度更高、贫困程度更低的社会中，而不用考虑这些因素对健康的影响。

尽管上游干预在理论上具有优势，但切断中介途径比重新分配上游资源（如收入）更具有政治可行性。另外，有证据证明，从近端机制进行干预对人群健康产生的影响（正是因为过去能够实现这些政策变化，我们现在才能了解这些政策变化的后果）往往会比远端社会决定因素政策更大。

以收入等上游因素为目标的政策所提供的"灵活资源"很可能用于与健康无关的活动，甚至用于有害健康的活动。最后，一定程度的社会经济不平等是不可避免的（尽管经验证据表明，这些不平等的程度会随着时间和地点的不同而发生巨大的变化，从而使上游政策的必要性受到质疑[6,7,8]）。

跨国比较可以提供一些证据，这说明"上游"政策（旨在减少教育和收入不平等）与"下游"政策（旨在减少社会不平等带来健康后果）对健康存在潜在的影响。美国老年人的平均受教育程度高于欧洲老年人，但美国受较高教育程度与较低教育程度人群之间的健康差异却比欧洲大。因此，我们可以粗略地将美国作为具有"上游"政策国家的代表（提高平均受教育水平，但受较高教育程度与较低教育程度人群之间存在健康差异），而欧洲国家则是实行"下游"政策（缩小受较高教育程度与较低教育程度人口之间的健康差异）。① 最近的研究假设美国的教育分布与欧洲国家相同，对比美国和欧洲国家的期望寿命，但目前美国的健康不平等程度比欧洲严重得多。② 例如，20 世纪 90 年代，美国女性年死亡率是 419 人/10 万人，高于法国女性死亡率，而美国女性的平均受教育程度要高于法国，在这两个国家，受教育程度与死亡率呈负相关。如果美国女性与法国女性教育水平相当，估计美国女性年死亡数会增加 192 人（每 10 万人），美法健康差距增加 45%（假设与教育是因果关系）。或者，如果美国教育不平等程度调整到与法国相似，则美国女性年死亡数会减少 183 人（每 10 万人），美法健康差距将减少 44%[9]。

如果教育与健康之间是因果关系，那么与欧洲国家相比，美国对教育的投资大大增加了人群的期望寿命，但美国受较高教育程度与较低教育程度人群的健康不平等却抵消了这种效益。上述结果表明，无论"上游"政策还是"下游"政策——提高人群的受教育水平或减少不同教育水平人群

---

① 当然，这与实际的政策意图并不完全一致——许多美国的政策旨在减少社会经济地位高与低的人之间的不平等，许多欧洲的政策旨在提高平均教育水平。

② 这种想法也搁置了因果关系的问题，只是说，如果我们假设这些政策框架完全是因果关系，那么，在欧洲改变教育的分布与在美国改变教育群体之间的不平等，我们能取得多少合理的结果？

的健康不平等，都有相似的人群健康效益。虽然不确定这一结果的普适性，但可以认识到健康不平等是可以通过针对所谓的根本原因或是针对中介途径来解决的。

"上游"政策影响社会经济资源的证据

前面的章节已经回顾了关于教育、收入和其他根本原因对健康影响的研究。社会经济地位对健康影响的大部分研究都是基于政策的，例如义务教育法改革。本章并不是重新回顾这项研究，而是提出一些更具体的关于政策效果的研究：不是利用政策评估社会经济地位对健康的影响，而是去分析社会经济地位政策的异同。当然，教育和收入受到一系列政策的直接影响，但具体政策对个体的影响往往较小。值得注意的是，当意识到政策在公共卫生领域的重要性时，即使政策对个体的影响非常小，它也可能对整个人群产生非常大的影响。向每个个体提供微不足道的福利可能比仅向少数个体提供多福利对人群健康产生的影响更大。

与教育相关的政策既影响个体的受教育程度，也影响教育质量。已有研究发现，义务教育法规定了儿童的入学年龄、辍学以及工作年龄，它适度地增加了个体完成学业的时间，尽管这样的法律历来都是有选择性地执行。义务教育法是以一种标准化的方式记录，并且 20 世纪期间在美国和国际上对义务教育法进行了改革，所以它们被用于研究教育对健康的影响（见第二章）。考察中低收入国家义务教育法改革对健康的长期影响是接下来的研究重点，因为在平均受教育程度较低的社区，教育对健康的影响可能有所不同。和义务教育法一样，许多其他政策也可能会影响教育，但在人群健康的研究中却很少受到关注。其中包括规范中小学和大学教育经费的政策；公立学校系统之外的教育补贴；课程标准；法院关于废除种族隔离的决定[10]；幼儿园和其他学前教育的可及性；成人教育计划，例如普通教育发展证书（GED）或员工培训计划[11]。

有许多政策通过税收、失业保险，对贫困家庭的财政补贴、残疾保险和养老金制度来调节收入。这些政策的主要目标包括改善受益人的经济条件，并减少收入不平等。老年人社会保障、收入所得税抵免和贫困家庭临时救助计划等社会项目的实施，让约 16% 的美国家庭收入在 2004 年提高到贫困线以上。换句话说，如果美国没有实施这些计划，有 29% 的家庭将处于贫困线以下。实施后，只有 13.5% 的家庭处在贫困线以下[12]。

　　但这些政策是否能够有效改善受益人的健康状况？如果是的话，是否所有政策都能改善，还是只有部分政策有效？有人可能会说，有利于老年人的政策对健康产生的影响最大，因为老年人的健康需求最大。也会有人认为，根据生命历程模型，童年是"敏感时期"，对儿童健康进行投资将会产生最大的收益。这种对比在很大程度上是对理论的猜测：鲜有实证研究就投资对不同年龄人群健康带来的影响进行比较。我们可以确定许多其他政策特征，这些特征对形成该政策的健康影响可能很重要。例如，政策可能会使个体之间资金重新分配（典型税收政策）；或者主要是为了平衡个体生命历程经济资源，因此不必承受疾病、失业或是年老而导致的生活水平突然下降的风险。许多政策可以实现两种类型的再分配（例如某些养老金计划），但增加长期平均收入与减少短期收入波动或是平滑特殊脆弱时期收入对健康的影响可能并不相同。平滑计划可能会通过财政资源不足直接地或是间接地对不安全的焦虑以及心理健康进行影响，即使在相对较好的时期也是如此。

　　社会保障等养老金政策会影响个体的收入，而且往往涉及大额资金转移，这可能会对人群健康产生重大影响。但是这也只是少数准实验数据的研究结果。社会保障退休福利显著降低了美国老年人的贫困率[13]，但到目前为止，还没有就该政策对健康的影响进行有力的评估。由于对"缺口"一代社会保障福利政策的调整，他们获得了额外的社会保障收入，斯耐德（Snyder）等研究人员试图以此来评估社会保障收入对死亡率的影响。与社会保障福利水平较低的群体（1917 年上半年出生）相比，社会保障福利水平较高（1916 年下半年出生）的男性 65 岁以后死亡率竟然更高[14]。但该研究受到了质疑，因为在退休之前，"缺口"一代出生队列与相邻出生队列的死亡率就不同[15]。最近的研究关注了社会保障的引入和发展对死亡率的影响，但无法解释健康长期趋势的其他影响因素[16]。

赫德（Herd）等研究人员关注了美国补充收入保障计划（SSI）数据的逐年变化，研究发现更高的福利与更低的老年人失能率相关（美国人口普查中报告了人口流动限制），这是较为有说服力的研究[17]。政策本身的影响是适度的：SSI带来的收益最多增加1200美元（2000美元/年），这意味着流动限制让独身老年人失能率下降了0.46个百分点，处于第一个四分位数的最低收入独身老年人失能率下降了1.8个百分点。然而只有一小部分独身老年人享受国家补充保障收入，实际享受国家补充保障收入的个体失能率约20%，这相当于花费约7000美元来预防一位老年人失能。如果存在因果关系，这种福利很可能主要是通过降低医疗费用来获得。例如，对日常活动能力受限的个体来说，医疗保险支出约为4000~9000美元/年（取决于受限制的类型），高于正常个体的支出[18]。

还有一些研究分析了家庭收入支持政策对儿童健康的影响。有关家庭救济政策对儿童出生体重影响的证据尚无定论，一些研究表明有益，一些研究则表明无益，这取决于估计的方法，最严格的分析方法得出的估计结果也并不准确[19]。已有研究发现：劳动所得税扣抵政策（EITC）会增加女性身体质量指数和肥胖率，每1000美元/年的收益将会增加约3个百分点的肥胖率[20]。关于EITC对吸烟影响的证据也未得出一致结论，一些研究认为可能增加吸烟率[21]，一些研究则得出相反的结论[1,22,23]。唯一一项评估EITC对婴儿出生体重影响的研究表明，该政策改善了婴儿出生的体重问题[1]。

正如EITC的研究发现，收入支持政策的健康益处与预期有差异。不同支持政策对健康的影响可能不同，这取决于额外收入是如何提供的（见第二章）。给切诺基（Cherokee）族部落成员的钱是基于部落土地上赌场的利润，并在预定日期一次性支付。每年在预定日期一次性向切诺基民族部落成员支付的年薪（来源于部落赌场利润），对此定性和定量研究均表明支付的年薪与意外死亡高度相关[24]。关注支付方式的其他研究表明，其对儿童精神病理学存在促进作用[25,26]。同样，康涅狄格州福利改革的一项随机试验表明，适用福利受益人的试行就业——任务政策成功地增加了就业率和收入，但对死亡率没有显著影响[27]，一种合理的解释是，由于持续增加的职业危害和求职压力抵消了收入改善带来的效益。

国际上关于收入支持政策对健康存在促进作用的最有力证据是个体额外收入使得家庭收入的大幅增加的研究。例如，实行有条件现金转移计划（CCT programs）的项目可随机选择社区，为了评估该项目对人群健康的影响，社区福利延迟了18个月才实施，有条件现金转移计划改善了受益家庭儿童的身体健康和认知水平[28,29]。最近的研究表明，有条件现金转移计划（CCT programs）对家庭老年成员可能会产生更重要的溢出效应，即使该计划并不针对老年人[30]。通过一系列指标来看，该计划改善了老年人的健康状况，并且享受该计划的时间越长受益越大，而且大多是女性受益。

纽约市有条件现金转移计划是参照墨西哥教育项目设计的，但调查结果好坏参半。除了对"准备充分"9年级儿童的自评健康和学业成绩有所改善外，该计划对儿童学习成绩总体上并没有什么改善[31]。从墨西哥低收入农村家庭中的成功与美国低收入城市家庭中的表现平平之间的差异可以看出，有条件现金转移计划设计必须详细了解目标对象所处背景中的障碍[28,29]，并确保计划的实施条件以及现金转移适合解决这些障碍。资金可能根本不足以使人们实现复杂且困难的目标，例如儿童在学校表现出色或减轻体重。

南非养老金制度的种族隔离改革是收入再分配政策对健康影响的有力证据。种族隔离消除后，南非黑人被纳入养老金体系，老年人获得了预期外的财政支持。这些老年人通常生活在大家庭中，依靠家庭成员的共有收入生活。在依靠共有收入的家庭中，如果与养老金领取者共同生活，所有家庭成员健康状况会更好。例如，在符合领取养老金老年妇女的家庭中，儿童健康成长的指标有所改善。换句话说，祖母得到了额外的收入，这笔收入还使得与她一同生活的孙女受益[32,33]。

总的来说，已有研究证明了收入支持政策能够促进健康，特别是儿童健康，但证据还是不足。某种程度上，这对政策评估内在方法的有效性提出了挑战。最有说服力的研究设计往往基于政策变化，特别是不同时间在不同地方实施政策时的变化。与家庭收入的总体变化相比，这些变化通常（但并非总是如此）导致收入差异相对较小。

此外，最严格的研究设计并不能将享受福利的个体与未享受福利的个体进行比较，因为与未享受福利的个体相比，享受福利的个体可能存在许多不同的未被观察到的特征，而这些特征往往也影响着他们的健康。相反，研究能够识别出一些"伪随机化"的个体接受了额外收入，例如改变其符合条件的可能性的可测量特征，或是项目的地区层面变量。例如，塞勒斯（Cylus）等研究人员分析了失业救济金对自杀风险影响的州际差异[34]。失业救济金对失业者及其家庭来说意义重大，但从业人员与失业人员进行比较将会带来就业决定因素的混淆。相反，塞勒斯等研究人员使用州平均自杀率（按年龄和性别等人口统计特征分层）这一指标，因此失业救济金的任何影响都是基于将少数失业救济金受益人与更多从业人员放在一起估计出来的，采取这种策略（而不是比较享受高福利和低福利个体间的自杀率）避免了可能出现的反向因果关系或混淆。但在这类分析中，和实际享受福利个体受到的影响相比，福利对健康的促进可能会被低估。这种设计的另一个挑战是，将收入增加与健康结局联系起来的病因学解释仍未知。为了检验这种小差异对健康的影响，还需要大样本。要克服这些挑战就需要大量的纵向数据集或监测数据，需将居住地（以及政策环境）和健康结局联系起来。迄今为止的研究中得到的经验应该能从以下几个方面来指导未来的研究：①应该在多个维度和生命历程的多个节点上评估个体健康状况；②受益人可能既包括个人，也包括家庭成员或其他社会网络成员；③关键机制可能包括额外收入对生理和心理健康的影响；④分配额外收入的具体特点可能会产生影响。

针对健康社会危险因素的政策

下游因素和中介途径又是如何影响健康的呢？影响社会经济地位和健康之间的中介变量的政策涵盖了很多政策。由于社会环境的影响是如此深远，几乎所有流行病学研究都涉及可能调节社会不平等的危险因素。例如，营养、医疗和环境流行病学都是相关的。因为饮食、医疗保健和环境毒物都受到社会经济地位①的影响。当然所有这些因素都受到各种政策的影响。本章介绍了一组被认为与健康不平等特别相关的中介变量，还介绍了这些领域中与社会不平等相关的问题。这些介绍只是为了说明现象，并不是综述研究。

环境毒物

有毒物暴露是社会弱势和不良健康的重要媒介：在贫困家庭中，暴露于危险和有害环境更为普遍。已有研究强有力地证实了环境政策对健康的影响。这一证据来自评估空气质量[35]和汽油以及油漆中铅[36,37]等因素的观察性研究和准实验研究。和对吸烟的讨论一样，在经过激烈的争论后，铅的法律管制得到了广泛科学证据的支持。赫伯特·尼德尔曼（Herbert Needleman）进行了一些决定性的研究，证明了即使低水平的铅暴露也会影响儿童的认知发展，研究回顾了环保局对含铅汽油管制的形成过程（当时通常将其作为"防爆剂"加入汽油中）。尼德尔曼回忆起在询问杜邦科学家后沮丧的情绪：

> "你有这些博士、这些聪明的化学工程师，为什么不开发一个更好的防爆剂（不含铅)？"他说："好吧，赫伯特，说实话，我们的经济学家正在研究汽油市场，它开始变得扁平化了，不会再有和原来相同的需求了。我们不会在研发上投入 1 亿美元。"这就是他所说的。这就是我的博士生教育，所有这些都在标准文件中没有任何意义，杜邦科学家的地位由公司经济学家决定。[38]

业界的强烈反对反映出变革的财务成本，并且只有达到健康和经济利益的科学证据才能降低铅含量。

---

① 量化社会条件如何影响接触这些中介风险因素（如营养、医疗机会），有助于确定减少社会健康不平等的机会。这种评估还有一个好处，因为社会因素可能会混淆这些中介风险因素对各种健康结局的估计影响。换句话说，了解近端风险因素的社会决定因素，对于得出近端风险因素的因果效应估计值非常重要。

虽然对于特殊污染物"安全"暴露水平和首选管理方法（如设置上限和交易）仍存争议，但许多改善环境暴露的效益是广泛存在的，并且有据可查。环境暴露对儿童造成长期影响的机制十分复杂，因为空气污染和铅暴露会影响儿童学业成绩和受教育程度。根本原因理论认为，规定环境健康的政策不仅会影响人群健康状况，还会减少健康不平等。受教育程度较高、收入较高的个体往往可以避免处于不健康的环境暴露中，但弱势群体却不能。

尽管有充分的证据证实，但重要的问题仍未得到解答。在环境流行病学领域研究的社会流行病学家的主要议题包括对特定环境政策影响的评估；估计政策变化对人群健康、健康不平等和卫生支出的净效应；评估环境法规对健康产生的潜在影响，例如增加住房成本对健康产生的影响。

粮食政策

粮食政策对健康不平等有着重要影响，而且很多粮食政策旨在保护贫困家庭免受粮食不安全的影响。营养支持政策面临重大挑战，因为像许多别的资源一样，对食物的支持是可替代的。实物援助至少可以部分转化为额外的现金并用于购买其他商品。例如，虽然食品券名义上提供的是食品补贴，但估计每一美元食品券使粮食支出增加不到 50 美分[39]。尽管如此，营养补充援助计划（SNAP）等营养补充项目仍然降低了食品不安全因素，并且似乎也减少了儿童肥胖[40]，但也有一些研究发现营养补充项目成年女性受益者的肥胖率有所增加[41]。大量实质性争论涉及食品补充计划是否应该将罐头食品归为健康食品。鉴于食品补贴的可替代性（即所有家庭都必须在购买食物上花钱，所以如果一个家庭得到额外的一美元专门用于食物支出，就会使得这个家庭多出一美元购买其他商品），这种限制可能不会对实际的食物摄入带来益处，但仍然是一个关键的政策问题。

医疗保健

疾病通过医疗费用的支出和减少参与有偿劳动而产生重大的直接和间接经济后果。获得负担得起且有效的医疗服务在导致健康不平等中的相对重要性尚不确定，但它很可能是其促成因素。医疗保健也可能是重要的健康心理决定因素的中介途径。例如，最近的研究发现丧偶不久后的死亡率升高可能部分（尽管不完全）归因于丧偶之前已经出现的健康差异，特别是医疗保健的恶化，包括用药范围[42,43]。社会因素与医疗保健的交叉研究可以指导医疗系统改革，从而提高医疗保健服务质量。例如，社会预测指标可以用来确定初级预防工作的高危人群；确定可能使现有保健体系失败的个体；表现治疗效果的异质性，引导"个性化"医疗保健[44]（见图12.3）。虽然只有部分个体长期处于弱势，但几乎每个个体都经历过社会脆弱性增加的事件，例如丧偶或是短暂的财务不安全。重新设计医疗保健服务体系，可以优化长期处于危险中个体的医疗保健质量，改善经历短暂社会风险升高个体的医疗保健质量。

鉴于肥胖、高血压和糖尿病等主要慢性病的发病率正在迅速上升，未来可能会更加重视获得高质量的保健以管理这类疾病。例如，在美国，有近三分之一的 20 岁及以上和超过一半的 55 岁个体患有高血压[45]。当然，人们控制高血压所需的保健资源很可能远远超出一般临床医疗服务资源。健康保险补贴可能通过提供医疗服务直接改善人群健康，同时通过经济利益间接改善人群健康。另外，许多人认识到缺少健康保险可能是一种长期压力和焦虑来源，因为没有经济能力来承受重大的健康事件。

根据俄勒冈州医助试验[46]，基于 20 世纪 80 年代医疗扩张为基础的准实验[47]以及 1965 年建立健康保险的影响分析[48]发现，提供高质量医疗服务和医疗保险对健康存在潜在促进作用。一项有影响力的研究表明，当医院中的民权行为消除种族隔离时，南部各州孕产妇死亡率显著下降。这表明，黑人妇女曾因为无法进入为白人服务的医院而死亡[49]。基于俄勒冈州医疗补助计划的研究发现，获得医疗补助减少了个体自付、灾难性支出、医疗债务和参保人免单等，显著改善了他们的心理健康状况[46]。因为样本太小而无法提供有意义的置信区间，几乎没有证据表明存在短期身体健康状况的改善，但乳腺 X 射线检查、宫颈抹片检查、糖尿病诊断和糖尿病药物使用的比例都有所增加。将样本随机分为参保组和未参保组，结果显示参保组的糖尿病诊断率较高，但并不是参保导致其患病，而是因为他们是在参保后被诊断出来的（对照组中未确诊糖尿病的发病率较高）。这说明选择适当的评价指标来评估政策对健康影响的重要性。通常认为乳腺X射线检查、宫颈抹片检查和糖尿病诊断可以改善长期健康状况，因此需要注意增加医疗保健后各种可能的医源性后果：健康保险预期的长期收益令人期待。

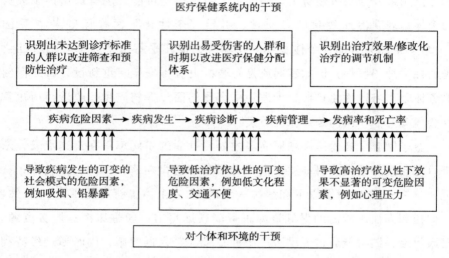

图 12.3 将社会流行病学研究应用于降低发病率和死亡率的干预行为的策略的概念模型：社会流行病学应用（Social Epidemiology Translation，SET）

健康风险行为

能够直接或间接影响行为的政策，例如税收，对个体健康和健康不平等的影响是至关重要的。许多政策规范了健康相关行为，例如饮食、使用安全带或佩戴自行车头盔、枪支所有权、吸烟或药物成瘾、性行为和计划生育（见第十章和第十三章）。这些政策的范围很广，从被动健康教育/信息计划到改变社会规范方案，再到高度限制的具体规定，例如禁烟令（见"标签、推动或税收"的争论[50]）。

许多政策对健康的促进作用是显而易见的。公共场所禁烟令已经受到了特别关注。元分析显示，颁布禁烟令后心血管、脑血管和呼吸系统疾病的住院率下降了 15 到 40 个百分点，特别是对年轻人和非吸烟人群更有利[51]。这一估计可能对心血管疾病长期趋势模型假设更有效，这也是自然实验中的常见限制[52]。另一个重要问题是，这些政策如何影响健康不平等以及政策变化的外溢效应或非预期结果。假设来自较低社会经济地位的个体最不可能主动改变行为，那么诸如使用安全带和禁烟令这类限制性最严格的行为规定，可能是缩小健康不平等最有效的策略。例如，使用安全带是普及健康行为和消除健康不平等最有显著改善的行为之一[53,54]。

其他推广领域

许多其他领域的社会政策规定了可能会调节部分健康不平等的社会资源。可负担且环境良好的住房、居住隔离、歧视、婚姻和家庭法、失业和移民政策是相对活跃的研究领域。一项针对新西兰低收入社区改造保温房屋的大型单盲随机试验结果显示，居民的自评健康状况显著改善，研究还发现学龄儿童上学请假天数和成年家庭成员工作请假天数都在减少[55]；其他住房干预研究也证实了（也许并不意外）温暖、干燥的住房改善了居民的健康状况[56]。对于许多其他类型的社会政策，很难对目标资源的因果效应进行识别。例如，20 世纪 90 年代美国联邦住房计划中的"搬家以寻找新机会"项目（MTO），随机指定居住在公共房屋发展项目的家庭，向他们发放私人市场租赁补贴优惠券。一些家庭被随机分配到只能在低贫困率社区使用的代金券。虽然该项目报告了许多令人鼓舞的研究结果，例如降低肥胖率和母亲糖尿病患病率，但实际上对许多人来说却是无用的[2]。对于部分人群，特别是青少年男孩来说，研究结果显示搬到低贫困率社区反而导致了其更差的健康状况，但对这一结果目前还没有找到合理的解释[57]。

进一步的研究发展

最近几十年，许多学科对因果推论的方法论研究都在蓬勃发展[58]。这些方法论的发展有助于准确定义因果效应，解释各种统计参数是如何与现实干预的合理结果相对应的（或不对应），以及我们需要收集哪些类型的数据来回答实质性的重要问题。建立公共卫生证据基础的第一步是要有严格的证据证明暴露或条件会对健康产生因果影响，而提供这种证据对社会流行病学中许多感兴趣的暴露是极具挑战性的。传统流行病学的研究方法是基于纵向观察，在结果之前建立暴露的时间顺序，同时对测量的混淆因素进行回归修正，但这种研究方法在分析健康社会决定因素时不太有说服力。传统观察性分析依赖的研究假设是，在对可观测的混淆因素进行计算后，暴露被有效地进行随机分配。但对许多社会风险来说，比如教育、收入和职业等，即使得到大量可观测的协变量，这种假设也是难以成立的。为此，一些健康社会决定因素的因果效应研究必须进行替代，包括在其他学科中的常见研究方法。

准实验

当前发展迅速的一种研究方法是利用准实验的方法评估政策对健康社会经济决定因素的影响，许多基于伪随机化的政策分析对健康研究来说十分有前景。对准实验或伪随机化事件的工具变量（IV）分析法可以用于评估干预对健康结局的因果效应，即使存在未被观测的与健康结局相关的暴露因素。例如，最近的研究利用了伪随机分配来衡量法官的偏好和偏见。类似的，在健康研究中使用了"医生偏好"作为工具变量进行分析，其中包括使用主治医生的常用处方，而不是患病个体特征来评估特定处方药的效果[59,60]。但"医生偏好"这一工具变量的有效性是具有争议的，因为主治医生的特征可能与患者的特征相关。但这一问题能够通过使用更大、更全面的数据集来解决，其中包括每位医生的多位患者（因此允许使用控制每位医生特征的固定效应模型）。许多统计技术需要在精度/方差和有效性/异质性之间进行权衡，以便排除偏倚，同时也具有最小统计功效。样本量的增加可能使这些工具在不久的将来更有用。社会政策中更可靠的例子包括研究假释与监禁对少年犯在停止犯罪和再次犯罪上的影响。少年法庭法官被随机分配给被告，但事实上一些法官的裁量尺度比其他法官更宽松[61]。一个类似的设计使用了社会保障残疾申请的例子，由于可以任意指定案件审查员，也就可以评估社会保障残疾福利对就业情况的影响[62]。

分析工具

最近的健康研究更频繁地使用了一套相关分析方法，包括固定效应模型、双重差分模型（或三重差分模型）、断点回归法和工具变量分析法[10,63,64]。例如，双重差分模型通过对比来评估政策对结局变量的影响程度：①实验组在接受政策实施前后结局变量的变化；②同一时期内未接受政策实施的对照组结局变量的变化。例如，2008 年纽约的连锁餐厅实行食物热量张贴政策，波士顿的餐馆却没有实行，研究人员比较了该政策实行前后热量型饮料消费情况的变化以及同一时期波士顿热量型饮料的消费情况变化[65]。双重差分模型的核心思想在于，虽然纽约和波士顿可能总体上不尽相同，但如果纽约没有要求连锁餐厅实行食物热量张贴政策，那么这两个城市在 2008 年将有同样的发展趋势。双重差分模型的信度取决于对有关过程的理论分析以及阴性对照（即其结果差异形成对照）[66,67]。阴性对照通常根据人群中未受政策影响但受其他决定因素影响的亚群来定义。当并不确定哪些亚群应该受到政策影响，或是何时可以识别多个对照组时，这种对照最有说服力。例如，刘（Liu）利用十年一次的人口普查中黑人少女怀孕率的变化（第一个差异）以及随访期间该地废除或没有废除学校种族隔离的差异（第二个差异），使用双重差分模型评估了废除种族隔离对黑人少女怀孕率的影响。她使用与实验组年龄相似的白人少女和年龄稍大的黑人女性作为对照组，利用三重差分模型进行了进一步的分析。研究发现，只有在废除学校种族隔离的相关年龄组中，黑人少女怀孕率才会发生变化[10]。

可以选取不受被研究的政策影响，但受到其他因素影响的变量作为阴性对照，例如与政策福利资格有关的长期时间或社会因素[66]。利普西奇（Lipsitch）等研究人员将此称为"不可能通过假设机制的检验结果法"，并列举了评估流感疫苗对住院治疗影响的例子，这里住院治疗视为阴性对照（这些个体不可能受到流感疫苗的影响）。使用阴性对照的方法不仅能识别混淆因素，在某些情况下还能"退出"或定量解释无法观测的混淆因素带来的偏倚[68]。

研究问题的延伸

研究创新的最终目标不是政策评估的方法，而是涉及政策评估的范围。受到关注的扩展研究包括政策暴露的时机是如何影响结果的[26,64]。这些分析包括替代生命历程病因模型（第二章已经进行了回顾），并将为制定具有最大健康收益的政策提供宝贵的指导意见。

当我们认识到某些政策的潜在不利后果时，必须将研究问题扩展到解决这个不利后果。例如，通过法律来防止某些歧视是非常困难的，因为个体间的歧视往往难以记录。虽然可以通过审计的方法来记录就业和住房中的种族歧视（"假"工作或"假"房屋申请人的种族/族裔背景不同，但资历相似，可申请相同的工作或住房机会[69,70]），但在现实环境下很难定义歧视。由于难以记录歧视，反歧视的法律法规通常为了保护某些群体而牺牲福利。例如，对雇主来说产假的财务成本很高，甚至可能对预期受益人产生不利影响。这样的财务成本可能会转移给雇员，或者雇主通过增加就业歧视来应对（例如拒绝雇佣育龄妇女）；对这些政策的净效应进行评估是十分重要的[71]。

研究政策如何让家庭其他成员或主要受益人的社交网络成员受益，这也是流行病学重要的研究延伸。如第七章讲的那样，与他人的关系可以通过无数的机制影响健康状况，但这种认识还没有完全纳入社会政策对健康影响的评估。南非养老金计划和墨西哥教育项目的研究结果建议增加直接资源共享，还有大量研究证实孕产妇教育可能会对儿童健康产生影响，其他潜在溢出效应就不那么直接了。政策可能会影响个体行为模式，例如如果工作场所禁烟能够减少员工吸烟，可能会间接减少员工子女吸烟的机会。不好的政策也可能具有多米诺骨牌效应：美国非洲裔男青年较高的监禁率会对其子女的财务和社会稳定性带来不利影响。

南非养老金计划和墨西哥教育项目的研究之所以令人瞩目，是因为研究发现了极端贫困社区的影响。了解影响的异质性是下一个关键步骤，即谁受益最多、谁又受益最少？政策效果可能会因个体特征（例如个体贫困程度）或社区特征（例如国家贫困率或国家贫富差距水平）而有所不同。

需要理解上述差异，并发展普适性理论来解释这种差异，特别是对中低收入国家的研究尤为迫切。

社会流行病学研究的政策导向

正如在第十五章详细讨论的那样，许多与医疗服务没有明确关联的政策也会影响健康。近年来，人们对这些政策的关注明显增加，其中一些（尽管不是全部）研究工作是在流行病学领域内进行的，或者是通过流行病学家与其他学科之间的跨学科合作进行的。研究人员们呼吁对包括食品、环境、交通和住房在内的所有部门的政策、项目和计划进行详细的健康影响评估[72,73]。尽管如此，在社会流行病学领域中，许多研究仍停留在纸面上，只是发表学术论文而已，并没有引发决策者的思考。

政策的应用功能能否实现取决于研究早期对这一过程的关注。如上所示，应该优先并持续关注因果推断和改进研究方法。良好的研究设计是研究相关性的基础。其他被考虑到的因素也有可能有助于增加社会流行病学的影响。在关注因果推断时，常会忽略因果关系不明确时的预测价值。在流行病学研究中，很久前就开始建立患者"风险计算器"并应用指导临床决策的预测模型，但在社会流行病学中则较少使用。取而代之强调的是健康社会决定因素的因果关系。图 12.3（来自章后参考文献 44）列出了社会流行病学应用模型（SET）。社会流行病学应用模型侧重于使用社会流行病学证据来提高临床治疗质量，突出了预测在社会流行病学中的潜在价值：识别弱势群体并提高他们获得服务的质量，即用来识别个体的标记本身不具有因果关系。有研究发现，相比于高收入社区，低收入社区居民卒中后死亡率较高，接受卒中后康复服务的可能性较小[74]。这一结果或许能解释低收入社区居民住院时间更长、返院率更高以及为卒中幸存者提供更多的病例管理服务的现象。确定低收入社区与该现象具有因果关系或者仅仅是预测标记，并非指导行动的必要条件；通过使用不改变社会因素的方法可以减少许多不平等的现象。根本原因理论认为，这种方法侧重于近端中介途径，并不会消除健康不平等的现象[75]。这种观点可能是正确的，但这一观察结果并没有削弱近端因素的重要性。使用社会决定因素的证据有助于有效地切断近端因素对健康的影响，降低不平等的程度，并改善弱势群体的健康状况。

当我们关注因果推断时，社会流行病学的一个主要挑战是如何寻找可操作的、与政策变化因素密切相关的手段来实施暴露。我们经常发现，回归模型中包含的社会暴露与被可行政策修正的社会暴露之间存在重大差异。例如，"收入"在没有定义其来源时被用来预测健康。已有研究发现，工资、彩票或年度福利中的收入可能对健康产生不同影响（第二章有相关论述）。更糟糕的是，如前文所述，相同收入来源可能对不同健康结局产生不同影响[24,26]。类似的，通常用社会经济弱势指数来衡量社区环境，但这些指数与可信的社会干预措施或住房政策几乎没有对应关系。许多相对重要的政策并非通过法律来制定，而是由行政部门决定如何实施。为了具有政策导向，必须合理地评估政策的影响。但是，确定合理政策的范围，需要相当熟悉一种资源（例如公共住房或交通）是如何受到监管制度的细节。许多对居住地选择有巨大影响的社会政策正在被激烈讨论，但是在社会流行病学领域中却没有引起重视。例如，政府向贫困家庭提供租赁补贴券的获得和限制问题；失业救济金的使用期限和补贴幅度；向贫困地区引进如杂货店等新资源的分区与补贴；房屋止赎协议的规定，例如法定等待期[76]。

流行病学研究通常关注假设检验（暴露因素 X 能影响结局 Y 吗？），但忽略了评估暴露的人群差异，或是改变了人群暴露的政策。对人群健康影响和涉及财务问题的估计，提高了对健康社会决定因素研究的价值。一个简单的步骤就是结合绝对效应估计和相对效应估计，包括相比于未暴露人群，暴露人群中的超额案例数量，而不只是计算暴露与未暴露的比例[77]。尽管有关于归因风险和归因风险度百分比（或病因分值）的争议，但此类估计对于评估暴露对公共卫生的总体重要性是非常有用的。在描述统计不精确或因果关系不确定性的同时，归因风险评估（attributable risk estimates）应基于人群暴露的实际差异而报告[77]。尽管如此，具有较小相对影响的常见暴露也可能会产生巨大的人群效应。由于许多社会决定因素中的暴露普遍存在，提出归因风险估计强调了健康不平等的潜在重要性。在某些情况下，可以通过复杂的系统模型估计多个健康决定因素交叉的长期健康后果[78,79]。这些工具有助于指导有效的健康影响评估，以便政策制定者在计划和政策的讨论中获得可能产生健康效果的有效信息，即便是那些与健康并不直接相关的讨论中[72]。

除了对人群健康的影响外，政策制定者还需要了解干预措施的短期和长期成本与收益。许多政策的制定必须依赖对相关政策净成本的定量评估。对早期儿童干预措施的评估可能具有影响力，因为成本-收益分析结果显示，在随后几年的支出都通过提高收入和减少政府开支获得了更多的返还[80,81]。只有当我们能够提供严格的证据证明这类预防项目从长远来看能够节省资金时，利用公私合作关系为预防项目提供资金的新举措才是可行的[82]。社会效应债券项目（SIBs）旨在解决政府在具有短期成本但存在长期净收益的预防计划中明显投资不足的问题。社会效应债券项目鼓励私人投资者支持社会项目，并且这些项目只有达到预先确定的可量化目标时才能获得政府承诺的资助，例如减少再次入狱率或高危人群住院率。最近的评论指出，发展社会效应债券项目最根本的障碍是"识别具有高额净收益的干预措施，以使投资者能够获得所需的回报率"[83]。类似的障碍同样影响政府的行动决策。例如，美国行政代理机构需要对所有重大新法规进行成本-收益分析，这些分析由总统管理和预算办公室审查[84]。同样，国会预算办公室已经为评估联邦预算中的预期成本或节省提出立法建议；此类评估用于确定政策是否与支出上限保持一致[85]。尽管成本-效益分析不是监管决策的决定因素：许多净成本高昂的政策被采用、许多有净效益的政策被否决，成本估算仍然具有一定的影响力[84]。但为了将此证据纳入OMB估算，研究者必须进行成本-效益分析。

能够更好进行健康政策评估的流行病学观点

尽管检验健康结局看起来是社会经济结局政策研究的自然延伸，但经济学和相关学科标准的研究方法也会遇到健康结局相关问题的困难，包括：健康的测量对不同健康结局的潜在异质性影响；健康与卫生服务之间的区别；在病因学周期内考虑行为和生理途径，社会政策与健康似乎存在联系；统计功效和不精确问题。

测量健康

测量健康很困难。总的来说，健康的许多领域之间是正相关的，但相关性不大。此外，尽管我们一直在努力建立单一的健康总体测量指标，但对不同的健康测量指标如何分配权重并不明确。例如，自评健康状况和客观测量健康都是重要的健康结局，但它们并没有高度正相关性[86,87]。有严重心理疾病的个体可能没有生理疾病[86,87]。有身体障碍的个体可能仍然生活在健康人群的环境中。这些挑战涉及如何衡量人群健康和个体健康，例如，延长人群期望寿命可能会增加个体患病率。为了报告健康相关政策，要区分社会政策对不同健康结局的影响。对某一健康结局有益的干预措施有可能会损害到另一健康结局，并且干预措施的效果因条件不同而不同。例如，有研究发现吸烟会降低帕金森病的患病率[88]，但与此同时会增加患心脏病（以及许多其他疾病）的风险。美国每年约有 22000 例帕金森死亡病例，但因心脏病死亡的人数约为 60 万人。即使吸烟能够完全消灭帕金森，并且对心脏病的影响很小，仍会对人群健康产生负向影响。事实上，据估计吸烟导致美国每年近 50 万人死亡[89]。在健康特定领域的测量对于健康研究十分重要，尤其是那些难以评估的健康结局（比如心理健康或残疾），多年来的研究已经开发出了较好的测量工具。为了有利于新的健康结局测量而忽视这些测量指标，会使得将研究结果与先前研究难以结合，使用效率和可靠性较低的测量工具的风险更大。例如，"搬家以寻找新机会"项目研究发布了心理困扰的非标准测量指标，认为搬家对男孩心理健康没有显著不良影响。但对比标准方法，这种非标准测量手段将指标二分类处理并引入了错误的分类。使用标准评价方法的研究结果显示，这种干预措施实际上对男孩的心理健康具有显著的不利影响[57]。

统计功效

测量人群健康状况不仅成本高昂并且耗时，还需要在测量质量与研究样本量之间权衡。因此，现代流行病学将重心放在解释相关的置信区间，而不是统计显著性检验。个体研究结果通常是不准确的，效益或损失常会被高估，所以对许多重要的研究问题进行元分析，提供全面效果评估是十分必要的。与需要大样本量，甚至使用人口普查数据的学科相比，健康研究更加重视统计功效。前文所述的俄勒冈州医疗补助计划已经说明了这一点。该研究通过抽签确定享受医疗补助的资格，因此结果被认为是对承保范围的无偏倚估计。调查结果显示心理健康受益而不是身体健康受益。但是，大多数生理健康评估的置信区间包括了那些可能对公共卫生会产生重大影响的值[46]。

病因学周期

在儿童时期处于弱势地位的个体在日后的生活中通常处于弱势地位。贫穷和其他形式的遭遇除了会延伸到生命之外，也通常会往后延续几代人。社会流行病学家推测社会弱势的生理表现会出现在每个年龄段。社会不平等出现在许多早期健康结局中（见第二章和第十四章关于生理机制的部分）。大多理论框架均指出，在一个时期内，社会弱势对健康的部分长期影响受一系列行为和生理变化调节，这些变化可能在一段时间后通过疾病表现出来。由于长期的生理缺陷，对健康状况的分析也隐含着调节了早期弱势与后期健康状况之间的中介途径。例如，早期成人社会经济地位对迟发性痴呆的影响很可能部分由中年认知功能调节。控制中年认知功能评估的研究可能会低估早期成人社会经济地位对后期痴呆风险的因果影响。类似的问题也在对心血管疾病的影响评估时出现，同时调节中年心血管危险因素（例如身体质量指数和高血压）。对当前健康状况的调节可能会导致选择偏差；例如，与富裕成年人健康状况相同的贫困成年人可能有一些超过贫困所带来不利影响的特征。最后，由于社会条件必须通过生理变化的积累才能表现为可诊断的临床症状，社会政策变化不可能在短期内引起大多数健康结局的变化。

横跨生命历程的社会环境相关性对识别适合实施干预措施的时间段带来了巨大的困难。在诸如固定效应模型等高度保守的分析方法中，错误地指定暴露与健康结局之间的时间联系可能导致严重偏差。例如，吸烟行为的变化并不能预测短期肺癌风险的变化，但可以预测 30 年后的肺癌患病率。

结　论

关于健康社会决定因素的研究正在逐渐利用政策变化去评估政策效果，并对评估受政策影响的社会资源进行因果推断。这两种应用对于加强社会流行病学研究和实现改善人群健康的最终目标都很重要[90]。通过评估政策对健康的影响而得到的因果关系证据为后续的研究奠定了坚实的基础。为了实现最大程度上的相关性，社会流行病学必须借助其他学科的分析工具，包括加强分析和设计方法来进行因果推断，同时借助工具评估政策对健康的影响以及进行成本-收益分析。

参考文献

［1］ Strully KW, Rehkopf DH, Xuan Z. Effects of Prenatal Poverty on Infant Health. Am Sociol Rev. 2010; 75 (4): 534-62.

［2］ Sanbonmatsu L, Ludwig J, Katz L, Gennetian L, Duncan G, Kessler R, et al. Moving to Opportunity for Fair Housing Demonstration Program Final Impacts Evaluation 2011 4/16/2012.

［3］ Chandra A, Vogl TS. Rising up with shoe leather? A comment on "Fair Society, Healthy Lives" (The Marmot Review). Soc Sci Med. 2010; 71 (7): 1227-30.

［4］ Berkman LF. Social Epidemiology: Social Determinants of Health in the United States: Are We Losing Ground? Annu Rev Public Health. 2009; 30 (1).

［5］ Clark D, Royer H. The Effect of Education on Adult Mortality and Health: Evidence from Britain. Am Econ Rev. 2013; 103 (6): 2087-120.

［6］ Krieger N, Rehkopf DH, Chen JT, Waterman PD, Marcelli E, Kennedy M. The fall and rise of US inequities in premature mortality: 1960-2002. PLoS Med. 2008; 5 (2): e46.

［7］ Avendano M, Glymour MM, Banks J, Mackenbach JP. Health Disadvantage in US Adults Aged 50 to 74 Years: A Comparison of the Health of Rich and Poor Americans With That of Europeans. Am J Public Health. 2009; 99 (3).

［8］ Avendano M, Kunst AE, van Lenthe F, Bos V, Costa G, Valkonen T, et al. Trends in socioeconomic disparities in stroke mortality in six european countries between 1981-1985 and1991-1995. Am J Epidemiol. 2005; 161 (1): 52-61.

［9］ van Hedel K, Van Lenthe F, Mackenbach J. The Contribution of Larger Educational Inequalities in Mortality to the National Mortality Disadvantage of the United States. A Comparison with Seven Western European Countries. Population Association of America; New Orleans, Louisiana 2013.

［10］ Liu SY, Linkletter CD, Loucks EB, Glymour MM, Buka SL. Decreased births among black female adolescents following school desegregation. Soc Sci Med. 2012; 74 (7): 982-8.

［11］ Liu SY, Chavan NR, Glymour MM. Type of High-School Credentials and Older Age ADL and IADL Limitations: Is the GED Credential Equivalent to a Diploma? Gerontologist. 2013; 53 (2): 326-33.

［12］ Ben-Shalom Y, Moffitt R, Scholz JK. An assessment of the effectiveness of anti-poverty programs in the United States. the Johns Hopkins University, Department of Economics, 2011.

［13］ Engelhardt GV, Gruber J. Social Security and the Evolution of Elderly Poverty. NBER Working Paper Series. 2004; Working Paper No. 10466.

［14］ Snyder SE, Evans W. The Impact of Income on Mortality: Evidence from the Social Security Notch. NBER WorkingPaper Series. 2002; Working Paper No. 9197.

［15］ Handwerker EW. What can the Social Security Notch tell us about the impact of additional income in retirement? J Econ Soc Meas. 2011; 36 (1-2): 71-92.

［16］ Arno PS, House JS, Viola D, Schechter C. Social security and mortality: The role of income support policies and population health in the United States. J Public Health Pol. 2011; 32 (2): 234-50.

［17］ Herd P, Schoeni RF, House JS. Does the Supplemental Security Income Program Reduce Disability among the Elderly? Milbank Q. 2008; 86 (1): 5-45.

［18］ Lubitz J, Cai L, Kramarow E, Lentzner H. Health, life expectancy, and health care spending among the elderly. New Engl J Med. 2003; 349 (11): 1048-55.

[19] Currie J, Cole N. Welfare and Child Health: The Link between AFDC Participation and Birth Weight. Am Econ Rev. 1993; 83 (4): 971-85.

[20] Schmeiser MD. Expanding wallets and waistlines: the impact of family income on the BMI of women and men eligible for the Earned Income Tax Credit. Health Econ. 2009; 18 (11): 1277-94.

[21] Kenkel D, Schmeiser M, Urban C. Is smoking inferior? Evidence from variation in the earned income tax credit. Evidence from Variation in the Earned Income Tax Credit (October 31, 2011). 2011.

[22] Cowan B, Tefft N. Education, Maternal Smoking, and the Earned Income Tax Credit. The BE Journal of Economic Analysis & Policy. 2012; 12 (1).

[23] Averett S, Wang Y. The effects of Earned Income Tax Credit Payment Expansion on Maternal Smoking. Health Econ. 2012.

[24] Bruckner TA, Brown RA, Margerison-Zilko C. Positive income shocks and accidental deaths among Cherokee Indians: a natural experiment. Int J Epidemiol. 2011; 40 (4): 1083-90.

[25] Costello EJ, Compton SN, Keeler G, Angold A. Relationships between poverty and psychopathology: a natural experiment. JAMA. 2003; 290 (15): 2023-9.

[26] Costello EJ, Erkanli A, Copeland W, Angold A. Association of family income supplements in adolescence with development of psychiatric and substance use disorders in adulthood among an American Indian population. JAMA-J Am Med Assoc. 2010; 303 (19): 1954-60.

[27] Wilde ET, Rosen Z, Couch K, Muennig PA. Impact of Welfare Reform on Mortality: AnEvaluation of the Connecticut Jobs First Program, A Randomized Controlled Trial. Am J Public Health. 2013; 103 (7): e1-e5.

[28] Fernald LC, Gertler PJ, Neufeld LM. Role of cash in conditional cash transfer programmes for child health, growth, and development: an analysis of Mexico's Oportunidades. Lancet. 2008; 371 (9615): 828-37.

[29] Gertler P. Do conditional cash transfers improve child health? Evidence from PROGRESA's control randomized experiment. Am Econ Rev. 2004; 94 (2): 336-41.

[30] Behrman J, Parker S. Is Health of the Aging Improved by Conditional Cash Transfer Programs? Evidence From Mexico. Demography. 2013; 50 (4): 1363-86.

[31] Riccio J, Dechausay N, Miller C, Nunez S, Verma N, Yang E. Conditional cash transfers in New York City: The continuing story of the Opportunity NYC - Family Rewards Demonstration. MDRC; 2013.

[32] Case A. Does Money Protect Health Status? Evidence from South African Pensions. Boston MA: National Bureau of Economic Research, 2001 Contract No.: 8495.

[33] Duflo E. Grandmothers and Granddaughters: Old - Age Pensions and Intrahousehold Allocation in South Africa. World Bank Econ Rev. 2003; 17 (1): 1-25.

[34] Cylus J, Glymour MM, Avendano M. Do generous unemployment benefit programs reduce suicides? A state fixed-effect analysis covering 1968-2008. American journal of epidemiology. 2014; forthcoming.

[35] Currie J, Ray SH, Neidell M. Quasi-experimental studies suggest that lowering air pollution levels benefits infants' and children's health. Health Aff (Millwood). 2011; 30 (12): 2391-9.

[36] Schwartz J. Societal benefits of reducing lead exposure. Environ Res. 1994; 66 (1): 105-24.

[37] Needleman H. Lead poisoning. Annu Rev Med. 2004; 55: 209-22.

[38] Rosner D, Markowitz G. Special Report On Lead Poisoning In Children-Standing Up to the Lead Industry: An Interview with Herbert Needleman. Public Health Rep. 2005; 120 (3): 330-7.

[39] Currie J. U. S. Food and Nutrition Programs. In: Moffitt RA, editor. Means-Tested Transfer Programs

in the United States: University of Chicago Press; 2007. pp. 199-290.

[40] Schmeiser MD. The impact of long-term participation in the supplemental nutrition assistance program on child obesity. Health Econ. 2012; 21 (4): 386-404.

[41] Meyerhoefer CD, Yang M. The relationship between food assistance and health: a review of the literature and empirical strategies for identifying program effects. Appl Econ Perspect Policy. 2011; 33 (3): 304-44.

[42] Shah SM, Carey IM, Harris T, DeWilde S, Victor CR, Cook DG. The Effect of Unexpected Bereavement on Mortality in Older Couples. Am J Public Health. 2013; 103 (6): 1140-5.

[43] Shah SM, Carey IM, Harris T, DeWilde S, Victor CR, Cook DG. Impact of Partner Bereavement on Quality of Cardiovascular Disease Management. Circulation. 2013; 128 (25): 2745-53.

[44] Patton KK, Glymour MM. In Anticipation of Grief Using Insights From Social Epidemiology to Improve Quality of Care. Circulation. 2013; 128 (25): 2725-8.

[45] National Center for Health Statistics. Health, United States, 2011: With special feature on socioeconomic status and health. Hyattsville, MD: National Center for Health Statistics 2012.

[46] Baicker K, Taubman SL, Allen HL, Bernstein M, Gruber JH, Newhouse JP, et al. The Oregon Experiment—Effects of Medicaid on Clinical Outcomes. New Engl J Med. 2013; 368 (18): 1713-22.

[47] Currie J, Gruber J. Saving Babies: The Efficacy and Cost of Recent Changes in the MedicaidEligibility of Pregnant Women. J Polit Econ. 1996; 104 (6): 36.

[48] Finkelstein A, McKnight R. What Did Medicare Do (And Was It Worth It)? J Public Econ. 2008; 92: 1644-69.

[49] Almond D, Chay K. The Long-Run and Intergenerational Impact of Poor Infant Health: Evidence from Cohorts Born During the Civil Rights Era. Columbia University Working Paper. 2006.

[50] Galizzi MM. Label, nudge or tax? A review of health policies for risky behaviours. J Public Health. 2012; 1: e5.

[51] Tan CE, Glantz SA. Association Between Smoke-Free Legislation and Hospitalizations for Cardiac, Cerebrovascular, and Respiratory DiseasesClinical Perspective A Meta-Analysis. Circulation. 2012; 126 (18): 2177-83.

[52] Barr CD, Diez DM, Wang Y, Dominici F, Samet JM. Comprehensive smoking bans and acute myocardial infarction among medicare enrollees in 387 US counties: 1999-2008. Am J Epidemiol. 2012; 176 (7): 642-8.

[53] Harper S, Lynch J. Trends in socioeconomic inequalities in adult health behaviors among US states, 1990-2004. Public Health Rep. 2007; 122 (2): 177.

[54] Nelson DE, Bolen J, Kresnow M-j. Trends in safety belt use by demographics and by type of state safety belt law, 1987 through 1993. Am J Public Health. 1998; 88 (2): 245-9.

[55] Howden-Chapman P, Matheson A, Crane J, Viggers H, Cunningham M, Blakely T, et al. Effect of insulating existing houses on health inequality: cluster randomised study in the community. BMJ. 2007; 334 (7591): 460.

[56] Jackson G, Thornley S, Woolston J, Papa D, Bernacchi A, Moore T. Reduced acute hospitalisation with the healthy housing programme. J Epidemiol Commun H. 2011; 65 (7): 588-93.

[57] Osypuk T, Tchetgen Tchetgen E, Acevedo-Garcia D, Earls F, Lincoln A, Schmidt N, et al. Differential Mental Health Effects of Neighborhood Relocation among Youth in Vulnerable Families: Results from a Randomized Trial. Arch Gen Psychiat. 2012; 69 (12): 1284-94.

[58] Pearl J. Causality models, reasoning, and inference. Cambridge [England]; New York: Cambridge University Press; 2009.

[59] Brookhart MA, Wang PS, Solomon DH, Schneeweiss S. Evaluating short-term drug effects using a physician-specific prescribing preference as an instrumental variable. Epidemiology. 2006; 17 (3): 268-75.

[60] Brookhart MA, Wang PS, Solomon DH, Schneeweiss S. Instrumental variable analysis of secondary pharmacoepidemiologic data. Epidemiology. 2006; 17 (4): 373-4.

[61] Aizer A, Doyle Jr JJ. Juvenile Incarceration and Adult Outcomes: Evidence from Randomly-Assigned Judges. NBER Working Paper. 2011.

[62] Maestas N, Mullen KJ, Strand A. Does Disability Insurance Receipt Discourage Work? Using Examiner Assignment to Estimate Causal Effects of SSDI Receipt. Am Econ Rev. 2013; 103 (5): 1797-829.

[63] Angrist J, Pischke J. Mostly harmless econometrics: an empiricist's companion: Princeton Univ Pr; 2009.

[64] Lucas AM, Wilson NL. Adult Antiretroviral Therapy and Child Health: Evidence from Scale-Up in Zambia. Am Econ Rev. 2013; 103 (3): 456-61.

[65] Bollinger B, Leslie P, Sorensen A. Calorie Posting in Chain Restaurants. NBER Working Paper. 2010.

[66] Lipsitch M, Tchetgen Tchetgen E, Cohen T. Negative controls: a tool for detecting confounding and bias in observational studies. Epidemiology (Cambridge, Mass). 2010; 21 (3): 383.

[67] Weiss N. Can the "specificity" of an association be rehabilitated as a basis for supporting a causal hypothesis? Epidemiology (Cambridge, Mass). 2002; 13 (1): 6.

[68] Tchetgen Tchetgen E. The Control Outcome Calibration Approach for Causal Inference With Unobserved Confounding. Am J Epidemiol. 2013.

[69] Bertrand M, Mullainathan S. Are Emily and Greg more employable than Lakisha and Jamal? A field experiment on labor market discrimination. National Bureau of Economic Research, 2003.

[70] Ahmed AM, Hammarstedt M. Discrimination in the rental housing market: A field experiment on the Internet. J Urban Econ. 2008; 64 (2): 362-72.

[71] Thévenon O, Solaz A. Labour market effects of parental leave policies in OECD countries: Directorate for Employment, Labour and Social Affairs, OECD; 2013.

[72] Collins J, Koplan JP. Health Impact Assessment. JAMA-J Am Med Assoc. 2009; 302 (3): 315-7.

[73] Joffe M, Mindell J. A framework for the evidence base to support Health Impact Assessment. J Epidemiol Commun H. 2002; 56 (2): 132-8.

[74] Kapral MK, Wang H, Mamdani M, Tu JV. Effect of socioeconomic status on treatment and mortality after stroke. Stroke. 2002; 33 (1): 268-73.

[75] Phelan JC, Link BG, Tehranifar P. Social Conditions as Fundamental Causes of Health Inequalities: Theory, Evidence, and Policy Implications. J Health Soc Behav. 2010; 51 (1 suppl): S28-S40.

[76] Robertson C, Egelhof R, Hoke M. Get sick, get out: the medical causes of home mortgage foreclosures. 2009.

[77] Vandenbroucke JP, von Elm E, Altman DG, Gøtzsche PC, Mulrow CD, Pocock SJ, et al. Strengthening the Reporting of Observational Studies in Epidemiology (STROBE): Explanation and Elaboration. PLoS Med. 2007; 4 (10): e297.

[78] Galea S, Riddle M, Kaplan GA. Causal thinking and complex system approaches in epidemiology. Int J Epidemiol. 2010; 39 (1): 97-106.

[79] Bibbins-Domingo K, Chertow GM, Coxson PG, Moran A, Lightwood JM, Pletcher MJ, et al. Projected effect of dietary salt reductions on future cardiovascular disease. New Engl J Med. 2010; 362 (7): 590-9.

［80］ Belfield CR, Nores M, Barnett S, Schweinhart L. The High/Scope Perry Preschool Program Cost-Benefit Analysis Using Data from the Age-40 Followup. J Hum Resour. 2006; 41 (1): 162-90.

［81］ Knudsen EI, Heckman JJ, Cameron JL, Shonkoff JP. Economic, neurobiological, and behavioral perspectives on building America's future workforce. PNAS. 2006; 103 (27): 10155-62.

［82］ Center for American P, Liebman J. Social Impact Bonds: A promising new financing model to accelerate social innovation and improve government performance. Center for American Progress, 2011 2011/02//. Report No.

［83］ Liebman JB. Social Impact Bonds: A promising new financing model to accelerate social innovation and improve government performance: Center for American Progress; 2011. Available from: http://www.americanprogress.org/issues/open - government/report/2011/02/09/9050/social - impact - bonds/.

［84］ Hahn RW, Tetlock PC. Has Economic Analysis Improved Regulatory Decisions? J Econ Perspect. 2008; 22 (1): 67-84.

［85］ Executive Office of the President. Circular NO. A-11, Part 7, Appendix A: Office of Management and Budget; 2013. Available from: http://www.whitehouse.gov/sites/default/files/omb/assets/a11_current_year/app_a.pdf.

［86］ Glass TA. Conjugating the "tenses" of function: Discordance among hypothetical, experimental, and enacted function in older adults. Gerontologist. 1998; 38 (1): 101-12.

［87］ Pinquart M. Correlates of subjective health in older adults: a meta-analysis. Psychol Aging. 2001; 16 (3): 414.

［88］ Wirdefeldt K, Adami H-O, Cole P, Trichopoulos D, Mandel J. Epidemiology and etiology of Parkinson's disease: a review of the evidence. Eur J Epidemiol. 2011; 26 (1): 1-58.

［89］ Go AS, Mozaffarian D, Roger VL, Benjamin EJ, Berry JD, Borden WB, et al. Heart disease and stroke statistics—2013 update: a report from the American Heart Association. Circulation. 2013; 127 (1): e6-e245.

［90］ Hiatt RA. Invited commentary: the epicenter of translational science. Am J Epidemiol. 2010; 172 (5): 525-7.

第十三章

健康促进在行为经济学中的应用

河内一郎（Ichiro Kawachi）

为什么行为很重要

在公共卫生领域，心血管疾病、癌症、意外伤害等是主要的致死原因。另一种表达是：行为是主要的致死原因。在美国，几乎半数的早死（65 岁前死亡）由吸烟、久坐、不良的饮食习惯、酒后驾驶、危险性行为、攻击行为和药物滥用等不良行为造成，这也体现了行为的重要性[1]。根据拉尔夫·基尼（Ralph Keeney）的观点[1]，通过帮助人们做出更好的行为选择，可以避免 46% 的心脏病致死以及 66% 的癌症致死。

上一段的内容容易引起社会流行病学家的强烈抗议。和我一样坚定地相信健康的社会决定因素的人会使用"行为选择""个体决策"等词语。因为本章之后绝大部分内容都是关于健康和疾病的"上游"驱动因素。社会流行病学强调社会环境和健康行为（详见第十章）。以健康饮食为例，社会流行病学家认为至少存在四种导致不同个体选择的外在约束条件。

信息不对称（information asymmetry）。食物生产商比消费者更了解包装食物的生产情况，除非是政府强制规定，否则他们不愿意向消费者公开食物成分（比如反式脂肪酸）。强制要求厂商提供营养信息是提高人群营养习惯的一个很好的上游干预措施。

预算限制（budget constraints）。人们面临着时间和金钱预算限制，时间在家庭生活中是不足的，因为处在工作年龄的每个人都在全职工作以维持生计。当时间紧张的时候，在家里准备健康的、慢煮的饭菜可能不切实际，因此最方便的选择就是出去吃、叫外卖或在车内吃东西。这个问题可以通过雇佣厨师来解决，但很少有家庭能够负担得起。

环境限制（environmental constraints）。有时，即使一个人想吃得健康，附近可能没有出售新鲜农产品的商店或超市。定性研究表明，所谓的"食物荒漠"居民与生活在中等阶级街区的居民都想吃健康的食物[2]。可问题是，与资源匮乏的社区相比，中产阶级社区能选择更多种类的食物[3]。

社会强化（social reinforcement）。简单地说，我们不会单独吃饭，或者说大多数人不会单独吃饭。我们的饮食习惯受到与我们有社会联系的其他人（朋友、家庭成员、同事）以及社会规范的影响（见第八章）。如果你所在的工作场所的社会规范是每天晚上去当地酒吧喝啤酒、吃油炸食品，那么你最终会摄入大量的卡路里并导致体重增加。换句话说，你已经认同了在工作结束后和同事一起去发泄情绪的社会规范。如果你决定尝试减肥，你不仅要改变自己的习惯，还得改变你同事的行为——除非你不介意被视为不合群的人。

还有一个因素可以制约个体选择。

带宽税（the bandwidth tax）。在《稀缺：我们是如何陷入贫穷与忙碌的》（*Scarcity：Why having too Little Means so Much*）[4] 这本书中，行为经济学家塞德希尔·穆来纳森（Sendhil Mullainathan）和埃尔德·沙菲尔（Eldar Shafir）认为资源稀缺（缺少金钱或时间）对我们的认知功能（或大脑的"带宽"）会产生"税收"。当人们处于稀缺状态时，他们的视野会变得狭隘，因为他们的注意力集中在眼前的问题上。带宽税在很大程度上取决于我们对未来进行规划的能力，也就是我们的执行能力，比如自律。总之，资源稀缺影响了我们大脑中参与延迟满足、抵制诱惑、规划未来、规划长期健康的区域。

到目前为止，我希望大家能够清楚地意识到本章的行为"选择"和"决策"，并不是指个体故意地（或者有意识地）选择参与不健康的行为。此外，我们不主张对 20 世纪 70 年代流行的生活方式进行指责，约翰·诺尔斯（John Knowles）撰写的关于个体责任感的臭名昭著的文章就是例证[5]。① 相反，本章的重点是总结过去三十年在行为经济学、心理学和神经科学领域涌现的关于人们判断和选择的新见解。正如我所说的，这些见解提供了一套关于行为的新工具，更重要的是，我们如何利用这些见解来促进行为干预[6]。例如：

①如何更有效地抵制烟草和食品行业的欺骗性营销行为所产生的信息不对称？

②如何干预人们所处的环境，使他们的默认选择指向更健康的方向——或者正如理查德·泰勒（Richard Thaler）和卡斯·桑斯坦（Cass Sunstein）[7]所说，我们怎样才能更好地设计选择从而引导人们的行为？

③我们如何利用可预测的决策错误来引导人们的选择，让人们以利己的方式行事（而不是自我毁灭的方向）？

将这些理论纳入干预措施，可能有助于缩小健康行为和健康结局之间的社会经济差距，因为行为不仅可以影响很大一部分的可预防死亡者，而且也是决定健康和疾病的社会经济梯度的重要部分。有个例子可以很好地体现流行病学理论的重要性。1981年一篇经典文章针对英国白厅的公务员开展研究，发现顶层公务员与底层公务员心血管疾病死亡率存在四倍差异，仅有40%由吸烟、运动和超重或肥胖等健康相关行为导致[8]。社会流行病学家推测，其余无法解释的差异是由社会地位的社会心理效应所致[9]。然而，白宫调查Ⅱ（Whitehall Ⅱ Study）的最新分析促使我们对早期结论进行了修正[10]。早期的研究可能低估了健康行为对死亡率中社会不平等现象的影响，因为这些行为只在基线时进行评估，而在随访期间没有更新（从而导致暴露分类错误）。在白宫调查Ⅱ中，最底层公务员的死亡风险是顶层公务员的1.60倍。当模型纳入基线健康行为时，该梯度减弱

---

① "懒惰、贪吃、酗酒、鲁莽驾驶、性爱狂热和吸烟的代价现在是国家而不是个人的责任。这被解释为个人自由，但一个人的自由是另一个人的税收和保险费的枷锁。我相信，健康'权利'的概念应该被维护自身健康的个人道德义务的概念所取代——如果你愿意的话，就是公共义务。这样，个人就有'权利'期望得到信息的帮助，得到高质量的服务，以及最小的经济障碍。"（见章后参考文献5：第59页）

42%（95%CI：21%～94%）；但当健康行为作为时间依赖性协变量纳入模型时，该梯度衰减了72%（95%CI：42%～154%）[10]。总之，行为影响社会经济地位（SES）的梯度。

伦恩（LEN）的挑战

伦纳德·伦恩·塞姆［S. Leonard（"Len"）Syme］是我们这个时代最杰出的社会流行病学家之一，他向自己的同事提出挑战，即"为什么行为干预会失败"？我们将此称为"伦恩的挑战"，这被认为是公共卫生的重大挑战之一。赛姆[11]表示：

> 问题在于，即使人们知道自己存在风险，也很难改变自己的行为。许多精心设计并严格执行的干预措施用来帮助人们降低风险，但最后以失败告终。我参与了一项多重危险因素干预试验，这项研究耗资2亿美元，其研究对象是心脏病发病风险最高的10%的男性。我们在22个城市筛选了50万名男性，挑选了12000名知情同意的参与者，进行了为期6年的试验。他们被要求改变饮食习惯、服用降压药物、戒烟、经常去诊所。我们一起做低脂餐，在超市里看食物标签。这是一个很好的干预计划，但试验失败了。6年后，干预组与对照组的心脏病发病率差异无统计学意义，干预组内很少有人改变了他们的行为。

"伦恩的挑战"不仅仅是个案。彭南特（Pennant）等人的系统评价[12]试图评估社区预防心血管疾病（CVD）方案的有效性。这些项目采用媒体、筛查、咨询活动和环境变化相结合的多种干预措施，试图降低心血管疾病危险行为（如吸烟、高血压、体力活动和饮食），作者对1970年1月至2008年7月中旬的数据库和相关网站进行了全面的搜索。该项目只纳入了经严格设计的研究，研究需包含对照组以及评估实施前/后心血管疾病风险变化。用心血管疾病危险因素的净变化来表示10年来心血管疾病风险总体指标的净变化。最终有36个符合纳入标准的社区项目。那么作者发现了什么呢？在这些研究中，10年内心血管疾病风险的平均净降幅为0.65%，虽然有统计学意义但收效甚微。一项包含七个研究的亚组分析纳入了心血管疾病/总死亡率的变化；在这些研究中，没有一项研究报告死亡率降低具有统计学意义。

当我们转向健康行为的群体趋势问题时，我们停滞不前。金（King）及其同事[13]根据1988~1994年全国健康与营养调查和2001~2006年全国健康与营养调查，分析了全国范围内40~74岁成年人五种健康行为的流行趋势。在过去18年中，美国普通公众对这五种行为中的三种行为的依从性有所下降，即每天摄取五份或以上的新鲜水果和蔬菜；定期锻炼>12次/月；保持健康体重（BMI 18.5~29.9kg/m²）[13]。在过去的20年中，成人肥胖（BMI≥30kg/m²）患病率从28%上升到36%（$p<0.05$）；每月12次以上的体力活动的比例由53%下降到43%（$p<0.05$）；吸烟率基本保持不变（26.9%至26.1%）；每天吃五份或更多的水果和蔬菜的比例从42%下降到26%（$p<0.05$），适度饮酒率从40%增加到51%（$p<0.05$）。同时有五种健康习惯的比例从15%下降到8%（$p<0.05$）。此外，尽管少数族裔对健康生活方式的依从性更低，但研究表明非西班牙裔白人的健康习惯保持率下降幅度更大。具有高血压、糖尿病或心血管疾病史的人比没有这些疾病的人保持健康生活方式的可能性更低[13]。

为什么改变人们的行为这么困难？

到目前为止，已经有充分的证据指导人们应该遵循什么样的行为来进行健康长寿的生活，即不吸烟、少吃、保持健康体型、定期锻炼、不酒后驾驶、饭后用牙线剔牙、至少保证七个小时的睡眠等。问题是我们如何帮助人们遵循公共卫生建议。为什么改变人们的行为如此困难？至少存在以下三个原因。

第一个原因是许多行为干预过分关注个体因素（比如提高知识和意识），并没有对人际的影响给予足够的重视，比如当地规范和社会网络影响（见第七章和第八章）或个体外因素，如环境壁垒（见第十章）。社会流行病学致力于研究社会环境对人们健康行为的影响（见第十章）。人们的行为受其所在社会环境的影响，如果我们不能意识到这一点，那么我们将很难改变他们的行为。例如，索伦森（Sorensen）及其同事[14]已经证实，无论我们花费多少精力来分发信息传单或者实施其他健康教育策略，我们也不可能使蓝领制造厂的高吸烟率下降。原因是许多工人在工作场所也遭受其他化学和物理危害，即许多工人面临着职业性致癌物和吸烟等双重危险。换句话说，他们相当"理性"地总结道："如果我在工作中暴露于和香烟烟雾一样的致癌物，那么戒烟有什么用？"基于此，索伦森等[14]开发了一种健康促进和健康保护相结合的新型干预模式：①工人与管理层共同参与项目的规划与实施；②工作地点变更的咨询；③以改变健康行为为目标的教育项目。在一项经严格设计的包含 24 个工作场所的随机整群试验中，研究结果显示，联合职业安全和健康教育干预在说服蓝领工人戒烟方面比传统教育更有效。事实上，新干预模式几乎消除了吸烟的职业阶层差距。

索伦森的福利干预证实了经济学家所说的互补性原则[15]，即改善健康的投资可以增加与投资不相关领域的边际收益。例如，在撒哈拉以南的非洲地区开展儿童免疫接种活动，当地的卫生工作者发现随后母乳喂养率上升[15]。总之，针对婴儿生存率方面的投资提升了母乳喂养率。以此类推，对工作场所的健康和安全进行投资，可以激励工人开始为自己的健康投资，这两个投资是互补的。

第二个原因是我们在公共卫生领域给出的每一条建议几乎都会出现反对者，而他们通过说服人们做相反的事情来盈利。因此，我们所倡导的行为——不吸烟、少吃、适量饮酒、不看电视、去健身房——几乎每一种行为都存在通过说服人们做相反的事来盈利的行业。此外，这些组织的广告预算使公共卫生预算相形见绌。不仅营销预算存在差别，他们做广告的技巧也和我们不一样。

行为改变之所以困难的第三个原因是在描述个体决策时，行为理论（行为干预的模型）需要做出一些调整，包括理性行为理论（TRA）及其扩展计划行为理论（TPB）[16]。这些理论建立在个体理性和计划行为的基础上。这两种理论来源于期望价值理论，行为被认为是个体对行为（例如其他结果的主观概率）和人们赋予该行为价值（有效或者无效）的期望值的函数。该方法预测，当个体面临决策时（例如"我该戒烟还是继续吸烟?"），行为选择是预期成功和价值最大化的组合。因此，基于扩展计划行为理论设计行为干预的目标是试图改变吸烟者对自身行为收益和成本的看法。

理性行为理论和扩展计划行为理论（及其最新的综合模型）的核心要求是在产生行为意向之前采取行动。意向由个体对行为的态度（行为预期结果的成本或收益），对行为的主观规范（其他人对该行为赞成与否，由动机水平决定）和信念控制（自我效能或感知行为控制）而决定。这个理论的开发者提出了一个引人注目的观点，"为了预测、改变或加强一个既定行为，只需要考虑几个有限的变量"[17]。这个理论在解释健康行为方面表现如何？

实际上，期望价值理论能很好地解释人们行为意向。然而，我们的意向是否能够预测实际行为又是另一回事。与意向行为相关的实证研究大多是观察性研究，因此难以进行因果推理。为了检验行为意向的变化是否会导致行为的变化，韦伯（Webb）和谢尔曼（Sheeran）[18]对意向行为关系的 47 项研究进行了元分析。元分析结果显示，较大的意向变化（通过 Cohen's 统计量来计算效应量，等于两个均值之差除以标准差 0.66）只导致了行为的小幅变化（d=0.36）。

意向无法可靠地预测行为有两个重要的原因。首先，许多（可能是大多数）行为跳过或有意识地绕过意向；它们是无意识的或习惯性的，或者是受情绪等瞬间的影响。其次，即使我们确实形成了一种行为意向（例如每天去健身房），我们往往不能将这种意向贯彻到底（"今天不行，我明天去健身房"）。我们的意向往往是不可靠的；而且随着意向形成时间与面对实际的行为选择的时间间隔增加，它们就会变得不可靠。在行为经济学的术语中，我们的偏好是不稳定的或是动态不一致的。我们会在下文分别讨论这些问题。

启发式与偏见

　　与人们作为理性计算机器的形象相反，大多数人根据启发式（heuristics）进行判断和决策，即以潜意识的方式行事。在选择参与特定的行为之前，我们不会停下来去做成千上万的瞬时成本效益计算，因为这非常低效并且浪费精力。因此，我们大部分的判断和决策都是快速和无意识的，这样我们可以节省出时间去做更重要的事情。但是，这些心理经验法则偶尔会使我们犯错误。1974 年发表在《科学》杂志的一篇论文，阿莫斯·特沃斯基（Amos Tverksy）和丹尼尔·卡内曼（Daniel Kahneman）[19]描述了几个启发式偏见的例子，对人类作为超理性计算机器的理想化概念提出了挑战。自从特沃斯基和卡内曼的首篇论文发布以来，学者陆续又发表了数十种其他类型的启发式和偏见，我们将详细讨论与健康决策最相关的因素，即情感启发式偏见和锚定偏见。

情感启发式偏见

　　情感启发式（affect heuristic）指的是我们通常以情绪反应为基础做出判断或决策，而不是冷静地去计算风险和收益。记者丹·加德纳（Dan Gardner）[20]称其为"好的/坏的经验法则"，当我们对一个东西有良好的情绪反应时，我们倾向于认为它是"好的"，反之亦然。重要的是，从健康行为的角度来看，情感启发式引导我们判断选择风险，例如我们认为某种行为收益很高，实际上却很低。换句话说，感知到的风险与收益之间存在负相关关系[21]，但在现实世界并不是这样。在现实世界中，风险和收益之间往往存在正相关关系。例如，吸烟者因为吸烟的愉悦感而坚持这种对自己有相当大风险的习惯。如果吸烟高风险、低收益，那么我们在劝说人们戒烟时不会遇到任何问题，或者社会在取缔烟草时不会遇到阻力。由芬努凯恩（Finucane）等人进行的实验[21]表明，这种经验法则可以改变。因此，当提供的信息可以改变个体对某一项目（以核能为例）的情感评价时，就会导致人们风险/收益判断发生系统性变化。重要的是，尽管外界并没有向人们提供有关风险的额外信息，当人们受到巧妙的操纵后，他们对核能的好感增加，对其的风险评估也就下降了，这恰恰解释了为什么烟草产品的营销仅关注快乐、愉悦和幸福等积极情绪。烟草广告通常与吸烟无关，这些图像仅仅是人们乘雪橇滑雪或在池畔小屋外跳舞，甚至没有描述吸烟行为。然而，如果情感启发式可以像预期一样产生作用，广告设计旨在产生与产品有关的积极情绪，从而降低消费者的风险评估。

在公共卫生方面，恐惧诉求试图从反方向利用这种规则，也就是说，如果我们能够使消费者产生消极情绪（如恐惧或焦虑），我们可能会提高消费者的风险认知。然而公共卫生信息宣传活动中利用恐惧诉求的元分析表明，在刺激行为改变方面效果有限[22]。其中一个原因是，如果目标群体不相信他们能够有效地避免威胁，恐惧诉求可能会适得其反。将可怕的变黑的肺部图像暴露在消费者面前，可能会导致诸如拒绝或逃避等防御性反应。简而言之，烟草行业与公共卫生的营销策略存在不可避免的不对称性。烟草行业诉诸正面的"感觉良好"的情绪，而公共卫生诉诸恐怖、消极的情绪。但这完全正确吗？恐惧是公共卫生运动者唯一可以利用的情感吗？

事实上，情感启发式理论认为，可能存在更广泛的情感能够被干预，进而改变人们的风险认知。公共卫生逐渐将恐惧作为说服人们的主要武器。行为改变理论，如健康信念模型[23]，表明恐惧会提高感知的严重程度和敏感性。然而，有关行为理论的最新见解表明我们并不是只有吓倒公众才能达到目的。根据勒纳（Lerner）和凯尔特纳（Keltner）[24]的评价倾向理论，情绪对消费者判断和选择的影响不仅取决于情绪的好坏（积极或消极），特定类型的情绪也会诱发不同的风险评估和行为倾向。例如，恐惧和愤怒（伴随着焦虑、悲伤和厌恶等）被归类为负面情绪，研究表明因对负面事件（比如患癌症）的恐惧而做出的行为是不可预测的，而且超出了个体的控制范围，但因愤怒而引起的行为往往更容易预测和控制[24]。这种见解有助于解释为什么在一些禁烟运动中，呼吁愤怒情绪（针对烟草行业）是相当有效的，比如由美国遗产基金会（American Legacy Foundation）领导的"Truth"运动[25]。

对具体情绪更细致的理解也可以使人们更系统地设计健康信息。例如，根据《家庭吸烟预防和烟草控制法案》［Family Smoking Prevention and Tobacco Control Act（2009）］，食品药品监督管理局提出了新的图形警告，占烟盒包装面积的 50%。这些警告中有一个值得注意的特点是，它们不仅针对恐惧，委婉的警告包括积极的（例如成功戒烟的骄傲）和消极的（例如二手烟对所爱的人造成伤害）。令人遗憾的是，美国烟草公司的诉讼阻止了食品药品监督管理局的提案。美国法官与烟草制造商站在一边，"从这些照片可以清楚地看出，他们用精心设计的情感反应诱导大众戒烟，或永远不要吸烟，完全背离只传播事实和无争议信息的目标"①。换句话说，美国食品药品监督管理局的图片警告很可能会在"以毒攻毒"的策略中获得成功。相反，如果政府将关于吸烟风险的警告限制为情感中立的状态以及传播有关吸烟风险的"事实"的信息，将降低干预效果。

双系统理论（dual processing theory）

启发式是卡内曼[26]"系统 1"思维的一个特征。在行为经济学和神经科学中，人的判断和选择受两个系统的影响：系统 1（直觉）和系统 2（推理）。系统 1 中的思维过程往往是直观的、快速的、自动的，而且通常是感性的。相比之下，系统 2 中的思维过程倾向于沉思、缓慢、需要努力和深思熟虑。这一区别很重要，因为在上述例子中，烟草警告标签在法律上被限制为针对系统 2（向消费者展示"事实"信息），而烟草行业使用的大多数有说服力的策略通常针对系统 1。因此，双方以人的大脑的不同部位为信息传播目标。当一个烟草制造商在一本杂志上刊登了整版的彩色广告，描绘一群"快乐"的人，他们瞄准的是系统 1（通过情感启发）。相比之下，美国现有的政府警告（这些警告出现在广告底部不明显的位置），主要针对系统 2，要求吸烟者想象他们在遥远未来的行为后果，比如肺气肿。

---

① 《法院说 FDA 的警告违反了第一修正案》，2012 年 3 月 1 日，访问地址：http://lawprofessors. typepad. com/conlaw/2012/03/court-says-fda-warnings-violate-first-amendment. html。

一些针对个体健康行为的模型往往忽视了情绪在决策过程中的作用。例如，教科书关于综合行为模型的插图将情感放在了"因果路径"的最左边，认为行为中包含了许多的"背景影响"，也包括"人口学因素和文化"和"过去的行为"。[16]因此，在"真正"决策行为理论中，情感被纳入综合模型中。在其他决策理论中也存在这样的观点，情绪是决策过程的副产品，也就是附带现象[27]。正如路文斯汀（Loewenstein）等[27]所说，"对于风险或不确定性的选择，目前几乎所有的选择理论都是认知主义和结果论者。"他们假设人们评估备选方案的可取性和可能性，并基于预期计算来整合信息并做出决策[27]。有时，情绪会参与决策过程。例如，不良选择带来的情绪后果（例如遗憾）可能影响决策。然而，正如路文斯汀等[28]认为的那样，预期情绪和预先情绪有一个重要的区别。预期情绪只是另一种认知（系统 2 的思维模式），而预先情绪是决策时的感觉，它会影响认知评估和选择。行为经济学的一个重要观点是，这些动态情绪是影响风险/收益判断的直接因素（风险即情感的假设），并直接影响消费者的选择。与期望价值理论相反，我们的偶然情绪常常使我们在执行某一特定行为时，完全忽略了认知过程。因此，这些行为模型脱离了情感和内心的丰富性。

锚定偏见

另一种与健康行为高度相关的启发式是锚定偏见（anchoring bias）[19]。一个经典的例子，特沃斯基和卡内曼要求班上的一组学生来估计属于联合国的非洲国家的百分比。在学生写下答案之前，教授在教室前面旋转一个巨大的转盘。当转盘指针停止后，学生观察指针所指的数字，并指出真实答案比这个数字高还是低，然后写下他们认为的最准确的估计值。在这个实验中，学生们并不知道转盘指针只会在两个数字停下：10 或 65。在转盘停在 10 的教室里，学生对联合国非洲国家比例估计的中位数为 25%；在转盘停在 65 的教室中，其估计的中位数是 45%[19]。同样的偏见也存在竞价中，人们在纸上写下他们的社会保险号码的最后两位数字（也写下他们对一盒巧克力、一瓶酒等物品的竞价）影响了他们愿意支付给各种拍卖物品的金额。例如，那些社会保险号码在 80~99 之间的人对一盒巧克力的出价是那些在 00~10 人的两倍[29]。①

锚定启发式是指在同一时间将判断和选择与不相干信息联系起来的现象。这种现象延伸到公共卫生领域，我们的饮食习惯受到外部因素的影响，比如食物的分量。布莱恩·万辛克（Brian Wansink）[30] 提出了"无意识进食"的概念。人们根据自己的饥饿感和食物的味道来调整自己的食物摄入量，这是一个常见的误区。根据万辛克的实验，人们倾向于吃提供给他们的东西；当食物盛在更大的容器中时，人们会吃得更多——即使它尝起来很糟糕。这一现象的另一个有趣的例子是万辛克的"爆米花实验"[31]。在这个实验中，研究人员给观影者提供了中号和大号的爆米花。关键是，不管给予什么样的容器，所有的爆米花都已经放了 5 天，用研究人员的话来说"尝起来像泡沫"。② 在实验对象观影结束后，研究人员收集爆米花桶来测量受试者吃了多少。被给予大号桶的受试者比中型桶的爆米花平均消耗量高出了 55%（相当于 170 卡路里），符合锚定偏见假说。万辛克[30] 的其他食物摄入实验也证实了锚定偏见是一种很普遍的现象。例如，我们购买的食用油体积越大，炸鸡所使用的油量越大；我们购买的意大利面越多，做一顿饭使用的面条就越多。基于此，布隆伯格市长在 2012 年试图限制纽约市超大型含糖饮料的出售。

部分控制的概念利用了锚定启发式，使消费者的行为遵循健康饮食指导。在 130 名肥胖的 Ⅱ 型糖尿病患者的随机对照试验中，佩德森（Pedersen）等[32] 让受试者在 6 个月内每日使用市面上销售的分区餐盘或常规护理（饮食建议）。干预组的餐盘所盛的食物大约相当于 880 千卡（男性）或 650 千卡（女性）。盘子被进一步分割成不同的部分来盛蔬菜和肉类。同样，干预组的早餐碗中也有不同的刻度线，用来表示谷物和脱脂牛奶的推荐摄入量。经过 6 个月的试验，干预组降低的体重明显高于对照组（均值±

① 事后，当竞标者被问及写下他们的社会安全号码是否可能影响他们的投标价格时，100% 的人回答："不可能！"

② 事后，一些愤怒的受试者要求退钱，忘记了爆米花是免费提供的，这提供了一个很好的操纵检查。

标准差，1.8%±3.9% 和 0.1%±3%，$p=0.006$）。与对照组相比，干预组更有可能减少糖尿病药物的摄入（26.2%和10.8%，$p=0.04$）。

默认选项和助推

我们的行为习惯由周围环境决定。如果社会规范中标准餐盘的直径是 11.5 英寸，① 那么我们的餐盘就会固定在那个尺寸。据估计，自 1960 年以来，美国的平均餐盘面积增加了 36%[30]，因此我们并不应该为食物分量同步上升而感到惊讶。例如，在 2006 年出版的《烹饪的乐趣》（the Joy of Cooking）中，一些主菜的分量比 1931 年第一版的相同菜谱增加了 42%[33]。这一发现提示我们可以通过设置环境中的默认值来促进健康，这样人们就可以不自觉地被推动着去做出健康的选择。决策实验表明，人们倾向于维持现状，不喜欢改变自己的日常习惯。可以通过泰勒和桑斯坦[7]所倡导的"默认选项"（default options）来促进更健康的行为，也被称为"行为推动"。

朱莉·唐斯（Julie Downs）及其同事[34]在纽约一家三明治快餐店进行的一项随机实验展示了行为推动的强大效应。为顾客提供免费的用餐（三明治、配菜、饮料）来进行调查。调查本身其实是一个诱饵，该实验的真正目的是比较以下的差异：①菜单上提供卡路里信息；②改变健康与不健康的三明治菜单点餐的便利性。行为推动看似简单。所有顾客都拿到了一份菜单，显示餐馆里出售的热量不同的三明治。在"高热量"组下，顾客得到了一份菜单，其中第一页显示了最高热量的三明治。在页面的底部则用很大的字体告诉受试者在菜单反面有低热量的三明治。对于随机分配到"低热量"组的顾客来说，菜单以相反的方式排列，即首页上出现了健康的低卡路里的食物，而不健康的、高热量的三明治被放到了菜单的反面。调查的结果令人吃惊，当默认选项设置为首先显示更健康的产品时，与不健康的默认值相比，顾客选购的总热量（77 卡路里，$p<0.05$）明显减少。

① 约 30 厘米。——译者注

这种行为推动的效果比在菜单上打印卡路里信息的效果更大（平均每位顾客少点了48.0卡路里，$p<0.01$）。因为要求餐馆在菜单上张贴卡路里信息的成本比重新排列菜单成本更高，这种推动策略更符合成本效益。在唐斯的实验中，其中一组受试者显示出相反的效果，那些在参加试验时碰巧正在尝试减肥的个体，向他们提供准确的热量信息使他们点低热量三明治的可能性降低了76%（$p<0.01$）。研究人员将这种明显的反常效应归因于这样一个事实：人们在减肥时经常夸大卡路里的摄入量（作为自控机制）来刺激自己。因此，向他们提供准确的信息可能会导致卡路里估计的下行修正，从而增加摄入量（"特大号三明治只有500卡路里"效应）。

默认选项的潜在力量可以通过一个简单的例子来证明。很多人都没有意识到，当他们在一家特许经营的快餐店点餐时，已经接受了培训的收银员会自动提醒顾客"你想要超大的订单吗"或者"你想给这个订单加一杯饮料吗"？为了改变这种默认情况，施瓦茨（Schwartz）等[35]在校园自助餐厅进行了一项试验，他们训练服务生提醒顾客，看看是否能"缩减"他们的饭量。在一家中国快餐店进行的试验显示，顾客点了高热量的食物（比如炒饭和炒菜），服务员问他们是否只需要一勺而不是通常的两勺。当消费者的自我控制能力被这种简单的方法唤醒后，不论是否得到了额外25美分的价格折扣，14%~33%的消费者接受了减量。总的来说，那些接受较少分量的人并没有点更多卡路里的主菜作为补偿，他们人均所摄入的总热量减少了200卡路里以上[35]。研究人员还证实，减少订餐量后并没有改变餐后剩余的食物量，因此在购买过程中减少的热量都成为未摄入的热量。最后，与唐斯等[34]得出的信息策略的局限性相呼应，研究人员发现，当减量干预和发布热量信息结合后，相较于没有发布热量信息情况下的21%，只有14%的人接受了减量。换句话说，这两种干预措施在鼓励消费者减少卡路里摄入方面并没有产生叠加效应。

一些人对利用默认选项的公共卫生干预表示不安。他们认为这操纵了消费者。但事实上，在我们的生活中默认选择无处不在。只是大多数人没有意识到，在食品行业、零售业和销售行业，消费者每天都被操控着。比如当你走进当地的超市时，你很有可能会从商店右手边（当你面对前方时）进门，并沿逆时针方向走路。这是因为营销人员发现，逆时针的店面设计会带来更高的销售额——这与右撇子们习惯于向右看有关[36]。当你逛商店的时候，你可能会注意到一个装满意大利面的箱子，上面写着"三个只要3美元"。这似乎很划算，直到你注意到在货架上同样品牌的售价也是每个1美元。"三个只要3美元"也是利用锚定启发式的促销策略。在放置肉的货架上，当你买做肉酱用的碎牛肉时，你拿到了标有"85%不含脂肪"的包装。"85%不含脂肪"是什么意思？这其实和含"15%脂肪"是一样的，只是因为牛肉行业要求使用这种方式来描述，所以它被贴上了"85%不含脂肪"的标签。但是当你拿起2%脂肪的牛奶时，不要像大多数人那样误以为"2%脂肪"意味着"98%无脂肪"。"2%脂肪"是指该产品的脂肪占总重量的2%。在一杯2%脂肪的牛奶中，脂肪所占的卡路里大约是35%，并不比全脂牛奶（47%）低很多。最后，当你在柜台结账时，一些超市将最近停止打印纸质收据作为默认选项（如果你想要保留购物的纸质记录，你必须采取额外的步骤，比如询问收银员）。此举在零售行业被鼓吹为保护环境，这也为他们省下了一大笔钱——不仅仅是省下印刷纸张的额外费用，也因为结账时可能产生的错误大多数情况下对商店有利（例如，忘记输入到扫描仪的特价商品）。另外，当你回到家时发现有什么东西不对劲（例如，你的鸡蛋碎了），在没有收据的情况下你可能更不愿意退货。总之，无论我们是否赞同默认选项，私营部门一直在这样做。

事与愿违①

我们之前提到过，行为最重要的先决条件是执行该行为的意向，这一说法面临两个挑战。第一个挑战，许多决定绕过了有意识的意向（就像我们基于情绪快速做出决定时，比如我们在不知不觉中被商店里欢快的音乐所影响）。第二个挑战是我们的意向是不稳定和不可靠的。当意向和行为

---

① 原文为法文，英译为"Hell is full of good wishes and desires"（地狱里充满了美好的愿望和欲望），语出自克拉尔沃的圣伯纳德（约1150年），或者简单地说，"通往地狱的道路是由美好的愿望铺成的"。（本书译为"事与愿违"。——译者注）

之间存在着时间差时，它们尤其不可靠。例如，在出差前的一晚，河内决定保持健康，少吃垃圾食品。当他离开家的时候，他决定只吃健康的食物。然而，当他抵达洛根机场候机时，在美国运输安全管理局安检前排着长队，他感觉自己的意志力被削弱了。即系统 2 被临时弱化，激发了系统 1 的冲动。与此同时，航站楼里汉堡店的炸薯条香味扑鼻而来。于是，他径直走向快餐柜台。后来，当他坐在飞机上，从匆忙吃完炸薯条所引起的消化不良中恢复过来，他又恢复了原来的喜好（后悔）。这个例子很好地说明了消费者的偏好并不是动态不变的。

行为健康的最大挑战之一是行为的收益和成本在不同时间段产生，这也被称为行为经济学的跨期选择问题（intertemporal choice）。公共卫生关注的几乎所有公众行为都是跨期选择问题。维克多·福克斯（Victor Fuchs）[37] 将这些行为分为两类。首先是投资行为：比如每天去健身房锻炼，或者饭后用牙线剔牙。在这两种情况下，行为都有成本：无论是经济成本，还是生理/心理成本（例如在跑步机上的痛苦），或时间成本（例如使用牙线），这些并不重要。在这两种情况下，现在是"痛苦"的，而在未来的某一时刻，这种"痛苦"会通过降低看牙医的费用或心脏病发作的风险而获得收益。与这些行为相反的被归类为罪恶的物品，现在是有趣的，而痛苦迟早会到来。例如，吸烟、危险性行为或暴饮暴食。成本和收益在不同的时期产生，为延迟投资行为和增加不良事物的诱惑提供了大量的机会。如果吸烟能够立即导致死亡或引起皱纹，公共卫生人员在说服公众戒烟时将变得轻而易举。

经济学意识到了跨期选择问题，于是通过延迟贴现（delay discounting）来处理。消费者显示了积极的时间偏好（即如果让我们做选择，我们会倾向于现在享受一些愉快的东西，推迟成本的产生）。内部贴现率是指为了未来利益而延迟满足的能力。在经济理论中，贴现模型根据消费者对更近时间的享受比那些更遥远的享受的溢价程度来建模。高贴现率的个体更注重当下的满足，而不是将它推迟到未来。举个例子，假设吃一个甜甜圈视为 100 个快乐单位。在延迟消费中，相同的甜甜圈在 t+1 为 100×[1/（1+r）] t，其中 r 是人的内部贴现率。如果个体享受甜甜圈的贴现率是 5%（r＝0.05），那么把它推迟到下一个时期相当于 95 个单位，推迟 2 个时间段（t+2）只值 90 个单位，依此类推。根据跨期选择，指数效用函数以恒定、稳定的速度下降，这意味着时间一致偏好，即个体对未来所有的时间段采用相同的内部贴现率 r。

　　然而实际上人们并非如此。例如，假设让你选择，从今天起一年后收到 100 美元现金，或一年零一个月后得到 120 美元，你会选择哪一个？大多数人会选择多等待一个月来获得额外的 20 美元（如果你选择了 100 美元的选项，也许你知道如何使你的钱每月赚到多于 20% 的利息）。但如果我们改变选择——假设让你现在得到 100 美元现金，或一个月后得到 120 美元现金——你会选择哪一个？正常的人类倾向是现在选择 100 美元现金，因为当回报就在眼前时，人们往往会变得更没有耐心。这种偏好转换不符合经典经济学的理性行为者模型，因为这两种选择都需要多等一个月就能多赚 20% 的钱。选择等 13 个月挣 120 美元的人，应该会选择在第二种情况下多花一个月的时间等待。然而，当备选方案是在遥远的未来时（等待一年与等待 13 个月），我们似乎更愿意耐心等待。即时奖励对偏好的影响，在延迟奖励中被称为"关注当前的偏好"或"目光短浅"，在这种情况下，贴现函数最好用一种随时间衰减的双曲线来描述（而不是指数衰减率）。

跨期选择的神经学理论

　　我们所提到的双系统理论，系统 1 与系统 2 的区别，以及即时满足和延迟满足，都有神经学的基础。在"神经经济学"这个新兴领域，研究人员在功能磁共振成像技术（fMRI）的帮助下，对不同的任务选择相关的大脑区域进行定位。例如，麦克卢尔（McClure）等[38]报告了在一组被试中，他们被要求在三个小时内不摄取任何液体，这样当他们进入 MRI 实验室时就会十分口渴。MRI 扫描时，受试者被要求在两个选项之间做出选择，"在 D 分钟后用吸管喝 X 果汁"与"D+α 分钟后喝 X+α 种果汁"。例如，受试者可以选择现在喝一管果汁或者等待一分钟喝两管果汁等。① 在这个试验中，研究人员发现了支持非指数贴现的行为证据。换句话说，当选项中包括现在喝果汁（而不是两种延迟奖励的选择）时，受试者更有可能表现得没有耐心。也就是说，人们倾向于双曲贴现延迟——他们的选择反映了第一个短时间延迟后，奖励价值的大幅降低，以及对随后更长时间的延迟，奖励价值降低幅度较小。

这个试验中第二个值得注意的发现是，与在两种延迟奖励之间做出选择相比，在即刻奖励和延迟奖励之间做出选择，大脑边缘区域的血液流动更为明显。在即刻奖励的反应中被"点亮"的区域包括伏隔核（NAcc）、下扣带皮层（SGC）、后扣带皮层（PCC）和楔前叶（Pcu）。它们是系统1涉及的大脑区域。相比之下，不管是在两种延迟奖励之间做选择，还是在即刻奖励和延迟奖励之间进行选择，大脑外侧前额叶皮层和后顶叶皮层的反应都很相似。这些区域包括后顶叶皮层（PPar）、前脑岛（Ant Ins）、后扣带皮层（PCC）和背外侧前额叶皮层（大脑视区9、44、46和10）反映了系统2。最后，两组大脑区域的相对激活可以预测实际的行为选择。在系统2的活动中，系统1区域活动占优势的个体在试验过程中表现出更多的不耐烦。我们需要对大脑的定位问题保持谨慎。正如卡内曼所写的，系统1和系统2是"虚构的特征"，大脑中没有任何一个部分可以独立运行[26]。我们融合了心理学、行为经济学和神经科学领域的理论及证据。

双曲贴现的政策含义：香烟税

与指数贴现相比，双曲贴现（hyperbolic discounting）的含义是什么？行为经济学模型至少有两个政策含义，我们用吸烟的例子来说明。在吸烟的标准经济模型中，理性消费者在权衡吸烟的好处（享受）与成本（过早死亡）后做出吸烟的决定。在这种情况下，税收的唯一理由是弥补吸烟者

---

① 这个设计相当类似于沃尔特·米歇尔著名的"棉花糖实验"，在这个实验中，学龄前儿童可以选择是马上吃一个棉花糖，还是等几分钟（实际上长达15分钟）再吃两个棉花糖[38a]。

强加给社会其他人的外部成本，例如，纳税人承担吸烟引起的疾病的费用。[①] 然而，经过大多数经济计算，这些外部性相当有限（每包约 40 美分）。也可以认为，吸烟者通过已征收的烟草税来支付他们的费用。事实上，在目前的税收水平上，吸烟者很有可能补贴非吸烟者的医疗保健（更不用说他们的社会保障了）。与高收入人群相比，低收入人群吸烟的可能性更大[39]。

与吸烟的标准经济模型相反，行为经济学模型假定吸烟者的偏好具有时间不一致性。在这个模型中，今天的"自我"认为吸烟带来的短期快感更重要，从而降低了未来的成本。明天的"自我"更有耐心、更愿意戒烟。但问题是"明天"永远不会到来。也就是说，面对现在戒烟或明天戒烟的选择，吸烟者会成为即刻满足的牺牲品。如果在遥远的未来做出决定时，个体会显得更有耐心。例如，他很愿意在一个月内戒烟。但问题是，当我们在一个月后接触同一个体时，他又回到了今天的自我。这种跨期谈判模式被比作短期的"自我"与长期"自我"之间的谈判过程，最终导致违背了整体自我利益的行为。

吸烟行为经济学模型的含义是，系统 2 对我们来说是困难的。因此，系统 2 可能试图采取行动使我们未来的自我在系统 1 的影响下行动。[②] 在实际操作中，双曲贴现设法通过承诺来控制行为，从而避免诱惑。经济学家区分这两种形式的承诺：①消费税的形式（即把税收作为那些想要戒烟但无法成功的吸烟者的一种自控方式）；②吸烟者将事先承诺作为一种自我打赌形式。

对于前者，行为经济学家预测，时间不一致的消费者更倾向于使用这种承诺，从而诱导更令人满意的行为。不幸的是，私人市场所提供的自我控制并不完善。如果任由吸烟者自己决定，吸烟者无法为自己提供最优的

---

① 有些人指出，吸烟造成的过早死亡和疾病也导致了社会生产力的损失。然而，在经济分析中，这些"成本"并不被视为外部因素，而是由吸烟者（及其家人）承担的内部成本，据推测，这些成本已经被纳入吸烟的决定中。

② 在行为经济学中，人们经常提到荷马史诗《奥德赛》第十二卷，其中主人公把自己绑在船桅上，这样他就可以听着塞壬的迷人歌声，同时避免跳入海浪中淹死的致命副作用。

承诺机制。但政府可以将税收作为一种极好的控制机制。假设存在时间不一致，行为经济学模型建议每包烟征收 4~14 美元的税，即比标准经济模型更高的税收水平[39]。他们是如何得出 4~14 美元的？回收每包烟的外部性成本大约 40 美分，是税收水平的依据。但是，双曲贴现模型意味着我们也应该征收内部税，即由不耐烦和伴随而来的过度消费造成的自我成本[40]。基于生命的标准评估（以及双曲贴现忽略的健康损害），隐含的税收水平在 4 到 14 美元之间[39]。换句话说，14 美元是内部系统 2 所建议的税收水平，这反映了内部系统 1 所带来的内在成本。

吸烟的行为经济学模型表明对香烟征收消费税会使吸烟者更快乐。标准经济模型预测吸烟者由于必须支付消费税而幸福感减少，毕竟任何香烟税都会损害消费者的主权，吸烟者已经支付了超出他们习惯所引起的外部成本。相比之下，行为经济模型预测，如果吸烟者对预先承诺的机制有潜在的需求，国家以消费税形式提供的这种机制，他们应该更快乐。利用 1973 年至 1998 年的综合社会调查，格鲁伯（Gruber）和穆来纳森（Mullainathan）[41]指出，每增加 1 美元的香烟税，吸烟者的不快乐的概率就会降低 2.5%。然而支付其他种类的消费税并没有发现这种关联性。

事实上，对香烟这类产品征税是有限度的。吸烟者可能会变得更快乐，但政府的财务人员可能由于大幅增税的意外后果而不太高兴。加拿大在这方面为我们提供了一个警示性的故事。20 世纪 90 年代，加拿大香烟税提高到每 200 根香烟 16 加元，导致跨境走私的案件在圣劳伦斯河沿岸急剧增加。到 20 世纪 90 年代初，30% 或更多的香烟从美国走私进入加拿大（其中 80% 是加拿大的品牌出口到美国，然后走私回来）。非法贸易迫使加拿大政府放弃增税[42]。

承诺机制

作为提高消费税的另一种选择，预先承诺机制（commitment devices）通过个人存款合同的形式来戒烟。伊恩·艾尔斯（Ian Ayres）[43]很好地区分了激励和承诺。激励措施（比如一包香烟 40 美分的消费税）旨在引导消费者选择，承诺指的是某种禁止选择的机制。例如，一个价值 6 个月薪水的存款合同（如果吸烟者不能在半年内戒烟，将同意放弃这笔钱）是一个承诺机制，双曲贴现影响未来的"自我"行为。① 它的含义相当于奥德修斯（Odysseus）把自己绑在桅杆上。世界银行在菲律宾棉兰老岛进行的实证研究中证实了这种想法[44]。在这项由 Poverty 实验室进行的随机对照试验中，研究人员在棉兰老岛的街道上找到了 2000 名吸烟者，并给他们提供签署一份戒烟承诺合同的机会。合同要求每个吸烟者在一个银行账户里存 6 个月的钱（利息为零）。在 6 个月的时间里，如果吸烟者没有通过尿可铁宁检测，所存的钱将会被没收（这笔钱捐给慈善机构）。试验包括另外两组：一组收到了钱包大小的"提示卡"，展示了有关吸烟对健康影响的可怕图片，另一组没有得到进一步的提示。因此，该项目提供了两种形式的自愿承诺：一种是储蓄存款形式的财务承诺，另一种是存款人的承诺（可能会伴随着社会压力）。

在棉兰老岛的街道上，有 11% 的吸烟者表示愿意参加这个试验。然而，在随机分配到治疗组的人群中，平均每个吸烟者每两周就会有一次存款，在为期 6 个月的合约期结束时，他们承诺支付 550 比索（11 美元）。虽然 11 美元不是一大笔钱，但它相当于棉兰老岛月收入的 20% 左右，大约相当于 6 个月的香烟支出。换句话说，参与者在游戏中有相当多的"风险共担"。"意向性分析显示，随机分配到存款合同的吸烟者比对照组的人更有可能通过为期 6 个月的尿检，这一比例比对照组高出 2.8 ~ 5.7 个百分点。"6 个月的戒烟成功率仍然低于 20%，存款合同的受试者戒烟成功率为 18.1%，有提示卡的人群为 15.3%，对照组有 12.4% 戒烟。然而，这项研究提供了一个线索，即预先承诺可以促进行为干预项目的成功。研究人员如何知道接受干预的人没有作弊，也就是说，在项目计划的 6 个月前停止吸烟，从而清除他们血液中的可铁宁水平？为了解决这个问题，研究人员在一部分受试者中进行了 12 个月的可铁宁测试。大约 60% 的受试者同意

---

① 同样，对一包香烟加征 14 美元的税，远远超出了激励的范围——它将使大量的吸烟者失去选择。

接受这个试验。同样地，那些接受存款合同的人比另外两个组通过为期 12 个月尿检的可能性高 3.4~5.7 个绝对百分点。①

强化激励

在设计影响行为改变的干预措施时，艾尔斯[43]指出了激励与承诺措施的利弊。激励措施（比如每包香烟的价格提高 25 美分）可以创收，增加的税收抵消了需求的下降。相比之下，如果承诺以一种巨大的奖励来控制行为会耗费大量财力，例如雇主决定向任何戒烟者提供几千美元的奖励。最好的情况是吸烟者把自己的钱投入戒烟合同中，承诺合同不会导致税收改变。

哪种方式能更好地促进行为改变，是提供金钱奖励作为激励措施，还是要求个体把自己的钱存入存款合同？换句话说，我们应该使用"胡萝卜"还是"大棒"？为了回答这个问题，沃尔普（Volpp）及其同事[45]进行了一个基于工作场所的减肥干预。在他们的研究中，57 个 30~70 岁的身体质量指数为 30~40 的健康参与者被随机分配到三个减肥计划中：①每月测体重；②彩票激励计划（"胡萝卜"）；③存款合同计划（"大棒"）。减肥目标是每周减去 1 磅（0.45 千克），共 16 周。这种干预嵌入了一些行为经济学原则以"增压"人们的动机，即预先承诺原则（人们愿意将他们未来的自我投入某种行动，即使他们现在不愿意这样做）、损失规避（人们讨厌失去得到的东西，比如存款）、人们倾向于小概率事件发生（比如中彩票）。我们将在下一节更详细地描述损失规避。

在随机分配到彩票激励的人群中，如果参与者的体重达到目标，他们就有资格领取每日的彩票奖金。彩票提供了概率较大的小额回报（1/5 的

---

① 沿着类似的思路，互联网上一个流行的网站——stickk.com——允许人们签署存款合同，承诺改变行为（Ayres，2010）。它的开发者称其为"承诺商店"，人们可以在此注册，承诺改革自己的习惯。截至 2013 年 10 月，超过 20 万人在该网站上注册，用自己的钱押注超过 1500 万美元，承诺减肥、戒烟、停止啃咬指甲、完成论文，等等。这些个人存款合同的另一个转折点是，人们可以承诺将他们的存款赠送给他们选择的"反对派"，如果他们不能完成他们的目标。例如，支持堕胎的人可以事先承诺，他们放弃的钱可以捐给支持堕胎的游说团体，或者枪支管制倡导者可以承诺，他们的钱可以捐给全国步枪协会，等等。

机会赢得 10 美元), 以及概率较小的大额回报 (1/100 的机会赢得 100 美元)。每天的抽奖结果直接发给参与者, 从而形成即时的、切实的反馈。每日的彩票短信会利用人们目前关注的偏好——在上一节中被描述为决策"错误", 但在这个例子中是为了让健康行为的奖励看起来是立竿见影的, 而不是作为每月薪资中不知名的额外补偿。在存款合同中, 受试者每天可以存款 0.01~3 美元。作为一种额外的激励, 雇主将员工的存款比例提高到 1∶1, 而且每天固定支付 3 美元。每月称重时, 如果参与者达到了目标体重, 他们就会得到累积的钱 (最高上限为每月 252 美元)。如果受试者未能达到他们的目标, 他们的存款将被没收, 均分给 16 个星期内损失了 20 英镑以上的参与者。这一特点背后的行为经济学原理是预先承诺和损失规避 (即失去你已经拥有的东西比赢得你没有的东西更令人反感, 见下一节)。

最终, 90%的参与者平均每天存款 1.56 美元。在 4 个月后, 比较两个干预组, 存款组的人平均收入是 378 美元, 而彩票组的人平均收入是 273 美元。在为期 4 个月的试验结束后, 激励组减少的体重比对照组高 3.9 磅。与对照组相比, 彩票组体重降低的平均值为 13.1 磅 (95% CI, 1.95~16.40, $p=0.02$), 存款合同组降低的平均值为 14.0 磅 (95%CI: 3.69~16.43, $p=0.006$)。换句话说, 当干预加入行为经济学原理时, 彩票奖励和存款合同被证明是等效的。在两个激励组中, 约有一半的人达到了减重 16 磅的目标, 其中存款合同组的比例为 47.4% (95% CI: 24.5%~71.1%), 彩票组的比例为 52.6% (95%CI: 28.9%~75.6%), 而对照组的比例为 10.5% (95%CI: 1.3%~33.1%, $p=0.01$)。

然而, 尽管在 4 个月的时间里取得了成功, 行为保持仍然是一个巨大的挑战。行为经济学中的行为干预, 主要关注短期行为改变, 甚至是一次行为 (如注射流感疫苗)。长期的行为改变及保持仍然是干预中难以达到的目标——事实上, 几乎所有的行为改变都面临着这样的挑战。在沃尔普和同事的研究中, 随访时间延长到 7 个月 (干预措施停止的 3 个月后), 两个干预组的体重恢复了三分之一到一半不等。尽管激励组在 7 个月内净减重 (相对于基线) 较大 (彩票组为 9.2 磅, $t=1.21$, 95% CI, $-3.20~$12.66, $p=0.23$; 存款合同组为 6.2 磅, $t=0.52$, 95% CI, $-5.17-8.75$;

$p=0.61$），但与对照组（4.4磅）相比差异无统计学意义。

关于最优激励方案设计存在另外两个问题。第一个问题是，重要的是如何让激励大小恰到好处。过小的激励将无法达到效果，而太大的激励会适得其反（例如，扼杀内在动机）。由沃尔普等[46]进行的鼓励人们戒烟的第二次随机试验，解决了这一问题。在这次试验中，878名公司员工被随机分配到教育干预组（提供戒烟信息）或经济激励与信息干预结合组。每个员工在完成戒烟计划时将获得100美元，生化检查确认戒烟6个月将获得另外的250美元，在12个月后被确认戒烟将再获得400美元，总奖金最高为750美元。在9~12个月的随访中，激励组的戒烟率明显高于信息组（14.7%和5.0%，$p<0.001$）。随访15~18个月，两组均有复发，尽管如此，与只提供信息的干预组相比，激励组的戒烟率仍然较高（9.4%和3.6%，$p<0.001$）。这种干预结果是值得注意的，因为Cochrane中基于激励的戒烟措施的系统综述，19份文献中仅有一个研究发现戒烟率在6个月之后显著增加[47]。其中一种可能性是沃尔普等[46]的研究是其中样本量最大的研究（在元分析中大约占样本总数的20%），因此检验效能更高。另一种可能性是，研究中使用的激励金额一般都很小，有些戒烟奖励甚至低至10美元[47]。

简而言之，如果尝试以激励为基础的干预，关键是要把握正确的激励力度。有关激励的第二个问题是，它们需要与准备阶段相匹配（跨理论模型[48]）。在沃尔普和同事[46]的研究中，亚组分析表明激励措施促使吸烟者戒烟只在思考和准备阶段有效。对那些未考虑戒烟的人来说激励无效。金（Kim）等[49]研究证明，根据吸烟者所处的阶段不同，吸烟者需要不同的金钱作为奖励以激励他们戒烟。按照理论，42%的吸烟者在准备阶段中声称戒烟需要1美元到750美元的奖励，而在未考虑的阶段，46%的吸烟者声称需要3400美元或更多的奖励。

对于一些人来说，可能需要很大的激励手段来激励他们的行为，这就不可避免地引出了一个问题：谁付钱？在像美国这样的医疗体系中有大量的私人保险成分，需要考虑谁能从激励健康行为中获益[50]。例如，在一个高周转率的私人保险市场上，保险公司支付大量的钱来激励人们改变行为以获取长期回报并不太现实，因为节省下来的成本最终会被别人拿走。因此，在高周转率的市场中，将激励重点放在短期回报上可能更划算——例如，哮喘管理或戒烟。相比之下，医疗保险把重点放在长期回报上可能更划算，比如改善血压控制情况或减肥。最后，对于具有重大公共卫生利益的问题（例如耐药结核病患者服药依从性），国家需要采取措施来抵消公共产品的外部性[50]。

框架效应和损失规避

除了启发式偏见、默认选项和动态不一致偏好外，行为经济学另一个重要的发现是框架效应和损失规避（framing effects and loss aversion）。框架效应指的是一种认知偏见，即人们对某一选择的反应不同，这取决于它被视作损失还是收益。卡内曼和特沃斯基[51]在一篇计量经济学的论文中描述了这样的一个例子，人们根据选择方式来改变偏好。我稍微调整了一下场景，使之更加生动。假设疾病预防控制中心宣布一种新的致命的人畜共患病暴发并威胁着这个国家。如果不采取任何措施，病毒将杀死600人。他们会因为内脏出血而死。幸运的是，疾病预防控制中心已经开发了两种可选择的疗法：

如果使用血清A，可以救200人。

如果使用血清B，则有1/3的概率让600人获救，以及2/3的概率没有人会被救活。

你会选择哪种血清？

在上述情况下，更多的人倾向于选择血清A而不是血清B。关于另外两种治疗方法，血清C和血清D会如何选择？

如果使用血清C，将会有400人死亡。

如果使用血清D，则有1/3的概率无人死亡以及2/3的概率会有600人死亡。

在这种情况下，更多的人似乎更倾向于选择血清D。当我们观察每个场景下的期望值时，血清A和血清C的几率相同，他们都将导致400人死亡。唯一的区别是，血清 A 着眼于生存的确定性（200 人将被救活），而血清 C 则是关注死亡的确定性（400 人将死亡）。因此，在第一种选择中更倾向选择血清 A 的人也应该在第二种选择中选择血清 C，但事实并非如此。当人们看到某些收益的预期时（如血清 A），他们倾向于规避风险，避免类似血清 B 这样的冒险。相反，当损失呈现在人们面前时（如血清 C），人们倾向于成为风险追求者，选择血清 D。显然，这是一种"非理性"偏好转变，因为血清 A 和 C 是等价的（血清 B 和 D 也是一样）。唯一的变化是如何描述选择，这不应该影响理性决策者的选择。尽管如此，人们倾向于收益，而不喜欢损失，这似乎是一种相当有力的决策特征，即卡内曼和特沃斯基所说的"损失规避"。

人们更喜欢有把握的事，这似乎是灵长类动物在进化中保留的行为特征。例如，在笼养的卷尾猴的试验中，陈（Chen）等人[52]训练了这些动物，它们移动到笼子的另一侧时，能得到苹果片。笼子的两侧都有一片或两片苹果。在放着两片苹果的一侧，当猴子靠近这边时，有 50% 的时间里它们可以得到两片苹果，但在另外的 50% 时间里实验者拿走了一片，因此猴子只得到了一片。在笼子的另一侧，只放了一片苹果。当猴子来到这一边的时候，有 50% 的时间里实验者加倍了苹果的量（即卷尾猴能收到两片苹果），另外 50% 的时间里猴子只能得到一片苹果。总而言之，笼子的两边提供了等价的苹果片，也就是说，有 50% 的几率能得到一个或两个苹果片。高度理性的猴子应该对去哪一边无所谓，但这个试验中绝大多数卷尾猴都喜欢放一片苹果的一侧（70%），而不是放两片苹果的另一侧。显然，卷尾猴更倾向于确定获得一片，而不是 50% 的几率失去一片。

如双曲贴现一样，损失规避现象也有神经学基础。蒂·玛尼（De Martino）等[53]通过一组精心设计的任务来调动受试者的损失规避。每个受试者都收到了 50 英镑的酬金。然后，用 MRI 扫描受试者，他们被问会作何选择：①保留 20 英镑的酬金；②有 2/3 的可能性将失去所有的钱，以及 1/3 的可能性获得所有的钱（即 50 英镑）。这是一个收益框架，旨在促使更多的人成为风险规避者，他们发现 53% 的人倾向于获得确定的 20 英镑，而不是冒险赌博。然而在另一种情况下，人们被问到他们的选择：①失去

30 英镑的酬金；②有 2/3 的概率失去所有的钱；1/3 的概率保留所有的钱（50 英镑）。这是一个损失框架，旨在让更多的人成为风险寻求者，他们发现 62% 的人更倾向于赌博的不确定性，而不是损失 30 英镑（当然，"在原有的基础上保留 20 英镑"与"在原有基础上失去 30 英镑"是一样的，因此更偏爱哪种选择都是"非理性的"）。fMRI 扫描结果显示框架效应与杏仁核活动密切相关，提示情绪系统（系统 1）在调节决策偏见中发挥着关键作用。换句话说，大脑中与恐惧和焦虑相关的部分使得我们的行为更加谨慎，我们称之为损失规避。相反，在个体之间，眼眶和内侧前额叶皮质活动（系统 2 区域）的较高活性预示着对框架效应的敏感性降低，结果表明两个神经系统之间存在对立关系。

框架效应在健康信息中的应用

班克斯（Banks）等[54]最早描述了"损失规避"原则在行为改变干预中的应用[54]，在这个研究中，研究人员推测癌症筛查（乳房 X 射线检查）益处的信息框架会影响其效果。具体来说，他们推测女性认为做乳房 X 射线检查是一个危险的过程（因为她们有发现肿瘤的"风险"）。因此，为了诱导他们进行风险寻求（即做乳房 X 射线检查），利用损失框架会更为有效，例如由于未发现癌症而引起的生命损失。133 名 40 岁及以上女性并没有遵守现行的乳房 X 射线检查指导方案，她们被随机分成两组，一组收益框架（强调进行乳房 X 射线检查的好处），另一组损失框架（强调不做乳房 X 射线检查的风险），这些事实是等同的。在干预后的 6 个月和 12 个月，对受试者乳房 X 射线检查的使用情况进行了评估。与基于损失规避的预测一致，观看基于损失框架信息的女性在干预后 12 个月内进行乳房 X 射线检查的可能性更大（66%，另一随机组为 51%）。

与癌症筛查不同（研究人员认为这是一种"寻求风险"的行为），其他类型的预防行为，比如防晒霜的使用，本质上是没有风险的。从理论上讲，基于收益框架的信息比损失框架的信息更有说服力。德特韦（Detweiler）及其同事[55]在 217 名海滩游客中得到了验证。在发放收益和损失框架的相关信息手册之前和之后，调查防晒霜的使用态度和意向，完成问卷调查的参与者凭优惠券可以兑换一小瓶防晒霜。结果显示，与那些收到风险的小册子的人相比，收到写有收益的小册子的人更有可能在海滩上使用优惠券兑换的防晒霜（71%对53%）。

　　这些发现是否可靠？在奥基夫（O'keefe）和延森（Jensen）[56]的系统综述中，他们对93项发表的研究（包含21656名受试者）进行了元分析，他们比较了损失框架与收益框架信息在诱导行为改变中的效果差异。他们发现，对于无风险的疾病预防行为，收益框架相对于损失框架有较小的优势，差异具有统计学意义（p = 0.03）。另外，其他预防措施，如安全性行为、皮肤癌预防行为、饮食和营养行为，他们发现损失框架和收益框架在说服力上没有显著差异。他们得出的结论是：较多的研究证据表明，使用损失框架而不是收益框架一般不会对提高癌症筛查行为产生很大的影响[56]。

　　最初应用前景理论（损失规避概念就是其中一部分）设计健康信息可能有点太粗糙了。与将癌症定义为"损失"来鼓励更多的女性进行癌症筛查的情况相比，这种情况更为复杂。假设女性认为癌症筛查是一个"危险"的决定，事实可能并非如此[57]。有一项研究表明，损失框架的乳房自我检查手册只适用于那些认为过程有风险的女性[58]。简而言之，决策的其他特点可能与信息框架同样重要（或者更重要）。例如，情感启发式调用消极情绪如损失框架中的恐惧，或者是积极情绪如收益框架中的希望，在激励决策时同样具有说服力。此外，大多数的癌症筛查涉及前一节提到的跨期选择问题，也就是说，为了避免出现不良结果，必须说服受试者提前付出相关成本（如焦虑、病假、有时疼痛或不适）。考虑到这个问题，受试者可能愿意接受筛查，但他们却无法真正去做筛查。在这种情况下，有必要采取额外的策略来激励行为，如使用预先承诺机制。例如，丹·艾瑞里（Dan Ariely）[59]建议，健康计划要求员工自愿支付300美元作为在50岁时接受结肠镜检查的定金，如果你遵守了，就可以拿回这笔钱。

激励健康饮食的框架效应

　　尽管框架效应在癌症筛查信息中的应用效果令人失望，但我们可以在其他健康促进领域利用这种效应。在现实生活中，框架效应无处不在，却没有得到充分利用。在麻省理工学院进行的一个有趣的试验中，丹·艾瑞里及其同事[60]将学生随机分配到两组。艾瑞里教授向全班同学大声朗诵《草叶集》里的诗歌（时间本应该花在学习行为经济学上）。对于一半的学生，诗歌朗诵是积极的，即问到他们是否愿意支付10美元来听教授朗诵诗歌，如果是这样，他们愿意花多少钱听他朗读1分钟、3分钟或者6分钟；在剩下的一半学生中，诗歌朗诵利用消极框架，也就是说，问他们是否愿意接受10美元的补偿来听教授背诵诗歌，如果是的话，他们需要拿到多少钱才愿意听他念1分钟、3分钟或者6分钟。结果表明，学生的评估受到初始框架的强烈影响。那些被给予积极框架的学生，总的来说，愿意为此付费，而在消极框架下的学生在相同情况下则要求得到补偿。此外，无论他们处于支付模式还是补偿模式，受访者都表示更长的时间需要更多的金钱。正如艾瑞里所发现的，学生们对诗歌朗诵是好是坏、有价值还是无价值，没有任何先验意识。但他们认为获得更长时间的体验需要更多的报酬。

这些行为经济学的发现表明，如果我们想要激励人们采取健康行为（比如，多吃蔬菜），那么我们需要关注如何构建信息。例如，我们应该关注番茄的营养价值（"番茄红素的良好来源"），或者当季番茄的美味。当然，我们应该同时提高蔬菜的营养价值和味道。尽管如此，在使用健康声明来构建信息时也要谨慎。这在芬克尔斯坦（Finkelstein）和费斯巴赫（Fishbach）的一系列试验中得到了证实[61]。他们发现，当零食被认为是"健康"而不是"美味"时，人们感到饥饿之后将摄入更多的卡路里。在中西部大学校园里进行的试验中，学生品尝了一片面包。从健康的角度来看，面包被描述为"营养丰富、低脂、富含维生素"，而从美味的角度，同样一片面包被描述为"外皮厚中间软的美味面包"，没有提到营养价值。在品尝后，参与者在另一个房间填写了一份调查问卷。研究人员在桌子上放了一碗椒盐脆饼，让受试者在完成调查后享用。结果品尝"健康"面包的人比那些品尝"美味"面包的人感到更饥饿；前一组受试者吃了更多的椒盐脆饼，在那些自称没有控制体重的人群中，这种差异最为显著。

在另一个试验中，研究人员检验了强迫人们吃健康食物的效果。在这个试验中，研究人员向受试者提供两种蛋白质棒，一种总被标记为"健康"，另一种被标记为"美味"，事实上它们是相同的。参与者被随机分配来选择健康或美味的蛋白质棒，也就是说即使受试者喜欢吃美味的蛋白棒，他们也被告知要吃健康的那个。而在自由选择条件下，参与者可以根据个人喜好来选择。结果显示，在规定的消费条件下，那些被迫吃健康蛋白棒的人短期内出现了饥饿感的增加，他们随后的饥饿率高于其他组。综上，我们可以发现通过呼吁"健康"来促进更好的营养可能会适得其反。在公共卫生方面，人们有一种强烈的倾向认为"健康"的吸引力是人们无法抗拒的。但这些试验表明，有时把食物定义为"健康"，会导致饥饿感增加以及热量摄入增加。①

因此，了解框架效应不仅有助于设计出更好的健康干预，还可以帮助我们避免一些陷阱。最后一个关于"健康"标签副作用的例子是在美国纽黑文市一家餐馆的午餐时间进行的一个试验[62]。在这个试验中，研究人员说服餐馆老板在人们购买健康食品时提供以下服务：①降价；②传递健康信息；③两者结合。例如，在降价干预的几个星期里，低脂烤鸡三明治降价了 20%~30%。在健康信息宣传活动的几个星期里，这家店在健康食品旁展示了诸如"健康饮食增加身心健康"等醒目信息。降价轻而易举地战胜了健康信息带来的影响，顾客对降价的反应远超过健康呼吁。当这两种策略结合后会发生什么呢？为顾客提供降价以及健康信息的几周内，健康食品的销售额确实上升了，但没有达到只降价的幅度。换句话说，把健康信息添加到降价中，降低了打折效果。这一结果的一种解释是，当顾客看到"健康食品"价格降低时，他们会得出这样的结论："它一定不好吃，这就是为什么他们要打折出售的原因。"事实上，现在公众似乎总有一种"健康"等同于"味道差"的印象（这也是为什么米勒淡啤酒广告煞费苦心地强调它的"好味道"的原因之一）。如果我们想鼓励公众（或者家里的孩子）吃更多的西兰花，我们最不应该吹捧的就是它的营养价值。另一

---

① 作为一个有趣的附带说明，《消费者研究杂志》这篇文章的作者从他们的研究中得出了一个完全不同的结果："超市老板可以考虑提供更多的'健康'食品样品，以促进更多的店内销售。"

种解释是，食物的"健康"框架只对那些试图出售不健康食物的人有用。因此，食品市场上充斥着虚假的健康声明。这些声明可能是有效的，因为购物者已经知道他们在超市货架上购买的产品对健康不利，但在包装正面突出显示的健康声明——"富含维生素！""有机！""零反式脂肪酸！"——能够暂时缓解或解除系统 2 对系统 1 的监视功能。

行为经济学在政策应用中的争议

在某些政策领域，"助推"（nudge）的概念起到了一定的作用，因为它提供了一种混合的（可能是矛盾的）国家干预理念，即泰勒和桑斯坦[63]所称的"自由至上家长主义"（libertarian paternalism）。泰勒和桑斯坦认为自由至上家长主义指的是"在对自我有益（而非自我毁灭）的方向上改变行为，而不剥夺个体选择的自由"。例如，在前面提到的三明治餐厅菜单的例子中，健康的默认选项是将低卡路里菜单项显示在前面，指导顾客消费选择方向，但如果消费者坚持要点高卡路里的食物，他们可以在菜单背面找到。换句话说，这些食物没有被禁止。布隆伯格市长提议限制超过 16 盎司①碳酸饮料的销售，如果有人真的想喝下很多饮料，他们可以通过购买两杯 8 盎司的饮料以达到同样的效果。

根据卡梅瑞（Camerer）[64]的政策干预类型，"助推"属于不对称家长主义（asymmetric paternalism）的范畴。当我们考虑谁受益、谁为各种规则付出代价时，我们发现规则是牺牲某些人的利益来造福其他人。例如，向富人征税以供养穷人。在其他情况下，规则旨在防止个体伤害他人（抵消外部性），比如禁止在室内吸烟。然而，其他的法规为了个体利益避免做出选择，即硬家长主义——这就是禁止可卡因的原因。家长主义（从自由主义者的角度来看）的问题在于它践踏了消费者的主权。然而，并不是所有的家长主义都是相同的。不对称的家长主义是指一项政策为有一定理性的人创造了巨大的利益，同时对完全理性的人几乎没有影响。换句话说，

---

① 1 盎司约为 30 毫升。——译者注

对于那些自我控制能力有问题的人来说，"助推"可以很好地引导人们的行为朝着健康的方向发展。对于那些选择特大号三明治的人来说（即他们权衡了成本和效益），他们也能在菜单上找到相应的食物。

当行为经济学延伸到政治领域时，它可能会演变成其他东西。这个故事一点也不陌生。每当有一股热情想把新思想应用于实践时，就要冒着被别人利用的风险。这已经在英国发生了。英国首相办公室成立了一个行为洞察小组（由理查德·泰勒建议），将行为经济学的思想贯彻到公共政策中。"助推"被认为是现有（而且更有效的）卫生法规的替代品。我们可以从雷纳（Rayner）和朗（Lang）[65]的观点中找到反对英国政府助推策略的观点：

> 英国联合政府热衷于"助推"（nudge）……却忽略了现实生活环境的复杂性。政策被简化为认知和"微弱的"环境信号的结合，例如食物在零售场所的布局。与食品和酒精行业有关的"助推"战略以及交易，被视为监管的替代品，或媒体中提到的"保姆国家"。而我们担心的是，"助推"变成了国家和企业之间的勾结，用来欺骗消费者，但至少"保姆"状态是公开的。

2011年，这一争论最终发表于英国医学期刊《柳叶刀》和《英国医学杂志》。只要读一下这些文章的标题，就能窥见辩论的激烈性："助推一次，后退两步"[66]；"助推污点：英国政府歪曲'助推'"[67]；"评价助推：助推能改善群体健康吗？"[68]。

批评家的观点具有说服力。行为经济学不能替代或取消有效的家长主义的干预措施，比如对香烟征收消费税。行为经济学并不能取代现有的健康促进方法，包括税收和监管。乔治·路文斯汀（George Loewenstein）和彼得·尤贝尔（Peter Ubel）[69]在《纽约时报》的一篇专栏文章中发出了同样的警告，这篇文章很有价值。

> 似乎每周都有一本新书或一篇重要的报纸文章表明，非理性决策助长了房地产泡沫或医疗保健费用的上升。这些见解借鉴行为经济学

的观点，行为经济学是一个越来越流行的领域，依据传统的经济理论并且强调理性选择，融合了心理学来解释人们为什么做出看似荒谬的决定。行为经济学有助于解释为什么人们因退休而储蓄不足，为什么他们吃得很多却很少锻炼……

但这个领域有其局限性。当政策制定者利用它来设计项目时，人们越来越清楚地认识到行为经济学被要求用于解决它本不该解决的问题。事实上，在某些情况下，行为经济学被用作政治权宜之计，使得政策制定者避免传统经济学中令人不快但更有效的解决方案……

行为经济学应该补充而不是取代更实质性的经济干预。传统经济学认为在无糖饮料和含糖饮料之间应当有更大的价格差异，行为经济学家建议对无糖饮料进行补贴或对含糖饮料征税。仅凭行为经济学还不足应对国家所需要的影响深远的政策。

行为经济学与公共政策的相关性随着时间的推移在增加。在医疗成本不断攀升的时代，呼唤更多的"患者参与"已经成为流行词。在最近的一项雇主调查中，61%的雇主认为"员工的不良健康习惯"是保持健康的最大挑战[70]。不管我们是否同意雇主的说法，为病人的表现付费（见P4P4P）是一个越来越受欢迎的想法。在《平价医疗法案》（"奥巴马医改"）中第2705条规定，从2014年开始雇主最多可以将员工健康保险费总额的50%用于健康激励。这些激励措施可以采取"保费折扣/返利，或放弃成本分担机制（免赔额、共同支付、共同保险）"的形式[50]。

行为经济学和健康领域的社会不平等

总结现有的知识发现，基于行为经济学的方法进行行为矫正收效甚微。行为经济学可以促使传统健康促进项目的成功，但这个领域仍处于起步阶段。到目前为止还没有出现本章开头提出的 Len 挑战。从某种意义上说，容易实现的目标已经完成了。例如，对香烟征收了大量的消费税，制定禁止在公共场所（甚至是低收入公共住房[71]）吸烟的规章制度。我们还剩下一个最终难题，如何鼓励存在抵抗性的人群改变行为，这部分人群导致这些行为持续存在，以及健康行为中的社会经济差异。我们需要改善弱势群体的生活条件，这将是一个漫长而艰难的过程。

通过认识行为的"非理性"影响——基于情绪的决策、时间不一致偏好、框架效应——行为经济学为解决健康行为中的社会经济不平等提供了新的途径。正如几乎所有人都认为的那样，过去的行为干预计划在说服社会资源丰富的个体改变他们的行为方面取得了巨大的成功。换句话说，我们过去教育的成功在一定程度上促进了社会经济差距的扩大。受过高等教育的人更关注健康教育信息，他们拥有将这些信息转化为行动的认知资源。相比之下，低社会经济地位的个体往往过着混乱的生活，他们被一大堆糟糕的选择包围着。穆来纳森（Mullainathan）和沙菲尔（Shafir）[4]认为，物质稀缺在我们对未来的规划能力方面征收了带宽税。在最好的情况下，行为经济学的见解可以利用人们的决策错误，并将其转化为他们的优势。例如，使用不完全依赖于系统 2 认知的健康传播策略可以帮助所有人，包括受教育程度低的人以及年轻人。使用默认选项来指导行为可以使整个人群更加健康，包括那些在做决定之前无暇权衡成本效益的人。

正如路文斯汀等人[70]所指出的，美国雇主、保险公司和医疗保健机构正在通过激励措施鼓励患者更好地照顾自己。但这不太可能有很大的影响，因为"只有很少的病人拥有健康信息、专业知识和自我控制能力"[70]。因此，这些项目更好地惠及了那些已经能够很好地照顾自己健康的人。举个例子，很多人把健康保险费和健康行为联系起来。例如，可以提高吸烟者和肥胖工人的保费（或者相反地，降低那些成功戒烟和减肥的人的保费）。如果不是最优激励结构，这种方法可能只提高那些有健康问题的人的保费，而不会改变他们的行为——这仅惩罚了劳动力中最弱势和最脆弱的人群。考虑到这种风险，雇主可以结合行为经济学的观点来设计一个最佳的激励结构。例如，在前面的章节中描述了用行为洞察来"增压"激励[72]。如果雇主准备付钱给员工改善他们的行为，为什么不这样做呢？例如，与其因行为良好而降低保险费用（只有当雇员的储蓄被并入他们的月工资存根时，他们才会注意到），为什么不利用决策"失误"，诸如"及时行乐的偏好"之类的"错误"来提供更小、更频繁的奖励呢？

最近，行为经济学的观点已被直接应用于促进低社会经济地位群体改变。理查兹（Richards）和辛德勒（Sindelar）[73] 提出了一系列政策建议，包括对补充营养援助计划（SNAP）的改革。这是行为经济学原理直接应用于低收入家庭健康食品选择的实例。作者首先批评了现有补充营养援助计划在改善食品选择中存在的问题，诸如参与者的营养教育。正如我们在本章其他部分描述的那样，通过提供健康信息并不能很好地改善食物的选择。另一个政策理念是限制 SNAP 项目的范围，比如妇女、婴儿和儿童（WIC）项目。这里的问题是，SNAP 只代表了低收入家庭（2012 年每人月平均补贴为 130 美元）每月食品预算的小部分，因此家庭可以轻易地更改他们的支出模式（即利用他们的个人收入继续购买不健康的物品）。然而第三项提议是将购买健康食品与现金补贴挂钩，比如在马萨诸塞州的试点。尽管从某种意义上说，与限制 SNAP-合格食品的清单相比，食品补贴并没有那么具有惩罚性和家长主义，但在实施补贴计划方面仍存在着巨大的挑战，比如管理项目的成本（例如跟踪补贴食品项目、保留收据以及发放补贴支票等）。理查兹和辛德勒[73] 提出了基于行为原则的新型干预措施。如果参与者购买了指定数量的东西，则可以通过参与抽奖来激励参与者。奖品可以是家庭烹饪设备或健身器材，也可以是其他种类的商品代金券。格尼茨（Gneezy）和利斯特（List）[74] 解释了彩票作为一种行为激励的吸引力，即人们喜欢高估罕见事件的概率（比如中彩票），这个错误的判断使他们更有动力去实现目标。格尼茨和利斯特[74] 指出同样的原则也可以有效地改善市区学校的学习成绩。

理查兹和辛德勒[73] 提出的另一项建议是充分利用预先承诺。参与者首先从一份健康食品的综合清单中选择他们想要购买的东西，从而提前获得更高营养质量、有利于避开店内暗示和冲动购物带来的诱惑。① 该计划甚

---

① 这有点让人联想到在哈佛大学教师俱乐部举行的晚餐会。餐厅通常要求与会者提前预购主菜。很多时候，我都是通过预购烤比目鱼而不是纽约牛排来避免成为"一时之快"的牺牲品。然而，我不止一次观察到，当食客上菜时，厨房里的牛排用完了，而他们却剩下了多余的比目鱼。看来哈佛大学的教授们对不一致的时间偏好也不能免俗。

至可以通过提供购物清单的样品作为默认选择帮助参与者。参与者可以不遵守这些默认选项，但那些专注于其他事情的人更可能遵循这些默认值。这些政策建议说明了如何应用行为经济学原理来解决健康中社会经济不平等的问题，但是否真会被采纳还有待进一步研究。

最近，研究人员在全球健康的背景下提出了行为经济学的概念。泰勒（Taylor）和布伦海姆（Buttenheim）[75]讨论了他们在抗逆转录病毒中的应用，防止艾滋病母婴传播项目（PMTCT 项目）。这些项目只有在病人坚持用药方案的情况下才会有效。在最新的建议中，作者采取了经济激励措施，比如对遵守 PMTCT 的患者，增加手机使用时间或奖励食品券，以及利用承诺合同鼓励母亲重返诊所接受治疗，从而避免名誉和经济损失。

结 论

未来的行为科学需要采取综合的方法来避免"有争议的二元论"，即把个体主义和结构主义的方法与健康行为结合起来（参见第十章）。同样地，将行为经济学方法与既定的行为变化模型对立起来也是一种错误的二分法。事实上，齐默曼（Zimmerman）[76]呼吁建立一个多层次的理论范式，我们的行为选择受到启发式和习惯的影响，但同时也受到社会、政治和经济结构的影响。

行为经济学领域的观点不太可能取代或与既定的行为变化模型相竞争。经济学、心理学和神经科学领域的新兴研究被认为是行为科学的既定原则的补充。目前我们需要更多的研究将新兴的见解整合到多层次的行为干预中。要应对本章开头提到的"伦恩的挑战"，尤其是解决行为长期维持问题，行为科学（无论哪种类型）仍有很长一段路要走。只有在各种互补方法之间建立联系，才有可能取得进展。

参考文献

［1］ Keeney R. Personal decisions are the leading cause of death. Oper Res. 2008; 56 （6）: 1335-47.

［2］ Walker R, Block J, Kawachi I. Do residents of food deserts express different food buying preferences compared to residents of food oases? A mixed-methods analysis. Int J Behav Nutr and Phys Act. 2012; 9 （1）: 41.

［3］ Larson N, Story M. A review of environmental influences on food choices. Ann Behav Med. 2009; 38 （Suppl 1）: S56-73.

［4］ Mullainathan S, Shafir E. Scarcity: Why having too little means so much. New York: Times Books; 2013.

［5］ Knowles J. The responsibility of the individual. In: Knowles J, editor. Doing better and feeling worse: health in the United States. New York: Norton 1977. pp. 57-80.

［6］ Thorgeirsson T, Kawachi I. Behavioral economics: merging psychology and economics for lifestyle interventions. Am J Prev Med. 2013; 44 （2）: 185-9.

［7］ Thaler R, Sunstein C. Nudge: improving decisions about health, wealth, and happiness. New York: Penguin Books; 2008.

［8］ Rose G, Marmot M. Social class and coronary heart disease. Br Heart J. 1981; 45 （1）: 13-9.

［9］ Marmot M. Status syndrome. London: Bloomsbury; 2004.

［10］ Stringhini S, Sabia S, Shipley M, Brunner E, Nabi H, Kivimäki M, et al. Association of socioeconomic position with health behaviors and mortality. JAMA. 2010; 303 （12）: 1159-66.

［11］ Syme S. Social determinants of health: the community as an empowered partner. Prev Chronic Dis. 2004; 1 （1）: A02.

［12］ Pennant M, Davenport C, Bayliss S, Greenheld W, Marshall T, Hyde C. Community programs for the prevention of cardiovascular disease: a systematic review. Am J Epidemiol. 2010; 172 （5）: 501-16.

［13］ King D, Mainous A 3rd, Carnemolla M, Everett C. Adherence to healthy lifestyle habits in US adults, 1988-2006. Am J Med. 2009; 122 （6）: 528-34.

［14］ Sorensen G, Himmelstein J, Hunt M, Youngstrom R, Hebert J, Hammond S, et al. A model for worksite cancer prevention: integration of health protection and health promotion in the WellWorks Project. Am J Health Promot. 1995; 10 （1）: 55-62.

［15］ Dow W, Philipson T, Sala-i-Martin X. Longevity complementarities under competing risks. Am Econ Rev. 1999; 89 （5）: 1358-71.

［16］ Montano D, Kasprzyk D. Theory of reasoned action, theory of planned behavior, and the integrated behavioral model. In: Glanz K, Rimer B, Viswanath K, editors. Health behavior and health education theory, research, and practice. 4th ed. San Francisco, CA: John Wiley & Sons; 2008. pp. 67-96.

［17］ Fishbein M. A reasoned action approach to health promotion. Med Decis Making. 2008; 28 （6）: 834-44.

［18］ Webb T, Sheeran P. Does changing behavioral intentions engender behavior change? A meta-analysis of the experimental evidence. Psychol Bull. 2008; 132 （2）: 249-68.

［19］ Tversky A, Kahneman D. Judgment under uncertainty: heuristics and biases. Science. 1974; 185 （4157）: 1124-31.

［20］ Gardner D. The science of fear. New York: Dutton; 2008.

［21］ Finucane M, Alhakami A, Slovic P, Johnson S. The affect heuristic in judgments of risks and bene-fits. J Behav Dec Making. 2000; 13: 1-17.

［22］ Witte K, Allen M. A meta-analysis of fear appeals: implications for effective public health cam-paigns. Health Educ Behav. 2000; 27 (5): 591-615.

［23］ Janz NK, Becker MH. The health belief model: a decade later. Health Educ Q. 1987; 11 (1): 1-47.

［24］ Lerner J, Keltner D. Beyond valence: toward a model of emotion-specific influences on judgment and choice. Cogn Emot. 2000; 14 (4): 473-93.

［25］ Richardson A, Green M, Xiao H, Sokol N, Vallone D. Evidence for truth ©: the young adult re-sponse to a youth-focused anti-smoking media campaign. Am J Prev Med. 2010; 39 (6): 500-6.

［26］ Kahneman D. Thinking fast and slow. New York: Farrar, Straus & Giroux; 2011.

［27］ Loewenstein G, Weber E, Hsee C, Welch N. Risk as feelings. Psych Bull. 2001; 127 (2): 267-86.

［28］ Loewenstein G. Out of control: visceral influences on behavior. In: Camerer C, Loewenstein G, Rabin M, editors. Advances in behavioral economics. Princeton, NJ: Princeton University Press; 2004. p. 717.

［29］ Ariely D, Loewenstein G, Prelec D. "Coherent arbitrariness": Stable demands curves without stable preferences. Q J Econ. 2003; 118 (1): 73-106.

［30］ Wansink B. Mindless eating. New York: Bantam Books; 2006.

［31］ Wansink B, Park S. At the movies: how external cues and perceived taste impact consumption vol-ume. Food Qual Prefer. 2001; 12 (1): 69-74.

［32］ Pedersen S, Kang J, Kline G. Portion control plate for weight loss in obese patients with type 2 diabe-tes mellitus: a controlled clinical trial. Arch Intern Med. 2007; 167 (12): 1277-83.

［33］ Wansink B, Van Itterum K. Portionsize me: Downsizing our consumption norms. Am Dietetic Assoc. 2007; 107 (7): 1103-6.

［34］ Downs J, Loewenstein G, Wisdom J. Strategies for promoting healthier food choices. Am Econ Re-view. 2009; 99 (2): 159-64.

［35］ Schwartz J, Riis J, Elbel B, Ariely D. Inviting consumers to downsize fast-food portions significantly reduces calorie consumption. Health Aff (Millwood). 2012; 31 (2): 399-407.

［36］ Underhill P. Why we buy: the science of shopping. New York: Simon & Schuster; 1999.

［37］ Fuchs V. Time preference and health. In: Fuchs V, editor. Economic aspects of health. Chicago: Uni-versity of Chicago Press; 1982. p. 93-120.

［38］ McClure S, Ericson K, Laibson D, Loewenstein G, Cohen J. Time discounting for primary rewards. J Neurosci. 2007; 27 (21): 5796-804.

［38a］ Mischel W, Ebbesen EB, Zeiss AR. Cognitive and attentional mechanisms in delay of gratification. J Personality and Social Psychology 1972; 21 (2): 204-18.

［39］ Gruber J, Koszegi B. Tax incidence when the individuals are time-inconsistent: the case of cigarette excise taxes. J Public Econ. 2004; 88: 1959-87.

［40］ Cherukupalli R. A behavioral economics perspective on tobacco taxation. Am J Public Health. 2010; 100: 609-65.

［41］ Gruber J, Mullainathan S. Do cigarette taxes make smokers happier. Adv Econ Anal Pol. 2005; 5 (1): 1-45.

［42］ Gunby P. Canada reduces cigarette tax to fight smuggling. JAMA. 1994; 271 (5): 647.

［43］ Ayres I. Carrots and sticks. New York: Bantam Books; 2010.

［44］ Giné X, Karlan D, Zinman J. Put your money where your butt is: a commitment contract for smoking cessation. Am Econ J Appl Econ. 2010; 2: 213-35.

［45］ Volpp K, John L, Troxel A, Norton L, Fassbender J, Loewenstein G. Financial incentive-based approaches for weight loss: a randomized trial. JAMA. 2008; 300 (22): 2631-7.

［46］ Volpp K, Troxel A, Pauly M, Glick H, Puig A, Asch D, et al. A randomized, controlled trial of financial incentives for smoking cessation. N Engl J Med. 2009; 360 (7): 699-709.

［47］ Cahill K, Perera R. Competitions and incentives for smoking cessation. Cochrane Database Syst Rev. 2011 (4): CD004307.

［48］ Prochaska J, Redding C, Evers K. The transtheoretical model and stages of change. In: Glanz K, Rimer B, Viswanath K, editors. Health behavior and health education theory, research, and practice. 4th ed. San Francisco, CA: John Wiley & Sons; 2008. pp. 97-121.

［49］ Kim A, Kamyab K, Zhu J, Volpp K. Why are financial incentives not effective at influencing some smokers to quit? Results of a process evaluation of a worksite trial assessing the efficacy of financial incentives for smoking cessation. J Occup Environ Med. 2011; 53 (1): 62-7.

［50］ Volpp K, Pauly M, Loewenstein G, Bangsberg D. P4P4P: an agenda for research on pay-for-performance for patients. Health Aff (Millwood). 2009; 28 (1): 206-14.

［51］ Kahneman D, Tversky A. Prospect theory: an analysis of decision under risk. Econometrica. 1979; 47 (2): 263-91.

［52］ Chen M, Lakshminarayanan V, Santos L. How basic are behavioral biases? Evidence from capuchin monkey trading behavior. J Polit Econ. 2006; 114: 517-37.

［53］ De Martino B, Kumaran D, Seymour B, Dolan R. Frames, biases, and rational decision-making in the human brain. Science. 2006; 313 (5787): 684-7.

［54］ Banks S, Salovey P, Greener S, Rothman A, Moyer A, Beauvais J, et al. The effects of message framing on mammography utilization. Health Psychol. 1995; 14 (2): 178-84.

［55］ Detweiler J, Bedell B, Salovey P, Pronin E, Rothman A. Message framing and sunscreen use: gain-framed messages motivate beach-goers. Health Psychol. 1999; 18 (2): 189-96.

［56］ O'Keefe D, Jensen J. The relative persuasiveness of gain-framed and loss-framed messages for encouraging disease prevention behaviors: a meta-analytic review. J Health Commun. 2009; 12 (7): 296-316.

［57］ Rothman A, Salovey P. Shaping perceptions to motivate healthy behavior: the role of message framing. Psychol Bull. 1997; 121 (1): 3-19.

［58］ Meyerowitz B, Chaiken S. The effect of message framing on breast self-examination attitudes, intentions, and behavior. J Pers Soc Psychol. 1991; 52 (3): 500-10.

［59］ Ariely D. Predictably irrational. New York: Harper Collins; 2008.

［60］ Ariely D, Loewenstein G, Prelec D. Tom Sawyer and the construction of value: Federal Reserve Bank of Boston Working Paper; 2005. Available from: http://papers.ssrn.com/sol3/papers.cfm? abstract_id=774970.

［61］ Finkelstein S, Fishbach A. When healthy food makes you hungry. J Consum Res. 2010; 37: 357-67.

［62］ Horgen K, Brownell K. Comparison of price change and health message interventions in promoting healthy food choices. Health Psychol. 2001; 21 (5): 505-12.

［63］ Thaler R, Sunstein C. Libertarian paternalism. Am Econ Rev. 2003; 93 (2): 175-9.

［64］ Camerer C, Issacharoff S, Loewenstein G, O'Donoghue T, Rabin M. Regulation for conservatives: behavioral economics and the case for "asymmetric paternalism." U Penn Law Rev. 2003; 151: 1211-54.

［65］ Rayner G, Lang T. Is nudge an effective public health strategy to tackle obesity? No. BMJ. 2011; 342: d2177.

[66] Bonell C, McKee M, Fletcher A, Wilkinson P, Haines A. One nudge forward, two steps back. BMJ. 2011; 342: d401.

[67] Bonell C, McKee M, Fletcher A, Haines A, Wilkinson P. Nudge smudge: UK government misrepresents "nudge." Lancet. 2011; 377 (9784): 2158-9.

[68] Marteau T, Ogilvie D, Roland M, Suhrcke M, Kelly M. Judging nudging: can nudging improve population health? BMJ. 2011; 342: d228.

[69] Loewenstein G, Ubel P. Economics behaving badly. New York Times. 2010 July 15, 2010.

[70] Loewensetein G, Asch D, Volpp K. Behavioral economics holds potential to deliver better results for patients, insurers, and employers. Health Aff (Millwood). 2013; 32 (7): 1244-50.

[71] Winickoff J, Gottlieb M, Mello M. Regulation of smoking in public housing. N Engl J Med. 2010; 362 (24): 2319-25.

[72] Volpp K. Paying people to lose weight and stop smoking. LDI Issue Brief. 2009; 14 (3): 1-4.

[73] Richards M, Sindelar J. Rewarding health food choices in SNAP: behavioral economic applications. Milbank Q. 2013; 9

[74] Gneezy U, List J. The why axis: hidden motives and the undiscovered economics of everyday life. New York: Public Affairs Books; 2013.

[75] Taylor N, Buttenheim A. Improving utilization of and retention in PMTCT services: can behavioral economics help? BMC Health Serv Res. 2013; 13 (1): 406.

[76] Zimmerman F. Habit, custom, and power: a multi-level theory of population health. Soc Sci Med. 2013; 80: 47-56.

第十四章

连接社会环境与健康的生物学路径

——机制和新难题

劳拉·库布斯基 (Laura D. Kubzansky)

特里萨·塞曼 (Teresa E. Seeman)

玛丽亚·格莱穆尔 (M. Maria Glymour)

引 言

这一章考察的机制能帮助我们解释"身体外"的社会暴露因素是如何进入机体内部从而影响身体健康和疾病的。我们概念化了许多交叉的途径，通过这些途径，社会逆境可以影响健康，其体现在三大方面：有毒环境（社会或物理的）；健康相关行为以及心理社会压力和相关的认知/情感过程。这三种机制触发了一系列可能与健康相关的生物过程，详见下文（如图 14.1 所示）。这几种机制在启发人类思想方面有一定的作用，但这些途径在一定程度上依赖于彼此。环境、行为和认知/情感过程之间的关系以反馈循环为特征。环境会引发以需求和压力为特征的外部情况或事件。压力源可能会导致心理/身体压力，进而导致行为或生理上的变化。根据这一表述，当个体意识到外部需求超过了他们的应对能力（关于这些关系更详细的讨论见第九章）时，就会感受到压力。行为和认知/情感过程当然也会反过来影响环境，而环境的非社会方面也同样重要。本章我们主要关注的是下游生物过程，这一过程很可能是由压力相关的过程所调节的；我们并没有另外对与有毒物质接触有关的途径进行考察（例如，工作中的化学暴露、空气污染）。将社会逆境与健康潜在联系起来的生理途径也呈现出复杂性、交叉性和互动性。身体作为生物有机体对环境做出反应，使得一个系统的变化会引起其他系统的改变，进而以独立或组合的方式引发病理生理过程。此外，任何单一途径中长期健康失调的影响可能取决于已经在其他生理过程中建立的复原性或脆弱性，这对理解社会暴露的生物学效应提出了挑战。

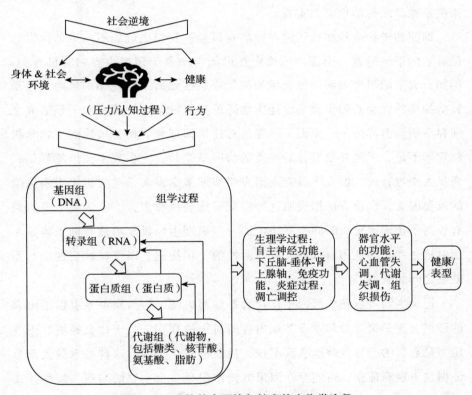

图 14.1　连接社会环境与健康的生物学途径

尽管存在复杂性，但近几十年来，我们在生命历程中识别出用以连接社会环境与健康、疾病的生理机制方面取得了巨大进展。在这一章中，我们认为生物过程被假定为受到广义定义的"社会逆境"（social adversity）的影响，使用这一概括性的术语，没有强调可能由诸如贫穷、社会隔离或歧视等逆境类型不同而触发的特定生理过程的区别。虽然未来几年可能会出现更多的详细证据，但在这一点上，现有证据很大程度上还不足以将社会逆境中某种类型的潜在病理生理过程与其他类型区分开来。

考虑生物学过程的重要性

虽然社会流行病学研究最关注的是确定人群健康的上游决定因素，但确定将社会暴露与健康联系起来的生物学机制对于指导干预措施、建立因果关系和激励行动也至关重要。

即使知道社会暴露被认定存在潜在风险，我们也可能不知道如何设计最有效的干预措施。干预的不确定性可能与准备干预的内容和时机有关。例如，大量的研究表明抑郁都会增加初始心肌梗死后二次发作的风险。但是针对抑郁的社会心理干预很少能成功降低其复发率[1]。观察和干预研究之间存在明显差异的一个原因，可能是对连接抑郁和心血管风险的生物学机制理解不足，干预并没有针对相关的病因学途径。大多数干预措施都是在老年人中进行的，但几乎没有证据表明抑郁暴露多久是改变机体患病风险的重要因素，也没有证据表明这种变化可能会持续多久[2]。因此，虽然最有效的干预病因窗口时间是不确定的。但识别生物机制可能有助于确定干预时机，并指导使用有效的、有针对性的干预措施，以打破社会逆境与不健康之间的联系。

记录生物过程是如何因不良社会暴露而失调，为因果关系提供了可靠的证据。正如第二章和本章其他内容所讨论的那样，关于社会逆境和慢性压力是否真的会导致健康状况不佳，目前仍存在争议。这种关系的大部分证据基于观测证据，可能存在因果方向错误是一个主要的问题。持怀疑态度的研究人员认为，心理社会性的压力和痛苦是社会逆境的副产品，但它们本身并不能解释社会环境怎样影响或为什么会影响健康。此外，潜在的疾病可能会增加个体经历不良的社会环境和压力，或者是其他潜在因素（如遗传易感性）可能增加经历社会逆境和发生疾病的可能性[3]。有证据已经证实了急性健康事件代价高昂，并预示着社会经济地位的下降[4,5,6]，不严重影响日常功能的分子和细胞水平的生物过程不太可能影响社会经济劣势。我们发现，社会逆境预示了这些生物指标的功能失调，可以帮助建立反向因果关系——例如，健康状况差导致的社会经济劣势——不太可能为健康的不平等提供完整的解释。

研究生理机制是因为相关的研究人员（如政策制定者）对生物机制的解释特别感兴趣。如果社会逆境与疾病之间观察到了联系，也有调节这些联系的生物学途径的证据[7,8]，那么对上述二者间的关联性描述就会更有力。

对社会流行病学家来说，重要的是要清楚地看到，在生物、心理和社会过程之间的相互作用的研究中可能（或不可能）获得什么。许多学科致力于研究如何将生物过程与压力暴露和逆境联系起来，但这些研究中只有一部分是直接服务于社会流行病学目标的[9]。相关证据表明，许多破坏性的生物学变化与社会心理压力同时发生[10,11]，而社会逆境会导致这种压力的出现。迄今为止，并不是所有的研究都明确地从社会逆境如何影响健康的角度对生物学过程进行描述。然而，这方面的研究对于建立一个可以指导实践和政策的研究基础是至关重要的。我们的研究应该首先证明社会劣势和慢性压力改变健康相关生理过程的直接生物学机制，然后利用这些知识来指导我们开展有效的干预措施。

社会心理压力与行为的级联效应

许多行为和物质条件对健康结局影响的证据几乎无可争辩。已有很好的证据证明了环境毒物因素（如铅、空气质量）暴露后健康的差异[12,13]，以及与健康行为差异之间的联系[14,15]；此外，这些已知的危险因素往往对具有其他社会劣势的个体具有更大的破坏性[16]。尽管存在争议，但迄今为止的研究表明，诸如获得医疗保健机会的减少以及健康行为（如吸烟）的差异等情况不能完全解释社会逆境对健康的影响[17]。例如，在对英国公务员进行的一项研究中，尽管研究中的所有个体都可以获得医疗保健[18,19,20,21]，但心血管疾病风险却随着就业等级（社会经济地位的一个标记）的下降而增加。在没有对其他因素进行控制的情况下，慢性社会心理压力是另一条将社会逆境与健康联系起来的重要途径的假设得到了强烈的支持。历史上，研究人员区分了社会心理压力对生理失调的"直接"作用和由行为调节的间接路径。但是越来越多的证据表明，这些路径并不总是截然不同的。

在对心理压力和健康之间关系的早期研究中发现了一种可靠的生物应激反应：下丘脑-垂体-肾上腺（HPA）轴和交感神经系统（SNS）（更详细的描述见第九章）。这种最初的神经内分泌反应被假设为改变一系列可能最终损害健康的下游生理参数。科学家已经确定了多种压力源的生物学效应：实验室环境中产生的急性限时压力源（acute time-limited stressors）；短暂的自然压力源（brief naturalistic stressors），如参加考试；单一压力事件（stressful single events），如自然灾害，其后果可能会随着时间而消退；需要重建社会角色的慢性压力源（chronic stressors），比如成为照顾者；有长期心理影响的创伤经历（traumatic experiences）；或者只是经常接触各种各样的压力源[24,25]。所有这些类型的压力源可能源于社会逆境，也可能导致人们产生心理压力。无论何种压力源类型，当个体认为外部事件（压力源）超过其应对能力，就会产生压力感和消极感，从而触发生物应激反应。因此，根据观察到的对压力的急性生物反应，对社会逆境的心理反应被假设为触发一系列的病理生理过程，当它们反复出现或没有机会恢复时，可能最终引发疾病相关的过程[26,27]。

这些对压力的心理反应也会引发不健康的行为（例如，感到焦虑的人更有可能吸烟或吃不健康的食物），并可能通过其他的机制影响健康。事实上，在那些主张社会心理压力与身体健康存在因果关系的研究人员当中，目前仍在继续争论是否仅仅是由于行为途径的影响，或者也可能是通过直接的生物改变来影响健康结局[28]。使这个问题进一步复杂化的是最近关于生物学嵌入的研究，该研究表明儿童暴露于逆境中可能会导致大脑结构的改变，进而改变行为倾向[29]。具体变化涉及处理压力的皮质激素回路和支持自我调节的皮质纹状体通路，这些通路导致人们对威胁更加警惕、对他人不信任以及对食欲行为的不良自我调节。这些行为反过来被假设为加剧了与一系列疾病（例如糖尿病、心血管疾病）相关的促炎过程。迄今为止，促炎过程已经得到了广泛的研究，但未来的研究可能会阐明一系列与健康相关的生理过程，这些过程可能通过大脑结构和功能的相同改变而受到影响。因此，虽然他们经常被当作完全独立的过程来讨论，但对压力的行为反应和生物反应是紧密交织在一起的。

用来解释经验观察的概念模型

目前已经提出了几种概念模型用于解释已观察到的社会环境与健康或健康生物标志物之间的关联。相关的概念在不同研究领域得到了发展，因此术语不一致。我们将这些不同的传统研究归纳为两大类：一类是强调随着时间的推移而不断积累的生理损伤，另一类是关注暴露因素出现的时机发展，认为在生命历程中特殊时期（通常是早期的）暴露具有特殊重要性。大多数概念化假设认为，暴露于逆境的人——无论是心理上的还是生物上的——会做出权衡和适应，这在短期内可能是有益的，但在长期或在其他情况下会产生不良的后果。然而，有些模型认为逆境对健康的影响是循序渐进的，随着时间的推移而逐渐积累，但没有明确提及发展时机问题。其他模型借用发展的证据来表明，在特定的发展阶段影响效应更为明显。在更多关注时间的模型中，不良健康状况不仅可以由疾病或残疾的发生来定义，而且还可以由规律性事件的不规律时机来定义（例如月经初潮、绝经）。

稳态、应变稳态、稳健性以及风化作用

面对与环境相互作用导致的常规和非常规挑战，为了保持内在的完整性，生物体必须对适当的生物变化作出反应。用系统层次的方法来理解一个生物体如何管理众多的生物变化，这为研究社会因素如何影响以及为什么会影响健康提供了一个框架[24]。最初的工作建立在稳态（homeostasis）的概念上，定义为一种协调的生理过程，旨在调节（或者也有定义认为是抵制）维持关键生物系统（例如血糖水平）的稳定性或单一平衡点服务的扰动[30]。稳态被概念化为维持系统状态而不是系统功能的倾向[31]。早期的研究假设心理或生理压力通过改变身体维持稳定的能力来威胁体内平衡。

研究人员对社会心理压力和健康之间的关系越来越关注，然而即使在正常的事件过程中，稳态的概念并没有充分考虑到应对环境挑战所需要的

持续生物变化和适应能力。这个概念不能简单地适用于该可能性，即在某些程度上，这些变化可能产生一个新的稳态或对系统造成损害。这些观点，包括"稳健性"（robustness）和"应变稳态"（allostasis）在内的此种可能性，相继被考虑[31,32]。稳健性最初提出是用来描述控制和组织适应性生物系统的基本原理和结构的原则[31]。稳健性被定义为一种系统级的属性，它允许有机体在面对系统内部和外部的扰动时保持有效的功能[24]。与稳态不同，稳健性被概念化为维持一个系统的功能而不是维持一个特定的平衡点，包括主动考虑反馈回路、冗余度和功能的多样性[31]。因此，稳健性包括系统以灵活的方式改变其操作模式以满足系统不同需求的能力。只要系统维持功能，即使它必须转换到新的稳定状态，或者如果系统不稳定实际上有助于系统应对扰动，它也被认为是稳定的。当生物系统不断受到挑战时，稳健性可能会恶化，从而导致不平衡。稳健性或面对动态环境挑战的平衡能力下降，有时被认为是与衰老有关的生物完整性丧失的核心[31]。

应变稳态（allostasis）的概念是沿着类似的思路发展起来的。应变稳态定义为生物调节系统通过改变其功能以适应不断变化的条件/需求的动态过程。在这里寻求的"稳定性"就是让身体在不同的条件下继续发挥最佳功能。这种稳定性是通过变化而不是通过抵制变化来实现的；为了应对挑战，关键生物过程的操作范围可能会改变[32]。应变稳态概念的一个重要原则是效率的重要性。有机体的设计是高效的，为了达到效率，可能需要在系统之间进行权衡。应变稳态明确地引用了适应的概念，并侧重于适应当前条件的要求，假设需要系统权衡以适应眼前的需求。稳态强调在相当狭窄和恒定范围内（如体温）的生理调节，更多地关注生物有机体的最终状态；相比之下，应变稳态更多地聚焦于短期内通过改变基础生理参数来应对挑战以维持系统间平衡（例如，升高血压或分解糖原储存以将葡萄糖释放到血流中）。迄今为止，这些框架为在压力和健康研究领域占主导地位的两种多系统方法奠定了基础。

因为压力理论通常认为，压力是生物系统反复受到挑战的过程，因此探索压力的影响已经将注意力集中在身体应对环境挑战的能力以及短期适应和长期成本之间的潜在权衡上[33]。系统层次的方法进一步表明了同时考虑多个生物系统而不是仅仅局限于单一系统的重要性。在早期框架的基础上，提出了两类概念，即应变稳态负荷和风化或加速老化，用以强调在生命历程中跨多个系统的不利身体变化的积累。

应变稳态负荷是指个体在承受长期压力时，身体系统积累的"磨损"（wear and tear）。当反复出现的应激反应激活自主神经系统和神经内分泌系统时，系统就会发生磨损，以调动能量适应即时的情境要求。这些反应可能在短期内是有利的，但从长期看会导致生物损伤[11]。大量的证据表明，社会劣势与生物"磨损"的增加有关[34]。此外，社会劣势与大脑发育和功能的改变有关，这些改变也会导致下游过程增加应变稳态负荷[22,35]。例如，皮质边缘通路，包括前额皮质、海马体和杏仁核等相互连接的结构，都受到了影响。这些通路通过下丘脑和肾上腺调节（HPA）轴和交感神经系统（SNS），从而影响周边生物学[34]。HPA 和 SNS 活性的失调与心血管、代谢和炎症参数的变化有关，这些参数的改变与一系列疾病的发病率增加有关。

与"风化"（weathering）有关的文献同样使用身心逆境的积累来解释为什么与大多数/有利群体相比，种族/少数族裔和低社会经济地位个体随着年龄变化健康会发生更快的恶化。假设暴露于更高的社会心理压力水平和资源相对缺乏的环境中，表现为早期身体状况恶化，并导致某些群体观察到较高的慢性疾病发病率和较低的预期寿命[36]。与风化有关的文献提出，在不利的情况下，某些发展里程碑或生物事件的最佳时间发生得较早。例如，格隆尼姆斯（Geronimus）假设，母亲为黑人的婴儿死亡最低点发生在较早的年龄阶段（10-20 岁），早于白人妇女，他还假设黑人女性的青少年高怀孕率是对风化的适应性反应。

应变稳态负荷和风化的观点都是以系统为导向的，因为它们试图捕捉跨多个系统的功能（通常使用多种生物标志物来测量），而不是仅考虑单个标志物或终点。与这些观点相关的大多数实证研究都依赖于评估多种临床生物标志物，并总结这些组分中的信息来描述系统失调的特征。

健康与疾病的生物学嵌入/发展起源

生物学嵌入是在当社会环境通过一些影响有机体长期健康的持续途径改变生物和发展过程时而发生[37]的。这一观点将生命历程取向与早期经验的概念结合，它的发展对后期生命健康结局产生了强烈的影响。由于早期的经验建立起的一系列事件，影响到后来的发展和健康，或由于反复暴露的累积效应，这都使得无论干预经验（例如潜在影响）如何，可能产生影响。"嵌入"的多种生物介质已经被提出，包括表观遗传过程、组织重构、神经结构和功能的改变、HPA轴效应和将免疫模式转变为炎症过程[38]。

生物学嵌入的概念最初是由人口健康科学家提出的，用来解释几种观察到的流行病学模式。近年来，生物学嵌入已经成为研究社会和生物因素间相互作用的一个组织框架，尤其是针对儿童的研究。除了解释健康的社会经济梯度[37]，生物学嵌入理论旨在解释以下模式：①虽然健康的社会不平等通常在生命的早期就很明显，但随着个体年龄的增长，它们会持续到成年期，并在不同的生物系统中表现出来；②健康的社会不平等并不能完全通过行为危险因素来解释；③社会不平等对长期健康结局的影响有差异，这是由于在生命历程中遇到逆境的时间不同；④社会不平等往往是代际间的，这种影响从父母"传递"给孩子。

最新研究发现，儿童时期的社会逆境对后期健康有持久的影响，并引用生物学嵌入的概念来解释这些发现，特别是关注社会心理压力如何启动和维持炎症的细胞反应倾向[29]——尽管也很可能影响其他生理过程。许多研究试图理解生物和社会过程之间的相互作用暗含着调用生物学嵌入性框架，尽管发展的重点往往不被强调，特别是在成人的研究中。在这样的研究中，嵌入的概念简单地指负面经历（adverse experience）在生物体的生物性中根深蒂固[38]。

印迹模型（imprinting models）（不像风化或应变稳态负荷）同样强调了一个潜在的敏感期，在此期间，不良暴露的影响尤为明显。尽管在理论上，各种生理机制在其他发育阶段也会产生敏感期，在传统的印迹模型中，敏感期在生命早期就发生了。这个领域的一个模型是健康与疾病发育起源模型（the developmental origins of adult health and disease，DOHAD）。疾病模型建立在观察基础上，即快速变化的疾病发病率不能用基因改变来解释[39]。该模型表明，影响胎儿生长的事件可能永久性改变后代的结构和生理机能，从而增加日后慢性疾病的风险[40]。在有关疾病模型的文献中，大部分强调的是营养或其他形式的物质剥夺会影响胎儿健康。例如健康与疾病发育起源模型表明，子宫营养剥夺导致了"胎儿编程"（fetal programming），在这种情况下，特定的发育路径被触发，从而提高了其在低热量条件下的生存率，却对心血管风险产生了持久的影响。在低热量条件下，提高生存机会的表型调节可能会增加在高热量条件下的心血管风险。关于出生体重和成人健康状况之间联系的研究[41]和在饥荒条件下构想的长期队列健康结局的发现，都对胎儿编程和疾病模型框架产生了很大程度的影响[42]。由于社会条件影响营养和物质的剥夺，疾病模型被用来解释长期健康方面的社会不平等现象。

胎儿编程模型强调，如果婴儿出生后的环境与产前环境相匹配，那么在子宫环境中作出反应的生理适应将是有益的。对环境差异敏感性（The differential susceptibility to context，DSC）假设进一步增加了儿童发育过程中生物印记概念的复杂性[42,43]。根据这个假设，压力反应表型（phenotypes）可以用来校正孩子面对他（她）最可能所处环境时的行为，而同样的表型在所有情况下都不是最有利的。根据瑞典惯用的说法，有些孩子是"蒲公英"（maskrosbarn）孩子，也就是说，他们有一种低反应的表型，而且在很大范围的环境中有能力生长，就像在不同土壤条件下生长茂盛的野草一样。相比之下，"兰花型"（orkidebarn）孩子具有高反应性的表型，其适应性是高度依赖于环境的。在良好的条件下兰花是一种美丽至极的花朵，但兰花在被忽视的条件下会枯萎；"兰花型"的孩子在积极的社会环境中是非常成功的，但在恶劣的环境中却表现得很差。在这一领域出现的新证据开始推翻传统的观点，即高压反应对健康是普遍有害的；相反，高压反应对行为和健康的影响可能是双重的，对健康促进或风险增加趋势的影响取决于环境[43]。

目前还没有实证证据表明，在整个生命过程中，对环境差异的敏感性是否会改变健康结局。这一假说认为那些对环境反应非常敏感的孩子，如果他们经历了一个压力很大的早期环境，那么他们在成年期的健康状况就会很糟糕，但如果他们经历了一个高度支持的早期环境，就会有最理想的成年期健康结局。这个假设还表明，在早期社会逆境的情况下，那些对环境反应较差的孩子在成年期不一定会有不良的健康状况，但在高度支持的早期条件下，与对环境更敏感的孩子相比，也不一定会表现出最佳健康结局。因此，环境差异敏感性模型提出了环境与儿童特征之间的定性交互作用，与通常提出的心理素质——压力（或"双重风险"）交互作用模型不同。心理素质——压力模型假设相同的情境对所有的孩子来说都是最佳的，但是儿童在受到不利情境的伤害方面存在差异。弱势儿童有一些其他的背景劣势（可能是遗传），当他们遇到不利的环境时，他们不能保持良好的功能。素质——压力模型不承认同样的表型适应性可能在另一个环境中是有利的。环境差异敏感性模型强调婴儿期或幼儿期与神经内分泌相关的适应性机制，而不是在子宫重组中，这就是所谓的"胎儿编程"模型。

在描述生物学嵌入概念的历史时，赫茨曼（Hertzman）[37]指出了生物学嵌入的三个层次：经验和行为、器官系统和细胞功能以及基因功能。研究的挑战是整合从各个层次获得的见解，并综合这些领域的知识。在本章后面的内容中，我们总结了每一个层次的进展。

生物学嵌入的关键前提是，社会环境的各个方面可以通过可预测和持久的方式改变生物功能，从而在生命历程中产生重要的健康影响[38]。这个概念框架是其他方法的基础，更加明确地侧重于理解健康差距如何发展并可能得到缓解。例如，肖恩科夫（Shonkoff）和他的同事[44]用他们所说的"生态生物发展方法"（ecobio developmental approach），提供了一种概念分类学，这种类型的压力反应可能发生在生命早期，基于假设的差异，它们可能导致重大的生理紊乱，最终可能产生不良健康结局。通过这种分类，积极的应激反应被认为是一种不稳定的生理状态，它是短暂的，轻度到中等程度，并且可以在一位有同情心且反应迅速的成年人的帮助下得到有效的管理。一个可承受的压力反应的特征是暴露于非规范性的经验，这些经验具有明显的威胁性，但被支持性的成人关系所缓解。与此相反，在没有保护的成年人关系的情况下，有害的压力反应是由于身体的应激反应系统发生了严重的逆境和长期或强烈的激活。这种方法更明确地强调了认知和情感过程（例如，控制感、调节情绪的能力）在社会不平等的生物学嵌入中的重要性。

替代模型的启示

正如"胎儿编程"或生物学嵌入模型的假设，早期生活的敏感期并不一定会排除累积过程的影响，例如应变稳态负荷，但其强调在特定的发展时期，不良暴露潜在的不成比例的影响。生物学嵌入的某些版本为某些系统设定了"关键"时期，在此期间环境条件以不可修复的方式塑造了发展轨迹；其他模型假设某些发育时期是"敏感"的，但是在这些发育期过后，某种程度的可塑性依然存在。这种区分对于指导干预至关重要。如果社会劣势在早年的关键时期得到了生物学上的嵌入，这表明婴儿、儿童和孕妇的资源可能有很大的长期回报，但是对成年人的投资不太可能大大减少健康方面的社会不平等现象。相反，风化或应变稳态负荷模型意味着每一次连续的社会逆境都会导致其生理损伤的累积，在生命历程中任何时点的干预都可能是有益的。

然而，这个问题可能并不像最初看起来的那么简单。社会流行病学的一个关键问题是在于理解作为社会经验功能发生的生物变化究竟是不可逆转的，还是可以改变的。关于关键时期的研究领域虽然小但发展迅速。神经科学的研究开始表明，在儿童和成人的发展过程中，可能会有更多的可塑性。例如，有证据表明神经形成发生在成年人中，这与长期以来的理论相反[45]。此外，成年人的经验已经被证明可以塑造神经网络的补充和大脑的结构特征[46]。最近，研究工作也开始确定能够有助于重新开启关键时期或增强可塑性的分子机制。例如，一项针对成年男性的研究认为，没有参考点就能辨别出声音的音高，这是一种只能在生命早期获得的技能。研究结果显示，使用组蛋白去乙酰化酶抑制剂的男性比服用安慰剂的男性更容易辨别出音调，这表明关键时期的神经可塑性得到了恢复[47]。我们还没有完全了解如何触发可塑性（或许有助于从不良接触中恢复），或者是在童年晚期和成年期触发的可塑性程度；然而，迄今为止的发现表明，对这类过程的更深入了解可能为有效干预以减轻健康差距提供了重要线索。

发展机制的认识："组学"时代的进步

一般说来，研究已经从关注容易观察到的病理生理学指标，如器官或组织层面的临床测量（如心率、血压），转向更难以观察的指标，这些指标从细胞或分子水平描述生物机制，例如，炎症标记物、表观遗传标记或基因表达。随着"组学"的革命，以及从遗传学到蛋白质组学、复杂的转录和翻译到代谢组学的各种生物学过程技术的快速进步，这些过程的研究越来越可行。

在大脑发育的领域，研究已经清楚地证明了大脑的发展是一个"经验依赖"的过程。经验可以激活大脑中的特定通路。一些现有的连接被加强，新的连接被建立，其他连接可能由于使用或不使用这些连接而衰减[48]。同样，生物学嵌入的研究也是基于生物轮廓为"经验依赖"这样的一个前提。但是考虑到这些生物过程的复杂性（而且仍在形成中的理解），在将细胞或分子变化与更高水平的适应过程（如心理状态、社会互动）联系起来时，存在着重大的测量和方法学挑战。

对这些关系的研究已经采取了多种形式，因为替代的研究设计有互补的优势和局限性（见表 14.1）。流行病学研究是文献的重要组成部分，通过观察数据来评估社会逆境或其他暴露与生物功能指标之间的关系。迄今为止，由于难以获得重复测量的生物功能，许多研究都是截面（cross-sectional）数据，以评估与某些挑战有关的急性生理应激反应。此外，还有研究利用自然主义研究探讨这些关系，这些研究评估了不断进行的日常经验与生理功能（如血压）之间的重复测量（关于这些方法的全面讨论参见章后参考文献 49）。

在以生物标志物为基础的研究中，使用生物标志物可以区分早期疾病风险的替代物和那些被认为是机械地参与社会因素的生理嵌入。许多重要的生物标志物都是作为疾病过程的替代物而建立，但作为导致这种疾病的因果关系的一部分却没有明确地被确立。例如，有研究将压力或者减弱的

表 14.1 替代的研究设计

研究设计	例子	优点	缺点
随机人群试验	罗曼兰孤儿研究[183] 佩里学前实验[266]	· 支持因果推论，排除反向因果关系和混杂措施 · 确定一个具体的干预措施	· 典型的小样本，大范围的置信区间 · 对其他群体的普遍性不确定 · 很难研究原始干预的变化是否会产生类似的影响
人类中基于实验室的随机分配暴露因素的研究	操作状态[267] 随机分配在压力情况下获得支持[268]	· 支持因果推论，排除反向因果关系和混杂 · 建立了生理机制的合理性	· 有限的暴露是合乎道德的 · 很难确定短期反应是否转化为长期的健康影响 · 对其他群体的普遍性不确定
动物中基于实验室的研究	大鼠小狗处理实验[269]	· 支持因果推断，排除反向因果关系和混杂 · 有时可以直接操纵主人（例如敵出老鼠）来测试特定的因果机制 · 建立生理机制的合理性 · 可以评估暴露定义和内容的差异	· 有限的暴露是合乎情理的 · 很难确定合适的类似人类经验和人体生理学的动物模型 · 很难确定动物模型如何准确地转化为人类的经验和生物学
自然实验	社会政策变化[270] 经济波动[271]	· 观察证据和 RCT 之间可以（有点）排除反向因果关系和混杂 · 有时可以用来评估时间差异 · 社会政策符合具体可行的干预措施 · 可以洞察生物机制	· 有限的暴露与自然实验相对应，因为它不在研究人员控制之下 · 由于大多数人口不受自然实验的影响，或者只受到一定程度的影响，往往具有较大的置信区间 · 取决于自然实验的假设，如果分析不正确，则会失去"伪"这一随机化的优点
社会逆境和疾病风险的观察性队列研究	英国公务员白厅研究[20]	· 纵向设计排除了最简单的因果关系 · 大而有代表性的样本	· 如果早期的健康或危险因素影响社会风险，就容易出现偏倚 · 暴露可能并不明显符合可行的干预措施

续表

研究设计	例子	优点	缺点
社会逆境和疾病风险生物标志物的观察研究	正在进行的队列中的生物标志物，如标准老化研究[272]，Mac Arthur成功衰老研究[273]	• 如果生物标志不损害功能，则排除微小的反向因果关系 • 可以使用大量、有代表性的样本 • 如果生物标记记被认为是因果，则可以帮助其建立生物机制	• 如果早期的健康或危险因素影响社会风险，就容易出现偏倚 • 暴露可能并不明显符合可行的干预措施（但生物标志物评估的费用和负担经常（但不总是）需要较少的、非代表性的样本不总是） • 生物标志经常（但不总是）只测量一次，加剧了因果推断的挑战
对社会逆境和蛋白质组、代谢组、转录组或基因组的观察研究	比较独立与非独立个体基因表达模式的微阵列分析，以及启动子的生物信息学分析[225]	• 可以帮助其建立生物机制 • 可以揭示生物学途径和机制	• 在非靶向分析（例如，代谢组学或全基因组关联研究）中，易受偶然性结果和假阳性结果的影响 • 基础生理学的不确定性往往带来模糊的结果

* 在理解健康的社会不平等的生理基础方面，优势和劣势都被简述，其目标是为消除不平等等提供策略。

迷走紧张状况下的短期心血管反应，看作是增加冠心病风险的潜在机制[50,51,52]。与此相反，许多关于情绪压力和 C-反应蛋白（CRP）的研究认为，C-反应蛋白没有被证明与冠心病的发展有关，但值得注意的是，C-反应蛋白却为患心血管疾病的风险提供了一个有用的标志物[53]。因此，即使我们证明了社会逆境会导致 C-反应蛋白的升高，也并不意味着对 C-反应蛋白水平的干预将有助于消除健康方面的社会不平等情况。

从经验角度来看，测量基因组的能力为我们进一步理解基因在社会不平等中的作用开辟了广阔的前景。然而，基于现有证据——尽管对全基因组关联研究投入了大量的资金——在复杂的健康状况、健康相关行为和心理或社会特征方面，人与人之间的差异只有很小一部分可以用已建立的基因变异来解释。在对遗传可能性的估计——也就是具有相似基因背景的个体之间的相似性——和任何特定、被识别的基因多态性之于表型的实测重要性之间，有一道尚未解释的鸿沟。这一发现得出两个结论。首先，社会状况和健康之间的大多数联系不可能在很大程度上归因于遗传背景的复杂性，当然也不是由于单一高强度的基因多态性。我们不期望发现"贫穷"基因。虽然我们不排除遗传学的作用，但相关的遗传效应很可能分散在大量的等位基因上，每一个等位基因的个体效应都很小。

其次，目前的研究提供了具有启发性的证据，证明遗传背景对环境有不同的影响（即基因——环境相互作用）。这与对环境差异敏感性和胎儿编程理论[54]相一致。适应性表型可塑性（Adaptive phenotypic plasticity）指的是使某些人易受逆境影响的特征（"兰花型孩子"）也可以帮助他们在有利的环境中茁壮成长；因此，这些人对消极和积极的影响都变得更加敏感。

进入体内：社会逆境的生理效应

在这一节中，我们重点探讨社会环境如何以健康相关的方式来改变生物功能的证据，关注与生物应激反应相关的机制，描述一些具体的生理反应，这些反应可能是如上所述的应变稳态负荷、风化或生物学嵌入框架模型中所描述的理论概念的基础利用最近在基础生物学上的发现（即"组学"革命的技术进步）和专注于器官及组织层面的生物措施的研究，以考虑目前将生物过程与心理社会暴露相结合的工作。我们先简单回顾一下病理生理反应的临床标记物，包括心血管、代谢和内分泌过程的生物学指标测量。接下来考虑评估这些暴露的潜在多系统效应的研究。然后我们考虑更多颗粒过程作用的证据，包括转录组和基因组的改变。表 14.1 是关于社会逆境如何从细胞层面到器官水平功能影响生物进程并最终导致明显疾病的示意。

临床指标

大多数社会流行病学研究都考虑了社会逆境或其他社会暴露（如慢性压力）与作为疾病风险早期标志物的一系列生物功能指标的变化之间的关系。从出生到晚年，这些联系在整个生命历程中都有记录。越来越多的证据表明一系列事件可能在受孕之前就已经开始了，它们的表观遗传模式反映出父母的风险暴露，例如饮食。妊娠期和幼儿期的状况包括营养、感染和心理社会压力都可以影响心血管系统、神经系统和免疫系统的细胞以及组织发育。

出生体重/小于胎龄儿

大量文献资料表明，低出生体重儿和新生小于胎龄儿（SGA）存在社会不平等的风险[55]，产前条件的不平等被认为是成人健康不平等的前兆。低出生体重和小于胎龄儿已经对婴儿健康产生了影响，根据"胎儿编程"的疾病模型，他们很可能参与了生命历程健康不平等的演变过程。实证研究将子宫内的不良条件与成人健康联系起来，特别是心脏代谢障碍[56,57]。这一联系的早期证据来自生态研究。20 世纪 80 年代中期，贝克（Baker）和同事研究表明，在英格兰和威尔士的 212 个地区，1921～1925 年的婴儿死亡率和 1968～1978 年的缺血性心脏病死亡率之间的相关性为 0.73[58]。他们的结论是，产前或产后早期营养不足会增加代谢功能障碍（肥胖、胰岛素抵抗）以及缺血性心脏病的风险。这一最初的生态学研究被认为有许多局限性，却推动了大量的研究来进一步评估这一假设。自从出现了第一份关于胎儿编程的出版物，个体水平的纵向研究就已经重复了主要的结果；元分析表明，每增加一公斤的出生体重可降低 12% 的心血管死亡风险[59]。

这些发现促进了胎儿编程理论的发展，这一理论认为，在子宫内营养不足会导致"节俭"的表型，这增加了日后肥胖和胰岛素抵抗的风险。至关重要的是，这种早期编程的结果似乎取决于胎儿营养环境与出生后环境之间的"不匹配"。因此，在荷兰冬季饥荒期间（二战结束时），在子宫内暴露于贫困的个体更有可能变得肥胖，并在成年后产生胰岛素的风险会更大，这大概是因为他们的胎儿环境与荷兰战后的营养环境之间的不匹配。

这一文献中的一个主要挑战是，节俭表型的生物学特征尚未被证明，尽管它被认为是由表观遗传机制调节的。此外，妊娠本身是否为关键期尚不清楚；一些证据表明，甚至在怀孕之前，母亲就已经经历了终生影响剥夺，从而在两代人之间传递不利因素[56]。总的来说，营养不良被认为会导致肾和胰腺细胞生长减少，胰岛素敏感性降低，脂肪储存增加，心血管反应能力增强[60]。主要的问题仍然是关于发育的关键时期（例如妊娠前三个月），对子宫条件进行长期的确切性的不良影响（例如，限制热量或蛋白），以及"追赶性"生长的作用。

心血管代谢的功能

正如前几章所回顾的，社会逆境的各个方面都与主要的临床心血管疾病的发生率有关，包括急性心肌梗死、心脏猝死、脑卒中和房颤[61,62,63,64,65,66]。这些关联在不同的环境中普遍存在，并使用一系列的社会逆境指标。儿童期的严重疾病是冠心病和脑卒中的预测因素[67]，这一观点支持早期生命发展阶段的重要性。此外，移民研究表明，在高危地区出生的人，后来迁移到风险较低的地区，成年后患脑卒中的风险仍较高[68,69]。有趣的是，这项研究还不清楚最相关的时机，一些证据表明，童年晚期或青春期是一个敏感时期[69]。虽然我们没有区分不同类型的社会逆境，但早期生活预测因子和不同心脏结局之间特异性的发现表明了多种不同的，甚至可能相互抵消的生理途径，最终导致了脑卒中等复杂的结局。例如，虽然低出生体重与冠心病密切相关，但高出生体重与房颤风险增加有关，而房颤本身是脑卒中和其他心血管疾病的主要危险因素[70]。

因为社会逆境和压力之间的联系在与代谢疾病相关方面的证据是最强的，所以这一领域的生物标志物受到了特别密切的关注。因此，研究经常考虑与主要心血管危险因素有关的社会（如 SES）和心理（例如抑郁）暴露，例如，休息血压、血糖控制或胰岛素水平，以及脂质［包括甘油三酯和总密度脂蛋白、高密度脂蛋白（HDL）、低密度脂蛋白（LDL）胆固醇］[如18、71、72]。心血管疾病亚临床指标的社会不平等，包括颈动脉内膜中层厚度（IMT）、冠状动脉钙化（CAC）、动脉硬化和血管内皮的指数（例如，按主动脉脉搏波速度和血流调节扩张测量动脉硬化）也有良好的文献记录[34]。例如，一项对美国黑人和白人青少年的研究发现，低社会经济地位指数（SES）（例如，父母教育水平较低、社会经济资产较少）与更厚的颈动脉内膜中层厚度以及动脉硬化有关，并且低社会经济地位指数的种族差异也很明显[72、73]。

关于社会压力源的生理结果的更多证据已经从实验研究中获得。例如，一项针对英国公务员的队列研究挑选出健康状态良好的男女进入实验室，并在执行两项行为任务过程中监测心血管指标，以及在应激诱导方案之后持续 45 分钟的监测[74]。在就业等级较低的个体中，相对于就业等级较高的个体而言，45 分钟后血压和心率变异性恢复到静息水平的较少。相对于高级别就业群体而言，低水平就业组的收缩压和舒张压在 45 分钟前未能恢复基线水平的可能性要高（OR = 2.60，95%CI：1.20 ~ 5.65；OR = 3.85，95%CI：1.48 ~ 10.0），心率变异性也要高（OR = 5.19，95%CI：1.88 ~ 18.6）。因此，研究人员认为，在人们的精神压力下，较低的社会经济地位与心血管功能的延迟恢复有关。本研究基于证据充分的实验设计，尽管如此，能观察到的主要感兴趣的暴露（SES）并没有进行实验控制。

更引人注目的是，基于实验室的研究利用了微妙的心理暗示（例如，根据研究参与者与研究对象的互动方式），这些暗示可以改变个体的社会地位。这些工具使我们能够在实验室中完成在基于社区的人群研究中永远无法完成的事情：我们可以随机分配社会地位。例如，门德尔森（Mendelson）等人将44名健康的女性随机分配到处于主导的状态或者是一种从属的状态。与主导状态相比，从属状态在研究过程中增加了负面影响和收缩压。这些结果表明，即使是短期的从属地位，也会对与压力相关的生理系统产生不良影响[75]。这样一项研究的巨大优势在于，它消除了人们对可能出现的混淆因素的担忧，因为人们主要的兴趣（感知的主导或从属地位）是随机分配的。其局限在于，我们不知道实验室观察到的短期变化是否会持续并积累成长期疾病；因此必须依赖其他类型的研究设计。

动物模型证实了人类之前提出的证据。例如，动物研究发现，与主导的慢性压力有关的代谢变化，包括氨基酸、碳水化合物和脂质代谢的变化。在暴露于慢性压力的动物中血液[76,77]、尿液[78]、脑[79]和心脏[80]中谷氨酸（参与葡萄糖合成的分子）水平显著地或暗示性地增加，谷氨酰胺（也涉及葡萄糖的调节）水平显著降低。在其他动物研究中，这种代谢变化也与心血管疾病和糖尿病有关。例如，老鼠的谷氨酰胺补充与葡萄糖耐量增加和血压下降有关[81]。

免疫功能/炎症过程

炎症过程的慢性升高预示着严重的健康风险，包括心血管疾病、糖尿病和认知能力下降[51,82,83]；但是哪种炎症标志物是导致某一疾病的因果机制尚未确定[84]。尽管许多免疫功能标志物的社会预测因子已经被评估，C-反应蛋白，一种能强烈预测心血管疾病结局[85]的促炎症分子，得到了高度关注。①

---

① 除 CRP 外，通常评估的标志物包括细胞因子［如白细胞介素-4（IL-4）、白细胞介素-6（IL-6）、干扰素-c（IFNc）、肿瘤坏死因子-α（TNF-α）］、纤维蛋白原和自然杀伤（NK）细胞功能。CRP 调节白细胞的活动和内皮功能，并通过催化单核细胞的激活增加炎症[86,87]。NK 细胞是参与细胞介导的免疫的淋巴细胞。NK 细胞被认为能促进动脉粥样硬化病变的发展，并参与肿瘤的免疫监视[87,88,89]。促炎性细胞因子是促进系统性炎症的调节肽，可以影响粘附分子的表达、内皮通透性、脂质代谢和其他与心血管疾病的发展和进展相关的过程[87]。纤维蛋白原是一种有助于血液凝固和血液厚度的蛋白质，是引发脑卒中和心肌梗死的溶栓事件的组成部分，并能显示体内发生的炎症水平[86,90]。

成年人的免疫功能紊乱和炎症反应失调与社会劣势、慢性压力以及逆境有着密切的联系[25]，而具有良好的社会凝聚力和社会支持的个体对普通感冒病毒的抵抗力也会更高[91]。此外，许多研究证明了与早期逆境之间的关系，如童年虐待[92]或家庭社会经济地位（SES）[93,94]与免疫失调之间的关系。这些影响已经被证明有多种炎症标记物，包括 C-反应蛋白、IL-6和其他细胞因子的升高，以及纤维蛋白原和 TNF-α[18,95]。其中大部分研究考虑了儿童时期的环境与成人时期的炎症水平有关，而且大多数都是对童年环境的回顾性研究。虽然大多数的研究都是在一个时间点使用炎症指标，但有几项研究使用了重复测量的心理压力和炎症指标。这些结果表明，尽管痛苦能预测随后的炎症发生，但后续研究中发现，炎症水平增加与痛苦的发生无关联[96,97]。此外，在实证研究的元分析中，暴露于急性生理应激原的受试者的 IL-1 和 IL-1β 水平持续上升，而在其他的干预措施下则不是持续的[98]。

最近的研究也评估了生命早期社会逆境与免疫和炎症过程的关系。这样的研究经常试图解决两个关键问题：生命早期免疫过程的调节如何变得明显，以及早期的失调是否预示了成年后的疾病（如心血管疾病）的风险。例如，一项针对英国儿童的研究发现，在 8 岁之前暴露于不良事件，与 10 岁及青少年中期的炎症升高（通过 CRP 和 IL-6 水平评估）有关，而这部分是由身体质量指数调节的[99]。对儿童和青少年早期社会逆境和与心血管疾病相关的免疫生物标志物研究的系统回顾发现，虽然相关性有些不一致，但这一相关性在大型样本的研究中更常见[100]。正如在这篇综述中提到的，一些研究表明在年轻的健康个体中，暴露在逆境中会增强对外源性免疫刺激的炎症反应，但不会改变炎症的基础水平。随着时间的推移，反复炎症反应的后果可能会累积并导致慢性炎症水平的升高[100]。因此，与评估炎症生物标志物的循环浓度相比，在年轻个体中进行的研究在检测外源性刺激的反应时，可能会发现更有力的证据表明人体免疫和炎症失调。例如，几项研究报告指出，恶劣的家庭环境与细胞因子对脂多糖类暴露（一种外源性细菌刺激）的反应密切相关，但和持续的炎症活动无关（即在正常情况下，IL-6 的循环水平）[101,102]。

其他研究考虑了心理压力或各种形式的社会逆境对伤口愈合的影响。伤口愈合需要一系列复杂的事件，这些事件主要是由细胞免疫系统调节的；这些过程似乎对心理和社会暴露有反应[103]。作为一种临床标志物，伤口愈合本身就提供了相关的结果（例如，伤口愈合或外科手术）。大部分研究评估了慢性应激对急性损伤相关生物学机制的作用；它评估的是一组不同的过程，这些过程与那些通常在较长时间内产生健康结局的过程不同。该领域的研究评估了创伤（例如，穿刺活检）对持续的慢性心理社会压力（自然发生的）的影响。一项最新的元分析显示，大多数研究发现慢性心理压力与创伤愈合受损或伤口愈合相关的生物标志物失调有关[104]。对于伤口愈合，促炎细胞因子的表达增加最初是有保护作用的。持续的慢性心理社会压力导致伤口愈合受损，这是由于在修复过程的初始阶段炎症反应减弱所致[105]。对此的一种解释是与压力有关的糖皮质激素的过度分泌，这种激素会降低参与免疫细胞运输的细胞粘附分子的表达。这样的研究有助于解释长期的压力可以通过抑制适应性免疫功能来削弱对伤害的直接免疫反应的现象[106]。

下丘脑-垂体-肾上腺轴

下丘脑、垂体和肾上腺轴（被称为 HPA 轴）以协调的方式对环境刺激作出反应，通过分泌到血液中的内分泌激素进行信息交流。HPA 轴和交感神经轴（SAM）是两种主要的应激反应系统。当个体与环境相互作用时，所遇到的刺激可能会成为引发 HPA 轴（以及其他内部自平衡系统）反应的挑战或压力源。HPA 活化涉及促肾上腺皮质激素释放激素（CRH），从下丘脑释放到垂体前叶，进而释放肾上腺皮质激素（ACTH）进入血液循环。当肾上腺皮质激素到达肾上腺皮质（位于肾脏的顶部）时，它会刺激皮质醇的释放[107]。皮质醇是一种与糖皮质激素受体结合的类固醇激素。皮质醇通过抑制肾上腺皮质激素的进一步生产而在一个负反馈循环中起作用[107]。

对急性心理压力的实验室研究表明，在高度不可控或有社会威胁的情况下，皮质醇反应更为明显[108]。长期的社会心理压力和逆境也与皮质醇水平失调有关[109,110]。除了皮质醇，在肾上腺皮质激素刺激下的肾上腺皮质也会释放出脱氢表雄酮（DHEA），这是性激素睾酮和醛固酮的前体。醛固酮是一种矿皮质激素、类固醇激素，它与矿皮质激素受体结合，通过控制血液中的钠/钾平衡来维持血容量和血压。从生物学上来说，脱氢表雄酮是一种皮质醇拮抗剂，可以起到缓冲皮质醇的作用，改变糖皮质激素受体的敏感度[111]。脱氢表雄酮具有神经保护属性；它可以调节有机体对于压力负面影响的易损性[112]。在非压力条件下，脱氢表雄酮和皮质醇是相关的；但是在长期的压力下，脱氢表雄酮和皮质醇模式会变得紊乱[111]。因此，肾上腺分泌脱氢表雄酮（DHEA）和皮质醇，脱氢表雄酮比率可以提供有关压力的生物学结果的重要信息[113]。皮质醇水平失调与许多不良健康结局（包括癌症、心脏病和糖尿病）的风险增加有关[114,115,116]。这些联系被假定为会受到过量的糖皮质激素暴露（由 HPA 轴的慢性刺激引起）的下游效应的影响，这些影响包括免疫和代谢作用。例如，如上所述，高水平的糖皮质激素与先天免疫反应和适应性免疫反应的变化相关[113]。这种改变的胰岛素信号会增加抗胰岛素性、高脂血症和内脏脂肪过多的可能性[117]。

皮质醇已经成为压力反应最常用的生物标志物之一，这可能是因为它比较容易测量（使用诸如唾液取样等非侵入性的技术）。但皮质醇测量的解释复杂，因为它昼夜波动，缺乏参考价值，对外来刺激十分敏感（例如，吸烟、饮食或早上刚起床），以及对慢性压力的观察模式存在异质性（例如，皮质醇分泌可以升高或降低，这取决于压力的类型）。皮质醇的昼夜节律在早上达到顶峰，在晚上进入低谷。慢性压力倾向于减缓皮质醇的昼夜节律，降低其早晨的水平，但增加其晚上的水平[107]，其净效应是增加每天的皮质醇总释放量[107]。例如，研究表明，皮质醇水平越高，家庭环境越困难[118]，而社会经济地位也就越低[119,120]。但是也有研究表明，社会心理压力对皮质醇的影响是细微的，结果往往是不一致的[121]。压力源的类型可以影响皮质醇释放的增长幅度[107]。此外，压力水平和皮质醇之间存在一种复杂的关系，高压力水平会增加皮质醇的释放，但某些形式的极端痛苦反应（如创伤后应激障碍）会减少其释放，表明神经内分泌系统未能对应激信号作出适当反应[109,110]。

脱氢表雄酮也有昼夜节律，在动物模型中，脱氢表雄酮水平越高，免疫功能和记忆越强，抑郁和焦虑越少，皮质激素诱导的性能下降就越低[122,123]。精确地捕捉皮质醇和脱氢表雄酮的昼夜节律需要每天重复采样，这在以人群为基础的研究中很难实现。最近，关于皮质醇和脱氢表雄酮的测量已经在脚指甲和毛发上得到了发展，这些脚指甲和毛发反映了长期的皮质醇水平，可能因此提供了一个更好地反映长期社会心理压力的标志物[122,123,124]。

通过肾素-血管紧张素途径，HPA 得到激活，同时也刺激了醛固酮的释放，醛固酮与皮质醇和脱氢表雄酮的生物路径相同[125]。尽管醛固酮在心理社会逆境或压力方面的研究并没有像皮质醇或脱氢表雄酮那样的广泛，但有证据表明，它可能提供了将这些暴露与不良健康联系起来的生物学基础。一些研究表明，抑郁症患者比非抑郁症患者的醛固酮水平高[126,127]，而那些采用减压技术的患者醛固酮水平较低[128]。动物研究则一致表明，可以通过改变醛固酮水平以应对压力[125]。此外，醛固酮与氧化应激和炎症的增加有关[125,129]。尽管醛固酮有一个适度的昼夜节律，但血液测量似乎反映了随着时间的推移，在前瞻性研究中醛固酮与各种慢性疾病的相关性得到了证明[130,131]。对醛固酮的研究少于对皮质醇的研究，原因之一是过去的研究需要大量的醛固酮，并且提取步骤也很困难。随着最近的高通量、低体积液相色谱仪/质谱（LC-MS/MS）的发展，这一困难被克服，这种分析已经被证明具有非常出色的精度[132]。

自主神经功能

自主神经系统包括交感神经系统和副交感神经系统（SNS 和 PNS），它们每个系统都是在面对不同的环境刺激时帮助维持身体生理完整性的一个中枢调节系统。交感神经系统被激活以应对挑战，并触发"战斗或逃跑"反应。当身体处于休息状态时，副交感神经系统负责进行活动，以"休息和消化"为表征。在应激反应的环境中，副交感神经系统的激活可以促进身体从挑战和恢复机制中更快地恢复。大多数研究认为副交感神功能与社会地位相关，使用心率变异性（HRV）来评估交感神经系统和副交感神经系统在调节心脏方面的平衡。心率变异性降低与交感神经增加或副交感神经调节降低有关。低水平的心率变异性可预测冠心病病人的室性心律失常和猝死，并与其它猝死的预测因素相独立[133,134]。在没有被诊断为冠心病的个体中，心率变异性降低也是心脏猝死的一个危险因素[135,136]。心率变异性提供了一种非侵入性的心脏自主协调性测量，可以用 R-R 间隔来评估［一种测量心率的标准方法，它是根据心电图记录的 R 波的连续波峰之间的时间间隔（以毫秒为单位）来测量的］[137,138]。①

许多研究已经将各种形式的慢性压力与成人和儿童的心率变异性的降低联系起来[139,140,141]。例如，心率变异性的逆梯度表现为与工作相关的压力，以及各种形式的痛苦，包括愤怒、沮丧和焦虑相关[142,143,144,145]。其他研究表明，长期受损的自主神经功能也与较低的社会地位有关。例如，在一项 2197 名中年男性公务员的研究中，低就业率与低心率变异性相关[146]。虽然进一步的研究已经证明了被其他指标（如教育程度）所测量的低社会经济地位和低心率变异性[147]之间的联系，但也有证据表明这些关联可能因种族/族裔而有所不同[148]。在心率变异性中，研究已经明显建立了心理压力水平的梯度[149]，但社会地位作为心率变异性预测因素的证据还不太清楚，部分原因是大多数研究都是横断面的，这使得因果推论存在一定的问题（例如 147）。

交感神经系统的激活导致肾上腺髓质释放儿茶酚胺、肾上腺素和去甲肾上腺素。在动物模型中，慢性压力导致交感神经系统的持续激活，并增加了去甲肾上腺素循环水平[150,151,152]。关于人类的研究表明，在经历过童年虐待以及长期遭受严重痛苦的个体中，去甲肾上腺素循环水平较高[153,154]。关于儿茶酚胺水平和社会经济地位之间关系的证据是混合的，

---

① 除了心率变异的时域测量（基于 R-R 间期的计算），还可以通过对同一心电图衍生数据的数学处理来计算频域测量。该方法使用傅里叶变换。心率变异频谱包含两个主要成分：第一种是高频（0.18~0.4 赫兹）成分，它与呼吸同步，与呼吸性窦性心律失常（RSA）相同。第二种是低频（0.04 至 0.15 赫兹）成分，似乎是由迷走神经和心脏交感神经共同介导的。频谱成分的功率是以绝对单位（平方毫米）表示的相关频率以下的区域。低频功率的降低被认为具有预后的意义。

在卡尔迪亚 （CARDIA）[155] 小样本研究[156,157] 中发现肾上腺素和去甲肾上腺素之间存在分级相关性，但是其他研究报告则表明没有关联或关联不一致[158,159]。有限的工作和混合的结果可能反映了使用儿茶酚胺作为生理压力代理变量的挑战。这些激素的基础水平在个体之间有 10 倍生物范围的差异[160]。虽然去甲肾上腺素水平在急性应激发生的几分钟内后就会升高，但在休息时血液循环的血液水平并不代表社会心理压力的累积量。虽然尿液中去甲肾上腺素的测定可能提供了更长时间的综合暴露[161]，但很少有大规模的流行病学研究收集尿液。因此，关于社会逆境和儿茶酚胺的长期改变的可靠证据是有限的。

细胞结构和组织重塑

在细胞层面上，假设社会环境影响细胞分裂和细胞死亡（例如通过凋亡），以及细胞的结构特征，如树突状和突触的形成。在未分化的细胞中，环境刺激会改变基因表达的模式，从而在特定的路径上设置细胞的发育轨迹。相关过程发生在发育和再生或修复[162] 过程中，并决定由这些细胞构成的组织或系统的组成和大小。例如，交感神经系统调节骨髓微环境，在这个微环境中产生造血和单核细胞分化，而细胞分化则由去甲肾上腺素信号调节。最近的实验表明，社交压力（在人类中）或社交失败（在老鼠中）引发的交感神经刺激会增加单核细胞的分化，使免疫系统向炎症方向倾斜[163]。我们对发育过程中社会环境影响的认识尚处于萌芽阶段，但是社会刺激所引起的生理变化可能会通过组织的发展或重塑来改变生物学的功能。这些变化可以改变重塑组织对后续环境刺激的敏感性，也可能会在整个细胞的寿命期持续甚至更长[106]。

大脑结构和功能

神经组织和神经回路的结构或功能的变化，可能与调节社会逆境的健康效应有关，因为大脑对环境的行为和生理反应方面起着核心的调节作用。动物模型提供了迄今为止最有力的证据，证明了由环境所引起的大脑结构或功能长期性改变的生物学合理性，而来自人类的证据也正在逐步积累[164]。这一文献中主要的挑战涉及在逆境和神经系统的测量之间建立因果关系，因为令人信服的神经测量纵向评估很少是可用的。例如，重度抑郁症患者的尾状核体积[165]减少，并减弱了伏隔核对奖励刺激[166]的反应，但并不完全清楚体积差异是抑郁的原因还是其结果。同样地，在一项针对澳大利亚中年人的研究中，自我报告的当前经济困难与海马体和杏仁体的体积较小有关，但回顾性报告的童年贫困与脑部容积测量[167]没有关联。许多社会经济地位领域也与扩散张量成像测量的白质束完整性有关[168]。除了大脑结构的测量外，社会因素也与神经系统的功能有关。例如，父母的社会地位越低，杏仁核的反应力就会越强[169]。

前瞻性研究帮助解决了确定因果关系的挑战。例如，吉亚纳罗斯（Gianaros）等人在 1985 年至 2004 年间追踪了 48 位健康女性，发现在这一时期报告的生活压力预测了在 2005 年和 2006 年[170]的海马灰质的数量。自然实验也证明了因果关系是由压力指向大脑结构的。甘泽尔（Ganzel）和同事们做了一项小型研究，涉及 17 名"暴露"于 9.11 恐怖袭击事件的成年人（也就是，2001 年 9 月 11 日处于世界贸易中心 1.5 英里的范围内），以及 17 名"未暴露"的成年人（生活在其他地方），研究人员在世界贸易中心事件后的几年里评估了这些人的灰质数量。他们发现，暴露能够预测在大脑部分区域中灰质体积的减少，这些区域包括前海马区、内侧前额叶皮质和杏仁核[171]。

麦克尤恩（McEwen）假设大脑衰老是由一种"糖皮质激素级联"（glucocorticoid cascade）引起的，是基于压力体验触发肾上腺类固醇释放的观察（如上所述）。海马神经元中含有大量的糖皮质激素受体，反复暴露在应激事件中会导致细胞结构的逆向重构（树突形状和密度的改变）。这些影响，以及对前额皮质[172]的影响，可能为压力导致短暂的认知功能障碍[173]的证据提供神经生物学基础。海马体的变化不仅影响了情景记忆，而且由于海马体在调节下丘脑方面的作用，影响了 HPA 轴的活动[174]。即使自我报告的压力和海马体的测量之间有潜在的联系，我们也不能排除不同的大脑结构使人容易受到压力或抑郁的可能性。

除了大量的证据可以表明，压力、孤独、社会经济状况和老年人的大脑结构之间存在联系，也有证据表明，这种差异在生命早期就开始显现。

在年幼的儿童中，父母的社会经济地位预测了神经认知测试表现的系统性差异（特别是与执行功能和语言流畅性有关）；大脑的结构特征包括体积[175,176]和前额皮质厚度测量[177]；以及在解决问题时的神经补充[178]。在一项对婴儿的小型脑电图研究中，较低的父母收入和职业与较低的额叶伽马能量（被认为是大脑支持注意力过程能力的指标）相关联[179]。这些婴儿的平均年龄为 226 天，因此反向因果关系是不可信的。这些分析调整了混杂因素，比如出生体重和睡眠，但是这项研究仍然是观察性的，而且这些因素关联的原因并不一定是压力。

观察性的和随机性的研究都证明上述关联反映了社会逆境对大脑结构的影响，而不是相反的因果关系。例如，一项对 43 位国际领养儿童的观察研究发现，在被领养之前，待在生育家庭的时间更长，或者待在由父母和收养机构[180]评估的高质量孤儿院的时间更长，预示着其有更好的执行功能。国际上领养的儿童也被证明比未被收养儿童的大脑白质完整性更差，这一关联随着在收养家庭的时间延长而减弱[181]。

在对 9-31 个月（布加勒斯特早期干预项目）的罗马尼亚孤儿进行的一项随机试验中发现，在机构和从未被寄养的儿童[182]之间存在基线（随机化之前）脑电图 α 和 β 波能力差异。一些孤儿院的儿童被随机分配去接受高质量的寄养，而另一些则被随机分配到"常规照顾"组，这通常意味着待在孤儿院的时间更长，在被收养的时候，寄养的父母没有得到早期干预项目的强化支持和培训。结果取决于孩子被随机分配到寄养家庭的年龄。随机分配给高质量领养的儿童在认知和发育方面的表现与随机接受常规照顾的儿童相比有显著的提高[183]，而在年龄更小随机接受常规照顾的儿童中影响更大。在 24 个月前被随机分配接受高质量领养的儿童中，与从未被寄养的儿童相比，8 岁时的脑电图参数不再具有统计学意义。那些被随机分配到"常规护理"或年龄超过 24 个月的寄养儿童的脑电图（与从未被寄养的儿童相比）持续存在对比差[184]。值得注意的是，样本很小，随机接受高质量领养儿童的脑电图指标实际上处于从未被寄养的儿童和随机分配到机构中的"控制组"儿童之间：随机分配的高质量领养儿童和随机留在机构的儿童之间的关键性照顾意向分析没有表现出显著性统计学差异。对孤儿的研究，尤其是布加勒斯特早期的干预项目，描述了极端暴露的后果，这些后果可能比在典型的范围内的贫困或社会隔离更严重，但也可能为社会逆境的具体化提供了深刻的见解。

细胞衰老：端粒和氧化应激

氧化应激——被定义为与抗氧化防御有关的自由基的过多生成——这与癌症的发展、衰老过程和神经退行性疾病有关。长期的社会压力与氧化应激水平升高和抗氧化剂水平降低有关[113]。例如，一项研究发现，前瞻性评估的教育水平和职业地位与高水平的氧化和低水平的抗氧化剂有关，氧化是由 F（2）异丙基和 γ-谷酰基转移酶的浓度所测量的，而抗氧化剂是由类胡萝卜素测定；在 10 到 15 年的随访中，较低的教育水平和职业地位也预测了谷氨酰转肽酶的大量增加和类胡萝卜素的大量减少[185]。

类似地，最近的一些研究表明，白细胞端粒长度（LTL）是细胞衰老的标志，它对社会压力的影响也很敏感[186,187,188,189]，可作为过早衰老的早期迹象。端粒是 DNA-蛋白质复合物，覆盖染色体末端，可促进染色体的稳定性。① 端粒的维持似乎在决定长寿的方面起着重要的作用，并且可能与疾病的发展有关。许多横断面研究已经将人类白细胞中较短的端粒与各种年龄相关的疾病（包括心血管疾病[193]、胰岛素抵抗[194]和癌症[195]的增加）联系起来。与之相关的是，端粒酶活性降低与心血管疾病[188]的行为和生物危险因素有关。一些前瞻性研究对端粒长度与长寿的关系进行了研究，大多数但并不是所有研究发现端粒长度可以预测早期的死亡率[196,197,198]。大量的证据表明，端粒变短所反映的细胞老化可能与机体衰老有关，这是通过横断面研究得出的。然而，最近的研究已经开始考虑端粒长度缩短的速率是否可以预测死亡率。例如，在一项对 236 名老年人的

---

① 由于细胞内的延长和缩短活动，端粒的长度随时间而变化[190]。端粒的缩短速度部分地受端粒酶的活动控制，端粒酶是一种将端粒重复序列添加到染色体 DNA 末端的细胞酶。端粒酶的活动不仅起到维持端粒长度的作用，而且还能保持健康的细胞功能、延长干细胞的增殖，以及长期的免疫功能，与端粒长度无关[191, 192]。

研究中，端粒长度在 2 个时间点（间隔 2.5 年）进行测量，端粒长度的变化可以预测死亡率[199]。在这项 2.5 年随访研究中，白细胞端粒缩短的男性死于心脏病的几率是同期白细胞端粒长度不变的男性的 3 倍。这些发现的一种可能的意义是，如果它们被复制的话，端粒长度在短期内的变化将提供一个临床有用的衡量健康状况和风险的方法。但是，关于端粒动力学及其与健康的关系，仍有许多有待了解的知识。

已有研究探讨了与社会逆境有关的端粒长度和端粒酶动力学，这或者是为了评估端粒缩短可能是社会逆境对健康影响的潜在机制之一，或者是以端粒长度作为一种预防疾病的替代指标，说明在没有明显疾病的情况下端粒长度可能对健康产生影响。致力于阐明社会逆境对健康的影响与种族/族裔和端粒之间的关系，为这个领域的研究提供了一个范例。考虑到黑人（200人）社会弱势和不良健康状况，人们普遍认为黑人的端粒相对于白人来说会更短。最近对 LTL 的研究表明，平均而言，黑人的白细胞端粒更长[201,202,203]。例如，一项对 2453 名成年人的横断面分析发现，与白人相比，黑人的 LTLs 明显较长[202]，而对 667 名青少年的研究也得出了类似的结论[203]。最近，一项针对 2599 名高功能黑人和白人老年人的截面研究，探讨了种族/族裔和受教育程度之间的关系。只有高中学历的老年人的 LTLs 比那些接受高中以上教育的人要短；无论教育程度如何，黑人的 LTLs 都比白人长，受教育程度的明显保护作用在黑人中最为显著[204]。对于白细胞端粒长度的种族模式，有一种假说（但尚未证实）的解释是，黑人 LTLs 开始较长，但是在经历了压力相关的过程后[201]，黑人 LTLs 缩短的速度会更快[201]。

人体代谢

代谢组被定义为细胞代谢下游产物的集合，它由大量对细胞、组织和生物体的生长和维持起重要作用的小分子代谢物组成[205]。高通量技术的最新进展允许同时准确测量生物样本中的数百种小分子代谢物，如血浆（"代谢组学"）。在撰写本文时，最新发布的人类代谢组数据库包括 4 万多种代谢物[206]。与疾病风险相关的代谢改变可以通过使用量化这些代谢物的代谢组学来评估。

目前，代谢组学方法常用来描述和理解一系列的疾病，目的是改进诊断工具，而代谢组学工具在理解逆境与健康之间的生理机制方面更有应用潜力。代谢组学可以提供监测和度量由于社会逆境而发生的生理变化的方法。描述这些暴露的代谢结果不仅可以生成在任何给定时间内的细胞功能的快照，而且（如果随着时间重复测量的话）还提供了在响应变化环境时，关于生物失调动态信号的潜在重要信息。一些研究人员发现了关于压力暴露可靠的生物学"特征"。然而其他研究人员通过发现社会逆境的代谢组学特征，对增加的价值提出了质疑，并且认为没有必要花过多的技术费用来获取相关知识类似于对表观基因组和基因表达的研究，由于我们目前的知识基础非常有限，这个领域的任何具体的研究项目都具有探索性和高风险性。但是，与许多"组学"技术一样，处理代谢组学数据的成本可能会显著下降。将代谢组学的概况与社会危险因素信息联系起来，可能为导致疾病且与压力有关的生物学改变提供重要的理论观点。由于代谢物是处于细胞转录和后转译过程的下游，并且更接近实际疾病结局，代谢组学研究不仅可以表明这些改变发生的时间，而且可以提示它们是否耐久或是否可以逆转。更一般地说，代谢组学评估可提供观测社会逆境影响健康的关键生化途径，帮助评估某些暴露期是否特别敏感或早期发现疾病风险，以及干预是否可以成功改变细胞功能。

但是这种可能是推测性的，迄今为止，在这个领域的研究还很少。最初的动物研究已经鉴定出与诱导的慢性压力有关的实质性代谢组学变化，包括氨基酸、碳水化合物和脂质代谢的变化[207]。例如，在暴露于慢性压力的动物[76,77]中，谷氨酸水平显著增加并且谷氨酰胺水平降低。① 这些变化是否会在人体中观察到，尚待确定。

代谢组学研究集中于对复杂生物样品中的所有小分子进行表征和定

---

① 谷氨酰胺是一种对合成蛋白质和神经递质至关重要的氨基酸，可以可逆地转化为谷氨酸，是一种参与葡萄糖生成的分子。这些代谢物参与调节血糖水平和其他细胞功能[208]，与下游的健康结局有关。

量。代谢组学（Metabonomics）是一项相关的研究，包括对人体微生物群（存在于人体中的数千种微生物，包括肠道、粘膜组织和皮肤）的识别。事实上，人体中绝大多数细胞并不是人类细胞[209]。代谢组学旨在测量生物系统因环境因素（包括饮食和毒素）、疾病过程以及肠外微生物等外源基因的影响而引起，干扰全局性的、动态的代谢反应。研究的重点倾向于理解复杂的多细胞系统中随时间发生的系统变化[210]。

这项研究表明，肠道菌群对于建立环境暴露与健康之间的联系可能发挥了重要作用。肠道微生物活动的中断似乎是某些疾病的核心，包括肠道、肝脏、胰腺和脑部的疾病[210]。社会流行病学中最相关的研究是通过观察与压力相关的精神症状（如焦虑行为）以及胃肠道疾病（包括肠易激综合征和炎症性肠病）之间的并发症，从而提出了微生物-内脏-大脑轴的概念[211]。例如，最近的一项研究表明，改变小鼠肠道微生物群可以改变与焦虑有关的行为；同样，研究人员报告说，从非焦虑小鼠移植肠道微生物到焦虑小鼠的肠道可以减轻小鼠焦虑行为[212]。这与无菌动物和暴露于致病性细菌感染、益生菌或抗生素药物的动物研究结果相一致，这表明肠道微生物群参与了对焦虑、情绪、认知和疼痛的调节[211]。压力和 HPA 轴的相关活动也被认为会影响肠道微生物的组成，这种影响效应也可能是双向的[213]。例如，一项研究表明，在成年大鼠中，与未分离的对照组大鼠相比，在早期每天经历 3 小时与母亲分离的大鼠显示出其粪便微生物群组成改变[214]。其他研究已经证实了人类的这些发现，表明慢性压力（在成年时测量）影响肠道微生物组成[211]。虽然这项研究还处于初始阶段，但它表明肠道微生物的组成可以调节社会逆境与健康之间的联系，或加剧压力体验的影响。

来自研究微生物群落如何被社会环境暴露所改变是上述研究的重要发现。由于人类肠道内有成千上万种微生物，不可能孤立地研究每一种微生物，以弄清楚它们的作用[211]。但新兴的"组学"数据技术可用于更好地理解来自社会环境的外部干扰是否导致微生物组的特定改变，从而影响与终身健康有关的代谢途径。

基因组，表观基因组和转录组

调节基因表达①被认为在社会逆境的生理反应中发挥着重要作用。基因表达是一个动态过程：它可能在整个生命过程中上调或下调；它对环境条件敏感而且在发育阶段会系统地变化[17]。现有证据表明 DNA 转录成 RNA 的调控，例如通过 DNA 上的表观遗传标记，以及蛋白质构建块的转录后修饰，可能是社会环境被生物学嵌入的机制[29,37]。

表观遗传学

假设社会条件影响基因表达的一种机制是通过表观遗传修饰。DNA 片段的甲基化和乙酰化可以引起基因活性的稳定改变，而不改变潜在的 DNA 序列[215]。这些表观遗传"标记"改变了调控蛋白和 RNA 聚合酶进入 DNA 的途径，从而减少了 DNA 转录成 RNA，并减少了基因蛋白产物的产生。虽然 DNA 甲基化的典型直接作用是下调相关基因的表达，但是许多蛋白质可以上调或下调其他基因的表达，因此一个基因上的表观遗传标记会增加其他基因表达的可能性。表观遗传修饰是典型发育过程的内在组成部分，并在人类健康发展中发挥关键作用。

表观遗传过程的三个方面使它们成为用于解释健康状态中持久的社会不平等的有吸引力的机制。首先，表观遗传学模式建立在生命的早期，在特定发育阶段（例如在原始未受精的生殖细胞和受精后不久）发生快速 DNA 甲基化和去甲基化。在这些事件发生后，表观遗传模式在个体的生命过程中被大量保存，有些变化被称为"表观遗传漂移"（epigenetic drift）[216]。人类表观遗传漂移的程度（在快速、大规模去 DNA 甲基化和再甲基化的早期阶段之后）是不确定的，并且这是一个活跃的研究领域。人们认识到，由于表观遗传修饰的相对稳定性，它们为生命过程中的"敏感"时期暴露提供了一种可能的机制，因为只有早期生活中环境诱导的变化才可能持续到成年。其次，即使这些联系并不是完全直接的，父母 DNA 中的表观遗传模式会影响后代 DNA 中的表观遗传模式。最后，外部环境条件也影响

---

① 包括从 DNA 转录成 RNA 以及从 RNA 合成为蛋白质的过程。

DNA 甲基化和去甲基化事件，所以表观遗传模式可能是生物体及其父母过去环境条件的足迹。尽管表观遗传模式除了快速的发育时期外，大部分是稳定的，但当表观遗传标记发生变化时，它已经显示出对环境条件如营养、压力、感染和毒素的模式化反应。由于下一代的生殖细胞存在于亲本胚胎中，表观遗传修饰也可以提供表型适应的代际传递的机制。因此假设表观遗传修饰提供了一个非常灵活的生理学工具，使生物体能够根据发育早期所处的条件，采用最适合其自身特定环境的发育途径[217]。

　　表观遗传学的兴奋之处大部分是基于理论上的假设，而不是经验证据。少数动物模型备受关注。一项极具影响力的大鼠研究表明，表观遗传修饰调节了母亲在产后早期的养育行为与其后代的应激反应之间的联系；这些压力反应差异预测了整个后代在成年后的疾病风险。具体地说，在出生后 1~6 天，老鼠妈妈舔舐和喂食幼崽的实验诱导和自然发生的变化，都预示着糖皮质激素受体基因启动子的甲基化程度降低。该启动子改变海马组织中糖皮质激素受体的产生，进而导致糖皮质激素反馈敏感性增强，皮质酮和血浆 ACTH 释放减少，以及 HPA 应激反应曲线基本平缓[218,219]。产后早期建立的甲基化模式在整个后代的一生中都是稳定的，因此母体行为的差异预示着后代的认知差异，即使后者已经到了老年[220]。基于这些研究的假设是，这种应激反应的差异将导致多个领域的健康状况变差。在最近的一项小鼠表观遗传学研究中，父母一代对特定气味的恐惧条件反射导致了他们的子代和孙代对这种气味的敏感性提高。这种传递被认为是由相关嗅觉受体基因的低甲基化所调节的，表现在暴露亲本的精子中[221]。

　　研究这样的人类表观遗传过程已被证明是很困难的，因为在正常情况下，表观遗传学修饰的时间是特定于发育阶段的，并且可能是组织特异性的。此外，几乎没有研究可用来评估儿童时期明显的表观遗传变异是否能预测成年后的健康结局。因此，尽管表观遗传机制具有巨大的前景，可用于解释早期生活不利对成年期健康的影响，但研究目前仍处于早期阶段。例如，在从 1958 年英国出生队列中挑选出的 40 位成年男性中，其儿童期和成年期的社会经济状况是极端的恶劣，基因启动子的甲基化差异在儿童期的社会经济状况中更为明显，尽管在成年人中也观察到了这一现象[222]。

与儿童期社会经济状况的具体联系可能表明儿童状况的差异留下了表观遗传的印记。最近在人群中的研究也发现，经历过重大创伤和创伤后应激的个体以及那些没有这类经历的个体的表观遗传学特征存在系统性的差异[223]。在一系列完全依赖自杀脑组织的研究中，报告了经历过儿童虐待的受害者的甲基化模式类似于"低舔和喂食"小鼠的甲基化模式[224]，这表明童年的逆境可能通过与精神和身体健康结局相关的方式改变生物功能。

因此，迄今为止的研究表明，特别是在生命早期，当甲基化模式更具动态性时，暴露于社会逆境可能引起参与生物应激反应基因（例如糖皮质激素受体基因、促肾上腺皮质激素释放激素基因）的表观遗传学改变。这些应激反应的改变可能通过以上简要描述的机制与成人疾病易感性相关[29]。很少有研究能直接确定哪种表观遗传修饰与晚年发生疾病风险最为相关；换句话说，我们不知道一些特定染色体区域的表观遗传修饰还是全基因组甲基化模式是最重要的。研究人员正在研究全基因组和候选基因甲基化差异，并将其作为社交逆境的结果和成人疾病的预测因子。同样，目前还不清楚在一个特定发育阶段发生的改变是否比在另一个发育阶段发生的疾病风险更有效。米勒（Miller）和同事们认为，鉴于炎症过程对许多衰老疾病的重要性，建立免疫系统细胞炎症倾向的表观遗传修饰可能是增加对一系列不良健康结局易感性的关键途径之一[29]。这些模型表明，这些趋势是通过夸大对挑战的反应和降低对抑制信号的敏感性来维持的；由此产生的慢性炎症驱动的致病机制导致人类在晚年引发一系列疾病，而通过其他途径的探索较少。

这个看似潜力无限的研究领域面临着严峻的资金和逻辑方面的挑战，这是因为表观遗传学模式的特征是代价高昂，并且表观遗传学模式在组织之间的表现也是不同的。脑组织在活体中基本上是难以获得的，但发生在中心组织中的表观遗传修饰很可能在关键路径中起重要作用。目前大多数人类研究都在评估淋巴细胞中的表观遗传修饰，但是淋巴细胞是否为大脑提供了一个合理的代理作用尚不清楚[38]。

其他基因表达机制

社会因素也可能通过其他机制影响基因表达。如文献综述所言，探讨基因调控和社会环境的研究通常被认为是由稳态转录物（mRNA）表达水平变化所捕获的基因调控的一般测量[17]。这一领域的研究主要是在实验室啮齿类动物模型或圈养灵长类动物（猕猴）中进行的，在人群中的研究较少。对人群的研究则聚焦于分析社会压力的不同形式是否以及如何与数百个基因的差异表达相关[综合性评述，参见17,106,225,226]。迄今为止的研究结果表明，社会逆境的主要方面预测了在外周血单个核细胞（PBMCs）中基因表达的模式（由 RNA 水平表示）[17]。

研究已经识别了炎症和肾上腺素信号参与的基因一致上调的一般化模式，并将之描述为对逆境的保守转录反应（CRTA）[226]。因此，对逆境的保守转录反应是指白细胞转录的基本模式发生了转变，使其准备好抵御在危险环境条件下发生的各种微生物暴露。由于这些转录的改变增强了伤口愈合并减少了感染的可能性，它们在具有身体威胁或不确定的环境中具有很强的适应性，可在短期内维持健康和身体完整。但是这种转录模式也可能导致过度的促炎性免疫应答基因表达和抗病毒免疫应答基因表达不足[226]，并且一旦这种模式发挥作用，则可能反过来导致对后续急性损伤或感染的反应受损[105]。这些转录的转变不仅受到物理威胁的激活，而且受到真实和想象中的社会威胁的激活，这些社会威胁是当代社会中常见的威胁[226]。在不利的社会环境中，反复出现的压力情况导致持续危险的认知，但许多遇到的威胁是非物理的，对逆境的保守转录反应可能代表其适应不良的反应，从而导致炎症相关的疾病和病毒感染的风险增加（由于抗病毒免疫应答基因表达不足）[227]。

在对该领域的早期研究中，对逆境的保守转录反应模式鉴定表明，长时间的压力降低了细胞对糖皮质激素抗炎作用的敏感性，如 GRNR3C1 基因的表达降低、糖皮质激素受体（GR）转录后修饰蛋白、GR 拮抗剂的表达增加以及 GR 转录辅因子的活性降低[225,228]。例如，一项研究通过截面观察研究设计[225]，在 14 个长期处于高度社会隔离状态和非长期处于高度社会隔离状态的个体中，识别出免疫系统中差异表达的基因[225]。用全局基因表达谱评估白细胞转录改变，并且发现 209 个转录物的差异表达。与对照组相比，分离的个体表现出免疫激活、转录控制、细胞增殖的基因表达增加、先天抗病毒耐药、支持抗体产生和成熟 B 淋巴细胞功能的基因表达降低。在控制人口因素、其他已确定的心理危险因素、医疗条件或行为危险因素等生物医学参数后，结果没有变化。其他几项研究也发现了与低社会经济状况和其他形式的社交逆境（包括社交排斥、慢性人际交往困难和创伤暴露）相似的基因表达模式的改变，这些社交逆境会导致严重困扰[102,229,230,231,232]。与早期关于社会隔离的研究类似，研究结果显示，在具有不同形式的较低与较高逆境的个体中，抗炎转录控制途径中的活性在降低，但促炎途径的活性会增加。

然而，研究结果并不完全一致。例如，最近一项研究比较了暴露于创伤和创伤后应激障碍（PTSD）患者与未发生创伤后应激障碍（PTSD）患者的基因表达模式，但未能找到促炎基因表达的证据[233]。同样值得注意的是，大多数研究都是观察性和横断面的[234]。社会行为的动物模型提供了更直接的证据，即社会条件因果关系影响基因表达[17]。例如，一项关于雌性猕猴的研究操纵了显性等级，发现它解释了创伤后应激障碍中炎症相关免疫基因的表达水平的显著变化[235]。这与其他的动物研究为社会逆境对基因表达模式改变影响的因果解释提供了额外的支持。

最近讨论了这项研究所面临的其他挑战[17]。一个关键的突出问题是，尽管改变的转录水平对社会和心理因素的反应可能为作用机制提供了信息，但这些转录变化与疾病的发展没有明显的联系。这项研究面临着与表观遗传学研究相类似的其他技术挑战：任何给定基因的 RNA 水平的量化都需要足量的高质量均质细胞材料，人类研究通常限于来自可获得组织的样品，如皮下脂肪组织、骨骼肌和外周血单个核细胞。血液是在人群设置中最容易收集的生物样本，但其在基因表达中的使用假定它提供了不同细胞和组织中转录的一般信息，包括与感兴趣的表型或疾病更相关的信息。此外，很少有研究小组具有进行这项研究的技术能力，特别是在普通人群中。技术挑战包括需要获得合适的样本进行测定，并实施分析结果所需的生物信息学分析。因此，现有的研究机构目前很少，只在少数实验室出现过。鉴于该领域的现有能力，全面独立复制在短期内不太可行。随着该领域技术进步的速度，例如从干血斑中提取 RNA 的工具，以及迄今为止有意义的发现，研究人员会更多地进行这个领域的研究，从而促进复制研究[17]。

遗传密码的差异

长期以来遗传差异在健康问题的社会不平等方面的作用一直备受争议，这一点在"先天与后天"争论中得到证实[236]。尽管几乎没有直接的证据表明任何特定的遗传多样性对社会表型具有很大的影响，但双胞胎研究表明许多社会因素（如教育程度）的遗传能力处于中到高的范围[237]。对遗传学解释的反对部分来自不正确的假设，即遗传因素产生的不平等不能被消除。近几十年的基因研究提出了两个重要的见解，要求研究者重新考虑这个问题。首先，全基因组关联研究（GWAS）已经发现遗传多态性，对复杂疾病有很大的影响。对于许多复杂的疾病，如糖尿病、脑卒中、心脏病或抑郁症，所有确定的变异仅占很小部分，远小于双胞胎研究的遗传估计，这引发了关于如何解释"缺失的遗传性"的讨论[238]。GWAS 对精神病学结局的研究结果并不理想，但是这一领域进展迅速，相信在不久的将来，情况可能会有所不同[239]。大多数已发表的 GWAS 研究的是疾病相关位点的识别，但最近 GWAS 已经扩展到检查社会心理表型（例如幸福感）和行为（例如社会关系、教育程度[240]）的变化。但是证实基因与复杂的社会心理表型之间的简单关联是困难的。例如，一项涉及教育的GWAS 研究，基于 101069 个样本和 25490 个复制样本，仅识别出 3 个全基因组显著多态性，并且这 3 个组合仅占教育差异的 0.022%[241]。虽然这项研究刚刚开始，但基于目前的证据，有理由预测社会因素的模式将与心血管疾病等复杂情况下观察到的模式类似：影响力大的常见基因变异很少，甚至没有。如果对社会表型具有强烈的遗传影响，可能是由于大量的等位基因。因为每个等位基因都具有很小的影响。

促使重新考虑"先天与后天"二分法的第二种见解是遗传背景的重要性完全取决于环境背景。最近的工作一直关注于评估社会环境如何加剧或减轻某些基因的潜在不良影响。例如，使用独立数据的两项研究表明，国家烟草税改变了吸烟行为的遗传风险[242,243]，而吸烟行为的遗传性估计值在不同出生队列（他们本身暴露于不同的社会文化标准）之间差异很大[244]。不能将表型划分为"遗传"贡献或"环境"贡献：许多条件可能被合理地描述为完全遗传的，或者完全是环境的。苯丙酮尿症是一个典型的例子：当苯丙氨酸羟化酶基因的多态性从父母那里遗传时，疾病可能就发生，使得子代不能代谢氨基酸苯丙氨酸。虽然这种意义上的疾病完全是遗传性的，但临床的表现可以通过饮食的改变和补充（即改变环境条件）来预防。因此，对环境调节剂的研究必须与遗传研究结合起来。

主要的基因环境相互作用也可能在解释"缺失的遗传性"中起作用，即来自双胞胎研究的高遗传力估计值与经鉴定的多态性所解释的表型差异的极小部分之间的差异[245]。双胞胎研究通常通过比较同卵双胞胎（100%共有遗传密码）和异卵双胞胎（50%共有遗传密码）之间的相似性估计遗传力。基因相互作用或基因与共同的环境因素之间的相互作用而导致的任何变异性将被分配给这种模型中的"可遗传"而不是"环境"的成分。发生这种情况是因为如果一个基因和一个特定的环境因素都需要表现为疾病，如果一对单卵双胞胎中的一人同时具有不良基因和不利的环境，那么另一人同样是如此。如果一对异卵双胞胎中的一人同时具有不良基因和不利的环境，那么另一人同时具有不良基因和不利的环境的几率只有50%。

缓解、可塑性和可逆性

在回顾了社会逆境导致病理生理过程的许多机制之后，一个关键的问题是：这个危害能否修复？换句话说，如果逆境消除了，那么它的影响能否扭转呢？目前的研究有限，但研究表明，包括大脑结构和功能在内的一些领域的可塑性一直持续到成年和老年时期，并且可能由环境因素所触发[246,247,248]。例如，在一项对产后母亲分离影响的研究中，弗朗西斯（Francis）及其同事发现，在周围环境富集的青春期完全逆转了母体分离对 HPA 的影响和对压力的行为反应，但对 CRF mRNA 表达没有影响[249]。拉德利（Radley）及其同事发现，抑制应激对大鼠内侧前额叶皮层顶端树突回缩和轴索突触丢失的影响，可以通过去除应激暴露完全逆转[250]。少数人类研究支持动物研究的结论。一项研究调查了在癌症患者群体中减轻压力对炎症的影响，发现当压力得到有效缓解时，炎症水平也会下降[251]。在一项关于放松反应效应的研究中，从事放松反应实践持续一段时间的个体，表现出改变的基因表达模式，这可能与更好的健康结局有关[252]。总而言之，这项研究表明，逆境的影响或许是可以改变的，但这种可塑性取决于减轻暴露的时机（在发育阶段）以及暴露初始压力的时机。一般而言，触发成年生物体可塑性的刺激可能与在发育早期触发可塑性的刺激明显不同。虽然修正不可能在所有系统中得以实现，但是相对有效的补偿是可能的。

未来方向和关键挑战

过去二十年来，对有关健康问题的社会不平等的生理机制研究明显增加。这项研究发生在许多不同的学科中，往往没有跨学科交流，也没有从 DNA 到行为的多个生理层次上进行解释。我们处于一个特别激动人心的时代，因为最近取得的理论和技术进步的结合，可以支持我们在今后几年内在理解方面取得迅速进展。下面我们将讨论在下一阶段的研究中，一些最具前景的、优先考虑的途径。

人类系统整合：“组学”资本化

人们越来越意识到生物系统间的相互作用，从而在社会流行病学方面做出更大的努力，以确定社会暴露对多种生物系统同时产生的影响。

促进机制理解的措施设计

多系统测量的一个早期例子是引入应变稳态负荷的概念[253]，这一概念首先由麦克尤恩（McEwen）和斯泰勒（Stellar）[33]提出，随后由麦克尤恩[27]进行了详细的阐述，紧接着又进行了一系列实证研究[254,255]。应变稳态负荷研究提供了令人信服的证据，证明了社会逆境的生物相关性，是建立因果关系的重要一步。接下来，为了指导对干预措施的思考，我们需要清楚地阐述生理事件的具体机制和顺序。我们需要深入地了解不良暴露的时间、逆境中最相关的组成部分，以及风险影响的潜在可逆性。

其他多系统措施，例如代谢综合征，已被证明既能预测长期疾病风险，又能衡量社会环境对各种系统的生物影响。但是大多数指标（如目前所存在的）主要包括生理恶化（例如炎症、内皮功能不良）的标志物，但不评估对压力的适应性生理反应。了解适应性和可塑性对于理解社会逆境中的复原力和恢复力很重要[256]。

许多现有的干预措施都是以任意分界点来定义一个单一的高风险门槛，例如根据样本分布中最高的三分位或四分位数。事实上，几乎所有的生物标志物都可能以分级的方式而不是二元方式与风险相关联；非单调的关联，与低水平和高水平的生物标志物相关的高疾病风险也是常见的方式。任意或不恰当的分界点的应用在理论上可能会导致严重的测量误差，会降低有效的统计能力，并模糊风险分布中的重要影响差异。也就是说，与原始的、相对粗糙的度量方法相比，使用各种组分标记值和合并非线性风险评分来操作统一负荷的比较工作（至少到目前为止）只能提供最低限度的风险预测。测量可能取决于如何使用度量（作为结果，控制变量或预测变量），以及在多个系统中组合指标的一个优点是测量误差在多个工具间被平均化。

分析复杂数据

对于用于描述人类基因组、转录组、蛋白质组、代谢组和人类生物群系的巨大投入，研究者也应该提供更多机会来评估可能受到社会环境影响的分子和细胞机制。例如，对基因-环境相互作用的明确评估可能有助于解释社会流行病学中一些长期存在的困惑：为什么一些人在逆境中蓬勃发展，而其他人却经历着糟糕的健康状况？如果社会因素是真正的原因，那么如何将许多疾病的高遗传力估计与健康的社会不平等联系起来？"个性化"医学的运动强调了临床治疗决策可能是由个体遗传学指导的，但是社会背景在考虑临床需求时应该扮演同样重要的角色[257]。而且，基因组研究的结果在很大程度上重申了可改变环境因素的重要性。最优表型是根据环境来定义的这一观点早已被人们所认可[258]，并且与社会流行病学中的主要解释理论（如"对环境差异的敏感性"观念）明显一致。社会流行病学在定义基因-环境研究议程方面作用微小，部分原因是对这种类型的基因-环境相互作用一直很难建立[259]。尽管"组学"和社会流行病学交叉的研究面临着挑战，但我们预计这些交叉点将有助于阐明连接社会逆境与健康的生理学路径。

由于感兴趣的生物系统和生物标志物不是简单地以相加的方式一起工作，而是以潜在复杂的方式彼此相互作用，这就产生了进一步的复杂性。解剖系统通常具有复杂性，表现为分形（即自相似或分支的"树状"）模式，如神经、肺、循环系统和 His-Purkinje 系统的分支性质，它们促进了信息或营养物质的快速传输，并提供了过剩的能力和非线性能力。因此调查人员认为，目前的分析技术往往过于依赖线性假设，并强调需要对各种系统进行更明确的非线性的分析解释[260]。此外，由于每个系统在生物学上都是复杂的，并且会在不同时间尺度上工作[210]，跨越多个系统进行广泛整合，同时每个系统的复杂性也是一大挑战。随着诸如网络分析（知识驱动）、所有系统级数据（数据驱动）的计算机建模等新的分析技术的逐渐运用，使得最大化"组学"数据也成为可能[261]。整合专业知识和工具来进行这项研究，需要技术和实质性的专业知识，这是大多数在社会科学和生物学之间工作的个体所不能达到的。这样的工作不可避免地需要多学科团队的通力协作。

尽管看上去一直需要跨学科的工作，而且一些雄心勃勃的计划取得了显著的成功[262]，但是建立、资助和稳定具有跨学科专业知识的团队，甚至是受过有意义的跨学科培训的个人，仍然是一个关键的挑战[263]。到目前为止，在生物学方面具有高级专业知识的研究人员较少，他们也致力于研究社会过程，反之亦然。因此，少数具有特定生物系统专业知识的个人可以为特定领域的大多数研究作出贡献。这是一个重要的缺点，因为外部调查人员的独立复制是困难的或不可能的。随着"组学"研究的技术变得更容易获得，这种担忧可能会减轻，但与此同时，研究者也应该将现有的文献和结果的评估考虑在内。

指导行动的证据

最后，对于多系统结果和复杂的反馈过程，存在着"一切都会影响一切"的无法得出结论的风险。更多的进展将来自对预测不一致的相互竞争的假设进行更具体的测试。目前，将社会逆境与健康联系起来的证据提出了多种可能的机制，但是很少有研究清楚地阐明主要机制的生物排序、何时会发生损害以及损害的可修复程度如何。这是一个雄心勃勃的研究议程，但最终这样的研究将能更清楚地提供适当的行动指南。有人建议采取一种以疾病为中心的观点，将不良健康结局通过"逆向工程"纳入其具体的生物决定因素，然后评估这些过程是否以及何时由社会环境改变[106]。这种方法可以促进对社会因素如何影响健康的潜在机制的了解，提供易感性或疾病风险的早期标记，帮助确定干预的最强病因期，并提供特定暴露的生物印记。

在许多重要的理论问题中，我们认为恢复和可塑性问题特别重要。有害的社会暴露对健康的影响一旦发生，能否扭转？如果是这样，什么条件能最有效地触发或支持这种恢复，什么时候最有可能有效？迄今为止，只有少数研究直接检验了有害社会暴露的影响是否可以被扭转这一主题。大部分的研究都是在成年患者群体（即已经患有心脏病或癌症等疾病的个体）中进行的，而且这些研究对于缓解有害暴露的影响并没有取得一致性的成果，特别是在躯体健康方面（参见第十一章；章后参考文献2）。布加勒斯特（Bucharest）早期干预项目的发现揭示了早期补救措施的重要性。我们预测成年人可塑性的界限尚未建立，尽管早期发育阶段很重要，但也有可能在成年期会发现有效的补救策略。

跨越多个研究样式间进行三角测量，以支持因果推论

关于社会逆境与健康之间因果方向的争论是普遍的[3,264]，因为使用传统的流行病学研究方法，不可能排除混淆或颠倒的因果关系。一个关键的策略是在利用一系列研究设计的基础上建立结论，因为自然的和干预性的实验可以加强和支持从观察研究中获得的证据。虽然每个设计都可能有自己的优点和缺点（见表 14.1），但多个研究的三角测量可以提供更有力的证据。例如，关于社会地位和急性压力影响的实验室研究可能是观察研究或人群干预研究的一个非常有价值的补充。尽管实验室研究的通用性较为有限，但其优势在于研究标准化条件下的生物反应，具有更强的因果推断能力。但实验研究面临的一个挑战是要确定在实验室环境中观察到的短期扰动与长期的健康变化是一致的[50,265]。在整个研究设计中更加正式和系统地整合证据——定义每个研究中推断的假设，并确定使用其他研究设计来检验这些假设的机会——应该是一个高度优先的事项。这就需要受过跨学科训练、与跨学科团队开展协作的个人，但同时也需要对加速开展健康社会不平等的生物学基础方面的研究秉持最好的期待。

结 论

总之，了解逆境的生物学特性以及生物学改变是否可以被修复，这对于基础性研究以及政策方针以改善人群健康的政策研究取向都会产生深远的影响。受益于主要队列研究中生物标志物的迅速增加以及对"组学"技术的巨大投资，基础科学方面的进展正迅速在展开。因此，许多潜在的促进机制已经被确定，目前的证据指出，从基因表达到免疫及代谢调节，这些生理参数与多个层面上的社会逆境存在明显相关性。虽然现有的证据很大程度上是观察性的（很多是横断面的），但研究结果与假设相一致：从逆境指向健康确实存在因果关系，而不是从健康指向逆境。建立这个因果方向是社会流行病学的一个基本挑战，正如本书其他几章内容所描述的，所以这种生理学研究的贡献非常重要，但这还远远不够。我们目前的知识不足以指导干预措施的内容或时间安排。生命历程的概念在生物学研究中一直被不断地引用，一般来说，不同的病因学阶段的模型还没有确切地得到相互验证。现有证据似乎支持在某些过程中，早期发育阶段具有特殊重要性的生物合理性，但我们也知道何种程度的生物可塑性可以维持到成年阶段。未来研究的关键问题是，在各种生物系统中，从儿童时期维持到成年时期的可塑性范围，以及探讨如何诱发这种可塑性以更好地为健康和幸福感服务。成功回答这个以及其他关涉社会逆境、生理学和健康之间关系的其他关键问题，将取决于我们发展跨学科团队的能力，这些团队需要①更清楚地阐述与竞争性的社会和生物学理论相关的多系统模型；②执行验证这些模型所需的研究设计。

参考文献

［1］ Whalley B, Thompson DR, Taylor RS. Psychological interventions for coronary heart disease: Cochrane systematic review and meta-analysis. Int J Behav Med. 2012: 1-13.

［2］ Berkman LF. Social epidemiology: social determinants of health in the United States: are we losing ground? Annu Rev Public Health. 2009; 30: 27-41.

［3］ Macleod J, Davey Smith G. Psychosocial factors and public health: a suitable case for treatment? J Epidemiol Community Health. 2003; 57 (8): 565-70.

［4］ Smith JP. Unraveling the SES-Health Connection. In: Waite L, editor. Aging, health, and public policy: demographic andeconomic perspectives. New York: The Population Council: Population and Development Review Supplements; 2005. pp. 108-32.

［5］ Mohanan M. Causal effects of health shocks on consumption and debt: quasi-experimental evidence from bus accident injuries. Rev Econ Stat. 2013; 95 (2): 673-81.

［6］ Wagstaff A, Lindelow M. Are health shocks different? Evidence from a multishock survey in Laos. Health Economics. 2013. The World Bank, Policy Research Working Paper Series: 5335, 2010.

［7］ Cacioppo JT. Social neuroscience: understanding the pieces fosters understanding the whole and vice versa. Am Psychol. 2002; 57 (11): 819-30.

［8］ Singer BH, Ryff CD, editors. New horizons in health: an integrative approach. Washington, DC: National Academy Press; 2001.

［9］ Harris JR, Gruenewald T, Seeman T. An overview of biomarker research from community and population-based studies. In: Weinstein M, Vaupel JW, Wachter KW, editors. Biosocial surveys. Washington, DC: National Academies Press; 2008. pp. 96-135.

［10］ Matthews KA, Gallo LC, Taylor SE. Are psychosocial factors mediators of socioeconomic status and health connections? A progress report and blueprint for the future. Ann N Y Acad Sci. 2010; 1186: 146-73.

［11］ Juster RP, McEwen BS, Lupien SJ. Allostatic load biomarkers of chronic stress and impact on health and cognition. Neurosci Biobehav Rev. 2010; 35 (1): 2-16.

［12］ Brulle RJ, Pellow DN. Environmental justice: human health and environmental inequalities. Annu Rev Public Health. 2006; 27: 103-24.

［13］ Crowder K, Downey L. Inter-neighborhood migration, race, and environmental hazards: modeling micro-level processes of environmental inequality. Am J Sociol. 2010; 115 (4): 1110.

［14］ Health, United States, 2011. Hyattsville, MD: National Center for Health Statistics. 2012.

［15］ Harper S, Lynch J. Trends in socioeconomic inequalities in adult health behaviors among US states, 1990-2004. Public Health Rep. 2007; 122 (2): 177.

［16］ Glass TA, Bandeen-Roche K, McAtee M, Bolla K, Todd AC, Schwartz BS. Neighborhood psychosocial hazards and the association of cumulative lead dose with cognitive function in older adults. Am J Epidemiol. 2009; 169 (6): 683-92.

［17］ Tung J, Gilad Y. Social environmental effects on gene regulation. Cell Mol Life Sci. 2013.

［18］ Marmot MG, Shipley MJ, Hemingway H, Head J, Brunner EJ. Biological and behavioural explanations of social inequalities in coronary heart disease: the Whitehall II study. Diabetologia. 2008; 51 (11): 1980-8.

［19］ Stringhini S, Sabia S, Shipley M, Brunner E, Nabi H, Kivimäki M, et al. Association of socioeconomic position with health behaviors and mortality. JAMA. 2010; 303 (12): 1159-66.

[20] Marmot MG, Rose G, Shipley M, Hamilton PJ. Employment grade and coronary heart disease in British civil servants. J Epidemiol Community Health. 1978; 32 (4): 244-9.

[21] Banks J, Marmot M, Oldfield Z, Smith JP. Disease and disadvantage in the United States and in England. JAMA. 2006; 295 (17): 2037-45.

[22] McEwen BS. Central effects of stress hormones in health and disease: understanding the protective and damaging effects of stress and stress mediators. Eur J Pharmacol. 2008; 583 (2-3): 174-85.

[23] Selye H. Stress and disease. Science. 1955; 122 (3171): 625-31.

[24] Ewbank DC. Biomarkers in social science research on health and aging: a review of theory and practice. In: Weinstein M, Vaupel JW, Wachter KW, editors. Biosocial surveys. Washington, DC: National Academies Press; 2008. pp. 156-71.

[25] Segerstrom SC, Miller GE. Psychological stress and the human immune system: a meta-analytic study of 30 years of inquiry. Psychol Bull. 2004; 130 (4): 601-30.

[26] Cohen S, Janicki-Deverts D, Miller GE. Psychological stress and disease. JAMA. 2007; 298 (14): 1685-7.

[27] McEwen BS. Protective and damaging effects of stress mediators. N Engl J Med. 1998; 338 (3): 171-9.

[28] Relman AS, Angell M. Resolved: psychosocial interventions can improve clinical outcomes inorganic disease (con). Psychosom Med. 2002; 64 (4): 558-63.

[29] Miller GE, Chen E, Parker KJ. Psychological stress in childhood and susceptibility to the chronic diseases of aging: moving toward a model of behavioral and biological mechanisms. Psychol Bull. 2011; 137 (6): 959-97.

[30] Cannon WB. The wisdom of the body. New York: Norton; 1932.

[31] Kitano H. Towards a theory of biological robustness. Mol Syst Biol. 2007; 3: 137.

[32] Sterling P, Eyer J. Allostasis: a new paradigm to explain arousal pathology. In: Fisher S, Reason J, editors. Handbook of life stress, cognition and health. New York: Wiley & Sons; 1988. pp. 631-51.

[33] McEwen BS, Stellar E. Stress and the individual: mechanisms leading to disease. Arch Intern Med. 1993; 153 (18): 2093-101.

[34] Seeman T, Epel E, Gruenewald T, Karlamangla A, McEwen BS. Socio-economic differentials in peripheral biology: cumulative allostatic load. Ann N Y Acad Sci. 2010; 1186: 223-39.

[35] Gunnar M, Quevedo K. The neurobiology of stress and development. Annu Rev Psychol. 2007; 58: 145-73.

[36] Geronimus AT, Bound J, Waidmann TA, Colen CG, Steffick D. Inequality in life expectancy, functional status, and active life expectancy across selected black and white populations in the United States. Demography. 2001; 38 (2): 227-51.

[37] Hertzman C. Putting the concept of biological embedding in historical perspective. Proc Natl Acad Sci U S A. 2012; 109 Suppl 2: 17160-7.

[38] Rutter M. Achievements and challenges in the biology of environmental effects. Proc Natl Acad Sci U S A. 2012; 109 (Suppl 2): 17149-53.

[39] Hales CN, Barker DJ. The thrifty phenotype hypothesis. Br Med Bull. 2001; 60: 5-20.

[40] Gluckman PD, Hanson MA. Developmental origins of disease paradigm: a mechanistic and evolutionary perspective. Pediatr Res. 2004; 56 (3): 311-7.

[41] Barker DJ. Fetal origins of coronary heart disease. BMJ. 1995; 311 (6998): 171-4.

[42] Roseboom TJ, van der Meulen JHP, Osmond C, Barker DJP, Ravelli ACJ, Schroeder-Tanka JM, et

al. Coronary heart disease after prenatal exposure to the Dutch famine, 1944 – 45. BMJ. 2000; 84 (6): 595.

[43] Obradovic J, Bush NR, Stamperdahl J, Adler NE, Boyce WT. Biological sensitivity to context: the interactive effects of stress reactivity and family adversity on socioemotional behavior and school readiness. Child Dev. 2010; 81 (1): 270-89.

[44] Shonkoff JP, Garner AS. The lifelong effects of early childhood adversity and toxic stress. Pediatrics. 2012; 129 (1): e232-46.

[45] Eriksson PS, Perfilieva E, Bjork-Eriksson T, Alborn AM, Nordborg C, Peterson DA, et al. Neurogenesis in the adult human hippocampus. Nat Med. 1998; 4 (11): 1313-7.

[46] Elbert T, Rockstroh B. Reorganization of human cerebral cortex: the range of changes following use and injury. Neuroscientist. 2004; 10 (2): 129-41.

[47] Gervain J, Vines BW, Chen LM, Seo RJ, Hensch TK, Werker JF, et al. Valproate reopens critical-period learning of absolute pitch. FNSYS. 2013; 7: 102.

[48] Kolb B, Gibb R. Brain plasticity and behaviour in the developing brain. J Can Acad Child Adolesc Psychiatry. 2011; 20 (4): 265-76.

[49] Steptoe A, Marmot M. The role of psychobiological pathways in socio-economic inequalities in cardiovascular disease risk. Eur Heart J. 2002; 23 (1): 13-25.

[50] Chida Y, Steptoe A. Greater cardiovascular responses to laboratory mental stress are associated with poor subsequent cardiovascular risk status: a meta-analysis of prospective evidence. Hypertension. 2010; 55 (4): 1026-32.

[51] Black PH, Garbutt LD. Stress, inflammation and cardiovascular disease. J Psychosom Res. 2002; 52 (1): 1-23.

[52] Danese A, Caspi A, Williams B, Ambler A, Sugden K, Mika J, et al. Biological embedding of stress through inflammation processes in childhood. Mol Psychiatry. 2011; 16 (3): 244-6.

[53] Appleton AA, Buka SL, McCormick MC, Koenen KC, Loucks EB, Gilman SE, et al. Emotional functioning at age 7 years is associated with C-reactive protein in middle adulthood. Psychosom Med. 2011; 73 (4): 295-303.

[54] Ellis BJ, Jackson JJ, Boyce WT. The stress response systems: universality and adaptive individual differences. Dev Rev. 2006; 26 (2): 175-212.

[55] Blumenshine P, Egerter S, Barclay CJ, Cubbin C, Braveman PA. Socioeconomic disparities in adverse birth outcomes: a systematic review. Am J Prev Med. 2010; 39 (3): 263-72.

[56] Barker D. Developmental origins of chronic disease. Public Health. 2012; 126 (3): 185-9.

[57] Almond D, Currie J. Killing me softly: the fetal origins hypothesis. J Econ Perspect. 2011; 25 (3): 153-72.

[58] Barker DJ, Osmond C. Infant mortality, childhood nutrition, and ischaemic heart disease in England and Wales. Lancet. 1986; 327 (8489): 1077-81.

[59] Risnes KR, Vatten LJ, Baker JL, Jameson K, Sovio U, Kajantie E, et al. Birthweight and mortality in adulthood: a systematic review and meta-analysis. Int J Epidemiol. 2011; 40 (3): 647-61.

[60] Rinaudo P, Wang E. Fetal programming and metabolic syndrome. Annu Rev Physiol. 2012; 74: 107-30.

[61] Glymour MM, Benjamin EJ, Kosheleva A, Gilsanz P, Curtis LH, Patton KK. Early life predictors of atrial fibrillation-related mortality: Evidence from the health and retirement study. Health Place. 2013; 21: 133-9.

[62] Van der Kooy K, van Hout H, Marwijk H, Marten H, Stehouwer C, Beekman A. Depression and the

risk for cardiovascular diseases: systematic review and meta analysis. Int J Geriatr Psych. 2007; 22 (7): 613-26.

[63] Pan A, Sun Q, Okereke OI, Rexrode KM, Hu FB. Depression and risk of stroke morbidity and mortality. JAMA. 2011; 306 (11): 1241-9.

[64] Manrique-Garcia E, Sidorchuk A, Hallqvist J, Moradi T. Socioeconomic position and incidence of acute myocardial infarction: a meta-analysis. J Epidemiol Community Health. 2011; 65 (4): 301-9.

[65] Avendaño M, Kunst AE, Huisman M, Lenthe FV, Bopp M, C B, et al. Educational level and stroke mortality: a comparison of 10 European populations during the 1990s. Stroke. 2004; 35: 432-7.

[66] Avendano M, Kawachi I, Van Lenthe F, Boshuizen HC, Mackenbach JP, Van den Bos GAM, et al. Socioeconomic status and stroke incidence in the US elderly-the role of risk factors in the EPESE study. Stroke. 2006; 37 (6): 1368-73.

[67] Galobardes B, Smith GD, Lynch JW. Systematic review of the influence of childhood socioeconomic circumstances on risk for cardiovascular disease in adulthood. Ann Epidemiol. 2006; 16 (2): 91-104.

[68] Glymour MM, Avendano M, Berkman LF. Is the "stroke belt" worn from childhood? Risk of first stroke and state of residence in childhood and adulthood. Stroke. 2007; 38 (9): 2415-21.

[69] Howard VJ, McClure LA, Glymour MM, Cunningham SA, Kleindorfer DO, Crowe M, et al. Effect of duration and age at exposure to the Stroke Belt on incident stroke in adulthood. Neurology. 2013; 80 (18): 1655-61.

[70] Conen D, Tedrow UB, Cook NR, Buring JE, Albert CM. Birth weight is a significant risk factor for incident atrial fibrillation. Circulation. 2010; 122 (8): 764.

[71] Nabi H, Chastang JF, Lefevre T, Dugravot A, Melchior M, Marmot MG, et al. Trajectories of depressive episodes and hypertension over 24 years: the Whitehall II prospective cohort study. Hypertension. 2011; 57 (4): 710-6.

[72] Kavanagh A, Bentley RJ, Turrell G, Shaw J, Dunstan D, Subramanian SV. Socioeconomic position, gender, healthbehaviours and biomarkers of cardiovascular disease and diabetes. Soc Sci Med. 2010; 71 (6): 1150-60.

[73] Thurston RC, Matthews KA. Racial and socioeconomic disparities in arterial stiffness and intima media thickness among adolescents. Soc Sci Med. 2009; 68 (5): 807-13.

[74] Steptoe A, Feldman PJ, Kunz S, Owen N, Willemsen G, Marmot M. Stress responsivity and socioeconomic status: a mechanism for increased cardiovascular disease risk? Eur Heart J. 2002; 23 (22): 1757-63.

[75] Mendelson T, Thurston RC, Kubzansky LD. Affective and cardiovascular effects of experimentally-induced social status. Health Psychol. 2008; 27 (4): 482-9.

[78] Depke M, Fusch G, Domanska G, Geffers R, Volker U, Schuett C, et al. Hypermetabolic syndrome as a consequence of repeated psychological stress in mice. Endocrinology. 2008; 149 (6): 2714-23.

[77] Li ZY, Zheng XY, Gao XX, Zhou YZ, Sun HF, Zhang LZ, et al. Study of plasma metabolic profiling and biomarkers of chronic unpredictable mild stress rats based on gas chromatography/mass spectrometry. RCM. 2010; 24 (24): 3539-46.

[78] Wang X, Zhao T, Qiu Y, Su M, Jiang T, Zhou M, et al. Metabonomics approach to understanding acute and chronic stress in rat models. J Proteome Res. 2009; 8 (5): 2511-8.

[79] Ni Y, Su M, Lin J, Wang X, Qiu Y, Zhao A, et al. Metabolic profiling reveals disorder of amino acid metabolism in four brain regions from a rat model of chronic unpredictable mild stress. FEBS

Lett. 2008; 582 (17): 2627-36.

[80] Zhang WY, Liu S, Li HD, Cai HL. Chronic unpredictable mild stress affects myocardial metabolic profiling of SD rats. J Pharm Biomed Anal. 2012; 70: 534-8.

[81] Cheng S, Rhee EP, Larson MG, Lewis GD, McCabe EL, Shen D, et al. Metabolite profiling identifies pathways associated with metabolic risk in humans. Circulation. 2012; 125 (18): 2222-31.

[82] Barzilaym JI, Freedland ES. Inflammation and its relationship to insulin resistance, type 2 diabetes mellitus, and endothelial dysfunction. Metab Syndr Relat Disord. 2003; 1 (1): 55-67.

[83] Panza F, Solfrizzi V, Logroscino G, Maggi S, Santamato A, Seripa D, et al. Current epidemiological approaches to the metabolic-cognitive syndrome. J Alzheimers Dis. 2012; 30 (Suppl 2): S31-75.

[84] Elliott P, Chambers JC, Zhang W, Clarke R, Hopewell JC, Peden JF, et al. Genetic loci associated with C-reactive protein levels and risk of coronary heart disease. JAMA. 2009; 302 (1): 37-48.

[85] Ridker PM, Rifai N, Rose L, Buring JE, Cook NR. Comparison of C-reactive protein andlow-density lipoprotein cholesterol levels in the prediction of first cardiovascular events. N Eng J Med. 2002; 347 (20): 1557-65.

[86] Aiello AE, Kaplan GA. Socioeconomic position and inflammatory and immune biomarkers of cardiovascular disease: applications to the panel study of income dynamics. Biodemography Soc Biol. 2009; 55 (2): 178-205.

[87] Galkina E, Ley K. Immune and inflammatory mechanisms of atherosclerosis. Annu Rev Immunol. 2009; 27 (1): 165-97.

[88] Wu J, Lanier LL. Natural killer cells and cancer. Adv Cancer Res. 2003; 90: 127-56.

[89] Whitman SC, Ramsamy TA. Participatory role of natural killer and natural killer T cells in atherosclerosis: lessons learned from in vivo mouse studies. Can J Physiol Pharm. 2006; 84 (1): 67-75.

[90] Danesh J, Collins R, Appleby P, Peto R. Association of fibrinogen, C-reactive protein, albumin, or leukocyte count with coronary heart disease: meta-analyses of prospective studies. JAMA. 1998; 279 (18): 1477-82.

[91] Cohen S. The Pittsburgh common cold studies: psychosocial predictors of susceptibility to respiratory infectious illness. Int J Behav Med. 2005; 12 (3): 123-31.

[92] Danese A, Pariante CM, Caspi A, Taylor A, Poulton R. Childhood maltreatment predicts adult inflammation in a life-course study. Proc Natl Acad Sci. U. S. A. 2007; 104 (4): 1319-24.

[93] Pollitt RA, Rose KM, Kaufman JS. Evaluating the evidence for models of life course socioeconomic factors and cardiovascular outcomes: a systematic review. BMC Public Health. 2005; 5 (1): 7.

[94] Brunner E, Marmot M, Canner R, Beksinska M, Davey Smith G, O'Brien J. Childhood social circumstances and psychosocial and behavioural factors as determinants of plasma fibrinogen. Lancet. 1996; 347 (9007): 1008-13.

[95] Kiecolt-Glaser JK, Gouin JP, Weng NP, Malarkey WB, Beversdorf DQ, Glaser R. Childhood adversity heightens the impact of later-life caregiving stress on telomere length and inflammation. Psychosom Med. 2011; 73 (1): 16-22.

[96] Copeland WE, Shanahan L, Worthman C, Angold A, Costello EJ. Cumulative depression episodes predict later C-reactive protein levels: a prospective analysis. Biol Psychiatry. 2012; 71 (1): 15-21.

[97] Slopen N, Kubzansky LD, Koenen KC. Internalizing and externalizing behaviors predict elevated inflammatory biomarkers in childhood. Psychoneuroendocrinology. 2014; 38 (12): 2854-62.

[98] Steptoe A, Hamer M, Chida Y. The effects of acute psychological stress on circulating inflammatory factors in humans: a review and meta-analysis. Brain Behav Immun. 2007; 21 (7): 901-12.

[99] Slopen N, Kubzansky LD, McLaughlin KA, Koenen KC. Childhood adversity and inflammatory

processes in youth: A prospective study. Psychoneuroendocrinology. 2012.

[100] Slopen N, Koenen KC, Kubzansky LD. Childhood adversity and immune and inflammatory biomarkers associated with cardiovascular risk in youth: a systematic review. Brain Behav Immun. 2012; 26 (2): 239-50.

[101] Miller GE, Chen E. Harsh family climate in early life presages the emergence of a proinflammatory phenotype in adolescence. Psychol Sci. 2010; 21 (6): 848-56.

[102] Miller GE, Rohleder N, Cole SW. Chronic interpersonal stress predicts activation of pro-andanti-inflammatory signaling pathways 6 months later. Psychosom Med. 2009; 71 (1): 57-62.

[103] Kiecolt-Glaser JK, Marucha PT, Malarkey WB, Mercado AM, Glaser R. Slowing of wound healing by psychological stress. Lancet. 1995; 346: 1194-6.

[104] Walburn J, Vedhara K, Hankins M, Rixon L, Weinman J. Psychological stress and wound healing in humans: a systematicreview and meta-analysis. J Psychosom Res. 2009; 67 (3): 253-71.

[105] Godbout JP, Glaser R. Stress-induced immune dysregulation: implications for wound healing, infectious disease and cancer. J Neuroimmune Pharm. 2006; 1 (4): 421-7.

[106] Miller G, Chen E, Cole SW. Health psychology: developing biologically plausible models linking the social world and physical health. Annu Rev Psychol. 2009; 60: 501-24.

[107] Miller GE, Chen E, Zhou ES. If it goes up, must it come down? Chronic stress and the hypothalamic-pituitary-adrenocortical axis in humans. Psychol Bull. 2007; 133 (1): 25-45.

[108] Dickerson SS, Kemeny ME. Acute stressors and cortisol responses: a theoretical integration and synthesis of laboratory research. Psychol Bull. 2004; 130 (3): 355-91.

[109] Adam EK, Hawkley LC, Kudielka BM, Cacioppo JT. Day-to-day dynamics of experience—cortisol associations in a population-based sample of older adults. Proc Natl Acad Sci U S A. 2006; 103 (45): 17058-63.

[110] Raison CL, Miller AH. When not enough is too much: the role of insufficient glucocorticoid signaling in the pathophysiology of stress-related disorders. Am J Psychiat. 2003; 160 (9): 1554-65.

[111] Kroboth PD, Salek FS, Pittenger AL, Fabian TJ, Frye RF. DHEA and DHEA-S: a review. J Clin Pharmacol. 1999; 39 (4): 327-48.

[112] Morgan CA 3rd, Southwick S, Hazlett G, Rasmusson A, Hoyt G, Zimolo Z, et al. Relationships among plasma dehydroepiandrosterone sulfate and cortisol levels, symptoms of dissociation, and objective performance in humans exposed to acute stress. Arch Gen Psychiatry. 2004; 61 (8): 819-25.

[113] Bauer ME, Jeckel CM, Luz C. The role of stress factors during aging of the immune system. Ann N Y Acad Sci. 2009; 1153: 139-52.

[114] Smith GD, Ben-Shlomo Y, Beswick A, Yarnell J, Lightman S, Elwood P. Cortisol, testosterone, and coronary heart disease: prospective evidence from the Caerphilly study. Circulation. 2005; 112 (3): 332-40.

[115] Thaker PH, Sood AK. Neuroendocrine influences on cancer biology. Semin Cancer Biol. 2008; 18 (3): 164-70.

[116] van Raalte DH, Ouwens DM, Diamant M. Novel insights into glucocorticoid-mediated diabetogenic effects: towards expansion of therapeutic options? Eur J Clin Invest. 2009; 39 (2): 81-93.

[117] Chrousos GP. The role of stress and the hypothalamic-pituitary-adrenal axis in the pathogenesis of the metabolic syndrome: neuro-endocrine and target tissue-related causes. Int J Obes Relat Metab Disord. 2000; 24 (Suppl 2): S50-5.

[118] Taylor SE, Lerner JS, Sage RM, Lehman BJ, Seeman TE. Early environment, emotions, responses to stress, and health. J Pers. 2004; 72 (6): 1365-93.

［119］ Cohen S, Schwartz JE, Epel E, Kirschbaum C, Sidney S, Seeman T. Socioeconomic status, race, and diurnal cortisol decline in the Coronary Artery Risk Development in Young Adults (CARDIA) Study. Psychosom Med. 2006; 68 (1): 41-50.

［120］ Lupien SJ, King S, Meaney MJ, McEwen BS. Child's stress hormone levels correlate with mother's socioeconomic status and depressive state. Biol Psychiatry. 2000; 48 (10): 976-80.

［121］ Dowd JB, Simanek AM, Aiello AE. Socio-economic status, cortisol and allostatic load: a review of the literature. Int J Epidemiol. 2009; 38 (5): 1297-309.

［122］ Kroboth PD, Salek FS, Pittenger AL, Fabian TJ, Frye RF. DHEA and DHEA-S: a review. J Clin Pharmacol. 1999; 39 (4): 327-48.

［123］ Maninger N, Wolkowitz OM, Reus VI, Epel ES, Mellon SH. Neurobiological and neuropsychiatric effects of dehydroepiandrosterone (DHEA) and DHEA sulfate (DHEAS). Front Neuroendocrin. 2009; 30 (1): 65-91.

［124］ Khelil MB, Tegethoff M, Meinlschmidt G, Jamey C, Ludes B, Raul J-S. Simultaneous measurement of endogenous cortisol, cortisone, dehydroepiandrosterone, and dehydroepiandrosterone sulfate in nails by use of UPLC-MS-MS. Anal Bioanal Chem. 2011; 401 (4): 1153-62.

［125］ Kubzansky LD, Adler GK. Aldosterone: a forgotten mediator of the relationship between psychological stress and heart disease. Neurosci Biobehav Rev. 2010; 34 (1): 80-6.

［126］ Emanuele E, Geroldi D, Minoretti P, Coen E, Politi P. Increased plasma aldosterone in patients with clinical depression. Arch Med Res. 2005; 36 (5): 544-8.

［127］ Murck H, Held K, Ziegenbein M, Kunzel H, Koch K, Steiger A. The renin-angiotensin-aldosterone system in patients with depression compared to controls—a sleep endocrine study. BMC Psychiatry. 2003; 3: 15.

［128］ Walton KG, Pugh ND, Gelderloos P, Macrae P. Stress reduction and preventing hypertension: preliminary support for a psychoneuroendocrine mechanism. J Altern Complement Med. 1995; 1 (3): 263-83.

［129］ Whaley-Connell A, Johnson MS, Sowers JR. Aldosterone: role in the cardiometabolic syndrome and resistant hypertension. Prog Cardiovasc Dis. 2010; 52 (5): 401-9.

［130］ Fox CS, Gona P, Larson MG, Selhub J, Tofler G, Hwang SJ, et al. A multi-marker approach to predict incident CKD and microalbuminuria. J Am Soc Nephrol. 2010; 21 (12): 2143-9.

［131］ Tomaschitz A, Pilz S, Ritz E, Grammer T, Drechsler C, Boehm BO, et al. Association of plasma aldosterone with cardiovascular mortality in patients with low estimated GFR: the Ludwigshafen Risk and Cardiovascular Health (LURIC) Study. Am J Kidney Dis. 2011; 57 (3): 403-14.

［132］ Koal T, Schmiederer D, Pham-Tuan H, Rohring C, Rauh M. Standardized LC-MS/MS based steroid hormone profile-analysis. J Steroid Biochem Mol Biol. 2012; 129 (3-5): 129-38.

［133］ Bigger JT, Jr., Fleiss JL, Steinman RC, Rolnitzky LM, Kleiger RE, Rottman JN. Frequency domain measures of heart period variability and mortality after myocardial infarction. Circulation. 1992; 85 (1): 164-71.

［134］ Kleiger RE, Miller JP, Bigger JT Jr., Moss AJ. Decreased heart rate variability and its association with increased mortalityafter acute myocardial infarction. Am J Cardiol. 1987; 59 (4): 256-62.

［135］ Molgaard H, Sorensen KE, Bjerregaard P. Attenuated 24-h heart rate variability in apparently healthy subjects, subsequently suffering sudden cardiac death. Clin Auton Res. 1991; 1: 223-33.

［136］ Thayer JF, Lane RD. The role of vagal function in the risk for cardiovascular disease and mortality. Biol Psychol. 2007; 74 (2): 224-42.

［137］ Task Force of the European Society of Cardiology and the North American Society of Pacing and Electrophysiology. Heart rate variability: standards of measurement, physiological interpretation and clinical use. Circulation. 1996; 93 (5): 1043-65.

[138] van Ravenswaaij-Arts CMA, Kollee LAA, Hopman JCW, Stoelinga GBA, van Geijn HP. Heart rate variability. Ann Intern Med. 1993; 118: 436-47.

[139] Chandola T, Britton A, Brunner E, Hemingway H, Malik M, Kumari M, et al. Work stress and coronary heart disease: what are the mechanisms? Eur Heart J. 2008; 29 (5): 640-8.

[140] Lucini D, Di Fede G, Parati G, Pagani M. Impact of chronic psychosocial stress on autonomic cardiovascular regulation in otherwise healthy subjects. Hypertension. 2005; 46 (5): 1201-6.

[141] Michels N, Sioen I, Clays E, De Buyzere M, Ahrens W, Huybrechts I, et al. Children's heart rate variability as stress indicator: Association with reported stress and cortisol. Biol Psychol. 2013; 94 (2): 433-40.

[142] Kemp AH, Quintana DS. The relationship between mental and physical health: Insights from the study of heart rate variability. Int J Psychophysiol. 2013; 89 (3): 288-96.

[143] Kemp AH, Quintana DS, Gray MA, Felmingham KL, Brown K, Gatt JM. Impact of depression and antidepressant treatment on heart rate variability: a review and meta-analysis. Biol Psychiatry. 2010; 67 (11): 1067-74.

[144] Suls J. Anger and the heart: perspectives on cardiac risk, mechanisms and interventions. Prog Cardiovasc Dis. 2013; 55 (6): 538-47.

[145] Thayer JF, Yamamoto SS, Brosschot JF. The relationship of autonomic imbalance, heart rate variability and cardiovascular disease risk factors. Int J Cardiol. 2010; 141 (2): 122-31.

[146] Hemingway H, Shipley M, Brunner E, Britton A, Malik M, Marmot M. Does autonomic function link social position to coronary risk? The Whitehall II study. Circulation. 2005; 111 (23): 3071-7.

[147] Sloan RP, Huang MH, Sidney S, Liu K, Williams OD, Seeman T. Socioeconomic status and health: is parasympathetic nervous system activity an intervening mechanism? Int J Epidemiol. 2005; 34 (2): 309-15.

[148] Sloan RP, Huang MH, McCreath H, Sidney S, Liu K, Dale Williams O, et al. Cardiac autonomic control and the effects of age, race, and sex: the CARDIA study. Auton Neurosci-Basic. 2008; 139 (1-2): 78-85.

[149] Thayer JF, Brosschot JF. Psychosomatics and psychopathology: looking up and down from the brain. Psychoneuroendocrinology. 2005; 30 (10): 1050-8.

[150] Buffalari DM, Grace AA. Chronic cold stress increases excitatory effects of norepinephrine on spontaneous and evoked activity of basolateral amygdala neurons. Int J Neuropsychoph. 2009; 12 (1): 95-107.

[151] Swiergiel AH, Leskov IL, Dunn AJ. Effects of chronic and acute stressors and CRF on depression-like behavior in mice. Behav Brain Res. 2008; 186 (1): 32-40.

[152] Swinny JD, O'Farrell E, Bingham BC, Piel DA, Valentino RJ, Beck SG. Neonatal rearing conditions distinctly shape locus coeruleus neuronal activity, dendritic arborization, and sensitivity to corticotrophin-releasing factor. Int J Neuropsychoph. 2010; 13 (4): 515-25.

[153] Beauchaine TP, Neuhaus E, Zalewski M, Crowell SE, Potapova N. The effects of allostatic load on neural systems subserving motivation, mood regulation, and social affiliation. Dev Psychopathol. 2011; 23 (4): 975-99.

[154] Goldstein DS, Kopin IJ. Adrenomedullary, adrenocortical, and sympathoneural responses to stressors: a meta-analysis. Endocr Regul. 2008; 42 (4): 111-9.

[155] Janicki-Deverts D, Cohen S, Adler NE, Schwartz JE, Matthews KA, Seeman TE. Socioeconomic

status is related to urinary catecholamines in the Coronary Artery Risk Development in Young Adults (CARDIA) study. Psychosom Med. 2007; 69 (6): 514-20.

[156] Cohen S, Doyle WJ, Baum A. Socioeconomic status is associated with stress hormones. Psychosom Med. 2006; 68 (3): 414-20.

[157] Evans GW, English K. The environment of poverty: multiple stressor exposure, psychophysiological stress, and socioemotional adjustment. Child Dev. 2002; 73 (4): 1238-48.

[158] Dowd JB, Goldman N. Do biomarkers of stress mediate the relation between socioeconomic status and health? J Epidemiol Community Health. 2006; 60 (7): 633-9.

[159] Gersten O, Dow WD, Rosero-Bixby L. Stressors over the life course and neuroendocrine system dysregulation in Costa Rica. J Aging Health. 2010; 22 (6): 748-71.

[160] Forsman L, Lundberg U. Consistency in catecholamine and cortisol excretion in males and females. Pharmacol Biochem Behav. 1982; 17 (3): 555-62.

[161] Peaston RT, Lennard TW, Lai LC. Overnight excretion of urinary catecholamines and metabolites in the detection of pheochromocytoma. J Clin Endocrinol Metab. 1996; 81 (4): 1378-84.

[162] Fuchs E, Tumbar T, Guasch G. Socializing with the neighbors: stem cells and their niche. Cell. 2004; 116 (6): 769-78.

[163] Powell ND, Sloan EK, Bailey MT, Arevalo JMG, Miller GE, Chen E, et al. Social stress up-regulates inflammatory gene expression in the leukocyte transcriptome via β-adrenergic induction of myelopoiesis. Proc Natl Acad Sci USA. 2013; 110 (41): 16574-9.

[164] Christoffel DJ, Golden SA, Russo SJ. Structural and synaptic plasticity in stress-related disorders. Rev Neurosci. 2011; 22 (5): 535-49.

[165] Harvey P, Pruessner J, Czechowska Y, Lepage M. Individual differences in trait anhedonia: a structural and functional magnetic resonance imaging study in non-clinical subjects. Mol Psychiatr. 2007; 12 (8): 767-75.

[166] Pizzagalli DA, Holmes AJ, Dillon DG, Goetz EL, Birk JL, Bogdan R, et al. Reduced caudate and nucleus accumbens response to rewards in unmedicated individuals with major depressive disorder. Am J Psychiat. 2009; 166 (6): 702-10.

[167] Butterworth P, Cherbuin N, Sachdev P, Anstey KJ. The association between financial hardship and amygdala and hippocampal volumes: results from the PATH through life project. Soc Cogn Affect Neur. 2012; 7 (5): 548-56.

[168] Gianaros PJ, Marsland AL, Sheu LK, Erickson KI, Verstynen TD. Inflammatory pathways link socioeconomic inequalities to white matter architecture. Cereb Cortex. 2013; 23 (9): 2058-71.

[169] Gianaros PJ, Horenstein JA, Hariri AR, Sheu LK, Manuck SB, Matthews KA, et al. Potential neural embedding of parental social standing. Soc Cogn Affect Neur. 2008; 3 (2): 91.

[170] Gianaros PJ, Jennings JR, Sheu LK, Greer PJ, Kuller LH, Matthews KA. Prospective reports of chronic life stress predict decreased grey matter volume in the hippocampus. Neuroimage. 2007; 35 (2): 795-803.

[171] Ganzel BL, Kim P, Glover GH, Temple E. Resilience after 9/11: multimodal neuroimaging evidence for stress-related change in the healthy adult brain. Neuroimage. 2008; 40 (2): 788-95.

[172] McEwen BS, Morrison JH. The brain on stress: vulnerability and plasticity of the prefrontal cortex over the life course. Neuron. 2013; 79 (1): 16-29.

[173] Shah AK, Mullainathan S, Shafir E. Some consequences of having too little. Science. 2012; 338 (6107): 682-5.

[174] McEwen BS, Gianaros PJ. Stress-and allostasis-induced brain plasticity. Ann Rev Med. 2011; 62:

431-45.

[175] Hanson JL, Adluru N, Chung MK, Alexander AL, Davidson RJ, Pollak SD. Early neglect is associated with alterations in white matter integrity and cognitive functioning. Child Dev. 2013; 84 (5): 1566-78.

[176] Noble KG, Houston SM, Kan E, Sowell ER. Neural correlates of socioeconomic status in the developing human brain. Developmental Sci. 2012; 15 (4): 516-27.

[177] Lawson GM, Duda JT, Avants BB, Wu J, Farah MJ. Associations between children's socioeconomic status and prefrontal cortical thickness. Developmental Sci. 2013; 16 (5): 641-52.

[178] Hackman DA, Farah MJ, Meaney MJ. Socioeconomic status and the brain: mechanistic insights from human and animal research. Nat Rev Neurosci. 2010; 11 (9): 651-9.

[179] Tomalski P, Moore DG, Ribeiro H, Axelsson EL, Murphy E, Karmiloff-Smith A, et al. Socioeconomic status and functional brain development: associations in early infancy. Developmental Sci. 2013; 16 (5): 676-87.

[180] Hostinar CE, Stellern SA, Schaefer C, Carlson SM, Gunnar MR. Associations between early life adversity and executive function in children adopted internationally from orphanages. Proc Natl Acad Sci U S A. 2012; 109 (Suppl 2): 17208-12.

[181] Kumar A, Behen ME, Singsoonsud P, Veenstra AL, Wolfe-Christensen C, Helder E, et al. Microstructural abnormalities in language and limbic pathways in orphanage-reared children a diffusion tensor imaging study. J Child Neurol. 2014; 29 (3): 318-25.

[182] Saby JN, Marshall PJ. The utility of EEG band power analysis in the study of infancy and early childhood. Dev Neuropsychol. 2012; 37 (3): 253-73.

[183] Nelson CA, III, Zeanah CH, Fox NA, Marshall PJ, Smyke AT, Guthrie D. Cognitive recovery in socially deprived young children: the Bucharest early intervention project. Science. 2007; 318 (5858): 1937-40.

[184] Vanderwert RE, Marshall PJ, Nelson III CA, Zeanah CH, Fox NA. Timing of intervention affects brain electrical activity in children exposed to severe psychosocial neglect. PLoS One. 2010; 5 (7): e11415.

[185] Janicki-Deverts D, Cohen S, Matthews KA, Gross MD, Jacobs DR, Jr. Socioeconomic status, antioxidant micronutrients, and correlates of oxidative damage: the Coronary Artery Risk Development in Young Adults (CARDIA) study. Psychosom Med. 2009; 71 (5): 541-8.

[186] Cherkas LF, Aviv A, Valdes AM, Hunkin JL, Gardner JP, Surdulescu GL, et al. The effects of social status on biological aging as measured by white-blood-cell telomere length. Aging Cell. 2006; 5: 361-5.

[187] Epel ES, Blackburn EH, Lin J, Dhabhar FS, Adler NE, Morrow JD, et al. Accelerated telomere shortening in response to life stress. Proc Natl Acad Sci U S A. 2004; 101 (49): 17312-5.

[188] Epel ES, Lin J, Wilhelm FH, Wolkowitz OM, Cawthon R, Adler NE, et al. Cell aging in relation to stress arousal and cardiovascular disease risk factors. Psychoneuroendocrinology. 2006; 31 (3): 277-87.

[189] Simon NM, Smoller JW, McNamara KL, Maser RS, Zalta AK, Pollack MH, et al. Telomere shortening and mood disorders: preliminary support for a chronic stress model of accelerated aging. Biol Psychiatry. 2006; 60: 432-5.

[190] Blackburn EH. Telomere states and cell fates. Nature. 2000; 408 (6808): 53-6.

[191] Kim M, Xu L, Blackburn EH. Catalytically active human telomerase mutants withallele-specific biological properties. Exp Cell Res. 2003; 288 (2): 277-87.

［192］Marrone A, Walne A, Dokal I. Dyskeratosis congenita: telomerase, telomeres and anticipation. Curr Opin Genet Dev. 2005; 15 (3): 249-57.

［193］Serrano AL, Andres V. Telomeres and cardiovascular disease: does size matter? Circ Res. 2004; 94 (5): 575-84.

［194］Gardner JP, Li S, Srinivasan SR, Chen W, Kimura M, Lu X, et al. Rise in insulin resistance is associated with escalated telomere attrition. Circulation. 2005; 111 (17): 2171-7.

［195］Aubert G, Lansdorp PM. Telomeres and aging. Physiol Rev. 2008; 88 (2): 557-79.

［196］Cawthon RM, Smith KR, O'Brien E, Sivatchenko A, Kerber RA. Association between telomere length in blood and mortality in people aged 60 years or older. Lancet. 2003; 361 (9355): 393-5.

［197］Harris SE, Deary IJ, MacIntyre A, Lamb KJ, Radhakrishnan K, Starr JM, et al. The association between telomere length, physical health, cognitive ageing, and mortality in non-demented older people. Neurosci Lett. 2006; 406 (3): 260-4.

［198］Martin-Ruiz CM, Gussekloo J, van Heemst D, von Zglinicki T, Westendorp RG. Telomere length in white blood cells is not associated with morbidity or mortality in the oldest old: a population-based study. Aging Cell. 2005; 4 (6): 287-90.

［199］Epel ES, Merkin SS, Cawthon R, Blackburn EH, Adler NE, Pletcher MJ, et al. The rate of leukocyte telomere shortening predicts mortality from cardiovascular disease in elderly men. Aging (Albany NY). 2009; 1 (1): 81-8.

［200］Williams DR, Yu Y, Jackson JS, Anderson NB. Racial differences in physical and mental health: socioeconomic status, stress, and discrimination. J Health Psychol. 1997; 2: 335-51.

［201］Chen W, Kimura M, Kim S, Cao X, Srinivasan SR, Berenson GS, et al. Longitudinal versus cross-sectional evaluations of leukocyte telomere length dynamics: age-dependent telomere shortening is the rule. J Gerontol A-Biol. 2011; 66 (3): 312-9.

［202］Hunt SC, Chen W, Gardner JP, Kimura M, Srinivasan SR, Eckfeldt JH, et al. Leukocyte telomeres are longer in African Americans than in whites: the National Heart, Lung, and Blood Institute Family Heart Study and the Bogalusa Heart Study. Aging Cell. 2008; 7: 451-8.

［203］Zhu H, Wang X, Gutin B, Davis CL, Keeton D, Thomas J, et al. Leukocyte telomere length in healthy Caucasian and African-American adolescents: relationships with race, sex, adiposity, adipokines, and physical activity. J Pediatr. 2011; 158 (2): 215-20.

［204］Adler N, Pantell M, O'Donovan A, Blackburn E, Cawthon R, Koster A, et al. Educational attainment and late life telomere length in the Health, Aging and Body Composition Study. Brain Behav Immun. 2012.

［205］Goodacre R, Vaidyanathan S, Dunn WB, Harrigan GG, Kell DB. Metabolomics by numbers: acquiring and understanding global metabolite data. Trends Biotechnol. 2004; 22 (5): 245-52.

［206］Wishart DS, Jewison T, Guo AC, Wilson M, Knox C, Liu Y, et al. HMDB 3.0: the human metabolome database in 2013. Nucleic Acids Res. 2013; 41 (D1): D801-D7.

［207］Wang TJ, Larson MG, Vasan RS, Cheng S, Rhee EP, McCabe E, et al. Metabolite profiles and the risk of developing diabetes. Nat Med. 2011; 17 (4): 448-53.

［208］Newsholme P, Procopio J, Lima MM, Pithon-Curi TC, Curi R. Glutamine and glutamate: their central role in cell metabolism and function. Cell Biochem Funct. 2003; 21 (1): 1-9.

［209］Bäckhed F, Ley RE, Sonnenburg JL, Peterson DA, Gordon JI. Host-bacterial mutualism in the human intestine. Science. 2005; 307 (5717): 1915-20.

［210］Nicholson JK, Lindon JC. Systems biology: metabonomics. Nature. 2008; 455 (7216): 1054-6.

[211] Cryan JF, Dinan TG. Mind-altering microorganisms: the impact of the gut microbiota on brain and behaviour. Nat Rev Neurosci. 2012; 13 (10): 701-12.

[212] Bercik P, Denou E, Collins J, Jackson W, Lu J, Jury J, et al. The intestinal microbiota affect central levels of brain-derived neurotropic factor and behavior in mice. Gastroenterology. 2011; 141 (2): 599-609, e1-3.

[213] Tannock GW, Savage DC. Influences of dietary and environmental stress on microbial populations in the murine gastrointestinal tract. Infect Immun. 1974; 9 (3): 591-8.

[214] O'Mahony SM, Marchesi JR, Scully P, Codling C, Ceolho AM, Quigley EM, et al. Early life stress alters behavior, immunity, and microbiota in rats: implications for irritable bowel syndrome and psychiatric illnesses. Biol Psychiatry. 2009; 65 (3): 263-7.

[215] Champagne FA. Epigenetic influence of social experiences across the lifespan. Dev Psychobiol. 2010; 52 (4): 299-311.

[216] Feil R, Fraga MF. Epigenetics and the environment: emerging patterns and implications. Nat Rev Genet. 2012; 13 (2): 97-109.

[217] Burdge GC, Lillycrop KA. Nutrition, epigenetics, and developmental plasticity: implications for understanding human disease. Annu Rev Nutr. 2010; 30 (1): 315-39.

[218] Champagne F, Meaney MJ. Like mother, like daughter: evidence for non-genomic transmission of parental behavior and stress responsivity. Prog Brain Res. 2001; 133: 287-302.

[219] Szyf M, Bick J. DNA methylation: a mechanism for embedding early life experiences in the genome. Child Dev. 2013; 84 (1): 49-57.

[220] Meaney MJ, Aitken DH, Bhatnagar S, Sapolsky RM. Postnatal handling attenuates certain neuroendocrine, anatomical, and cognitive dysfunctions associated with aging in female rats. Neurobiol Aging. 1991; 12 (1): 31-8.

[221] Dias BG, Ressler KJ. Parental olfactory experience influences behavior and neural structure in subsequent generations. Nat Neurosci. 2013.

[222] Borghol N, Suderman M, McArdle W, Racine A, Hallett M, Pembrey M, et al. Associations with early-life socio-economic position in adult DNA methylation. Int J Epidemiol. 2012; 41 (1): 62-74.

[223] Uddin M, Aiello AE, Wildman DE, Koenen KC, Pawelec G, de Los Santos R, et al. Epigenetic and immune function profiles associated with posttraumatic stress disorder. Proc Natl Acad Sci U S A. 2010; 107 (20): 9470-5.

[224] McGowan PO, Sasaki A, D'Alessio AC, Dymov S, Labonté B, Szyf M, et al. Epigenetic regulation of the glucocorticoid receptor in human brain associates with childhood abuse. Nat Neurosci. 2009; 12 (3): 342-8.

[225] Cole SW, Hawkley LC, Arevalo JM, Sung CY, Rose RM, Cacioppo JT. Social regulation of gene expression in human leukocytes. Genome Biol. 2007; 8 (9): R189.

[226] Slavich GM, Cole SW. The emerging field of human social genomics. Clin Psychol Sci. 2013; 1 (3): 331-48.

[227] Cole SW, Hawkley LC, Arevalo JM, Cacioppo JT. Transcript origin analysis identifies antigen-presenting cells as primary targets of socially regulated gene expression in leukocytes. Proc Natl Acad Sci U S A. 2011; 108 (7): 3080-5.

[228] Pace TW, Hu F, Miller AH. Cytokine-effects on glucocorticoid receptor function: relevance to glucocorticoid resistance and the pathophysiology and treatment of major depression. BrainBehav Immun. 2007; 21 (1): 9-19.

[229] Chen E, Miller GE, Kobor MS, Cole SW. Maternal warmth buffers the effects of low early-life socio-economic status on pro - inflammatory signaling in adulthood. Mol Psychiatry. 2011; 16 (7): 729-37.

[230] Miller GE, Chen E, Fok AK, Walker H, Lim A, Nicholls EF, et al. Low early-life social class leaves a biological residue manifested by decreased glucocorticoid and increased proinflammatory signaling. Proc Natl Acad Sci USA. 2009; 106 (34): 14716-21.

[231] Murphy ML, Slavich GM, Rohleder N, Miller GE. Targeted rejection triggers differential pro - and anti-inflammatory gene expression in adolescents as a function of social status. Clin Psychol Sci. 2013; 1 (1): 30-40.

[232] O'Donovan A, Sun B, Cole S, Rempel H, Lenoci M, Pulliam L, et al. Transcriptional control of monocyte gene expression in post-traumatic stress disorder. Dis Markers. 2011; 30 (2-3): 123-32.

[233] Neylan TC, Sun B, Rempel H, Ross J, Lenoci M, O'Donovan A, et al. Suppressed monocyte gene expression profile in men versus women with PTSD. Brain Behav Immun. 2011; 25 (3): 524-31.

[234] Adler N, Bush NR, Pantell MS. Rigor, vigor, and the study of health disparities. Proc Natl Acad Sci U S A. 2012; 109 Suppl 2: 17154-9.

[235] Tung J, Barreiro LB, Johnson ZP, Hansen KD, Michopoulos V, Toufexis D, et al. Social environment is associated with gene regulatory variation in the rhesus macaque immune system. Proc Natl Acad Sci U S A. 2012; 109 (17): 6490-5.

[236] Gottfredson LS. What if the hereditarian hypothesis is true? Psychol Public Pol L. 2005; 11 (2): 311-9.

[237] Bouchard TJ, McGue M. Genetic and environmental influences on human psychological differences. J Neurobiol. 2003; 54 (1): 4-45.

[238] Manolio TA, Collins FS, Cox NJ, Goldstein DB, Hindorff LA, Hunter DJ, et al. Finding the missing heritability of complex diseases. Nature. 2009; 461 (7265): 747-53.

[239] Kendler KS. What psychiatric genetics has taught us about the nature of psychiatric illness and what is left to learn. Mol Psychiatr. 2013; 18 (10): 1058-66.

[240] Social Science Genetic Association Consortium. 2013 [cited 2013 December 30, 2013]; Available from: http://www.ssgac.org/.

[241] Rietveld CA, Medland SE, Derringer J, Yang J, Esko T, Martin NW, et al. GWAS of 126, 559 individuals identifies genetic variants associated with educational attainment. Science. 2013; 340 (6139): 1467-71.

[242] Boardman JD. State-level moderation of genetic tendencies to smoke. Am J Public Health. 2009; 99 (3): 480-6.

[243] Fletcher JM. Why have tobacco control policies stalled? Using genetic moderation to examine policy impacts. PLoS One. 2012; 7 (12): e50576.

[244] Boardman JD, Blalock CL, Pampel FC. Trends in the genetic influences on smoking. J Health Soc Behav. 2010; 51 (1): 108-23.

[245] Zuk O, Hechter E, Sunyaev SR, Lander ES. The mystery of missing heritability: genetic interactions create phantom heritability. Proc Natl Acad Sci U S A. 2012; 109 (4): 1193-8.

[246] Merabet LB, Hamilton R, Schlaug G, Swisher JD, Kiriakopoulos ET, Pitskel NB, et al. Rapid and Reversible Recruitment of Early Visual Cortex for Touch. PLoS ONE. 2008; 3 (8).

[247] Carlson MC, Erickson KI, Kramer AF, Voss MW, Bolea N, Mielke M, et al. Evidence for neuro-cognitive plasticity in at-risk older adults: the Experience Corps program. J Gerontol A Biol Sci Med Sci. 2009; 64 (12): 1275-82.

[248] Yang JL, Hou CL, Ma N, Liu J, Zhang Y, Zhou JS, et al. Enriched environment treatment restores impaired hippocampal synaptic plasticity and cognitive deficits induced by prenatal chronic stress. Neurobiol Learn Mem. 2007; 87 (2): 257-63.

[249] Francis DD, Diorio J, Plotsky PM, Meaney MJ. Environmental enrichment reverses the effects of maternal separation on stress reactivity. J Neurosci. 2002; 22 (18): 7840-3.

[250] Radley J, Rocher A, Janssen W, Hof P, McEwen B, Morrison J. Reversibility of apical dendritic retraction in the rat medial prefrontal cortex following repeated stress. Exp Neurol. 2005; 196 (1): 199-203.

[251] Thornton LM, Andersen BL, Schuler TA, Carson WE 3rd. A psychological intervention reduces inflammatory markers by alleviating depressive symptoms: secondary analysis of a randomized controlled trial. Psychosom Med. 2009; 71 (7): 715-24.

[252] Dusek JA, Otu HH, Wohlhueter AL, Bhasin M, Zerbini LF, Joseph MG, et al. Genomic counter-stress changes induced by the relaxation response. PLoS One. 2008; 3 (7): e2576.

[253] Crimmins EM, Seeman T. Integrating biology into demographic research on health and aging (with a focus on the MacArthur Study of Successful Aging). In: Finch CE, Vaupel JW, Kinsella K, editors. Cells and surveys: should biological measures be included in social science research? Washington, DC: National Research Council; 2001. pp. 9-41.

[254] Seeman TE, Singer B, Wilkinson C, McEwen B. Exploring a new concept of cumulative biological risk: allostatic load and its health consequences. Proc Natl Acad Sci U S A. 2001; 98 (8): 4770-5.

[255] Seeman TE, Singer BH, Rowe JW, Horwitz RI, McEwen BS. The price of adaptation: allostatic load and its health consequences: MacArthur Studies of Successful Aging. Arch Intern Med. 1997; I57: 2259-68.

[256] King KE, Morenoff JD, House JS. Neighborhood context and social disparities in cumulative biological risk factors. Psychosom Med. 2011; 73 (7): 572-9.

[257] Patton KK, Glymour MM. In anticipation of grief using insights from social epidemiology to improve quality of care. Circulation. 2013; 128 (25): 2725-8.

[258] Lewontin RC. The triple helix: gene, organism, and environment. Cambridge, MA: Harvard University Press; 2000.

[259] Duncan LE, Keller MC. A critical review of the first 10 years of candidate gene-by-environment interaction research inpsychiatry. Am J Psychiat. 2011; 168 (10): 1041.

[260] Rozanski A, Kubzansky LD. Psychologic functioning and physical health: a paradigm of flexibility. Psychosom Med. 2005; 67 (Suppl 1): S47-53.

[261] Glymour MM, Osypuk TL, Rehkopf DH. Invited commentary: off-roading with social epidemiology—exploration, causation, translation. Am J Epidemiol. 2013; 178 (6): 858-63.

[262] Adler NE, Stewart J. Using team science to address health disparities: MacArthur network as case example. Ann N Y Acad Sci. 2010; 1186 (1): 252-60.

[263] Robert Wood Johnson Foundation. "Robert Wood Johnson Health and Society Scholars" Program Results Report. Princeton, NJ: Robert Wood Johnson Foundation; 2008 [cited 2014 1/11/2014]; Available from: http://www. rwjf. org/content/dam/farm/reports/program_ results_ reports/2011/rwjf400967.

[264] Macleod J, Smith GD, Heslop P, Metcalfe C, Carroll D, Hart C. Are the effects of psychosocial exposures attributable to confounding? Evidence from a prospective observational study on psychological stress and mortality. J Epidemiol Community Health. 2001; 55 (12): 878-84.

[265] Chida Y, Hamer M. Chronic psychosocial factors and acute physiological responses to laboratory-in-

duced stress in healthy populations: a quantitative review of 30 years of investigations. Psychol Bull. 2008; 134 (6): 829-85.

[266] Muennig P, Schweinhart L, Montie J, Neidell M. Effects of a prekindergarten educational intervention on adult health: 37-year follow-up results of a randomized controlled trial. Am J Public Health. 2009; 99 (8): 1431-7.

[267] Mendelson T, Thurston RC, Kubzansky LD. Affective and cardiovascular effects of experimentally-induced social status. Health Psychol. 2008; 27 (4): 482.

[268] Allen K, Blascovich J, Mendes WB. Cardiovascular reactivity and the presence of pets, friends, and spouses: the truth about cats and dogs. Psychosom Med. 2002; 64 (5): 727.

[269] Meaney MJ. Maternal care, gene expression, and the transmission of individual differences in stress reactivity across generations. Annu Rev Neurosci. 2001; 24 (1): 1161-92.

[270] Lleras-Muney A. The relationship between education and adult mortality in the US. Rev Econ Stud. 2005; 72 (1): 189-221.

[271] Catalano R, Bruckner T, Anderson E, Gould JB. Fetal death sex ratios: a test of the economic stress hypothesis. Int J Epidemiol. 2005; 34 (4): 944-8.

[272] Kubzansky LD, Kawachi I, Sparrow D. Socioeconomic status, hostility, and risk factor clustering in the Normative Aging Study: any help from the concept of allostatic load? Ann Behav Med. 1999; 21 (4): 330-8.

[273] Seeman TE, Crimmins E, Huang M-H, Singer B, Bucur A, Gruenewald T, et al. Cumulative biological risk and socio-economic differences in mortality: MacArthur studies of successful aging. Soc Sci Med. 2004; 58 (10): 1985-97.

第十五章

从科学到政策

迈克尔·马尔莫（Michael Marmot）

杰西卡·艾伦（Jessica Allen）

引　言

在第一版中，本章首先提出了一系列关于人类和动物的生物医学问题，及与政策之间的潜在联系[1]，列举了能表明社会地位、经济状况和健康之间存在密切联系的研究证据。描述了诸多死亡原因和期望寿命（life expectancy）在社会阶层方面存在明显差异的现状，阐述了如何在众多国家和人群中观察到这些健康"梯度"（gradients），并讲述了一个正在发展的方法来解释梯度、社会地位、期望寿命和健康之间是如何产生联系及产生的原因，同时介绍了环境对不同生命阶段产生的不同影响，简要探讨了与健康相关因素的代际传递。

本书对第一版中存在的问题进行了初步解答，阐明了社会心理因素影响人群健康的分布，而社会心理因素又受政治、社会和经济条件的影响。当前这些明确的关联和新兴的解释性研究清楚地表明，国际政策、国家政策和地方政策应关注健康平等。通过对社会决定因素构建框架（social determinants framework），我们开始思考国际政策、国家政策，以及地方政策的影响力。

本章从第一版到第二版发生了诸多变化。在这 14 年，关于健康社会决定因素（social determinants of health，SDH）的学科和政策得到了迅速发展。正如本书各章所述——这些基础研究已经证明社会决定因素对健康和健康分布的影响。在公共卫生学界和诸多政策领域，社会决定因素的概念已经稳固。大量研究人员与本国政府、其他众多地方、国家、国际组织的各个部门密切合作，就适当的策略、干预措施和政策提出建议，对社会决定因素采取行动来改善健康平等问题。

社会决定因素的研究在短时间内已取得许多成就，但社会决定因素的方法却发展受限。正当我们高度关注健康的社会和经济因素，并将其作为驱动力，采取行动时，经济危机的出现阻碍了研究的进展。关于个人健康责任（和相关问责制）的强大论述，往往导致一些人将责任归咎于不健康人群。由于经费被削减，出台的政策可能会加剧健康不平等，也可能会忽视其影响。公众对健康不平等程度及原因的认识仍然不充分，正因为如此，政府对此问题的关注也是短暂的。

本章整理了从第一章以来，关于社会决定因素研究的一些方法进展，包括对委员会的描述，他们是以最相关和最新的证据为基础来不断拓展新思路。通过引用一些研究实例，描述在世界各地实施的关于研究社会决定因素的方法，以及提倡使用这种方法可能面临的政治和经济挑战。最后，本书对未来发展和机遇进行了展望，通过对社会决定因素采取行动，维持和发展解决健康不平等问题的势头。

健康的社会决定因素方法：建立证据和制定政策

健康社会决定因素委员会（CSDH）

2005 年，WHO 成立了健康社会决定因素委员会（The Commission on the Social Determinants of Health，CSDH），迈克尔·马尔莫（Michael Marmot）被任命为委员会主席[2]。WHO 认为，健康社会决定因素证据的方法和构建需要世界卫生组织提供一个重要平台，以便汇集世界各地健康不平等的原因，这是一个意义重大且创新的里程碑。首先，需要了解全球各国内部和各国之间健康不平等的水平。其次，健康社会决定因素委员提供了一个绝好的机会，可以收集和评估在发展的所有阶段影响各国健康的社会、经济和政治因素的全球性证据。第三，委员会被要求提出切实可行的建议，以减少和解决世界各地的健康不平等现象。

作为向世界各地疾病控制和医疗服务发展提供咨询的主要组织，WHO将承担着社会决定因素在社会、文化、政治和经济方面对健康不平等影响的重大挑战。健康不平等问题对 WHO 及其成员国而言是头等大事，也证实了基于社会决定因素有力证据的发展。委员会的所有成员都强烈提倡，必须根据明确有力的证据提出行动建议。在健康社会决定因素委员会报告中提出的所有建议都以来自世界各地著名研究人员和实践者收集和分析的证据为基础。

本章组建了知识网络来评估社会决定因素相关领域的证据。在 2 年多的时间里，知识网络致力于建立和分析基础研究证据，最终形成了以卓越知识网络为基础的报告。我们任命了 19 名在政府、学术界和民间社会具有丰富经验专家组成委员团体，此团体一直以来都是鼓舞人心的，致力于促进社会平等，其中许多委员继续领导各自领域的健康平等运动。经历了十次委员会会晤，整个团体变得更强大、信息更灵通、更有话语权。这种高水平的运动有助于 WHO 日益认识到健康和健康不平等的分布，并承认这种分布是由不平等的社会、政治和经济所致。该委员会还指出，大多数国家不同社会阶层的健康状况存在明显的差异性。

尽管有些委员在健康方面有丰富的经验，有些委员在政治方面有丰富的经验，有些委员在社会发展方面有丰富的经验，但很少有委员能拿出一套行之有效的健康社会决定因素方案。依据我们及许多其他方面的研究，WHO 秘书处同主席一起做出巨大努力，拟定了一个社会决定因素的概念框架，为分析和行动建议提供了依据（图 15.1）。

现有证据明确表明探究不良健康和健康不平等的原因，首先需要分析社会经济、政治背景和社会性质。全球背景下的框架和个人社会地位表现在教育、职业和收入水平上，同时与性别、种族和族裔情况也有关。改变社会层面的因素，能广泛影响个体暴露于危害健康和促进健康的环境的水平，以及易感性和适应水平[3]。

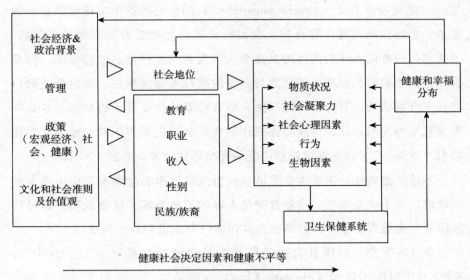

图 15.1　健康社会决定因素的行动框架

授权（empowerment）是健康社会决定因素委员会框架的基础，包括物质上的授权、心理上的授权和政治上的授权。授权与健康的关系已经在众多领域中得到广泛探讨，研究结果似乎是一致的：能控制自己生活的人，身体更健康。控制自己生活与社会、经济、政治和文化领域有着密切的联系。委员会收集的证据可以得出的结论是健康不平等是由出生、成长、生活、工作、年龄以及产生这些日常生活条件的权力、金钱和资源方面的不平等所决定的。针对这些因素采取有效行动，才能解决健康不平等问题。

有研究人员认为健康不平等是因为缺乏卫生保健设施，这与健康社会决定因素委员会理论分析明显不同。虽然普及卫生保健是优先考虑的目标，但即使成功实现这个目标，也不一定能显著减少健康不平等现象——社会经济因素和授权的意义就在于此。健康社会决定因素委员会将目光投向卫生保健领域之外的组织，要求他们也致力于减少健康不平等，这一具有挑战性的工作。为了使社会各界采取必要的措施，健康社会决定因素委员会建议卫生部长发挥带头作用，政府各部门共同努力，探索将健康融入所有政策（health equity in all policies）的方法，并证实政策对健康平等的影响。

而实际上，一直有人反对这种跨政府的做法，有些部门控诉这种试图通过"健康帝国主义"（health imperialism）的所有政策中实现健康平等的做法，拒绝按照共同议程合作。我们听说政府的做法愈发强硬并未削弱。卫生部门内外的人认为需高度关注个人行为和卫生保健。即使各部门愿意合作，由于政府机制和程序常常与必要的跨政府做法相左，这也会使部门间孤立开展活动。另外，将健康融入所有政策的提议过于机械化，这是一种忽视平等性的评估，可能会丢失评估政策对健康平等影响的原则，并面临着"疲劳者"（指被要求根据广泛的标准评估政策影响的人）的反对。

不过，健康社会决定因素委员会认为改善健康和健康平等应该成为各国政府的一个优先事项：毕竟健康是人群的首要事项。这也表明，通过广泛因素解决健康不平等问题将会为其他部门带来很多公平利益。

在许多方面，健康社会决定因素委员会的影响是显著的。2008 年，WHO 总干事陈冯富珍（Margaret Chan）在委员大会上的报告——《用一代人时间弥合差距》，呼吁关注社会平等。

> 健康社会决定因素委员会……回应了国家内部和国家之间在收入水平、机遇、健康方面的状况，表明当下期望寿命与获得护理方面的差距大于近代历史上任何时候的状况……归根结底，人群中健康资源的分配就是经济和社会政策平等的问题。该报告展示了社会因素如何直接影响健康结局和解释不平等现象，并提出了从根本上解决健康失衡的原因的卫生规划和策略，即使这些原因超出了卫生部门的直接控制范围[4]。

2011 年，继健康社会决定因素委员会建议召开全球会议之后，巴西政府主办了第一届关于健康社会决定因素的世界大会。有来自成员国、民间团体、国际组织和学术界代表等 126 个组织参加了这次大会，会议就如何加强相互支持、优先行动，及如何响应健康社会决定因素委员会的呼吁，进行了交流，并将社会公平（social justice）作为促进实现健康平等分配的途径。2011 年 10 月在里约热内卢举行的峰会，其目标是报告健康社会决定因素委员会的发展，并鼓励全球各国进一步对社会决定因素和健康平等采取行动。会上成员国通过了《关于健康社会决定因素的里约热内卢政治宣言》（the Rio Political Declaration on Social Determinants of Health）[5]，这意味着全球的政治承诺，即从改善社会决定因素方面来减少健康不平等，将此目标作为优先事项，并希望这一承诺有助于各国制定行动计划和战略。国际医学生协会联合会（International Federation of Medical Students' Associations）指出，《里约热内卢宣言》没有支持健康社会决定因素委员会关于解决权力、资金和资源不平等问题的建议。对《宣言》的一些签署国来说，这项建议有些激进。

跟随着健康社会决定因素委员会的脚步，许多国家已经采取行动，包括巴西、秘鲁、智利和印度（见下框）。下面我们将讨论英国的回应，及2013 年的《欧洲评论》，他们都受到了健康社会决定因素委员会的启发。

联合国开发计划署（United Nations Development Programme，UNDP）与迈克尔·马尔莫合作，正制定解决非传染性疾病的 SDH 方法。

泛美卫生组织（Pan American Health Organization，PAHO）将健康社会决定因素和健康平等列为优先事项。健康社会决定因素已列入 WHO 所有区域的议程。2011 年，WHO 组织并召开了里约热内卢峰会，承诺将采取进一步行动追踪事态后续发展。

智利：卫生部审查其政策如何与 CSDH 的建议符合。

阿根廷：任命卫生部副部长来负责开展健康平等工作事宜。

巴西：成立了国家健康社会决定因素委员会，并联合举办了世界健康问题社会决定因素大会。

哥斯达黎加：实施整体政府方法来解决健康平等问题。

南澳大利亚（澳大利亚）：世界卫生组织和南澳大利亚发表倡议书《所有政策中的卫生问题阿德莱德声明》[6]。

亚太卫生公平全球行动网络（AP-Health GAEN）：区域集体性推进健康平等议程[14]。

马尔莫委员会（2010~2013 年）：委托收集证据，并提出减少马尔莫

市民健康不平等和改善长期生活条件的策略。这个方法受启发于 CSDH。

瑞典地方政府和地方协会（SALAR）（2013 年）：共有 20 个地方当局、县议会及地区已经确定了 5 项建议和 23 项措施，有助于加强社会持续性措施和减少健康不平等状态，这项工作的重点是以 WHO 报告的《用一代人时间弥合差距》为出发点的。

阿尔伯塔省（加拿大）：省政府正在积极发展 SDH 项目。目前，人们对加拿大北极地区加强原住民健康工作的 SDH 方法产生兴趣。

新西兰：在公共卫生领域发展了 SDH 方法。

秘鲁：利马市长的健康战略受到健康社会决定因素委员会的影响。

印度的主动作为：

有意向为 SDH 建立一个网络，这将有助于优先采取行动，允许跨部门协作采取有效行动。相关例子包括：

①民间组织：个体妇女委员会（SEWA），代表穷人和个体女工的组织和运动[15]。

②政府的举措：

· 农村就业保障计划

· 食品安全法案

· 考虑重建综合儿童发展服务

· 卫生支出占国内生产总值的比例从 1. 2%上升至 3%

· 计划扩大非正式工人的社会保障覆盖面

· 扩大受教育的权利

· 计划改善城乡贫民的住房和基础设施

③反腐败：

· 2011 年 4 月，在政府会谈破裂后，安娜·哈扎尔（Anna Hazare）进行绝食抗议，广泛示威呼吁制定强有力的反腐立法。

· 政府已经接受哈扎尔对《扬·洛克帕尔法案》（Jan Lokpal Bill）的修订，该法案旨在建立一个独立的反腐败机构[16]。

来源：Mirai Chatterjee SEWA[7]。

《马尔莫评论》

2008 年，英国政府响应了健康社会决定因素委员会的呼吁，要求各构成国制定自己的行动计划，并委托迈克尔·马尔莫主持了一项关于英国健康不平等现状的调查。英国政府对本国正在持续甚至可能扩大的健康不平等现象的证据作出回应，并要求采取国家一级循证行动提案。循证过程得到了学术界 9 个任务小组的支持，他们与健康社会决定因素委员会一样，为英国改善健康不平等的社会决定因素提供了循证行动建议[8]。

英国的调查是以健康社会决定因素委员会概念为基础，并在适应国情的条件下进行（图 15.2）。

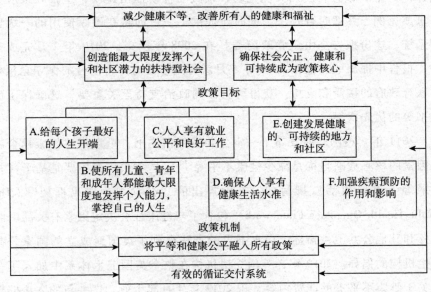

图 15.2 马尔莫行动框架

研究人员对生命历程的研究已经表明不平等是如何在生命的早期，甚至在产前开始，并在整个生命历程中累积，导致健康和期望寿命不平等分配。

在经济紧缩和政府削减经费的情况下开展了这项调查，预计所提出的建议将显现成本效益。为了揭示健康不平等所耗费的经济和人力成本，该调查委托财政部和公共财政部门对健康不平等的成本进行分析。根据计算产生的调查报告指出，每年由疾病不平等导致的生产力损失高达 310 亿～

330 亿英镑，税收减免和福利支出每年增加 200 亿~320 亿英镑，还有额外 55 亿英镑的医疗保健费用。调查显示，如果不采取任何措施来减少社会阶层的健康不平等现象，提高退休年龄的计划也将产生财政影响。图 15.3 描述了英国社会阶层的期望寿命和无残疾期望寿命的梯度，这是由英国所有社区的贫困水平所决定。我们在图上画了一条 68 岁的线（这是英国的退休年龄），根据显示的残疾水平，超过四分之三的英国人在 68 岁时没有无残疾的期望寿命。如果继续工作到 68 岁，政府就必须采取行动，在整个梯度上提高健康水平比例。

《社会平等　健康生活》（*Fair Society*, *Healthy Lives*）报告发表在《英国评论》上，该报告就六大优先政策领域的行动提出建议，主张政策应与需求成比例，并适时普及[9]，同时还提供了一个即将在国家使用的一级监测系统。这份报告是由工党政府委托在 2008 年撰写，2010 年 2 月完成报告，报告中提出的建议在 2010 年 5 月就得到了当时即将上台的保守党领导下联合政府的接受和支持。获得跨党派的政治支持至关重要，这确保了健康平等的优先次序。

2011 年，英国政府发布了一本公共卫生白皮书，重点阐述健康社会决定因素的核心战略目标是减少健康不平等[10]。这本白皮书主要是基于《社会平等　健康生活》撰写的，其中提出的"公共卫生成果框架"（The Public Health Outcomes Framework）包含了与健康社会决定因素有关的一组指标和其他公共卫生指标，白皮书里的方法得到了英国新成立的国家公共卫生机构的倡导。2012 年，英国立法机构在整个英国卫生体系中加入了一套关于健康不平等的职责内容，于 2013 年 4 月起生效。这一新的立法框架目前适用于卫生部和国家卫生服务机构，如果这些职责得到履行，将有助于维护整个卫生系统健康平等的优先性。

虽然英国已经采用了明确的调查方法，但经济危机的来临，阻碍了政府进一步实现健康平等的努力[11]。我们继续在国家层面推动控制社会决定因素的方法，迈克尔·马尔莫所在的伦敦大学学院（UCL）健康公平研究所为政府及其他国家组织提供了许多新的分析方法和证据。

英国 75% 的地方政府采取了《英国评论》中的策略和方法，公共卫生

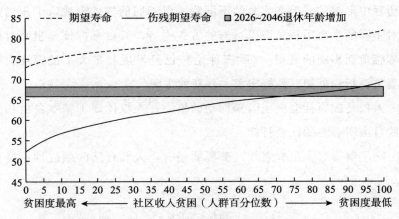

图 15.3 期望寿命和出生无残疾期望寿命，以及社区居民个人收入水平（英国，1999~2003 年）

和其他部门正在优先考虑健康不平等问题，并共同努力改善健康社会决定因素实施的措施[12]。《英国评论》将早期教育阶段列为干预重点，因为早期减少健康不平等的行动将会终身受益。许多部门已经认识到早期干预对健康的影响，并开展了跨部门的合作[13]。

英国的实施工作仍在继续，分析了卫生专业人员采取社会决定因素行动后的潜在作用，随后有 22 个卫生专业组织已经承诺将在卫生保健部门开展更多的活动[14]。

《欧洲评论》

《英国评论》发表后，欧洲区域主任委托迈克尔·马尔莫和其团队对欧洲社会决定因素与健康差异进行评估。评估的目的是加深对区域内、国家之间及国家内部对健康不平等的认知，并根据该地区最新的证据提出行动建议。该评估也为"欧洲卫生 2020 规划"的战略和方法提供了依据。与其他评论一样，《欧洲评论》吸收了全球的专业知识，并设立了 13 个工作组来通报进程。根据任务组提供的证据，评论建议分为四个主题：更广泛的社会层面、宏观层面、系统层和生命历程阶段（life course stages）（图 15.4）。

对生命历程阶段的研究需要强调明确的阶段。证据表明，不平等是在生命历程中形成的，但在生命的不同阶段以不同的方式形成。干预措施必须针对不同的生命历程阶段以适当的方式进行，其目标应该是阻断对健康和幸福感负面影响的累积。《欧洲评论》已经发展和扩大了健康社会决定因素委员会行动框架，并提出了一些新的主题。

·人权是健康社会决定因素行动的核心；人权体现了基本自由和为保障这些自由所必需的社会行动。

·除了解决有害影响之外，重要的还有个人和社区的顺应性；授权是核心。

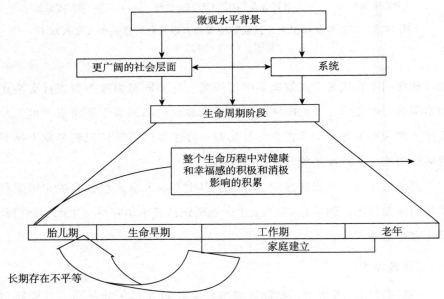

图 15.4　欧洲地区社会决定因素与健康差距调查的广泛主题

·生命历程是规划健康社会决定因素行动的正确途径；尽管《欧洲评论》强调的是童年，但在生命的每个阶段都需要采取行动；它为工作和年长者提供强有力的建议。

·保护子孙后代免受前人长期的社会和经济不平等现象影响是重要的。

·除了代内平等之外，代际平等特征也非常强大。

·需要高度重视健康社会决定因素、社会凝聚力和可持续发展的联合行动。这些都意味着对社会平等的坚定承诺。

·在采取行动解决健康不平等问题时，应将均衡的普遍主义作为优先制定的战略[3]。

《欧洲评论》对行动框架中的每一个主题提出了详细的行动建议。有明确的证据表明，在许多社会保护机制受到紧缩威胁的同时，社会保护和转移在减少健康不平等方面具有重要意义。其他国际组织和国家政府将评估中的结果和方法转化成策略和行动的依据，以促进健康平等的政治优先和政治领导权益，这对于减少健康不平等现象至关重要。

虽然许多有前景的领域可以进行，但进展缓慢。

健康社会决定因素的行动在欧洲和美洲发展较好。这可能是因为欧洲和美洲拥有较强的政治意愿和历史悠久的社会福利；基于决定因素和结果之间的因果关系有多的证据；以及拥有更先进的数据监控系统及相关资源，可以配合监察采取行动[4]。

在全球金融危机的影响下，许多国家生活水平下降、政府收入紧缩。所有区域的人们更加关注国家内部和国家间的日益扩大的金融不平等的现象。我们认为，政府进行决策时更应该考虑到所有政策的分配影响。但是，这可能不是应对全球金融危机的政策和经济措施的因素。最新的证据分析表明，2008年以来的经济危机可能会加剧健康和健康不平等；另外，许多紧缩政策可能进一步对健康不平等产生负面影响，重点主要是恢复经济增长，而不是优先考虑可持续的、平等的政策[11,15]。

障碍和挑战

在前几节中我们概述了关于健康社会决定因素三个评论的过程和结果，描述了证据如何被转化为政策建议，并且被决策者和政治制度所认可，还论述了这些评论结果现存的和潜在的影响，并提出已经有一些显著成效的证据，但是对于社会决定因素和解决社会不平等问题仍然不断面临着许多挑战。本节将更详细地描述将证据转化为政策和倡导健康社会决定因素方法所面临的一些挑战。

证据的本质

与决策者和专业人员进行的讨论表明，亟须证据来证明能够以收益的方式成功解决健康不平等问题的干预措施。很少有这种类型的证据——对复杂的社会干预的评估是罕见的；更少见的是那些可以量化成本和影响的证据。将有效评估纳入方案设计和预算仍然是较为少见的。由于方案和成果的复杂性，评估变得困难，而健康影响的长期性意味着健康结局数据极难建立。这个任务是双重的：首先，必须说服决策者和专业人员有足够的因果依据，拥有强有力的基于证据的概念模型，最后为有效行动提供良好的信心，认识到有效行动远不止以特定的方式采取行动。其次，必须更加注重资金筹措，规划良好的干预评估，以提供决策者需要的证据类型。虽然很难评估和证明收益成本的影响，但确实存在证据对政策的转变没有益处。需要实施成功的政策以减少不平等，而不是实现效率或财政节约。最理想的政策将包含这三项措施，但能让效率优于平等。

优先的健康平等问题

良好的领导能力对于解决健康不平等问题的成功至关重要，没有领导，就不会有效地确定问题的优先次序，行动很快就会脱离议程。为了支持这种领导能力的发展，我们在学术、政策领域必须继续作出相关的、及时的分析；提供关于健康不平等的规模和人力及经济成本的信息；并提供与政府议程相一致的相关行动建议。通常需要在政治周期内提出论点，提供短期收益的证据，有助于说服政界人士向长期战略投资，但他们政治周期通常很短，其结果在许多年内都不太可能显现。

倡导对于实现必要的领导力非常重要——提供所需的证据、趋势的指标以及能够支持政策领导力的分析，这对于实现优先级至关重要，研究人员和顾问可以在其中发挥主导作用。

公众支持

如果政客们不信任公众来参与讨论，那么很难保证对健康不平等的政治关注。虽然辩论的重点仍然是个人责任，但公众认为自己应对自身健康不良和短寿命负责，而不是理解能影响健康行为的健康社会决定因素。

健康社会决定因素的公众参与具有挑战性，人们的关注点仍然主要集中在医疗保健系统的不平等方面。促进公众参与和理解健康不平等的规模和原因，将为政治家提供更多动力来优先处理这一问题，并将为其他负有减少健康不平等责任的利益攸关方（例如雇主和地方政府）带来更多益处。

测量和监测

如果不对地方、国家和国际层面的健康分布进行测量和监测，就不可能对健康平等有充分的了解或确定其优先次序。良好的数据收集、监测和衡量健康和社会决定因素的系统对有关社会决定因素的活动至关重要。许多地方和国家的卫生数据不足，建立数据系统仍然是一项明确的优先行动。英国等国家已经拥有强大的健康公平测量和监测系统[16]。

地方、国家及国际活动

社会决定因素是推动社会进程重要因素，一些评论人士认为，只有重大的国际和国家政策杠杆才能有效地减少健康不平等状况。我们建议在各级采取行动是必要的——地方机构即使不采取国家政治行动也能取得很大成就，英国的地方工作清楚地证明了这一点。

雇主及私人部门参与

在第一版中，迈克尔·马尔莫写道正是《白厅研究》启发了他在工作——社会心理因素和健康结局之间建立了控制关联。已经有明确的证据证明了高质量就业和良好健康的重要性，低质量的工作对健康有明显的负面影响，而低质量的工作在低地位工作岗位上更常见。虽然人们普遍认识到高质量工作和就业的重要性，但私营部门和公共部门的雇主在作出改变或广泛地参与健康不平等问题方面行动缓慢。雇主在减少健康不平等的努力中发挥更大作用的空间是相当大的，需要深化其参与性和参与的具体工作。

跨政府支持和伙伴关系工作

在以前的章节中提出要实现有效的社会决定因素行动所需的跨部门做法是难以实现的。不过目前已经有一些成功的做法，并重点强调实现健康等机制来实现这一目标。但是，跨部门的工作还需要卓越的领导力、积极参与、共同的努力意愿和合作意识。健康融入所有政策不仅需要客观的评估，理想情况下还应得到政府首脑的支持。

经济背景

本章前几节简要描述了证据，表明在许多情况下，紧缩政策和削减社会保障项目可能会加剧健康不平等。许多国际组织和国家政府的重点似乎仅仅是要实现经济增长，而没有考虑经济增长对健康平等或分配的影响，这种狭隘的观点影响了对健康平等的持续关注。正如《欧洲评论》所指出的那样，"现实中对健康社会决定因素采取行动的需求更加迫切，以确保对健康平等的承诺能够存留并得到加强"。

结　论

实际上，大多数健康政策仍是以医疗保健为主题进行讨论。对决策者来说，"健康"也就是医疗保健，是卫生部门的事情。现在，在英国和其他几个国家，人们越来越认多地认识到健康社会决定因素的重要性，这种认识建立在将健康融入所有政策的行动之上。健康社会决定因素方法要求所有政策的健康平等性。我们应评估所有政策对健康公平分配的影响。健康社会决定因素委员会（CSDH）、《马尔莫评论》以及《欧洲评论》提供了明确且适用于特定国家或地方背景的政策建议，如若采用，则极有可能对健康平等产生重大的积极影响。我们所提出的建议常以最好的证据为基础，这是接受这种行动框架的原因之一。政治意愿必须以优先实现社会平等为基础。

参考文献

［1］ Marmot M. Multilevel approaches to understanding social determinants. In：Berkman L，Kawachi I，editors. Social epidemiology. New York：Oxford University Press；2000. pp. 349-67.

［2］ Commission on Social Determinants of Health. Closing the gap in a generation：equity through action on the social determinants of health. Final report of the Commission on Social Determinants of Health. Geneva：World Health Organization，2008.

［3］ UCL Institute of Health Equity. Review of social determinants and the health divide in the WHO Region：final report. Copenhagen，Denmark：WHO Regional Office for Europe，2013.

［4］ Marmot M，Allen J，Bell R，Goldblatt P. Building of the global movement for health equity：from Santiago to Rio and beyond. Lancet. 2012；379（9811）：181-8.

［5］ World Health Organization. Rio Political Declaration on Social Determinants of Health. 2011.

［6］ Leppo KO，E.；Pena，S.；Wismar，M.；Cook，S. Health in all policies：Seizing Opportunities，Implementing Policies：Ministry of Social Affairs and Health，Finland；2013.

［7］ Chatterjee M.（SEWA）. Personal communication.

［8］ The Marmot Review. Marmot Review Task Group Reports. 2010.

［9］ The Marmot Review. Fair society，healthy lives：a strategic review of health inequalities in England post-2010. 2010.

［10］ HM Government. Healthy lives，healthy people：our strategy for public health in England. London：Department of Health，TSO（The Stationery Office），2010.

［11］ UCL Institute of Health Equity. The impact of the economic downturn and policy changes on health inequalities in London. London：Department of Epidemiology and Public Health，University College London，2012.

［12］ UCL Institute of Health Equity. Available from：www. instituteofhealthequity. org.

［13］ UCL Institute of Health Equity. An equal start：improving outcomes in children's centres. London：Department of Epidemiology and Public Health，University College London，2012.

［14］ UCL Institute of Health Equity. Working for health equity：the role of health professionals. London：Department of Epidemiology and Public Health，University College London，2013.

［15］ Stuckler D，Basu S. The body economic：why austerity kills. London：Allen Lane；2013.

［16］ Marmot M，Goldblatt P. Importance of monitoring health inequalities. BMJ. 2013；347：f6576.

索　引

译后记

  《社会流行病学导论》（第二版）是当前介绍健康社会决定因素方面最具引领性、最具系统性、最具权威性的，集教学与科研于一体的大型学术著作。此书信息量大、内容丰富，而且分析问题的视角、前沿知识的梳理、集成知识的应用都高屋建瓴、独树一帜。在社会流行病学领域，是一本具有里程碑式的教科书与科研资料，既适用于高年级本科生的课堂教学，也可作为研究生和其他研究人员开展研究的学科参考书。正如伦纳德·塞姆博士在序言中所概括的，本书具有三个非常鲜明的特点：第一，从群体视角透视健康的危险因素和干预工作；第二，从影响疾病发生的主要社会因素出发创造性地思考疾病分类和干预的新方法；第三，新增了包括劳动、教育、家庭等公共政策对健康的影响的内容。这使得健康问题在更大的社会环境中得到分析和研究，使得全书信息更为饱满、边界更加拓展、内容更加前瞻。

  我对这本书有着比较高的评价，不仅在于内容的编写和学术质量上，更在于编写人员的组织与协同上。本书的三位主编均为任教于哈佛大学一流教授学者，有着很高的学术地位：第一位主编担任过美国人口学会会长等重要专业学会组织要职；第二位主编曾长期担任国际知名期刊*Social Science and Medicine* 的主编；第三位主编担任该校公共卫生学院流行病学系主任。除此之外，本书的参与作者也全部是来自世界一流高校的科研工作者，且是相应章节领域的顶尖学者，这确保了本书的学术质量和学术权威性。

  该书作为社会流行病学领域的代表作品，要想及时翻译出来以飨读者，非集体力量是难以胜任的。为保障翻译质量，在开始环节，我给各位同学介绍了社会流行病学领域相关的专业术语和基本思想，避免大家在翻译中犯常识性错误。接下来，每章由来自武汉大学的同学进行初译，分工如下：前言和索引为李莹，第一章到第十五章依次为虞俊枫、焦安琪、王裕新、邓雨芝、白建军、李雁冰、尤婧怡、虞俊枫、范穗琼、魏宏成、宸运杰、李卓琛、陈美君、贺安琦、魏宏成。然后，对书稿进行交叉校对，第一章到第十五章依次分工如下：邓雨芝，虞俊枫，王裕新，尤婧怡，邓雨芝，李雁冰，李卓琛、陈美君、贺安琦，贺安琦，焦安琪，陈美君，范穗琼、白建军，范穗琼、白建军，宸运杰，魏宏成，李卓琛。这样，就完成了第一轮的翻译和校对工作。

　　由于社会流行病学是一门新兴交叉学科，且作者是按照相关前沿领域知识点进行编写，书中必然会涉及一些新词语、新表达、新理论，加之参与初始翻译的同学专业知识和学术视野可能存在局限，虽然我们也开展了大量前期准备工作，但效果远没有达到预期的理想状态。我们在后期又进行了两轮校对。第一轮校对具体分工如下：前言和索引由我负责，第一章到第十五章分别由杨银梅、张玲、贺安琦、王岑、喻妍、王裕新、张刚鸣、姜俊丰、郑思、何甜田、梁静、尚越、杨银梅、徐鹏、王岑负责。随后，又进行了第二轮校对：由郑州大学公共卫生学院副研究员杨银梅博士完成了第一到六章和第十三章的校对，由湖北省社会科学院梁静助理研究员完成了剩余章节的校对，最后由我完成了对全书的修订和统稿。由于不同章节涉及不同领域，我又请杨一凡和时通博士协助进行了全书的审校以确保全书核心词汇、基本表达统一，发现翻译有问题的地方当场进行修改，如果有生疏拿不准的地方，经集体讨论后确定最终修改方案。这种方法在本书不同章节的多次循环大审校或局部审校中均使用到。后期，我又请湖南大学公共管理学院乔冠伦同学通读阅校全稿，他提出了不少好的修改意见。同时，要对武汉大学谢沐含、吴婧同学表示感谢，他们在本书的编校出版环节中协助我和孙瑜编辑进行了大量务实而有效的补充翻译、整理资料等工作。

　　面对一本如此大部头的学术著作，唯有坚持高标准、高质量、不倦怠的姿态进行翻译，才能将之变成沟通读者智慧和作者思想的一道桥梁。坚持、坚守、坚韧，我认为是对翻译这部著作的最好诠释。从 2016 年，开始决定翻译这本书起，我一直在坚持，虽然中间经历了种种周折我也没有放弃出版这部著作，直至正式付梓。我们团队长期关注健康的社会因素，其可谓影响健康的最大因素。为了推动这个领域的学习与交流，我们先后翻译了《社会资本与健康》《全球视野下的社会资本与健康》。这样一来，围绕健康的社会因素就形成了一个系列译著，这也是我们对此领域的默默坚守。在翻译过程中，团队总是会遇到无数个小问题、大难题，可我们每一遍都很认真地处理，从不忽略任何一个问题。我们在此书的翻译工作中，一直秉承的态度就是遇到困难不避难，以一种积极坚韧的态度处理，尽最大努力确保准确无误，降低翻译问题给读者带来的专业理解偏差。由于受国际因素影响，本书起初未被允许翻译出版，购买的版权也浪费了，但我们没有放弃出版的计划，经过再次购买获得版权，期待着能为读者们带去美好的阅读享受。这也许就是坚持、坚守、坚韧的价值吧！

此外，感谢负责本译著出版工作的社会科学文献出版社群学分社社长谢蕊芬、责任编辑孙瑜的精心编辑和认真校对，她们一直帮助我们完善译稿，积极与我们团队沟通并反馈意见，为该译稿的出版付出了大量心血，在此致以诚挚的谢意！

最后，众所周知，出版这样的一本专业学术性译著，没有资金支持是很难完成的，所以在这里，我要特别感谢武汉大学人文社会科学研究院和武汉大学公共卫生学院两个单位所提供的科研经费的支持。

本书翻译文若有疏漏之处，烦请各位读者不吝赐教、批评指正。

王培刚

2024 年 4 月 26 日

图书在版编目（CIP）数据

社会流行病学导论／（美）丽莎·伯克曼
（Lisa F. Berkman），（美）河内一郎（Ichiro Kawachi），
（美）玛丽亚·格莱穆尔（M. Maria Glymour）编著；王
培刚等译.--北京：社会科学文献出版社，2024.8.
ISBN 978-7-5228-3851-9

Ⅰ.R18

中国国家版本馆 CIP 数据核字第 2024CT4998 号

社会流行病学导论

编　　著／〔美〕丽莎·伯克曼（Lisa F. Berkman）
　　　　　　〔美〕河内一郎（Ichiro Kawachi）
　　　　　　〔美〕玛丽亚·格莱穆尔（M. Maria Glymour）
译　　者／王培刚 等

出 版 人／冀祥德
责任编辑／孙　瑜
责任印制／王京美

出　　版／社会科学文献出版社·群学分社　（010）59367002
　　　　　　地址：北京市北三环中路甲 29 号院华龙大厦　邮编：100029
　　　　　　网址：www.ssap.com.cn
发　　行／社会科学文献出版社　（010）59367028
印　　装／三河市东方印刷有限公司

规　　格／开　本：787mm×1092mm　1/16
　　　　　　印　张：45　字　数：688 千字
版　　次／2024 年 8 月第 1 版　2024 年 8 月第 1 次印刷
书　　号／ISBN 978-7-5228-3851-9
著作权合同
登 记 号／图字 01-2022-5283 号
定　　价／168.00 元